Collection de Précis Médicaux

(Volumes in-8° cartonnés, toile souple.)

Cette collection s'adresse aux étudiants pour la préparation aux examens, et à tous les praticiens qui, à côté des grands traités, ont besoin d'ouvrages concis, mais vraiment scientifiques, qui les tiennent au courant. D'un format maniable, élégamment cartonnés en toile anglaise souple, ces livres sont très abondamment illustrés.

Introduction à l'étude de la Médecine, par G.-H. Roger, professeur à la Faculté de Paris, 5ᵉ *édition* remaniée, 795 pages. . . **10 fr.**

Anatomie et Dissection, par H. Rouvière, professeur agrégé à la Faculté de Paris. Tome I : *Tête, Cou, Membre superieur*, 431 pages, 197 figures presque toutes en couleurs. . . . . **12 fr.**
    Tome II est dernier : *Thorax. Abdomen. Bassin, Membre inférieur* (259 figures) . . . . - . . **12 fr.**

Dissection, par P. Poirier, professeur, et A. Baumgartier, ancien prosecteur à la Faculté de Paris, chirugien des hôpitaux. *2ᵉ édition*, xxiv-360 pages, avec 241 figures. . . . . **8 fr.**

Médecine opératoire, par A. Broca, professeur à la Faculté de Paris, 300 pages, avec 510 figures . . . . **9 fr.**

Anatomie pathologique, par M. Letulle, professeur à la Faculté de Paris, et L. Nattan-Larrier, ancien chef de Laboratoire à la Faculté. Tome I. 940 pages, 248 figures, toutes originales. . . . . . **16 fr.**
    Le Tome II est dernier. . . . . *(En prépration).*

Physique biologique, par G. Weiss, professeur à la Faculté de Paris. *3ᵉ édition.* 566 pages, 575 figures. . . . . **7 fr.**

Physiologie, par Maurice Arthius, professeur à l'Université de Lausanne. *4ᵉ édition* entièrement refondue, 930 pages, 320 figures. **12 fr.**

Chimie physiologique, par Maurice Arthius. 7ᵉ *édition.* 130 figures et 5 planches en couleurs. . . . . **7 fr.**

Biochimie, par E. Lambling. *2ᵉ édition.* . . . . . *(En préparation).*

Microbiologie clinique, par Fernand Bezançon, professeur agrégé à la Faculté de Paris. *3ᵉ édition.* . . . . *(Sous presse).*

Microscopie, par M. Langeron, préparateur à la Faculté de Paris. Préface de M. le Pʳ R. Blanchard. *Technique. Expérimentation. Diagnostic,* 2ᵉ *édition,* 821 pages, 292 figures . . . . **12 fr.**

Examens de Laboratoire employés en clinique, par L. Bard, *3ᵉ édition.* . . . . , , , , *(En préparation).*

Diagnostic médical, par P. Spillmann et L. Haushalter, professeurs, et L. Spillmann, professeur agrégé à la Faculté de Nancy. *2ᵉ édition,* xiv-569 pages, avec 181 figures . . . . **8 fr.**

Thérapeutique et Pharmacologie, par A. Richaud, professeur agrégé à la Faculté de Paris. *3ᵉ édition.* . . . . **12 fr.**

Hygiène, par Jules Courmont, professeur à la faculté de Lyon, avec la collaboration de MM. Lesieur et Rochaix, 227 figures. . . . **12 fr.**

Déotonlogie et Médecine professionnelle, par E. Martin, professeur à l'Université de Lyon, 316 pages . . . . 5 fr.

Médecine légale, par A. Lacassagne, professeur à la Faculté de Lyon. *2ᵉ édition,* 866 pages, 112 figures, 2 planches. . . . . 10 fr.

Chirurgie infantile, par E. Kirmisson, professeur à la Faculté de Paris. *2ᵉ édition,* xviii-796 pages, avec 475 figures . . . . . 12 fr.

Médecine infantile, par P. Nobécourt, professeur agrégé à la Faculté de Paris, *2ᵉ édition,* 932 pages, 136 figures, 2 planches . . . 14 fr.

Ophtalmologie, par V. Moraux, ophtalmologiste de l'hôpital Lariboisière. *2ᵉ édition,* 768 pages, 435 figures, 4 planches en couleurs. 14 fr.

Dermatologie, par J. Darier, médecin de l'hôpital Broca. xvi-708 pages, *nouvelle édition.* . . . . (Sous presse).

Pathologie exotique, par Jeanselme, professeur agrégé à la Faculté de Paris, et Rist, médecin des hôpitaux, ancien inspecteur général des services sanitaires maritimes d'Égypte (160 figures). . . 12 fr.

Parasitologie, par E. Brumpt, professeur agrégé à la Faculté de Paris. *2ᵉ édition,* 1011 pages 698 figures, 4 planches en couleurs. 14 fr.

Pathologie chirurgicale, par MM. Bégouin, Bourgeois, Pierre Duval, Gosset, Jeanbrau, Lecène, Lenormant, R. Proust, Tixier, professeurs aux Facultés de Médecine de Paris, Bordeaux, Lyon et Montpellier. Chirurgiens des Hôpitaux. (*2ᵉ édition.* — *Révision de 1914*).

Tome I. — *Pathologie chirurgicale générale. Maladies générales des tissus, Crâne et Rachis.*

Tome II. — *Tête, Cou, Thorax.*

Tome III. — *Glandes mammaires, Abdomen, Appareil génital de l'Homme.*

Tome IV. — *Organes génito-urinaires, Membres.*

Chaque volume. . . . . 10 fr.

Précis de Technique opératoire

PAR LES PROSECTEURS DE LA FACULTÉ DE MÉDECINE DE PARIS

Chaque vol. illustré de plus de 200 figures, la plupart originales. 4 fr. 50

Pratique courante et chirurgie d'urgence, par V. Veau. *4ᵉ éd.*

Tête et cou, par Ch. Lenormant. *4ᵉ édition.*

Thorax et membre supérieur, par A. Schwartz. *3ᵉ édition.*

Abdomen, par M. Guibé. *3ᵉ édit.*

Appareil urinaire et appareil génital de l'homme, par P. Duval. *4ᵉ édition.*

Appareil génital de la femme, par R. Proust. *4ᵉ édition.*

Membre inférieur, par G. Labey. *3ᵉ édition.*

CHARTRES. — IMPRIMERIE DURAND, RUE FULBERT

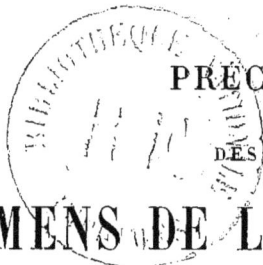

PRÉCIS

DES

EXAMENS DE LABORATOIRE

EMPLOYÉS EN CLINIQUE

PRÉCIS

DES

EXAMENS DE LABORATOIRE

EMPLOYÉS EN CLINIQUE

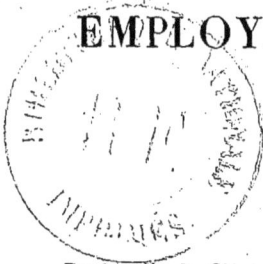

PAR

L. BARD

Professeur de Clinique médicale à l'Université de Genève,
Correspondant national de l'Académie de Médecine de Paris.

AVEC LA COLLABORATION DE MM.

G. HUMBERT
Professeur
de Policlinique médicale
à l'Université de Genève.

et

H. MALLET
Médecin adjoint
à la Clinique infantile
de l'Université de Genève.

TROISIÈME ÉDITION REVUE ET AUGMENTÉE
AVEC 162 FIGURES

PARIS

MASSON ET Cie, ÉDITEURS

LIBRAIRIES DE L'ACADÉMIE DE MÉDECINE
120, BOULEVARD SAINT-GERMAIN

—

1918

PRÉFACE

Les progrès des sciences médicales ont considérablement étendu, au cours de ces dernières années, le champ des examens de laboratoire appliqués aux études cliniques, et même à la médecine pratique. Indispensable à tous ceux qui veulent entreprendre des recherches scientifiques, leur connaissance s'impose déjà et s'imposera toujours davantage aux praticiens, tous devant être à même de les utiliser dans la mesure où le comporte l'intérêt des malades qui se confient à leurs soins[1].

Pour atteindre ce but, le médecin ne peut pas se contenter de connaître vaguement l'existence des méthodes de laboratoire qu'il veut mettre à contribution, ni même de savoir dans quel cas il peut avoir recours à chacune d'elles; il faut encore qu'il en comprenne les principes, qu'il connaisse les traits généraux de leur technique, qu'il n'en ignore pas les variations, les diversités, les causes d'erreurs, conditions nécessaires pour juger du degré de confiance qu'il pourra accorder aux résultats obtenus dans chaque cas particulier. Par contre, il est rarement nécessaire, souvent même tout à fait inutile qu'il puisse appliquer la méthode de ses propres mains et la réaliser par ses seuls moyens; la grande majorité de ces examens pouvant être pratiqués à loisir et à distance,

1. L. Bard, Du rôle des examens de laboratoire en médecine pratique. *Congrès des médecins suisses*, *Revue médicale de la suisse romande*, 20 juillet 1903.

dans des laboratoires appropriés, il peut suffire que le
praticien soit au courant des moyens préparatoires qui
lui permettront de recueillir et d'envoyer à destination,
dans des conditions convenables, les produits à examiner.
Dans l'intérêt même de la diffusion de ces méthodes, il
est d'ailleurs heureux qu'il en soit ainsi, car non seulement l'expérience, impossible à maintenir pour des manipulations trop rarement répétées, mais encore l'outillage
et le temps risqueraient de manquer à la fois aux plus
convaincus.

La pénétration des méthodes de laboratoire dans la
médecine pratique n'est pas nouvelle; elle date du jour
déjà lointain où la recherche de l'albumine dans les
urines a pris place dans les habitudes quotidiennes de
tous les médecins. Pendant longtemps l'urologie a constitué presque seule la contribution des sciences accessoires à la médecine pratique; mais depuis ce moment le
champ s'est élargi dans tous les domaines; les investigations physiques et chimiques se sont étendues à toutes
les humeurs normales et pathologiques; l'histologie, la
bactériologie, l'expérimentation même ont donné naissance à des méthodes d'investigation clinique qui ne
peuvent plus être ignorées.

Par contre, il est difficile aux praticiens et aux étudiants d'aller chercher ces méthodes dans les monographies particulières et dans les ouvrages spéciaux où elles
se trouvent dispersées; il leur est difficile surtout de se
rendre compte, par une vue d'ensemble, des secours qu'ils
peuvent leur demander; par là se justifie l'idée de leur
faciliter cette tâche en réunissant dans un seul Précis les
multiples examens de laboratoire nés de l'application à
la médecine des sciences diverses qui lui ont apporté leur
collaboration féconde.

Ce précis n'est d'ailleurs à aucun titre un traité de

diagnostic; il diffère de ces derniers en ce qu'il ne fait aucune incursion dans la séméiologie ni dans les éléments généraux de l'examen des malades, en ce qu'il suppose toujours connues les notions de pathologie proprements dites, pour se restreindre exclusivement à la description des procédés techniques et aux seules données nécessaires à leur compréhension et à leur emploi. Les descriptions elles-mêmes s'adressant à des médecins, nous nous sommes contentés de détails sommaires et d'indications générales, lorsqu'il s'agissait de méthodes ou de procédés complexes et délicats, accessibles aux seuls spécialisés, alors que nous sommes entrés, au contraire, dans tous les détails nécessaires à leur mise en œuvre, toutes les fois qu'il s'agissait de méthodes susceptibles d'être employées par des médecins quelque peu entraînés aux recherches de laboratoire.

Par le fait même de la multiplicité des disciplines scientifiques auxquelles ressortissent les divers examens de laboratoire, un Précis de cet ordre ne saurait remplacer, pour son objet particulier, aucun de ceux qui sont consacrés à une branche scientifique spéciale. Il ne vise à servir de guide ni aux instructions scientifiques des premières années d'études, ni aux recherches spécialisées d'un ordre déterminé; il s'adresse aux médecins et aux assistants des services hospitaliers, aux étudiants avancés comme aux médecins praticiens, dans la mesure où les uns et les autres ne demandent aux examens scientifiques que d'être les adjuvants de la médecine et de la pratique; il est le manuel des laboratoires de clinique, il n'est pas celui des laboratoires spécialisés de chimie, de physique ou de bactériologie médicales, non plus que celui des laboratoires d'histologie ou de médecine expérimentale.

Il a été rédigé avec la préoccupation dominante des

intérêts cliniques, et ce point de vue est seul entré en
ligne de compte, aussi bien dans les divisions adoptées
et dans le groupement des matières, que dans le choix à
faire entre les diverses méthodes qui ont été proposées.

D'une manière générale, les procédés les plus simples
et les plus faciles à exécuter ont paru les plus dignes
d'être accueillis, bien qu'ils soient souvent assez vivement condamnés par les représentants autorisés des
sciences dont ils relèvent. Par ce fait que les examens
cliniques doivent se contenter souvent de quantités fort
minimes des substances à étudier, par cet autre qu'ils
ne doivent exiger ni instruments trop coûteux ni connaissances techniques trop hautes, ils ne peuvent pré-
tendre à de bien grandes précisions; aussi les scientifiques purs, habitués à poursuivre avec ténacité les plus
lointaines décimales, considèrent-ils volontiers leurs
résultats comme des approximations grossières indignes
de leur confiance; dans leur désir de voir employer
exclusivement les méthodes difficiles, qu'ils qualifient
seules de scientifiques, ils en arrivent à disqualifier toutes
celles qui sont accessibles aux praticiens.

Les cliniciens au courant des besoins réels de la pratique ne sauraient partager ces dédains; ils savent par
expérience qu'ils n'ont que faire de procédés capables de
déterminer au millième près des valeurs qui varient de
5 à 10 pour 100, sans cause appréciable et sans signification spéciale. Bien plus, ils renversent volontiers les
termes de ces conclusions, et ils dédaignent à leur tour
les méthodes trop précises ou trop sensibles, car ils ont
appris à l'école de la clinique à se défier des finesses
excessives; ce qu'ils veulent déceler ce sont les phénomènes vraiment pathologiques, les variations signifi-
catives, et nullement les phénomènes indifférents, les
variations individuelles ou contingentes. Il faut être

intransigeant sur la sécurité d'un procédé, sur la certitude qu'il ne comporte pas des erreurs systématiques échappant aux corrections ; mais on peut être indulgent sur le degré de précision ; si faible soit-il, il est presque toujours supérieur aux différences créées par les variations spontanées des phénomènes qui sont l'objet des recherches cliniques. Tels sont les motifs pour lesquels, à côté des méthodes plus rigoureuses, nous avons toujours fait une place aux procédés expéditifs et sommaires, si précieux pour la pratique courante.

Nous n'avons pas cru devoir laisser en dehors de notre cadre un certain nombre de méthodes nouvelles qui n'ont pas fait encore toutes les preuves désirables de maturité, et cela, bien que, parmi elles, il y en ait qui sont appelées sans doute à n'avoir qu'un succès éphémère. La tâche du médecin est trop ardue et ses responsabilités trop hautes pour qu'il n'accueille pas avec faveur tous les secours qui peuvent venir à son aide, d'autant qu'il est impossible de prévoir, à l'aurore d'une donnée nouvelle, quelles seront les conséquences de ses perfectionnements successifs ; toute l'histoire des sciences est là pour prouver que l'échec même d'une première application ne doit jamais faire porter un jugement sans appel. Dès que l'observation des malades a montré qu'une méthode peut rendre des services, il faut se garder d'être trop exigeant sur l'importance, sur l'étendue et et sur la sécurité de ces services ; les signes traditionnels les plus précieux et les plus incontestés ont eux-mêmes leurs causes d'erreurs et leurs défaillances ; de quel droit serait-on plus sévère pour les examens du laboratoire ?

Dans le double but d'éviter de nombreuses redites dans les descriptions techniques et de réunir en un seul groupe les diverses applications d'une même méthode de recherches ou d'un même procédé d'analyse, nous avons renoncé à établir nos divisions, comme on le fait d'ordinaire, sur la nature des objets soumis aux recherches, pour les baser au contraire sur la nature des recherches elles-mêmes. De là la division de ce Précis en sept grandes parties, suivant que les méthodes ou les procédés envisagés ressortissent à la physique, à la chimie, à l'histologie, à la bactériologie, à l'expérimentation sur les animaux, aux réactions sanguines ou à l'analyse physiologique d'une fonction spécialisée.

Ce plan avait l'inconvénient de disperser dans toutes les parties du livre les résultats des divers modes d'investigations auxquelles peut donner lieu un même objet, le sang ou les urines par exemple ; mais cet inconvénient, facile à corriger par une table alphabétique des matières suffisamment détaillée, nous a paru largement compensé par les avantages de concision et de clarté qui résultent de la séparation nette des disciplines scientifiques et du rapprochement des multiples applications des mêmes méthodes et des mêmes appareils.

Nous avons fait suivre la description de chaque méthode d'investigation de paragraphes en petit texte, consacrés à l'indication des applications cliniques dont elles sont susceptibles, et aux réflexions que l'expérience et la pratique nous ont inspirées sur leur utilité clinique réelle. Il faut se garder, en effet, de déduire cette dernière de l'application des principes théoriques qui ont donné naissance à la méthode considérée : il faut s'en remettre uniquement au contrôle supérieur de la pratique, c'est-à-dire demander à l'observation impartiale des malades de préciser les cas dans lesquels les constatations du laboratoire concordent à peu près sûrement avec la réalité objective des faits cliniques. Cette subordination systématique des recherches de laboratoire à l'observation clinique des malades, qui est une des meilleures et des plus fécondes traditions de la science française, est tout particulièrement nécessaire ici, car, s'il faut se garder d'abaisser outre mesure la valeur des examens de laboratoire, il faut également se garder d'étendre sans preuves suffisantes la portée de leurs conclusions.

Aux yeux de bien des gens, voire de quelques liniciens, les examens de laboratoire profitent outre mesure du prestige qui s'attache aux sciences dites exactes et aux méthodes expérimentales. En réalité, transportés en clinique, les divers procédés doivent renoncer aux prétentions de précision absolue des sciences mères dont ils se réclament; ils subissent, comme tous les autres signes, les difficultés qui s'attachent à la complexité des faits biologiques; aussi n'en est-il aucun qui soit absolument fidèle, qui ignore toute exception et toute défaillance. Qu'on s'en réjouisse ou qu'on s'en afflige, il ne suffit pas de glisser une goutte de quelque humeur dans une couleur sur une lamelle, ou sur de l'agar dans une étuve, pour obtenir une solution directe et *ne varietur* du diagnostic en suspens.

Aussi ne faut-il faire appel aux examens du laboratoire qu'après tous les autres, lorsque ceux-ci ont déjà posé et énoncé le problème, lorsque le choix n'est plus à faire qu'entre les deux termes d'un dilemme étroit, ou lorsqu'il ne reste à préciser que le stade d'évolution ou le degré de gravité du mal.

Le merveilleux essor pris par toutes les sciences de laboratoire, pendant la seconde moitié du siècle passé, ne doit pas faire oublier que des progrès équivalents ont été réalisés dans tous les domaines scientifiques. Dans la clinique proprement dite, dans la description des maladies, dans les études pathogéniques, le rôle de l'observation pure peut supporter toutes les comparaisons; l'expérimentation exagère sa part quand elle revendique pour elle les admirables progrès de la pathologie tout entière.

En médecine pratique, il y a bien plus de dangers que d'avantages à faire un appel trop précoce à un examen de laboratoire; avoir recours à lui prématurément, c'est limiter fatalement la connaissance de son malade à un détail, au lieu d'en poursuivre la synthèse; c'est se contenter d'un diagnostic global et impersonnel de sa maladie, au lieu de pénétrer les détails individuels, qui révèlent seuls sa carastéristique particulière.

Il importe donc que, dans tous les cas, le médecin mette d'abord en œuvre toutes les ressources de son observation et de sa dialectique; l'interrogoire, les anamnestiques, l'étude attentive des phénomènes objectifs à l'aide de tous nos sens, restent encore et resteront sans doute toujours les bases fondamentales de la médecine pratique.

A plusieurs reprises on a pu voir les vieilles méthodes cliniques près d'être dédaignées et délaissées au profit des méthodes expérimentales, qui croyaient détenir le monopole de la rigueur et de la précision. L'époque est encore récente où l'élite des jeunes générations médicales était arrivée à croire que la piqûre du bout du doigt ou le prélèvement d'une goutte de pus, préfaces de colorations et de cultures, pouvaient remplacer avec avantage une observation attentive et une exploration méthodique des organes. De ce côté, bien des illusions sont déjà tombées, mais la chimie biologique est à l'aurore de ses prétentions et de sa puissance, et la clinique n'aurait pas beaucoup à gagner à ce que la cornue du chimiste vint remplacer dans son rôle prestigieux le ballon du bactériologue.

Toutes les méthodes de laboratoire, les plus récentes comme les plus anciennes, les plus sûres comme les plus discutables, ne doivent jamais prendre le pas sur les méthodes traditionnelles de l'observation directe des malades; leurs résultats ne doivent jamais être considérés isolément; ils doivent seulement prendre place au milieu du faisceau des signes fournis par les autres procédés d'investigation, pour être discutés et interprétés avec eux dans chaque cas particulier.

Lorsque des examens de cet ordre sont demandés par le médecin à un laboratoire spécialisé, ceux qui les pratiquent doivent savoir se réduire, ce qu'ils oublient souvent, il faut bien le dire, au seul rôle par lequel ils soient utiles en pareil cas, celui d'une main fidèle, pratiquant avec exactitude un examen défini, fournissant un résultat de fait, mais en se gardant de formuler des conclusions hâtives, et en laissant au praticien lui-même le soin d'en faire état dans l'ensemble des données qu'il a pu recueillir.

Pour qu'il puisse en être ainsi, il faut que les médecins se familiarisent avec les méthodes de laboratoire, d'où la nécessité d'accorder à ces dernières, dans l'enseignement médical, une place plus large que celle qui leur est attribuée aujourd'hui. Toutefois il ne nous semble pas que le but puisse être atteint en développant encore la part de l'enseignement préparatoire des branches scientifiques, assuré à juste titre par des savants spécialisés, rompus avec toutes les difficultés de leurs branches particulières; les applications de ces mêmes sciences à la médecine, loin de pouvoir être une préface des études médicales, doivent en être le couronnement; leur utilisation en médecine pratique est tout aussi complexe et tout aussi délicate que celle des vieilles méthodes cliniques, et elle ne peut être envisagée avec fruit, et comprise comme il convient, que par des étudiants déjà suffisamment au courant de la pathologie et de l'observation des malades.

De plus, confier l'enseignement de ces méthodes à des savants spécialisés, le plus souvent étrangers aux choses médicales, ou n'en ayant acquis qu'une connais-

sance superficielle, destinée à s'effacer plus ou moins
vite dans les brumes du passé, ce serait l'exposer à être
détourné de son but utilitaire essentiel. Il y a tout à
gagner à faire donner cet enseignement dans des laboratoires annexés aux chaires de clinique médicale, partici-
pant à leur œuvre quotidienne, imprégnés comme elles
du sentiment des exigences de la pratique, seuls à
même d'individualiser comme il convient les applications
aux malades des diverses méthodes scientifiques, seuls
à même également de soumettre ces méthodes elles-
mêmes au contrôle immédiat de l'observation des malades et au jugement souverain de la clinique.

Telle est la conviction profonde qui nous a soutenu
dans toute la rédaction de ce manuel ; c'est elle qui nous
excusera d'avoir entrepris un Précis des examens de
laboratoire sans posséder à leur égard de compétence
technique particulière. Nul doute qu'il n'eût gagné en
précision et en valeur scientifique à être écrit par des
spécialistes, mais il y eût peut-être perdu en utilité pratique pour les médecins.

Au cours des quatre années qui se sont écoulées
entre l'apparition de la première et de la deuxième
édition de ce Précis, l'importance pratique des examens
de laboratoire n'a fait que s'étendre et s'affirmer chaque
jour davantage ; de nouvelles méthodes ont vu le jour,
bien peu ont disparu de la scène. Une seconde édition
devait exiger d'assez nombreuses additions et ne pouvait guère permettre de suppressions compensatrices.
Nous nous sommes efforcés néanmoins de ne pas dépasser alors les limites qui conviennent à un ouvrage de
cette nature.

Le texte, revu et corrigé dans son entier, a été l'objet

de nombreuses modifications de détail, destinées tant à améliorer les descriptions qu'à tenir compte des progrès réalisés dans les divers domaines envisagés ; il serait trop long de les indiquer individuellement ici ; signalons seulement les nombreux appareils nouvellement consacrés aux mesures de la pression sanguine.

Quelques chapitres nouveaux ont été rendus nécessaires par des applications récentes à la Clinique de méthodes scientifiques anciennes, ou par la création de méthodes entièrement nouvelles. Au premier groupe se rattachent l'enregistrement de certains phénomènes par des procédés optiques : d'une part celui des bruits du cœur, d'autre part et surtout celui des variations électriques liées aux contractions cardiaques ; il en est de même de la réfractométrie et de l'ultramicroscopie, qui ont pénétré ces dernières années dans le domaine des examens cliniques.

L'importance plus grande prise dans les préoccupations médicales par l'étude des globules blancs et par la recherche des hématozoaires, ainsi que par la méningite cérébro-spinale épidémique et par la fièvre de Malte, a obligé, ici à reviser profondément le texte ancien, là à introduire des paragraphes nouveaux.

La caractéristique principale de la période actuelle est assurément l'extension considérable des recherches sur les séro-réactions, ou plus exactement sur les modifications pathologiques du sérum sanguin en rapport avec la défense de l'organisme contre les influences extérieures, avec l'*antixénisme*, suivant l'expression heureuse et imagée de Grasset. Dans cette voie on a vu prendre place, à côté des séro-réactions typhiques et tuberculeuses, à de nombreuses réactions nouvelles se rapportant aux maladies les plus diverses, depuis les kystes hydatiques jusqu'à la syphilis. Cette extension justifie la

réunion en une partie spéciale des diverses réactions
sanguines pathologiques, réactions qu'expliquent d'une
manière plus ou moins satisfaisante les agglutinines,
précipitines, lysines et opsonines, dont les praticiens eux-
mêmes ne peuvent plus négliger la connaissance.

Les épreuves fonctionnelles ne sont pas non plus
restées stationnaires; des changements correspondants
ont dû être introduits dans leurs descriptions, dont les
principaux concernent le duodénum et le tractus intestinal, restés assez longtemps en arrière de la première
partie des voies digestives.

A ces multiples changements ont correspondu le
changement de quelques figures et surtout leur notable
augmentation.

Cette troisième édition, dont l'apparition a été très
retardée par les événements, préparée au milieu des
violentes préoccupations de la guerre, présente des modifications moins étendues que la précédente. La guerre,
qui a provoqué quelques progrès dans certains chapitres
de la chirurgie ainsi que dans les notions d'épidémiolo-
gie et d'hygiène, n'a été favorable ni aux travaux de
laboratoire, ni aux recherches scientifiques. Si les additions nouvelles ont été, de ce fait, peu nombreuses, le
texte a été l'objet d'une revision attentive et de nombreuses améliorations.

Les modifications et les additions ont d'ailleurs toujours
été réalisées sans oublier jamais la prépondérance nécessaire de l'observation clinique sur les résultats du laboratoire, c'est à-dire sans rien changer au plan d'ensemble et aux idées générales qui ont permis le succès des
deux premières éditions et qui, nous l'espérons, continue-
ront à rencontrer le même accueil favorable auprès du
public médical.

L. BARD.

TABLE ANALYTIQUE DES MATIÈRES

TROISIÈME SECTION. — Pigments.

QUATRIÈME SECTION. — Ferments du sang.

CINQUIÈME SECTION. — Calculs.

DEUXIÈME PARTIE

EXAMENS PHYSIQUES

PREMIÈRE SECTION. — Mensurations.

TROISIÈME PARTIE

EXAMENS HISTOLOGIQUES

QUATRIÈME PARTIE

EXAMENS BACTÉRIOLOGIQUES

PREMIÈRE SECTION. — **Microbes pathogènes.**

CINQUIÈME PARTIE

ÉPREUVES EXPÉRIMENTALES

PREMIÈRE SECTION. — **Recherches de virulence.**

c

DEUXIÈME SECTION. — Mesures de toxicité.

SIXIÈME PARTIE

SÉRO-RÉACTIONS

PREMIÈRE SECTION. — Action hémolytique.

DEUXIÈME SECTION. — Action agglutinante.

TROISIÈME SECTION. — Action précipitante.

QUATRIÈME SECTION. — Déviation du complément.

QUATRIÈME SECTION. — **Foie.**

CINQUIÈME SECTION. — **Reins.**

SIXIÈME SECTION. — **Séreuses.**

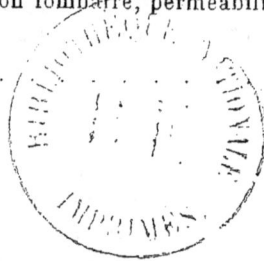

PRÉCIS DES EXAMENS DE LABORATOIRE EMPLOYÉS EN CLINIQUE

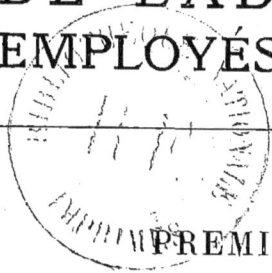

PREMIÈRE PARTIE

EXAMENS CHIMIQUES

PREMIÈRE SECTION

SUBSTANCES MINÉRALES

CHAPITRE PREMIER

ACIDITÉ ET ALCALINITÉ

I. — RECHERCHE QUALITATIVE

La recherche de la *réaction*, c'est-à-dire de l'acidité ou de l'alcalinité des liquides organiques, doit se faire le plus tôt possible après leur prélèvement. Ils contiennent en effet presque tous des substances qui se transforment sous l'influence des ferments et des microbes et peuvent, de ce fait, donner lieu à des changements de réaction du liquide.

I. *Emploi du tournesol.* — La teinture de tournesol a la propriété de prendre une couleur rouge intense en milieu acide, bleu violet en milieu alcalin ; si le milieu est neutre, elle prend une couleur mixte, mélange de rouge et de bleu violet, ou n'est pas modifiée. Elle est utilisée en nature ou, plus commodément, sous forme de papier buvard imprégné de teinture soit rouge, soit bleue, qu'on trouve dans le commerce.

Si le liquide à examiner est clair et transparent, il suffit de prendre deux morceaux de papier de tournesol, l'un rouge, l'autre bleu ; on laisse tomber une goutte de liquide sur chaque papier et on attend quelques secondes.

Quatre phénomènes peuvent se produire :

1° Le papier de tournesol rouge devient bleu, le bleu reste intact : le liquide est *alcalin* ;

2° Le papier de tournesol bleu devient rouge, le rouge reste intact : le liquide est *acide* ;

3° Les deux papiers de tournesol restent intacts : le liquide est *neutre* ;

4° Plus rarement, il peut arriver que les deux papiers changent de couleur, le rouge devient bleu et le bleu devient rouge : le liquide est *amphotère*.

Avec les liquides troubles ou opaques, tels que le sang, le pus ou les selles, le changement de teinte du papier de tournesol se voit mal. On se sert alors du papier de tournesol glacé qui se trouve aussi dans le commerce ; on laisse tomber une goutte du liquide sur le côté glacé du papier et, après l'y avoir laissée quelques minutes, on l'essuie avec un linge ; le liquide a agi sur le papier et on voit alors plus nettement le résultat.

Le tournesol doit sa propriété à un acide organique, ayant une très faible acidité ; tous les liquides dont l'acidité est inférieure à la sienne n'influencent pas sa couleur. Le procédé n'est donc pas absolument exact, mais il est généralement suffisant pour les besoins de la clinique.

II. *Emploi de la phénolphtaléine.* — La phénolphtaléine, en solution alcoolique à 1 pour 100, a la propriété d'être incolore en milieu acide ; dès qu'elle se trouve en milieu alcalin, elle se colore en rouge vif. Elle n'est cependant pas influencée par les liquides très faiblement alcalins.

On en prépare une solution incolore en milieu très légèrement acide et une solution rose en milieu légèrement alcalin. A deux échantillons du liquide à examiner placés dans les tubes à essai, on ajoute 5 à 6 gouttes de chaque solution. Le mélange reste incolore lorsque le liquide est acide ; il se colore en rose plus ou moins vif lorsqu'il est alcalin.

Ce procédé est moins exact que l'emploi du tournesol, car il ne permet pas l'appréciation exacte des liquides neutres. Il a de plus l'inconvénient de former un léger précipité blanchâtre avec les liquides albumineux.

Il, — DOSAGE DE L'ACIDITÉ

I. *Méthode générale.* — On effectue le dosage en ajoutant au liquide, en présence d'un indicateur, la quantité d'une solution titrée d'alcalin juste nécessaire pour le rendre neutre ; on emploie à cet effet les solutions dites *normales*, très exactement titrées, de telle sorte qu'elles soient exactement neutralisées à volume égal par les solutions d'acide correspondantes ; diluées au 1/10e, elles sont dites *décinormales*.

Une solution *normale* contient par litre un poids de la substance active égal au poids moléculaire de celle-ci, exprimé en grammes ; toutefois pour les acides bibasiques et les bases diacides, on ne prend que la moitié du poids moléculaire.

La *solution décinormale de soude* est composée de 4 grammes de soude caustique pure dans 1 litre d'eau distillée. 1 centimètre cube de cette solution doit être exactement neutralisé par 1 centimètre cube de la solution décinormale d'acide oxalique et contient 0^{gr},004 d'hydrate de soude.

La *solution décinormale de potasse* est composée de 5^{gr},60 de potasse caustique pure dans 1 litre d'eau distillée. 1 centimètre cube de cette solution doit être neutralisé par 1 centimètre cube de la solution décinormale d'acide oxalique et contient 0^{gr},0056 de potasse caustique.

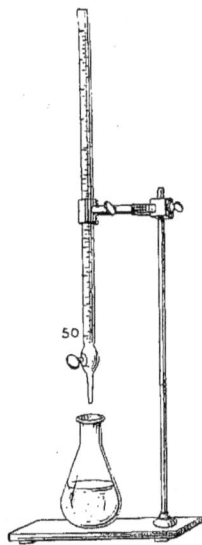

FIG. 1.
Burette de Mohr.

Technique. — Une quantité connue bien mesurée, en général 10 à 100 centimètres cubes, du liquide à examiner, reconnu acide au papier de tournesol, filtré si cela est nécessaire, est additionnée de 5 à 6 gouttes de la solution de phénolphtaléine, dans un ballon à fond plat (fig. 1) ; le liquide reste incolore.

On ajoute ensuite, goutte à goutte, la solution neutralisante. Pour cela on se sert d'une burette de Mohr (fig. 1). C'est un tube de verre, très exactement calibré, divisé en centimètres et dixièmes de centimètres cubes, d'après une échelle

fixée derrière lui ou gravée sur le verre lui-même. Son extrémité supérieure est légèrement évasée en entonnoir pour faciliter le remplissage. L'extrémité inférieure est terminée par
un robinet et une pointe effilée. Toutes les mesures doivent
être prises à la base du ménisque supérieur que forme le
liquide dans le tube. On remplit la burette de Mohr de la
solution titrée de soude ou de potasse, en notant exactement
la hauteur à laquelle atteint la partie concave du ménisque.
Il faut faire attention que toute la partie effilée de la burette
soit remplie de liquide.

On laisse tomber goutte à goutte, en ouvrant le robinet, la
solution dans le liquide à examiner ; à chaque addition, le
liquide prend une couleur rouge plus ou moins intense, qui
disparaît après agitation. Il faut agiter continuellement pour
bien répartir l'alcalin dans tout le liquide. On laisse couler
jusqu'à ce que le mélange présente une couleur rose persistante qui indique que le liquide a pris une réaction alcaline.
Pour bien percevoir cette couleur rose, il faut placer le
ballon sur un fond blanc. Il suffit alors de lire exactement sur la burette l'affleurement du ménisque ; la différence avec le chiffre de début donne, en centimètres cubes
de la solution alcaline décinormale, le taux de l'acidité du
liquide.

Au lieu de se servir directement de cette notation on peut
exprimer l'acidité en grammes d'acide chlorhydrique ; il suffit
pour cela de multiplier le nombre de centimètres cubes employés par 0,00365, poids de l'acide chlorhydrique neutralisé
par un centimètre cube de la solution.

Au lieu d'employer la solution de phénolphtaléine, on peut
se servir comme indicateur du papier de tournesol ; après
chaque addition de la liqueur titrée d'alcalin on prélève alors,
à l'aide d'une baguette de verre, deux gouttes du mélange
qu'on dépose sur deux morceaux de papier de tournesol, l'un
bleu, l'autre rouge. La réaction est terminée lorsque les deux
papiers ne changent pas de couleur. Cette méthode a l'inconvénient d'être plus longue que la précédente et d'enlever un
peu de liquide à chaque prise.

La recherche de la réaction de la *salive* a une certaine utilité clinique ;
la constatation de son acidité pathologique, dans le diabète et certaines
maladies accompagnées de cachexie, peut faire craindre l'apparition
d'infections buccales, telles que le muguet.

D'après Gaultier, à l'état physiologique et dans certaines conditions de régime (3 jours de régime lacté), la réaction des *matières fécales* doit être neutre. Lorsqu'on soupçonne l'absence du suc pancréatique, la constatation d'une réaction fortement alcaline confirmerait cette hypothèse.

L'acidité des fèces est souvent due à de l'hyperchlorhydrie.

II. *Acidité de l'urine*. — L'acidimétrie de l'urine comporte certaines difficultés qui proviennent des éléments mêmes de l'acidité urinaire.

Cette acidité est formée, en effet, d'une part, par des sels acides : le phosphate monosodique PO^4H^2Na, provenant de l'action de l'acide urique sur le phosphate disodique et les urates acides ; d'autre part par des acides organiques très faibles : l'acide urique, l'acide hippurique, certains acides aromatiques, des traces d'acides gras et de l'acide carbonique libre ou combiné. Or ces divers corps ne réagissent pas de même sur les indicateurs, les uns sont acides au tournesol et alcalins à la phénolphtaléine et *vice versa*. De plus les trois phosphates sodiques, agents principaux de la réaction urinaire, ont des réactions différentes, le phosphate trisodique est très alcalin, le disodique l'est aussi mais à un moindre degré, et le monosodique est nettement acide. Les rapports des quantités de ces divers phosphates étant extrêmement variables suivant l'alimentation, il est difficile de titrer directement et d'une manière exacte l'acidité urinaire.

En outre l'urine fermente très rapidement et sa réaction change très vite. Au début, il se produit une augmentation de l'acidité, contemporaine du dépôt de l'acide urique et des urates, puis, sous l'influence de la fermentation microbienne ammoniacale, l'urine devient alcaline. On peut empêcher cette fermentation ammoniacale en ajoutant à l'urine du thymol, en solution alcoolique à 1 pour 100, à raison de 1 centimètre cube pour 100 centimètres cubes d'urine. Cette addition ne change pas la réaction de l'urine. On peut aussi employer dans le même but une petite quantité de camphre.

On peut aussi ajouter à l'urine 2 centimètres cubes par litre d'une solution de 20 grammes de thymol dans 100 centimètres cubes de chloroforme (Gérard). Toutefois, cette solution ne devrait pas être employée si un dosage d'acétone était nécessaire.

Pour éviter l'action des bases de calcium et d'ammonium

Folin emploie l'oxalate neutre de potasse : à 25 centimètres cubes d'urine, dans un flacon d'Erlenmeyer de 200 centimètres cubes de capacité, on ajoute 15 à 25 grammes d'oxalate neutre de potasse pulvérisé et 1 à 2 gouttes de la solution de phénolphtaléine à 1/2 pour 100. On dose ensuite l'acidité par la solution décinormale de soude en agitant pendant le dosage pour maintenir la saturation par l'oxalate.

A l'état normal, l'acidité de l'urine est de 1^{gr},40 par litre et de 1^{gr},83 par 24 heures, exprimée en acide chlorhydrique.

Le dosage de l'acidité urinaire par les procédés ordinaires donne le COEFFICIENT d'acidité urinaire. En multipliant ce chiffre par le nombre de centimètres cubes que comportait l'émission des urines sur lesquelles on a fait le dosage, on obtient la valeur de l'acide total qu'elle contient, valeur pour laquelle Labbé propose le nom d'*acidie*. Si on a soin de conserver au frais ou par l'addition de thymol l'urine des 24 heures, on peut y faire le dosage de l'acidité ; le coefficient obtenu est multiplié par la quantité totale de l'urine en centimètres cubes, on obtient ainsi en acidies la quantité d'acide éliminée en 24 heures.

L'alimentation du sujet joue un très grand rôle. En effet, sans régime fixe, chez l'homme sain, en ne tenant pas compte du volume de chaque émission, le coefficient est très variable et oscille entre 1^{gr},5 et 8. Au contraire, si le sujet est soumis à un régime strict, la quantité d'acidies éliminées en 24 heures est très fixe à l'état normal, pour le même individu restant au même régime.

Lorsque la diminution de l'acidité urinaire provient de lésions vésicales, elle ne tient pas à l'état initial de l'urine, mais aux modifications et aux fermentations que celle-ci subit dans la vessie ; elle est alors indépendante du régime du malade.

Les modifications de l'acidité peuvent en outre provenir de troubles de la nutrition, ceux-ci pouvant donner soit de l'hyperacidité, soit de l'hypoacidité urinaire. Mais, dans ces cas, il faut soumettre les patients à des régimes très stricts, toujours identiques, pour avoir des résultats certains et comparables.

L'acidité urinaire serait augmentée chez les diabétiques et les goutteux ; ses variations, observées régulièrement avec un régime fixe, permettraient de suivre la marche de ces affections.

L'*acidité organique* est la différence de l'acidité totale et de l'acidité due aux phosphates. Elle n'a pas encore été l'objet d'applications cliniques utiles.

III. — DOSAGE DE L'ALCALINITÉ

1. *Méthode générale.* — Pour le dosage de l'alcalinité, comme pour celui de l'acidité, on ajoute au liquide à exami-

ner la quantité d'une solution titrée d'acide juste nécessaire pour amener le mélange à une réaction neutre.

La *solution décinormale d'acide oxalique* contient 6ᵍʳ,302 d'acide oxalique cristallisé dans un litre d'eau distillée ; 1 centimètre cube contient 0ᵍʳ,0063 d'acide oxalique et neutralise exactement 1 centimètre cube de la solution décinormale de soude ou de potasse.

La *solution décinormale d'acide chlorhydrique* est obtenue en diluant la solution d'acide chlorhydrique suffisamment pour que 1 centimètre cube de la nouvelle solution soit exactement neutralisé par 1 centimètre cube de la solution de soude décinormale. 1 centimètre cube de cette solution contient exactement 0ᵍʳ,00365 d'acide chlorhydrique.

Technique. — On introduit 10 à 100 centimètres cubes de liquide clair, reconnu alcalin au papier de tournesol, dans un récipient de verre ; on ajoute 5 à 6 gouttes de la solution de phénolphtaléine ; le liquide prend immédiatement une belle couleur rouge. A l'aide d'une burette de Mohr, et avec les mêmes précautions qui ont été indiquées pour le dosage de l'acidité, on laisse couler goutte à goutte la solution décinormale d'acide oxalique ou chlorhydrique. Petit à petit, au fur et à mesure de l'addition, le mélange se décolore ; dès que la dernière trace de couleur rouge a disparu, après avoir attendu quelques minutes, pour s'assurer qu'elle ne réapparaît pas, on lit sur la graduation de la burette le nombre de centimètres cubes employés. Il suffit alors de multiplier le chiffre obtenu par 0ᵍʳ,004 pour avoir en grammes de soude la quantité d'alcalin contenue dans la quantité de liquide examinée.

Il est évident qu'on peut aussi, comme pour l'acidité, utiliser le procédé de la touche au papier de tournesol, au lieu d'employer la phénolphtaléine.

II. *Alcalinité du sang*. — Le dosage de l'alcalinité du sang ne peut pas se faire par les procédés ordinaires, d'une part à cause de sa couleur, qui empêche de juger de l'action sur les indicateurs, et d'autre part à cause de sa coagulation ; de plus son alcalinité est due à un mélange de sels plus ou moins alcalins et à des composés albuminoïdes et ammoniacaux n'agissant que très peu sur les réactifs.

Le dosage exact exige des procédés très compliqués et qui sont loin d'être à l'abri des causes d'erreurs ; pour les besoins de la clinique on peut se contenter du procédé suivant :

Procédé des godets. — On prépare deux solutions : acide oxalique pur 2^{gr},1 dans 1 000 grammes d'eau distillée et sulfate de soude pur 10 grammes dans 1 000 grammes d'eau distillée.

Dans une rangée de 10 godets, on verse de gauche à droite des quantités croissantes de la solution d'acide oxalique et décroissantes de la solution de soude, de manière à obtenir le même volume dans chaque godet.

Godets n°s. 1, 2, 3, 4, 5, 6, 7, 8, 9, 10
Gouttes de solution d'acide oxalique. . 10, 9, 8, 7, 6, 5, 4, 3, 2, 1
—   de sulfate de soude. 1, 2, 3, 4, 5, 6, 7, 8, 9, 10

Le sang recueilli est alors réparti, le plus vite possible, pour éviter la coagulation, dans les godets ainsi préparés. On en laisse tomber une goutte dans chaque godet et on agite légèrement. On laisse reposer quelques minutes et on essaie le contenu de chaque godet au papier de tournesol. Les godets de gauche font tourner au rouge, ceux de droite au bleu ; il en est un qui a une réaction neutre. Le nombre de gouttes d'acide oxalique que contient ce godet indique l'alcalinité du sang pour le volume qui y a été déposé.

Le sang est toujours alcalin et résiste à toutes les tentatives faites *in vivo* pour l'acidifier ; toutefois son alcalinité même est sujette à de grandes variations physiologiques, provenant pour la plupart de l'alimentation.

Les auteurs, qui attachent une importance pathologique à ces variations, ont trouvé que l'alcalinité du sang était toujours très diminuée dans les intoxications et dans les maladies infectieuses en général, dans le choléra en particulier. Cette diminution serait passagère dans les cas légers et bénins, persistante et progressive dans les cas graves ou mortels. Il y aurait ainsi un certain rapport entre l'alcalinité du sang et l'état d'immunité ou de résistance de l'organisme.

CHAPITRE II

RÉSIDU SEC ET CENDRES

I. *Méthode générale.* — Le *résidu sec* d'un corps ou d'un liquide est le poids des substances organiques ou inorganiques qu'il contient, lorsqu'il a été privé de toute son eau.

Les *cendres* sont le poids des substances inorganiques qu'on obtient après calcination du résidu sec.

1. Résidu sec. — Les liquides ou substances prélevés sont recueillis dans des récipients tarés, dont on connaît exactement le poids. On les pèse soigneusement dans ces récipients, de manière à connaître le poids exact de substance en expérience. On détermine ensuite l'évaporation de l'eau. A cet effet, on porte le récipient à 100 degrés, jusqu'à ce que l'évaporation soit complète. Ce procédé par *ébullition* est le plus rapide, mais il a l'inconvénient de volatiliser certains sels et, par conséquent, de donner des résultats trop faibles.

On peut aussi avoir recours à l'*évaporation dans le vide* ou *dans un exsiccateur.* Pour cela, on place le récipient sous la cloche d'une pompe pneumatique dans laquelle on fait le vide, ou dans un exsiccateur contenant de l'acide sulfurique ou du chlorure de calcium. Ce procédé est plus long, mais plus sûr.

Quel que soit le procédé choisi, chauffage à 100 degrés ou évaporation à froid, il faut interrompre l'opération de temps en temps, peser le récipient, constater la modification de poids qu'il a subie et recommencer l'évaporation jusqu'à ce que le poids ne change plus. Il suffit alors de soustraire du poids obtenu le poids connu du récipient, pour avoir le poids du résidu sec de la quantité de substance mise en expérience.

2. Cendres. — Pour trouver le poids des cendres, il suffit de *calciner* le résidu sec. Pour cela, il faut chauffer suffisamment pour détruire toutes les substances organiques, mais pas assez pour volatiliser les corps inorganiques. On tient avec des pinces spéciales le récipient (une capsule de platine) dans lequel se trouve le résidu sec, et on le promène doucement au-dessus de la flamme d'un bec de Bunsen ; on commence par le tenir dans la partie blanche de la flamme, puis on descend graduellement dans la partie bleue ; il faut éviter avec soin les projections de parcelles de substance, qui se font facilement, et la production de vapeurs blanches, qui indiquent la volatilisation de certains sels inorganiques. Pour éviter les projections et faciliter la calcination, on peut ajouter au résidu sec quelques cristaux de nitrate de soude (salpêtre), qui ne changent pas le résultat définitif.

Causes d'erreur. — Les causes d'erreur proviennent le

plus souvent d'erreurs de pesage très difficiles à éliminer d'une façon absolue.

En outre, la dessiccation par le chauffage a l'inconvénient d'amener l'évaporation de certains corps, tels que l'ammoniaque, l'urée, etc. La dessiccation par le vide est très lente, et dès qu'on sort le récipient de la cloche ou de l'exsiccateur, la vapeur d'eau de l'air ambiant se condense sur lui et à sa surface et vient augmenter d'autant son poids.

Enfin, certaines substances ne se dessèchent jamais complètement par les moyens physiques, il faut alors avoir recours pour les déshydrater complètement à des procédés chimiques, lavages à l'alcool, etc.

II. *Recherche dans l'urine.* — On prélève quelques centimètres cubes du mélange de l'urine des vingt-quatre heures, après avoir eu soin de bien l'agiter pour répartir également le dépôt qui s'est produit dans le vase.

1. **Évaluation approximative.** — Connaissant la densité de l'urine, on peut calculer approximativement le poids des matériaux solides qu'elle contient. On a montré, en effet, qu'il suffit de multiplier par le coefficient fixe 2,33 les deux derniers chiffres du poids spécifique de l'urine, pour avoir en grammes le poids du résidu sec par litre. Par exemple, une urine qui a une densité de 1 022 à 15 degrés, a $22 \times 2,33$ = 51^{gr}, 26 de résidu sec par litre.

Ce procédé, très rapide, n'est pas très exact, surtout pour les urines concentrées. C'est pourquoi Amann a établi un tableau, calculé par progression, des poids de résidu sec correspondant aux diverses densités.

2° **Dosage du résidu sec.** — L'évaporation par la chaleur de 10 centimètres cubes d'urine est le procédé le plus employé, mais, comme on l'a vu plus haut, l'urée, sous l'influence de la chaleur, se transforme en partie et se volatilise. Pour obvier à cet inconvénient, on peut doser l'urée avant et après l'opération. Pour cela, on dose l'urée dans l'urine fraîche, on rapporte à 10 centimètres cubes d'urine. On évapore 10 centimètres cubes d'urine et on ajoute au résidu sec autant d'eau distillée qu'il faut pour faire 10 centimètres cubes ; on fait un nouveau dosage d'urée dans ce mélange. La différence entre les deux dosages donne la quantité d'urée volatilisée, dont le poids doit être ajouté à celui du résidu sec.

Pour éviter cette même cause d'erreur, Sahli a proposé le

procédé suivant : on place 5 centimètres cubes d'urine dans un verre de montre taré, on pèse, on additionne l'urine d'une goutte d'acide acétique pour fixer l'ammoniaque ; on place le verre de montre sur de l'acide sulfurique sous une cloche pneumatique, et on fait le vide jusqu'à dessiccation complète et poids constant. L'ammoniaque et l'urée restent intactes.

Pour aller plus vite, on peut aussi prendre 50 centimètres cubes d'urine, y ajouter 2 à 3 gouttes d'acide acétique, et chauffer au bain-marie à 60 degrés, jusqu'à ce que le mélange ait pris une consistance sirupeuse ; on achève alors la dessiccation dans le vide sur l'acide sulfurique. Il est très important que la température à laquelle on chauffe ne dépasse pas 60 degrés.

3. **Dosage des cendres.** — On l'obtient facilement en calcinant le résidu sec, comme nous l'avons vu plus haut. Mais, pendant la calcination, il se fait une volatilisation de certains sels, surtout des chlorures. Pour corriger cette erreur, on peut agir comme pour l'urée, faire un dosage des chlorures dans l'urine fraîche et un autre dans les cendres dissoutes dans 10 centimètres cubes d'eau distillée. La différence entre les deux résultats est additionnée au poids trouvé de cendres.

Huguet, pour éviter cette cause d'erreur, recommande d'ajouter, au résidu sec de 10 centimètres cubes d'urine, 4 centimètres cubes de la solution normale d'acide sulfurique ; on laisse dissoudre en agitant un peu, on évapore à siccité et on calcine légèrement. Le charbon ainsi obtenu est imbibé avec 1 centimètre cube d'acide azotique au 1/4 ; on calcine alors fortement. On pèse après dessiccation à l'exsiccateur sur l'acide sulfurique. Les cendres ainsi obtenues sont les cendres sulfuriques, c'est-à-dire que tous les sels ont été transformés en sulfates ; pour estimer leur poids en poids réel de cendres, il suffit, d'après les calculs, de multiplier le poids obtenu par 35. Cette méthode serait plus exacte que la précédente.

III. *Recherche dans le sang.* — Pour le SANG, il faut, après ponction de la veine du pli du coude, recueillir 1 à 2 centimètres cubes de sang dans un verre de montre taré.

Pour le SÉRUM SANGUIN, on laisse coaguler une portion du sang, retiré par ponction veineuse, et on prélève 1 ou 2 centimètres cubes de sérum clair non coloré par l'hémoglobine.

Pour le sang total ou le sérum sanguin, on peut procéder par chauffage ou par dessiccation dans le vide. On prélève

1 ou 2 centimètres cubes dans un verre de montre taré, on pèse et on chauffe à l'étuve à 110 degrés jusqu'à poids constant. Ou bien on met à l'exsiccateur en présence d'acide sulfurique ou de chlorure de calcium sous une cloche pneumatique ; ce procédé est beaucoup plus long.

Les **cendres** s'obtiennent en calcinant le résidu sec en présence de quelques cristaux d'azotate de potasse.

A l'état normal, d'après Grawitz, le sang de l'homme contient 21^{gr},6 pour 100 de résidu sec, celui de la femme 19^{gr},8 pour 100 ; le sérum sanguin 9^{gr},56 pour 100 chez l'homme et 10^{gr},01 pour 100 chez la femme. Les cendres, d'après Schmidt, représentent pour le sang complet 8^{gr},3 à 8^{gr},57 pour 1 000.

Dans toutes les anémies chroniques, surtout dans la chlorose, il y a augmentation de l'eau du sang ou hydrémie, qui se révèle par un grand abaissement du poids du résidu sec du sang; celui-ci peut tomber jusqu'à 13 grammes pour 100.

Au contraire, dans la leucémie et dans les hyperglobulies, il y a augmentation du résidu sec par augmentation du volume et du nombre des cellules.

La détermination des cendres du sang n'a pas de signification clinique.

IV. *Recherche dans les selles*. — On prend 5 à 6 centimètres cubes des selles moulées, recueillies après un repas d'épreuve (voy. *Exploration de l'intestin*). Il ne faut pas en prendre une trop grande quantité, le desséchement serait trop lent.

1. Résidu sec. — La quantité de selles fraîches prélevée est placée dans une capsule de porcelaine tarée, puis pesée et chauffée à 96 ou 97 degrés. Il faut avoir soin d'agiter continuellement, jusqu'à poids constant.

On a proposé (Hoppe-Seyler) un autre mode de prélèvement, évitant la perte de l'ammoniaque par le desséchement, et permettant de faire longtemps après le prélèvement des analyses exactes. Pour cela, les selles fraîches sont recueillies dans une capsule de porcelaine tarée et pesées. Puis on chauffe au bain-marie, très doucement, pendant 4 à 6 heures, jusqu'à ce que la consistance soit devenue visqueuse. A ce moment, on ajoute 50 centimètres cubes d'alcool absolu. On chauffe doucement, en faisant tomber au fond de la capsule toutes les matières qui sont restées adhérentes à ses bords. L'alcool évaporé, on en ajoute une nouvelle dose, et ainsi de suite jusqu'à ce que les selles séchées et refroidies se réduisent en poussière très fine. Cette poussière, conservée dans des flacons bouchés hermétiquement, peut servir pour toutes les analyses.

On prélève alors une petite quantité de cette poudre, 2 ou 3 grammes, et on lui fait subir l'évaporation à 100 degrés.

2. **Cendres.** — Pour la détermination des cendres, on calcine le résidu sec des selles, obtenu lui-même par un des procédés ci-dessus.

CHAPITRE III

PRINCIPES ÉLÉMENTAIRES

1. — PHOSPHORE

La plus grande quantité du phosphore se trouve dans l'urine à l'état de phosphates. Une petite partie est combinée à des substances organiques ; on admet généralement que ces combinaisons organiques sont surtout formées de glycérophosphate de chaux.

Les dosages sont toujours exprimés en valeur d'acide phosphorique. On calcule approximativement que le chiffre de l'acide phosphorique multiplié par 2 donne le chiffre des phosphates.

I. *Recherche qualitative.* — On traite le liquide à examiner par le réactif ammoniaco-magnésien, dont la composition est la suivante :

Sulfate de magnésie.	30 grammes.
Chlorhydrate d'ammoniaque. . . .	30 —
Ammoniaque liquide.	130 —
Eau distillée.	130 —

Ce réactif précipite les phosphates sous forme de cristaux de phosphate ammoniaco-magnésien facilement reconnaissables au microscope (voy. fig. 71).

II. *Évaluation approximative.* — On peut avoir une idée très approximative de la quantité de phosphates contenus dans une urine en employant un instrument spécial nommé *phosphatomètre*. On introduit dans le tube une quantité fixe d'urine et de réactif ammoniaco-magnésien, puis on laisse déposer le précipité pendant 24 heures. D'après la hauteur qu'atteint le dépôt sur l'échelle on juge de la quantité des phosphates.

III. *Dosage total.* — Les phosphates en dissolution dans un liquide acidifié par l'acide acétique sont complètement précipités par une solution de nitrate ou d'acétate d'urane. On se rend compte de la fin de la réaction, soit par le ferrocyanure de potassium, qui donne avec les sels d'urane un précipité brun rouge, soit par la teinture de cochenille, qui donne une coloration verte.

Réactifs. — 1° Une solution titrée de nitrate ou d'acétate d'urane dont un centimètre cube correspond à $0^{gr},005$ d'acide phosphorique.

2° Une solution d'acétate de soude ainsi composée : acétate de soude 10 grammes ; acide acétique cristallisable 5 centimètres cubes ; eau distillée q. s. pour 100 grammes.

3° Une solution de ferrocyanure de potassium au $1/20^e$.

4° De la teinture de cochenille.

Technique. — On introduit dans un ballon ou dans une capsule de porcelaine 50 centimètres cubes du liquide à examiner, débarrassé, le cas échéant, de son albumine. On ajoute 5 centimètres cubes de la solution d'acétate de soude acétique, puis on porte à l'ébullition.

D'autre part, on dispose sur le fond d'une soucoupe légèrement huilée quelques gouttes de la solution de ferrocyanure de potassium.

Dès que le liquide à examiner est entré en ébullition, on introduit avec précaution, au moyen d'une burette de Mohr, la *solution titrée d'urane*. Il se forme un précipité ; lorsque la formation de celui-ci devient moins abondante, on commence les essais à la touche.

A cet effet, on prélève avec une baguette de verre une goutte de liquide qu'on met en contact sur la soucoupe avec une goutte de ferrocyanure. L'apparition d'un léger précipité rouge brun indique la fin de l'opération.

Au lieu d'employer le ferrocyanure de potassium, on peut ajouter simplement au liquide, additionné d'acétate de soude acétique, 15 à 20 gouttes de *teinture de cochenille*. L'apparition d'une laque verte indique la fin de la réaction.

Le moment précis du virage au vert n'étant pas facile à saisir, on peut combiner les deux procédés en ajoutant au liquide la teinture de cochenille et en ne commençant les essais à la touche qu'au moment où le liquide prend une coloration gris verdâtre. On évite ainsi des tâtonnements inutiles.

L'opération terminée, on note exactement le nombre de centimètres cubes de la solution d'urane employée. On multiplie ce chiffre par $0^{gr},005$. On obtient ainsi, exprimée en acide phosphorique, la quantité de phosphates contenue dans 50 centimètres cubes de liquide. Il suffit de multiplier ce chiffre par 20 pour avoir la quantité pour mille.

Par exemple, si l'on a employé 22 centimètres cubes de la solution d'urane, on a : $22 \times 0^{gr},005 = 0^{gr},11$ pour 50 centimètres cubes, soit $0^{gr},11 \times 20 = 2^{gr},2$ pour 1 000.

IV. *Séparation des phosphates alcalins et terreux.* — Avec le procédé ci-dessus, on dose tous les phosphates contenus dans le liquide. Or, dans l'urine, les phosphates s'éliminent sous forme de phosphates alcalins (phosphates de soude, de potasse, d'ammoniaque) et sous forme de phosphates terreux (phosphates de chaux et de magnésie). Il peut être intéressant de doser séparément ces deux groupes de phosphates.

50 centimètres cubes d'urine sont additionnés d'ammoniaque liquide jusqu'à réaction nettement alcaline ; on agite au moyen d'une baguette de verre et on laisse reposer pendant une heure. Au bout de ce laps de temps les phosphates terreux sont précipités. On filtre. Dans le liquide filtré on dose les phosphates alcalins par le procédé décrit ci-dessus.

D'autre part, le précipité resté sur le filtre est dissous dans l'eau distillée acidifiée par l'acide acétique. On dose dans le liquide ainsi obtenu les phosphates terreux.

La somme des phosphates terreux et des phosphates alcalins donnera la quantité d'acide phosphorique total.

Lorsque le liquide à examiner ne contient que de petites quantités de phosphates, il est préférable d'employer la précipitation par le molybdate d'ammoniaque, particulièrement nécessaire pour le dosage des phosphates dans le sérum.

V. *Phosphore organique.* — On verse dans une capsule 50 centimètres cubes du liquide à examiner, auquel on ajoute 4 grammes de nitrate de potasse et 1 gramme de carbonate de soude. On chauffe sur un bec de Bunsen jusqu'à calcination complète. On reprend ensuite par 50 centimètres cubes d'eau distillée. On acidifie par l'acide acétique cristallisable, jusqu'à cessation de l'effervescence.

Le dosage s'effectue comme il est indiqué plus haut.

Chez l'individu sain, avec une alimentation ordinaire, l'urine des 24 heures contient en moyenne de 2 à 4 grammes d'acide phosphorique. Cette quantité varie beaucoup selon le genre de nourriture. Les variations d'origine alimentaire sont généralement parallèles à celles de l'urée.

L'élimination des phosphates urinaires est augmentée par la désassimilation des tissus nerveux. L'hyperphosphaturie peut se rencontrer dans toutes les maladies nerveuses : dans l'épilepsie on observe souvent après les crises de véritables décharges phosphatiques.

L'augmentation des phosphates urinaires est de règle dans les affections fébriles. Dans le diabète, la quantité est souvent augmentée.

Dans l'ostéomalacie, dans le rachitisme, on a signalé une hyperphosphaturie portant surtout sur les phosphates terreux.

Dans les néphrites, les phosphates varient généralement dans le même sens que les chlorures.

L'urine des 24 heures ne contient que $0^{gr},04$ à $0^{gr},05$ de phosphore organique. Celui-ci proviendrait surtout de la désintégration des nucléines.

II. — CHLORE

Le chlore se trouve dans l'urine presque en totalité sous forme de chlorures, surtout de chlorure de sodium.

Pratiquement, on exprime la quantité de chlore en valeur de chlorure de sodium.

I. *Recherche qualitative.* — Le principe de la recherche des chlorures repose sur leur précipitation par le nitrate d'agent. On verse dans une éprouvette 5 à 10 centimètres cubes du liquide à examiner qu'on acidifie avec 4 ou 5 gouttes d'acide nitrique, pour éviter la précipitation ultérieure des phosphates. Si le liquide contient de l'albumine, il se produit un précipité dont on se débarrasse par filtration. On ajoute au liquide acidifié quelques gouttes d'une solution de nitrate d'argent. Il se forme un précipité blanc de chlorure d'argent, qui disparaît lorsqu'on ajoute de l'ammoniaque et qui réapparaît par addition de quelques gouttes d'acide nitrique.

II. *Evaluation approximative.* — Pour le dosage

des chlorures dans l'urine, on peut employer un tube gradué spécial imaginé par Achard et Thomas. Dans ce tube, on introduit une quantité déterminée de nitrate d'argent, auquel on ajoute un peu de chromate de potasse qui donne la réaction rouge du chromate d'argent. On verse alors graduellement l'urine à examiner jusqu'à ce que la teinte rouge brun disparaisse pour faire place à une teinte jaune clair. De la quantité d'urine qu'il a fallu ajouter, quantité qui est indiquée par la graduation, on déduit la quantité de chlorure contenue dans l'urine.

La principale cause d'erreur réside dans la difficulté de saisir le moment précis du virage.

On peut aussi employer le *chloromètre* d'Ekehorn, plus compliqué et à peine plus exact.

III. **Dosage.** — On verse dans un verre à réaction 10 centimètres cubes du liquide à examiner. On ajoute 40 centimètres cubes d'eau distillée et 2 ou 3 gouttes d'acide acétique dilué au 1/10e.

Dans une burette de Mohr, on introduit une solution titrée de nitrate d'argent contenant 29gr,075 de ce sel pour 1 000 ; chaque centimètre cube de cette solution correspond à 0gr,01 de NaCl.

D'autre part, sur une soucoupe légèrement huilée, on a préparé quelques gouttes d'une solution à 5 ou 6 pour 100 de chromate jaune neutre de potassium.

Après chaque addition de nitrate d'argent, on agite et on porte avec une baguette de verre une goutte de liquide sur une des gouttes de chromate de potassium.

On s'arrête au moment où il se produit un précipité rouge au contact du chromate. La réaction est alors terminée. Pour éviter les tâtonnements et pour aller plus vite, on peut au début réserver 5 ou 6 centimètres cubes du liquide dilué ; si l'on a dépassé la limite en ajoutant trop de nitrate d'argent, on revient en arrière en ajoutant cette petite quantité de liquide.

En opérant ainsi sur 10 centimètres cubes de liquide, on évite tout calcul, par le fait que le chiffre des centimètres cubes employés donne directement en grammes la quantité de NaCl pour 1 000, puisque chaque centimètre cube de la solution de nitrate d'argent correspond à 0gr,01 de NaCl. Si l'on a employé, par exemple, 7cc,5 de la solution de nitrate d'argent, c'est que 10 centimètres cubes du liquide renfer-ment $0^{gr},075$ de NaCl et un litre 100 fois plus, soit $7^{gr},5$.

Causes d'erreur. — Les matières organiques des liquides de l'économie, acide urique, créatinine, pigments, fixent une certaine quantité d'argent. Par contre, une certaine quantité de chlore combiné aux substances organiques échappe à la précipitation.

Pour obtenir des résultats plus exacts, on peut, soit ajouter au liquide à examiner du nitrate d'argent en excès et doser cet excès, soit détruire les matières organiques avant de doser les chlorures au moyen du nitrate d'argent.

1. *Nitrate d'argent en excès.* — *Réactifs* : 1° une solution de nitrate d'argent, comme ci-dessus ;

2° Une solution saturée à froid d'alun de fer ammoniacal (ajouter de l'acide nitrique concentré, jusqu'à disparition de la coloration brune) ;

3° Acide nitrique pur (exempt de chlore) d'un poids spéci-fique de 1,2 ;

4° Une solution de sulfocyanure d'ammonium contenant $12^{gr},984$ de sulfocyanure pour 1 000 [1].

Dans un ballon jaugé de 100 centimètres cubes, on intro-duit 10 centimètres cubes du liquide à examiner, on ajoute 20 à 30 gouttes d'acide nitrique, puis 2 centimètres cubes de la solution d'alun de fer ammoniacal ; si la solution est trop colorée, on ajoute goutte à goutte une solution au $1/10^e$ de permanganate de potasse, jusqu'à ce que la liqueur ait une coloration jaune clair. On laisse ensuite couler dans le liquide, d'une burette de Mohr, la solution titrée de nitrate d'argent, jusqu'à ce qu'on soit sûr qu'il ne se forme plus de précipité ; on remplit avec de l'eau jusqu'à la marque 100, on agite puis on filtre sur un filtre sec. On prend 50 centimètres cubes du filtrat dans lequel on dose le nitrate d'argent en excès au

---

1. Ce sel étant très hygroscopique, on ne peut préparer la solution par pesée. Pour la préparer, on dissout environ 15 grammes de sulfocyanure d'ammonium dans un litre d'eau distillée, puis on procède de la manière suivante : on mélange 10 centimètres cubes de la solution titrée d'argent avec 200 centimètres cubes d'eau et 5 centimètres cubes de la solution de fer ammoniacal, puis on ajoute goutte à goutte, en agitant, de l'acide nitrique pur, jusqu'à décoloration complète du liquide. La solution de sulfocyanure est alors introduite goutte à goutte, au moyen d'une burette de Mohr et en agitant constamment, jusqu'à persistance d'une légère coloration brune. Il est bon de faire plusieurs dosages, de manière à bien préciser le moment où tout l'argent est précipité. On étend d'eau distillée la solution de sulfocyanure jusqu'à ce que les deux solutions se précipitent exacte-ment. Une fois préparée, cette solution se conserve en flacon bien bouché pendant plusieurs mois.

moyen de la solution de sulfocyanure jusqu'à coloration brune persistante. La quantité de solution de sulfocyanure d'ammonium multipliée par 2 est soustraite de la quantité de solution de nitrate d'argent; chaque centimètre cube du reste correspond à 10 milligrammes de NaCl.

Exemple : Si l'on a employé 12 centimètres cubes de nitrate d'argent et 2 centimètres cubes de sulfocyanure, ce dernier chiffre est multiplié par 2, puisqu'on n'opère que sur la moitié de la liqueur filtrée $12 - 4 = 8$ centimètres cubes. Les chlorures contenus dans 10 centimètres cubes de liquide ont été précipités par 8 centimètres cubes de la solution d'argent, 1 centimètre cube de celle-ci correspond à $0^{gr},01$ de NaCl, les 10 centimètres cubes de liquide contiennent donc $0^{gr},08$ de NaCl, soit 8 pour 1000.

2. *Destruction des matières organiques.* —

a. *Par calcination.* — *Réactifs* : 1° une solution titrée de nitrate d'argent, comme ci-dessus[1] ; 2° une solution de chromate neutre de potassium au $1/10^e$.

On verse 10 centimètres cubes du liquide à examiner dans une capsule de porcelaine ou un creuset de platine ; on ajoute 1 à 2 grammes de nitrate de potasse pur et 1 gramme de carbonate de soude ; on évapore le mélange à siccité sur un bain de sable ou au bain-marie. Puis, saisissant la capsule entre les mors d'une pince, on chauffe jusqu'à ce que toutes les substances organiques soient brûlées ; il ne reste plus alors dans la capsule qu'une substance incolore en fusion. On laisse refroidir; il se forme une masse cristalline blanchâtre. Lorsque le refroidissement est complet, on dissout cette masse dans de l'eau distillée en ajoutant quelques gouttes d'acide nitrique jusqu'à réaction acide ; si la dissolution se fait trop lentement, on chauffe un peu pour aller plus vite. On neutralise ensuite la solution par du carbonate de chaux. La liqueur est prête pour la titration ; la filtration est absolument inutile, car le carbonate de chaux ne gêne nullement la réaction. On ajoute à la solution 3 ou 4 gouttes de la solution de chromate neutre de potassium. Au moyen d'une burette de Mohr, on laisse couler dans le liquide, lentement et avec précaution, la solution titrée de nitrate d'argent.

---

[1]. On peut aussi employer une solution décinormale de nitrate d'argent, dont 1 centimètre cube correspond à $0^{gr},00585$ de NaCl.

Le liquide est agité continuellement avec une baguette de verre.

Au point de contact des deux liquides, il se produit une coloration rouge de chromate d'argent qui, au début, disparaît très rapidement. L'opération est terminée dès que la liqueur a pris une coloration légèrement brunâtre, brique claire. On note alors la quantité de nitrate d'argent employée et l'on calcule comme ci-dessus.

Causes d'erreur. — Si l'on chauffe le liquide trop rapidement, une petite quantité jaillit de la capsule pendant l'ébullition et les chlorures sont diminués d'autant.

En élevant trop brusquement la température, une certaine quantité de chlorures se volatilise.

Pour obvier à ces inconvénients, il suffit de chauffer lentement et d'agiter la capsule dans la flamme. En employant la dose de nitrate de potasse que nous indiquons, on n'a pas de déflagration trop brusque.

b. *Par le permanganate de potasse.* — Dans une capsule de porcelaine on verse 10 centimètres cubes de liquide filtré. On ajoute 10 centimètres cubes d'une solution de permanganate de potasse au 1/200ᵉ et 3 ou 4 gouttes d'acide sulfurique pur. On porte à l'ébullition ; au bout de quelques minutes, le liquide est décoloré. On ajoute alors du carbonate de chaux en excès pour neutraliser l'acidité de la liqueur, puis on dose comme ci-dessus avec la solution titrée de nitrate d'argent et de chromate de potassium.

La quantité des chlorures éliminés par l'*urine* dépend de la quantité des chlorures ingérés. On admet généralement qu'avec une alimentation ordinaire le chiffre des chlorures urinaires atteint 10 à 15 grammes par 24 heures. D'après Achard, il n'y a pas de parallélisme entre le taux des chlorures et la concentration moléculaire.

Lorsque la perméabilité rénale est diminuée, l'augmentation des chlorures ingérés ne se traduit plus par une augmentation des chlorures excrétés : il y a rétention chlorurée.

Dans les maladies aiguës fébriles dont la pneumonie est le type, on constate généralement, au début et à la période d'état, une diminution plus ou moins marquée des chlorures urinaires. Cette rétention est suivie d'une décharge chlorurique à la période de déclin.

Dans le *sérum sanguin*, les chlorures atteignent le chiffre de 5,5 à 7,5 pour 1000. Cette concentration est assez fixe. Les variations à l'état pathologique sont peu marquées.

Le *liquide céphalo-rachidien* contient environ 6 pour 1 000 de chlorures (5,25 à 7,66 selon Achard et Lœper; 6,15 à 7,20 selon Sicard). Dans la méningite tuberculeuse on a noté un abaissement de ce chiffre (Widal).

III. — SOUFRE

Le soufre se trouve dans les divers liquides de l'économie sous trois formes différentes :

1° Sulfates minéraux ordinaires : de chaux, de magnésie, de soude et de potasse ;

2° Éthers sulfoconjugués de la série aromatique : sulfates conjugués, sulfo-phéniques, sulfindoxyliques, scatol-sulfoniques, etc. ;

3° Soufre neutre ou soufre incomplètement oxydé : sulfocyanures, dérivés de la cystine et de la taurine résultant de la désassimilation des matières protéiques.

I. **Recherche dans l'urine.** — 15 centimètres cubes d'urine sont acidifiés avec quelques gouttes d'acide acétique pour empêcher la précipitation des phosphates.

1. **Recherche qualitative.** — On ajoute à l'urine acidifiée un excès de la solution au $1/10^e$ de chlorure de baryum. Il se produit un précipité par la double décomposition des sulfates minéraux préformés. On chauffe légèrement pour favoriser l'agglomération du précipité, on filtre jusqu'à ce que le liquide passe absolument clair. On ajoute alors au liquide filtré 15 à 20 gouttes d'acide chlorhydrique concentré et on fait bouillir jusqu'à ce que le mélange prenne une couleur brune. Sous l'influence de l'acide chlorhydrique, les éthers sulfoconjugués sont décomposés et il se produit un nouveau précipité de sulfate de baryte.

On peut ainsi se rendre compte d'une façon approximative, d'après l'abondance relative de ces deux précipitations successives, de la prédominance de l'une ou de l'autre de ces combinaisons soufrées.

Pour rechercher le soufre difficilemeut oxydable, il suffit de filtrer le dernier liquide obtenu ci-dessus, de l'évaporer et de l'incinérer en présence de nitrate de potasse ; s'il en existe, il se produit une nouvelle quantité d'acide sulfurique, qui, en reprenant le résidu avec de l'eau distillée et du chlorure de baryum, donne un nouveau précipité.

2. **Dosage.** — A. *Par pesée.* — 1° On dose les sulfates et les sulfoéthers en précipitant par le chlorure de baryum, après addition d'acide chlorhydrique.

2° On dose les sulfates seuls en précipitant par le chlorure de baryum, après addition d'acide acétique.

La différence entre les deux résultats donne la quantité des sulfo-éthers.

B. *Par volume.* — On procède de même mais en se servant de solutions fixes et titrées.

On prépare une solution titrée de chlorure de baryum cristallisé et desséché par compression entre deux feuilles de papier buvard :

Chlorure de baryum ainsi préparé. . $30^{gr},54$
Eau distillée. . . . .   1 000 grammes.

Dans cette solution, 1 centimètre cube représente $0^{gr},01$ d'acide sulfurique anhydre et, par conséquent, une division de la burette de Mohr (un dixième de centimètre cube) représente $0^{gr},001$ de cet acide. On se sert comme *touche* d'une solution de sulfate de potasse ou de soude à 1 pour 100, qui donne un précipité blanc avec le chlorure de baryum.

a. Dosage du soufre total (sulfates et sulfoconjugués). — 50 centimètres cubes d'urine non albumineuse, ou déféquée, sont introduits dans un récipient ; on y ajoute 2 pour 100 d'acide chlorhydrique pur et on chauffe au bain-marie. Au moyen de la burette de Mohr remplie de la solution titrée de chlorure de baryum, on laisse tomber goutte à goutte cette solution dans le liquide bouillant. Chaque goutte qui tombe produit un précipité plus ou moins abondant. Quand le précipité ne se produit presque plus et que l'on croit être arrivé au bout de la réaction, on laisse déposer le précipité au fond du récipient en arrêtant le chauffage et on prélève une goutte du liquide surnageant avec une baguette de verre. On dépose cette goutte sur une plaque de verre noirci à côté d'une goutte de la solution de sulfate de soude ; on les mélange. Tant qu'il ne se produit pas de précipité, c'est qu'il n'y a pas de sulfate de baryte en excès, la réaction n'est pas terminée. On continue donc l'addition de la liqueur titrée jusqu'à l'apparition d'un très léger précipité avec la touche. Il suffit alors de lire, sur la graduation de la burette de Mohr, la quantité de la solution titrée employée et de se souvenir que chaque dixième de centimètre cube correspond à 0,001 d'acide sulfurique.

b. Dosage des sulfates minéraux. — Même opération que précédemment, mais en acidifiant par l'acide acétique. La différence entre *a* et *b* donne la quantité des sulfoconjugués.

c. Dosage du soufre neutre. — On évapore dans une capsule de platine 25 centimètres cubes d'urine auxquels on ajoute 4 grammes d'azotate de potasse. Quand il ne reste plus de liquide, on ajoute 3 grammes d'hydrate de potasse pur, on chauffe avec précaution de manière à obtenir la fusion de la masse, sans projections ; si le liquide ne s'éclaircit pas, on ajoute encore quelques petits cristaux d'azotate de potasse. L'opération est terminée quand le liquide est parfaitement clair, la matière organique étant alors détruite. On laisse refroidir, puis on dissout dans un excès d'acide chlorhydrique. On dose les sulfates avec la solution titrée de chlorure de baryum, à l'aide de la burette de Mohr et en faisant la touche. On obtient ainsi le poids du soufre neutre.

On dose de la façon décrite sulfates, sulfoconjugués et soufre neutre. De la valeur trouvée, on soustrait sulfates et sulfoconjugués (donnés par *a* précédemment).

Moins exact que le procédé par pesée, le procédé volumétrique, beaucoup plus rapide, est très suffisant pour les besoins de la clinique.

A l'état normal, l'homme élimine environ 2 grammes d'acide sulfurique par 24 heures. Les 9/10es de cet acide sont formés par les sulfates minéraux, surtout de potasse et de soude. Le dernier 1/10e est formé par les éthers sulfoconjugués et le soufre difficilement oxydable ; ce dernier représente 0gr,25 dans l'urine des 24 heures (Lépine).

Il faut se rappeler que l'alimentation peut faire varier beaucoup la quantité de soufre éliminée ; les recherches devront donc se faire avec un régime fixe, toujours le même. De plus, elle peut faire varier beaucoup le rapport entre les sulfates minéraux et les éthers sulfoconjugués. Certains médicaments peuvent agir également de la même manière.

Les sulfates minéraux suivent, en général, dans l'urine la courbe d'élimination de l'urée dans les maladies fébriles ; ils entrent pour une certaine part dans la constitution des coefficients de déminéralisation.

La constatation d'une forte augmentation des éthers sulfoconjugués dans l'urine indique un trouble du fonctionnement de l'intestin, soit mécanique, soit chimique ; elle serait due à la décomposition de l'albumine dans le tube digestif.

Le soufre difficilement oxydable augmente beaucoup dans certaines maladies fébriles, surtout dans la pneumonie ; il peut même dépasser le poids des sulfates minéraux.

II. *Recherche dans le sang.* — Le dosage des sulfates dans le *sang* ou dans le *sérum sanguin* est très rarement utilisé en clinique, d'autant plus qu'il réclame des quantités trop grandes de liquide.

Pour les doser, on prélève 50 centimètres cubes de sang par saignée ou par ponction veineuse. On chauffe cette quantité de sang dans un creuset de platine, en présence d'un mélange à parties égales de carbonate de soude et d'azotate de potasse, qui facilite la calcination et qui n'influe pas sur les résultats. La calcination terminée, on reprend par l'eau et on évapore à sec, puis on reprend avec de l'acide chlorhydrique concentré, et on dose avec la solution titrée de baryum.

Pour le sérum sanguin, où le soufre ne se trouve que sous forme de sulfates minéraux, on prend 50 centimètres cubes qu'on calcine en présence d'azotate de potasse ; on reprend par l'eau distillée, on évapore à sec deux ou trois fois et on reprend par l'acide chlorhydrique. Le dosage se fait de même.

A l'état normal, on trouve dans le sang complet 0gr,2039 pour 1000 d'acide sulfurique et dans le sérum 0gr,282 pour 1 000.

Le dosage du soufre dans le *sang* n'a pas d'importance clinique.

IV. — CALCIUM

On peut doser la chaux par précipitation et transparence en utilisant la méthode diaphanométrique (Rodillon).

On emploie comme *calcimètre* un tube de verre cylindrique à fond plat de 10 centimètres de haut sur 15 millimètres de diamètre.

Pour précipiter la chaux, on a recours à un *calciréactif* dont la formule est la suivante :

Oxalate neutre d'ammonium pur . . . . 3 grammes.
Eau distillée. 40   —
Acide acétique cristallisable. 5   —

Comme témoin, on emploie une solution titrée de chaux préparée ainsi :

Carbonate de calcium chimiquement pur. 0gr,357
Acide acétique. . . . . 1 gramme.
Eau distillée. . . . . Q. S. pour 1 litre.

Pour étalonner le calcimètre, on introduit du calciréactif

jusqu'au trait 5, puis la solution titrée de chaux ci-dessus jusqu'au trait 10, correspondant à 20 centigrammes de chaux (CaO) par litre. On agite et on laisse en contact pendant 5 minutes. On agite de nouveau, puis on place le tube debout sur une plaque blanche portant un trait à l'encre noire, large de 2 à 3 millimètres.

Le trait noir est masqué lorsqu'on regarde dans l'axe du calcimètre ; on enlève alors du liquide, au moyen d'un compte-gouttes, jusqu'au moment précis où l'on commence à apercevoir à peine le trait noir par transparence.

On lit alors, sur l'échelle graduée, le volume de liquide restant dans le calcimètre, exprimé en centimètres cubes, volume que l'on désignera par m.

On trouve généralement un chiffre de 2 à 4 centimètres cubes. Cette opération peut être faite une fois pour toutes.

On répète la même opération en remplaçant la liqueur calcique par l'urine à examiner. On trouve ainsi que le trait noir commence à être aperçu par transparence quand il reste dans le calcimètre un volume de n centimètres cubes du mélange.

Par un calcul très simple, on déterminera la quantité de chaux Q contenue dans un litre de liquide, en appliquant la formule :

$$Q = 0{,}20 \times \frac{m}{n} \cdot$$

En utilisant ce procédé, on trouve que l'adulte, en régime mixte, élimine en moyenne par l'urine 0,35 grammes de chaux par 24 heures.

La déminéralisation calcique commence quand la quantité de chaux excrétée par l'urine dans les 24 heures atteint 0,25 grammes de chaux avec le régime végétarien, 0,70 grammes avec le régime mixte et 0,90 grammes avec le régime carné.

Cette déminéralisation calcique s'observe surtout chez les tuberculeux.

V. — CARBONE ET AZOTE

Le carbone de l'urine provient de la destruction des albumines. A l'état normal, les trois quarts du carbone s'éliminent par le poumon.

L'azote se rencontre dans de nombreux produits urinaires. Il provient aussi de la désintégration des albumines.

1 gramme d'azote urinaire correspond à la destruction de

6^{gr},736 d'albumine, qui contenaient 3^{gr},61 de carbone. De la quantité d'azote on déduit donc assez facilement la quantité de carbone et *vice versa*.

Le rapport du carbone à l'azote varie cependant suivant le genre d'alimentation.

I. *Dosage du carbone total.* — Les substances organiques traitées par un mélange de pyrochromate de potasse et d'acide sulfurique concentré sont décomposées en acide carbonique et en oxyde de carbone. L'acide carbonique est recueilli par absorption dans une solution de potasse caustique ; sa quantité est déterminée par l'augmentation de poids de cette solution.

L'oxyde de carbone est oxydé en acide carbonique par passage sur de l'oxyde de cuivre, puis absorbé et dosé de la façon indiquée ci-dessus.

II. *Dosage de l'azote total.* — On appelle azote total la somme des quantités d'azote que contiennent les différents produits azotés d'un liquide.

1. **Procédé de Kjeldahl.** — Les substances organiques sont détruites par chauffage avec de l'acide sulfurique concentré, l'azote apparaît sous forme de sulfate d'ammoniaque. On dose ensuite l'ammoniaque, après l'avoir mise en liberté par addition de soude ou de potasse, par distillation dans une quantité donnée d'acide titré.

Réactifs. — 1° Acide sulfurique pur et concentré, 2° sulfate de cuivre, 3° sulfate de potassium, 4° soude caustique à 33 pour 100, 5° solution normale d'acide sulfurique, 6° solution décinormale de soude caustique.

On introduit dans un ballon spécial à large col, dit ballon de Kjeldahl, 10 centimètres cubes de liquide à analyser, 10 centimètres cubes d'acide sulfurique concentré et 0^{gr},50 de sulfate de cuivre. On chauffe avec précaution jusqu'à l'ébullition ; l'eau s'évapore d'abord, puis on voit apparaître des vapeurs blanches d'acide sulfurique. A ce moment, on ajoute au liquide 5 grammes de sulfate de potasse. On ferme le col du ballon avec une boule de verre ou un petit entonnoir et on continue à chauffer jusqu'à ce que le liquide ait pris une teinte verdâtre. On chauffe encore une demi-heure, à l'ébullition tranquille, puis on laisse refroidir. On dilue ensuite avec 200 centimètres cubes d'eau et on transvase dans un ballon à distillation d'une contenance de 700 à 800 centi-

mètres cubes, en ayant soin de laver plusieurs fois à l'eau distillée le ballon de Kjeldahl et d'ajouter ces eaux de lavage au liquide à distiller. On ajoute au mélange une cuillerée à café de poudre de talc pour éviter les secousses pendant la distillation, puis on introduit 140 centimètres cubes de soude caustique à 33 pour 100. On met immédiatement le ballon A (fig. 2) en communication avec le tube à distiller B ; ce tube passe à travers un ré-frigérant C et plonge par son extrémité in-férieure dans un fla-con d'Erlenmeyer, contenant 10 centi-mètres cubes exacte-ment mesurés de so-lution normale d'a-cide sulfurique. On ajoute à cet acide une certaine quan-tité d'eau, de façon

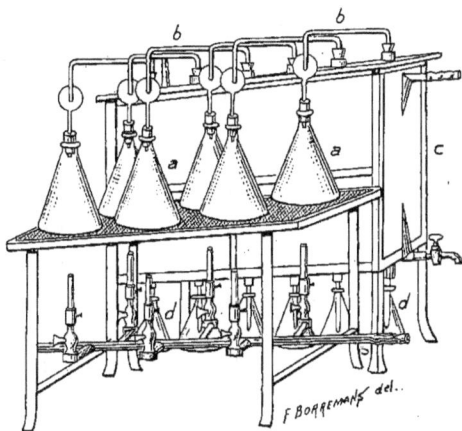

Fig. 2. — Appareil de Kjeldahl.

que l'extrémité du tube plonge dans le liquide.

On distille ensuite à peu près la moitié du liquide et on s'as-sure que la distillation est bien terminée, en faisant tomber une goutte du liquide qui s'écoule sur du papier de tournesol : la réaction ne doit plus être alcaline.

On titre ensuite avec la solution de soude caustique déci-normale, en employant comme indicateur quelques gouttes de teinture de tournesol. On soustrait le nombre de centimètres cubes de soude caustique employés des 100 centimètres cubes d'acide sulfurique décinormal (équivalents aux 10 centimètres cubes de solution normale d'acide sulfurique introduits dans le flacon d'Erlenmeyer) qu'il aurait fallu sans neutralisation partielle ; on multiplie le chiffre trouvé par 1,404 ; on obtient ainsi la quantité, exprimée en milligrammes, d'azote contenu dans les 10 centimètres cubes de liquide analysés.

Pour des substances difficilement oxydables, telles que les fèces, le lait, etc., on emploie comme catalyseur lors de l'oxy-dation, au lieu de sulfate de cuivre, de l'oxyde de mercure ($0^{gr},4$). Mais, dans ce cas, une fois l'oxydation terminée, il

faut ajouter au liquide, avec la soude caustique, une substance décomposant l'amide mercurique formée. On emploie
en général le sulfure de sodium. Moquenne et Roux recommandent le procédé suivant : on ajoute au liquide 1 gramme
d'hypophosphite de soude et on chauffe quelque temps à 60°-
70° ; on laisse refroidir, puis on alcalinise avec la soude
caustique.

La distillation peut se faire avec n'importe quel appareil à
distiller, mais il est plus commode d'employer l'appareil
spécial connu sous le nom d'*appareil de Kjeldahl* et représenté par la figure 2. On peut ainsi faire en même temps toute
une série de dosages.

2. Procédé de Henninger. — On procède à l'oxydation
comme ci-dessus [1]. Lorsque le liquide est décoloré, on ajoute,
avant refroidissement, un peu d'eau distillée tiède, puis on
complète, avec les eaux de lavage du ballon, au volume très
exact de 50 centimètres cubes ; 10 centimètres cubes de cette
solution correspondent à 2 centimètres cubes du liquide primitif.

Dans la liqueur obtenue, l'azote est transformé en sulfate
d'ammoniaque. Il suffit alors de doser celui-ci dans un uréomètre par l'hypobromite de soude.

Le rapport du volume au poids de l'azote variant avec la
température, la pression barométrique et la tension de la
vapeur d'eau, il faut faire les corrections nécessaires.

Il est généralement plus simple de doser l'azote par comparaison, en opérant en même temps et dans les mêmes conditions sur une solution titrée de sel ammoniacal, par exemple
la solution suivante : chlorhydrate d'ammoniaque 7^{gr},6211 ;
eau distillée q. s. pour 1 000 centimètres cubes (la réaction
doit être absolument neutre).

On introduit dans l'uréomètre 5 centimètres cubes de cette
solution, qui correspondent à 0^{gr},01 d'azote ; on décompose
par l'hypobromite et l'on note le nombre de divisions trouvées.
Sachant ainsi combien de divisions représente 0^{gr},01 d'azote, il
est facile de déterminer à quel poids correspond le volume
d'azote dégagé par le liquide à examiner.

---

(1) Au lieu de 10 centimètres cubes d'acide sulfurique normal et de 0,4 d'oxyde
de mercure, on peut introduire dans le ballon, avec le liquide, 5 centimètres
cubes d'acide sulfurique pur et 10 centimètres cubes d'une solution à 30 pour
100 d'oxalate neutre de potasse. L'opération se fait ainsi en 30 minutes au lieu
de 3 heures.

Par exemple, si 5 centimètres cubes de la solution ammoniacale contenant $0^{gr},01$ d'azote dégagent 10 divisions, et que 10 centimètres cubes du liquide dilué dégagent 25 divisions, il en résultera que

$$x = \frac{0,01 \times 25}{10} = 0^{gr},025,$$

quantité contenue dans 2 centimètres cubes du liquide primitif et correspondant à 12,5 par litre. .

Dans l'urine, on compte en moyenne, par 24 heures, 12 à 15 grammes d'azote total ; cette détermination n'a pas une grande importance à elle seule, il n'est guère utile de connaître l'azote total que pour établir le coefficient azoturique qui fait partie des *Rapports urologiques*.

Dans le **sérum** sanguin, l'azote de rétention (azote total moins les albuminoïdes) est de 0,20 à 0,35 pour 1 000 (Strauss). L'azote de l'urée en représente 75 pour 100.

La recherche de l'azote dans les matières fécales n'offre pas d'intérêt clinique ; le 30 pour 100 de l'azote proviendrait, d'après Schmidt, des sécrétions propres de l'intestin.

Composition moyenne de l'urine des 24 heures (adulte).

Volume	Homme.	1200 à 1500 centimètres cubes.
	Femme.	1000 à 1200 —
Densité.		1014 à 1024 —
Extrait sec		46 à 56 grammes.
Matières organiques		30 à 35 —
Matières minérales.		16 à 21 —
Urée [$CO(NH^2)^2$].		25 à 35 —
Acide urique ($C^5H^4C^4O^3$).		$0^{gr},30$ à 1 gramme.
Créatinine ($C^4H^7N^3O$).		$0^{gr},40$ à 1 —
Chlorure de sodium (NaCl).		10 à 15 grammes.
Acide phosphorique (P^2O^5).		2 à 4 —
Acide sulfurique (SO^3).		$2^{gr},80$ à 3 —
Ammoniaque (NH^3)		$0^{gr},30$ à $1^{gr},20$
Azote total.		12 à 15 —

Rapports urologiques. — A l'état normal, les éléments constituants de l'urine sont reliés les uns aux autres par des rapports assez fixes, qui peuvent fournir des indications sur le fonctionnement des divers organes de l'économie.

Rapport azoturique. — C'est le quotient qu'on obtient en divisant l'azote de l'urée AzU par l'azote total AzT. Chez l'individu sain, ce rapport varie entre 0,80 et 0,90, il est en moyenne de 0,85.

L'urée est le produit d'oxydation le plus parfait des albuminoïdes. On admet que les autres corps azotés éliminés par l'urine constituent des éléments en cours d'oxydation. Plus la quantité d'azote de l'urée est grande, plus la nutrition est active. On peut donc, suivant que le rapport azoturique est trop faible ou trop fort, conclure à une combustion organique trop faible ou trop forte.

Le rapport azoturique est nettement influencé par la quantité d'aliments ingérés. Il s'abaisse d'autant plus que l'individu se nourrit davantage, sans toutefois dépasser 0,80. L'ingestion d'une forte quantité d'eau l'augmente.

Le rapport azoturique donne des renseignements dans les affections du foie. Il mesure l'intensité de la fonction hépatique et l'intensité des échanges cellulaires (Albert Robin). Lorsqu'il y a hyperfonctionnement de la cellule hépatique, le rapport azoturique augmente. Il diminue au contraire dans les cas d'insuffisance hépatique.

Dans le diabète, le rapport azoturique est généralement élevé parce que les combustions organiques sont très fortes.

Il est nettement abaissé dans les lésions rénales d'après Boulud.

Rapport de l'acide urique à l'urée. — A l'état normal, ce rapport est, en poids, de 1/40e environ.

On pense actuellement que l'acide urique ne représente pas une étape incomplète de la transformation uréique, mais qu'il provient de l'oxydation des corps puriques, dérivant enx-mêmes de l'évolution des nucléines, tant de celles introduites par l'alimentation que de celles qui appartiennent à l'économie.

Ce rapport diminue lorsque l'acide urique est retenu dans l'organisme (arthritisme); il augmente lorsqu'il y a destruction intense des noyaux cellulaires (leucémie).

Rapport de l'urée aux matériaux solides (coefficient de Bouchard). — A l'état normal, ce rapport est de 30/100es environ.

Il donne à peu près les mêmes renseignements que le rapport azoturique, c'est-à-dire qu'il fournit la mesure approximative des oxydations élémentaires (Bouchard). Il est utile de déterminer ce rapport lorsqu'on ne peut pas procéder au dosage exact de l'azote pour établir le rapport azoturique.

Ce rapport indique en outre si l'urée est excrétée en quantité trop forte ou trop faible par rapport aux autres éléments.

Rapport du carbone total CT à l'azote total AzT. — La plus grande quantité du carbone des albumines s'élimine par le poumon. L'urine est très pauvre en carbone.

Lorsque l'urine renferme une quantité trop grande de corps incomplètement transformés, il y a augmentation relative du carbone par rapport à l'urée. Plus ce rapport est faible, meilleure est la qualité de l'élaboration des albuminoïdes (Bouchard).

Rapport du carbone-urée CU au carbone total CT. — Pour déterminer ce rapport, il faut savoir que 1 gramme d'azote provient de la destruction de 6gr,736 d'albumine qui contiennent 3gr.01 de carbone. Connaissant l'azote de l'urée, on calcule donc facilement le carbone de l'urée.

Ce rapport renseigne d'une part sur la destruction des albuminoïdes, d'autre part sur le fonctionnement du foie, puisque c'est surtout l'activité de cet organe qui diminue le carbone urinaire.

Rapport de l'acide phosphorique à l'urée. — Ce rapport est à l'état normal de 1/8e à 1/10e. Comme on le sait, l'acide phosphorique de l'urine provient surtout de la désintégration des nucléines. Lorsque ce rapport augmente, on peut conclure à la phosphaturie. Celle-ci se rencontre souvent dans les maladies nerveuses.

Rapport de l'acide phosphorique à l'azote total. — Ce rapport est normalement de 18/100es. Il a à peu près la même signification que le précédent. Quand il dépasse 20/100es, on peut conclure à la phosphaturie (A. Robin).

Cette phosphaturie est absolue lorsque le taux de l'acide phosphorique dépasse la moyenne physiologique; elle est relative lorsque la quantité d'acide est normale et l'urée diminuée. La phosphaturie relative indiquerait une désassimilation exagérée des organes riches en phosphore (A. Robin). La phosphaturie absolue ou relative s'observe surtout dans les maladies nerveuses.

Rapport des phosphates terreux aux phosphates alcalins. — A l'état normal ce rapport est de 1/2 à 1/3.

Il augmente et peut atteindre 1/1 dans les maladies nerveuses.

Coefficient d'oxydation du soufre. — C'est le rapport entre le soufre total et le soufre neutre, exprimés tous deux en acide sulfurique. A l'état normal il est de 17/100es environ. Il a généralement une marche parallèle à celle du rapport azoturique.

Rapport des sulfo-conjugués aux sulfates. — A l'état normal ce rapport est voisin de 10/100es, les deux chiffres étant exprimés en acide sulfurique. Il augmente surtout dans les cas de fermentations intestinales.

Rapport de l'acide sulfurique à l'urée. — Le soufre urinaire provient surtout de la désintégration des albuminoïdes. Ce rapport qui, à l'état normal, se rapproche de 1/8e, sert donc à mesurer le degré de perfection de cette désintégration.

Rapport du chlorure de sodium à l'urée. — Ce rapport est normalement de 42/100. Comme on le sait, l'élimination du chlorure de sodium et celle de l'urée ne marchent pas parallèlement. Il en résulte que ce rapport varie lorsqu'il y a rétention chlorurée, soit par défaut de perméabilité rénale, soit dans les maladies aiguës fébriles (pneumonie).

Rapport des chlorures au résidu fixe. — Ce rapport (0,60 chez les normaux) varie surtout selon que la perméabilité aux chlorures est normale ou non.

Rapport des substances minérales aux substances totales dissoutes. — C'est le coefficient de déminéralisation d'A. Robin. A l'état normal il est de 25 à 30 pour 100.

Il indique l'équilibre qui existe entre la désassimilation minérale et la désassimilation générale. Il est surtout utile à connaître dans les troubles de la nutrition. Il est notamment élevé dans le diabète (40 et même 45 pour 100).

On peut distinguer une déminéralisation totale, portant sur tous les éléments minéraux, et une déminéralisation partielle, portant sur un seul élément salin (A. Robin).

CHAPITRE IV

MÉDICAMENTS ÉLIMINÉS

I. — SUBSTANCES MINÉRALES

1. Iode. — *a.* On acidifie fortement l'urine avec de l'acide nitrique ordinaire ; on plonge dans le mélange un fragment de papier amidonné ou de pain azyme. Celui-ci devient bleu par formation d'iodure d'amidon.

b. On ajoute à l'urine une petite quantité d'amidon, on porte à l'ébullition pour dissoudre et, après refroidissement, on verse le long des parois de l'éprouvette de l'acide nitrique concentré ; au point de contact, il se forme un anneau bleu violet.

c. On ajoute à l'urine de l'acide nitrique nitreux (5 à 10 gouttes) ; puis on agite avec du chloroforme qui s'empare de l'iode et prend une coloration rose pâle.

Les mêmes procédés sont applicables à la salive.

2. Brome. — On ajoute à l'urine quelques gouttes d'acide chlorhydrique et d'hypochlorite de soude. On agite avec du chloroforme ou du sulfure de carbone. Celui-ci se colore en jaune brun.

3. Mercure. — *Procédé de Merget.* — 200 ou 300 centimètres cubes d'urine sont additionnés de 8 à 10 pour 100 d'acide nitrique, puis évaporés jusqu'à un petit volume. On introduit l'urine dans une éprouvette étroite qu'elle doit remplir presque entièrement. On ferme imparfaitement au moyen d'un bouchon dans lequel on implante un ou plusieurs fils de cuivre, de 1 millimètre environ de diamètre, dont on fait plonger 1 centimètre 1/2 au plus dans l'urine. Les fils doivent avoir été décapés par l'acide nitrique puis lavés à grande eau ; on peut même les aplatir un peu au marteau pour leur enlever leur forme trop régulière. L'immersion varie selon la richesse en mercure ; il est en tout cas inutile de la prolonger au delà de trente-six heures.

Au bout de ce temps la partie du fil qui plonge dans l'acide est amalgamée. Pour être tout à fait sûr qu'on a affaire à du mercure, on peut procéder de la manière suivante :

Les fils sont lavés avec une solution faible de soude caustique pour enlever l'acide urique, puis avec de l'eau distillée. On sèche sur du papier à filtrer, puis on introduit les fils roulés dans un tube de verre étiré à la lampe. On chauffe sur une petite flamme la partie où se trouvent les fils en tenant en l'air l'extrémité capillaire. Le mercure se volatilise et va se condenser dans cette extrémité capillaire en gouttes fines reconnaissables à l'œil nu ou à la loupe.

4. **Plomb.** — On introduit dans l'urine un fragment de magnésium et on l'y laisse pendant plusieurs jours. Le plomb se dépose sur le magnésium. On dissout le dépôt dans l'acide nitrique. Lorsque cette solution nitrique contient du plomb, elle donne : avec l'hydrogène sulfuré un précipité noir ; avec le bichromate de potasse un précipité jaune et avec l'acide sulfurique un précipité blanc.

Lorsque l'urine ne contient que de petites quantités de plomb, il faut en traiter une grande quantité par l'acide chlorhydrique et le chlorure de potassium pour éliminer les substances organiques ; on évapore ensuite et on cherche le plomb dans le résidu.

5. **Arsenic.** — On évapore 50 centimètres cubes d'urine ; au résidu on ajoute un mélange de carbonate et d'azotate de soude et l'on fait déflagrer le tout. La masse refroidie est reprise par une petite quantité d'eau acidulée par HCl et la solution introduite dans un vase à précipitation chaude d'assez grandes dimensions.

On y verse lentement une solution chlorhydrique d'hypophosphite de soude de Bougault.

Hypophosphite de soude. . .	20	grammes.
Eau distillée	20	—
Acide chlorhydrique pur. . .	200	centimètres cubes.

Il se produit une forte réaction, avec dégagement de vapeurs nitreuses dues à la réduction de l'acide nitrique des nitrates. Lorsque le dégagement de vapeurs nitreuses a cessé après une addition suffisante de réactif, on ajoute un excès de celui-ci. On verse le tout dans un large tube à essai qu'on place au bain-marie bouillant pendant une demi-heure.

On reconnaît l'arsenic à la teinte brune que prend le liquide ; il peut même se produire un fort précipité noirâtre. Cette réaction permet de déceler la présence de traces d'arsenic, jusqu'à un centième de milligramme.

Pour rechercher les *cacodylates* on peut employer le procédé suivant : On mélange 10 centimètres cubes d'urine et 10 centimètres cubes du réactif de Bougault ; on bouche le flacon contenant le mélange et on abandonne le tout à la température ordinaire pendant 12 heures. Le mélange dégage alors l'odeur alliacée caractéristique.

II. — SUBSTANCES ORGANIQUES

1. **Acide salicylique.** — *a.* L'urine est additionnée de quelques gouttes de perchlorure de fer; elle se colore en violet.

b. On peut encore laisser tomber sur du papier à filtrer une ou deux gouttes d'urine acidifiée par l'acide chlorhydrique ; à proximité on laisse tomber une goutte de solution de perchlorure de fer, de manière à ce que les deux liquides arrivent en contact; il se forme une ligne de démarcation violette.

c. Pour rechercher des traces d'acide salicylique, on procède de la manière suivante : 100 centimètres cubes d'urine sont acidifiés avec 8 ou 10 gouttes d'acide chlorhydrique ; on agite avec 20 ou 30 centimètres cubes d'éther, on sépare, puis on évapore l'éther ; on reprend le résidu avec un peu d'eau et on ajoute une ou deux gouttes de perchlorure de fer qui donne une coloration violette.

2. **Phénol.** — L'urine contenant une forte proportion de phénol prend à l'air une coloration noirâtre, qui est due à l'oxydation de l'hydroquinone et de la pyrocatéchine.

On distille l'urine additionnée de 5 pour 100 d'acide sulfurique. Le distillat, additionné de quelques gouttes de perchlorure de fer, prend une coloration bleu violet ; elle devient bleue avec l'ammoniaque, rouge par le réactif de Millon.

3. **Alcool.** — On distille 200 centimètres cubes d'urine neutralisée, de manière à recueillir 10 centimètres cubes d'urine qu'on divise en deux portions :

Sur la première, on verse une goutte de solution de bichromate de potasse à 1 pour 100 et 2 gouttes d'acide sulfurique concentré. On porte à l'ébullition. S'il y a de l'alcool, la liqueur jaune passe au vert et il se dégage une odeur d'aldéhyde.

Pour caractériser l'aldéhyde, on ajoute, à 1 centimètre cube d'une solution de nitrate d'argent à 1/10ᵉ, 10 gouttes d'ammoniaque et 5 gouttes de lessive de soude ; on y plonge une baguette de verre qu'on introduit ensuite dans l'axe du tube ci-dessus en le retirant du feu. S'il s'est formé de l'aldéhyde, l'extrémité de la baguette de verre imprégnée de réactif se colore en noir par réduction du nitrate d'argent.

La deuxième portion du distillat est additionnée de 1 centimètre cube de solution d'iodure de potassium à 10 pour 100 et de 10 gouttes d'ammoniaque, puis d'une solution d'hypochlorite de soude versée goutte à goutte.

Si l'urine ne contient pas d'acétone, on ne doit pas obtenir d'iodoforme, mais seulement un précipité noir d'iodure d'azote. On ajoute alors 5 gouttes de lessive de soude et on porte le tube au bain-marie bouillant pendant quelques minutes. S'il y a de l'alcool, l'iodoforme apparaît à ce moment ; on le reconnaît, s'il est nécessaire, au microscope.

4. Antipyrine. — *a.* L'urine, préalablement décolorée par le sous-acétate de plomb, se colore en rouge pourpre par addition de quelques gouttes de perchlorure de fer. Il faut s'assurer que l'urine bouillie donne encore la réaction (différence avec l'acide diacétique).

b. Si l'on ajoute à l'urine décolorée quelques gouttes d'acide nitrique fumant et qu'on chauffe, le liquide prend une coloration verte ; si l'on ajoute un excès d'urine, à l'ébullition la couleur vire du vert au rouge.

c. A 6 centimètres cubes d'urine acidifiée, on ajoute 5 gouttes d'iodure de potassium iodé ; il se produit un précipité rouge obscur ; la réaction est encore sensible lorsque l'urine renferme 1/100 000 d'antipyrine.

5. Cryogénine. — L'urine prend une coloration jaune d'or par la réaction de Moriz Weisz.

6. Quinine. — *a.* L'urine est additionnée d'une quantité égale d'iodure de potassium iodé ; il se forme un précipité jaune marron.

b. On alcalinise environ 500 centimètres cubes d'urine avec de la potasse caustique ; on agite avec 50 ou 60 centimètres cubes d'éther pendant 5 minutes environ. La quinine, précipitée par la potasse, se dissout dans l'éther ; celui-ci est séparé et évaporé ; le résidu est repris par un peu d'eau acidulée par 1 goutte d'acide chlorhydrique. On ajoute une petite quantité d'eau de chlore et d'ammoniaque. Il se produit une belle coloration verte.

7. Antifébrine. — On porte à l'ébullition, pendant 3 ou 4 minutes environ, 20 centimètres cubes d'urine acidifiée par 4 ou 5 centimètres cubes d'acide chlorhydrique concentré ; le liquide refroidi est mélangé avec 4 ou 5 centimètres cubes d'une solution de phénol à 3 pour 100 et quelques gouttes d'une solution à 1 pour 100 d'acide chromique. Le liquide se colore en rouge ; lorsqu'on alcalinise avec de l'ammoniaque, il vire au bleu.

8. Véronal. — L'urine donne un précipité blanc par l'acide nitrique et le réactif de Villon.

9. Aniline et dérivés. — L'aniline, le paraminophénol, l'acétanilide, la phénétidine et ses dérivés, la phénacétine, la la lactophénine donnent dans l'urine la réaction de l'indophénol.

On fait bouillir quelques minutes 10 centimètres cubes d'urine avec 2,5 centimètres cubes d'acide chlorhydrique concentré ; on laisse refroidir, puis on ajoute 2 centimètres cubes d'une solution de phénol à 3 pour 100. On ajoute ensuite goutte à goutte une solution diluée d'acide chromique. En présence d'aminophénol, le liquide prend une coloration rouge, qui passe au bleu après saturation par l'ammoniaque et filtration.

Les dérivés de la phénétidine (phénacétine, lactophénine) donnent la réaction suivante :

On ajoute à 10 centimètres cubes d'urine 2 gouttes d'acide chlorhydrique et 2 gouttes d'une solution à 1 pour 100 de nitrite de soude, puis ensuite quelques gouttes d'une solution aqueuse alcaline de naphtol α et on alcalinise ; il se produit une coloration rouge qui passe au violet par acidification.

10. Copahu et santal. — *a.* L'urine donne un précipité avec l'acide nitrique, comme une urine albumineuse, mais ce précipité est soluble dans l'éther et dans l'alcool.

b. L'urine réduit la liqueur de Fehling, mais non le bismuth.

c. Lorsqu'on ajoute à l'urine de l'acide chlorhydrique goutte à goutte, il se produit un précipité d'acides résineux et une coloration rougeâtre ou violacée.

11. Santonine. — La santonine s'élimine par l'urine sous forme d'un produit mal défini, la xanthopsine. L'addition d'un peu de lessive de soude ou d'ammoniaque donne à l'urine une coloration rouge. Si l'on agite avec de l'alcool amylique, celui-ci prend une coloration rouge intense et l'urine se décolore.

12. Rhubarbe. Séné. — Ils se retrouvent dans l'urine sous forme d'acide chrysophanique ; la lessive de soude ou l'ammoniaque donnent la même réaction qu'avec la santonine ; mais l'alcool amylique ne se colore pas en rouge.

De plus, en mélangeant l'urine, contenant de l'acide chrysophanique, avec de l'eau de baryte, il se forme un précipité rouge ; lorsqu'on filtre, le liquide est incolore ou jaune. Traitée de la même manière, l'urine contenant de la santonine donne un précipité blanc ; le liquide filtré est coloré en rouge.

DEUXIÈME SECTION

MATIÈRES ORGANIQUES

CHAPITRE PREMIER

SUBSTANCES ALBUMINEUSES

I. — ALBUMINE

L'*urine* doit être examinée aussi fraîche que possible. Si elle est trouble, il faut la filtrer.

Le *sang* est recueilli de préférence par ventouses scarifiées. La ponction veineuse avec application de lien élastique pourrait fausser les résultats par le fait de la stase. Le sang est immédiatement mesuré, avant la coagulation, dans un récipient spécial.

Pour recueillir le *sérum,* on attend la formation du coagulum et l'on mesure la quantité voulue.

Pour les autres *liquides coagulables,* on mesure de même la quantité à examiner, avant la coagulation.

Les *fèces* sont délayées dans une certaine quantité d'eau additionnée d'acide acétique ; on évapore un peu l'extrait aqueux et on filtre à plusieurs reprises, jusqu'à ce que le liquide soit clair. C'est dans celui-ci qu'on recherche l'albumine.

Les *crachats* frais sont soigneusement délayés dans l'eau ; on ajoute quelques gouttes d'acide acétique pour coaguler la mucine et les nucléo-albumines. On filtre ; le liquide passe rapidement ; c'est dans celui-ci qu'on recherche l'albumine par les méthodes appropriées.

1. — Recherche qualitative.

I. *Albumine totale.* — L'albumine proprement dite comprend la sérine et la globuline. Nous indiquerons d'abord les réactions qui leur sont communes, ensuite celles qui permettent de les distinguer.

1. Chaleur. — On verse le liquide à examiner dans une éprouvette, de manière à la remplir au tiers environ. Quelle que soit la réaction du liquide, on ajoute 2 ou 3 gouttes d'acide acétique au 1/10ᵉ. Cette addition a le double but d'empêcher la précipitation par la chaleur des phosphates et carbonates alcalins, dissous à la faveur des gaz carboniques, et de neutraliser les alcalis qui pourraient entraver la coagulation.

Lorsque l'addition d'acide acétique produit un trouble à froid, c'est que le liquide contient de la nucléo-albumine. Il faut, dans ce cas, filtrer avant de commencer à chauffer.

On chauffe ensuite sur une lampe à alcool ou sur un bec de Bunsen la partie supérieure du liquide. Il est bon de chauffer lentement, en faisant rouler le tube entre les doigts, de façon à éviter que le liquide jaillisse au dehors au moment de l'ébullition. Lorsque le liquide contient de l'albumine, on voit se produire, selon sa quantité, ou bien un coagulum blanchâtre, ou bien seulement un léger louche. La coagulation se produit en général entre 56° et 81°.

Le précipité n'est pas dissous par l'addition de quelques gouttes d'acide nitrique pur.

La comparaison avec la partie non chauffée facilite la constatation du trouble. En cas de doute, on regarde par transparence sur fond noir.

Causes d'erreur. — Lorsqu'on emploie de l'acide acétique trop concentré ou qu'on dépasse la dose de 2 ou 3 gouttes, il arrive qu'on empêche la coagulation de petites quantités d'albumine par leur transformation en acidalbumine.

Pour éviter cet inconvénient, on a proposé de remplacer l'acide acétique par l'acide trichloroacétique au 1/4. Un excès de cet acide n'entrave pas la coagulation, mais l'acide trichloroacétique précipite aussi non seulement la nucléo-albumine, mais encore l'albumose. Ce procédé a été particulièrement recommandé par Mestrezat pour la recherche de l'albumine dans le liquide céphalo-rachidien.

On peut procéder d'une façon différente, chauffer d'abord la partie supérieure du tube jusqu'à ébullition et ajouter alors seulement deux ou trois gouttes d'acide acétique au 1/10ᵉ ; on reporte ensuite sur la flamme et on chauffe jusqu'à ébullition. Un trouble même léger, persistant à l'ébullition, permet d'affirmer la présence d'albumine.

Cette manière de procéder a l'avantage de permettre de distinguer l'*albumine acéto-soluble*. Il arrive, en effet, dans quelques cas, que l'addition d'acide acétique entraîne la dissolution immédiate du précipité, et que l'urine redevient absolument limpide.

On a affirmé que l'acéto-solubilité n'était pas une propriété particulière de l'albumine, qu'elle était seulement fonction de la composition du milieu et plus spécialement de sa faible teneur en chlorures. Il y a donc lieu, lorsqu'on a constaté qu'un précipité se redissout par addition d'acide acétique, de refaire la réaction après addition à l'urine de 1/6ᵉ de son volume d'une solution de 30 grammes de chlorure de sodium dans 100 grammes d'eau; on s'assure ainsi que le phénomène est indépendant de la composition du milieu (J. Tessier, Vandeuvre).

Au lit du malade, lorsqu'on n'a à sa disposition ni éprouvette ni réactif, on se contente parfois de porter à l'ébullition une petite quantité de liquide dans une cuiller de fer ; mais c'est là un mauvais procédé, qui expose à des erreurs dans les deux sens, car, d'une part, un liquide non albumineux peut donner un précipité dû aux phosphates et aux carbonates alcalins; d'autre part, un liquide albumineux peut ne pas donner de précipité par l'action empêchante des alcalis.

Il est préférable de procéder ainsi : le liquide est chauffé dans la cuiller de fer avec addition d'une pointe de couteau de sel de cuisine ; lorsqu'il commence à bouillir, on ajoute un peu de vinaigre de table ; s'il y a de l'albumine, il se produit un trouble. Il faut ajouter du sel de cuisine, parce que, suivant la quantité ou la force du vinaigre ajouté, l'albumine pourrait ou se dissoudre ou n'être pas coagulée par la chaleur. L'addition de sel prévient cette erreur.

Si l'on ne dispose que de quelques gouttes d'urine on peut aussi la laisser tomber goutte à goutte dans de l'eau bouillante, placée dans un verre clair ; des stries blanches sur le passage de la goutte révèlent la présence d'albumine.

2. **Acide nitrique** (réaction de Heller). — On verse dans une éprouvette ou un verre à réaction quelques centimètres cubes du liquide à examiner, puis on laisse couler lentement le long des parois du verre quelques centimètres cubes d'acide

nitrique ordinaire ; comme l'acide est plus lourd que le liquide, il gagne le fond du verre.

Il est préférable de se servir d'une pipette et d'introduire directement au fond du récipient quelques centimètres cubes d'acide. L'emploi d'une pipette capillaire est très pratique quand on fait la réaction dans une éprouvette.

Linossier conseille d'employer pour cette recherche de l'acide nitrique à 40 degrés Baumé, parce que, plus dense que l'acide nitrique du commerce, il se mélange moins au liquide à examiner.

Lorsque le liquide contient de l'albumine, il se forme dans la zone de contact un trouble blanchâtre, en forme d'anneau plus ou moins épais. Quelquefois, lorsqu'il n'y a que des traces d'albumine, l'anneau peut n'apparaître qu'au bout de 2 ou 3 minutes.

Causes d'erreur. — Lorsque le liquide contient beaucoup d'urates ou d'acide urique, il peut se produire un anneau blanchâtre dû à la précipitation de l'acide urique. En cas de doute, il suffit de chauffer légèrement, sans atteindre l'ébullition. Si le précipité est dû à l'acide urique, il se redissout. On peut encore diluer le liquide dans deux ou trois fois son volume d'eau, de manière à empêcher la précipitation de l'acide urique.

En général, l'anneau produit par l'acide urique est plus large et moins net à sa limite supérieure que celui de l'albumine. Comme il se forme plus haut que celui-ci, il arrive, lorsqu'un liquide albumineux est très riche en acide urique, qu'on observe deux anneaux blanchâtres, l'un au-dessus de l'autre, séparés par une zone claire.

Lorsque le liquide est très riche en urée, il peut se former un léger précipité blanchâtre de nitrate d'urée sur la ligne de séparation du liquide et de l'acide ; mais c'est un précipité cristallin, clair, qui se distingue assez facilement de l'anneau albumineux ; il est, du reste, facilement soluble dans l'eau chaude.

Le copahu, la térébenthine donnent aussi un précipité blanchâtre avec l'acide nitrique. Mais ce précipité se distingue de celui de l'albumine par le fait qu'il est soluble dans l'alcool et dans l'éther. En cas de doute, il suffit donc d'ajouter au mélange de liquide et d'acide nitrique deux fois son volume d'alcool.

L'albumose et la nucléo-albumine sont précipitées aussi par l'acide nitrique, mais le précipité de nucléo-albumine se redissout dans un excès de réactif, celui d'albumose se redissout par la chaleur ou par l'addition d'alcool.

3. **Acide acétique et ferrocyanure de potassium.** — On acidifie le liquide avec le 1/10e environ de son volume d'acide acétique concentré, puis on ajoute 6 à 8 gouttes de ferrocyanure de potassium au 1/10e. Lorsque le liquide contient de l'albumine, il se forme immédiatement un précipité blanchâtre plus ou moins compact.

Pour rendre la réaction plus sensible, on peut procéder de la même façon qu'avec l'acide nitrique, c'est-à-dire qu'après avoir acidifié le liquide par l'acide acétique on laisse couler le ferrocyanure le long des parois de l'éprouvette, de telle façon que les deux liquides ne se mélangent pas. Si le liquide contient de l'albumine, il se forme un anneau blanchâtre au point de contact ; quelquefois, l'anneau ne se forme qu'au bout de deux ou trois minutes.

Pratiquée ainsi, cette réaction est très sensible ; elle permet de déceler des traces d'albumine.

Causes d'erreur. — Cette réaction donne un précipité avec tous les corps albuminoïdes, moins les peptones.

Le précipité dû à l'albumose se distingue de celui de l'albumine par le fait qu'il est soluble par la chaleur.

Le précipité dû à la nucléo-albumine est redissous à froid par addition de quelques gouttes d'acide acétique concentré.

4. **Réactif picro-citrique.** — On prépare ce réactif en dissolvant à chaud 1 gramme d'acide picrique et 2 grammes d'acide citrique dans 100 grammes d'eau distillée ; la solution doit être filtrée après refroidissement.

On mélange dans un vase à réaction ou dans une éprouvette un volume du réactif avec un demi-volume du liquide à examiner. Lorsque ce liquide contient de l'albumine, il se forme immédiatement un précipité jaune. Pour rendre la réaction plus sensible, on peut procéder comme pour la recherche par l'acide nitrique, c'est-à-dire superposer les deux liquides sans les mélanger. Si le liquide contient de l'albumine, il se produit un anneau jaunâtre, opaque, au point de contact.

Causes d'erreur. — Ce réactif précipite aussi les peptones, la mucine et la nucléoalbumine. Le précipité dû aux peptones se redissout par la chaleur et par l'acide nitrique.

Il donne de même un précipité avec le santal et le copahu.

Il précipite aussi les alcaloïdes, en particulier le sulfate de quinine, et l'antipyrine. Comme celui des peptones, ce précipité se redissout par la chaleur et par l'acide nitrique.

5. **Réactif de Tanret.** — Il est composé comme suit :

Iodure de potassium	3gr,32
Bichlorure de mercure . . .	1gr,35
Acide acétique	20 centimètres cubes.
Eau distillée.	50 —

Pour pratiquer la réaction, on verse le liquide à examiner dans un tube à essai ; on incline légèrement le tube et on laisse couler lentement le réactif sur les parois. Si le liquide contient de l'albumine, il se produit à la surface de séparation des deux liquides un anneau blanchâtre plus ou moins opaque.

Causes d'erreur. — Le réactif de Tanret précipite, outre l'albumine, les peptones, l'acide urique, l'antipyrine, certains alcaloïdes, entre autres la quinine.

En cas de doute, il faut chercher si le précipité ne disparaît ni par la chaleur ni par l'alcool ; s'il ne disparaît pas, on peut être sûr qu'on a affaire à de l'albumine.

6. **Réactif de Spiegler-Jolles.** — Il est composé comme suit :

Sublimé.	10 grammes.
Acide succinique	20 —
Chlorure de sodium	10 —
Eau distillée	500 —

L'urine est acidifiée par l'acide acétique pour tenir les carbonates en solution et précipiter la mucine et les nucléoalbumines. On filtre. On verse le réactif avec précaution dans l'urine ; il se produit un anneau trouble dans la zone de contact.

Ce réactif est le plus sensible que nous possédions.

II. *Globuline*. — Lorsque le liquide à examiner est acide, on l'additionne de quelques gouttes d'ammoniaque jusqu'à réaction neutre ou faiblement alcaline, dans le but de précipiter les phosphates qui pourraient ultérieurement donner un trouble. On filtre. Le filtrat est additionné d'un égal volume de solution saturée à froid de sulfate d'ammoniaque. Si le liquide contient de la globuline, il se produit un précipité.

Ce précipité peut aussi être dû à l'albumose. Pour les différencier, on procède de la manière suivante :

On laisse le précipité au repos pendant une heure au minimum, puis on filtre et on lave avec une solution à demi-satu-
rée de sulfate d'ammoniaque, jusqu'à ce que le filtrat ne
contienne plus d'albumine. Le précipité est dissous dans l'eau,
filtré, puis chauffé au bain-marie. La globuline et l'albumose
se coagulent. Le précipité est filtré, lavé à l'eau et digéré au
bain-marie avec une solution de carbonate de soude à 1 pour
100. La solution est neutralisée avec précaution par l'acide
acétique. Si le liquide contient de la globuline, il se produit
un précipité d'albuminate qui ne se dissout pas par addition
d'une solution de chlorure de sodium. Par contre, si le liquide
contient de l'albumose, ou bien il ne se produit pas de précipité par l'acide acétique, ou bien ce précipité se redissout par
addition d'une solution de chlorure de sodium.

Nonne et Appelt, utilisant ce procédé pour la recherché des
globulines dans le liquide céphalo-rachidien, laissent le tube
abandonné à lui-même pendant trois minutes ; au bout de ce
laps de temps, le liquide est limpide, opalescent ou trouble :
la plus ou moins grande opacité renseigne approximativement
sur la quantité de globuline.

III. *Séparation de l'albumine.* — Il est souvent
nécessaire, avant de procéder à certains dosages, celui de
l'urée, du sucre, etc., d'éliminer toute l'albumine que contient
le liquide à analyser.

Il suffit généralement, lorsque le liquide est acide, de le
chauffer jusqu'à coagulation de l'albumine, puis de filtrer.
Lorsque le liquide est alcalin ou neutre, il faut l'acidifier faiblement par l'acide acétique avant de le chauffer.

Lorsque la coagulation n'est pas massive, l'albumine peut
n'être pas totalement précipitée, ce qui peut provenir aussi
bien d'une réaction trop faiblement que trop fortement acide.
Après avoir filtré le liquide, on doit donc s'assurer qu'il ne
contient plus d'albumine, par la réaction du ferrocyanure et
de l'acide acétique. Le procédé de Schorer permet de trouver
exactement le point d'acidification nécessaire. On ajoute à
l'urine une quantité de solution aqueuse d'azolithanine suffisante pour colorer. On ajoute l'acide acétique goutte à goutte ;
au moment où la quantité de ce dernier est suffisante, la
couleur passe du violet au rouge.

Il est plus simple de mélanger parties égales du liquide à examiner et de la solution suivante : sulfate de soude, 50 grammes ; acide acétique glacial, 10 grammes ; eau distillée, 150 centimètres cubes. On porte à l'ébullition et on filtre. Le liquide filtré est neutralisé avec quelques gouttes de solution de soude ou de potasse caustique.

La recherche de l'albumine permet de constater sa présence dans un liquide qui doit en être normalement dépourvu.

En outre, elle peut servir à différencier certains liquides les uns des autres. C'est ainsi qu'elle permet de distinguer le contenu d'un kyste hydatique d'un épanchement péritonéal ou pleural, ou encore une hydrorrhée nasale vraie d'une fausse hydrorrhée.

Urine. — La question de l'origine de l'albuminurie et de sa valeur séméiologique est trop importante pour que nous puissions la traiter ici. Rappelons seulement qu'on a attaché une certaine importance clinique à quelques caractères spéciaux de l'albumine urinaire.

Rétractilité. — Si l'on soumet une urine albumineuse à l'action successive de la chaleur et d'un acide faible, le coagulum peut, ou bien gagner le fond du tube sous forme de flocons plus ou moins volumineux (albumine rétractile), ou bien rester sous forme de nuage homogène en suspension dans le liquide (albumine non rétractile).

Certains auteurs admettent que l'albumine rétractile est l'indice d'une néphrite, que la non rétractile indique une intégrité relative du rein. On a objecté à cette manière de voir qu'il était facile de transformer une albumine rétractile en albumine non rétractile, par la simple addition d'eau à l'urine ; d'autre part, on rend à volonté l'albumine rétractile ou non en ajoutant un peu de sel ou d'acide à l'urine.

Aspect de l'anneau. — D'après Linossier, l'aspect de l'anneau qui se forme par la réaction de Heller dans une urine de néphrite a une physionomie spéciale. Il est opaque, très nettement limité sur ses deux faces ; il se forme très rapidement ; il se produit exactement au point de contact de l'urine et de l'acide.

Linossier admet de plus qu'on peut tirer de la réaction de Heller certains éléments de pronostic. Le retard dans la formation de l'anneau, sa diffusion plus grande, son opacité moindre, sa formation dans la partie élevée du verre à expérience seraient des signes de pronostic favorable.

Acéto-solubilité. — Teissier admet que, dans les cas où l'acéto-solubilité ne dépend ni du taux des chlorures ni de celui des phosphates, elle est la plupart du temps attribuable à la malaria ou à la syphilis, ou bien elle relève d'une altération primitive du foie.

Liquide céphalo-rachidien. — A l'état normal, le liquide céphalo-rachidien ne contient pas d'albumine vraie, mais seulement des traces de globuline précipitable par le sulfate de magnésie ou le sulfate d'ammoniaque. Par la chaleur, il ne se produit pas de précipité, mais seulement une opalescence légère.

Dans les affections inflammatoires aiguës des méninges, le liquide céphalo-rachidien devient albumineux ; il peut contenir parfois plusieurs grammes d'albumine pour 1000.

Dans les affections chroniques telles que la paralysie générale et le tabès, l'*albumino-diagnostic* peut être dit positif quand on constate un trouble apparent par l'ébullition dans un mélange à volumes égaux de liquide céphalo-rachidien, filtré ou centrifugé, et de solution saturée de sulfate de soude. Dans certains cas, le taux de l'albumine est très élevé, tandis que les éléments figurés restent aussi rares qu'à l'état normal. Cette *dissociation albumino-cytologique* a été signalée en particulier dans les compressions extra-duremériennes de la moelle.

Certains auteurs ont attaché la plus grande importance à la recherche de la globuline dans le liquide céphalo-rachidien. Celle-ci se rencontrerait surtout dans les cas d'affections syphilitiques ou parasyphilitiques des centres nerveux et dans l'hérédo-syphilis.

Crachats. — Lorsque l'expectoration est albumineuse, il peut s'agir, soit de tuberculose, soit d'affections aiguës des voies respiratoires : pneumonie, broncho-pneumonie, congestion pulmonaire, etc.

Dans la tuberculose pulmonaire en activité, les crachats contiennent toujours de l'albumine (Roger). Celle-ci apparaît plus vite que les bacilles et persiste plus longtemps qu'eux.

Dans la bronchite simple l'expectoration n'est pas albumineuse. Par contre, elle l'est constamment dans les bronchites symptomatiques d'affections rénales. Elle atteint son maximum dans l'expectoration albumineuse de l'œdème pulmonaire aigu.

Fèces. — A l'état normal les fèces ne contiennent pas d'albumine. Lorsqu'on en trouve chez un individu dont le régime n'est pas trop riche en albuminoïdes, on peut conclure à un mauvais fonctionnement de l'intestin.

2. — Évaluation approximative.

. **Procédé d'Esbach.** — Ce procédé est basé sur la précipitation de l'albumine par le réactif picro-citrique. Le volume du précipité est mesuré dans un tube spécial gradué, l'albuminimètre d'Esbach (fig. 3).

Le liquide à examiner, légèrement acidifié par 2 ou 3 gouttes d'acide acétique dilué, est introduit dans le tube jusqu'au trait marqué U. La densité de ce liquide ne doit pas dépasser 1,006 à 1,008 ; si elle est plus élevée, il est nécessaire de diluer le liquide. On ajoute ensuite le réactif picro-citrique jusqu'au trait marqué R. Le tube est bouché avec un bouchon de caoutchouc. On mélange les deux liquides par des renversements répétés du tube, sans agiter brusquement, puis on place l'instrument sur un porte-tubes et on le laisse au repos, à la température de la pièce, pendant 24 heures. Au bout de ce laps de temps, on lit sur la graduation la hauteur du précipité de l'albumine en se guidant sur le milieu de la surface. Le chiffre indique directement la quantité d'albumine pour 1 000.

Ce procédé a l'inconvénient d'exiger 24 heures. Lorsqu'on veut avoir un résultat plus rapide, après avoir mélangé dans le tube d'Esbach le liquide et le réactif dans la proportion ci-dessus, on chauffe jusqu'à l'ébullition ; on laisse déposer pendant 20 minutes ; au bout de ce laps de temps, le précipité s'est rassemblé an fond de l'instrument et l'on n'a plus qu'à lire sa hauteur sur l'échelle.

La plupart des tubes d'Esbach portent une graduation allant jusqu'à 12 ; mais, lorsque le liquide contient une trop grande quantité d'albumine, la sédimentation du précipité s'opère de façon irrégulière. Il s'ensuit que, pour avoir un résultat exact, lorsqu'une première estimation a montré que le liquide contient plus de 4 pour 1 000 d'albumine, il faut le diluer à 1/2 ou 1/4. De cette façon, l'estimation est exacte à 1 pour 100 près.

Lorsque le liquide contient moins de 1/2 pour 1 000 d'albumine, le résultat n'est pas exact non plus, car la sédimentation se fait mal. Il faut alors, si l'on veut avoir un résultat précis, recourir à un autre procédé.

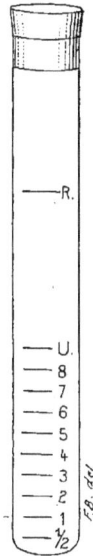

Fig. 3. — Albuminimètre d'Esbach.

On trouve dans le commerce des tubes d'Esbach avec extrémité inférieure conique. Ce dispositif est destiné à permettre une lecture plus facile des fractions au-dessous de 1 pour 1 000. Mais la rétraction du coagulum s'y fait mal et les indications sont peu exactes.

Causes d'erreur. — Le réactif picro-citrique précipite, outre l'albumine, les peptones, les alcaloïdes, en particulier la quinine, le santal, le copahu. Il faudrait donc, avant d'effectuer le dosage, s'assurer par d'autres moyens que le liquide à examiner ne contient aucune de ces substances.

La graduation de l'albuminimètre étant faite empiriquement pour une température moyenne de 15° centigrades, lorsque la température est trop élevée ou trop basse, les chiffres ne sont plus exacts.

De plus, la densité du liquide jouant un certain rôle, pour avoir des résultats comparables il faudrait avoir toujours affaire à des liquides de densité à peu près égale.

Ce procédé est peu apprécié des chimistes qui prétendent que les résultats obtenus sont absolument erronés, que la quantité d'albumine qu'il indique peut varier du 1/3 au 3/1 de la quantité réelle, la constance du rapport entre le poids et le volume de l'albumine n'étant qu'une illusion (Patteïn).

Malgré ces objections, les cliniciens continuent à employer ce procédé à cause de sa commodité. Il est certain que les chiffres obtenus ne sont qu'approximatifs, mais ils ne sont pas dénués de valeur comparative et ils ont l'avantage de permettre de suivre facilement les variations du taux de l'albumine chez un même sujet.

II. **Procédé par l'acide trichloroacétique** (Sicard et Cantaloube). — On emploie un tube étroit, de 20 centimètres de hauteur et de 5 à 6 millimètres de diamètre intérieur, dont le fond est gradué sur 4 centimètres cubes, les 2 derniers centimètres cubes présentant des sous-divisions en cinquièmes.

On verse dans ce tube gradué 4 centimètres cubes du liquide prélevé; le niveau supérieur doit affleurer exactement au trait 4. On chauffe le tube au-dessus d'une lampe à alcool jusqu'à environ 80 à 90°. Il n'est pas nécessaire d'obtenir l'ébullition. Immédiatement après, on ajoute 12 gouttes d'acide trichloroacétique au tiers, puis on laisse le tube au repos pendant cinq minutes, de façon à laisser refroidir le liquide. Ensuite on ferme le tube au moyen de son bouchon de caoutchouc et on le retourne deux fois.

On laisse enfin reposer le tube dans une position strictement verticale, sur un support approprié, pendant cinq heures ou pendant vingt-quatre heures ; au bout de ces laps de temps, on lit sur l'échelle graduée la limite supérieure du dépôt.

Au bout de cinq heures, on a un résultat suffisamment précis en cas d'urgence; mais de la cinquième à la vingt-quatrième heure, il se produit encore un léger tassement de l'albumine. Au bout de vingt-quatre heures, la limite supérieure du précipité est à peu près invariable.

Ce procédé a été employé par Sicard et Cantaloube surtout pour le dosage de l'albumine dans le liquide céphalo-rachidien, mais il peut être employé aussi pour son dosage dans d'autres liquides.

III. **Procédé par ecntrifugation.** — On emploie à cet effet le tube d'Aufrecht en verre, gradué de 25 milligrammes à 1^{gr},7 ; la graduation va de décigramme en décigramme. Il porte, comme le tube d'Esbach, deux traits marqués par les lettres U et R.

On introduit dans le tube le liquide à examiner jusqu'au trait U. On ajoute jusqu'au trait R du réactif picro-citrique préparé selon la formule :

Acide picrique.	$1^{gr},50$
Acide citrique.	3 grammes.
Eau distillée	100 —

Le tube est ensuite centrifugé à 3 000 tours pendant 3 minutes.

La centrifugation achevée, on lit sur le tube la hauteur du précipité d'albumine en se guidant sur le milieu de sa surface. La graduation indique directement la quantité d'albumine en pour 100.

Causes d'erreur. — Ce procédé, très pratique lorsqu'on a à examiner un liquide ne contenant que de petites quantités d'albumine, comporte les mêmes causes d'erreur que le procédé d'Esbach.

IV. Procédé des dilutions. — On peut encore doser l'albumine par le procédé des dilutions successives. Sachant qu'un liquide contenant $0^{gr},033$ pour 1 000 d'albumine donne un anneau, avec l'acide nitrique, au bout de 2 1/2 à 3 minutes, on cherche le degré de la dilution qu'il faut faire subir au liquide pour obtenir la première apparition de l'anneau dans ce laps de temps ; on calcule ensuite la teneur initiale.

V. Méthode diaphanométrique. — Au moyen d'une urine albumineuse que l'on dilue avec du sérum physiologique, on prépare une gamme étalon d'une série de tubes contenant chacun une quantité exactement dosée d'albumine. Chaque tube, contenant 2 centimètres cubes de liqueur albumineuse, est additionné de VI gouttes d'acide trichloroacétique au tiers, puis porté au bain-marie bouillant. Après refroidissement, les tubes sont fermés à la lampe et stérilisés à l'autoclave.

On introduit dans un tube de même capacité 2 centimètres cubes du liquide à examiner, on ajoute de même l'acide trichloroacétique au tiers et on porte à l'ébullition.

On compare alors le tube à ceux de la gamme étalon.

La façon la plus précise pour comparer les tubes entre eux est d'essayer au travers de chacun d'eux la lecture de caractères d'imprimerie.

Ce procédé a été recommandé par Mestrezat pour le dosage de l'albumine dans le liquide céphalo-rachidien.

3. — Dosage.

I. Albumine totale. — Pour faire un dosage exact on procède par pesées. On place dans une étuve à air chaud, réglée à 105°, un pèse-filtre contenant un filtre Berzélius roulé. Le pèse-filtre ne doit pas être bouché, mais le bouchon doit être placé dans l'étuve à côté du tube ; au bout d'une demi-heure environ la dessiccation est achevée. On ouvre alors l'étuve, on bouche le pèse-filtre, puis on le place dans un dessiccateur à acide sulfurique jusqu'à complet refroidissement. On le pèse ensuite exactement sur une balance de précision.

On verse ensuite dans une capsule de porcelaine 100, 50 ou 25 centimètres cubes de liquide, selon qu'il est plus ou moins riche en albumine. On s'est assuré par une épreuve préalable de la quantité approximative d'albumine, car il faut, pour avoir des résultats exacts, que la quantité d'albumine à peser ne dépasse pas $0^{gr},20$ à $0^{gr},30$.

Lorsqu'on emploie de petits volumes de liquide, il faut les diluer, en ajoutant une égale quantité d'eau distillée, pour éviter une coagulation à gros flocons et pour faciliter le passage des sels à travers le filtre.

On ajoute au liquide 2 ou 3 grammes de chlorure de sodium et une petite quantité d'acide acétique dilué à 1 pour 10, jusqu'à ce que la réaction soit acide au tournesol. Comme un excès d'acide acétique risque de redissoudre une petite quantité d'albumine, on peut, au lieu de sel et d'acide acétique, ajouter simplement au liquide 10 centimètres cubes d'acide trichloroacétique au 1/4. Si le liquide contient de la nucléo-albumine, il se trouble ; dans ce cas, on le filtre.

On chauffe sur toile métallique jusqu'à l'ébullition en remuant constamment ; on maintient à l'ébullition pendant 2 à 3 minutes, puis on laisse refroidir et on attend que le précipité se soit rassemblé au fond de la capsule. On le recueille alors sur le filtre préparé ; on enlève l'albumine qui a pu rester dans la capsule en lavant celle-ci à l'eau distillée bouillante ; cette eau est naturellement passée sur le filtre. On lave ensuite le précipité sur le filtre, à plusieurs reprises, à l'eau distillée bouillante pour éliminer les sels, puis à l'alcool et à l'éther pour déshydrater.

On place ensuite le filtre avec son contenu à l'étuve de 110° à 120°, ainsi que le pèse-filtre. Lorsqu'on juge la dessiccation complète, on introduit rapidement le filtre dans le pèse-filtre et on laisse le tout à l'étuve pendant 1/4 d'heure encore. Puis on bouche le pèse-filtre, on laisse refroidir dans le dessiccateur et l'on pèse.

On replace encore le tout à l'étuve pendant 10 minutes ou 1/4 d'heure en débouchant le pèse-filtre, puis on pèse de nouveau après avoir rebouché et laissé refroidir au dessiccateur. La dessiccation est jugée complète lorsqu'on obtient deux fois de suite le même poids.

La différence avec le poids du filtre vide représente le poids de l'albumine dans la quantité de liquide analysée. Un calcul élémentaire donne la quantité pour 1 000.

On a proposé (Morel et Péju) de remplacer la filtration par la décantation, activée par centrifugation, sous la double influence de l'eau bouillante et de l'alcool-éther. Cette manière de procéder serait plus rapide et en même temps le lavage serait plus parfait.

Cause d'erreur. — Lorsque le liquide albumineux contient du sucre, il est nécessaire de laver longuement le coagulum sur le filtre à l'eau distillée bouillante. Sans cela le sucre resterait pris dans le coagulum et fausserait le résultat.

Procédé indirect. — On peut encore, pour le dosage de l'albumine dans les liquides coagulables, riches en fibrine, le sang et les sérosités pathologiques par exemple, employer un procédé indirect qui n'exige qu'une petite quantité de liquide, 10 centimètres cubes au minimum :

Dans 5 centimètres cubes de liquide, on dose l'azote total par la méthode de Kjeldahl. D'autre part, on fait le même dosage dans la même quantité de liquide débarrassée de son albumine. On soustrait le deuxième chiffre du premier ; le résultat se calcule comme suit: chaque gramme d'azote restant équivaut à 6^{gr},3 d'albumine.

II. Globuline. — Pour doser séparément la globuline, on précipite celle-ci en solution neutre par le sulfate d'ammoniaque ou le sulfate de magnésie. On filtre, on lave le filtrat avec une solution saturée de sulfate de magnésie ou à demi saturée de sulfate d'ammoniaque.

On pèse ensuite avec les précautions ndiquées plus haut. Le poids indique la quantité de globuline.

La différence entre le poids de la globuline et le poids de l'albumine totale représente la **sérine**.

Le *sang* contient à l'état normal environ 29 pour 100 d'albumine. Le sérum sanguin en contient à lui seul 7 à 7,6 pour 100.

La quantité d'albumine du sang est diminuée lorsqu'il y a augmentation relative de la quantité d'eau (hydrémie) jusqu'à 9 pour 100. Elle est diminuée aussi dans le sang des cancéreux (8,46 pour 100 et au-dessous).

Elle est au contraire augmentée dans les maladies qui s'accompagnent de grandes pertes d'eau (choléra, diarrhées) ; elle serait souvent augmentée aussi dans les cas de tumeur cérébrale.

Dans la néphrite épithéliale, la plupart des auteurs ont trouvé une diminution notable de la quantité d'albumine du sérum. Strauss a montré qu'elle était diminuée de moitié environ.

Le dosage peut en être effectué dans le sang comme dans les épanchements à l'aide du *réfractomètre*, qui sera décrit plus loin.

II. — ALBUMINOIDES

I. *Nucléo-Albumine.* — A 10 centimètres cubes de liquide on ajoute 5 à 10 gouttes d'acide acétique cristallisable. On chauffe légèrement vers 30° pour éviter la précipitation de l'acide urique. Il se forme un précipité nuageux.

En cas de doute, on peut vérifier en incinérant le précipité et en recherchant le phosphore par le réactif molybdique.

La nucléo-albumine n'est pas coagulable par la chaleur.

II. *Albumine de Pateïn.* — On désigne sous ce nom les matières albuminoïdes précipitées à froid par l'acide acétique cristallisable dilué, dans la proportion de 40 gouttes par litre d'eau. Cette albumine est surtout constituée par des nucléo-albumines.

III. *Mucine.* — La *mucine* possède les mêmes réactions que la nucléo-albumine ; on la recherche de la même façon que celle-ci. Pour l'en distinguer, on peut faire bouillir le précipité avec 5 centimètres cubes d'eau, acidulée avec 5 à 8 gouttes d'acide chlorhydrique. Ce liquide neutralisé réduit la liqueur de Fehling.

IV. *Albumose.* — a. *Recherche par l'acide phospho-tungstique* (Salkowski). — Le liquide, débarrassé, le cas échéant, de son albumine, est additionné d'un réactif composé de : 1 gramme d'acide phosphotungstique dissous dans 20 grammes d'eau, solution à laquelle on ajoute 1 gramme d'acide chlorhydrique. On chauffe au bain-marie ; il se produit un précipité, qu'on lave à l'eau d'abord, puis à l'alcool, qui enlève, le cas échéant, l'urobiline ; on filtre et on lave de nouveau à l'alcool jusqu'à ce que le précipité soit complètement décoloré. On dissout alors le précipité dans de l'eau additionnée de soude caustique, puis on pratique sur le liquide ainsi obtenu la réaction du biuret (voir page 55).

b. *Recherche par l'éther* (Jacquemet). — Le liquide, fraîchement recueilli, est traité par un excès de chlorure de sodium, puis filtré ; ensuite, il est acidifié légèrement par l'acide acétique ; on le porte à l'ébullition ; puis, après refroidissement, on le filtre une seconde fois ; le liquide est ainsi débarrassé de la nucléo-albumine et des phosphates, substances qui pourraient donner ensuite un coagulum avec l'éther.

On introduit dans un tube à essai 30 centimètres cubes du liquide ainsi préparé ; on ajoute 10 centimètres cubes d'éther sulfurique ; on mélange l'éther et le liquide en imprimant au tube bouché avec le pouce un mouvement de succussion. Si le liquide contient des albumoses, il apparaît sur les parois du tube des gouttelettes d'aspect gélatineux ou graisseux. Lorsque le tube est placé verticalement, ces gouttelettes montent comme des bulles à travers le liquide. Au bout d'un quart d'heure à une demi-heure, tout l'éther a traversé le liquide ; il s'est formé, à la partie supérieure de l'éprouvette, un coagulum d'une consistance telle qu'il est possible de retourner le tube sans que le liquide s'écoule.

c. *Albumose de Bence-Jones.* — Le liquide à examiner doit être aussi frais que possible ; s'il est trouble, il doit être filtré. On en introduit quelques centimètres cubes dans un tube à essai, puis on chauffe progressivement. Si le liquide renferme des albumoses, il se produit un trouble, un précipité ; dès que le liquide entre en ébullition, le précipité se redissout ; dès qu'on laisse refroidir, il réapparaît.

La recherche de l'albumose n'offre d'intérêt que dans l'urine.
Les diverses réactions que nous venons de décrire ne s'appliquent certainement pas au même corps :
Avec la première, on a trouvé de l'albumose dans de nombreuses affections fébriles (grippe, pneumonie, rhumatisme, etc.) ; mais, d'après

Piéry, on constaterait cette réaction dans la moitié des cas chez les normaux. D'autre part, on ne peut pas compter sur cette réaction pour déceler les albumoses dans les diverses humeurs de l'organisme, de sorte que sa signification clinique reste à préciser.

L'albumose de Bence-Jones se trouve surtout dans les cas d'ostéo-sarcomatose et de myélomatose, dans la leucémie lymphatique. On en trouve plus rarement dans certaines néphrites ; il semble que l'albumose ne soit dans ces derniers faits que de l'albumine modifiée.

V. *Peptones*. — Pour la recherche des peptones, l'*urine*

doit être fraîche ; car, si on laisse longtemps au contact de l'air une urine albumineuse, une partie de l'albumine peut se transformer en peptones par l'action des bactéries et des ferments.

L'*urine* est traitée d'abord par quelques gouttes d'acide acétique dilué. S'il se produit un trouble, dû à la nucléo-albumine, on filtre. Si l'urine contient de l'albumine ordinaire, il est nécessaire de l'en débarrasser.

Les *matières fécales* sont mélangées avec de l'eau jusqu'à ce qu'elles aient pris la consistance d'une bouillie claire, puis elles sont soumises à la coction et filtrées à chaud. Le produit filtré est traité par l'acide acétique et porté de nouveau à l'ébullition.

Le *sérum* est additionné de quelques gouttes d'acide acétique, porté à l'ébullition, puis filtré. L'albumine est ainsi éliminée.

Les peptones ne précipitent ni par l'acide nitrique ni par le ferrocyanure acétique.

1. Réactif d'Esbach. — On mélange 10 centimètres cubes du liquide à examiner avec 20 centimètres cubes de réactif picrocitrique d'Esbach. S'il ne se produit pas de précipité, c'est que le liquide ne renferme ni albumine ni peptones.

S'il se forme un précipité, on répartit le mélange dans trois tubes à réaction. Le premier tube sert de témoin, le deuxième est porté à l'ébullition, le troisième reçoit de l'acide nitrique. Le précipité dû aux peptones se redissout dans les deux derniers tubes. Ce procédé est d'autant plus sensible qu'il y a moins d'albumine et plus de peptones.

Causes d'erreur. — Les alcaloïdes, le sulfate de quinine et l'antipyrine donnent, avec le réactif d'Esbach, un précipité qui se redissout par la chaleur et par l'acide nitrique. Il est donc nécessaire, avant de conclure à la présence de peptones, de s'assurer que le malade n'a pris aucun de ces médicaments.

En cas de doute à ce sujet, on peut traiter, au préalable, le liquide par le réactif de Bouchardat, dont la composition est la suivante : iode, 2 grammes ; iodure de potassium, 4 grammes ; eau distillée, 100 grammes. Ce réactif précipite les alcaloïdes et non les peptones.

2. **Réactif de Tanret.** — On procède comme avec le réactif d'Esbach, c'est-à-dire que, si l'on constate la formation d'un précipité, on répartit le mélange dans trois tubes. Le premier sert de témoin, le second est porté à l'ébullition, le troisième reçoit de l'alcool. Le précipité dû aux peptones se redissout dans les deux derniers tubes.

Les *causes d'erreur* sont les mêmes que ci-dessus.

3. **Réaction du biuret.** — Cette réaction se produit non seulement en présence des peptones, mais encore en présence de l'albumine vraie. Avec les premiers, on observe une coloration rose ; avec la seconde, une coloration violette.

Malgré cette différence de nuance, il est préférable, pour rechercher les peptones, de débarrasser le liquide à examiner de toute son albumine vraie, soit par l'ébullition après addition d'acide acétique, soit, de préférence, en saturant par le sulfate d'ammoniaque le liquide neutralisé.

Le liquide, débarrassé de son albumine, est prêt pour la réaction. On en verse dans une éprouvette 5 à 10 centimètres cubes, on ajoute quelques gouttes de lessive de soude et d'une solution de sulfate de cuivre à 2 pour 100. Il se produit une coloration rose violet.

Cause d'erreur. — Un liquide contenant une grande quantité d'urobiline peut donner une coloration semblable à celle des peptones. Pour éviter cette erreur, le plus simple est d'extraire au préalable l'urobiline en traitant le liquide par l'alcool amylique.

Dans l'*urine*, on peut trouver des peptones : en cas d'insuffisance hépatique, au déclin de certaines infections (pneumonie), par suite de la résorption d'exsudats riches en éléments figurés, etc. Mais la peptonurie se rencontre surtout dans les cas d'infection des voies urinaires, par transformation de l'albumine en peptones sous l'action des ferments.

Dans les *matières fécales*, toutes les fois qu'on trouve des peptones on peut conclure à un mauvais fonctionnement de l'intestin.

Dans le *sérum* sanguin, on peut trouver une quantité assez considérable de peptones (jusqu'à 12 pour 100) dans les cas de leucémie.

III. — **ALBUMINO-DIAGNOSTIC DES ÉPANCHEMENTS**

La distinction des transsudats mécaniques d'avec les exsudats inflammatoires est un problème important de clinique auquel les épreuves de laboratoire peuvent apporter une précieuse contribution. L'albumino-diagnostic des épanchements comporte, d'abord, les procédés ordinaires employés pour le dosage de l'albumine totale, le dosage de l'albumine de Pateïn, le dosage de la sérine, celui de la globuline, le rapport de la globuline à la sérine. Il utilise de plus quelques procédés spéciaux qu'il nous reste à décrire ici. Les éléments cytologiques de cette distinction seront décrits dans les *Examens Histologiques.*

1. **Recherche par l'acidité apparente.** — Pour doser approximativement l'albumine dans les exsudats et les transsudats, on introduit dans un verre à réaction 10 centimètres cubes du liquide à examiner. La recherche doit être faite dans les 24 heures qui suivent la ponction, la putréfaction et la fermentation ammoniacale diminuant assez rapidement l'acidité. On ajoute au liquide 50 centimètres cubes d'eau distillée et 5 gouttes de solution alcoolique de phénolphtaléine. Au moyen d'un compte-goutte, on introduit la solution décinormale de soude goutte à goutte jusqu'à coloration rose persistante de la liqueur.

Deux gouttes, soit $0^{gr},1$ de solution décinormale de soude, correspondent environ à une quantité de 6 à 7 grammes d'albumine totale par litre.

Dans les exsudats, l'acidité est généralement supérieure à 10 gouttes : dans les transsudats au contraire, elle varie de 0 à 8 gouttes. Le liquide d'ascite a généralement une acidité inférieure à 8 gouttes ; il est quelquefois alcalin d'emblée.

2. **Réaction de Rivalta.** — On remplit jusqu'au bord une éprouvette étroite, d'une contenance de 250 centimètres cubes, avec de l'eau acidulée par l'addition d'une solution aqueuse d'acide acétique anhydre à 50 pour 100, dans la proportion de 20 gouttes par litre d'eau. On dépose délicatement à la surface au moyen d'une pipette une goutte du liquide à examiner, on suit de l'œil son trajet descendant sur les 25 centimètres de hauteur de l'éprouvette.

Lorsque sur les 8 ou 10 premiers centimètres de ce trajet la goutte s'est complètement dispersée et qu'elle s'est résolue en stries blanches multiples ressemblant aux volutes de la fumée d'un cigare, la réaction est considérée comme franchement positive.

Lorsque, au contraire, la goutte atteint le fond de l'éprouvette sans se dissoudre et sans laisser de traînées blanchâtres, la réaction est franchement négative.

Entre ces deux extrêmes, on observe toutes les variétés intermédiaires qui correspondent aux réactions douteuses.

On peut au besoin remplacer l'acide acétique par 5 à 10 gouttes de vinaigre.

La réaction de Rivalta est généralement positive dans les exsudats, négative dans les transsudats. Il est probable qu'elle est influencée non seulement par la quantité d'albumine contenue dans le liquide, mais aussi par la qualité de celle-ci. Sa réaction est généralement positive lorsque le taux de l'albumine de Pateïn dépasse 1 pour 1000.

3. **Réaction du sublimé.** — On introduit dans une éprouvette cylindrique à fond plat 100 centimètres cubes d'eau, on l'additionne de 2 gouttes de solution aqueuse saturée de sublimé.

On laisse tomber à la surface de la solution une goutte du liquide à examiner.

Lorsqu'il s'agit d'un exsudat, il se forme dès la surface de la solution de sublimé un coagulum dense d'albumine, de coloration grisâtre, qui reste suspendu ou descend en bloc sans se désagréger.

Quand il s'agit d'un transsudat, il se forme un coagulum qui se désagrège au contraire rapidement en particules; celles-ci vont peu à peu se précipiter vers le fond de l'éprouvette.

Cette réaction est plus sensible que celle de Rivalta; dans les cas d'exsudats peu inflammatoires il arrive souvent que la réaction au sublimé est positive alors que celle de Rivalta est négative ou douteuse.

4. **Réaction de Gangi.** — On verse dans une petite éprouvette 3 à 4 centimètres cubes d'acide chlorhydrique, qu'il vaut mieux choisir aussi pur que possible, bien que l'acide ordinaire suffise à provoquer la réaction ; on fait couler, avec une pipette, le long des parois du récipient, 4 à 5 centimètres cubes du liquide à examiner ; on laisse reposer quelques heures puis on examine la réaction qui s'est produite.

Lorsqu'il s'agit d'un exsudat, on voit se former à la limite des deux liquides un anneau blanc caséeux plus ou moins large. De la surface supérieure de ce disque se détachent de petits flocons semblables à des traînées de fumée de cigarette, qui, après avoir gagné la surface, redescendent et forment à une certaine distance du premier coagulum, dont ils restent séparés par une zone limpide, un anneau léger et transparent. Au bout de 24 heures le coagulum a envahi toute la sérosité, formant une masse compacte, blanche ou verdâtre, adhérente aux parois de l'éprouvette.

Lorsqu'on a affaire à un transsudat, il ne se forme, au contraire, à la limite des deux liquides, qu'un disque plus ou moins mince, la partie supérieure de la sérosité restant limpide. Parfois, il ne se produit même pas d'anneau. D'autres fois, cet anneau tend à envahir le liquide, mais il se redissout bientôt, sans qu'il se forme ni coagulum épais et opaque, ni double disque.

La réaction de Gangi donne les mêmes résultats que celle de Rivalta, mais elle paraît un peu moins sensible que celle-ci. Elle paraît due aussi à la présence dans les exsudats d'albumine de Pateïn ou nucléo-albumine.

5. **Réaction violette** (Villaret). — La technique est la même que pour la réaction précédente. On place l'éprouvette à l'abri de la poussière et on regarde au bout de quelques heures, par transparence, l'acide chlorhydrique sous-jacent.

Lorsque la réaction est positive, il se produit, quelquefois au bout de quelques minutes déjà, une coloration violette intense de l'acide chlorhydrique.

Il importe de se servir d'acide chlorhydrique pur. L'acide chlorhydrique ordinaire en effet donne des colorations bleues ou violettes trop intenses et d'une interprétation délicate.

Cette réaction serait en rapport avec la présence d'une certaine quantité d'hématies dans l'épanchement.

6. **Réaction du collargol** (Baccia). — On prépare une solution mère de collargol de Heyden à 1 pour 1 000 dans l'eau distillée. Cette solution doit être conservée à la glacière dans un flacon noir. Au moment de l'emploi, on dilue cette solution mère dans 25 ou 30 fois son volume d'eau distillée. Au moyen d'une pipette, on verse le liquide ainsi préparé dans 5 tubes à hémolyse jusqu'aux deux tiers de leur hauteur. Dans

les 4 premiers tubes, on verse, au moyen d'une pipette bien propre, respectivement 2, 5, 10 et 20 gouttes de la sérosité à examiner, aussi fraîche que possible. Le cinquième tube sert de témoin. Après avoir bien mélangé, on place les tubes à l'abri de la poussière, à la température du laboratoire. On note le résultat au bout de 12 à 14 heures.

Lorsque le liquide à examiner est un exsudat, tous les tubes restent limpides.

Lorsqu'il s'agit d'un transsudat, il se produit un précipité soit dans le premier tube seulement, soit aussi dans les suivants. La réaction est dite totale lorsque les 4 tubes précipitent. Elle est considérée comme légère lorsqu'elle ne se produit que dans le premier tube, moyenne quand elle se produit dans les deux premiers.

En général, dans les transsudats, on constate une précipitation dans les tubes 1 et 2 (2 et 5 gouttes).

Le tube témoin ne doit subir aucune modification.

La quantité d'albumine peut parfois permettre à elle seule de différencier les *exsudats* des *transsudats*. Dans les premiers, en effet, elle atteint généralement 5 à 6 pour 100, tandis que dans les seconds elle reste le plus souvent au-dessous de 2 pour 100. Dans les épanchements purulents, la quantité d'albumine est élevée (8 pour 100 en moyenne).

De plus, l'albumine des transsudats diffère, d'après Rivalta, de celle des exsudats en ce qu'elle se rattache aux nucléo-albumines.

Les pleurésies infectieuses, quelle que soit leur nature, se caractérisent par une quantité d'albumine totale supérieure à 40 grammes par litre, une quantité d'albumine de Pateïn supérieure à 1 gramme, une réaction de Rivalta posititive, une acidité apparente supérieure à 10 gouttes.

Les liquides d'hydrothorax ont, au contraire, moins de 35 grammes d'albumine totale, moins de 1 gramme d'albumine de Pateïn, une réaction de Rivalta négative et une acidité apparente inférieure à 10 gouttes.

Les ascites d'origine tuberculeuse ou cancéreuse ont une quantité d'albumine totale supérieure à 40 grammes par litre, une quantité d'albumine de Pateïn supérieure à 1 gramme par litre, une réaction de Rivalta positive.

Les ascites cirrhotiques contiennent moins d'albumine que les ascites cardiaques ; elles ont moins de 30 grammes d'albumine totale par litre, moins de 1 gramme d'albumine de Pateïn et une réaction de Rivalta négative.

Les ascites cancéreuses sont les plus riches en albumine.

La quantité de fibrine des exsudats varie en quelque mesure avec leur pronostic ; mais, d'autre part, cette quantité est très difficile à préciser, car elle varie avec les délais laissés à la coagulation. De 4 à 8 heures après la ponction, on trouve de 0,04 à 2 grammes par litre de fibrine sèche dans les exsudats pleuraux. Au-dessus de $0^{gr},50$ le pronostic est plus favorable qu'au-dessous.

CHAPITRE II

SUBSTANCES DE DÉSASSIMILATION

I. — URÉE $CO(NH^2)^2$

I. *Recherche qualitative*. — 20 ou 30 centimètres cubes de liquide sont évaporés au bain-marie jusqu'à consistance sirupeuse ; après refroidissement, on ajoute quelques gouttes d'acide nitrique ; au bout de quelques heures, il se forme un précipité cristallin de nitrate d'urée. Les cristaux se présentent sous forme de lamelles rhomboïdales facilement reconnaissables au microscope.

Lorsque le liquide à examiner contient de l'albumine, il est nécessaire, après son évaporation, de reprendre le résidu par l'alcool, de filtrer et d'évaporer à nouveau ; on ajoute ensuite l'acide nitrique.

La recherche de l'urée peut permettre de différencier certains liquides organiques, de distinguer, par exemple, l'urine, riche en urée, de liquides kystiques qui en contiennent fort peu.

La recherche de l'urée ne permet pas cependant de distinguer à coup sûr le liquide d'hydronéphrose d'un autre liquide kystique, car souvent on n'y trouve point d'urée, ou seulement des quantités minimes.

II. *Évaluation*. — Dans l'urine, on peut estimer approximativement la quantité d'urée d'après le poids spécifique, pourvu que le liquide ne contienne ni sucre ni albumine.

On admet qu'une urine, dont le poids spécifique est de :

1014	contient	1	gramme pour 100 d'urée environ.	
1014 à 1020	—	1,5	—	—
1020 à 1024	—	2 à 2,5	—	—
1028 à 1030	—	3	—	—

Les chiffres ci-dessus sont inexacts dans les maladies fébriles et dans les états cachectiques lorsque les chlorures sont très diminués ; la densité dépendant alors presque exclusivement de l'urée, ces chiffres se trouvent trop faibles.

III. *Dosage*. — La plupart des procédés chimiques de dosage de l'urée reposent sur le principe suivant : L'urée est décomposée par l'hypobromite de soude en volumes égaux d'azote et d'acide carbonique, avec formation de bromure de sodium et d'eau :

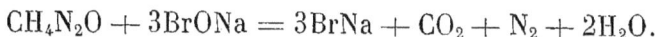

$$CH_4N_2O + 3BrONa = 3BrNa + CO_2 + N_2 + 2H_2O.$$

Le réactif employé contient un excès de soude, de sorte que l'acide carbonique se combine avec elle en formant du carbonate de soude ; l'azote seul se dégage, et son volume est mesuré dans un appareil spécial.

Mais il faut savoir que cette méthode, pratique et rapide, comporte deux causes d'erreur de sens inverse : d'une part, l'hypobromite ne décompose pas toute l'urée ; d'autre part, il ne décompose pas uniquement l'urée.

1° Pour éviter la première cause d'erreur, on ajoute au liquide à examiner 1 centimètre cube de solution de glycose à 25 pour 100 ; de cette façon, on empêche la formation de cyanate et, en outre, la chaleur provoquée par la décomposition de la glycose, sous l'influence de l'hypobromite de soude, suffit à expulser du liquide la totalité du gaz qui y était retenu mécaniquement.

2° L'hypobromite de soude agit encore sur d'autres corps que l'urée : l'acide urique, la créatinine, le glycocolle, la leucine, la tyrosine, les sels ammoniacaux, tous corps azotés dont il met en liberté une partie de l'azote qu'ils contiennent.

On peut, pour corriger l'erreur résultant de ce fait, diminuer de 4,5 pour 100 le chiffre de l'urée obtenu. Il est préférable, cependant, de déféquer le liquide avant l'analyse. Pour cela on peut employer, ou bien le sous-acétate de plomb, qui précipite l'acide urique, ou bien, de préférence, l'acide phosphotungstique qui élimine en outre la créatinine et les sels ammoniacaux.

Pour déféquer par le sous-acétate de plomb, on additionne le liquide de 1/10e de son volume du réactif, puis on filtre. Il suffit ensuite d'augmenter de 1/10e les chiffres obtenus.

Pour déféquer par l'acide phosphotungstique, on procède ainsi : on verse 10 centimètres cubes du liquide (10cc + 10cc d'eau distillée si la quantité d'urée dépasse 20 pour 1 000), dans un ballon de verre. On ajoute 1 centimètre cube d'acide chlorhydrique et 4 ou 5 centimètres cubes d'acide phosphotungstique du commerce. On filtre après avoir laissé reposer 24 heures. Le précipité est lavé à l'eau distillée. Dans le liquide filtré on introduit une goutte de phénolphtaléine. On ajoute de la lessive de soude jusqu'à coloration rose. Par addition d'eau distillée, le volume est amené à 100 centimètres cubes. On décolore avec quelques gouttes d'acide sulfurique. Le liquidé est alors prêt pour l'analyse. Comme il est dilué à 1/10e il suffira de multiplier le résultat obtenu par 10.

Ces précautions ne sont indispensables que lorsqu'il faut obtenir des résultats très exacts, pour l'établissement des rapports urologiques par exemple.

Lorsque le liquide à examiner contient de l'albumine, il faut l'en débarrasser au préalable.

Réactif bromhydrique. — On a proposé un nombre considérable de formules. Toutes sont bonnes, à condition que le réactif soit suffisamment concentré et suffisamment alcalin.

Nous recommandons les deux formules suivantes :

I. Brome . . . . 10 centimètres cubes.
   Lessive de soude 100   —
   Eau distillée 100   —
                                    (Mébu, Mercier).

II. Soude caustique pure à 1,33. 120 centimètres cubes.
    Eau distillée 60   —
    Brome 10   —
                                    (Moreigne).

Le réactif doit être préparé au moment du besoin ou en tout cas le jour même, car son titre oxydant varie de 0,86 pour 100 en 24 heures.

En outre, il doit être préparé à basse température pour éviter la formation de bromate alcalin. On commence par mélanger l'eau à la lessive de soude, puis on refroidit dans un courant d'eau froide ou dans un mélange réfrigérant ; enfin on ajoute le brome par petites quantités en évitant avec soin tout échauffement du liquide.

Il ne faut pas préparer le réactif dans le laboratoire même, à cause du dégagement des vapeurs irritantes de brome ; il faut opérer sous une chapelle ou à défaut sur le bord d'une fenêtre.

Dosage simultané dans l'urine et dans le sang. — Avant de doser l'urée dans l'urine et dans le sang, il est bon, lorsque faire se peut, de mettre le malade à un régime déterminé, l'alimentation faisant varier le taux de l'urée dans de fortes proportions.

Pour doser simultanément l'urée dans le sang et dans l'urine, on procède de la manière suivante : une demi-heure avant le moment fixé pour le début de l'expérience, on fait ingérer au malade un demi-litre de lait ou d'eau, de façon à faciliter l'émission de l'urine.

Au moment voulu, on fait uriner le malade ; on note ce moment. Un quart d'heure plus tard, on prélève le sang soit par ponction veineuse, soit par ventouses scarifiées. Il est bon de recueillir au moins 20 à 30 centimètres cubes de liquide, plus encore s'il est possible, la précision du dosage y gagnant. On laisse le sang se coaguler dans un récipient bouché, pour éviter l'évaporation.

Au bout d'une heure et quart ou une heure et demie, le malade urine de nouveau à fond. C'est sur cette urine que doit porter le dosage de l'urée.

En pratique, on dose presque toujours l'urée dans le sérum et non dans le sang total. Le sérum contient en général 10 pour 100 d'urée de plus que le sang total.

On met 10 centimètres cubes du sérum à examiner en présence de 115 centimètres cubes d'alcool à 90°. Il se forme un précipité blanc de corps albuminoïdes. On agite pendant quelques minutes, puis on filtre ; on recueille les 100 premiers centimètres cubes qui traversent sur le filtre ; ils répondent à 8 centimètres cubes du sérum à analyser.

On évapore, au bain-marie, dans une capsule de porcelaine, jusqu'à disparition de l'alcool, mais sans chercher à obtenir une dessiccation complète. On reprend le résidu par une faible quantité d'eau distillée, de façon à ne pas dépasser, avec les eaux de lavage, un total de 6 à 8 centimètres cubes à soumettre à l'analyse (Widal et Javal).

Un autre procédé consiste à ajouter peu à peu, en remuant avec une baguette de verre, à 10 centimètres cubes de sérum un volume égal d'acide trichloroacétique à 20 pour 100 ; on filtre ; on dose l'urée dans le liquide filtré. Ce résultat doit naturellement être multiplié par 2 (Moog).

En pratique, on peut considérer que dans le sérum sanguin, en dehors de l'albumine, la totalité des corps décomposables par l'hypobromite de soude est constituée par l'urée.

IV. *Uréomètres*. — Il existe un nombre considérable d'appareils destinés au dosage de l'urée par la mesure volumétrique de l'azote dégagé ; nous ne décrirons que les plus usuels.

1. Uréomètre d'Esbach (fig. 4). — Cet appareil se compose de deux parties : le gazogène (C) et le gazomètre (B), ouvert à sa partie inférieure. Le gazogène est constitué par un tube cylindrique, renflé en boule vers son tiers supérieur, fermé à son extrémité inférieure, laquelle est reliée au gazomètre par une tige de verre plein. Le mélange s'effectue dans le gazogène. Le gaz formé passe dans le gazomètre par le tube A.

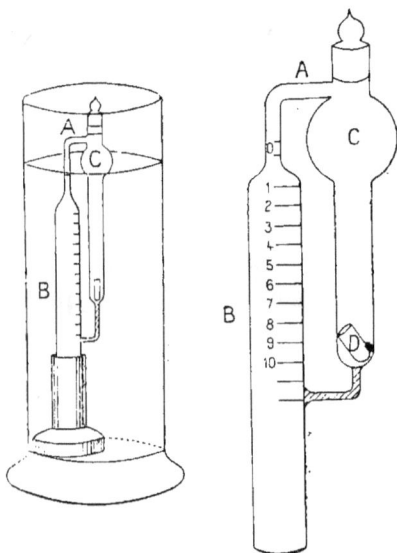

FIG. 4. — Uréomètre d'Esbach.

L'instrument débouché est introduit dans une large éprouvette pleine d'eau ; il y est maintenu par un support spécial. On ajoute de l'eau dans l'éprouvette jusqu'à ce que son niveau corresponde au trait le plus élevé du gazomètre. Au moyen d'une pipette, on introduit dans le réservoir à boule 9 ou 10 centimètres cubes du réactif bromhydrique.

On introduit d'autre part, au moyen d'une pipette exactement graduée, 1 centimètre cube du liquide à examiner, plus 1 centimètre cube de solution de glycose au 1/4, dans un petit godet de verre D. Ce godet, tenu entre le pouce et l'index de la main gauche, est descendu le plus avant possible dans le réservoir à boule contenant le réactif bromhydrique ; on pose alors sur les bords du godet l'extrémité inférieure de la tige du bouchon de verre et on laisse échapper le godet en fermant brusquement l'appareil.

Le dégagement de gaz commence sur-le-champ. On soulève l'appareil de la main gauche pour faire aspiration et aider au dégagement de l'azote, tandis que de la main droite on l'agite pour assurer le mélange dans le liquide.

Au bout de 3 à 4 minutes environ le dégagement de gaz a cessé et il ne reste plus qu'à procéder à la lecture. L'appareil tenu verticalement est enfoncé dans l'eau jusqu'à ce que le niveau de celle-ci soit le même dans le gazomètre et dans l'éprouvette. On note alors le nombre de centimètres cubes occupés par le gaz, en ayant soin de faire la lecture à la partie convexe du ménisque. Le chiffre obtenu indique le volume de l'azote dégagé.

Causes d'erreur. — Si le bouchon de l'appareil n'est pas introduit assez rapidement, une petite quantité de gaz peut s'échapper au dehors. Il en est de même si la fermeture n'est pas absolument hermétique. Pour plus de sûreté, on peut enduire le bouchon de paraffine. Théoriquement, le dégagement de l'azote n'est complet qu'au bout de 15 minutes environ. Mais, en pratique, on peut considérer que ce volume n'augmente plus que d'une quantité négligeable au bout de 4 minutes.

2. **Baroscope.** — Pour obtenir la quantité d'urée en fonction de la quantité d'azote dégagé, il faut tenir compte de trois facteurs : la température, la pression barométrique et la tension de la vapeur d'eau. Un appareil spécial, le baroscope, donne la résultante de ces trois facteurs (fig. 5).

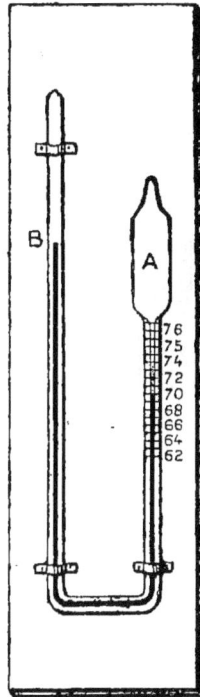

FIG. 5. — Baroscope.

Cet appareil se compose d'une boule de verre A reliée à un tube en U portant une graduation de 620 à 760 millimètres.

La boule de l'instrument contient un gaz chimiquement indifférent. Ce gaz est séparé de l'extérieur par une colonne de mercure B, au-dessus de laquelle se trouve une petite couche d'eau destinée à maintenir saturé de vapeur le gaz contenu dans la boule. Il suffit de lire, au moment du dosage, la hauteur qu'atteint le mercure sur l'échelle.

Des tables baroscopiques spéciales traduisent directement le volume d'azote dégagé en grammes d'urée par litre. Ces tables portent en abscisses le chiffre de l'azote et en ordonnées les chiffres du baroscope.

Lorsqu'on n'a pas de baroscope à sa disposition, pour éviter les corrections nécessitées par la température et la pression et n'avoir pas non plus à s'occuper de la perte d'azote, on peut prendre comme étalon une solution d'urée exactement dosée. Une simple proportion donne la teneur en urée du liquide examiné. On procède de la manière suivante : on prépare une solution composée de 1 gramme d'urée (desséchée à l'exsiccateur) et 2 grammes de glycose dans 100 centimètres cubes d'eau. Chaque centimètre cube de cette solution contient 0,01 d'urée.

On introduit dans l'appareil 10 centimètres cubes du réactif bromhydrique et 1 centimètre cube de cette solution ; au bout de 3 ou 4 minutes, on note quel est le chiffre du déplacement de la colonne d'eau dans le gazomètre, puis on répète la même opération avec 1 centimètre cube du liquide à examiner. Ce dernier chiffre est divisé par le premier ; le résultat multiplié par 10 donne le poids de l'urée contenue dans un litre de liquide.

Exemple : 1 centimètre cube de la solution d'urée à 1 pour 100 donne 32 ; 1 centimètre cube du liquide donne 44. Le premier chiffre indiquant la quantité d'azote dégagée par 0,01 d'urée, on a $44 : 32 = 1,374$; chaque centimètre cube du liquide contient 0,01374 d'urée soit 13,74 pour 1 000.

3. **Uréomètre de Leune à température constante.** — Il se compose (fig. 6) d'un gazogène A muni à sa partie supérieure de deux robinets D et E ; en bas est soudé un gazomètre B gradué en $1/5^{es}$ de centimètre cube, se terminant par un robinet F et pénétrant par son extrémité supérieure effilée O dans le gazogène. Au-dessous du robinet D se trouve soudé un tube plus large C.

Technique. — Les trois robinets D, E et F étant ouverts, on remplit d'eau le gazomètre en reliant par un tube de caoutchouc le robinet F à une conduite

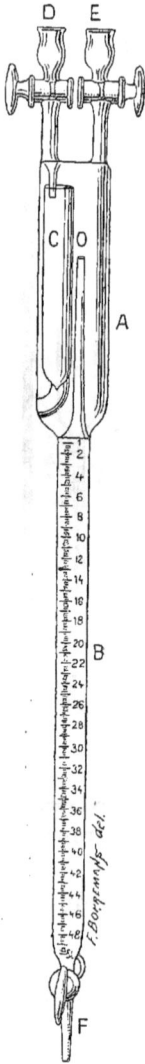

Fig. 6.
Uréomètre de Leune.

d'eau. Lorsque l'eau arrive au point O, on ferme le robinet F.

On introduit ensuite, par le robinet E, 25 centimètres cubes d'hypobromite de soude [1] et par le robinet D, 5 centimètres cubes du liquide à examiner (pour une densité de 1,020 à 1,023, seulement 4 centimètres cubes d'urine, et 3 centimètres cubes de 1 023 à 1 027). Le liquide coule dans le tube C ; on y ajoute 3 à 4 centimètres cubes d'une solution de glycose au 1/100e pour favoriser le dégagement de l'azote.

On plonge alors l'appareil pendant 5 minutes dans une éprouvette pleine d'eau, de telle sorte que le liquide arrive à la naissance des robinets D et E ; au bout de ce temps, en maintenant l'appareil dans l'eau, on ferme les robinets D et E. On retire l'uréomètre de l'éprouvette et on le retourne complètement, le robinet F en haut : on agite trois ou quatre fois de bas en haut, puis on replace l'appareil dans sa position primitive. On ouvre alors le robinet F ; une partie de l'eau contenue dans le gazomètre s'écoule au dehors ; cette quantité d'eau est égale au volume de l'azote dégagé.

En laissant le robinet F toujours ouvert, on replace l'uréomètre dans l'éprouvette remplie d'eau et l'on attend de nouveau 5 à 10 minutes. On procède alors à la lecture de la manière suivante : on soulève l'instrument de façon que l'eau soit au même niveau dans le gazomètre B et dans l'éprouvette ; on note la division atteinte. Celle-ci indique le nombre de centimètres cubes d'azote dégagés par la quantité de liquide analysée.

On note d'autre part la température de l'eau de l'éprouvette et la pression barométrique. On cherche sur la table *ad hoc*, accompagnant l'appareil, le poids de 1 centimètre cube d'azote, à 0° et à 760 millimètres de pression. Ce poids multiplié par le volume de l'azote obtenu donne le poids de l'azote du liquide introduit ; en le divisant par la quantité de ce dernier (5, 4, ou 3 centimètres cubes) on obtient directement en grammes le poids de l'azote fourni par 1 litre de liquide. En multipliant ce poids de l'azote par 2,15 on obtient le poids de l'urée contenue dans ce litre de liquide.

Exemple. — Pour 5 centimètres cubes de liquide on a obtenu 20cc,7 d'azote. La température de l'eau est de 10 degrés, la pres-

---

[1] L'auteur recommande la formule suivante : brome 1 centimètre cube, eau distillée 10 centimètres cubes et lessive de soude 15 centimètres cubes.

sion atmosphérique de 770 millimètres. La table indique que, dans ces conditions, 1 centimètre cube d'azote pèse 1,211 ; les 20^{cc},7 pèsent 1,211 $\times$ 20,7 = 25,06. En divisant par le nombre de centimètres cubes de liquide, on obtient 25,06 : 5 = 5,01. Le liquide contient donc 5,01 d'azote par litre.

En multipliant ce chiffre par 2,15 on a le poids de l'urée, soit 10^{gr},77. Le liquide contient donc 10^{gr},77 d'urée par litre.

4. Uréomètre de Linossier (fig. 7). — Il se compose d'un flacon A à large goulot de 100 centimètres cubes environ, sur lequel on a gravé un trait correspondant sensiblement à une capacité de 35 centimètres cubes. Le bouchon de caoutchouc B est traversé par un tube de cuivre à robinet, comme le montre la figure. Dans ce flacon on peut introduire un tube de verre C à parois épaisses, fermé à l'une de ses extrémités, d'une capacité de 5 à 6 centimètres cubes.

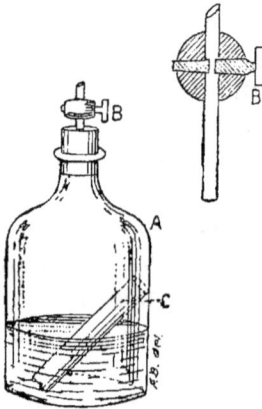

Fig. 7. — Uréomètre de Linossier.

Technique. — On introduit dans le flacon vide 35 centimètres cubes environ (jusqu'au trait marqué) d'une solution d'hypobromite de soude. Linossier recommande la formule suivante :

Lessive des savonniers . . .	100 centimètres cubes.
Eau	200 —
Brome	5 —

Dans le tube de verre on laisse couler exactement 2,5 centimètres cubes du liquide à analyser, puis on introduit ce tube dans le flacon en évitant tout mélange du liquide avec le réactif.

Laissant le robinet ouvert, on assujettit fortement le bouchon. On ferme le robinet et on renverse le flacon. Le liquide et l'hypobromite se trouvant en contact réagissent et il se produit un dégagement d'azote qu'on favorise par une agitation modérée. Pendant l'opération il faut avoir soin de tenir l'appareil par le goulot de manière à ne pas échauffer la masse gazeuse avec la main.

Dès que le dégagement de gaz est terminé, ce qui ne demande que quelques secondes, et sans qu'il soit nécessaire d'attendre la disparition de la mousse, on porte l'appareil renversé au-dessus d'un cylindre gradué et on ouvre le robinet : l'azote dégagé déplace un volume de liquide égal au sien. Ce liquide est recueilli et mesuré dans le cylindre : chaque centimètre cube correspond à 1 gramme d'urée par litre du liquide examiné.

Pour obtenir plus de précision, on peut prendre les précautions suivantes :

1° Avant de fermer le robinet au début de l'opération, et avant de l'ouvrir la réaction terminée, plonger quelque temps l'appareil dans une même masse d'eau pour éliminer l'influence de l'échauffement produit par la réaction.

2° Faire deux opérations identiques, l'une avec le liquide à examiner, l'autre avec une solution d'urée titrée à 2 pour 100, et calculer la proportion d'urée contenue dans le liquide par le rapport des volumes d'azote dégagés dans l'une et l'autre opération.

3° Tenir compte de la dépression de la masse gazeuse provoquée par la petite quantité de liquide restée dans l'appareil. Pour ce faire, après l'écoulement de l'excès de liquide, fermer le robinet, redresser l'appareil, ouvrir le robinet et le refermer. Renverser de nouveau l'appareil au-dessus de l'éprouvette graduée. Il s'écoule quelques dixièmes de centimètre cube de liquide qu'il faut retrancher du nombre précédemment obtenu. Cette correction n'est nécessaire que si les volumes d'azote dégagés par la solution titrée d'urée et par l'urine sont très différents.

Les chiffres indiqués sont calculés pour un liquide non déféqué, en tenant compte, tout à la fois, de la décomposition incomplète de l'urée par l'hypobromite, de la décomposition partielle de corps azotés autres que l'urée, des corrections moyennes de température et de pression.

Il va de soi que les résultats ne peuvent être rigoureusement exacts, attendu que la quantité d'urée décomposée par l'hypobromite est variable, et que, d'autre part, la proportion des éléments azotés autres que l'urée varie aussi. Néanmoins, cet appareil donne des résultats comparables entre eux et suffisamment exacts pour les besoins courants de la clinique.

5. L'uréomètre de B. Teissier, un peu plus perfectionné, est basé sur le même principe que celui de Linossier.

L'appareil de *Southall,* fréquemment employé par les cliniciens anglais, n'est pas d'une exactitude parfaite, mais il a l'avantage d'être portatif.

Dans l'*appareil d'Yvon*, le dégagement de l'azote déplace une colonne de mercure.

L'uréomètre d'*Hallion et Ambard* est du même type que celui d'Yvon, mais il a l'avantage de ne pas exiger de cuve à mercure. L'extrémité inférieure de l'appareil est coiffée par un sac ampullaire en caoutchouc.

V. *Dosage par le réactif de Fosse* (Xanthydrol). — On mesure 10 centimètres cubes du liquide à examiner ; on l'étend de 10 volumes d'alcool à 95° ; le mélange est amené à réaction légèrement acide par addition de quelques gouttes d'acide acétique. Le coagulum est lavé sur l'essoreuse, à deux reprises chaque fois, avec 10 ou 20 centimètres cubes d'alcool. Les lavages doivent être faits avec de l'alcool à 95° saturé au préalable de xanthylurée, substance fort peu soluble d'ailleurs dans ce dissolvant, et ils doivent être prolongés jusqu'à disparition de toute réaction acide au tournesol. Les filtrats sont évaporés au bain-marie dans une capsule en verre mince, en évitant la dessiccation complète ; on s'arrête à 5 centimètres cubes environ.

On ajoute ensuite 50 centimètres cubes d'une solution alcoolique de xanthydrol de 5 à 8 pour 100, puis 50 centimètres cubes d'acide acétique cristallisable. On laisse agir à la température du laboratoire dans la capsule couverte d'une plaque de verre, pendant 4 heures au moins, en évitant de dépasser une quinzaine d'heures. On recueille alors le précipité de xanthylurée qui s'est formé, sur un tampon de laine de verre placé au fond d'un petit entonnoir cylindrique à douille capillaire, lequel est séché à 105° et taré avant la filtration. Après quoi l'appareil est de nouveau séché dans les mêmes conditions et pesé. La différence de poids divisée par 7 donne le poids de l'urée contenue dans les 10 centimètres cubes de liquide mis en œuvre.

D'après Hugounenq et Morel, ce procédé donne des résultats très exacts. L'acide urique, la guanidine, la créatine, la créatinine, l'asparagine ne réagissent pas sur le xanthydrol, dans les conditions où l'urée se transforme en dixanthylurée.

VI. *Dosage indirect par la méthode de Kjeldahl* (Mörner). — Lorsqu'on a besoin de résultats très précis, pour la détermination du rapport azoturique par exemple, on peut éliminer d'abord les corps azotés autres que l'urée, puis doser l'azote de celle-ci par la méthode de Kjeldahl.

Réactifs. — 1° Une solution saturée de chlorure de baryum contenant 5 pour 100 d'hydrate de baryum ; 2° un mélange de 1 volume d'éther avec 2 volumes d'alcool à 97 degrés.

Marche de l'opération : 5 centimètres cubes du liquide à examiner, débarrassé le cas échéant de son albumine, sont additionnés de 5 centimètres cubes de la solution de baryum et de 100 centimètres cubes du mélange d'alcool-éther. Le tout est laissé au repos pendant 24 heures dans un ballon fermé. Au bout de ce laps de temps les corps azotés autres que l'urée sont précipités. Le précipité est filtré, lavé à l'alcool-éther. On ajoute au filtrat un peu de magnésie calcinée pour chasser l'ammoniaque ; on évapore l'alcool-éther en chauffant, au voisinage de 55°, jusqu'à réduction à 10-15 centimètres cubes.

C'est dans ces 10-15 centimètres cubes qu'on dose l'azote par le procédé de Kjeldahl ; on multiplie le chiffre de l'azote par le facteur 2,143 pour avoir la quantité d'urée contenue dans les 5 centimètres cubes de liquide analysés.

VII. ***Dosage indirect par transformation en ammoniaque.***— Pour les liquides qui ne contiennent que de petites quantités d'urée, comme le sérum ou le liquide céphalo-rachidien, la méthode de dosage de l'urée par dégagement de l'azote sous l'influence de l'hypobromite de soude comporte des causes d'erreur, en plus ou en moins, trop importantes pour qu'on puisse effectuer un dosage précis. Aussi est-il préférable de transformer l'urée en ammoniaque et de la doser sous cette forme.

Morel conseille la technique suivante : On prélève un échantillon de 10 centimètres cubes du liquide à examiner, qu'on débarrasse tout d'abord des substances albuminoïdes, en l'étendant de son volume de solution physiologique de chlorure de sodium, en chauffant et en agitant dans un ballon plongeant dans l'eau bouillante pendant une demi-heure. Le coagulum est séparé du liquide clair par filtration et soigneusement lavé jusqu'à obtention d'un volume de 30 centimètres cubes, par exemple, correspondant aux 10 centimètres cubes primitifs.

On ajoute au filtrat, jusqu'à cessation du précipité, de l'acide phosphotungstique préparé selon la formule suivante :

Acide phosphotungstique.	100 grammes.
Acide sulfurique.	70 —
Eau distillée Q. S. pour.	1 litre.

On centrifuge, on lave deux fois le précipité avec de l'eau renfermant 1/10ᵉ du réactif.

On réunit les liquides dans un flacon d'Erlenmeyer et on les neutralise avec de la soude concentrée ; puis on ajoute 20 centimètres cubes d'acide phosphorique sirupeux et on chauffe à l'étuve, réglée à 150°, pendant 6 heures, comptées à partir du moment où toute l'eau est évaporée. On place alors le liquide dans un ballon, on rince l'Erlenmeyer, on sature par un excès de soude concentrée et on distille l'ammoniaque au moyen de l'appareil de Schlœsing. On dose l'ammoniaque par la variation survenue dans le titre de l'acide sulfurique décinormal ; à cet effet, on emploie la liqueur normale de soude à 1/20 et comme indicateur le tournesol. Chaque centimètre cube d'acide décinormal saturé par l'ammoniaque correspond à 3 milligrammes d'urée.

L'ammoniaque dégagée ne correspond cependant pas exclusivement à l'urée ; une partie de la créatine, l'acide hippurique et l'allantoïne, ne sont pas précipités par le réactif phosphotungstique et dégagent aussi de l'ammoniaque.

Urine. — Ce qui importe, en clinique, c'est de doser la quantité totale d'urée éliminée dans les 24 heures. Le dosage de l'urée n'a aucune signification en effet s'il ne porte pas sur l'urine d'un nyctémère.

Avec une alimentation normale, un individu sain élimine en moyenne 25 à 35 grammes d'urée dans les 24 heures, lorsqu'il se livre à des occupations normales ; mais nombreux sont les facteurs qui peuvent faire varier cette quantité, même chez l'individu sain.

L'alimentation tout d'abord joue un rôle important dans l'excrétion de l'urée. Le régime carné produit de l'hyperazoturie alimentaire ; inversement, un régime végétal donne lieu à de l'hypoazoturie alimentaire.

Le travail musculaire, la fatigue augmentent notablement le taux de l'urée.

Il est donc nécessaire, avant d'attribuer une signification pathologique aux variations de l'urée, de tenir compte de ces divers facteurs.

A l'état de maladie, de repos et d'alimentation réduite, on n'en trouve d'ordinaire que de 15 à 20 grammes, sans qu'il y ait lieu d'en tirer des conclusions plus générales. En clinique, du reste, on ne doit tenir compte que des écarts très accusés.

La diminution du taux de l'urée s'observe surtout dans les lésions du foie et du rein.

Dans les *néphrites*, et surtout dans la néphrite interstitielle chronique, on constate en général une diminution notable de la quantité d'urée ; à certaines périodes par contre il se produit de véritables décharges uréiques. En général, la quantité d'urée par 24 heures ne dépasse pas 8 à 10 grammes.

Lorsque le rein est normal et que l'on constate néanmoins une hypoazoturie persistante, on peut conclure à un fonctionnement défectueux du foie, à l'*insuffisance hépatique*. Dans ces cas, on voit quelquefois le taux de l'urée descendre à 3 ou 4 grammes, voire même à 0^{gr},50 (Bouchard) et à 0^{gr},20 (Quinquaud) par 24 heures. La production de l'urée est en effet sous la dépendance du foie ; toutes les fois que cet organe ne fonctionne plus normalement, il y a diminution du taux de l'urée. Pour que la constatation de ce phénomène ait une valeur diagnostique, il faut qu'elle soit faite à plusieurs reprises, dans un laps de temps un peu long, le malade étant soumis à un régime fixe contenant un taux déterminé d'éléments azotés.

Il faut, en outre, avoir constaté que la digestion et l'absorption intestinale se font régulièrement. De plus, pour l'urée, comme pour toutes les substances qui nous restent à examiner, les variations constatées n'ont de valeur au point de vue hépatique que si l'on s'est assuré de l'intégrité absolue de l'élimination rénale. Il est évident que, si les reins sont touchés, les substances urinaires ne sont plus éliminées suivant les règles physiologiques.

Dans les *hépatites aiguës*, il y a souvent une augmentation très considérable de la quantité d'urée (120 grammes et plus en 24 heures).

Dans les *états cachectiques*, lorsqu'il y a diminution de la nutrition, le taux de l'urée est diminué.

Dans le *diabète*, la quantité d'urée est généralement augmentée. Cette augmentation est considérable dans le diabète azoturique.

Dans les *maladies aiguës fébriles*, il y a le plus souvent augmentation de l'urée avec hyperazoturie.

Le rythme d'élimination de l'urée est d'ailleurs, en général, très irrégulier ; il présente des variations considérables.|

Sang. — Le taux de l'urée du sérum est inversement proportionnel au taux de l'urée urinaire.

Avec une alimentation moyenne, le taux de l'urée du sérum est de 0^{gr},30 à 0^{gr},50 pour 1 000 chez l'individu normal.

La rétention de l'urée dans le sang, réalisant ce qu'on a assez improprement appelé l'azotémie, se rencontre surtout dans les altérations rénales.

Dans les lésions chroniques du rein, Widal a montré que : de 0^{gr},50 à 1 gramme le pronostic dépend des résultats des dosages successifs, le pronostic est relativement bon si le taux de l'urée s'abaisse ; de 1 à 2 grammes le pronostic est mauvais, la survie dépassant rarement une année ; au-dessus de 3 grammes, le pronostic est très mauvais, on n'observe ces chiffres que dans les dernières périodes de la maladie.

Dans les néphrites aiguës, la rétention de l'urée peut n'être que transitoire ; le chiffre de 2 à 3 grammes n'indique pas un pronostic fatal, s'il ne se maintient pas d'une manière durable.

Chez les rénaux, le taux de l'urée sanguine diminue lorsqu'on élève le chiffre des chlorures ingérés. Il en résulte que, dans les cas de néphrite avec œdèmes, le taux de l'urée du sérum est inférieur au chiffre réel de sa rétention. Pour que le taux de l'urée ait une réelle valeur, il faut donc ne pratiquer le dosage que lorsque les œdèmes ont disparu et que le malade est soumis depuis plusieurs jours au régime déchloruré.

En dosant simultanément l'urée dans le sérum sanguin et dans l'urine recueillie pendant un temps déterminé (page 62), on peut établir ce qu'on a appelé le coefficient uréosécrétoire.

Ambard a établi pour le calculer la formule suivante :

$$K = \frac{U}{\sqrt{D \times \frac{70}{P}} \sqrt{\frac{C}{25}}}$$

dans laquelle U représente la quantité d'urée contenue dans le sang, D le débit de l'urée, pendant une période déterminée rapporté à l'unité de temps fixée à 24 heures, C la quantité d'urée par litre d'urine, P le poids du sujet. Pour que les chiffres de l'urée soient comparables d'un individu à un autre, il faut les ramener par le calcul à ce qu'ils auraient été si les malades avaient eu le même poids de 70 kilogrammes.

A l'état normal, la valeur de K oscille autour de 0,070.

Dans le diabète azoturique, on trouve des chiffres variant entre 0,90 et 1,70 (Lœper). Dans les maladies infectieuses l'urée du sérum est en général augmentée.

Liquide céphalo-rachidien. — Le liquide céphalo-rachidien normal contient de 0,15 à 0,35 pour 1000 d'urée. Dans l'urémie ce chiffre est augmenté (0,40 et au-dessus).

Le dosage de l'urée dans ce liquide serait particulièrement important chez le nourrisson, en raison de la difficulté du prélèvement d'une certaine quantité de sang ; il permettrait de déceler l'azotémie du nourrisson qui peut simuler la méningite tuberculeuse.

Fèces. — Dans les fèces, l'urée fait défaut à l'état normal. On en trouve dans les cas de diminution de la perméabilité rénale, lorsque la muqueuse intestinale, devenant une surface excrétoire, supplée le rein dans sa tâche (Gaultier).

Sécrétions. — Dans l'urémie on peut constater encore une augmentation de l'urée dans la salive et dans le suc gastrique.

Il en est généralement de même dans la sueur.

II. — AMMONIAQUE

I. Recherche qualitative. — Lorsqu'elle est en assez grande quantité, l'ammoniaque se reconnaît à son odeur. Pour la déceler en quantités plus faibles, il suffit d'approcher du liquide à examiner une baguette de verre plongée dans l'acide chlorhydrique : il se dégage à son contact des vapeurs blanches caractéristiques.

II. Dosage. — On place sur la plate-forme d'un exsiccateur un petit cristallisoir en verre contenant 25 centimètres cubes du liquide à examiner filtré. Sur celui-ci on place, à l'aide d'un support triangulaire en verre, un récipient plus

petit dans lequel on met 20 centimètres cubes d'acide sulfurique normal. On ajoute alors au liquide à examiner 25 centimètres cubes de lait de chaux (1 partie d'hydrate de calcium pour 12 parties d'eau), puis on place rapidement la
cloche de l'exsiccateur ; on rend la fermeture aussi hermétique que possible en saupoudrant de talc les bords de la cloche.

Au bout de 3 à 4 jours, toute l'ammoniaque du liquide a été
absorbée par l'acide sulfurique. Il ne reste plus alors qu'à
doser dans celui-ci l'acidité restante au moyen d'une solution
de soude caustique au 1/4 normale. Chaque centimètre cube,
en moins des 40, correspondant à 10 centimètres cubes d'acide
sulfurique normal, équivaut à 4,25 milligrammes d'ammoniaque.

Causes d'erreur. — Pendant le temps qui s'écoule entre
l'indroduction du lait de chaux dans le liquide et la fermeture
de la cloche, une petite quantité d'am-
moniaque peut s'échapper. D'autre part,
on n'est jamais sûr que la fermeture soit
absolument hermétique. En outre, il se
dépose toujours sur les parois de la cloche une certaine quantité d'eau qui absorbe de l'ammoniaque, ce qui retarde
d'autant l'absorption totale par l'acide
sulfurique.

Appareil de Schlösinger. — C'est
pour obvier à ces inconvénients qu'on a
imaginé l'appareil représenté par la figure 8. Il se compose essentiellement
d'une cloche de verre A, reposant sur un
cristallisoir contenant une couche de
mercure B. La cloche est fermée par un
bouchon de caoutchouc C percé de deux
trous. Par l'un de ces trous passe la tubulure inférieure d'un appareil à déplacement D ; par l'autre passe un tube de

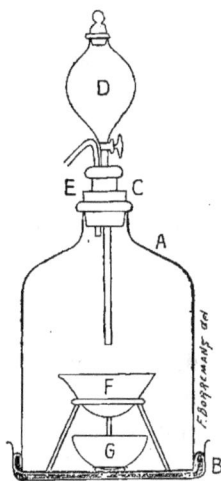

Fig. 8. — Appareil de
Schlösinger pour le
dosage de l'ammo-
niaque.

verre E relié à un tuyau de caoutchouc qu'on peut fermer à
volonté au moyen d'une pince.

Le liquide à analyser se place dans le récipient supérieur F
L'inférieur G contient l'acide sulfurique. Les liquides étant en
place, on pose la cloche sur le mercure, on aspire une petite
quantité d'air par la tubulure latérale, puis on ferme avec

la pince. On met alors 10 centimètres cubes de lait de chaux dans l'appareil à déplacement, puis on le laisse couler directement dans le liquide du récipient F en ouvrant le robinet.

Causes d'erreur. — Avec une urine fraîche, on constate que le lait de chaux suffit à empêcher la fermentation ammoniacale. Néanmoins certains auteurs recommandent d'ajouter à l'urine 2 à 3 pour 100 de phénol ou un cinquième de son volume de chloroforme. L'urine ainsi traitée donnerait environ 10 pour 100 d'ammoniaque en moins que l'urine pure.

Avec une urine albumineuse, ou très concentrée, l'absorption de l'ammoniaque par l'acide peut n'être pas complète au bout de 4 jours. Pour savoir si l'absorption est terminée ou non, on peut enlever l'acide sulfurique et le remplacer par du frais ; on vérifiera ensuite au bout de 24 heures s'il y a eu encore neutralisation partielle.

Méthode de Folin. — On introduit dans un flacon laveur 25 centimètres cubes d'urine et 1 à 2 grammes de carbonate de soude, plus 8 à 10 grammes de sel de cuisine. On fait passer pendant 24 heures un courant d'air, au moyen d'une trompe aspirante, dans une quantité déterminée d'acide sulfurique décinormal ; on titre ensuite au moyen de soude décinormale.

Procédé de Sahli. — Dans un flacon d'Erlenmeyer d'une contenance de 200 centimètres cubes, on introduit au moyen d'une burette 100 centimètres cubes du liquide à examiner, 32 centimètres cubes de solution normale de soude et 28 centimètres cubes d'une solution de chlorure de baryum (30 grammes de chlorure de baryum + 90 grammes d'eau); on bouche le flacon, on l'agite fortement, on laisse reposer pendant 30 minutes, puis on filtre sur un filtre double. 80 centimètres cubes de ce filtrat sont divisés en deux parties égales:

Une partie est titrée immédiatement par une solution normale d'acide chlorhydrique, en présence de 5 à 6 gouttes de méthyl-orange à 0,05 pour 100 comme indicateur. Comme étalon colorimétrique, au cours de la titration, on emploie une quantité d'eau distillée correspondant à la quantité de liquide à titrer et colorée identiquement par le méthyl-orange. Il ne faut pas employer pour ce contrôle le liquide à titrer lui-même, surtout lorsqu'il s'agit d'urine, car par suite de sa couleur et de sa réaction propre, il serait exposé à présenter une coloration jaune plus marquée que le liquide titré, au moment de sa neutralisation, en présence de la même quantité d'indicateur.

Pendant la titration, on ajoute successivement autant d'eau distillée au liquide de contrôle que de solution d'acide chlorhydrique au liquide à titrer ; on procède ainsi afin que les nuances demeurent comparables.

Le second échantillon est placé dans un flacon ordinaire relié à la trompe à eau par un bouchon traversé par un tube de verre muni d'un robinet ; après avoir été débarrassé de son ammoniaque pendant deux heures à deux heures et demie, sous une pression négative d'au moins 60 centimètres de mercure, il est titré de la même façon que le premier échantillon.

La différence des deux titrations indique la quantité d'ammoniaque contenue dans 40 centimètres cubes du filtrat ; de là, on calcule la quantité d'ammoniaque dans le filtrat total, ou en pour 1 000 du liquide examiné.

Le calcul se fait de la manière suivante : Le nombre de centimètres cubes d'acide chlorhydrique normal employés pour la neutralisation de l'ammoniaque, multiplié par 17, indique en milligrammes la quantité d'ammoniaque contenue dans 40 centimètres cubes du filtrat. Comme le volume total du filtrat est

$$100 \quad + \quad 32 \quad + \quad 28 \quad = 160$$
$$\text{(liquide examiné)} \quad \text{(soude)} \quad \text{(chlorure de baryum)}$$

donc 4 fois 40, il faut multiplier par 4 la quantité d'ammoniaque contenue dans 40 centimètres cubes de filtrat pour obtenir la quantité d'ammoniaque contenue dans le filtrat total, c'est-à-dire dans les 100 centimètres cubes du liquide analysés.

Dosage de l'ammoniaque totale (Méthode de Rouchèse). — En présence des sels ammoniacaux, l'aldéhyde formique donne naissance à l'héxaméthylène-tétramine, mettant en liberté les acides primitivement combinés à l'ammoniaque.

On introduit dans un verre à expérience 10 centimètres cubes d'urine que l'on étend à 100 centimètres cubes avec de l'eau distillée privée de gaz carbonique par ébullition ; on ajoute quelques gouttes de phénolphtaléïne et on neutralise l'urine acide par addition de soude décinormale jusqu'à obtention d'une teinte rose pâle.

D'autre part, on prépare une solution de formol du commerce additionnée de son volume d'eau et neutralisée par la soude. On introduit cette liqueur dans le récipient contenant l'urine diluée et neutralisée. La teinte rose disparaît; au moyen d'une burette de Mohr, on verse de la soude décinormale jusqu'à réapparition de la coloration rose.

Les sels ammoniacaux agissant sur la phénolphtaléïne en retardant l'apparition de la coloration rose, on ajoute toujours quelques gouttes de soude en excès ; pour corriger cette erreur, il suffit d'augmenter le nombre des centimètres cubes obtenus de 0,1 centimètre cube par 3 centimètres cubes de soude.

Si l'on représente par N le volume de soude, la quantité d'ammoniaque contenue dans un litre du liquide examiné sera de $N \times 0,17$. Si l'on veut représenter l'ammoniaque en azote, il suffit de multiplier le chiffre obtenu par 0,824.

Urine. — A l'état normal, l'urine des 24 heures contient de $0^{gr},3$ à $1^{gr},2$ d'ammoniaque, en moyenne $0^{gr},7$ (Neubauer). Ces chiffres s'entendent pour les urines fraîches, acides au moment de l'émission.

L'ammoniaque est d'origine alimentaire. Chez l'individu normal, les sels ammoniacaux sont transformés en urée par le foie. Lorsque celui-ci fonctionne mal, la quantité d'ammoniaque augmente parce que cette transformation est incomplète (insuffisance hépatique). Il en serait de même dans l'insuffisance pancréatique, d'après Docq.

L'ingestion d'acides minéraux et le régime carné augmentent la quantité de l'ammoniaque urinaire ; l'ingestion d'alcalis fixes et le régime végétarien la diminuent. Lorsque l'ingestion d'acides minéraux produit une augmentation sensible de l'ammoniaque, il se manifeste une diminution correspondante de la quantité d'urée.

La neutralisation par l'ammoniaque constitue le mécanisme par lequel l'organisme résiste à l'intoxication par les acides venus du dehors ou produits au cours de la désassimilation (acidose) (Lambling). Dans l'intoxication acide, menant au coma diabétique, on trouve dans l'urine des chiffres de 6 à 8 et même 12 grammes d'ammoniaque dans les 24 heures.

Si l'on dose: d'une part les corps ammoniacaux de l'urine « in toto » par le procédé au formol de Rouchèse, d'autre part les sels ammoniacaux par le procédé de Folin ou par le procédé de Schlösinger, la différence indique l'ammoniaque qui correspond aux acides aminés. On a ainsi la mesure de ce qu'on a appelé l'*amino-acidurie,* indice d'insuffisance hépatique (Marcel Labbé et Bith). L'amino-acidurie *provoquée* par injection de peptones est également un indice d'insuffisance hépatique (voir ce chapitre).

Sang. — Dans le sang, l'ammoniaque n'existe qu'à l'état de traces chez les individus normaux ($1^{mgr},3$ à $1^{mgr},7$ pour 100). Dans certains cas d'urémie, ce chiffre peut atteindre jusqu'à 30 milligrammes.

L'augmentation de l'azote aminé dans le *sérum* sanguin, constituant l'*amino-acidémie* est un signe d'insuffisance hépatique, un signe d'acidose au cours du diabète, un signe de rétention rénale des matières azotées.

III. — ACIDE URIQUE

I. *Recherche qualitative.* — 1. **Procédé du fil** (Garrod). — Dans une capsule de porcelaine, on place 10 centimètres cubes du liquide à examiner ; on ajoute 1 centimètre cube d'acide acétique cristallisable dilué à 28 pour 100. Dans ce mélange on plonge deux fils provenant d'un tissu de toile un peu vieux. La capsule est abandonnée pendant 2 à 3 jours dans une pièce à la température de 15° à 18°, jusqu'à ce que le liquide soit presque complètement évaporé. A ce moment on retire les fils qui sont garnis de cristaux d'acide urique ($C^5H^4N^4O^3$), facilement re-

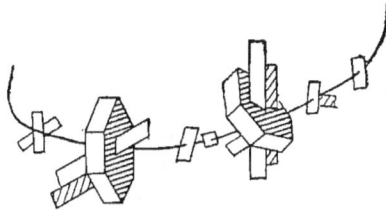

FIG. 9. — Cristaux d'acide urique. (Procédé du fil.)

connaissables au microscope, si toutefois le liquide en contient une certaine quantité [au moins 0^{gr}, 025 pour 1000] (fig. 9).

La valeur de ce procédé est très discutée. Pour le sérum sanguin, en particulier, il donne souvent un résultat négatif alors que des procédés plus précis permettent de trouver des quantités très appréciables d'acide urique.

2. **Précipitation par l'acide chlorhydrique.** — Lorsque le liquide à examiner contient de l'albumine, on commence par l'en débarrasser. Puis on ajoute de l'acide chlorhydrique concentré dans la proportion de 2 pour 1 000 ; on agite fortement, puis on abandonne au repos au frais pendant 24 heures. Lorsque le liquide contient de l'acide urique, celui-ci se dépose sous forme de cristaux caractéristiques. Si l'on veut rechercher de très petites quantités d'acide, il est bon de réduire au préalable le liquide par évaporation.

3. **Réaction de la murexide.** — Pour être sûr que les cristaux formés sont bien des cristaux d'acide urique, on peut les soumettre à la réaction de la murexide. Pour ce faire, on en prend une petite quantité qu'on dépose dans une capsule de porcelaine ; on ajoute 3 ou 4 gouttes d'acide nitrique, puis on évapore en chauffant doucement. Lorsque l'évaporation

est complète, le résidu forme au fond de la capsule une tache jaune rougeâtre. Si on touche cette tache avec une baguette de verre plongée dans l'ammoniaque, il se produit au point de contact une coloration pourpre violacé. On obtient le même résultat en exposant l'intérieur de la capsule aux vapeurs ammoniacales.

4. **Réaction par la benzine** (Denigès). — On chauffe les cristaux dans une capsule de porcelaine avec de l'eau et une petite quantité d'acide nitrique ; on évapore à une température douce ; on ajoute au résidu 2 ou 3 gouttes d'acide sulfurique et autant de benzine du commerce ; il se produit une coloration bleue. Cette coloration disparaît quand on évapore la benzine et se reproduit lorsqu'on en ajoute de nouveau quelques gouttes.

II. *Évaluation approximative.* — Avec l'uricomètre de Ruhemann, on recherche quelle est la quantité d'urine qu'il faut ajouter à une solution d'iode dans le sulfure de carbone pour décolorer cette solution ; d'après cette quantité, on juge de la teneur en acide urique.

III. *Dosage.* — **Procédé d'Otto-Folin.** — On prépare une solution de permanganate de potasse exactement titrée à 1 gramme pour 1000 ; on introduit dans un ballon 100 centimètres cubes du liquide à examiner non filtré, mais débarrassé, le cas échéant, de son albumine ; on ajoute 10 grammes de sulfate d'ammoniaque ; on agite, puis on laisse deux heures au repos.

On jette le précipité sur un filtre, on le lave avec une solution à 10 pour 100 de sulfate d'ammoniaque.

Le précipité est dissous à chaud dans de l'eau légèrement alcalinisée par du carbonate de soude ; on reçoit le tout dans un verre gradué, puis on laisse refroidir. En ajoutant de l'eau distillée, on porte le volume du précipité dissous à 100 centimètres cubes. On ajoute ensuite 15 centimètres cubes d'acide sulfurique pur.

Au moyen de la burette de Mohr on laisse tomber goutte à goutte dans le verre la solution au $1/1000^e$ de permanganate, jusqu'à obtention d'une teinte rose persistante. La réaction est alors terminée. Chaque centimètre cube de la solution de permanganate correspondant à $0^{gr},00222$ d'acide urique, il suffit de multiplier le chiffre trouvé par 10 pour obtenir la quantité d'acide urique pour 1 000.

On peut aussi employer une dilution au 1/20ᵉ de solution normale de permanganate de potasse dont 1 centimètre cube correspond à 0,00361 d'acide urique.

La fin de la réaction n'est pas toujours très nette. Pour avoir des résultats plus exacts, on peut, avant l'analyse de l'urine, faire avec la solution de permanganate un dosage comparatif d'une solution exactement titrée d'acide urique.

En prenant ces précautions on peut obtenir un résultat exact à 0,5 milligramme près pour l'urine normale.

On peut aussi doser l'acide urique par *pesée* en le précipitant sous forme d'urate d'ammonium par addition de chlorure d'ammonium.

On peut le doser encore par les sels d'argent et de cuivre. Toutefois, ces divers procédés ne sont pas équivalents, en ce sens qu'il existe des variétés d'acide urique inégalement précipitables par les acides. D'après H. Labbé, avec le régime carné, les acides précipitent de 20 à 50 pour 100 de l'acide urique total, alors qu'avec le régime végétarien ils n'en précipitent pas, bien que celui-ci reste dosable intégralement par les sels d'argent et de cuivre.

Procédé de Rœthlisberger. — Pour doser l'acide urique dans de petites quantités de liquide, en particulier dans le sérum sanguin, Rœthlisberger a proposé le procédé suivant :

Dans une chambre faiblement éclairée, ou de nuit avec une lumière rouge, on place un morceau de papier imprégné d'argent sur du verre ou de la porcelaine dans une boîte se fermant facilement. Au moyen d'une pipette on dépose 1 goutte de solution à 15 pour 100 de carbonate de soude sur le papier réactif, on referme la boîte et on attend que le liquide soit complètement absorbé. Puis on prélève au moyen d'une pipette une goutte du liquide à examiner qu'on dépose au centre de la tache humide sur le papier argentique. On referme la boîte et on attend 2 minutes avant de porter le papier dans l'eau pure à l'abri de la lumière. Au bout de 1/4 d'heure, on place le papier pendant 5 minutes dans une solution d'ammoniaque pure dans l'eau distillée à 1/3 ou 1/4. Enfin, on le laisse séjourner pendant plusieurs heures dans un bain d'eau pure, toujours à l'abri de la lumière.

Lorsque le liquide examiné contient de l'acide urique, il

se produit à l'endroit où il a été déposé une tache variant du rougeâtre au brun foncé selon la quantité d'acide urique. Une échelle étalon spéciale permet de doser la quantité d'acide urique par comparaison. De 0 à 0,06 pour 1 000 des différences de 0,01 sont encore reconnaissables ; au-dessus de 0,44 pour 1 000 les différences sont à peine appréciables. Lorsqu'on a affaire à des liquides contenant des quantités d'acide urique supérieures à ce chiffre, on doit les diluer au préalable.

L'auteur du procédé a du reste fait construire un uricomètre basé sur ce principe qui contient les réactifs et l'échelle.

Urine. — A l'état normal, l'urine contient de $0^{gr},3$ à 1 gramme d'acide urique dans les 24 heures. Il est représenté soit par de l'acide en nature, soit par des urates de soude, de chaux, de magnésie ; la moitié environ provient de la désassimilation des nucléines des tissus.

A l'état physiologique, la quantité d'acide urique augmente avec une *alimentation* exclusivement carnée ; cette augmentation porte sur la forme d'acide urique précipitable par les acides.

A l'état pathologique, cette quantité est augmentée dans la *leucémie* (jusqu'à 4 et 5 grammes). Dans les *maladies du foie*, une notable augmentation de l'acide urique coïncide souvent avec une diminution de l'urée (voir *Rapports urologiques*, p. 29).

Dans les *maladies du cœur* ou *du poumon* qui s'accompagnent de gêne respiratoire, dans les *maladies fébriles*, cette quantité est aussi augmentée.

Par contre, l'acide urique est diminué dans la *néphrite interstitielle chronique* et dans le *diabète*.

Dans la *goutte,* l'acide urique est diminué pendant les accès, tandis qu'il augmente souvent vers la fin de l'attaque.

Sang. — Le *sérum* de l'homme sain ne contient pas d'acide urique (von Jaksch) ou n'en contient que des traces (Abelès).

La plupart des auteurs n'en ont pas trouvé dans le sang des leucémiques. Dans la *goutte,* on en a trouvé de 0,067 à 0,0915 pour 1000 (Klemperer).

Dans les *néphrites*, surtout dans l'interstitielle chronique, on en trouve jusqu'à 0,03 pour 1 000. On en trouve aussi de petites quantités dans les maladies qui s'accompagnent de dyspnée (von Jaksch).

Sécrétions. — Dans les FÈCES on en trouve à l'état normal avec une alimentation mixte et surtout avec une alimentation carnée ; la quantité est augmentée dans la leucémie.

La SALIVE et le SUC GASTRIQUE en contiennent des traces dans les cas d'urémie (Boucheron).

On en trouve presque toujours de petites quantités dans les exsudats ou transsudats (von Jaksch), surtout dans les exsudats pleuraux qui s'accompagnent de dyspnée.

Le liquide de vésicatoire ne contient pas d'acide urique chez les sujets normaux ; il en contient assez souvent dans la goutte, dans l'urémie, dans les néphrites, surtout dans la forme interstitielle, dans la pneumonie, dans les affections cardiaques et les pleurésies.

IV. — ACIDE HIPPURIQUE

I. *Recherche qualitative.* — L'urine à examiner doit être fraîche, car lorsqu'elle fermente l'acide hippurique fixe de l'eau et se transforme en glycocolle et acide benzoïque.

a. On peut se contenter de rechercher dans le sédiment urinaire les *cristaux* caractéristiques d'acide hippurique :

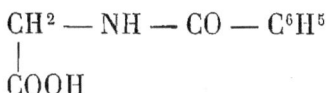

$$CH^2 — NH — CO — C^6H^5$$
$$|$$
$$COOH$$

Mais on n'en trouve pas toujours facilement, alors même que l'urine contient de l'acide hippurique en excès, car une partie de celui-ci est soluble dans 600 parties d'eau froide.

b. On mélange l'urine avec de l'acide nitrique concentré, puis on évapore au bain-marie ; on chauffe ensuite le résidu sec dans une éprouvette. Il se dégage une odeur d'amandes amères due au *nitro-benzol.*

La même réaction se produit avec l'acide benzoïque.

II. *Dosage.* — *a.* Par *pesée* (Hoppe- Seyler). On ajoute à 300 centimètres cubes d'urine 30 grammes de charbon animal ; on agite puis on filtre. On prend 200 centimètres cubes de l'urine filtrée qu'on évapore jusqu'à 50 centimètres cubes. On ajoute 200 centimètres cubes d'acide chlorhydrique concentré, puis on laisse le mélange au frais pendant 48 heures. Le précipité est alors recueilli sur un filtre, lavé à l'eau froide, séché et pesé.

Comme une partie d'acide hippurique est soluble dans 600 parties d'eau froide, il faut ajouter au résultat obtenu 0,01 par 6 centimètres cubes d'eau de lavage.

b. On peut encore employer *le procédé de Meissner* : On pèse également l'acide précipité par l'acide chlorhydrique, mais seulement après avoir éliminé du liquide à examiner les sulfates, les phosphates, les chlorures et les succinates.

A l'état normal, l'urine humaine contient de 0gr,30 à 1 gramme d'acide hippurique par 24 heures. L'ingestion de certains fruits (mûres, prunes, myrtilles) l'augmente considérablement.

L'ingestion d'acide benzoïque produit une forte augmentation d'acide hippurique lorsque les reins sont normaux. Lorsqu'ils sont altérés l'acide benzoïque s'élimine tel quel.

Dans le diabète on a trouvé une augmentation de l'acide hippurique.

V. — CORPS XANTHO-URIQUES

Pour avoir la quantité de ces corps, il faut doser, d'une part l'acide urique, d'autre part, par le procédé ci-dessous, la totalité des corps xantho-uriques, acide urique compris. La différence entre les deux chiffres indique la quantité des corps xantho-uriques proprement dits.

Procédé de Haycraft-Denigès. — On prépare une liqueur ammoniacale d'argent titrée de la façon suivante : On dissout 150 grammes de chlorure d'ammonium et 100 grammes de chlorure de magnésium dans 500 grammes d'ammoniaque concentrée, en agitant et en chauffant de 25° à 30°. On ajoute encore de l'ammoniaque jusqu'au volume de 1 litre. Après filtration, on mélange une quantité déterminée du liquide avec une égale quantité d'une solution décinormale de nitrate d'argent.

100 centimètres cubes d'urine sont précipités par 25 centimètres cubes de la liqueur ci-dessus. Après agitation, on filtre rapidement et on prélève 100 centimètres cubes du filtrat correspondant à 80 centimètres cubes d'urine. On ajoute 10 centimètres cubes d'une solution de cyanure de potassium ammoniacal, obtenu en dissolvant 17 grammes de cyanure de potassium et 10 centimètres cubes d'ammoniaque pure dans un litre d'eau (filtrer la solution). On titre au moyen d'une solution décinormale de nitrate d'argent avec quelques gouttes d'iodure de potassium comme indicateur.

Chaque centimètre cube de la liqueur argentique employée correspond à 0gr,0168 d'acide urique. Si $n =$ ce nombre de centimètres cubes, 1 litre d'urine contiendra

$$\frac{0,0168 \times n \times 100}{80} = 0,21 \times n.$$

Le chiffre obtenu donne en grammes la quantité de corps xantho-uriques exprimés en acide urique.

En pratique, le procédé ci-dessus est fréquemment employé pour le dosage clinique de l'acide urique, celui-ci constituant en effet la presque totalité des corps xantho-uriques.

Les corps xantho-uriques, désignés aussi sous le nom de *purines,* sont des produits moins oxydés que l'acide urique. Comme celui-ci, ils proviennent probablement d'une double origine : alimentaire et endogène. La partie la plus importante est produite par le métabolisme normal des matériaux alimentaires au sein de l'organisme.

CHAPITRE III

GRAISSES

I. — **Recherche qualitative.** — a. *Macroscopique.* — Dans les liquides normaux ou pathologiques qui contiennent de la graisse on peut voir, par simple dépôt, se former à la surface des taches graisseuses comme des taches d'huile, ou même une véritable couche blanche jaunâtre formée par une substance qui surnage. La centrifugation hâte la formation de ce dépôt et le rend plus évident

Pour l'identifier il suffit d'y ajouter : soit quelques gouttes d'une solution d'acide osmique à 1 pour 100 qui le colore en noir ; soit de l'éther, du chloroforme ou du xylol qui le dissolvent.

b. *Microscopique.* — Au miscroscope, on voit de nombreuses gouttelettes plus ou moins fines, très réfringentes, libres dans le liquide, ou contenues dans l'intérieur des cellules. Pour les caractériser on peut faire passer entre la lame et la lamelle un courant d'acide osmique à 1 pour 100, qui les colore immédiatement en noir.

II. **Dosage direct.** — On prépare le réactif suivant : ammoniaque pure, 30 centimètres cubes ; alcool à 90°, 833 centimètres cubes ; eau distillée, 1 000 centimètres cubes ; 100 centimètres cubes de ce mélange ajoutés à 110 centimètres cubes d'éther à 65 degrés constituent la *liqueur d'Adam.*

Dans un entonnoir à séparation, portant des traits de jauge à 10 et à 32 centimètres cubes, on introduit 10 centimètres cubes du liquide à examiner, sans préparation préalable, et de la liqueur d'Adam jusqu'au trait de jauge supérieur. On mélange et on agite sans secousse, le robinet et l'ouverture de l'entonnoir étant bien fermés. On laisse reposer 1/4 d'heure ; le liquide se sépare en deux couches, dont la supérieure contient toutes les graisses. On ouvre le robinet et on laisse écouler la couche inférieure, on rajoute une petite quantité d'éther et on décante à nouveau ; on réunit alors l'éther et la liqueur d'Adam dans une capsule, on évapore et on pèse, après avoir séché à 100 degrés. Le poids obtenu multiplié par 100 donne la quantité de graisse par litre.

Ce procédé a l'avantage de ne pas faire subir trop de manipulations au liquide à examiner, opérations pendant lesquelles il se perd toujours un peu de graisse. Il est surtout employé pour les urines, le sérum sanguin et le lait.

III. *Dosage après dessiccation.* — *Prélèvements.* — Pour l'urine, on opère sur 100 centimètres cubes au moins. Le résidu sec, préparé comme il a été indiqué plus haut, est broyé au pilon avec du sable fin. On prépare de même le résidu sec de 10 centimètres cubes de lait, ou de 20 centimètres cubes de sang ou de liquide d'épanchement.

Pour les selles, on prélève la totalité des matières fécales excrétées après le régime d'épreuve, facilement délimitées grâce au procédé du carmin (voy. *épreuves fonctionnelles de l'intestin*). Du mélange de ces matières, on prend une certaine quantité, très exactement pesée, dont on prépare le résidu sec, en la desséchant à l'étuve. Le résidu est broyé dans un mortier avec du sable et des morceaux de verre.

Technique. — Le mélange de résidu sec et de sable est alors placé dans un entonnoir à séparation et agité avec de l'éther. L'agitation doit se faire doucement, sans à-coups, pour ne pas produire d'émulsion. L'éther est décanté ; le résidu est traité de même à plusieurs reprises par l'éther ; on réunit alors toutes les solutions éthérées, qui sont évaporées dans une capsule tarée, le résidu est desséché à 100 degrés et pesé.

Le poids obtenu donne en grammes la quantité de graisse contenue dans la quantité de liquide examiné.

Appareil de Soxhlet. — Pour faciliter l'extraction de la graisse du résidu on se sert de l'appareil de Soxhlet (fig. 10) ; il se compose d'un cylindre de verre (*a*), portant deux tubulures latérales aboutissant, l'une (*b*) à son sommet, l'autre (*c*) à sa base et toutes deux à des hauteurs différentes sur son extrémité inférieure étirée en tube. Cet instrument est placé sur un ballon de verre (*d*) et assujetti par un bouchon de caoutchouc. Sur l'extrémité supérieure se place le réfrigérant d'un appareil à distiller (*e*). Le résidu sec mélangé au sable, ou le liquide lui-même, est placé dans le cylindre dans une petite capsule de papier, allant avec l'appareil, ou dans un moule de plâtre ; on ferme avec le réfrigérant. Dans le ballon on met une petite quantité d'éther et on chauffe au bain-marie pendant 2 fois 24 heures. L'éther s'évapore par une des tubulures latérales, monte dans le réfrigérant et retombe dans le ballon : on remet de temps en temps un peu d'éther. A la fin de l'opération, très longue, on laisse condenser tout l'éther, qui se réunit dans le ballon, on évapore et on pèse.

Le poids obtenu est celui des graisses, des acides gras, des savons, des lécithines, et de certaines matières colorantes, mais les résultats sont néanmoins très suffisants pour les besoins de la clinique.

IV. Dosage du beurre dans le lait. — Dans des flacons à long col, étirés et gradués, on met 10 centimètres cubes de lait. On centrifuge avec une machine faisant 3 200 tours à la minute ; la vitesse doit être très régulière et toujours la même.

Au bout de 5 minutes, la graisse s'est réunie dans la partie effilée du tube, et il suffit de lire sur la graduation, au 1/10e de centimètre cube, le volume occupé par elle. Pour faciliter cette lecture, on peut ajouter au lait, avant la centrifugation, quelques gouttes d'une solution à 3 pour 100 de bleu d'indigo. Après la centrifugation, le lait est incolore et la graisse est colorée en bleu.

1/10e de centimètre cube de dépôt pour 10 centimètres cubes de lait = 3 grammes de beurre par litre.

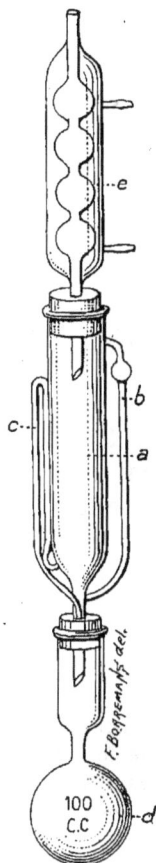

Fig. 10.
Appareil de
Soxhlet.

V. Dosage des espèces de graisses dans les selles. — On prend un poids déterminé d'extrait sec des fèces, ou un poids déterminé de fèces fraîches qu'on triture dans un mortier avec du sable et qu'on dessèche à 110°.

1° Le poids connu de matières est traité par l'éther dans l'appareil de Soxhlet ; l'éther dissout les graisses neutres et les acides gras mais laisse intacts les savons. On évapore l'éther et on pèse. On a ainsi le *poids des graisses neutres plus le poids des acides gras.*

2° On dissout le résidu sec ainsi obtenu dans une quantité donnée d'éther et on titre avec une solution décinormale alcoolique de potasse caustique. Chaque centimètre cube employé de la solution décinormale correspond à $0^{gr},0284$ d'acide stéarique. On obtient ainsi le *poids des acides gras.*

En soustrayant ce poids de celui du résidu sec, obtenu comme il est indiqué au paragraphe précédent, on a le *poids des graisses neutres.*

3° Le résidu du premier traitement à l'éther, resté dans le Soxhlet, est traité par de l'alcool contenant 5 pour 100 d'acide chlorhydrique (qui décompose les savons). On évapore à sec, puis on traite par l'éther au Soxhlet. On dose l'acidité de la solution éthérée par la solution alcoolique décinormale de potasse. Soit *a* cette acidité, le *poids des savons* auquel elle correspond s'obtient en multipliant *a* par 1,0774.

VI. *Recherche de la glycérine dans l'urine.* —
Cammidge a donné une méthode spéciale pour reconnaître la présence de glycérine dans l'urine. Elle consiste à transformer la glycérine en glycérose, par l'ébullition de l'urine en présence d'acide chlorhydrique, et à déceler la présence de celle-ci par les cristaux qu'elle forme avec la phénylhydrazine.

Urine. — L'urine normale ne contient jamais de graisse.

A l'état pathologique, en dehors de toute cause d'erreur (graisse introduite dans le canal de l'urèthre par sondage, ou se trouvant dans le vase contenant l'urine), l'urine peut présenter de la graisse sous deux formes diffé-rentes :

La *lipurie,* caractérisée par la présence de taches huileuses à la surface même de l'urine; elle est très rare et se reconnaît à l'œil nu ; elle serait un signe d'insuffisance pancréatique assez avancée.

La *chylurie,* caractérisée par la présence de la graisse en gouttelettes très finement émulsionnées dans toute la masse de l'urine. Elle est également très rare, se reconnaît à l'œil nu par l'aspect laiteux qu'elle donne à l'urine, et au microscope par la multitude de très fines granulations très réfringentes. Elle est pathognomonique de la filaire sanguine et ne se rencontre que chez les sujets ayant habité les pays chauds. L'urine chyleuse est toujours albumineuse et contient en même temps beaucoup de pus et de sang.

On peut, en outre, observer la présence de graisse dans l'urine dans certains cas de diabète grave, de lipémie, de néphrite et surtout d'embolies graisseuses à la suite de fractures.

La présence de la *glycérine,* dont la recherche est assez délicate, aurait une certaine importance, en ce qu'elle permettrait d'affirmer l'insuffisance pancréatique.

Lait. — Le dosage du beurre du lait a une grande importance clinique au point de vue de l'alimentation des nourrissons. Nous n'insisterons pas ici sur les chiffres et les quantités désirables. Nous rappellerons seulement que, pour que le dosage ait de la valeur pour pouvoir estimer la valeur nutritive d'un lait de femme, la prise doit être faite à des heures différentes, et à des moments différents de la tétée.

Sang. — A l'état normal, le *sang* contient 1,5 à 2 pour 1000 de graisse ; la quantité augmente pendant la digestion des corps gras.

L'alcoolisme chronique, les infections, les empoisonnements par le phosphore et l'oxyde de carbone en augmentent beaucoup la proportion. Chez les diabétiques et chez les obèses cette quantité est doublée ou même triplée.

Il est actuellement démontré (Jousset, Lenoble) que l'aspect des sérums sanguins, dits *opalescents*, est dû à la présence de gouttelettes de graisse très finement émulsionnée. On avait attribué cette opalescence à de petits corpuscules albuminoïdes en suspension, mais on a démontré qu'ils se dissolvaient dans un mélange de 1 partie d'alcool et de 3 parties d'éther ; l'éther s'élève à la surface du liquide en formant une couche crémeuse qui se colore en noir par l'acide osmique.

On rencontre le sérum opalescent surtout dans les néphrites chroniques et dans le diabète, sans qu'aucun signe puisse y faire penser et sans qu'on ait pu jusqu'à présent lui reconnaître une signification clinique particulière.

Épanchements des séreuses. — Les épanchements des grandes séreuses contiennent très peu de graisse lorsqu'ils sont séreux. Ils en contiennent beaucoup lorsqu'ils sont *chyleux, chyliformes* ou *purulents*.

Les épanchements pleuraux ou péritonéaux *chyleux* sont dus à des ruptures du canal thoracique ou des chylifères, qui peuvent être provoquées par des lésions brusques, chute, coups, etc., ou par certaines maladies (filaire sanguine). Ils sont constitués par du chyle pur, ou presque pur, qui se caractérise par sa teneur élevée en graisse (20 grammes pour 100) et par la présence de sucre en notable proportion.

On a proposé un procédé spécial pour les distinguer des épanchements chyliformes : on fait absorber au malade, porteur d'une ascite ou d'une pleurésie chyleuse, une certaine quantité de graisse animale facilement reconnaissable dans le chyle et ne se transformant pas sous l'influence des sucs digestifs (graisse de mouton, etc.). Si on retrouve cette graisse dans le liquide épanché, on a affaire à un liquide réellement chyleux, si on ne la retrouve pas, à un liquide chyliforme.

Les *épanchements chyliformes* contiennent 8 à 15 grammes de graisse pour 100 ; ils ne contiennent pas de sucre. Leur étiologie est encore incertaine. Certains auteurs les considèrent comme indiquant nettement une lésion tuberculeuse ou cancéreuse ; d'autres, au contraire, pensent qu'ils ne sont dus qu'à la présence d'un grand nombre de cellules en dégénérescence graisseuse. Ils sont moins troubles et moins épais que les épanchements chyleux vrais et, au repos, se déposent en deux couches : une inférieure, ayant l'apparence d'un liquide séreux légèrement bleuâtre ; une supérieure, jaune blanchâtre, formée par la graisse. La plupart contiennent peu de cellules et beaucoup de liquide opaque rappelant la couleur d'un bain sulfureux; il s'agit alors, le plus souvent, d'une pleurésie primitivement séreuse, arrivant directement par la chronicité à cet état spécial graisseux sans passer par la suppuration.

Les *épanchements purulents* contiennent environ 7 pour 100 de graisse.

La plèvre contient quelquefois des épanchements tout à fait chroniques, tenant en suspension des globules de pus, ayant subi la transformation graisseuse, ce sont les EMPYÈMES GRAISSEUX. Les globules de pus sont très pâles, riches en granulations graisseuses dont quelques-unes sont mises en liberté dans le liquide. Ces épanchements se caractérisent par le fait qu'ils ne contiennent pas de microbes et qu'ils présentent une grande résistance à la putréfaction ; on peut les laisser plusieurs jours à l'air, sans qu'ils se putréfient. Ils proviennent d'une pleurésie purulente ayant passé à l'état chronique et arrivant à constituer une sorte d'abcès froid.

Selles. — Gaultier a montré, par l'emploi d'un régime spécial dont on a déterminé exactement la quantité de graisse, que, à l'état normal, les 3/4 des graisses ingérées sont dédoublées et peuvent donc être considérées comme facilement absorbables.

Si l'absorption intestinale se fait bien, le 95 pour 100 de la graisse ingérée est absorbé et on n'en retrouve que 4 à 5 pour 100 dans les selles. Si l'absorption se fait mal, la quantité de graisse utilisée est moindre, mais la quantité dédoublée peut rester considérable, atteindre presque les 2/3.

Dans le cas d'absence de bile, l'utilisation des graisses diminue de moitié, mais c'est surtout le dédoublement qui se fait mal ; il tombe à 1/3. Dans le cas d'absence du suc pancréatique, l'utilisation est très faible, tombe à 1/4 environ, et le dédoublement à 15 à 20 pour 100. L'absence simultanée de bile et de suc pancréatique entraîne une utilisation presque nulle, de 7 à 10 pour 100, et le dédoublement atteint à peine 1/10e de la totalité des graisses.

CHAPITRE IV

SUCRES ET DÉRIVES

I. — SUCRES

I. Glycose.

I. *Recherche qualitative*. — Le sucre existe dans l'organisme le plus souvent sous forme de glycose; celle-ci est douée de propriétés réductrices pour les métaux lourds, c'est-à-dire qu'une solution de glycose, bouillie en présence d'une

solution alcaline d'un sel métallique, fait précipiter le métal.
Plusieurs réactions sont basées sur ce principe :

1° *Réaction de Fehling (Trommer).* — Elle est basée sur
la réduction d'une solution alcaline de sel cuivreux par la
glycose.

On prépare les solutions suivantes :

1° Sulfate de cuivre pur cristallisé.   34^{gr},64.
  Eau distillée, q. s. pour faire .   500 centimètres cubes de solution.

2° Tartrate double de sodium et de
  potassium (sel de Seignette).   173 grammes.
  Lessive de soude à 1,33 de poids
  spécifique   150   —
  Eau distillée, q. s. pour faire .   500 centimètres cubes de solution.

Les deux solutions sont conservées dans des flacons séparés ;
on les mélange à parties égales au moment de l'emploi.

Dans un tube à essai, on verse 10 gouttes de chaque solution, on ajoute de l'eau distillée jusqu'à la moitié de l'éprouvette, puis on fait bouillir sur la flamme d'un bec de Bunsen.
On s'assure que la couleur bleue du liquide persiste bien
après ébullition, et que la liqueur ne s'est pas spontanément
réduite, ce qui arrive quelquefois lorsqu'elle est vieille.

Le liquide à examiner, qui ne doit pas être trop foncé, ni
contenir de l'albumine en trop grande quantité, est versé par
2 ou 3 gouttes à la surface de la liqueur bleue. On reporte à
l'ébullition la partie supérieure du tube. Si le liquide contient
de la glycose, le mélange prend à la partie supérieure une
couleur d'abord jaunâtre, puis orangée, puis rouge brique vif,
d'autant plus intense et plus rapide que le liquide contient
plus de sucre. L'activité de la réduction étant proportionnelle
à la quantité de glycose, on peut, d'après l'intensité de la réaction, se rendre compte approximativement de cette quantité.

Cette réaction peut aussi se faire à froid. On prépare dans
un tube à essai quelques centimètres cubes du mélange des
deux solutions, on ajoute deux centimètres cubes du liquide
à examiner et on laisse reposer pendant 24 heures. Si le
liquide contient de la glycose on trouve au fond du tube un
dépôt rougeâtre d'oxydule de cuivre, tandis que le liquide qui
surnage est plus ou moins décoloré.

Causes d'erreur. — Le précipité obtenu, soit par l'ébullition, soit par le dépôt à froid, doit, pour être caractéristique,

avoir un aspect pulvérulent, métallique, de couleur jaune à rouge-brique. L'acide urique ou la créatinine par exemple peuvent provoquer des dépôts et des précipités, blanchâtres ou brun rougeâtre, qui ne sont pas dus à la précipitation du cuivre et gênent la réaction. On peut éviter ces causes d'erreur en ne chauffant que de 60° à 70° ; à cette température, les éléments normaux de l'urine ne réduisent la liqueur que très faiblement.

Quelques substances et certains médicaments ont la propriété de réduire aussi le cuivre, mais leur action est beaucoup moins énergique que celle de la glycose ; ce sont le chloroforme, le chloral, le salol et ses dérivés, l'acide asparagique dérivé des asperges.

2° *Réaction du bismuth (Nylander).* — On fait dissoudre à une douce chaleur 4 grammes de tartrate de soude et de potasse (sel de Seignette) dans 100 centimètres cubes de lessive de soude, puis on ajoute à la solution, en agitant, 2 grammes de sous-nitrate de bismuth ; après refroidissement on filtre sur de la laine de verre. La solution doit être conservée à l'abri de la lumière.

On ajoute au liquide à examiner un dixième de son volume de ce réactif et on fait bouillir ; s'il y a de la glycose, le mélange prend une coloration noire, due au dépôt du bismuth au fond du tube et contre ses parois.

Le liquide à examiner doit être, le cas échéant, débarrassé au préalable de l'albumine qu'il contient.

Cette réaction est caractéristique de la glycose, la seule cause d'erreur est que l'acide salicylique et ses dérivés la donnent également. Cette réaction est très sensible, elle décèle une quantité de 1/4 pour 1 000 de glycose.

3° *Procédé de la phénylhydrazine.* — Dans un tube à essai on met 15 centimètres cubes du liquide à examiner ; on y ajoute 0,05 centigrammes de chlorhydrate de phénylhydrazine et 0,20 centigrammes d'acétate de soude ; on chauffe pendant une demi-heure au bain-marie bouillant et on verse le tout dans un verre conique. Par refroidissement, il se forme un dépôt floconneux qui, examiné au microscope, montre des cristaux de *phénylglycosazone*, sous forme de petits cristaux soyeux, réunis en houppes d'un beau jaune d'or (fig. 11).

Si le précipité est amorphe, c'est que le liquide à examiner ne contient pas de glycose. Ce procédé est le plus sûr et le

plus exact pour la recherche de très petites quantités de sucre.
Cependant, certaines substances autres que le sucre, présentes
dans l'urine normale, peuvent donner la même réaction. En
cas de doute, l'identification de
la phénylglycosazone se fait en
prenant son point de fusion
(205° à 210°).

4° *Procédé de la fermenta-*
tion. — En présence de levure
de bière, la glycose fermente et
se décompose en alcool éthylique et en acide carbonique.
$C^6(H^2O)^6 = 2(CH^3CH^2OH) +$
$2CO^2$.

On mélange 5 à 6 centimètres
cubes du liquide à examiner avec
2 à 3 grammes de levure de bière
fraîche. On met à l'étuve à 37
degrés pendant une heure. S'il

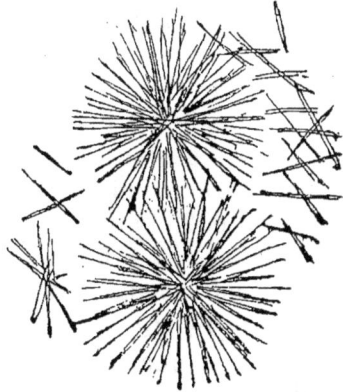

FIG. 11.
Cristaux de phénylglycosazone.

existe de la glycose, ou d'autres sucres dans le liquide, on
verra des bulles de gaz se dégager plus ou moins rapidement.
Il est nécessaire de faire toujours deux contrôles :

a. Un contrôle avec une urine normale et de la levure (réaction négative).

b. Un contrôle avec de l'urine normale, de la levure et une
pointe de couteau de glycose (réaction positive).

5° Il existe une recherche *polarimétrique* que nous décrirons aux *Examens physiques.*

Il ne faut pas oublier que la glycosurie peut être passagère et n'apparaître qu'à certaines heures ou pendant les périodes digestives ; il est
donc parfois nécessaire, pour pouvoir affirmer l'absence de glycose chez
un malade, de faire la recherche qualitative dans toutes les différentes
émissions d'urine des 24 heures.

Il peut être utile dans certains cas de distinguer les diverses espèces
de sucre que l'on peut rencontrer dans l'urine et, suivant les réactions
obtenues, d'en tirer des déductions d'origine. On a signalé par exemple
des cas de pentosurie ou de lévulosurie intenses et il est important de
pouvoir distinguer ces divers sucres.

II. *Évaluation approximative dans l'urine.* —

Les urines sucrées présentent toujours une densité augmentée, au-dessus de 1020 ; elles sont pâles, abondantes, et pré-

sentent une coloration verdâtre. L'augmentation de la densité et du résidu sec est alors due à la présence de matières extractives, dont la glycose forme presque la totalité.

Se basant sur ce fait, Bouchardat a donné un procédé pour évaluer approximativement la quantité de glycose contenue dans une urine : il suffit de prendre le poids spécifique de cette urine, de multiplier ses deux derniers chiffres par 2, et par le volume de l'urine des 24 heures. On retranche ensuite le chiffre 60, constante qui représente approximativement les autres matières solides de l'urine. Ainsi une urine ayant une densité de 1 032 et un volume de 3 litres contient à peu près : $32 \times 2 \times 3 = 192 - 60 = 132$ de glycose. Ce procédé n'est qu'approximatif mais peut rendre des services.

III. **Dosage dans l'urine.** — Pour que l'on puisse doser exactement la quantité de glycose que contient un liquide, celui-ci ne doit pas être trop coloré et ne doit pas contenir d'albumine ; dans ce dernier cas il doit être déféqué. C'est surtout pour l'urine que cette précaution est souvent nécessaire ; nous verrons plus loin les procédés spéciaux employés pour le sang et les sérosités pathologiques.

1. **Défécation de l'urine.** — a. *Par l'acétate neutre de plomb.* — Dans un ballon jaugé ou une éprouvette graduée, de plus de 150 centimètres cubes, on verse 100 centimètres cubes d'urine et 10 centimètres cubes de la solution d'acétate neutre de plomb (solution à 20 pour 100) ; on agite, il se produit un abondant précipité blanc composé de tout l'acide urique et de ses sels, de l'albumine, des sulfates, des phosphates, d'une partie des chlorures et des pigments que contient l'urine. On ajoute 2 grammes de carbonate de soude pour enlever l'excès de plomb et on filtre. Le liquide filtré doit être limpide et presque incolore.

Dans les calculs ultérieurs, il faut se rappeler que l'urine a été ainsi diluée de 1/10e.

b. *Par les sels mercuriques.* — 1° On ajoute à un volume d'urine les 19/20es de son volume de chlorure mercurique, en solution saturée à froid, et 1/20e d'acétate de sodium en solution saturée. Il se forme un précipité blanc jaunâtre qui se dépose ; on filtre. On fait bouillir le liquide filtré pendant 5 minutes, on filtre à nouveau, on ajoute un peu d'ammoniaque, on refiltre.

Le liquide obtenu est absolument clair ; il suffit de le ramener avec de l'eau distillée au volume primitif et de tenir compte du taux de la dilution.

2° Tanret a proposé un procédé plus sûr : on mesure dans une éprouvette 200 centimètres cubes de nitrate acide de mercure, on ajoute 600 centimètres cubes d'eau distillée et quelques gouttes de lessive de soude jusqu'à formation d'un précipité d'oxyde jaune. On complète à un litre et on filtre.

A 50 centimètres cubes d'urine on ajoute goutte à goutte la solution ci-dessus jusqu'à ce qu'il ne se forme plus de précipité. On ajoute ensuite de la lessive de soude jusqu'à réaction légèrement alcaline, on filtre.

L'urine ainsi traitée contiendrait encore des traces de mercure. Pour les éliminer il faut, d'après Patein et Defau, faire bouillir la liqueur avec quelques cristaux d'hyposulfite de soude, et ajouter ensuite 2 centimètres cubes de la solution de sous-acétate de plomb pour en enlever l'excès. On filtre et on dilue à 100 ou 150 centimètres cubes.

2. **Dosage par la liqueur de Fehling.** — On a vu que l'intensité de la réaction avec la liqueur de Fehling était proportionnelle à la quantité de glycose contenue dans le liquide à examiner. C'est sur ce principe qu'est basé le procédé le plus simple de dosage de la glycose.

Il faut se servir de solutions parfaitement titrées et conservées séparément dans deux flacons différents. On prend 5 centimètres cubes de chaque solution (voy. plus haut p. 91), que l'on met dans un récipient en verre à fond plat pouvant être chauffé. Ces 10 centimètres cubes seront exactement réduits par 0,05 centigrammes de glycose. On leur ajoute 10 à 15 centimètres cubes d'eau distillée et on fait bouillir. Après une première ébullition on observe si la liqueur a bien conservé la couleur bleue ; si ce n'est pas le cas, il faut prendre d'autres réactifs plus frais.

On prépare d'autre part l'urine à examiner. Pour cela, on se rend compte approximativement, par un essai qualitatif, de la quantité de sucre qu'elle contient ; d'après cet examen on opère sur l'urine pure, si elle en contient peu; on la dilue simplement au 1/10e ou au 1/20e si elle en contient beaucoup. L'urine ou sa dilution est versée dans une burette de Mohr et on note avec soin la hauteur à laquelle atteint la partie convexe du ménisque.

La liqueur de Fehling bouillante est alors placée sous la

burette et on laisse couler une certaine quantité d'urine. On
fait bouillir, un précipité rouge d'oxydule de cuivre se produit et la liqueur se décolore d'autant. On ajoute de nouveau
de l'urine par petites quantités, en agitant soigneusement,
jusqu'à ce que tout le cuivre soit précipité et par suite la
liqueur entièrement décolorée. On fait bouillir quelques instants entre chaque addition. Il est bon d'examiner chaque
fois la coloration de la couche supérieure du liquide, par superposition sur un fond blanc, ou en utilisant pour faire la titration une capsule de porcelaine.

Le moment de la décoloration complète étant souvent difficile à percevoir, on peut faire la *touche*, en se servant d'une
solution de ferrocyanure de potassium à 1 pour 100, additionnée
de 2 ou 3 gouttes d'acide acétique. Pour cela, après chaque
addition d'urine à la liqueur de Fehling, on prélève, à l'aide
d'une baguette de verre, une goutte du liquide surnageant
au-dessus du précipité de cuivre, on la dépose sur un fond
blanc ; on fait tomber à côté d'elle une goutte de la solution
de ferrocyanure ; tant que tout le cuivre de la liqueur de
Fehling n'a pas été réduit, il se produit un précipité jaune
chamois au contact des deux gouttes. L'intensité de ce précipité est proportionnelle à la quantité de cuivre qu'il reste à
réduire; lorsqu'il ne se produit plus, la réaction est terminée.

Il suffit alors de lire très exactement sur la burette de Mohr
la quantité d'urine qui a été nécessaire pour réduire les 10
centimètres cubes de liqueur de Fehling. Par une simple
règle de trois, on trouve la quantité de glycose contenue dans
l'urine examinée, puisqu'on sait que les 10 centimètres cubes
de liqueur de Fehling sont réduits par 0,05 de glucose.

Par exemple : s'il a fallu 20 centimètres cubes d'urine
pour réduire les 10 centimètres cubes de liqueur de Fehling,
on aura :

$$\frac{x}{100} = \frac{0,05}{20} \quad \text{soit} \quad x = \frac{0,05 \times 100}{20} = 0^{gr},25 \text{ pour } 100.$$

Si l'urine a été diluée ou déféquée il faut tenir compte de
la dilution. Dans le cas de la défécation simple il suffit d'augmenter de 1/10e le résultat, soit 0,275, dans l'exemple choisi.

Procédé de Violette. — Pour éviter la touche, qui est longue et enlève chaque fois un peu de liqueur, on peut mélanger

le ferrocyanure à la liqueur même. Pour cela, à 100 centimètres cubes de liqueur de Fehling fraîchement préparée, on ajoute 2 grammes de ferrocyanure de potassium que l'on fait dissoudre; la liqueur garde sa belle couleur bleue. A mesure qu'on ajoute l'urine sucrée dans cette liqueur bouillante, elle se décolore sans qu'il y ait de cuivre précipité, car celui-ci reste en solution. La liqueur reste transparente mais à la fin de la réaction elle est complètement décolorée.

Procédé de Pavy. — Pour des déterminations très exactes, ce procédé est particulièrement recommandable. Il emploie une solution cupropotassique plus diluée qu'avec la méthode de Fehling; d'autre part, l'urine doit être aussi fortement diluée. On ajoute au réactif de l'ammoniaque qui maintient en solution l'oxyde de cuivre réduit. La fin de la réaction correspond également à la décoloration complète du liquide.

A. *Préparation du réactif*: Liqueur cupropotassique.

Solution I : Sulfate de cuivre pur cristallisé. $4^{gr},158.$
           Eau distillée. . . . . 500 centimètres cubes.

Solution II: Sel de Seignette. . . . . . $20^{gr},4.$
           Potasse caustique pure . . . . $20^{gr},4.$
           Ammoniaque (poids spécifique
           0,88) . . . . $300^{gr},0.$
           Eau distillée q. s. pour faire. . . 500 centimètres cubes.

On mélange, au moment de l'emploi, 5 centimètres cubes de la solution I et 5 centimètres cubes de la solution II. On obtient ainsi 10 centimètres cubes d'une solution correspondant à $0^{gr},005$ de glycose.

B. *Préparation de l'urine*. — On doit la diluer de telle sorte que 5 à 10 centimètres cubes réduisent 10 centimètres cubes de liqueur de Pavy ; en d'autres termes l'urine diluée doit contenir 1/2 à 1 pour 100 de sucre. Pour obtenir cette dilution, indispensable pour un dosage exact, on fait d'abord une titration préliminaire approximative avec de l'urine non diluée, ou diluée au $1/5^e$ si les urines contiennent une forte proportion de sucre. Il faut faire cette titration goutte à goutte, la quantité d'urine nécessaire pour décolorer le liquide étant très faible (0,5 centimètre cube pour une urine contenant 5 pour 100 de sucre).

C. *Titration*. — Les 10 centimètres cubes du mélange des solutions I et II sont introduits dans un flacon à fond plat d'une capacité de 75 à 100 centimètres cubes ; on ajoute 30 centimètres cubes d'eau distillée. Le flacon est placé sur un trépied muni d'une toile métallique avec amiante ; il est chauffé par un brûleur à gaz, de préférence un brûleur permettant d'obtenir une petite flamme.

L'urine convenablement diluée (l'urine albumineuse doit être préalablement déféquée) est introduite dans une burette graduée. On chauffe la liqueur de Pavy de façon à obtenir une ébullition nette mais pas trop forte. Ensuite, on laisse couler l'urine, soit par gouttes en succession rapide, soit en jet continu fin. Il faut régler la flamme du gaz et la rapidité d'écoulement de l'urine de telle façon que *l'ébullition ne s'arrête pas pendant toute la titration.* Vers la fin de la réaction, il faut ajouter l'urine plus lentement jusqu'à décoloration complète du liquide.

Sahli pense qu'on peut se passer de burette : il verse 10 centimètres cubes du réactif dans un cylindre bien gradué et ajoute l'urine à examiner au moyen d'une pipette. La réaction terminée, l'élévation du niveau indique le volume d'urine employé.

3. **Dosage dans une très petite quantité de liquide.** — Pour les cas où l'on n'a qu'une très petite quantité d'urine à sa disposition, *Linossier* a proposé le procédé suivant :

On introduit dans un petit ballon : 20 centimètres cubes du mélange à parties égales des deux solutions de Fehling (I et II) ; 20 centimètres cubes d'une solution de ferrocyanure de potassium à 1,1 pour 100 (quantité nécessaire pour maintenir en dissolution l'oxyde cuivreux) et 40 centimètres cubes d'eau.

On porte le mélange à l'ébullition et, sans interrompre celle-ci, on y laisse couler goutte à goutte au moyen d'une burette de Mohr une solution de glycose, renfermant 5 grammes de glycose pure par litre et 10 grammes d'acide chlorhydrique fumant. Le liquide bleu se décolore peu à peu. Quand la décoloration paraît complète, l'addition d'un léger excès de la solution sucrée provoque le développement d'une coloration vert foncé, dont l'apparition, très nette même à la lumière artificielle, marque la fin de la réaction. Cette première opération sert à indiquer la quantité de la solution de glycose nécessaire pour réduire les 20 centimètres cubes de liqueur de Fehling ; elle est faite une fois pour toutes.

Pour doser la glycose dans l'urine, on ajoute au mélange

préparé de liqueur de Fehling, de ferrocyanure et d'eau, porté à l'ébullition, un volume mesuré d'urine, insuffisant pour le décolorer entièrement (1 à 5 centimètres cubes selon la richesse de l'urine en glycose), et on termine la décoloration avec la solution de glycose à 5 pour 1 000 titrée précédemment, versée au moyen de la burette de Mohr, jusqu'à l'apparition de la teinte verte.

Le calcul du résultat est des plus simples. Si, par exemple, l'essai préalable avec la solution de glycose a établi qu'il en fallait 19 centimètres cubes pour réduire les 20 centimètres cubes de liqueur de Fehling, et que, après addition de 1 centimètre cube d'urine, il n'en ait plus fallu que 7 centimètres cubes, on en déduit que 1 centimètre cube d'urine contient la même quantité de glycose que $19 - 7 = 12$ centimètres cubes de la solution titrée de glycose. Or, celle-ci est préparée de façon à en renfermer $0^{gr},005$ par centimètre cube, 1 centimètre cube d'urine renferme donc $0^{gr},005 \times 12 = 0^{gr},06$ de glycose. Il ne reste plus qu'à multiplier par 1 000 pour rapporter au litre le résultat, qui devient dans cet exemple 60 grammes pour 1 000.

Il importe d'opérer toujours dans le même temps, pour éviter la cause d'erreur provenant de la réduction lente de la liqueur de Fehling par le ferrocyanure. L'avantage de ce procédé est que la présence de l'albumine dans l'urine ne change pas le résultat et ne gêne en aucune manière ; elle masque légèrement la décoloration de la liqueur mais n'empêche pas la production de la teinte verte. Pour conserver et empêcher de fermenter la solution titrée de glycose il suffit de l'additionner de quelques gouttes d'acide chlorhydrique.

4. **Dosage par la fermentation.** — *a.* On fait fermenter un poids connu d'urine avec de la levure de bière, à l'étuve à 38 degrés ; au bout de quelques heures, on pèse à nouveau ; d'après la perte de poids qu'a subie le mélange, on calcule la quantité de glycose qui s'est décomposée, suivant la formule

$$x = \frac{P \times 48,888}{100}.$$

b. Au lieu de calculer la perte de poids on peut aussi recueillir le gaz qui s'est formé et mesurer son volume par la pression qu'il exerce sur une colonne de mercure.

On emploie dans ce but un appareil (fig. 12) qui se compose d'un petit tube de verre en U (A) maintenu sur un pied (B). Une de ses branches, la plus grande, étroite à sa partie inférieure, s'élargit plus haut et est coiffée par un support de bois, portant une échelle (D) ; l'autre branche, très courte, est évasée en une grosse boule (E), fermée à son extré-

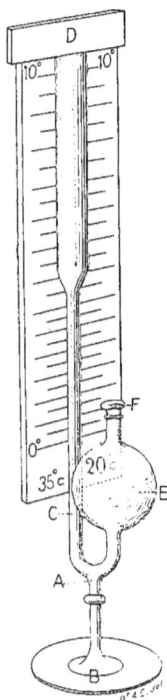

mité supérieure par un bouchon de verre (F), percé d'un trou latéral, pouvant être mis en communication avec un trou correspondant percé dans le col. Sur le bouchon se place un couvercle de métal très lourd, pour le maintenir en place. Le bouchon de l'appareil doit être parfaitement hermétique.

On remplit la boule de mercure, de telle sorte que le ménisque supérieur dans la longue branche de l'U vienne affleurer presque au 0 de l'échelle.

D'autre part, on prépare, dans un récipient de porcelaine, gros comme une noisette de levure de bière fraîche, avec deux fois son volume d'eau. Les levures de bière sèches ne donnent pas de bons résultats. Si l'urine ne contient que très peu de sucre, il faut faire une dilution plus forte de la levure, 1 partie pour 10 ou 15 parties d'eau.

A l'aide d'une seringue graduée, à pointe effilée, on prend 1/2 centimètre cube de l'urine à examiner, très exactement mesuré. On introduit l'extrémité de la seringue dans le trou latéral du col de la boule et on tourne le bouchon de manière que son trou communique avec celui du col ; on injecte le 1/2 centimètre cube d'urine sur le mercure ; après avoir nettoyé avec soin la seringue, on prélève 0,2 centimètre cube du mélange de levure de bière préparé qu'on injecte de la même manière au-dessus de l'urine.

FIG. 12. — Appareil à fermentation.

On s'assure alors que le ménisque du mercure dans l'autre branche monte bien jusqu'au zéro de l'échelle. Si ce n'est pas le cas on injecte avec la seringue un peu d'eau distillée pour refouler le mercure.

On tourne rapidement le bouchon pour fermer hermétiquement et on le recouvre du couvercle métallique. L'appareil est alors laissé à la température de la chambre pendant quelques heures (6 à 8), ou placé à l'étuve à 38 degrés pendant une dizaine de minutes.

L'acide carbonique produit par la fermentation se développe au-dessus du mercure ; mais, ne pouvant s'échapper, il le refoule dans la grande branche, où il montera plus ou moins haut suivant la quantité de gaz produit.

Il suffit de lire sur l'échelle, à droite si le tube a été placé à l'étuve à 38 degrés, à gauche si on l'a laissé à la température de la chambre, la hauteur à laquelle s'est arrêté le mercure, pour avoir en grammes la quantité de glycose pour 100 dans l'urine.

L'appareil, d'un emploi facile et rapide, donne des chiffres très suffisamment exacts. Le nettoyage du mercure après chaque essai

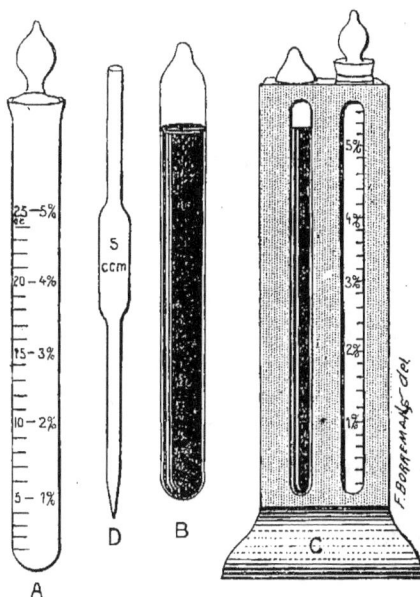

Fig. 13. — Chromosaccharomètre.

s'obtient en faisant passer un courant d'eau à sa surface ; il doit être soigneusement fait.

5. **Chromosaccharomètre**. — Cet appareil utilise la couleur brune qui se forme dans une urine sucrée bouillie avec de la potasse ou de la soude caustique.

Il se compose (fig. 13) d'un étalon liquide contenu dans une éprouvette de verre fermée à la lampe (B), ayant une teinte brune fixe ; d'une éprouvette de verre de même diamètre (A), graduée en centimètres cubes, portant une échelle spéciale et fermée par un bouchon de verre ; d'une pipette de 5 centimètres cubes (D) et d'un colorimètre (C). Le colorimètre est en caoutchouc durci ; sa face antérieure est échancrée par deux fentes parallèles pour laisser voir l'étalon et l'éprouvette placés côte à côte à l'intérieur ; sa face postérieure est fermée par un verre dépoli, pour obtenir une lumière diffuse et blanche.

Technique. — On mélange, dans un tube à essai, parties égales de l'urine à examiner, dans laquelle la recherche qualitative du sucre a été positive, et d'une solution de potasse ou de soude caustique à 10 ou 15 pour 100. On fait bouillir ce mélange pendant une minute. A l'aide de la pipette, on prélève 5 centimètres cubes de ce mélange, coloré en brun plus ou moins foncé, qu'on laisse couler dans l'éprouvette A. On place l'éprouvette dans le colorimètre, à côté de l'étalon, et on compare la couleur. On ajoute de l'eau avec la pipette jusqu'à ce que l'égalité de teinte soit obtenue entre l'éprouvette et l'étalon. Il ne reste plus alors qu'à lire sur l'échelle gravée sur l'éprouvette le chiffre qui correspond au niveau atteint par le liquide analysé ; ce chiffre indique directement la quantité pour 100 du sucre contenu dans l'urine.

Avec cet appareil, on ne peut pas doser des quantités de sucre au-dessous de 1 pour 100 ni au-dessus de 5 pour 100. Si l'urine en contient plus de 5 pour 100, il faut la diluer de moitié avant de la chauffer avec la potasse caustique ; on multiplie alors par 2 le résultat trouvé.

Causes d'erreur. — Les médicaments donnant à l'urine une coloration foncée peuvent induire en erreur. Ainsi les phénols faussent les résultats.

Les causes d'erreur inhérentes à la colorimétrie entrent toutes en jeu avec cet appareil ; toutefois il peut rendre de réels services en clinique, car sa simplicité permet de le confier au malade lui-même, lorsqu'il y a lieu de suivre régulièrement la marche de son affection. On peut ainsi faire des dosages fréquents dont l'exactitude est suffisante pour suivre l'évolution d'une maladie ; par contre l'appareil ne doit pas être employé pour des recherches précises.

III. **Dosage dans le sang.** — La glycose ne peut pas être dosée directement dans le sang : il faut d'abord le décolorer et le débarrasser des autres matières organiques.

1° Le procédé suivant, qui a été indiqué par Lépine, est le meilleur : dans une capsule de porcelaine tarée, contenant 50 centimètres cubes d'une solution d'acide tartrique au 1/1000e, on reçoit 30 grammes de sang. On agite et on fait tomber le mélange dans une autre capsule, chauffée à 80 degrés, contenant aussi 50 centimètres cubes de la même solution d'acide tartrique. On lave la capsule à l'eau distillée, et on complète à 250 centimètres cubes. On fait bouillir pendant dix minutes. Le liquide doit être légèrement acide et incolore ; si ce n'est pas le cas, on ajoute quelques gouttes d'acide tartrique concentré et on fait bouillir. On filtre et on lave le filtre à plusieurs reprises à l'eau bouillante. On reprend le résidu sur le filtre et on le fait bouillir 10 minutes avec 250 centimètres cubes d'eau. On filtre et on refait la même opération avec le résidu qui reste sur le filtre.

Les liqueurs filtrées et toutes les eaux de lavage des filtres sont réunies, acidifiées avec de l'acide tartrique concentré, et réduites par évaporation au bain-marie à 20 centimètres cubes. On verse le tout dans une éprouvette graduée, on dilue à 30 centimètres cubes avec l'eau de lavage de la capsule, on filtre et le liquide est prêt pour le dosage. Le résultat de ce dernier donne directement la quantité de glycose dans le sang, puisque toutes les liqueurs ont été ramenées par concentration à 30 grammes, quantité du sang prise pour l'expérience.

Le dosage se fait à la liqueur de Fehling, soit pure, soit ferrocyanurée d'après le procédé de Violette ; dans ce cas, la limite est indiquée par la décoloration de la liqueur.

Lépine emploie aussi pour le dosage de la glycose dans le sang un procédé au permanganate de potasse, mais ce procédé est trop compliqué pour trouver sa place ici.

2° Une autre méthode pour détruire les matières organiques du sang est la suivante :

On verse 25 centimètres cubes de sang dans un récipient contenant un poids égal de cristaux de sulfate de soude, pour empêcher la coagulation ; le mélange est porté à l'ébullition jusqu'à ce que la masse ne présente plus ni coloration ni reflet rouge. On ramène au volume primitif avec de l'eau distillée. On obtient ainsi une liqueur sulfatée qu'on exprime du précipité albumineux par pression à travers un linge.

Par des expériences directes, on sait que 25 centimètres cubes de sang traités ainsi donnent 40 centimètres cubes de liqueur sulfatée. Connaissant cette proportion, on fait le dosage du sucre dans la liqueur avec le liquide de Violette et on en déduit la quantité de glycose dans le sang.

3° On recueille le sang dans 20 fois son volume d'alcool absolu. On filtre, on évapore jusqu'à siccité et on reprend par un volume d'eau distillée égal au volume du sang.

A l'état normal, le sang de l'homme contient de 1 gramme à 1^{gr},50 de glycose par litre. Cette faible quantité, comparée aux nombreuses manipulations qu'on est obligé de faire subir au sang pour la doser, laisse planer des doutes sur l'exactitude des résultats du dosage ; cependant, en opérant toujours de même, on peut obtenir des chiffres comparables entre eux.

Les mêmes procédés de dosage peuvent être employés pour les épanchements séreux pathologiques.

IV. *Dosage dans le liquide céphalo-rachidien.*
— Le liquide céphalo-rachidien contient à l'état normal de très petites quantités de glycose ; à l'état pathologique, ces quantités ne sont jamais très grandes ; leur dosage comporte donc de grandes précautions.

Le liquide doit être soigneusement centrifugé, et déféqué s'il contient de l'albumine. Comme on n'a, en général, que très peu de liquide à sa disposition, il faut se servir de très petites quantités de réactif. On prend 1 centimètre cube de la solution de Fehling ferrocyanurée, qu'on ne dilue pas, pour pouvoir bien apprécier la décoloration.

On peut aussi employer le procédé de Linossier, qui permet de n'opérer que sur 1 centimètre cube de la liqueur.

Sang. — Le dosage de la glycose dans le sang peut avoir une certaine importance pour déceler des *glycémies* latentes, ou masquées par l'existence de néphrites rendant les reins imperméables. L'absence de glycosurie avec une glycémie élevée fera penser à l'imperméabilité rénale.

L'*hyperglycémie*, en dehors des diabètes graves où elle peut atteindre 6 à 7 grammes pour 1 000, se rencontre souvent dans les infections graves.

L'*hypoglycémie*, au-dessous de 1 pour 1000, se trouve dans certaines cachexies.

Le dosage de la glycose dans le sang trouve aussi son application pour l'étude *in vitro* de la glycolyse.

Liquide céphalo-rachidien. — Il contiendrait à l'état normal, d'après Gérard, 0,40 à 0,50 pour 1000 de sucre.

Dans les *diabètes*, il y a toujours augmentation de glycose, surtout lorsqu'ils s'accompagnent de troubles cérébraux ; cette augmentation est proportionnelle à celle de la glycosurie. Achard en a trouvé jusqu'à 5,5 et 6 grammes pour 1000 dans des diabètes graves avec coma.

La glycose augmenterait aussi d'après Gérard dans la *coqueluche* et les *tumeurs cérébrales* ; au contraire elle diminuerait dans les *méningites*, tant *cérébro-spinales* que *tuberculeuses*. On devrait attribuer cette diminution à la présence anormale des leucocytes qui donnerait lieu à de la glycolyse.

Épanchements. — La teneur en glycose des épanchements pathologiques n'a pas de valeur clinique directe ; cependant elle peut fournir un signe différentiel entre les liquides chyleux et chyliformes.

2. — Sucres rares.

I. *Lévulose.* — La lévulose est un sucre lévogyre, $\eta = 91,9$. Elle réduit la liqueur de Fehling, mais d'une manière moins énergique que la glycose; si, par exemple, 1 volume de glycose réduit 100 parties de liqueur de Fehling, 1 volume de lévulose n'en réduit que 96. Elle fermente comme la glycose.

Sa recherche et son dosage se font par le polarimètre; ils ne rencontrent de difficultés que si la lévulose se trouve mélangée de glycose, qui dévie le plan de polarisation à droite, ou d'acide glycuronique, qui le dévie à gauche.

On peut encore rechercher la lévulose par la réaction de *Seliwanoff*. On mélange à volumes égaux de l'urine à examiner et de l'acide chlorhydrique à 25 pour 100; on ajoute un peu de résorcine solide et on chauffe avec précaution. En présence de lévulose, il se produit très rapidement une coloration allant du rouge-éosine au rouge-bordeaux. Il se produit en même temps un précipité de couleur foncée, soluble dans l'alcool avec une coloration rouge,

Il faut éviter de faire bouillir l'urine trop longtemps en cherchant cette réaction, car alors la coloration et le précipité se produiraient aussi avec d'autres sucres.

Le diabète lévulosurique est en général léger et bénin d'après Lépine; il est assez rare.

À la suite d'absorption de grandes quantités de fruits, on peut voir apparaître une lévulosurie passagère. On a utilisé la lévulosurie alimentaire pour l'exploration fonctionnelle du foie.

II. *Lactose.* — La *lactose* est dextrogyre, presque au même degré que la glycose $\eta = +52,5$. Elle ne réduit que 70 volumes de la liqueur de Fehling; elle ne fermente pas avec la levure de bière.

On se base sur ce dernier fait pour la reconnaître et la doser. Il suffit de faire fermenter une urine sucrée; si, après fermentation, elle réduit encore la liqueur de Fehling et dévie le plan de polarisation à droite, elle contient de la lactose; si elle ne le fait plus, c'était de la glycose pure.

La lactose fermente cependant lorsqu'elle a été dédoublée,

c'est-à-dire transformée en glycose et galactose, dédoublement qu'on obtient en faisant bouillir l'urine avec un acide minéral.

La lactosurie se rencontre fréquemment chez les nourrices dont la lactation a été arrêtée brusquement; ces conditions la feront facilement reconnaître.

On peut la rencontrer aussi chez les femmes enceintes ou en pleine lactation. Elle n'a aucune importance au point de vue pronostique et ne donne pas de troubles particuliers.

III. *Pentoses.* — Les pentoses sont des sucres qui ne

dévient pas le plan de polarisation, réduisent très peu la liqueur de Fehling et ne fermentent pas avec la levure de bière.

D'après Salkowski, les urines qui réduisent la liqueur de Fehling et ne dévient pas la lumière polarisée renferment des pentoses. Elles donnent les réactions suivantes : si on introduit 5 centimètres cubes d'urine, 5 centimètres cubes d'acide chlorhydrique pur et une trace de phloroglucine dans un tube à essai, on obtient, en chauffant le mélange avec précaution, une belle couleur rouge ; si on ajoute de l'alcool amylique, la coloration passe dans l'alcool. Au lieu de phloroglucine, on peut employer l'orcéine ; la couleur est alors vert sombre.

De plus, dans les urines contenant une pentose, la réaction au Fehling ne se produit qu'après avoir chauffé un certain temps et la réduction se fait subitement, dans toute la masse du liquide à la fois.

Tous les caractères que nous venons d'indiquer s'appliquent tout aussi bien à l'acide glycuronique, aux phénols et aux dérivés aromatiques ; la recherche des pentoses est donc quelquefois rendue très difficile par la présence de ces corps.

Pour éliminer ces causes d'erreur, on emploie le réactif suivant :

Acide chlorhydrique à 30 pour 100. .	500 centimètres cubes.
Orcéine.	1 gramme.
Sesquichlorure de fer liquide. . . .	25 gouttes.

On fait bouillir 5 centimètres cubes du réactif, puis on ajoute dans le liquide chaud, mais non en ébullition, de quelques gouttes à 1 centimètre cube de l'urine à examiner. En présence d'une pentose, il se produit une coloration verte.

Les pentosuries sont le plus souvent d'origine *alimentaire* ; Lépine en a constaté un cas après l'ingestion d'oignons. Elles peuvent être parfois *constitutionnelles* et donner lieu à des troubles de nutrition marqués, en général peu graves, mais touchant souvent le système nerveux.

Il est important d'en faire le diagnostic, le cas échéant, car le régime antidiabétique ordinaire est plus funeste qu'utile à ces malades.

Tableau comparatif des sucres.

SUCRES	RÉACTION DE FEHLING	POLARISATION	FERMENTATION
Glycose. .	réduit 100 volumes.	dextrogyre $\eta = +52,5$	fermente.
Lévulose..	réduit 96 volumes.	lévogyre $\eta = -91,9$	fermente.
Lactose. .	réduit 70 volumes.	dextrogyre $\eta = +52,5$	ne fermente pas.
Pentose. .	réduit très peu.	pas d'action.	ne fermente pas.

II. — PRODUITS DÉRIVÉS

1. — Acide glycuronique.

Cet acide a pour formule $COH(CHOH)^4COOH$ et dérive de la glycose par oxydation, un groupe alcool primaire se transformant en un groupe acide. Il n'existe pas à l'état libre dans l'urine, mais combiné à d'autres substances aromatiques (alcools et phénols) sous forme de dérivés éthérés. Les solutions de l'acide glycuronique conjugué et de ses sels sont lévogyres. Par contre, les solutions de l'acide glycuronique lui-même sont dextrogyres.

Recherche qualitative. — Elle est basée sur la décomposition de ses conjugués par l'ébullition avec un acide. On recherche ensuite les réactions de l'acide glycuronique qui sont semblables à celles des pentoses.

Il y a cependant aussi des réactions spécifiques :

Procédé de Grimbert. — A 20 centimètres cubes d'urine fraîchement émise, on ajoute 10 centimètres cubes d'une solution saturée à froid d'acétate mercurique. Le précipité qui se forme est séparé par filtration. A 5 centimètres cubes du liquide filtré, on ajoute 1/2 centimètre cube d'une solution alcoolique de naphto-résorcine à 1 pour 100, puis 5 centimètres cubes d'acide chlorhydrique pur. On chauffe au bain-marie bouillant pendant un quart d'heure. Après avoir refroidi le tube à l'eau courante, on ajoute 10 centimètres cubes d'éther et on agite vivement.

Quand l'urine contient de l'acide glycuronique, l'éther prend une coloration bleu violacé et donne au spectroscope une plage obscure dans la région de la raie D. La teinte de la réaction positive varie du bleu violet, réaction forte, au rouge bordeaux, réaction faible, suivant l'abondance de l'acide. Au cas de réaction négative, l'éther devient jaune brun.

La présence dans l'urine de certains corps réducteurs, en particulier de glycose, pouvant entraver la réaction ci-dessus, il est nécessaire, en cas de résultat négatif, de procéder à une deuxième épreuve de contrôle qui est la suivante (Roger):

On verse dans un tube à centrifuger 5 centimètres cubes d'urine, on ajoute 0,2 centimètre cube d'ammoniaque et 2 centimètres cubes d'extrait de Saturne, puis on remplit le tube avec de l'eau distillée additionnée de 1 pour 100 d'ammoniaque. On centrifuge, puis on lave le culot à l'eau ammoniacale à trois reprises. On délaie le précipité dans 5 centimètres cubes d'eau et on verse le mélange dans un tube ; on ajoute 1/2 centimètre cube d'une solution alcoolique de naphto-résorcine à 1 pour 100 et 5 centimètres cubes d'acide chlorhydrique pur. On chauffe pendant un quart d'heure au bain-marie bouillant. On refroidit à l'eau courante, puis on agite énergiquement avec 10 centimètres cubes d'éther.

Lorsque l'urine contient de l'acide glycuronique, l'éther prend une coloration violette ; lorsqu'elle n'en contient pas, il est légèrement teinté en rose.

Élimination provoquée. — Lorsque la recherche est négative, ce qui est surtout le cas chez les individus soumis à un jeûne prolongé ou au régime végétarien, on fera prendre au malade de 0,75 à 1 gramme de camphre et on lui donnera en même temps un aliment féculent ou sucré. Souvent, cette substance fera réapparaître l'acide glycuronique dans l'urine.

D'après H. Roger, qui l'a spécialement étudiée, la glycuronurie fournit des renseignements précieux sur l'état de la fonction glycogénique et sur l'aptitude du foie à neutraliser les poisons.

A l'état normal, on peut toujours déceler l'acide glycuronique dans l'urine, qui contient environ 0^{gr},04 de composés glycuroniques. Le régime carné l'augmente, le régime végétarien le diminue.

L'absence d'acide glycuronique, snrtout quand elle persiste après ingestion de camphre, indique de l'insuffisance hépatique.

Chez les sujets atteints de *cancer,* quel que soit l'organe atteint, on
trouverait presque toujours une diminution de la glycuronurie.

Dans la *cirrhose du foie* la glycuronurie est diminuée et s'affaiblit à
mesure que l'affection s'aggrave. P. Gautier a montré qu'elle n'est pas
modifiée alors par l'épreuve de l'ingestion de glycose.

Dans l'*ictère par rétention,* elle est au contraire augmentée.

Dans le *diabète* on trouve toujours ou une absence ou une forte diminution de la glycuronurie (Roger et Chiray). La recherche de l'acide
glycuronique permettrait, d'après P. Gautier, de distinguer le diabète
vrai des glycosuries, la réaction étant négative dans le premier cas,
positive dans le second.

Les variations d'intensité des réactions positives paraissent dépendre
surtout du régime et n'ont pas grande signification clinique.

2. — Acétone.

La recherche et le dosage de l'acétone ne se font, en clinique, que dans l'urine et les matières vomies ; sa recherche
dans le sang est trop compliquée et demande de trop grandes
quantités de liquide. Pour les vomissements, le liquide est
filtré et c'est sur le filtrat qu'on opère les réactions.

I. **Recherche qualitative.** — 1. *Recherche directe.* —
a. On prépare extemporanément une solution concentrée
(1/10) de nitroprussiate de soude dans l'eau, qui doit avoir
une coloration légèrement jaunâtre. Dans un tube à essai, on
met 3 à 4 centimètres cubes d'urine ou du liquide à examiner ;
on ajoute quelques gouttes de la solution de nitroprussiate de
soude et quelques gouttes d'une solution de potasse caustique
au 1/10e. Il se produit alors une belle couleur rouge, qui pâlit
rapidement ; cette coloration est due à la créatinine et se produit avec toutes les urines.

Sans attendre que la coloration passe au jaune, on ajoute
rapidement quelques gouttes d'acide acétique concentré : en
présence d'acétone la couleur passe au rouge-carmin.

Cette réaction est peu sensible ; elle est plus nette avec le
distillat de l'urine.

b. A 5 centimètres cubes d'urine on ajoute 0,5 à 1 centimètre cube d'acide acétique glacial, puis quelques gouttes
d'une solution concentrée fraîche de nitroprussiate de soude.
On laisse couler doucement de l'ammoniaque à la surface du
liquide de façon à avoir une superposition. En présence

d'acétone, il se forme, au bout de quelques minutes, au point de contact des deux liquides, un anneau violet.

c. 10 centimètres cubes d'urine sont fortement alcalinisés par de la soude caustique à 30 pour 100. On ajoute 10 gouttes d'une solution d'orthonitrobenzaldéhyde (1 gramme d'orthonitrobenzaldéhyde dans 10 centimètres cubes de chloroforme). On agite vivement ; en présence d'acétone, il se forme de l'indigo. En ajoutant 1 à 2 centimètres cubes de chloroforme pur et en agitant, le chloroforme se colore en bleu.

2. *Recherche après distillation.* — La réaction se fait non plus sur le liquide même, mais sur le distillat.

On distille 50 à 100 centimètres cubes du liquide à étudier, additionnés de 1 à 2 centimètres cubes d'acide phosphorique. On recueille les 8 à 10 premiers centimètres cubes qui passent à la distillation ; si le liquide contient de l'acétone, elle aura passé dans ces 8 à 10 centimètres cubes. On opère alors les recherches suivantes :

a. En ajoutant à ce distillat quelques centimètres cubes de solution de Lugol et quelques gouttes d'ammoniaque, on obtient un précipité noir, formé d'un mélange d'iodoforme et d'iodure d'azote ; ce dernier disparaît peu à peu, et il ne reste plus au fond du tube que des cristaux jaunes d'iodoforme, reconnaissables au microscope à leur forme hexagonale. Lorsque le liquide contient peu d'acétone, il faut attendre 24 heures pour la formation des cristaux.

b. A quelques centimètres cubes du distillat on ajoute une solution aqueuse d'orthonitrobenzaldéhyde, puis quelques gouttes de lessive de soude ; le liquide se colore en bleu, par suite de la formation d'indigo en présence de l'acétone.

II. **Dosage.** — Il exige des méthodes un peu compliquées.

1. Un premier procédé consiste à mélanger une solution iodo-iodurée, de titre connu, à une certaine quantité du produit de distillation de l'urine à examiner. L'acétone se combine à l'iode pour former de l'iodoforme. Il ne reste plus qu'à doser, à l'aide d'une solution titrée d'hyposulfite de soude, la quantité d'iode qui reste en liberté.

La quantité de la solution titrée nécessaire pour obtenir la décoloration du mélange donnera exactement la quantité d'acétone dans le liquide examiné.

2. Un second procédé consiste à distiller 250 centimètres cubes d'urine ; aux 20 premiers centimètres cubes obtenus on

ajoute de la soude en excès et 2 centimètres cubes de la solution iodo-iodurée de Lugol. On agite ce mélange dans un entonnoir à séparation, puis on l'additionne de 5 à 6 centimètres cubes d'éther privé d'alcool, on agite de nouveau ; il se produit de l'iodoforme, qui se dissout dans l'éther. On le décante et on l'évapore à froid dans un exsiccateur au-dessus de l'acide sulfurique dans un verre de montre taré. Quand le résidu est bien sec, on pèse. Un gramme d'iodoforme correspond à $0^{gr},147$ d'acétone.

A l'état normal, l'urine ne contient jamais d'acétone. Dans certaines conditions : alimentation carnée exclusive ou ingestion abondante de graisses, elle peut en contenir des traces. Quand elle en contient beaucoup il y a *acétonurie*.

L'acétonurie se rencontre surtout dans le diabète, conjointement avec l'acide diacétique et l'acide oxy-β-butyrique ; elle semble être sous la dépendance de troubles de la nutrition.

Le taux de l'acétone dans l'urine diabétique est d'autant plus élevé que l'état est plus grave. Dans la période précomateuse, l'urine devient moins abondante, plus colorée et prend une odeur d'acétone caractéristique ; sa teneur en sucre diminue tandis que l'acétone augmente. On en trouve alors de 4 à 6 grammes dans les 24 heures.

On peut aussi observer, surtout chez les enfants, une acétonurie dyspeptique avec état fébrile. On peut, dans ce cas, en trouver dans l'urine 8 à 10 grammes par jour. Les vomissements en contiennent autant.

On peut enfin constater une légère acétonurie, $0^{gr},50$ par litre, dans certaines maladies aiguës : éclampsie puerpérale, variole, rougeole, fièvre typhoïde, etc.

En somme, l'acétonurie serait un indice d'autophagie.

3. — Acide acétylacétique ou diacétique.

I. *Recherche qualitative.* — A quelques centimètres cubes d'urine fraîchement émise et claire, on ajoute quelques gouttes de la solution officinale de perchlorure de fer et on filtre ; s'il y a de l'acide diacétique le liquide filtré présente une belle couleur rouge-bordeaux ou rouge-violet. L'urine doit être fraîchement émise, car cet acide s'évapore très rapidement.

Après absorption d'acide salicylique, d'antipyrine, de thalline, etc., les urines donnent la même réaction. Il est facile de s'assurer qu'il s'agit de ces médicaments et non d'acide diacétique en pratiquant la réaction sur de l'urine préalablement bouillie (l'acide diacétique est décomposé par la chaleur). La coloration persiste encore avec l'urine bouillie lorsqu'il s'agit des médicaments énumérés ci-dessus.

Réaction d'Oudregowich. — A 10 centimètres cubes d'urine fraîche, on ajoute 3 gouttes d'acide acétique cristallisable et 2 gouttes de bleu de méthylène à 2 pour 100 ; il se produit une teinte bleue ou verte. On ajoute alors 4 gouttes de teinture d'iode qui colore le liquide en rouge. S'il y a de l'acide diacétique, le liquide revient en une minute à la teinte précédente. Cette réaction est plus sensible que la précédente, mais souvent imprécise.

II. **Dosage**. — Deux cas peuvent se présenter :

1° L'urine est exempte de tout médicament donnant la même réaction que l'acide diacétique avec le perchlorure de fer.

On prend deux éprouvettes de même calibre, on met dans la première 100 centimètres cubes d'urine fraîche, filtrée, traitée par 5 centimètres cubes de la solution officinale de perchlorure de fer.

Dans la deuxième éprouvette, on met 20 centimètres cubes d'une solution de 1 gramme d'éther acétylacétique dans 100 centimètres cubes d'eau distillée, et 5 centimètres cubes de la solution de perchlorure de fer. On compare la teinte des liquides dans les deux éprouvettes et on dilue la deuxième avec de l'eau distillée autant que cela est nécessaire pour obtenir l'égalité de teinte. Connaissant la quantité d'eau ajoutée, on trouve, par une simple proportion, la quantité d'acide diacétique contenue dans l'urine examinée.

2° L'urine contient, avec l'acide diacétique, des médicaments donnant la même réaction par le perchlorure de fer.

On fait une première détermination, comme il a été dit plus haut. Puis on fait bouillir, pendant quelques minutes, 100 centimètres cubes d'urine, on laisse refroidir et on ramène à 100 centimètres cubes. On fait un nouveau dosage. La différence obtenue entre le premier et le deuxième dosage donne la quantité d'acide diacétique, parce que ce dernier a été chassé de l'urine par l'ébullition, tandis que les médicaments y sont restés.

L'acide diacétique ne se trouve que dans les urines diabétiques ; sa signification clinique est importante, car sa présence, lorsqu'elle est continue et en quantité progressive, peut faire prévoir l'imminence du coma diabétique. On en trouve de grandes quantités dans les diabètes graves ; on a cité des chiffres très élevés, 26 grammes par litre d'urine avec 15 grammes d'acétone.

L'acide diacétique concourt avec l'acide oxy-β-butyrique à rendre l'urine et le sang très acides. Pour Lépine il ne semble être, avec l'acétone, qu'un des éléments du dédoublement de l'acide oxy-β-butyrique ; si ce dernier ne se dédouble plus, l'acétone et l'acide diacétique disparaissent de l'urine. Si, au contraire, il s'oxyde trop, l'acétone et l'acide diacétique augmentent. Comme pour l'acétone, son augmentation dans l'urine peut être imputée à la privation alimentaire d'hydrates de carbone (Lépine).

4. — Acide β-oxybutyrique.

I. *Recherche qualitative*. — L'acide β-oxybutyrique ne se trouve que dans les urines qui donnent la réaction de l'acide diacétique avec le perchlorure de fer.

Lorsque, dans une urine sucrée, on trouve par le dosage au Fehling un chiffre supérieur à celui du dosage polarimétrique, on doit penser à la présence d'acide β-oxybutyrique qui est lévogyre. C'est un signe de probabilité, mais non de certitude, car la lévulose peut produire le même effet, c'est-à-dire une déviation du plan de polarisation contraire à celle de la glycose.

Pour éviter la cause d'erreur de la lévulose, on détruit cette dernière en faisant fermenter l'urine par de la levure de bière ; après la fermentation, le liquide déféqué et filtré est examiné au polarimètre ; s'il continue à présenter une déviation nette à gauche, il contient de l'acide β-oxybutyrique.

L'acide glycuronique peut cependant encore induire en erreur, car il a aussi un léger pouvoir rotatoire à gauche.

II. *Dosage*. — Le dosage s'opère au polarimètre, dans un tube de 10 centimètres de long, sur le liquide obtenu comme il a été dit plus haut, après fermentation de l'urine et défécation.

La rotation à gauche du plan de polarisation de l'acide β-oxybutyrique est de 24°,12. Donc, dans les conditions énoncées ci-dessus, un liquide déviant à gauche de 1 degré le plan de polarisation contient 4,14 pour 100 d'acide β-oxybutyrique.

Un autre procédé consiste à évaporer au bain-marie, jusqu'à consistance sirupeuse, 200 centimètres cubes d'urine additionnée de carbonate de soude jusqu'à réaction légèrement alcaline. On refroidit et on ajoute : un excès d'acide phosphorique concentré, 25 grammes de sulfate de cuivre anhydre et 25 grammes de sable fin. On obtient une poudre sèche qu'on épuise par l'éther dans l'appareil de Soxhlet. L'éther est évaporé, le résidu est repris par 20 centimètres cubes d'eau ; le liquide décoloré avec du charbon animal est examiné au polarimètre.

L'acide β-oxybutyrique n'existe pas à l'état normal dans l'urine ; il se rencontre toujours en même temps que l'acétone et l'acide diacétique dans les urines diabétiques. On peut le considérer comme la cause de la présence des deux premiers. C'est sous l'influence de son dédoublement que ces deux corps apparaissent ; lorsqu'il ne se dédouble pas, l'acétone et l'acide diacétique sont peu abondants et sa proportion peut devenir très forte, jusqu'à 20 grammes pour 1 000 ; s'il se dédouble très activement, l'acétone et l'acide diacétique augmentent, sa quantité propre diminue, mais l'acidité du sang augmente, l'_acidose_ se constitue, le coma diabétique est proche.

On peut encore rencontrer l'acide β-oxybutyrique, accompagné d'acétone, dans d'autres maladies ; on en trouve de petites quantités dans la scarlatine, la rougeole, le scorbut, mais à titre exceptionnel.

TROISIÈME SECTION

PIGMENTS

I. — HÉMOGLOBINE

Sa recherche chimique, exclusivement qualitative, est utilisée pour les liquides normaux ou pathologiques de l'organisme qui n'en contiennent que des quantités très petites.

I. **Prélèvements.** — Les _liquides pathologiques_ et l'_urine_ doivent être examinés le plus vite possible après leur prélèvement : en effet, la fermentation, ou même l'évaporation, peuvent changer les résultats. Ces liquides sont soigneusement et longuement centrifugés, de manière à éloigner complètement tous les globules rouges qu'ils contiendraient en suspension. Les réactions s'effectuent sur le liquide surnageant, parfaitement clair et contenant l'hémoglobine dissoute.

Lorsqu'il s'agit de _selles_ ou de _crachats_, on en dilue quelques centimètres cubes dans de l'eau distillée, contenant 1/3 de son volume d'acide acétique ; on les triture pendant un certain temps, puis on ajoute au mélange quelques centimètres cubes d'éther, on agite doucement pour éviter la formation d'une émulsion.

On décante l'éther contenant l'hémoglobine et on le soumet aux réactions.

II. **Recherche qualitative.** — Il existe de multiples procédés.

1° *Réaction du gaïac.* — On mélange à parties égales : de la teinture de gaïac fraîche, que l'on peut obtenir extemporanément en versant sur de la résine de gaïac en poudre cinq fois son volume d'alcool absolu ; et de l'essence de térébenthine, ozonisée par vieillissement à l'air ou par agitation ; à défaut on peut utiliser de l'eau oxygénée à 12 volumes. Ce mélange doit être fait extemporanément. On le fait couler à la surface du liquide à examiner dans un tube à essai. A la limite de séparation, une partie de la résine de gaïac se précipite et forme un anneau blanc grisâtre, qui petit à petit devient jaune sale puis verdâtre. S'il existe de l'hémoglobine dissoute, la partie inférieure de cet anneau blanchâtre se colore, au plus tard au bout de 5 à 10 minutes. Il prend une teinte verte puis bleue plus ou moins intense ; selon la quantité d'hémoglobine que le liquide contient, la teinte va du bleu violet au bleu vert pâle. Si on agite le tube il se forme une émulsion entièrement colorée en bleu. Si le liquide reste trouble on peut l'éclaircir avec quelques gouttes d'alcool.

Il faut se souvenir que quelques substances végétales, la gomme arabique par exemple, peuvent donner la même réaction.

2° *Réaction de l'aloïne.* — A quelques centimètres cubes du liquide à examiner, on ajoute 1 centimètre cube d'une solution alcoolique d'aloïne à 1 pour 100. Si le liquide contient de l'hémoglobine, le mélange, agité, prend une belle coloration rouge, d'autant plus intense que le liquide contient plus d'hémoglobine.

Ces deux réactions ne sont pas très sensibles, elles sont cependant suffisantes pour les besoins de la clinique.

3° *Réaction de la benzidine.* — On a préconisé une réaction, beaucoup plus sensible que les précédentes, qui indiquerait la présence d'hémoglobine même à 1 pour 250 000. On ajoute au liquide à examiner 2 centimètres cubes d'une solution extemporanée de benzidine dans de l'alcool à 90°

concentrée à chaud et une quantité égale d'eau oxygénée
à 12 volumes. S'il existe du sang, même en quantité très
petite, le liquide prend une coloration vert foncé intense, qui
passe petit à petit au vert sombre, au bleu, puis au brun sale.

Pour la recherche de l'hémoglobine dans les fèces, on doit
procéder d'une manière différente :

On emploie une solution de 15 centigrammes de benzidine
dans 5 centimètres cubes d'acide acétique (chauffer légèrement). On mélange 1 centimètre cube de cette solution avec
dix gouttes d'eau oxygénée à 5 pour 100, puis on ajoute deux
ou trois gouttes d'une dilution de fèces obtenue en chauffant
gros comme un poids de matières dans quelques centimètres
cubes d'eau.

Si les fèces contiennent de l'hémoglobine, il se produit un
anneau bleu ou vert dans le mélange, au plus tard une minute
après sa préparation.

Cette réaction n'est pas absolument caractéristique de l'hé-
globine, elle se produit avec les sels de fer et en présence de
certains liquides de l'organisme, même lorsqu'ils ne contiennent pas de sang (salive, mucus).

4° *Réaction des phtaléines.* — a. *Réaction de la phénolphtaléine.* — On prépare le réactif suivant :

Phénolphtaléine, 2 grammes ; solution de potasse anhydre
à 20 pour 100, 100 grammes ; poudre de zinc impalpable,
10 grammes (à conserver dans un verre jaune).

A quelques centimètres cubes du liquide à examiner on
ajoute, dans un tube à essai, 2 centimètres cubes du réactif,
puis quelques gouttes d'eau oxygénée à 12 volumes. En présence d'hémoglobine dissoute, il se produit une belle coloration rouge.

Cette réaction est beaucoup plus sensible que la précédente,
mais présente les mêmes causes d'erreur ; pour les éviter,
Rivat et Mulsant substituent à l'eau oxygénée deux gouttes
d'une solution d'albuminate de manganèse, obtenue en triturant dans un mortier 0,50 de ce sel en poudre avec un peu d'eau
distillée, et en ajoutant de l'eau jusqu'à concurrence de 100
centimètres cubes ; ce réactif est plus sûr que l'eau oxygénée trop sensible à d'autres substances, mais il s'altère rapidement.

Pour employer ce réactif, il faut procéder de la manière
suivante :

1. Pour l'urine : ajouter à 20 centimètres cubes 1 à 2 gouttes d'acide acétique et 2 centimètres cubes d'éther ; laisser l'éther se séparer, puis le placer sur 2 centimètres cubes d'eau contenant deux gouttes du réactif et 1 goutte de la solution de manganèse après agitation légère, l'eau devient rose puis violet rouge.

2. Pour les selles : prélever 3 centimètres cubes de l'extrait éthéré, l'additionner de 10 centimètres cubes d'une solution de soude à 4 ou 5 pour 100, de 4 à 5 gouttes du réactif et de 2 gouttes de la solution de manganèse.

b. *Réaction de la fluorescéine.* — On remplace dans le réactif ci-dessus la phénolphtaléine par $0^{gr},25$ centigrammes de fluorescéine. Le liquide ainsi préparé doit être bouilli pendant quelques minutes pour le décolorer entièrement, puis filtré à chaud et conservé dans des flacons jaunes.

On ajoute, dans un tube à essai, 0,5 ou 1 centimètre cube de ce réactif et 3 gouttes d'eau oxygénée à 12 volumes, à 2 centimètres cubes du liquide à examiner. S'il contient du sang, il se produit immédiatement de superbes stries fluorescentes, épaisses, extrêmement nettes ; si l'on agite très légèrement le tube, le nuage fluorescent envahit le liquide tout entier et l'intensité de la réaction ne fait qu'augmenter.

Cette réaction peut déceler une proportion de $1/1\,000\,000^e$ de sang ; par contre, on l'obtient avec presque tous les liquides normaux ou pathologiques, ce qui diminue fortement sa valeur pratique.

5° *Réaction de la pyridine* (Florence). — On emploie un réactif ainsi composé :

Pyridine, 50 grammes ; alcool, 50 grammes ; chloroforme, 50 grammes ; acétate de zinc, 7,50. Ce réactif se conserve ; il n'est pas nécessaire de filtrer.

On mélange 2 ou 3 centimètres cubes du liquide à examiner avec une quantité double du réactif ; on agite sans émulsionner.

La couche inférieure devient rouge ou rouge cerise lorsque le liquide contient de l'hémoglobine ; elle devient fluorescente pour l'urobiline, peu à peu fluorescente pour l'urobilinogène, verdâtre puis fluorescente pour la biliverdine.

L'intensité de la coloration permet d'apprécier la quantité.

6° *Réaction des cristaux d'hémine.* — Pour cette réaction, on n'emploie plus le liquide surnageant après centrifugation, mais au contraire le culot. Pour les selles et les crachats, il suffit d'en prélever une parcelle.

On prend une petite quantité du culot ou de la substance à étudier qu'on dépose sur une lame de verre porte-objet ; on dessèche à une douce température et on humecte avec une goutte d'une solution à 1 pour 10 de sel marin ; on dessèche de nouveau et on recouvre d'une lamelle. On fait alors passer entre la lame et la lamelle un courant d'acide acétique cristallisable, en déposant une goutte de cet acide près du bord de la lamelle et en plaçant de l'autre côté, contre le bord opposé, un morceau de papier buvard, qui détermine le courant. On chauffe alors à 80° environ, pour faire évaporer tout l'acide acétique. Par refroidissement, lorsqu'il y a présence d'hémoglobine, il se forme des cristaux d'hémine.

Ces cristaux sont examinés au microscope : ils sont caractérisés par leur couleur, variant du rose au rouge brun et au rouge brun foncé, quelquefois presque noir, et par leur forme, rhomboïdique allongée. Ils sont quelquefois isolés, ou entrecroisés deux par deux ou en étoile. Si on a trop chauffé, les cristaux sont très petits et noirs, sans forme caractéristique.

Pour faciliter la formation des cristaux, on recommande de placer sur la lame, avant de poser la lamelle, un fil ténu ou un cheveu, sur lequel ils viennent se former. Pour conserver la préparation ainsi obtenue, il suffit de faire passer de la glycérine sous la lamelle, et de luter au baume.

Cette réaction est très sensible, mais elle est longue et minutieuse ; par contre elle a l'avantage de permettre d'opérer sur une très petite quantité de matière.

7° *Réaction de la soude.* — On verse dans une éprouvette environ 10 centimètres cubes d'urine ; on ajoute 5 gouttes de soude ou de potasse caustique et on chauffe. Il se produit un précipité floconneux, rouge brun ou rouge sang, formé de phosphates et de carbonates alcalino-terreux colorés par l'hématine. Avec de l'urine alcaline, on n'obtient souvent pas de précipité, car les phosphates et carbonates sont déjà précipités spontanément. Dans ce cas, on ajoute à l'urine examinée une égale quantité d'urine normale.

Cette réaction, très sensible, ne s'applique qu'à l'urine.

Causes d'erreur. — Certains médicaments, tels que le séné, la rhubarbe, la chrysarobine donnent la même réaction. Pour les distinguer on dissout le précipité de phosphates dans l'acide acétique : en présence de sang la solution prend une coloration rouge qui se décolore peu à peu à l'air ; en présence des médicaments ci-dessus, la coloration est jaune et vire peu à peu au violet.

La recherche chimique de l'hémoglobine est utilisée en clinique tantôt dans les cas où la couleur du liquide examiné n'indique pas la présence de sang, parce qu'il s'y trouve en trop petite quantité, tantôt lorsqu'on veut s'assurer qu'une coloration rouge ou noirâtre est bien due à la présence de sang plus ou moins altéré.

Sécrétions. — Dans les *crachats*, les réactions positives peuvent faire penser à de petites lésions pulmonaires ; dans le *suc gastrique*, à un ulcère ou à un cancer de l'estomac ; dans les *selles,* à une lésion ulcéreuse du tube digestif. Dans le cancer de l'estomac, du duodénum ou de l'intestin, par exemple, on trouve presque constamment des traces de sang, *hémorragies occultes*, provenant des ulcérations : il peut en être de même dans la fièvre typhoïde et parfois dans l'anémie pernicieuse.

Il est évident qu'un régime spécial est nécessaire pour cette recherche dans les selles, car toutes ces réactions sont également positives avec le sang provenant des viandes ingérées. De plus l'existence de parasites intestinaux, et notamment de tricocéphales (Guiart), suffit à déterminer la présence de sang ; il est donc nécessaire en pareil cas de compléter cette recherche par celle des œufs de ces parasites.

Épanchements. — Dans les ÉPANCHEMENTS pleuraux ou péritonéaux la la présence de sang en minime quantité peut faire penser à des épanchements histologiquement hémorragiques, qui, d'après Dieulafoy, seraient plus exposés que les autres à la suppuration.

Du fait que le sang est laqué ou non, c'est-à-dire que l'hémoglobine est dissoute dans le liquide, ou est encore exclusivement contenue dans les globules rouges, on peut tirer un élément de diagnostic. Si le liquide centrifugé contient de l'hémoglobine dissoute, il faut penser à un cancer (Bard) ; si, au contraire, elle est toute entière contenue dans les globules rouges, il faut songer plutôt à la tuberculose.

Urine. — L'hémoglobine peut s'y rencontrer à l'état de dissolution dans certains cas pathologiques. Dans les hémoglobinuries, paroxystiques ou symptomatiques, l'urine est rouge ou noire suivant la quantité d'hémoglobine qu'elle contient et suivant les altérations que le pigment a subies dans la vessie. En cas d'hémoglobinurie on a pu rencontrer jusqu'à 12 pour 1 000 d'hémoglobine dissoute dans les cas graves, 7 pour 1 000 dans les cas moyens.

L'hémoglobinurie essentielle s'accompagne toujours d'hémoglobinhémie, c'est-à-dire de la présence d'hémoglobine dissoute dans le sérum sanguin ; recueilli et préparé par les méthodes ordinaires, celui-ci présente alors une coloration rouge vif et donne toutes les réactions de l'hémoglobine.

On rencontre encore dans l'urine de l'hémoglobine dissoute, mais en moins grande quantité, dans les cas de néphrite épithéliale aiguë (Bard) ; la destruction des globules rouges doit tenir alors à l'existence d'une lysine particulière.

Toutes les réactions indiquées plus haut permettent, en les utilisant après centrifugation, de distinguer les cas où existe de l'hémolyse de ceux où il n'existe que des globules rouges en suspension.

La présence de globules rouges dans l'urine sans dissolution de l'hémoglobine peut tenir à un grand nombre de causes différentes.

II. — ÉLÉMENTS BILIAIRES

I. *Recherche des pigments biliaires.* — *Prélèvements.* — Lorsque les *urines* contiennent beaucoup de pigments biliaires, leur couleur, jaune brunâtre, jaune verdâtre ou verte, les fait facilement reconnaître. Lorsqu'elles en contiennent peu, les réactions destinés à les déceler peuvent encore être faites directement sur l'urine ; par contre lorsqu'il n'existe que des traces de ces pigments, il est quelquefois nécessaire de les isoler au préalable. On procède alors de la façon suivante : on acidifie 50 centimètres cubes d'urine qu'on agite avec du chloroforme, dans un entonnoir à séparation, jusqu'à ce que ce dernier ne se colore plus. On reprend le chloroforme et c'est dès lors sur lui, qui s'est chargé de tous les pigments biliaires, qu'on effectuera les réactions.

Les urines doivent toujours être examinées fraîches, les pigments biliaires se transformant à la lumière et à l'air.

Lorsqu'il s'agit du *sérum du sang*, on recueille environ 4 à 5 centimètres cubes de sang, soit par ponction veineuse, soit par ventouses scarifiées, soit simplement par piqûre du bout du doigt.

Le sang est reçu dans une petite éprouvette à fond plat, qu'on place bien bouchée dans un endroit frais. 24 heures après on recueille, à l'aide d'une pipette effilée, le sérum qui s'est formé, en ayant soin de ne pas toucher au caillot.

On peut aussi recueillir le sang dans un tube à centrifuger et centrifuger rapidement avant la coagulation. Le sérum est repris de la même manière.

Le *liquide céphalo-rachidien* est recueilli tout de suite après la ponction et centrifugé. On fait les réactions sur le liquide clair qui surnage.

On agit de même pour les liquides de *pleurésie* ou d'*ascite*.

1. **Réaction de Gmelin.** — La réaction de Gmelin est basée sur la coloration caractéristique que prend la surface de contact entre une couche d'acide azotique nitreux et un liquide conte-

nant des pigments biliaires. L'acide azotique ne doit être que très légèrement nitreux, car s'il contient trop de vapeurs nitreuses, il se fait dans l'urine une décomposition de l'urée, qui produit un dégagement gazeux nuisible à la netteté de la réaction. Il faut employer l'acide qu'on obtient en exposant simplement l'acide azotique pur à la lumière, qui ne tarde pas à le jaunir.

On peut au besoin préparer cet acide extemporanément ; on place dans un tube à essai quelques centimètres cubes d'acide azotique pur, on y jette un morceau d'allumette en bois et on fait bouillir quelques minutes. L'acide azotique à chaud attaque le bois et produit des vapeurs nitreuses. On arrête l'ébullition lorsque l'acide est suffisamment jaune. L'acide nitrique du commerce est en général suffisamment nitreux.

On peut également faire la réaction avec un mélange d'acide azotique pur et d'acide sulfurique à parties égales.

Gilbert et Herscher recommandent le mélange suivant, employé surtout pour la réaction de Gmelin dans le sérum sanguin : acide azotique pur à 36°, 200 grammes ; eau distillée, 100 grammes ; nitrate de soude, $0^{gr},05$; à conserver dans un flacon noir bien bouché.

Technique. — Dans un verre à expérience conique ou dans un tube à essai, on verse une certaine quantité, 3 à 4 centimètres cubes, d'acide azotique nitreux ou du réactif choisi, de façon à remplir le 1/3 inférieur du récipient. A l'aide d'une pipette effilée, appliquée le long de la paroi interne du tube, on laisse s'étaler sur l'acide 5 à 6 centimètres cubes du liquide à examiner. Au bout de quelques minutes, s'il existe des pigments biliaires dans le liquide examiné, on voit apparaître à la surface de contact des deux liquides des anneaux diversement colorés dans l'ordre suivant : un premier anneau inférieur, en contact direct avec l'acide ou le réactif, teinté en vert plus ou moins intense, c'est l'anneau caractéristique des pigments biliaires ; un deuxième anneau, superposé, bleu ; un troisième rougeâtre au-dessus, et enfin un quatrième jaunâtre qui n'existe que dans les urines contenant des quantités assez grandes d'indican. De tous ces anneaux colorés, un seul, le vert, est caractéristique des pigments biliaires et permet d'affirmer la présence de bile dans le liquide examiné.

Lorsque le liquide contient de l'albumine, la réaction change un peu d'aspect. Au contact de l'acide ou du réactif, il se produit trois phénomènes : 1° coagulation en masse de l'albumine ; 2° coloration jaunâtre de l'albumine, débutant à la surface de contact et remontant graduellement jusqu'au sommet du coagulum ; 3° apparition à la surface de contact d'un liséré bleuâtre, très net et caractéristique, remontant lentement tout le long du caillot d'albumine (*Réaction de Hayem*).

Gilbert et Herscher ont prouvé que cet anneau était bien dû à la présence de pigments biliaires. Il apparaît lentement; il faut l'attendre quelquefois une demi-heure.

La réaction de Gmelin est la plus simple et la plus pratique pour la recherche des pigments biliaires, soit dans l'urine, soit dans le sang. Quoiqu'elle ne soit pas d'une extrême sensibilité, elle est généralement suffisante pour les besoins de la clinique.

Causes d'erreur. — La réaction de Gmelin, lorsqu'elle est positive, indique la présence d'une assez forte proportion de pigments biliaires, 1/40 000° environ ; négative, elle ne prouve rien, car sa sensibilité n'est pas assez grande pour déceler des traces de bile.

La présence d'iode, ou d'urobiline en grande quantité, dans le liquide à examiner trouble la réaction ; elle l'empêche de se manifester, par la production d'un anneau brunâtre très coloré au point de contact du liquide et du réactif.

L'addition d'alcool ou d'éther au liquide fausse la réaction, car ces deux liquides en contact avec l'acide azotique nitreux donnent déjà à eux seuls un anneau bleu verdâtre.

2. Réaction de Trousseau. — Cette réaction ne doit se faire que sur les liquides non albumineux. Si l'urine contient de l'albumine, elle en sera débarrassée par la chaleur.

Dans un tube à essai, on verse 4 centimètres cubes d'urine filtrée, puis à sa surface, à l'aide d'une pipette effilée, on laisse s'étaler deux centimètres cubes de teinture d'iode officinale fraîche et très diluée (au dixième environ dans de l'alcool à 95 degrés). En présence de pigments biliaires, il apparaît un bel anneau vert intense au point de contact.

Cette réaction serait plus sensible que celle de Gmelin, elle ne comporterait pas de cause d'erreur.

3. Réaction de Bornano. — Le réactif est ainsi composé : nitrate de soude 20 centigrammes, acide chlorhydrique concentré 10 centimètres cubes. On ajoute 2 ou 3 gouttes de ce réactif à 2 ou 3 centimètres cubes du liquide à examiner.

Lorsque le liquide contient des pigments biliaires, il se produit une coloration vert émeraude stable. Cette réaction, très simple, présente de plus l'avantage de ne pas entraîner de précipitation de l'albumine. Nous avons constaté que l'addition de nitrate de soude à l'acide chlorhydrique n'est généralement pas nécessaire.

4. **Réaction de Salkowski.** — 20 centimètres cubes d'urine sont alcalinisés fortement par l'addition de quelques gouttes d'une solution de soude caustique. On ajoute ensuite une dizaine de gouttes d'une solution aqueuse au dixième de chlorure de calcium. On filtre pour retenir le précipité. Ce précipité est lavé à l'eau à plusieurs reprises sur l'entonnoir. On le reprend ensuite et on le fait dissoudre dans 10 centimètres cubes d'alcool contenant 5 pour 100 d'acide chlorhydrique. Le liquide ainsi obtenu est porté à l'ébullition ; s'il y a des pigments, il prend une belle couleur vert bleu ; il reste incolore s'il n'en contient pas.

La sensibilité de cette réaction est très grande, elle décèle des traces de bile. Il est du reste facile d'opérer sur de plus grandes quantités d'urine.

5. **Réaction de Grimbert.** — A 10 centimètres cubes d'urine filtrée on ajoute 5 centimètres cubes d'une solution de chlorure de baryum à 10 pour 100, on agite et on centrifuge ; le précipité qui se forme est composé de sulfates, de phosphates et de bilirubinate de baryum. Ce précipité est alors délayé dans 4 centimètres cubes d'alcool à 90 degrés, contenant 5 pour 100 de son volume d'acide chlorhydrique. On porte pendant une minute dans un bain-marie bouillant. On laisse déposer le précipité formé et on examine la couleur du liquide surnageant. Trois phénomènes peuvent être constatés suivant les cas :

1° Le liquide est incolore, cela indique qu'il n'y a pas de pigments biliaires ;

2° Le liquide a une coloration vert foncé, cela indique qu'il y a des pigments biliaires, la réaction est positive ;

3° Le liquide a une coloration brune, cela indique que la proportion de l'acide chlorhydrique dans l'alcool n'était pas suffisante pour transformer et oxyder les sels de baryum. Il suffit alors d'ajouter au liquide quelques gouttes d'eau oxygénée à 10 volumes, de chauffer à nouveau au bain-marie et la coloration verte apparaît. Si elle n'apparaît pas après l'addition d'eau oxygénée, c'est qu'il existe dans l'urine des pigments anormaux, qui ne sont pas des pigments biliaires.

Dans les liquides pathologiques où le chlorure de baryum ne donne pas un précipité assez intense, on peut faciliter cette précipitation en ajoutant quelques gouttes d'une solution de sulfate de soude au 1/10°.

L'avantage de cette réaction est d'être très sensible et de n'employer qu'un seul réactif.

6. **Réaction de Hammarsten.** — On prépare un mélange de 19 volumes d'acide chlorhydrique à 25 pour 100 et de 1 volume d'acide nitrique à 25 pour 100 ; on laisse ce mélange au repos à la lumière pendant quelques jours, jusqu'à ce qu'il ait pris une coloration jaune. Pour faire la réaction, on ajoute à 1 volume du mélange de ces acides 5 volumes d'alcool à 95°. A quelques centimètres cubes du réactif ainsi préparé, on ajoute quelques gouttes du liquide à examiner. En présence de pigments biliaires, il se produit une coloration vert émeraude.

7. **Emploi des solutions colorées.** — Nous ne citons que pour mémoire les procédés de Constantin Paul avec le violet de méthyle, de Monckton avec le bleu de méthylène et de Baudoin avec la fuchsine. Ces auteurs ont montré que des solutions très diluées de ces substances, ajoutées à des urines contenant des pigments biliaires, déterminaient un changement de couleur du mélange : avec le violet de méthyle, il prend une coloration rouge pourpre, avec le bleu de méthylène une teinte verdâtre et avec la fuchsine une couleur orangée caractéristique.

En réalité ces réactions ne sont pas dues à de véritables combinaisons, mais à de simples superpositions de couleur (Roch), car :

1° On peut employer tout autre colorant que ceux indiqués ci-dessus, pourvu qu'ils aient à peu près la même teinte : au lieu de la solution de violet de méthyle du violet de gentiane, au lieu de bleu de méthylène de la solution de Fehling, au lieu de la fuchsine de l'éosine, et on obtient les mêmes résultats.

2° Il n'est pas nécessaire de mélanger l'urine et le réactif colorant ; il suffit de plonger dans l'urine un tube à essai contenant la solution colorée. En regardant par transparence, on a le même changement de couleur.

3° Il est facile de prouver, en examinant les mélanges au spectroscope, que le changement de couleur se produit par la simple superposition des absorptions effectuées par chaque liquide isolément

4° Enfin, les urines ictériques ne sont pas seules à produire ces réactions, des urines fortement colorées suffisent ; on peut, en effet, obtenir d'aussi belles réactions avec une solution de brun de Bismarck ou de réactif picro-citrique.

II. **Recherche des acides biliaires.** — Dans l'urine, la recherche des acides biliaires ne peut se faire avec sûreté que sur les sels de ces acides, après les avoir isolés de la manière suivante (Tyson) :

On évapore à sec au bain-marie 180 à 240 centimètres cubes d'urine. Le résidu est repris par l'alcool et filtré. On ajoute au filtrat 12 à 14 volumes d'éther qui précipite les sels biliaires ; on filtre. Les sels biliaires, restés sur le filtre, sont ensuite dissous dans l'eau. La solution est décolorée par le charbon animal et soumise à la réaction suivante :

Réaction de Pettenkofer. — On place dans un verre à pied le liquide qui contient les acides biliaires, additionné de dix gouttes d'une solution de sucre au 1/5ᵉ. Puis on fait tomber un petit filet d'acide sulfurique concentré ; en même temps on agite avec une baguette de verre ; la chaleur dégagée par le mélange d'acide sulfurique et d'eau est en général suffisante pour provoquer la réaction ; si ce n'est pas le cas, on chauffe doucement au bain-marie. La coloration du mélange, d'abord violette, passe au pourpre. Si on ajoute trop d'acide, ou si on a mis trop de sucre, la couleur passe très rapidement au noir à cause de l'action de l'acide sur le sucre.

Les liquides qui contiennent de l'albumine doivent en être débarrassés, car cette substance trouble la réaction.

On peut aussi avoir recours à la méthode de Hay basée sur la tension superficielle, décrite aux *Examens physiques*.

La présence des pigments biliaires dans le *sérum sanguin* a été beaucoup étudiée ces dernières années par Gilbert et ses élèves ; ils l'ont constatée dans nombre d'états pathologiques divers et même chez des individus normaux. Ils ont décrit une sorte d'entité morbide familiale, caractérisée par la présence de pigments biliaires dans le sérum sanguin, l'état hépatique, des taches brunâtres sur les muqueuses et sur la peau, entité à laquelle ils ont donné le nom de *cholémie familiale*.

La présence de pigments biliaires dans le *liquide céphalo-rachidien* a été constatée dans des cas d'ictère grave avec somnolence (Gilbert).

La recherche spéciale des acides biliaires dans l'*urine* n'a pas d'importance clinique. Elle en a davantage pour la détermination de la nature de certains calculs biliaires à distinguer de ceux de cholestérine.

III. **Dosage des pigments biliaires.** — Gilbert et

Herscher ont décrit, pour le dosage de la biliverdine dans le *sérum sanguin,* un procédé auquel ils ont donné le nom de *cholémimétrie,* procédé basé sur la recherche de la réaction de Gmelin. Cette réaction, faite dans certaines conditions, avec leur liquide spécial (voy. p. 121), est très sensible. L'anneau bleu se produit déjà dans une solution à 1 pour 40000 de biliverdine. Il est donc facile de rechercher quelle est la dilution du sérum examiné qui donne cet anneau limite.

On a construit à cet effet de petits appareils, accompagnés des indications nécessaires, comprenant des échelles qui donnent directement la teneur en biliverdine des diverses dilutions de sérum sanguin.

Mosny et Javal ont proposé de doser les pigments biliaires contenus dans le liquide *céphalo-rachidien* par simple comparaison avec une gamme étalon obtenue par une solution titrée de chromate de potasse ou de safran.

Le chromate de potasse a l'avantage de présenter une couleur inaltérable à la lumière, mais il a l'inconvénient d'être plus verdâtre que la bile lorsque le titre de la solution dépasse 1/500ᵉ. Le safran présente, même en solution plus concentrée, une teinte tout à fait comparable à celle de la bile, mais il a l'inconvénient de s'altérer rapidement à la lumière et, de plus, sa composition chimique n'est pas définie. En partant du chromate de potasse très dilué, on peut étalonner une gamme de safran qui sert elle-même de terme de comparaison pour le liquide à examiner :

Une dilution de bile à 1/200ᵉ correspond à une solution de chromate de potasse à 1/1000ᵉ et à une solution de safran à 1/10000ᵉ.

La solution de bile à 1/8000ᵉ a une coloration si faible qu'elle constitue la limite de la teinte perceptible à l'œil.

D'après Gilbert et Herscher, le sérum sanguin normal contient toujours une certaine quantité de biliverdine, 1/36500ᵉ en concentration absolue, soit 0,081 pour 1000 de sang ou 0,027 pour 1000 de sérum.

Gilbert a trouvé dans l'ictère simple 1/6750ᵉ, dans la cholémie familiale 1/15000ᵉ, dans la cirrhose biliaire 1/3000ᵉ, dans la pneumonie 1/15000ᵉ et dans les néphrites interstitielles 1/20000ᵉ.

IV. *Simulation de l'ictère par l'ingestion d'acide picrique.* — L'acide ingéré ne s'élimine pas en nature,

mais sous forme d'acide picramique que l'on recherche de la manière suivante (Barral) :

1° La couleur de l'urine varie du rouge sang très foncé au rouge orangé faible, rouge grenadine, suivant la proportion d'acide picramique.

Ces urines ne renferment ordinairement ni bile ni sang ; elles se conservent très longtemps sans se putréfier.

2° Dans la recherche de l'albumine par superposition au moyen de l'acide nitrique, on observe une zone jaune clair au contact de l'acide.

3° L'éther acétique, agité avec de l'urine, séparé et évaporé avec de la laine blanche, la teint en cachou plus ou moins orangé.

4° Le sous-acétate de plomb produit un précipité couleur chair ou saumon, parfois très faible ; le liquide surnageant est jaune d'or faiblement orangé.

5° Le chlorure de baryum et le sulfate de zinc donnent un précipité brun clair plus ou moins orangé.

La coloration observée est-elle le fait de l'acide picrique lui-même ou toujours celui d'un ictère provoqué par le toxique, la question peut être discutée. Quoi qu'il en soit la recherche de l'acide picramique dans les urines est d'autant plus importante qu'elle est le seul signe de la simulation, l'ictère ne se différenciant par aucun caractère clinique des ictères spontanés, et l'action de l'acide picrique sur le foie pouvant provoquer la formation d'un ictère biliaire plus ou moins indépendant.

Des traces d'acide picramique peuvent être décelées dans les urines pendant trois ou quatre semaines après l'ingestion.

III. — PIGMENTS MODIFIÉS

1. — Urobiline.

La recherche de l'urobiline se fait en clinique surtout dans l'urine, le sérum sanguin et les selles.

Nous verrons plus loin les procédés spectroscopiques utilisés pour sa recherche dans l'urine et dans le sérum sanguin ; ils sont seuls employés pour ce dernier, les procédés chimiques demandant une trop grande quantité de liquide.

Le dosage de l'urobiline n'a pas grande importance, le seul fait de sa présence en quantité notable indique un état pathologique. Il n'existe pas de procédé simple de dosage chimique ; nous verrons plus tard les procédés spectroscopiques.

I. Recherche dans l'urine. — Tous les procédés chimiques de recherche de l'urobiline dans l'urine sont basés sur la propriété de ce corps de donner, lorsqu'il est en solution en présence de sels de zinc, une belle couleur dichroïque fluorescente, verte par réflexion et rose pâle par transmission.

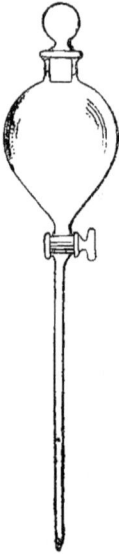

a. *Procédé rapide.* — A quelques centimètres cubes d'urine, en général 5, on ajoute 2 à 3 gouttes d'ammoniaque et un volume égal d'une solution alcoolique d'acétate de zinc à 1 pour 100. Il se forme un précipité abondant, on filtre ; s'il existe de l'urobiline en quantité notable le liquide filtré prend la couleur caractéristique.

Ce procédé simple et très rapide a l'inconvénient de ne pas être très exact, parce qu'il n'isole pas le pigment cherché et que, par suite, les autres pigments urinaires peuvent empêcher des traces d'urobiline de se manifester.

On a amélioré ce procédé en employant, au lieu d'acétate de zinc à 1 pour 100, une solution sursaturée d'acétate de zinc (10 parties d'acétate de zinc et 90 parties d'alcool absolu ; agiter le mélange avant l'emploi). Cette solution précipite à peu près totalement les pigments urinaires qui pourraient gêner la réaction.

Fig. 14. — Entonnoir à séparation.

b. Un autre procédé plus exact consiste à introduire dans un entonnoir à séparation (fig. 14) 10 à 15 centimètres cubes d'urine additionnés de 2 à 3 gouttes d'acide chlorhydrique et de 5 à 6 centimètres cubes d'éther ou de chloroforme ; on agite et on laisse reposer 24 heures. Au bout de ce temps on reprend l'éther ou le chloroforme qu'on évapore au bain-marie. Il se forme un petit dépôt rougeâtre au fond de la capsule. Ce dépôt est repris avec de l'alcool additionné d'une ou deux gouttes d'ammoniaque dans un tube à essai. On ajoute alors petit à petit une solution aqueuse concentrée de chlorure de zinc. Il se forme d'abord un trouble, qui s'éclaircit au fur et à mesure qu'on ajoute de l'alcool ; en même temps apparaît la fluorescence caractéristique.

c. *Procédé de Sahli.* — On alcalinise l'urine fortement

avec de l'ammoniaque ; on filtre et on ajoute au filtrat quelques gouttes d'une solution à 10 pour 100, aqueuse ou alcoolique, de chlorure de zinc. Il se produit alors une belle fluorescence verte.

Si l'urine ne contient que très peu d'urobiline, on l'extrait de la façon suivante : on acidifie l'urine avec de l'acide chlorhydrique, on lui ajoute le tiers de son volume d'alcool amylique dans un entonnoir à séparation, on agite et on attend. L'alcool se charge de l'urobiline et se colore en brun. On reprend l'alcool amylique, on lui ajoute quelques gouttes de la solution alcoolique d'ammoniaque à 1 pour 10 et la même quantité d'une solution alcoolique à 1 pour 100 de chlorure de zinc. La fluorescence apparaît.

d. *Procédé de Denigès.* — A 20 centimètres cubes d'urine, on ajoute 10 centimètres cubes du réactif suivant : oxyde mercurique, 5 grammes ; acide sulfurique, 20 grammes; eau, 100 grammes. On agite, on laisse reposer quelques minutes, on filtre ; le filtrat ne contient plus que l'urobiline, tous les autres pigments ayant été précipités.

On ajoute la solution de chlorure de zinc et la fluorescence apparaît. On peut aussi examiner le filtrat au spectroscope.

e. *Procédé de Gilbert et Herscher.* — A 50 centimètres cubes d'urine, on ajoute 4 gouttes d'acide chlorhydrique et 5 centimètres cubes de chloroforme, on agite, on laisse reposer quelques minutes, on décante le chloroforme, auquel on ajoute une égale quantité du réactif suivant : acétate de zinc, 0^{gr},10 ; alcool à 95°, 100 grammes. La fluorescence apparaît.

De tous ces procédés, les premiers sont suffisants pour les besoins de la clinique ; pour des recherches spéciales et très exactes les deux derniers sont plus précis.

Cause d'erreur. — Il faut se souvenir que l'urobiline peut exister dans l'urine sous forme de chromogène. Si donc la recherche a été négative par un de ces procédés, il est bon de refaire l'expérience après avoir transformé en urobiline le chromogène que l'urine peut contenir ; pour cela il suffit d'additionner l'urine de quelques gouttes de la solution iodo-iodurée de Lugol ou d'acide chlorhydrique.

II. **Recherche dans les selles.** — a. On mélange dans un verre de montre une parcelle de selle fraîche avec une solution aqueuse concentrée de sublimé ; on laisse reposer 24 heures. On prélève une goutte du dépôt au fond du verre et on l'exa-

mine au microscope. Les parties contenant de l'urobiline sont
colorées soit en rose, soit en rose rouge ; celles qui contiennent
de la biliverdine sont vertes.

b. On agite une petite quantité de selles fraîches avec de
l'alcool additionné de quelques gouttes d'acide sulfurique, on
filtre et on concentre en chauffant à 45 ou 50°. On mélange à
un volume égal d'eau, on agite avec du chloroforme dans un
entonnoir à séparation. On reprend le chloroforme, on lui
ajoute de l'alcool et de la solution de chlorure de zinc comme
pour l'urine ; la fluorescence apparaît si les selles contiennent
de l'urobiline.

c. On agite les selles avec de l'eau et de l'acide sulfurique
à 2 pour 1 000. On précipite par addition d'une solution concentrée de sulfate d'ammoniaque. On reprend le précipité par
l'alcool sulfurique et on fait la réaction avec le chlorure de
zinc. On élimine ainsi tous les autres pigments des selles.

III. Recherche dans le sang et dans les sérosités. —
Procédé de Grigaut. — 10 à 20 centimètres cubes de sérum
frais (obtenu par ponction veineuse ou par ventouses scarifiées) sont étendus de leur volume d'eau distillée et additionnés de 5 à 10 centimètres cubes du réactif suivant :
perchlorure de fer officinal, 5 gouttes ; acide acétique à 1/10,
20 centimètres cubes ; eau distillée, 80 centimètres cubes.

Le mélange saturé de sulfate de soude est porté à l'ébullition dans une capsule de porcelaine et agité de temps à autre.
Par filtration dans une ampoule à robinet, l'urobiline passe
dans le liquide. Au filtrat refroidi on ajoute 4 centimètres
cubes de chloroforme thymolé à 15 pour 100. Après légère
agitation, le chloroforme se sépare et est passé sur un petit
tampon de coton hydrophile et reçu dans un tube à essai ; on
l'additionne de quelques gouttes dé la solution suivante :
acétate de zinc, 1 gramme ; acide acétique, 1 gramme ; alcool
absolu, 500 centimètres cubes. Il ne reste plus qu'à rechercher la fluorescence.

La même technique est applicable à toutes les sérosités et
au liquide céphalo-rachidien. Quand on dispose de plus de
20 centimètres cubes de sérosité, on a avantage à ne pas
diluer le liquide.

Urine. — À l'état normal, l'urine contient toujours des traces d'urobiline ou de son chromogène. Une exagération manifeste et continue
de sa quantité a seule une valeur clinique.

Cette exagération peut provenir de deux causes différentes :

L'une est la transformation du pigment sanguin en voie d'élimination ; on trouve toujours, en effet, de l'urobilinurie après les grandes hémorragies, sur- tout lorsque celles-ci se sont produites dans une cavité close où le sang épanché a séjourné longtemps ;

L'autre est la conséquence de troubles hépatiques. Pour quelques auteurs, notamment pour Hayem, l'urobiline est le pigment du foie malade. Par contre, d'après Gilbert, l'urobiline peut se former au niveau de la substance médullaire du rein, aux dépens de la biliverdine contenue dans le sérum sanguin. Pour lui il n'y aurait jamais d'urobilinurie sans présence de pigments biliaires dans le sérum sanguin et, s'il n'y a pas d'urobiline dans l'urine, lorsqu'il existe une quantité marquée de biliverdine dans le sérum, c'est qu'il existe une altération rénale.

D'après cette manière de voir, la présence d'urobiline dans le sérum sanguin serait seule l'indice d'une altération du foie, sa présence dans l'urine ne serait qu'un indice de plus de cholémie.

Selles. — La présence d'urobiline dans les selles indique toujours des troubles digestifs.

2. — Cholestérine.

La cholestérine se rencontre à l'état normal dans les centres nerveux et dans le sérum sanguin.

A l'état pathologique elle se trouve dans quelques épanchements, dans le liquide de certains kystes dermoïdes, dans les urines chyleuses ; elle forme certains calculs hépatiques.

1. Recherche microscopique. — Au microscope, la cholestérine se présente sous forme de cristaux caractéristiques, ayant la forme de tablettes rhombiques très minces, très transparentes et reconnaissables à leurs angles brisés (voy. fig. 76).

2. Recherche chimique. — Le liquide à examiner est débarrassé de son albumine et évaporé. Le résidu est épuisé par l'éther. On l'évapore et le résidu est repris avec un mélange d'alcool-éther ; par évaporation il se dépose des cristaux caractéristiques de cholestérine.

Pour les identifier, on les fait dissoudre dans une petite quantité de chloroforme, auquel on ajoute ensuite quelques gouttes d'acide sulfurique pur. En présence de cholestérine, le mélange prend une coloration rouge sang, qui peu à peu passe au violet, au bleu, puis au vert et disparaît.

3. Dosage. — Il s'effectue soit par pesée, soit par procédé colorimétrique (voir aux *Examens physiques*). Le dosage par pesée exige une prise d'essai plus importante que l'évaluation colorimétrique ; il s'applique plus spécialement à la recherche de la cholestérine dans les organes.

Grigaut a donné à cet effet le procédé suivant : dans une capsule en verre, on place 5 à 10 grammes de tissu frais et 50 centimètres cubes d'une solution aqueuse de soude à 20 pour 100, puis on porte au bain-marie bouillant pendant 3 heures en recouvrant le tout d'une cloche tubulée et en remuant de temps en temps le mélange au moyen d'un agitateur. Le liquide est ensuite épuisé par l'éther ; à cet effet on introduit dans le flacon 60 centimètres cubes d'éther, on agite vigoureusement quelques secondes, puis on transvase, dans une ampoule à décantation, l'éther qui s'est rapidement rassemblé. Cette opération est renouvelée une seconde fois en reprenant le liquide aqueux résiduel par 30 centimètres cubes de nouvel éther.

Les solutions éthérées, évaporées dans une capsule, laissent comme résidu la cholestérine qui doit être débarrassée des nombreuses impuretés qui l'accompagnent.

Dans ce but, le produit est repris par l'alcool, auquel on ajoute 1 centimètre cube de la solution alcoolique de soude à 1 pour 100 ; on évapore de nouveau au bain-marie et on achève la dessiccation en portant la capsule à l'étuve à 100 degrés pendant une demi-heure. Le résidu sec est alors épuisé par l'éther de pétrole en versant ce liquide dans la capsule encore chaude et en remuant à l'aide d'un agitateur. On réitère cette opération après décantation et les solutions éthérées, filtrées sur amiante, sont recueillies dans un vase taré et évaporées ; on dessèche à 100 degrés jusqu'à poids constant et on pèse.

Cette technique s'applique au sérum sanguin, en prélevant 20 à 30 centimètres cubes de ce liquide, et en l'additionnant de 4 à 6 grammes de soude en plaques pour se mettre dans les mêmes conditions que précédemment.

3. — Indol et sactol.

La recherche de ces substances ne s'opère en clinique que dans l'urine. On a cité cependant quelques cas où elles existaient dans la sueur. On trouve presque toujours le scatol en même temps que l'indol, dont il n'est du reste qu'un degré plus élevé d'oxydation.

I. **Recherche qualitative.** — Les procédés pour recher-cher l'indol et le scatol sont très nombreux ; on peut les diviser en deux classes : ceux qui donnent une coloration bleue et ceux qui donnent une coloration rouge.

1. *Coloration bleue.* — Ces procédés sont nombreux, les principaux sont les suivants :

1° On verse, dans une éprouvette, 20 centimètres cubes d'urine et le même volume d'acide chlorhydrique, on ajoute 4 à 5 centimètres cubes de chloroforme et 2 à 3 gouttes de la solution d'hypochlorite de soude (eau de Javel) ou, à défaut, 6 centimètres cubes d'eau oxygénée à 12 volumes. On agite, en retournant plusieurs fois l'éprouvette fermée avec le pouce ; on laisse reposer.

Si l'urine renferme de l'indol, le chloroforme qui se dépose au fond du tube est coloré en bleu d'autant plus intense que la richesse en indol est plus grande. Si l'urine contient aussi du scatol, le liquide qui surnage au-dessus de la couche bleue prend une coloration rouge brunâtre. Il ne faut pas ajouter une trop grande quantité d'hypochlorite de soude, car il se produirait une oxydation trop forte qui transformerait l'indol en une combinaison incolore.

La présence d'iode dans l'urine, communiquant dans ces conditions au chloroforme une couleur rouge, empêche de voir la coloration bleue de l'indol. Pour éviter cet inconvénient il suffit de laisser tomber dans l'éprouvette quelques petits cristaux d'hyposulfite de soude, qui décolorent l'iode et per-mettent de voir la couleur bleue de l'indigo pendant la réac-tion.

2° La réaction suivante évite plus sûrement le danger de suroxydation : on mélange 10 centimètres cubes d'urine et 2 centimètres cubes d'une solution d'acétate neutre de plomb. On filtre et on ajoute au filtrat un volume égal d'acide chlorhydrique fumant, contenant 4 grammes de sesquichlo-rure de fer liquide par litre. On agite le mélange. Au bout d'une ou deux minutes, on peut extraire l'indol par le chloroforme qui se colore en bleu.

3° On fait bouillir quelques centimètres cubes d'urine dans un volume égal d'acide chlorhydrique, on ajoute par petites quantités du chlorure de chaux ; puis, après refroidissement, on agite avec du chloroforme, que l'indol colore en bleu.

4° On ajoute 3 à 4 gouttes d'acide chlorhydrique à l'urine

dans un tube à essai ; on mélange ; après une heure de contact, le liquide prend une coloration mauve violet, plus ou moins intense.

5° A 20 centimètres cubes d'urine filtrée on ajoute 5 à 6 gouttes d'acide sulfurique, 5 centimètres cubes de chloroforme et 5 centimètres cubes d'une solution de sulfate de fer à 1/10. On agite. Le chloroforme se dépose coloré en bleu.

6° Dans un tube à essai on verse parties égales d'acide azotique et d'acide sulfurique ; à l'aide d'une pipette, on fait couler à la surface 1 centimètre cube d'urine. S'il existe de l'indican, on voit apparaître, à la surface de séparation, un bel anneau bleu acier.

2. *Coloration rouge.* — Nous ne citerons que deux procédés :

1° A quelques centimètres cubes d'urine on ajoute 1 centimètre cube d'alcool et quelques gouttes d'acide azotique concentré, il se produit immédiatement une belle coloration rouge foncé s'il existe de l'indol ou du scatol dans l'urine.

2° Dans un tube à essai, on fait bouillir quelques centimètres cubes d'urine, on ajoute goutte à goutte pendant l'ébullition de l'acide azotique ; s'il y a de l'indol le liquide prend une coloration rouge de plus en plus foncée, jusqu'à devenir rouge bourgogne. Par contre, l'écume qui se produit par l'ébullition est colorée en rouge violet.

II. **Dosage.** — D'après l'intensité des réactions précédentes, on peut estimer l'abondance de l'indican dans l'urine. Cette évaluation est très suffisante pour les besoins de la clinique. Pour des recherches plus exactes, on peut employer les méthodes colorimétriques ou procéder par pesées.

Pour cela, on place, dans un entonnoir à séparation, 20 centimètres cubes d'urine, additionnés du même volume d'acide chlorhydrique ; on ajoute 3 à 6 gouttes d'une solution aqueuse concentrée de chlorure de chaux, fraîchement préparée, et quelques centimètres cubes de chloroforme. On agite et on laisse reposer. On décante le chloroforme, on en ajoute de nouveau, on agite et on décante, et ainsi de suite jusqu'à ce que le chloroforme ne se colore plus en bleu.

Toutes les quantités de chloroforme bleu sont alors réunies et agitées avec un mélange à parties égales d'alcool et d'éther, l'indican s'y dissout ; on reprend l'alcool-éther, on l'évapore à froid dans une capsule tarée et on pèse le résidu.

L'indican existe en petite quantité dans l'urine normale.

Sa présence en quantité plus considérable indique une exagération des processus de putréfaction dans l'intestin grêle. La présence de scatol indiquerait plutôt une stase ou une obstruction de l'écoulement des matières fécales dans le gros intestin. On a même tenté de se baser sur leur présence ou leur abondance pour régler les régimes à suivre.

L'augmentation de l'indican serait aussi un signe d'insuffisance hépatique en révélant un défaut de désinfection de l'intestin par la bile.

L'indican est également augmenté par les autolyses cellulaires exagérées, dans les diabètes graves, dans les grandes suppurations.

Dans des cas de troubles gastro-intestinaux graves, on aurait même trouvé de l'indol dans la *sueur* (Amann).

La présence d'indol dans certaines cultures microbiennes a été donnée comme un signe distinctif de quelques espèces. Ainsi les cultures de bactérium coli en bouillon peptoné donnent de l'indol, tandis que celles du bacille de la fièvre typhoïde n'en donnent pas.

4. — Phénols.

I. *Recherche qualitative.* — Amann a proposé l'emploi des réactions suivantes :

On met 60 centimètres cubes du liquide à examiner dans un matras, avec 2 à 3 centimètres cubes d'acide sulfurique ; on distille sur feu doux ; les 30 premiers centimètres cubes qu'on recueille renferment tous les phénols que contenait le liquide.

1° Aux 30 centimètres cubes du distillat on ajoute 20 centimètres cubes d'eau et 20 gouttes du réactif de Millon, préparé en traitant du mercure, entre 50° et 60°, avec son poids d'acide azotique concentré et en étendant la liqueur obtenue avec le double de son volume d'eau. On chauffe jusqu'à ébullition. On refroidit et on filtre ; la couleur obtenue est rouge cerise s'il existe des phénols, plus ou moins intense suivant leur quantité.

2° On emploie l'acide diazobenzolsulfonique, en procédant ainsi : le distillat refroidi est dilué de 20 centimètres cubes d'eau et additionné de quelques gouttes d'une solution saturée de carbonate de soude chimiquement pur et de 3 centimètres cubes d'une solution aqueuse à 2 pour 100 d'acide diazobenzolsulfonique. En présence de phénols il se produit une coloration rouge.

II. *Dosage.* — On peut faire le dosage colorimétrique par le second procédé avec des étalons préparés d'avance.

La présence des phénols dans l'urine aurait une importance pour la mesure des auto-intoxications gastro-intestinales (Combe).

5. — Alcaptonurie.

L'alcaptonurie est caractérisée par le fait que l'urine, émise de couleur normale, commence à changer de teinte peu de temps après son émission, acquérant une couleur brune ou même noire par la suite.

Ce changement de couleur apparaît d'abord dans les couches superficielles en contact avec l'air ; l'urine ne brunit pas quand elle est tout à fait à l'abri de l'air. La coloration se produit intensément et brusquement quand on l'alcalinise.

L'urine a des propriétés fortement réductrices : elle réduit les liqueurs cupro-classiques, mais ne donne pas la réaction avec les sels de bismuth. Elle réduit à froid la solution ammoniacale de nitrate d'argent. Lorsqu'on ajoute à l'urine une goutte de perchlorure de fer, il se produit une coloration verte qui disparaît aussitôt, mais reparaît par une nouvelle addition de perchlorure. Le réactif de Millon produit un précipité jaune qui passe rapidement à l'orange ; en chauffant, il devient rouge-brique.

L'alcaptonurie est en rapport avec la présence dans l'urine de l'acide homogentinisique ou hydroquinone-acétique. Cet acide donne avec les sels de plomb des cristaux caractéristiques d'homogentinisate de plomb.

La réaction est due à la présence dans les urines des produits d'oxydation de corps de la série aromatique provenant de l'alimentation ou de l'autolyse des substances albuminoïdes du corps. L'albumine se décompose dans l'organisme en acides amino-aromatiques (surtout la phénylalamine et la tyrosine) d'où dérive l'acide homogentinisique.

L'alcaptonurie est une affection fort rare ; elle s'observe souvent chez les membres d'une même famille ; elle paraît être héréditaire ; elle peut durer toute la vie sans s'accompagner d'autres troubles.

Elle peut être rapprochée de la *cystinurie*, celle-ci provenant de la combustion incomplète des acides aminés, qui se rattache aussi à des troubles de désassimilation des albuminoïdes.

On a voulu rapprocher l'alcaptonurie de l'affection décrite sous le nom d'ochronose (pigmentation des cartilages) ; mais la preuve de la concordance des deux affections n'est pas encore faite.

§V. — TOXINES URINAIRES INDÉTERMINÉES

1. — Diazoréaction.

Cette réaction a été proposée par Ehrlich, ainsi que les deux suivantes.

Réactifs. — On prépare les deux réactifs suivants :

Solution A : eau distillée, 200 grammes; acide chlorhydrique, 10 grammes; acide sulfanilique chimiquement pur, 1 gramme.

Solution B : eau distillée, 100 grammes ; nitrite de soude, 1 gramme.

Cette solution doit être très exactement préparée, car une solution trop faible ou trop forte changerait le résultat de la réaction. Il faut se rappeler que le nitrite de sodium du commerce ne contient souvent que 30 pour 100 de nitrite.

Lorsqu'on a plusieurs réactions à faire à la suite, on peut mélanger 50 volumes de la solution A à 1 volume de la solution B, pour avoir le réactif tout préparé ; mais lorsqu'on ne fait que de rares réactions, à intervalles éloignés, il est préférable de conserver les solutions séparées et de ne les mélanger qu'au moment même.

Technique. — A 10 centimètres cubes d'urine, ajouter 10 centimètres cubes de solution A + deux gouttes de solution B. Agiter ensuite, puis ajouter quelques gouttes d'ammoniaque.

Lorsque la réaction est positive, le mélange prend une belle coloration rouge, qui se communique à l'écume quand on agite vivement le liquide ; de plus en laissant déposer le mélange pendant 24 heures, on constate un dépôt plus ou moins abondant, dont la totalité ou seulement la couche supérieure est colorée en vert.

Ces trois phénomènes doivent être pris également en considération dans cette réaction.

1° **Coloration du liquide.** — La coloration rouge du mélange d'urine et de réactif, qui constitue la diazoréaction, ne se produit que par l'addition de l'ammoniaque. Si on a la précaution d'ajouter l'ammoniaque doucement, goutte à goutte, de sorte qu'elle ne se mélange au liquide examiné que dans une zone étroite, on constate au point de contact des deux liquides une bande rouge ; en agitant le tout, le liquide tout entier devient rouge.

Le rouge peut être de teintes variables allant du rouge écarlate jusqu'au rouge vermillon et au rouge orangé. On peut distinguer 4 variétés de teintes :

a. R. 3, teinte rouge écarlate, parfois bordeaux ;

b. R. 2, intermédiaire entre *a* et *c* ;

c. R. 1, teinte rouge vermillon ;

d. R. μ, teinte rouge orangé.

La réaction n'est positive que lorsqu'on obtient une de ces teintes ; lorsque la coloration est orangée, brune ou jaune, ce qui est le cas dans les urines normales, la réaction est négative.

La réaction R. μ est quelquefois difficile à distinguer de la réaction orangée ; il faut l'examiner à la lumière réfléchie, la couleur rouge se voit alors plus facilement. Cette teinte ne peut être considérée comme positive que lorsqu'elle se présente quelques jours avant ou après les autres teintes. La coloration du liquide est d'ailleurs moins importante que celle de l'écume.

2° **Coloration de l'écume.** — Lorsque la réaction est positive, l'écume formée par l'agitation du tube prend toujours une coloration rouge plus ou moins intense. Ce seul fait suffit pour déclarer la réaction positive. Les urines normales donnent une écume blanchâtre ou légèrement jaunâtre. La moindre coloration rose de l'écume est un signe suffisant pour affirmer que la diazoréaction est positive, même si, ce qui est rare, la coloration du liquide n'est pas très caractéristique.

La coloration de l'écume est souvent, d'ailleurs, beaucoup plus facile à constater que celle du liquide puisqu'elle se manifeste sur un fond blanc, tandis que celle du liquide se trouve mélangée au jaune de l'urine.

3° **Coloration du dépôt.** — Après 24 heures, dans les urines normales, le dépôt est blanchâtre, légèrement jaunâtre ; lorsque la réaction est positive, tout ou partie du dépôt est coloré en vert ou en noir violacé. On peut distinguer dans l'intensité de coloration de ce dépôt 4 degrés.

a. D. 3, coloration verte envahissant tout le dépôt ;

b. D. 2, coloration limitée au 1/3 environ du dépôt ;

c. D. 1, coloration n'occupant qu'une mince couche à la surface du dépôt ;

d. D. μ, coloration ne portant que sur de petits amas disséminés à la surface du dépôt.

Le plus important et le plus certain des trois phénomènes

caractéristiques d'une réaction positive est assurément la coloration de l'écume. Cependant, dans les cas douteux, avec une coloration orangée de l'écume par exemple, l'examen du dépôt après 24 heures est utile pour lever tous les doutes.

Causes d'erreur. — La coloration noire ou violette du dépôt peut être due à des impuretés, ou au mélange avec la couleur verte d'un dépôt rouge d'urines normales.

Dans quelques cas l'écume a une coloration brunâtre, en même temps le mélange est coloré en brun. Ces pseudo-colorations semblent tenir à un réactif de nitrite de soude trop concentré ou à de l'acide sulfanilique cristallisé impur. Il est bon, pour les éviter, de faire renouveler souvent, surtout en été, la solution B et de ne se servir que d'acide sulfanilique chimiquement pur.

La naphtaline et la créosote absorbées par les malades donnent à leurs urines une diazoréaction positive. Il faut donc s'assurer que le patient n'en a pas fait usage.

La diazoréaction ne correspond pas à la présence d'un corps défini dans l'urine. Elle n'est jamais positive dans les urines normales.

A l'état pathologique, c'est dans la *fièvre typhoïde* qu'on la trouve le plus souvent positive ; elle y est presque constante, puisqu'elle existe dans 97 pour 100 des cas. Elle apparaît du deuxième au septième jour ; elle a une marche progressive, augmentant journellement d'intensité et atteignant son maximum pendant la deuxième semaine ; elle disparaît au cours de la troisième semaine et réapparaît pendant les rechutes. L'augmentation et la diminution de l'intensité de la réaction se font régulièrement, sans à-coup. Plus la réaction est intense et prolongée plus l'infection typhique serait grave.

La diazoréaction est positive aussi dans plusieurs formes de *tuberculose*. Elle est presque constante dans la granulie, les poussées granuliques discrètes et presque toutes les poussées aiguës, mais elle manque dans les formes chroniques. Une réaction positive, constatée pendant plusieurs jours chez un malade apyrétique, doit faire penser à la tuberculose. Son apparition serait donc d'un fâcheux pronostic.

La diazoréaction est encore positive quelquefois dans certains cas de rougeole, d'érysipèle, de diphtérie et de pneumonie. Dans ces maladies, l'apparition de la réaction doit être considérée comme un symptôme défavorable.

2. — Réaction jaune.

Lorsqu'on mélange à l'urine le réactif d'Ehrlich ci-dessus indiqué, il se produit quelquefois une coloration jaune avant d'ajouter l'ammoniaque. L'addition d'ammoniaque rend cette couleur jaune plus claire.

3. — Aldéhyde-réaction.

Réactif. — On prépare une solution à 2 pour 100 de diméthylamidobenzaldéhyde dans un mélange à parties égales d'acide chlorhydrique et d'eau. Avec de l'aniline, ce réactif doit donner une belle couleur rouge foncé.

Technique. — A quelques centimètres cubes d'urine fraîchement émise, on ajoute quelques gouttes de ce réactif; si la réaction est positive, l'urine prend immédiatement une belle coloration rouge foncé plus ou moins intense. L'urine doit être fraîchement émise, car la substance qui donne la réaction est très volatile et disparaît en quelques heures. En chauffant légèrement une urine ne donnant pas la réaction, on obtient souvent une petite coloration rose. La présence de phénols ou de créosote dans l'urine rend la réaction positive.

La réaction positive se trouve toujours dans des urines à densité augmentée. Elle existe souvent à l'entrée des malades à l'hôpital et disparaît très rapidement.

Cette réaction est toujours négative dans les urines normales; elle n'existe que dans les cas où il y a des troubles digestifs marqués; elle n'est cependant pas en relation avec la présence d'indol ou de scatol.

Si son exactitude est confirmée, elle pourrait donc être utilisée pour dépister les intoxications gastro-intestinales puisqu'elle n'existe qu'à l'état pathologique. Sa présence et son intensité renseigneraient sur l'existence et l'importance des troubles digestifs.

Nous avons trouvé cette réaction très positive dans des cas où l'urine contenait beaucoup d'urobiline, mais toutes les urobilinuries ne la donnent pas. D'après les travaux récents, elle serait une réaction de l'urobilinogène.

4. — Réaction du permanganate de potasse.

Cette réaction a été proposée par Moriz Weiss.

L'urine doit être aussi fraîche que possible. On remplit d'urine un tube à essai jusqu'au tiers de sa hauteur. On ajoute de l'eau jusqu'à le remplir complètement; on agite et on verse la moitié du contenu du tube dans une autre éprouvette qui servira de témoin. On laisse tomber dans le premier tube trois gouttes d'une solution de permanganate de potasse à 1 pour 1 000 dans l'eau distillée.

Lorsque la réaction est *positive*, l'urine prend à sa partie supérieure, dans la région où est tombée la solution de permanganate, une coloration jaune d'or qui persiste, en diminuant un peu, lorsqu'on agite l'éprouvette.

Quand la réaction est négative, le permanganate donne à l'urine une coloration légèrement brunâtre.

En cas de doute, on peut ajouter encore à l'urine de 3 à 7 gouttes de la solution de permanganate.

Causes d'erreur. — L'urine des malades qui prennent de la cryogénine donne souvent une réaction positive.

Cette réaction n'est pas spécifique. Dans la tuberculose elle est positive, surtout lorsque la maladie a une marche aiguë. Elle aurait donc plus d'importance pour le pronostic que pour le diagnostic

---

QUATRIÈME SECTION

FERMENTS DU SANG

---

1. — Fibrin-ferment.

On décrit sous le nom de **fibrin-ferment**, de **thrombine** ou de **plasmase**, le ferment du sang sous l'influence duquel se fait la coagulation. Ce ferment est soluble et agit sur le fibrinogène du plasma pour le transformer en fibrine.

Pour qu'un liquide se coagule, il ne suffit pas en effet qu'il contienne du fibrinogène ; s'il ne contient pas aussi une trace de fibrin-ferment, il ne se coagule pas.

La plasmase n'existe ni dans les globules rouges, ni dans le plasma ; elle semble provenir des globules blancs seuls.

Elle a la propriété de faire coaguler instantanément tous les liquides qui contiennent du fibrinogène, et cela à dose infinitésimale. Son action ne peut se produire qu'en présence de sels de chaux ; à leur défaut la coagulation n'a pas lieu.

Préparation. — On peut préparer ce ferment en précipi-

tant un volume de sérum sanguin par 20 volumes d'alcool a
95 degrés ; on laisse en contact plusieurs jours, on renouvelle
l'alcool et on l'abandonne pendant cinq à six semaines. Le
résidu est desséché dans le vide à la température ordinaire
puis pulvérisé ; traité ensuite par l'eau il lui cède le ferment.
Le liquide ainsi obtenu possède la propriété de faire coaguler
les liquides de transsudats qui, tout en contenant du fibrogène,
ne sont pas spontanément coagulables.

Certains sels et certaines substances ont la propriété de
s'opposer à l'action de la plasmase, ce sont, par exemple, les
oxalates alcalins (à 1 pour 100) ou les fluorures solubles (à 2 pour
100), qui empêchent la coagulation en précipitant les sels de
chaux.

L'*extrait de têtes de sangsues* entrave également la coagulation, il contient une **thrombase** ou antifibrin-ferment.

Dans le sang circulant, il doit exister des thrombases, chargées de
s'opposer à l'action du fibrin-ferment développé par les globules blancs ;
ces thrombases, qui se détruisent constamment dans l'organisme, paraissent être sécrétées par le foie.

Dans ces conditions, si, pour une raison ou pour une autre, la production de plasmase prend, dans certains états pathologiques, une prépondérance plus grande que la production de thrombase, il peut se
produire des coagulations dans les vaisseaux, pour peu que ceux-ci
présentent quelque altération. Dans certaines maladies aiguës, le rhumatisme articulaire aigu, notamment, la production de fibrin-ferment
est très augmentée, la coagulation se fait très rapidement.

Au contraire, si la production de thrombase prend une extension
trop grande, le sang se coagule difficilement et on peut voir des hémorragies se produire (purpuras, ecchymoses, épistaxis) ; c'est ce qui arrive
dans certains affections hépatiques.

On peut baser sur ces signes le *fibrino-diagnostic,* dont nous verrons
plus tard la valeur.

2. — Catalase.

La catalase est un ferment oxydant, ou **oxydase**, capable de
décomposer le peroxyde d'hydrogène H^2O^2 en mettant en
liberté de l'oxygène. Ce ferment a pu être extrait de certains
organes d'animaux et étudié à part. Il présente toutes les
propriétés d'un véritable ferment. Il existe à l'état normal
dans presque tous les organes et est constant dans le sang.

Son étude physiologique a été faite par Battelli.

Technique. — 5 centimètres cubes du liquide à examiner

(sang, urine, sérosité), ou du résidu de broyage avec du sable d'un certain poids d'organe, sont placés dans un flacon fermé par un bouchon à deux ouvertures : l'une portant un tube descendant jusqu'au milieu du flacon ; l'autre un tube s'arrêtant à sa partie supérieure. Le tube long est en communication avec une burette de Mohr, contenant une solution à 1 pour 100 de peroxyde d'hydrogène. L'autre tube est relié par un tube de caoutchouc à un eudiomètre, formé d'un tube gradué plein d'eau. L'oxygène dégagé dans le flacon arrive dans le tube retourné et en chasse l'eau.

On commence par introduire dans le flacon, où se trouve le liquide à examiner, 30 centimètres cubes de la solution de H^2O^2 au moyen de la burette de Mohr ; puis on agite aussi longtemps qu'il se produit un dégagement de gaz. On mesure alors sur le tube gradué de l'eudiomètre la quantité de gaz dégagé, et on rapporte au poids ou au centimètre cube de substance examinée le nombre de centimètres cubes de gaz qui ont été dégagés.

La *préparation* de la catalase décrite par Battelli est trop compliquée pour prendre place ici.

Battelli et Stern ont montré que le sang et certains extraits d'organes contenaient une substance empêchante de l'action de la catalase, à laquelle ils ont donné le nom d'**anticatalase**.

Toutes ces recherches ont été effectuées surtout chez les animaux. Pour l'urine seule on a fait quelques recherches chez l'homme. D'après ces expériences il semble que la présence de la catalase dans l'urine dépende des éléments cellulaires qu'elle contient: globules de sang, de pus, cylindres. Elle se montre d'autant plus abondante que ces éléments sont plus nombreux.

A l'état physiologique la recherche de la catalase dans l'urine, suivant le procédé ci-dessus, donne pour 10 centimètres cubes d'urine 4 à 5 centimètres cubes d'oxygène dégagés en 10 minutes ; dans les néphrites épithéliales, avec de nombreux cylindres, cette quantité peut monter dans les mêmes conditions à 38 centimètres cubes.

La catalase passe des éléments figurés dans l'urine et ne peut en être séparée même par filtration. L'albumine urinaire, après l'exclusion des cellules, ne contient point de catalase.

On a encore décrit ces dernières années, sous le même nom de *ferments du sang*, les propriétés que possède le sang, ou le sérum sanguin, de transformer quelques substances *in vitro* dans certaines conditions. Sans vouloir préjuger de leur véritable nature, nous décrirons ces actions sous le nom de *pou-*

voirs, laissant à l'avenir le soin de distinguer ceux qui sont dus
à de véritables ferments.

3. — **Pouvoir glycolytique.**

Le sang contient, à l'état physiologique, une certaine quantité
de sucre mais il est facile de se rendre compte, par des dosages successifs, que, dès qu'il est hors des vaisseaux, il en contient
d'autant moins qu'il est conservé plus longtemps. Jusqu'à une
certaine proportion, le sucre se détruit ainsi très rapidement.
C'est cette propriété du sang de détruire spontanément son
sucre qu'on a appelée son *pouvoir glycolytique*.

Technique. — Pour rechercher ce pouvoir, on recueille
par saignée ou par ponction de la veine 30 à 50 centimètres
cubes de sang, auxquels on ajoute un peu d'extrait de têtes
de sangsues pour empêcher la coagulation. On prélève immédiatement une petite quantité de ce sang dans laquelle on fait
le dosage chimique du sucre. Ce premier dosage doit être fait
le plus vite possible après la prise du sang ; il donne la
quantité initiale de sucre que contient ce dernier.

Le reste du sang est placé à l'étuve à 37 degrés dans un récipient stérilisé ; pendant tout le temps des opérations le liquide
doit être conservé le plus possible stérile, pour empêcher la
pullulation de microbes qui pourraient aussi donner lieu à de la
glycolyse. Au bout de 5, 7 et 15 heures de séjour à l'étuve,
on prélève des échantillons de sang, dans lesquels on fait
de nouveau le dosage du sucre.

Pour faciliter ce dosage, qui porte sur de très petites quantités de sucre, Lépine a proposé d'ajouter au sang dès sa sortie
des vaisseaux une quantité connue de glycose. Opéré ainsi sur
des doses plus fortes, le dosage est plus exact. La destruction
serait toujours proportionnelle.

Une série de dosages du pouvoir glycolytique du sang, pour
pouvoir être comparative, doit toujours être faite en opérant
aux heures fixes indiquées plus haut.

A l'état physiologique, le sang d'un homme sain a un pouvoir
glycolytique de 33 pour 100 au bout de 15 heures, c'est-à-dire
qu'après 15 heures de séjour à l'étuve, 33 pour 100 du sucre
qu'il contenait primitivement sont détruits par l'effet de la
glycolyse.

4. — **Pouvoir lipasique.**

Le sérum sanguin a la propriété de dédoubler les graisses en acides gras et glycérine ; c'est ce qu'on a nommé le *pouvoir lipasique* du sang. Pour doser ce pouvoir on évalue la quantité d'acides gras produite en un temps déterminé par une certaine quantité de sérum sanguin agissant sur une graisse.

Technique. — On prélève environ 10 centimètres cubes de sang, soit par ponction de la veine, soit par ventouses scarifiées. On laisse reposer et coaguler dans un endroit frais et on attend la séparation du sérum. On le décante avec précaution et, s'il n'est pas parfaitement clair, on le centrifuge.

D'autre part, on fait un mélange à 1 pour 100 de *monobutyrine*, éther de la glycérine légèrement acide, dans de l'eau distillée. On prend 10 centimètres cubes de ce mélange, auquel on ajoute, dans un récipient de verre, 1 centimètre cube de sérum clair et deux ou trois gouttes de la solution alcoolique de phénolphtaléine à 1 pour 100. On porte le tout à l'étuve à 37 degrés.

Au bout de 20 minutes, on sort de l'étuve et on dose l'acidité, produite dans le mélange par la formation d'acides gras, avec une solution de carbonate de soude à $2^{gr},12$ pour 1000, dans une burette de Mohr donnant exactement 20 gouttes au centimètre cube. On exprime l'activité lipasique d'un sérum en nombre de gouttes de la solution de carbonate nécessaire pour doser l'acidité produite en 20 minutes.

Ce premier dosage fait, la neutralisation étant exacte, on remet le mélange à l'étuve pendant le même temps, et on fait ensuite un nouveau dosage, et ainsi de suite par trois fois. Pour préciser le résultat définitif, on prend la moyenne du nombre de gouttes des trois examens.

A l'état physiologique, chez l'homme, le sérum sanguin a un pouvoir lipasique correspondant à 15 gouttes de la solution de carbonate de soude.

Un excès de la solution de carbonate de soude hâte et augmente le pouvoir lipasique, il faut donc avoir soin de ne pas dépasser la teinte exactement limite de la phénolphtaléine.

L'activité lipasique n'est pas proportionnelle au temps : vingt minutes est le temps de choix ; en laissant le mélange plus longtemps à l'étuve il y aurait une surproduction d'acide qui arrêterait le dédoublement.

La recherche du pouvoir lipasique doit être faite avec les plus grandes précautions d'asepsie, car les pullulations microbiennes peuvent fausser les résultats.

Il est bon de se rappeler que la monobutyrine est un corps très altérable ; il faut la conserver à l'abri de l'air et de la lumière. A la longue, par le fait seul du temps, elle se dédouble spontanément. La solution doit donc être fraîchement préparée et le taux de son acidité fréquemment contrôlé.

De plus, nous avons remarqué qu'on pouvait constater chez un même individu de grandes différences du pouvoir lipasique, suivant que le sang avait été recueilli par ventouses scarifiées ou par ponction de la veine. Il est donc utile, dans une série d'expériences, d'effectuer toujours la prise de sang de la même manière.

5. — Pouvoir amylolytique.

On désigne sous ce nom le pouvoir que possède le sérum sanguin de saccharifier l'amidon.

Technique. — On met dans un flacon à fond plat 2 centimètres cubes du sérum sanguin à examiner, préparé comme on l'a vu plus haut pour le pouvoir lipasique, avec 50 centimètres cubes d'une solution stérilisée d'amidon à 1 pour 100 et 1 centimètre cube d'une solution alcoolique de thymol au 1/5e. On porte le tout à l'étuve à 37°. Grâce au thymol le liquide reste aseptique. Après vingt-quatre heures, on ramène avec de l'eau distillée le volume du mélange à 53 centimètres cubes. On ajoute alors 5 centimètres cubes de la solution de sous-acétate de plomb pour déféquer, et on filtre. On dose ensuite le sucre qui s'est produit dans le liquide, avec la solution de Fehling, titrée de telle sorte qu'un centimètre cube de la solution soit réduit par 0,005 milligrammes de sucre ; on se sert, pour la touche, de la solution de ferrocyanure, comme d'habitude.

La plus grande difficulté de cette recherche est d'éviter suffisamment les pullulations microbiennes, dont la présence pourrait changer les résultats. De plus, le dosage de très petites quantités de sucre est souvent sujet à caution et peut être la cause d'erreurs considérables.

A l'état physiologique, le sérum sanguin d'homme sain, dans les conditions ci-dessus indiquées, transforme l'amidon en sucre de telle sorte qu'on trouve en moyenne, après vingt-quatre heures, 152 milligrammes de sucre.

6. — Pouvoir antiprésurant.

Le sérum sanguin peut arrêter l'action de la présure sur le lait ; en effet, si on ajoute un peu de présure à du lait, il se coagule ; mais si on ajoute au lait, avant la coagulation, du sérum sanguin, cette coagulation ne se produit pas ou est très retardée.

Pour mesurer ce pouvoir, on opère de la façon suivante :

Technique. — On prépare une série de 20 tubes à essai contenant chacun 10 centimètres cubes de lait frais. On ajoute à chacun de ces tubes un nombre croissant de gouttes d'une solution aqueuse de présure à 1/400.

On laisse le premier tube comme témoin, et on ajoute à tous les autres un demi-centimètre cube de sérum sanguin. On porte le tout à l'étuve à 37° pendant une demi-heure. Au bout de ce temps, on retire les tubes et on cherche quels sont ceux dans lesquels le lait s'est coagulé. Pour que la coagulation soit jugée complète, il faut pouvoir retourner le tube sans que le liquide s'écoule.

Sans addition de sérum, le lait se coagule en une demi-heure et deux gouttes de présure suffisent pour faire coaguler 10 centimètres cubes. Il faut cependant savoir que tous les laits ne réagissent pas de la même manière, et il est bon de faire une ou deux expériences préalables sans sérum pour bien déterminer ce point. Après addition de 1/2 centimètre cube de sérum sanguin normal, la coagulation dans les tubes, en une demi-heure, n'a plus lieu qu'à partir de 10 à 12 gouttes de la solution de présure.

On exprime le pouvoir antiprésurant du sérum sanguin en nombre de gouttes de la solution de présure nécessaires pour faire coaguler 10 centimètres cubes de lait, en présence de 1/2 centimètre cube de sérum sanguin, en une demi-heure de séjour à l'étuve à 37°.

Le pouvoir antiprésurant physiologique est de 10 à 12 gouttes.

7. — Pouvoir antitrypsique.

Le sérum sanguin possède un pouvoir empêchant l'action digestive de la trypsine. La mesure de ce pouvoir peut être importante en clinique.

1° **Liquéfaction du sérum solidifié.** — *Technique.* — On prépare un mélange de deux parties de sérum de cheval avec une partie de bouillon glycosé. On coule ce mélange dans des boîtes de Petri et on fait coaguler.

On mélange d'autre part une goutte du sérum sanguin à examiner avec, respectivement, 3, 4, 5, 6, 7, 8, 9, 10 gouttes d'une solution à 1 pour 100 de trypsine. On dépose une goutte de chacun de ces mélanges sur une plaque de sérum coagulé et on met à l'étuve pendant 24 heures à 55°.

Après ce temps, on juge des résultats par la présence ou l'absence des cupules de liquéfaction, qui se forment aux endroits où l'on a déposé les gouttes.

Normalement le pouvoir antitrypsique dépasse rarement 1 : 5, c'est-à-dire qu'une goutte de sérum empêche la digestion de 5 gouttes de trypsine à 1 pour 100. Quand il atteint 1 : 10 il est très augmenté; entre 1 : 2 et 1 : 3, il est diminué.

2° **Digestion de la caséine.** — *Technique.* — Dans une série de tubes à essai on dépose : 2 centimètres cubes d'une solution de caséine à 2 pour 100; 0,5 centimètre cube du sérum à examiner et de 0,1 à 0,7 centimètre cube de la solution de trypsine à 1 pour 100.

Après une demi-heure à l'étuve à 37°, on ajoute à chaque tube 5 gouttes d'alcool acétique. Les tubes qui se troublent sont ceux dont la caséine n'a pas été digérée, à cause du pouvoir antitrypsique du sérum examiné.

Physiologiquement le pouvoir antitrypsique est de 0,6 à 0,7. C'est-à-dire que le sérum normal empêche l'activité de 0,6 à 0,7 centimètre cube de solution de trypsine à 1 pour 100.

On peut aussi se servir pour la mesure du pouvoir antitrypsique des tubes de Mette (voir *Table alphabétique*).

Ces divers pouvoirs du sérum sanguin et du sang ont été considérés comme dus à de véritables ferments (Lépine, Achard, etc.), mais plusieurs auteurs (Arthus, Morat, Doyon) se sont efforcés de démontrer que ces propriétés étaient liées à des altérations des globules blancs au moment de leur mort et qu'elles n'avaient pas d'importance physiologique.

Quoi qu'il en soit, il semble prouvé, au point de vue clinique, que les variations de ces divers pouvoirs peuvent avoir une certaine importance soit pour le diagnostic, soit pour le pronostic.

Lépine a montré que le *pouvoir glycolytique* du sang était toujours aboli ou très diminué dans les diabètes pancréatiques et que l'intensité de cette diminution était proportionnelle à la destruction du pancréas. Il l'a prouvé par de nombreuses expériences sur le chien.

Achard a démontré de son côté que :

1° Le *pouvoir lipasique*, normal entre 15 et 20 gouttes, devenait *hypolipasique* avec 10 à 15 gouttes dans toutes les affections graves et mortelles, et *hyperlipasique* dans le diabète pancréatique avec 20 à 30 gouttes.

2° Le *pouvoir amylolytique*, normal avec $0^{gr},120$ à $0^{gr},166$, tombait à $0^{gr},104$-$0^{gr},125$ dans le diabète pancréatique et à $0^{gr},07$-$0^{gr},10$ dans les maladies cachectisantes mortelles.

3° Le *pouvoir antiprésurant*, normal à 10 ou 12 gouttes, était diminué, de 4 à 6 gouttes, dans les maladies entraînant la mort prochaine et au contraire exagéré, de 18 à 20 gouttes, dans le diabète pancréatique.

Ainsi une diminution du pouvoir glycolytique et du pouvoir amylolytique, ou une augmentation du pouvoir lipasique et du pouvoir antiprésurant peuvent aider au diagnostic du diabète pancréatique.

L'abaissement très marqué des pouvoirs lipasique, amylolytique et antiprésurant sont d'un très mauvais pronostic *quoad vitam*, quelles que soient les affections dans lesquelles on le rencontre.

Le *pouvoir antitrypsique* est nettement augmenté dans les cancers, mais il peut l'être également dans la pneumonie, les néphrites, les anémies, les suppurations et toutes les cachexies. Son importance diagnostique n'est donc pas grande. Sa valeur pronostique serait plus marquée, car une forte élévation de ce pouvoir indiquerait une évolution grave.

CINQUIÈME SECTION

CALCULS

CHAPITRE PREMIER

CALCULS DES SELLES

I. *Recherche des calculs*. — Les selles dans lesquelles on veut rechercher les calculs doivent être recueillies et rassemblées dans un bocal ; après les avoir diluées avec de

l'eau, on les passe au tamis fin. Le plus simple est d'utiliser
un filtre fermé (voy. fig. 101), dans lequel on place les selles ; on laisse couler l'eau jusqu'à ce qu'il ne reste sur le
tamis que les éléments durs de celles-ci. Le résidu est lavé
à l'eau une seconde fois, puis, à l'aide d'une baguette de
verre, on recherche les parties dures qui peuvent être des
calculs.

II. **Caractères macroscopiques.** — On peut rencontrer dans les selles plusieurs espèces de calculs qui diffèrent entre eux d'aspect et de consistance.

1° **Calculs biliaires.** — Ils peuvent être de volume très
différent, variant de celui d'un grain de millet à celui d'un
œuf de pigeon. Ce sont de petites masses, tantôt très dures
d'aspect mûriforme, tantôt molles et faciles à réduire en
poussière.

Suivant leur composition chimique, ils sont blancs, grisâtres ou verdâtres (cholestérine), ou bruns et noirâtres (pigments biliaires).

2° **Calculs pancréatiques.** — Ces calculs, lorsqu'ils existent, sont, en général, nombreux dans les selles ; ils sont de
volume variable, allant de celui d'un grain de sel à celui d'une
petite noisette. Ils sont ovoïdes, légèrement arrondis ; mais,
en se moulant sur les canaux pancréatiques, ils deviennent
quelquefois allongés et minces. Le plus souvent ils sont blanc
grisâtre, quelquefois jaunâtres.

En général, ils sont très durs et résistants, mais peuvent
être quelquefois très mous et s'écraser sous le doigt. Ils sont
toujours composés de phosphate de chaux.

3° **Entérolithes ou calculs intestinaux.** — Ce sont des
concrétions du volume d'un grain de sable à celui d'une noix.
Ils sont constitués par un noyau central, corps étranger, ou
débris alimentaires, végétaux ou autres, autour duquel sont
venus se déposer en couches concentriques des sels de chaux
et de magnésie avec des matières grasses et organiques.

Le plus souvent ils sont très petits, sous forme de grains de
sable ; ils constituent alors le *sable intestinal*.

4° **Coprolithes.** — Ce sont de grosses concrétions, brun
noirâtre, formées de matières fécales durcies, faciles à distinguer par leur aspect des autres calculs.

5° **Calculs étrangers.** — On peut encore rencontrer dans
les selles de gros calculs, dus à l'accumulation dans l'intestin

de masses de substances médicamenteuses solides, telles que la magnésie, le soufre, le salol, le bismuth, etc.

III. **Caractères chimiques.** — *a.* On pulvérise le calcul ; on met une pincée de cette poudre dans un tube à essai avec 1 centimètre cube d'acide acétique cristallisable, et on chauffe à l'ébullition pendant une demi-minute. Si le liquide se colore en rouge ou en vert, on doit soupçonner la présence de pigments biliaires. Pour s'en assurer, on prélève la moitié de la dilution ci-dessus à laquelle on ajoute 1 ou 2 gouttes d'eau oxygénée. Il se produit alors une belle coloration verte persistante s'il y a de la *biliverdine.*

b. On met une goutte de la solution acétique du calcul sur une lame de verre. On laisse évaporer et on arrose d'alcool ; on évapore à nouveau, on met une lamelle et on examine au microscope. On trouve, le cas échéant, de beaux cristaux de *cholestérine,* en lamelles rhomboïdales dentelées.

c. 2 ou 3 gouttes de la solution acétique avec 1 goutte de solution de saccharose à 1 pour 100, 1 centimètre cube d'alcool et 1 centimètre cube d'acide sulfurique sont placés dans un tube à essai. Il se produit une coloration violette ou rouge violet en présence de *sels biliaires,* pourvu que les calculs ne contiennent pas de cholestérine.

d. On met dans un tube à essai une pincée du calcul à examiner avec 2 centimètres cubes d'eau et 2 centimètres cubes du réactif de Denigès (voy. *Défécation,* p. 129), on fait bouillir et on filtre. Le liquide filtré est agité avec du chloroforme, qu'on reprend ensuite et auquel on ajoute goutte à goutte une solution alcoolique d'acétate de zinc au $1/1\,000^e$, jusqu'à limpidité complète du mélange. Le liquide présente la fluorescence caractéristique, si le calcul contient de l'*urobiline.*

e. Une partie du calcul est pulvérisée et traitée par 2 à 3 gouttes d'acide azotique et autant d'eau. Il se produit une effervescence, si le calcul contient des *carbonates.*

f. On fait bouillir le mélange précédent, on ajoute 2 à 3 centimètres cubes d'eau distillée et on filtre. Le filtrat, additionné de réactif molybdique, donne un précipité jaune caractéristique s'il contient des *phosphates.*

g. Le reste de la liqueur azotique est additionné d'un volume d'acétate de soude à 25 pour 100 ; on fait bouillir et on ajoute un excès d'oxalate d'ammoniaque ; il se forme un précipité, si le calcul contient de la *chaux.*

h. A une partie de ce liquide bouillant on ajoute de l'ammoniaque pour neutraliser, puis du phosphate d'ammoniaque ou de soude ; il se forme un précipité cristallin de phosphate ammoniaco-magnésien, facile à reconnaître au microscope (fig. 75), si le calcul contient de la *magnésie*.

La recherche des calculs dans les selles s'impose après toute colique hépatique, même légère, surtout lorsque les symptômes n'ont pas été bien caractérisés. Il faut rechercher les calculs non seulement dans la selle qui suit la fin de la crise, mais encore dans celles des jours suivants, pendant 5 ou 6 jours au moins.

Les *calculs biliaires*, formés de pigments ou de sels biliaires, indiquent soit une altération des voies biliaires, soit un changement de la fluidité de la bile. Ceux qui sont au contraire formés de cholestérine pure indiqueraient qu'il existe un trouble fonctionnel de la cellule hépatique elle-même, qui ne peut plus sécréter le pigment normal.

Les *calculs pancréatiques* trouvés dans les selles sont un précieux indice de l'insuffisance pancréatique ; ils peuvent attirer l'attention sur l'origine pancréatique de crises douloureuses méconnues jusqu'alors.

Le *sable intestinal* se rencontre souvent dans les colites muco-membraneuses. Il ne présente pas d'intérêt clinique par lui-même, mais il doit être soigneusement différencié du sable biliaire.

Les *coprolithes*, *entérolithes* et *pseudo-calculs* d'origine médicamenteuse ne présentent pas d'intérêt clinique direct ; il suffit de connaître leur existence pour pouvoir les différencier facilement des autres calculs.

CHAPITRE II

CALCULS DES URINES

I. **Recherche des calculs.** — Le malade sent le plus souvent passer les calculs à travers l'urèthre, avec une douleur plus ou moins forte ; mais le sable urinaire peut très bien être éliminé sans attirer l'attention du patient.

La colique néphrétique met le malade en éveil; on lui recommande de garder son urine, qu'on filtre soigneusement ensuite. Sur le filtre restent les calculs et le sable, qu'on peut recueillir et examiner. Les calculs peuvent séjourner très longtemps dans la vessie et y grossir beaucoup, au point d'exiger la lithotritie ou la cystotomie.

II. **Caractères macroscopiques.** — Les calculs urinaires sont de volumes très différents, de celui d'un grain de sable à celui d'une noix. Ils sont arrondis et lisses, ou rugueux avec des aspérités. Lorsqu'ils sont réunis en grand nombre dans une cavité, ils s'usent par frottement réciproque et présentent alors des facettes plus ou moins nombreuses.

Leur couleur peut déjà mettre sur la voie de leur composition chimique.

Les calculs d'acide urique sont jaune ocre ou rougeâtres, ceux d'urates et surtout d'urate d'ammoniaque sont gris ocreux.

Ceux qui sont constitués par des phosphates, calcaires ou magnésiens, sont de couleur blanche, terne, homogène ; ceux composés de phosphates ammoniaco-magnésiens sont aussi blancs, mais de texture cristalline.

Les calculs d'oxalate de chaux sont bruns ou verdâtres, presque noirs ; enfin, les calculs de cystine sont légèrement jaunâtres, translucides, comme cireux, leur cassure est rayonnée ; on ne les rencontre guère dans l'urine que sous la forme d'un dépôt sablonneux.

Il est rare qu'un calcul d'une certaine grosseur soit formé d'une seule substance ; il est, le plus souvent, constitué par des couches concentriques de substances différentes. Pour s'en rendre compte, il faut faire une section du calcul. Pour cela, on utilise les scies fines, employées pour les découpures dans le bois. Le calcul étant maintenu fortement dans un étau, sans l'écraser, on le fend par le milieu à petits coups de scie. Sur la coupe, on peut voir les différentes couches concentriques.

III. **Caractères chimiques.** — Si la section du calcul a montré des couches concentriques, on racle séparément les différentes couches pour faire séparément l'examen chimique de chacune d'elles.

a. On prend gros comme une tête d'épingle du calcul ou de la couche à examiner, on place le fragment dans un tube à essai, on ajoute 2 gouttes d'acide azotique, on évapore sur la flamme d'un bec de Bunsen. Le résidu devient rouge vif et passe au violet avec une goutte d'ammoniaque, ou au bleu violet avec de la soude, s'il contient de l'*acide urique* ou des *urates* (réaction de la murexide).

b. On calcine une partie semblable du calcul sur une lame de platine ; s'il n'y a pas de résidu, c'est de l'*acide urique pur* ou de l'*acétate d'ammoniaque*. Pour reconnaître ce dernier, on ajoute à une parcelle du calcul 2 gouttes de lessive de soude, on chauffe pour dissoudre et on étend à 10 centimètres cubes ; on ajoute alors 1 centimètre cube d'une solution d'iodure de potassium à 10 pour 100 et, goutte à goutte, un excès d'hypochlorite de soude ; il se forme un précipité noir d'ammoniaque.

c. Si la partie calcinée du calcul a laissé un résidu, on le dissout dans de l'eau acidulée avec de l'acide chlorhydrique et on y recherche la *soude* ou la *potasse* par la coloration de la flamme (coloration jaune ou violacée suivant l'un ou l'autre cas).

d. Pour la recherche des phosphates, de la chaux et de la magnésie, on utilise les mêmes réactions que celles que nous avons indiquées pour les calculs des selles.

e. Les calculs d'*oxalate de chaux* sont insolubles dans l'acide acétique, mais solubles dans l'acide azotique ou chlorhydrique. Leur solution dans ces acides est précipitée lorsqu'on l'additionne d'un excès d'une solution d'acétate de soude à 25 pour 100.

f. Les calculs de *cystine* sont insolubles dans l'ammoniaque et dans l'acide chlorhydrique. La solution ammoniacale, évaporée lentement à l'air libre, laisse déposer des cristaux caractéristiques, incolores, de forme hexagonale. Chauffés sur une lame de platine, ils brûlent sans fondre, répandent une odeur piquante et laissent un charbon volumineux.

DEUXIÈME PARTIE

EXAMENS PHYSIQUES

MENSURATIONS

CHAPITRE PREMIER

MESURES DE SURFACES

I. *Surfaces limitées.* — La mensuration des surfaces limitées ne rencontre pas d'autres difficultés que celles que peut présenter la délimitation par les procédés cliniques appropriés de la surface à mesurer. Cette délimitation opérée, on découpe sur cette surface du papier quadrillé ; le nombre des carrés donne la surface totale.

Potain employait, à cet effet, un papier résistant et souple, non quadrillé, et il déterminait la surface par le poids du fragment nécessaire pour la recouvrir.

Dans quelques cas, on peut déterminer la surface en fonction de certaines de ses dimensions par l'emploi d'un coefficient déterminé à l'avance. C'est ainsi que Potain évaluait la surface du cœur en multipliant par le coefficient 0,83 le produit de la hauteur et de la largeur de la matité cardiaque.

II. *Surface totale du corps.* — La mensuration de la surface totale du corps est nécessaire pour les études calorimétriques et pour certaines recherches sur la nutrition.

1. **Mesure directe.** — Elle peut être effectuée à l'aide d'un instrument dû à Bordier, auquel il a donné le nom d'intégrateur de surface (fig. 15). C'est une sorte de curvimètre qui,

au lieu de mesurer des longueurs, mesure des surfaces. On peut l'assimiler à deux curvimètres accolés l'un à l'autre, représentés par deux roulettes (*a* et *b*), séparées par un écartement fixe de trois centimètres et mesurant ainsi des bandes dont la largeur est donnée par l'écartement des roues, et la longueur par le nombre de tours de ces dernières. La circonférence des roulettes est enduite d'encre par deux tampons imbibés (*c* et *d*),

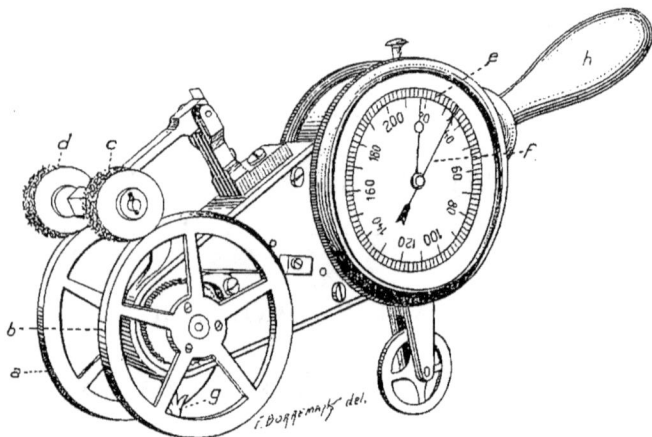

FIG. 15. — Intégrateur de surface de Bordier.

contre lesquels les roues viennent frotter. Par un système d'engrenage, le nombre de tours effectués est enregistré automatiquement sur un cadran, par deux aiguilles indiquant, en centimètres et en décimètres carrés, la surface recouverte. Un degré de la petite aiguille (*e*) indique 2 centimètres carrés ; un tour de cadran de la grande aiguille (*f*) donne 2 décimètres carrés. On peut, à l'aide d'un bouton, faire revenir à zéro les deux aiguilles. En lisant les deux chiffres marqués par les aiguilles sur le cadran, on peut donc facilement savoir, à chaque instant, la surface parcourue. Une flèche (*g*), placée entre les deux roulettes, indique l'inclinaison suivant laquelle l'instrument doit toujours être manœuvré.

Pour délimiter avec cet instrument une surface quelconque, il faut d'abord ramener au zéro les deux aiguilles, ou tout au moins la grande, et noter avec soin la position de la petite. Tenant alors l'appareil de la main droite, par le manche (*h*), on le promène sur la surface à délimiter. On place une des roulettes sur la limite externe de cette surface et on fait avancer l'appareil en en suivant exactement tous les contours. Arrivé à l'extrémité de la surface, on refait la même opération, en plaçant la même roulette sur la ligne tracée par l'autre, la juxtaposition devant être très exacte, et on continue ainsi jusqu'à ce que toute la surface soit recouverte. Pendant l'opération, on doit tenir l'instrument de telle sorte que la flèche entre les roulettes soit toujours exactement perpendiculaire au plan de la surface à déterminer. Cela fait, la position des aiguilles sur les cadrans indique d'emblée en décimètres et en centimètres carrés la surface recouverte.

Pour relever avec cet instrument la surface totale du corps, Bordier recommande de se conformer à la marche suivante :

Technique. — 1er *temps.* — Appliquer les roulettes de l'intégrateur sur le bout des doigts rapprochés et étendus ; faire un tour complet de la main, en faisant attention que la flèche soit bien perpendiculaire.

2e *temps.* — Après un tour, appliquer l'intégrateur parallèlement à lui-même en faisant coïncider la roulette inférieure avec le trait coloré, tracé par l'autre le tour précédent et ainsi de suite jusqu'à l'épaule.

3e *temps.* — On fait de même pour le pied, la jambe et la cuisse jusqu'au pli de l'aine.

4e *temps.* — Tracer une bande verticale avec l'intégrateur, en plaçant une des roulettes sur la ligne médiane du tronc en avant (pubis, ombilic, saillie thyroïdienne), et en arrière sur la ligne des apophyses épineuses des vertèbres. On couvre ensuite par des bandes verticales toute la surface d'une moitié latérale du tronc jusqu'au cou. On lit alors sur le cadran la surface recouverte et on multiplie par 2.

Une mensuration complète pratiquée ainsi ne prend guère que 25 à 30 minutes.

La tête est laissée de côté, on peut en évaluer la surface par les procédés anthropométriques ; on n'en a, du reste, pas besoin lorsque, ce qui est le cas le plus fréquent, la surface du corps est relevée pour des recherches calorimétriques.

2. **Évaluation approximative.** — Elle repose sur des formules dans lesquelles entrent le poids, la taille, ou le périmètre du sujet, ou mieux encore ces trois données à la fois.

La formule donnée par *Mach* est: $S = 12,3 \sqrt{P}$ dans laquelle P est le poids du sujet en kilogrammes.

La formule de *Bouchard* est plus compliquée, mais aussi plus exacte. Il donne pour l'homme :

$$S = 0,48CH + 8,33\,\frac{P}{C} + 3,47H \sqrt[2]{\frac{P}{3,14H}}$$

et pour la femme :

$$S = 0,48CH + 6,44\,\frac{P}{C} + 3,03H \sqrt[2]{\frac{P}{3,14H}}$$

S = surface totale en décimètres carrés ; P = poids en kilogrammes ; H = hauteur du sujet en décimètres ; C = tour de taille en décimètres.

Ces formules sont calculées pour une corpulence moyenne. Bien qu'elles ne permettent qu'une approximation très relative, elles suffisent pour les besoins des recherches d'ordre clinique.

CHAPITRE II

MESURES DE VOLUME

1. *Épanchements liquides.* — On peut calculer le volume total d'un épanchement par la comparaison, colorimétrique ou chimique, de deux échantillons du liquide épanché, retirés par ponction exploratrice, l'un avant toute manœuvre, l'autre après injection dans la cavité, soit d'eau distillée destinée à diluer l'épanchement, soit d'une substance colorée ou non, susceptible de se mélanger intimement à lui.

L'application de ce procédé n'a été faite en clinique qu'au contenu de l'estomac et aux épanchements pleuraux ; nous ne décrirons à cette place que cette dernière.

Mesure des épanchements pleuraux. — Niclot a proposé la méthode suivante : on prépare, soigneusement stérilisés, 2 verres coniques, 1 pince hémostatique, 1 compte-goutte, une solution de bleu de méthylène au 1/10e, une seringue de Roux de 20 centimètres cubes avec son tube de caoutchouc, 2 tubes à essai, un récipient gradué.

Technique. — 1er *temps.* — On ponctionne avec l'aiguille reliée à la seringue par le tube de caoutchouc ; on aspire le liquide ; lorsque la seringue est pleine, on applique sur le tube de caoutchouc la pince hémostatique, l'aiguille restant en place. On vide alors la seringue dans un des verres et on refait deux fois la même opération. Le *liquide de la dernière seringue* est mis dans le second verre, et on lui ajoute 10 gouttes de la solution de bleu de méthylène.

2ᵉ *temps.* — On injecte dans la cavité pleurale, par l'aiguille restée en place, le mélange de liquide pleural et de bleu de méthylène qu'on vient de préparer, en ayant soin d'aspirer et de refouler le liquide à plusieurs reprises, pour effectuer un mélange plus intime. On retire alors l'aiguille et on oblitère le petit orifice. On laisse ensuite le malade se reposer pendant 5 minutes, en lui recommandant de bouger et de se retourner plusieurs fois pendant ce temps.

3ᵉ *temps.* — On ponctionne de nouveau, loin de l'endroit choisi pour l'injection. On prélève une certaine quantité du liquide retiré que l'on met dans un tube à essai. Dans un autre tube, on met 6 gouttes de la solution de bleu de méthylène et 9 gouttes du liquide pleural pur, retiré par la première ponction. On compare la coloration des deux liquides et on dilue le deuxième avec le liquide pleural pur jusqu'à ce qu'on obtienne la même coloration dans les deux tubes.

Il ne reste plus alors qu'à mesurer dans un récipient gradué la quantité du liquide contenu dans le tube à essai que l'on a dilué, et à le multiplier par 100, pour avoir, en y ajoutant les 40 centimètres cubes prélevés au cours des deux ponctions, le volume total du liquide pleural.

Ce procédé est assez peu fidèle. Au cours de ponctions évacuatrices faites après l'injection indiquée, on constate, en effet, que les diverses parties de liquide recueillies successivement présentent des colorations très inégales, et que, par conséquent, le mélange n'a pas été homogène, le liquide étant toujours plus ou moins visqueux. Toutefois, si l'on a soin de faire l'injection une demi-heure avant la prise d'échantillon, et non quelques minutes comme le conseillait Niclot, on peut obtenir un mélange assez homogène, sans arriver encore pour cela à des résultats bien exacts ; outre les défectuosités du mélange, les parois pleurales enflammées fixent et absorbent une certaine quantité de bleu de méthylène, et le dosage colorimétrique lui-même est très défectueux par le fait de la superposition des couleurs de l'épanchement jaune et de la solution bleue. Ce procédé serait sans doute plus exact appliqué à un liquide pathologique incolore et fluide tel que celui d'un kyste de l'ovaire ou d'un kyste à échinocoques.

L'emploi de ce procédé peut mettre en évidence le cloisonnement de la plèvre, soit directement par la différence de coloration des liquides obtenus par des ponctions faites en des points éloignés, soit indirectement par de grosses discordances entre le volume calculé par ce procédé et celui qui résulte des procédés cliniques ordinaires. Il importe d'ajouter que la technique compliquée de ce procédé expose, malgré toutes les précautions d'asepsie, à la suppuration facile de l'épanchement.

II. *Épanchements gazeux*. — Mesure de la cavité d'un pneumothorax. —

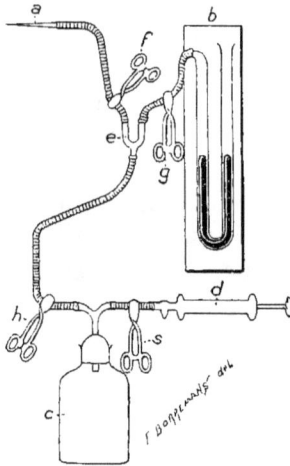

FIG. 16. — Dispositif pour la mesure de la cavité d'un pneumothorax.

En cas de pneumothorax ouvert à l'extérieur, complètement fermé du côté du poumon, ou même à soupape, on peut mesurer son volume en déterminant celui des gaz qu'il contient. A cet effet, nous avons indiqué un procédé utilisant la loi de Mariotte sur le rapport constant qui existe entre les changements de volume des gaz et les variations de leur force élastique, révélées par les modifications de leur pression intérieure.

En vertu de cette loi : a, la pression d'un mélange gazeux est égale au total des pressions propres à chacun des gaz qui le composent ; b, dans un mélange gazeux, chaque gaz présente la même pression que s'il occupait seul le volume total ;

c, une quantité donnée de gaz développe une pression inversement proportionnelle au volume qu'elle occupe.

Appareils. — Les instruments nécessaires sont (fig. 16) :

1° Pour un pneumothorax fermé, une canule ou une aiguille longue (a) ; après pleurotomie, un drain à parois épaisses ayant un diamètre suffisamment grand pour entrer à frottement dans la plèvre ;

2° Un manomètre à mercure (b) permettant de mesurer des pressions positives et négatives ;

3° Un flacon (c) de volume connu, de préférence à quelque degré en rapport avec le volume probable de la cavité : d'un litre environ pour les grandes cavités, de 300 centimètres cubes pour les petites ;

4° Un appareil à aspiration de Potain, ou une simple seringue (d) permettant de faire à volonté du vide ou de la surpression dans le flacon ;

5° Un raccord de verre en Y (e) avec des tuyaux de caoutchouc suffisamment longs, reliant l'aiguille, ou le drain, avec le manomètre et le flacon ;

6° Des pinces à pression (f, g, h, s), placées sur les tuyaux de caoutchouc pour permettre de régler les communications entre les différents organes de l'appareil.

Il faut avoir soin, avant de commencer l'expérience, de déterminer le plus exactement possible la contenance totale des tuyaux de caoutchouc et du tube en Y ; pour cela, il suffit de les remplir d'eau, en évitant les bulles d'air, et de laisser écouler cette eau dans une éprouvette graduée. On en note le volume.

Technique.—1er *temps.*—Le drain ou la canule étant en place, on prend la pression des gaz intrapleuraux en interrompant la communication avec le flacon à l'aide de la pince à pression (h). Lorsque les respirations sont devenues tranquilles, on lit sur le manomètre les pressions extrèmes, inspiratoire et expiratoire ; on en prend la moyenne, et on a la pression initiale des gaz pleuraux, que nous appellerons p. Il est évident que si l'on a affaire à un pneumothorax ouvert à l'extérieur, il est inutile de prendre cette pression qui sera toujours égale à 0.

2e *temps.* — On interrompt ensuite la communication avec la plèvre, à l'aide de la pince (f) placée sur le tuyau. On fait alors, au moyen de l'aspirateur de Potain ou de la seringue, une dépression dans le flacon, de 60 millimètres de mercure environ ; après s'être assuré qu'il n'y a pas de fuite et après avoir noté soigneusement l'indication du manomètre, qui mesure la dépression faite dans le flacon, pression que nous appellerons p', on interrompt la communication avec le manomètre au moyen de la pince g. On fait revenir le manomètre au 0, en enlevant le tube de caouchouc et en le remettant en place, le 0 une fois obtenu.

3e *temps.* — On enlève toutes les pinces : la plèvre, le flacon et le manomètre étant en communication, les pressions s'égalisent. On lit alors, sur le manomètre, la moyenne des pressions inspiratoires et expiratoires pendant les respirations tranquilles. Cette moyenne représente la pression terminale du mélange des gaz pleuraux et des gaz du flacon, que nous désignerons par P.

On renouvelle ensuite les mêmes mensurations, dans une

seconde épreuve, en faisant, au 2ᵉ temps, au lieu d'une dépression dans le flacon, une surpression qui doit être un peu plus forte, 90 à 100 millimètres de mercure. Il est bon de faire deux ou trois lectures, tant avec dépression qu'avec surpression, et de prendre la moyenne des résultats respectifs.

Pour obtenir le volume du pneumothorax, il suffit alors :

1° De multiplier le volume connu du flacon F par la différence entre la pression connue du flacon p' et celle également connue de l'ensemble P ;

2° De diviser ce produit par la différence entre les pressions, également connues, de l'ensemble et de la plèvre p.

Soit d'appliquer la formule : $x = \dfrac{F(p' - P)}{P - p}$ qui ne contient que des données connues, et qui se justifie par les considérations suivantes :

1° Le volume de la plèvre à déterminer (x) est au volume de l'ensemble $(F + x)$ comme la pression des gaz venus de la plèvre dans cet ensemble (a) est à leur pression initiale dans la plèvre seule (p), soit : $\dfrac{x}{F + x} = \dfrac{a}{p}$;

2° Le volume connu du flacon (F) est au volume de l'ensemble $(F + x)$ comme la pression des gaz venus du flacon dans cet ensemble (b) est à leur pression initiale dans le flacon seul (p'), soit : $\dfrac{F}{F + x} = \dfrac{b}{p'}$;

3° La pression des gaz réunis, dans l'ensemble du flacon et de la plèvre (P), est égale à la somme des pressions présentées dans cet ensemble par les gaz propres de la plèvre (a) et par ceux du flacon (b); soit : $P = a + b$.

Des deux premières formules, on tire :

$$a = \frac{px}{F + x} ; \qquad\qquad b = \frac{p'F}{F + x}.$$

La troisième devient alors :

$$P = \frac{px}{F + x} + \frac{p'F}{F + x} = \frac{px + p'F}{F + x} ;$$

d'où on tire

$$x = \frac{F(p' - P)}{P - p}.$$

Il faut se rappeler que, pour obtenir les différences des pressions, les chiffres indiqués par le manomètre doivent être retranchés l'un de l'autre lorsqu'ils indiquent des pressions de même sens, soit positives, soit négatives, et qu'au contraire ils doivent être additionnés lorsqu'ils indiquent des pressions de signe contraire, c'est-à-dire l'une positive et l'autre négative.

La moyenne des deux résultats obtenus, l'un en faisant de la dépression, l'autre de la surpression dans le flacon, donnera le volume cherché de la cavité du pneumothorax. Il faut se rappeler toutefois que la capacité des tubes de caoutchouc étant ainsi comptée avec celle de la cavité pleurale, on devra, pour connaître le volume réel, retrancher du volume trouvé celui des tubes de caoutchouc déterminé au début.

Causes d'erreur. — Les causes d'erreur de ce procédé sont de deux ordres : les unes relèvent des conditions physiques générales de l'expérience, les autres sont la conséquence des mouvements respiratoires de la plèvre.

1. Parmi les causes du premier groupe, les unes sont impossibles à éviter, mais heureusement négligeables, et les autres, plus graves, peuvent être corrigées par certains artifices.

a. Les premières, inévitables, proviennent de la température et du degré hygrométrique des gaz, qui ne sont jamais les mêmes dans la plèvre et dans le flacon, alors que la loi de Mariotte n'est applicable qu'à des gaz permanents et restant à la même température. En fait, ces deux influences sont négligeables pour les approximations dont se contente la clinique. La quantité de vapeur d'eau est très faible, et la différence de température, entre la plèvre à 37 ou 40 degrés et l'air de la chambre à 15 ou 20 degrés, n'est pas assez grande pour jouer un rôle important dans la dilatation des gaz. Nous avons, du reste, fait l'expérience, en nous servant d'un flacon maintenu à 37 degrés, sans obtenir des résultats sensiblement différents. L'erreur qu'on corrige ainsi est très petite, et l'on risque fort de la remplacer par de plus importantes, par suite de la difficulté d'obtenir une température et une pression constantes.

b. D'autres causes d'erreur peuvent provenir de l'insuffisance de précision des mesures manométriques, lorsque les écarts des pressions sont exprimés par des chiffres trop faibles, ou quand il existe une disproportion trop accusée entre le volume de la plèvre à mesurer et celui du flacon qui lui est comparé.

Nous avons vu, par des expériences répétées, qu'il faut prendre un flacon dont la capacité se rapproche le plus possible de celle du pneumothorax examiné. En effet, les erreurs provenant de la disproportion entre la cavité et le flacon peuvent être assez élevées si le rapport de leurs volumes dépasse le 25 pour 100 l'un de l'autre.

c. Enfin, une erreur de détermination ou de lecture commise sur la prise de la pression de l'ensemble produit un effet double de la même erreur commise sur la détermination de l'une ou de l'autre des deux pressions initiales. Il est donc important de faire des lectures très exactes du manomètre, surtout lorsqu'il s'agit de la lecture de la pression de l'ensemble.

Par contre, l'effet d'une même erreur diminue à mesure qu'augmente le nombre des unités qui séparent les pressions initiales, et cela d'autant plus vite que l'erreur modifie à la fois le numérateur et le dénominateur dans la formule servant à calculer le volume cherché ; de là l'utilité d'employer des écarts de pression suffisamment élevés, tels que ceux indiqués plus haut.

2. Les causes d'erreur du deuxième groupe, provenant des mouvements respiratoires, sont de deux ordres :

a. Les unes sont la conséquence de la difficulté de la lecture du manomètre pendant le va-et-vient respiratoire de la pression. Pour les éviter, il suffit de ne pas se hâter et de laisser s'établir une respiration calme et tranquille, régulièrement rythmée. Il suffit d'ailleurs, puisqu'il s'agit de chiffres comparatifs, que les deux lectures, pour la plèvre seule et pour la plèvre reliée au flacon, se fassent dans les mêmes conditions de rythme et d'intensité de la respiration.

b. Les autres reposent sur le fait qu'on n'est pas en droit d'admettre que le volume de la plèvre soit immuable ; il faut au contraire le considérer comme pouvant varier :

1° Suivant les mouvements respiratoires ; mais les causes d'erreur que ce changement entraîne peuvent être négligées, puisque la moyenne des deux pressions extrêmes, inspiratoire et expiratoire, correspond au volume moyen ;

2° Suivant l'expansion pulmonaire ; on doit en effet admettre que l'expansion pulmonaire varie d'intensité, suivant la pression des gaz intrapleuraux, et le volume de la cavité varie nécessairement avec elle. Or, la méthode de mensuration reposant sur les différences de la pression intrapleurale aux deux phases de l'exploration, il faut penser que le volume de la plèvre peut, par suite, changer de l'une à l'autre. En fait, nous nous sommes rendu compte que les limites des pressions employées sont assez faibles pour ne pas influencer les résultats, tout au moins dans les cas de pneumothorax partiel, limité par des adhérences, les seuls dont il y ait intérêt à mesurer le volume.

Il est facile d'ailleurs de corriger cette cause d'erreur en effectuant, comme nous le recommandons, deux mensurations de la cavité pleurale : la première, en faisant dans le flacon une pression supérieure à celle de la plèvre ; la seconde, en en faisant une inférieure. Les erreurs se produisant alors en sens inverse dans les deux opérations, la moyenne de leurs résultats donnera une approximation suffisante du volume cherché.

Ce procédé est facilement utilisable en clinique. Il est nettement supérieur, au double point de vue de la précision et surtout de l'absence de tout danger, aux procédés seuls employés jusqu'ici : l'exploration de la cavité par une sonde rigide ou son remplissage par un liquide dans un décubitus approprié.

Il permet tout d'abord de constater l'étanchéité du pneumothorax examiné, par la possibilité de faire varier la pression et de maintenir ses variations. S'il existe, en effet, une fistule pulmonaire, malgré l'étanchéité du drain obturant l'orifice pleural, il sera impossible de faire le vide dans la cavité pleurale, l'air rentrant par la fistule pulmonaire. En cas de pneumothorax dit à soupape, il sera possible de faire de la surpression, mais impossible de faire de la dépression qui se maintienne.

La mesure du volume d'un pneumothorax permet en outre de suivre jour par jour sa guérison, en montrant que sa cavité diminue continuellement et graduellement. L'arrêt dans cette diminution progressive, rapproché s'il y a lieu des autres signes cliniques, indiquera la nécessité de ne plus se contenter de la simple pleurotomie avec drain et d'avoir recours à d'autres procédés thérapeutiques, tels que le siphon de Revilliod ou la résection costale.

Enfin cette méthode peut donner de précieuses indications sur l'état de l'élasticité du poumon sous-jacent au pneumothorax. En effet, si les résultats de la détermination du volume de la cavité donnent à peu près le même chiffre avec la dépression qu'avec la surpression, on peut en conclure que la cavité ne se laisse ni diminuer ni agrandir par la pression des gaz, soit que le poumon ait perdu son élasticité par le fait de son induration, soit que la cavité soit limitée par une coque pleurale résistante, comme il arrive, en général, dans les pneumothorax internes chroniques.

Lorsque les résultats obtenus par la dépression et la surpression sont au contraire très dissemblables, c'est que la cavité varie selon la pression et, par conséquent, que le poumon présente un bon état d'élasticité et que la plèvre permet son extensibilité. Dans ce cas, le résultat de la mensuration doit être considéré comme plus approximatif que dans le cas contraire, mais le résultat de l'opération permet de prévoir une réparation plus facile.

CHAPITRE III

MESURES DE PRESSION

I. — MANOMÈTRES

I. Tube de verre. — Le manomètre le plus simple est un tube de verre, recourbé à angle droit à l'une de ses extrémités. La partie recourbée est mise en communication, par des dispositifs qui varient suivant les cas, avec la cavité où se trouve le gaz ou le liquide dont il s'agit de prendre la pression.

S'il s'agit de mesurer la pression d'un gaz, la partie la plus longue du tube de verre, dont l'extrémité a été laissée libre, est renversée dans un récipient contenant de l'eau, colorée ou non ; le O est alors fourni par la surface même de l'eau du récipient.

S'il s'agit de mesurer la pression d'un liquide, le tube est simplement retourné, c'est-à-dire que son extrémité libre est dirigée en haut ; le liquide montera plus ou moins haut dans le tube, suivant la pression qu'il subit ; celle-ci sera mesurée par la hauteur qu'il atteint, en prenant comme O le niveau du dispositif de communication avec la cavité qui contient le liquide.

Dans l'emploi de ces manomètres, il faut éviter avec soin tout mélange d'air et de liquide dans les tubes, car, par le fait de la compressibilité des gaz et de l'incompressibilité des liquides, ainsi que de l'inégalité de leurs frottements contre les parois, les résultats obtenus seraient tout à fait faussés par la présence de chapelets de gouttelettes liquides et gazeuses entremêlées. Toute observation faite avec ces chapelets doit donc être considérée comme inexacte et à recommencer.

II. Manomètres à liquides. — On emploie comme liquides le mercure ou l'eau légèrement colorée. Suivant que les pressions à mesurer sont fortes ou faibles, on emploie de préférence le mercure qui se déplace moins, ou l'eau qui donne des dénivellements beaucoup plus considérables ; la lecture des déplacements est ainsi facilitée.

1. *Manomètres en U.* — Ils sont constitués par un tube
en U dont les branches sont de longueur et de diamètre
égaux. Le tube est rempli de mercure ou d'eau légèrement
colorée. Ces manomètres permettent la mensuration de pressions positives ou négatives, liquides ou gazeuses.

2. *Manomètres inscripteurs.* — Ce sont des manomètres à
mercure en U utilisés pour enregistrer les variations de pression. On place dans une des
branches de l'U au-dessus du
mercure un petit flotteur, supportant à l'extrémité d'une tige
métallique, plus longue que la
branche, un stylet inscripteur.
Toutes les variations de pression exercées sur le mercure de
l'autre branche sont transmises
au stylet ; il suffit d'appliquer
celui-ci contre un cylindre enregistreur vertical pour tracer la
courbe de ces variations.

Le socle de l'appareil est fixé
par trois vis calantes. Pour
prendre un tracé avec ces appareils, on ne peut pas toujours employer la transmission
aérienne, car les oscillations du
mercure ne seraient pas suffisantes ; il est préférable d'employer une transmission à eau.

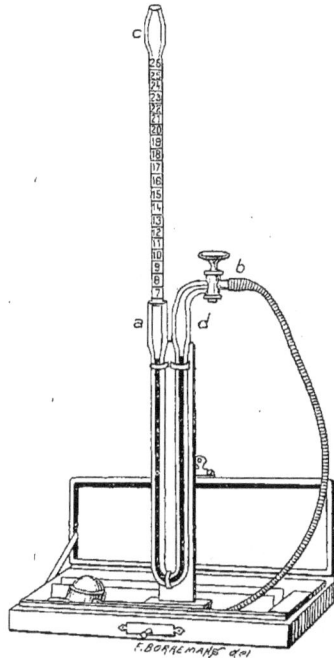

Fig. 17. — Manomètre portatif
de Sahli.

On peut placer soit le mano-
mètre, soit le cylindre, sur un pied-support spécial, qui permet
de monter ou de descendre l'appareil, de façon à utiliser toute
la hauteur du cylindre.

3. *Manomètre portatif de Sahli.* — Sahli a rendu portatif
le manomètre à mercure en U. Pour cela il a ajouté (fig. 17)
aux deux branches de l'U deux petits réservoirs (*a* et *d*). Sur
l'un des réservoirs (*a*) vient s'adapter à frottement doux un
tube de verre se terminant par une dilatation (*c*). Ce tube porte
une échelle millimétrique. L'autre réservoir (*d*) se termine en
un tube coudé portant un robinet (*b*) sur lequel se fixe un tube
de caoutchouc reliant le manomètre à l'appareil adapté à la

pression à mesurer. Le 0 est marqué immédiatement au-
dessous de la dilatation de chacune des branches. La dilatation (c) permet une ascension plus grande du mercure, si la
pression maximale de l'échelle est dépassée.

Le robinet (b) fermé, l'ampoule (a) fermée par un bouchon
ordinaire, l'appareil est facilement transportable dans sa boîte.

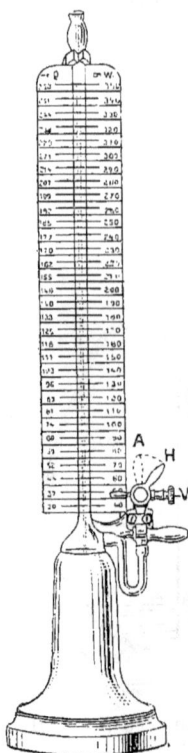

Il ne peut être employé que pour mesurer
des pressions gazeuses positives.

4. *Manomètre à double échelle* (fig. 18). —
Il a divers avantages : outre qu'il porte une
double échelle, en millimètres de mercure et
en centimètres d'eau, dont les chiffres sont
corrigés en tenant compte de la dépression
capillaire ; il est pourvu d'un robinet latéral à
3 voies, qui permet soit d'établir une communication avec l'extérieur, avec une vis de
réglage V, soit de fermer complètement l'appareil.

En outre un robinet à deux voies, branché
sur un tube en Y, permet à volonté de supprimer les oscillations (position A) ou de les
faire réapparaître (position H).

Avec cet appareil, on peut donc obtenir à
volonté : un arrêt du mercure dans le tube
manométrique, une descente lente ou une
descente brusque, ce qui facilite beaucoup
la recherche de la pression et la lecture des
chiffres observés.

5. *Manomètres à cavité close.* — Ces instruments ne peuvent servir qu'à la mesure
des pressions gazeuses positives. Ils sont
constitués par une cavité close, mise en relation avec le gaz dont il s'agit de mesurer la

FIG. 18. — Mano-
mètre à double
échelle.

pression, et contenant un liquide, mercure ou eau colorée, qui
ne la remplit pas entièrement. Un tube de verre à extrémité
supérieure ouverte vient plonger dans le liquide à l'intérieur
de la cavité. La pression positive exercée par le gaz sur le
liquide contenu dans la cavité le fait refluer plus ou moins
haut dans le tube, proportionnellement à la pression exercée.

Il est nécessaire de s'assurer, avant chaque opération, de la
correspondance du niveau du ménisque du liquide dans la

cavité close avec le 0 de l'échelle. L'extrémité libre du tube doit toujours être fermée lorsque l'instrument n'est pas utilisé, pour empêcher l'évaporation du liquide et l'introduction de poussières.

Il faut observer le ménisque qui se forme dans le tube pendant l'ascension du liquide. On peut prendre à volonté le sommet ou la base de ce ménisque comme point de repère, mais à la condition de toujours choisir le même point, pour le tube et pour le réservoir.

III. **Manomètres anéroïdes.** — Ces manomètres ne servent, comme les précédents, que pour les pressions gazeuses positives. Ils sont constitués par un tube métallique, enroulé en spirale, d'une certaine élasticité. L'extrémité recourbée est fermée ; l'autre est mise en communication avec le gaz à mesurer. Sous l'influence de la pression du gaz, le tube métallique tend à se redresser et déplace son extrémité recourbée. Ces déplacements, amplifiés par un système de leviers, sont transmis à une aiguille se déplaçant sur un cadran gradué, indiquant en millimètres de mercure les pressions effectuées dans le tube.

Ces instruments se détériorent facilement ; l'élasticité du métal change à la longue et dépend des variations de la température. Il faut avoir soin de les vérifier souvent, ce qui se fait très facilement en les comparant avec un manomètre en U.

IV. **Manomètres à ressorts métalliques.** — Un simple ressort métallique peut servir à mesurer les pressions exercées à l'une de ses extrémités. Il suffit pour cela de connaître sa force élastique et d'en établir la courbe. Pour le graduer, on le charge de poids plus ou moins lourds. Sa force peut être exprimée en grammes ou calculée en millimètres de mercure.

Ce procédé n'est employé que pour les mesures de la pression sanguine.

II. — PRESSION DES ÉPANCHEMENTS

I. *Épanchements pleuraux.* — Pour mesurer la pression d'un épanchement pleural liquide, on indique plusieurs procédés, consistant en principe à relier simplement le trocart, ou l'aiguille enfoncée dans la plèvre, à un manomètre

à mercure par un tube de caoutchouc (Homolle, Pitres).
Mais ces procédés, comportant la grave cause d'erreur de
donner lieu à la formation de chapelets d'air et de liquide
dans les tuyaux, ne fournissent que des résultats faux.

On a essayé d'éviter cette erreur en réalisant le raccordement au manomètre à l'aide d'un tube de caoutchouc exactement rempli par un liquide, par exemple par une solution
tiède d'acide salicylique à 1 pour 1 000.

On peut aussi utiliser un flacon intermédiaire, agencé
comme le flacon aspirateur de Po-
tain, d'une contenance de 60 centimètres cubes environ. Le flacon reçoit le liquide, arrivant
de la plèvre, par un tube de
verre qui en affleure le fond ; il
porte, en outre, deux tubulures,
l'une munie d'un robinet permettant de faire le vide, l'autre, très
courte, reliée par un tube de
caoutchouc à un manomètre.

La ponction faite, on fait un
léger vide dans le flacon pour
aspirer le liquide. Lorsque celui-ci
est arrivé en quantité suffisante
pour immerger complètement l'extrémité du tube plongeant, on arrête l'aspiration, on ferme le robinet ; le liquide continue à affluer
et comprime l'air du flacon ; lors-

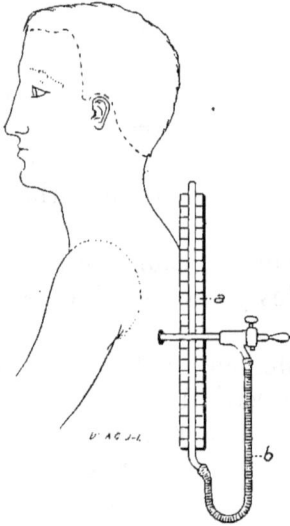

Fig. 19. — Dispositif pour les
mesures de pression des
épanchements pleuraux.

que le niveau du liquide devient stationnaire la pression
exercée est lue sur le manomètre.

Nous employons un procédé beaucoup plus pratique, qui ne
comporte pas les causes physiques d'erreur que nous avons
signalées plus haut, et qui permet la mensuration des pressions extrêmes.

On se sert comme manomètre d'un simple tube de verre (*a*)
(fig. 19) coudé à angle droit, réuni au trocart par un tube de
caoutchouc (*b*). Le tube de verre a une longueur de 1 mètre
environ ; il est légèrement coudé à une de ses extrémités,
sur laquelle vient se fixer le tube de caoutchouc. Pour rendre
l'instrument portatif, on peut employer un tube de verre me-

surant 25 à 30 centimètres seulement. Le tube de caoutchouc a une longueur d'environ 1 mètre avec le grand tube de verre et de 1ᵐ,50 avec le petit. Le grand tube est adapté sur une planchette graduée en centimètres; le petit tube porte une graduation gravée sur verre ; on peut aussi se contenter d'appliquer contre l'un ou l'autre tube un ruban métrique sur lequel on fait la lecture de la pression.

Pour que les oscillations du liquide se fassent régulièrement, il est de toute importance que le calibre du tube de verre soit exactement le même que celui de la canule, car il ne doit y avoir aucun rétrécissement sur tout le trajet du liquide, même au niveau du robinet; le manque de cette condition entraîne une absence de parallélisme entre les variations de pression et les ascensions du liquide et fausse la mesure des pressions extrêmes.

D'autre part, le trocart et la canule ne peuvent pas être trop gros, pour des raisons cliniques, et le tube de verre ne doit pas être trop étroit, à cause des phénomènes de capillarité. Pratiquement, nous nous sommes rendu compte qu'il fallait préférer un diamètre de tube de 2ᵐᵐ,5, pour lequel la capillarité ne diminue les oscillations du liquide que de 1 centimètre environ, ce qui est négligeable. A défaut de trocart spécial, le trocart moyen de l'appareil de Potain peut être employé.

La marche de l'opération est des plus simples. La canule étant en place, le trocart retiré et le robinet ouvert, on amorce le siphon, en dirigeant en bas l'extrémité libre du tube de verre, plongée au préalable, pour plus de sûreté, dans un récipient contenant un liquide aseptique, afin d'éviter, en cas de pression négative, l'introduction possible d'air dans la plèvre. L'extrémité du tube doit être assez abaissée pour que le liquide s'écoule; il suffit, en général, de laisser pendre le tube le long du lit du malade. Si cela ne suffit pas, on ordonne au patient de faire quelques grandes expirations ou de donner quelques secousses de toux.

Lorsqu'il s'est écoulé quelques centimètres cubes de liquide et qu'il n'existe plus de chapelets d'air dans le tube de verre, on pince fortement le tube de caoutchouc pour arrêter l'écoulement, et on relève rapidement l'extrémité du tube de verre en haut. On lâche alors le tube de caoutchouc et l'on voit aussitôt le liquide osciller régulièrement dans le tube de verre, synchroniquement avec l'inspiration, pendant laquelle il s'abaisse dans le tube, et avec l'expiration, pendant laquelle il s'élève. On fait coïncider le 0 du tube de verre avec le niveau où a été enfoncé le trocart, ou bien on prend comme 0 le chiffre de la graduation qui coïncide avec ce dernier et, par simple soustraction ou addition, on en déduit les pressions positives ou négatives.

Il est de toute importance que le malade respire tranquillement pendant la lecture des pressions ; il faut donc, s'il a été un peu effrayé par l'opération, attendre quelques minutes jusqu'à ce qu'il soit redevenu calme. Il faut de même éviter la toux, qui empêche une mensuration exacte.

Il arrive quelquefois que les oscillations du liquide s'arrêtent brusquement ; il faut alors s'assurer que le tube de caoutchouc n'est pas coudé ; si ce n'est pas le cas, le fait peut provenir de ce que l'extrémité de la canule s'est appliquée contre le poumon ; il faut alors la retirer un peu, et amorcer de nouveau le siphon, s'il en est besoin.

Toute mensuration faite lorsqu'il existe des chapelets de bulles d'air dans le tube de verre doit être considérée comme inexacte, pour les raisons que nous avons déjà indiquées plus haut. Lorsqu'il en existe, il suffit, pour les chasser, d'abaisser le tube de verre, son extrémité dirigée en haut, au-dessous du point de ponction, ou d'amorcer à nouveau l'appareil jusqu'à ce que les bulles soient toutes sorties.

Le procédé du flacon interposé a l'inconvénient de ne donner la pression qu'au bout d'un temps d'attente assez long : avant que le liquide ait atteint dans le flacon le niveau stationnaire nécessaire il faut souvent plusieurs minutes : déjà gênant pour une seule mensuration, cet inconvénient devient grave lorsqu'on veut en faire plusieurs au cours d'une même ponction. La petite quantité de liquide évacuée avant la prise de pression n'influence pas le résultat. Mais le second et le plus grand défaut de ce procédé est de masquer les oscillations de pression inspiratoires et expiratoires, le chiffre obtenu n'étant qu'une moyenne entre les oscillations extrêmes.

Notre procédé de mensuration, au contraire, donne séparément les chiffres des pressions inspiratoire et expiratoire. Si l'on emploie le diamètre que nous avons choisi, le chiffre expiratoire est à peu près exact, l'excursion du liquide atteignant sa limite réelle à la fin de l'expiration, tandis que le chiffre inspiratoire est un peu inférieur à la réalité, parce que, du fait de la capillarité, le liquide descend un peu moins bas dans le tube que la pression ne le comporterait.

Il va de soi que ce qu'on mesure, en opérant ainsi, c'est la pression existant à la surface du liquide augmentée de la charge, c'est-à-dire augmentée de la hauteur de la colonne liquide qui sépare le niveau supérieur de l'épanchement du point où l'on a fait la ponction, hauteur qu'il est possible d'estimer par les procédés cliniques ordinaires.

Contrairement à l'opinion classique que les grands épanchements présentent toujours une pression positive variant de 10 à 30 millimètres de mercure, nous avons constaté que la pression à la surface des plus grands épanchements est certainement toujours négative à l'inspiration dans les inspirations intenses et, dans l'immense majorité des cas, même à l'expiration. L'influence mécanique des épanchements liquides est indépendante de leur pression et tout entière subordonnée à leur volume.

C'est pourquoi il n'y a pas grand intérêt clinique à connaître la pression statique d'un épanchement donné, mais il en est tout autrement des mesures de pression successives prises au cours d'une même ponction; celles-ci fournissent de précieuses indications pour limiter la quantité du liquide qu'il convient d'évacuer par la ponction.

Notre appareil permet de prendre ces mesures successives au cours de l'évacuation du liquide, qui a lieu par simple siphonage; il permet donc tout à la fois d'effectuer la thoracentèse et de la limiter au degré convenable. Pour éviter les divers accidents dus à une évacuation trop rapide ou trop complète du liquide épanché, il suffit, en effet, d'arrêter l'écoulement dès que la pression expiratoire dans le tube est faiblement négative, c'est-à-dire dès que le niveau du liquide reste, dans les expirations calmes, à 1 ou 2 centimètres au-dessous du niveau du trocart, moment où la pression superficielle intrapleurale est ramenée à peu près à la pression physiologique.

Ce procédé permet encore de se renseigner sur les limites de l'élasticité du poumon sous-jacent, en comparant les variations de la pression au volume de liquide retiré. Il arrive souvent, lorsque cette élasticité est conservée, que la pression change très peu même pour de grandes quantités de liquide évacuées, alors que, dans le cas contraire, si le poumon est peu élastique, par congestion du parenchyme ou par épaississement de la plèvre, une petite quantité de liquide évacué fait aussitôt fortement baisser la pression.

Enfin, par le siphonage réglé de la cavité pleurale, on évite soit les accidents de la décompression brusque, soit les pneumothorax accidentels *ex vacuo*, qu'on constate parfois avec les appareils à aspiration, dans les pleurésies chroniques surtout.

II. *Liquide céphalo-rachidien.* — En pratique, on se contente le plus souvent d'évaluer la pression par la façon dont le liquide s'écoule : goutte à goutte, quand la pression est basse ; en jet plus ou moins fort, quand elle est élevée.

La mensuration exacte de la pression du liquide céphalorachidien est plus facile que celle des épanchements pleuraux par le fait de l'absence d'oscillations respiratoires marquées ; par contre il ne faut pas oublier que la position du malade joue un grand rôle pour le degré de cette pression. Si le malade est assis, la charge du liquide occupant le canal rachidien sur toute sa hauteur augmente d'autant la pression. Toutes les mensurations devront donc être faites le malade étant placé dans le décubitus latéral.

Appareils. — Le dispositif le plus simple est le suivant (fig. 20) : une aiguille munie d'un mandrin, longue de 4 à 10 centimètres, d'un diamètre de 0,8 à 1,6 millimètre ; un tube de verre recourbé à ses deux extrémités (*a*), long de 10 à 15 centimètres, relié à l'aiguille par un tube de caoutchouc long de 20 à 40 centimètres. Tous les deux ont un diamètre intérieur de 1,5 à 2 millimètres. Le tube de caoutchouc porte un embout métallique (*c*) entrant à frottement dans l'extrémité de l'aiguille. On peut se servir également de l'aiguille de Vallette (fig. 161).

Un autre appareil (Hallion, Sicard et Lejeune) consiste en un simple tube de verre fixé sur une planchette de bois et relié à l'aiguille par un tube de caoutchouc.

Technique. — La ponction faite, on laisse s'écouler quelques gouttes de liquide pour s'assurer que l'aiguille est bien en place, puis on relie l'aiguille au manomètre ; on tient l'extrémité libre de l'instrument à la hauteur nécessaire pour que le liquide ne s'écoule pas, en ayant soin d'éviter ou de chasser les bulles d'air.

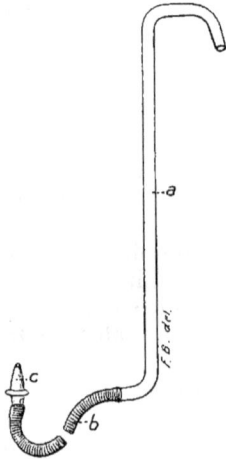

Fig. 20. — Dispositif pour la mesure de pression du liquide céphalo-rachidien.

On relève ensuite le manomètre jusqu'à ce que la colonne de liquide s'arrête dans la partie droite du tube. Il suffit alors de mesurer avec un ruban métrique la hauteur qui sépare le point de la ponction et le niveau supérieur du liquide dans le tube.

Pour recueillir le liquide, on abaisse le tube de verre, tout en le maintenant vertical, jusqu'à ce que le liquide s'écoule par l'extrémité supérieure ; on le reçoit alors dans les tubes. A chaque moment de la ponction, après avoir retiré une quantité déterminée de liquide, il est facile, en élevant de nouveau le tube de verre, de faire une nouvelle mensuration.

Il va de soi que tout l'appareillage doit être soigneusement stérilisé avant l'usage pour éviter l'infection.

Il est préférable d'employer pour mesurer la tension du liquide céphalo-rachidien le *manomètre anéroïde de Claude,* construit spécialement pour cet usage.

Les chiffres indiqués pour la pression normale du liquide céphalo-rachidien varient beaucoup selon les auteurs et suivant les procédés employés. On considère en général une pression de 30 centimètres de liquide comme déjà anormalement élevée, 70 centimètres serait un chiffre très fort et on aurait très rarement constaté 1 mètre de pression. Sicard et Lejeune estiment la pression normale à 20 centimètres de liquide. Ils ont observé des cas pathologiques de 43 et 46 centimètres.

Avec le manomètre anéroïde de Claude, la pression est, à l'état normal, de 10 à 15 centimètres d'eau ; elle varierait, d'après lui, à l'état pathologique, de 4 à 94 centimètres.

Les variations physiologiques de la tension du liquide céphalo-rachidien sont peu marquées pour les mouvements respiratoires, mais plus fortes pour la toux et très grandes dans les mouvements du corps ; nous avons pu nous rendre compte qu'elles sont aussi très influencées par les positions de la tête.

La pression est diminuée dans le collapsus.

Toute tension au-dessus de 20 doit faire penser à un processus pathologique. Les variations pathologiques sont surtout marquées dans l'épilepsie, la paralysie générale, les syndromes d'hypertension intracrânienne (méningite, hydrocéphalie, tumeur cérébrale).

Il est facile d'établir, en cas de ponctions répétées, une courbe des pressions, qui sera un guide pour le pronostic et le traitement.

III. *Pneumothorax.* — Il suffit de relier à un manomètre le trocart ou l'aiguille à ponctionner par l'intermédiaire d'un tube de caoutchouc, le tout stérilisé à sec. On doit se servir d'un manomètre à eau en U, qui donne des oscillations et des déplacements plus étendus que celui à mercure. Il est nécessaire alors d'intercaler un petit flacon entre le manomètre et le trocart pour éviter, dans les secousses de toux, la projection de l'eau hors de la branche libre du manomètre.

Il est préférable et plus simple d'employer un simple tube de verre comme manomètre (Béclère). Un trocart capillaire, mis en communication avec le tube de verre par un tube de caoutchouc, est enfoncé dans l'espace intercostal choisi. Le tube de verre doit être assez long, au moins 30 centimètres ; son extrémité libre dirigée en bas est plongée dans un récipient rempli d'un liquide légèrement coloré (eau salicylée à 1 pour 1 000 avec quelques gouttes de bleu de méthylène).

S'il y a de la surpression dans la plèvre, le liquide est refoulé plus ou moins bas dans le tube, il peut même y avoir expulsion de gaz par l'extrémité du tube sous forme de bulles qui viennent éclater à la surface du liquide ; le niveau s'élève au contraire dans le cas de pression négative. Pour mesurer le degré de l'une ou de l'autre des pressions, il suffit de mesurer la distance en centimètres entre les limites des excursions de l'eau dans le tube et la surface du liquide dans le récipient.

Il faut avoir soin, pendant qu'on enfonce l'aiguille, de pincer fortement le tube de caoutchouc et d'attendre, pour faire la prise de pression, que les respirations du malade soient redevenues calmes et tranquilles. Il arrive souvent, en effet, qu'au moment de la piqûre il se produit quelques secousses de toux qui pourraient fausser les résultats en chassant un certain volume de gaz.

Dans les pneumothorax généralisés, quand la fistule n'est pas oblitérée, la pression des gaz est positive aux deux temps dans les respirations tranquilles. Le prétendu pneumothorax à soupape est la forme ordinaire du pneumothorax généralisé ouvert à l'intérieur. Le degré de la pression pleurale positive est peu élevé, à peu près constant chez un même malade, présentant des oscillations respiratoires de quelques centimètres d'eau seulement, en général de 6 à 8.

Cette mensuration de la pression des gaz intra-pleuraux est un élément essentiel pour le diagnostic des variétés de pneumothorax, surtout pour l'appréciation de l'existence d'une fistule pulmonaire, de sa persistance ou de son oblitération. Toutefois la simple moyenne des pressions extrêmes, son caractère positif, nul ou négatif, ordinairement invoqué, ne fournit pas d'indications exactes pour le diagnostic ; il y a lieu de lui substituer la considération des pressions extrêmes elles-mêmes : celles-ci sont positives aux deux temps dans le pneumothorax généralisé avec fistule persistante ; elles sont positives à l'expiration et négatives à l'inspiration dans les pneumothorax, partiels ou non, avec fistule ouverte dans les deux directions ; elles sont négatives aux deux temps dans le pneumothorax généralisé, quand il n'existe pas de fistule ou quand celle-ci s'est oblitérée depuis plus ou moins longtemps.

Cette méthode peut en outre donner de précieuses indications en permettant de suivre et de contrôler les variations de volume et de pression dans les pneumothorax artificiels, pratiqués dans un but thérapeutique par la méthode de Forlanini.

Cette technique permet également de distinguer, par les caractères des oscillations respiratoires, une caverne de grand volume d'un pneumothorax localisé, ou un pneumothorax sous-phrénique d'un pneumothorax ordinaire.

III. — PRESSION SANGUINE

I. *Pression artérielle.* — En clinique, la mesure de la pression artérielle ne peut se faire que par des procédés indirects, c'est-à-dire en comprimant une artère en même temps que les tissus qui l'entourent.

Il est évident que ces procédés ne sont pas rigoureusement exacts, l'artère n'étant pas isolée et ses parois mêmes offrant une certaine résistance ; ils sont cependant suffisamment précis pour les besoins de la clinique.

Il faut distinguer dans la pression artérielle deux composantes :

1° La *pression maximale, systolique*, correspondant à la pression qu'il faut effectuer sur une artère pour arrêter complètement ses battements.

2° La *pression minimale, diastolique*, celle qui persiste dans le système artériel pendant la diastole ventriculaire ; elle peut être mesurée en déterminant la pression avec laquelle on obtient de l'artère les plus grandes pulsations possibles, soit au point comprimé soit à son extrémité périphérique.

L'écart entre ces deux pressions représente la *pression propre du pouls.*

La mesure de la pression maximale systolique s'effectue, à l'aide d'un des appareils décrits plus loin, en comprimant l'artère soit directement, soit à l'aide d'une manchette, jusqu'à ce que les pulsations ne soient plus perçues. La pression nécessaire à cet effet est constatée sur le manomètre et exprimée en millimètres de mercure.

La mesure de la pression minimale diastolique se fait à l'aide d'une manchette, placée autour du bras, dans laquelle on effectue la pression nécessaire pour obtenir dans l'artère, au-dessous ou au delà de la manchette, le maximum d'amplitude des oscillations du pouls.

La pression diastolique à l'état physiologique est environ les deux tiers de la pression systolique.

1. Sphygmomanomètre de Potain. — Il se compose (fig. 21) : d'une ampoule en caoutchouc à 4 faces (A), dont l'une (B), destinée à être appliquée sur l'artère, est en caoutchouc plus mince et moins résistant ; d'un tube en caoutchouc la reliant au manomètre, portant sur sa longueur un tube de dérivation avec un robinet (D) auquel s'adapte une petite poire. Avant de se servir de l'appareil, on insuffle de l'air dans l'ampoule avec la poire jusqu'à ce que l'aiguille du manomètre (M) indique 4 ou 5 centimètres de pression. On ferme alors le robinet, l'ampoule étant devenue assez résistante.

L'avant-bras du patient, le gauche par exemple, est placé
horizontalement dans la demi-pronation, la main reposant sur
le bord cubital. On place alors la partie mince de l'ampoule
sur l'artère radiale, en ayant soin d'appliquer son grand axe
dans le sens de la direction du vaisseau. L'index de la main
gauche constate les pulsations sur la radiale, immédiatement
au-dessous de l'ampoule, et le médius, placé au-dessous,
écrase complètement l'artère pour arrêter la récurrence pal-
maire. L'index de la main droite appuie alors progressivement

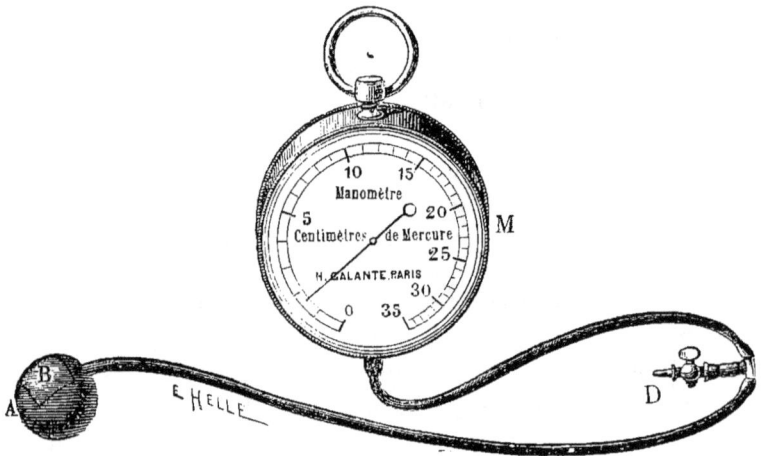

FIG. 21. — Sphygmomanomètre de Potain.

sur l'ampoule jusqu'à ce que l'index gauche ne sente plus les
battements de l'artère. On note le chiffre indiqué par l'aiguille
du manomètre au moment exact de leur disparition ; on l'obtient en tâtonnant, en dépassant un peu la pression nécessaire et en revenant en arrière à plusieurs reprises. A l'état
normal, chez l'adulte, la pression indiquée dans la radiale par
cet appareil est de 16 à 18 centimètres de mercure.

On peut aussi appliquer l'ampoule de Potain à l'artère tem-
porale, quand celle-ci est suffisamment apparente et que la
radiale est difficile à aborder, ce qui arrive quelquefois chez
les obèses.

Il est bon de faire plusieurs mensurations successives et de
prendre la moyenne des chiffres trouvés. Pour éviter tout coefficient personnel, il est utile de faire répéter les mensurations
par des observateurs différents. On peut aussi confier à un

aide la lecture du manomètre et ne s'occuper que du contrôle des pulsations de l'artère.

L'opération terminée, on ouvre le robinet pour vider l'appareil de l'air qu'il contient.

Causes d'erreur. — Le manomètre métallique est sujet aux différentes variations que nous avons vues plus haut. L'ampoule s'applique plus ou moins bien sur l'artère suivant la conformation de l'avant-bras. Enfin, les mensurations sur les personnes obèses ont peu de valeur, à cause de l'épaisseur du panicule adipeux qui recouvre l'artère.

2. **Sphygmomètre de Verdin.** — Cet appareil se compose d'un petit cylindre de laiton contenant un ressort à boudin, qu'actionne une tige centrale terminée à son autre extrémité par une pelote de liège, au moyen de laquelle on exerce la pression sur l'artère. La pression exercée est mesurée par le refoulement du ressort qui est indiqué lui-même par une échelle.

3. **Sphygmomanomètres à manchette.** — Ces appareils se composent : 1° d'une manchette, 2° d'une soufflerie pour injecter l'air, 3° d'un manomètre.

1° *Manchettes.* — Elles sont de divers types.

La *manchette de Riva Rocci* est un tube de caoutchouc analogue à une chambre à air de bicyclette, d'une longueur de 40 centimètres et d'une largeur de 6 centimètres. Pour localiser l'action de l'air sur un seul de ses côtés, on a collé sur une des faces une bande de toile fine inextensible, qui lui donne une grande résistance. Sur cette bande est fixé un arrêt, dans lequel rentre l'autre extrémité du tube, permettant de tendre et de fixer la chambre à air autour du bras. Elle est en communication avec le manomètre par un tube de caoutchouc se continuant avec une de ses extrémités.

Au lieu de tubes de caoutchouc, on emploie aussi des manchettes de caoutchouc, plates, retenues et fixées par des brassards inextensibles, d'une hauteur variant de 8 à 12 centimètres suivant les appareils ; la hauteur de 12 centimètres semble donner les meilleurs résultats et s'appliquer le mieux sur tous les bras.

Dans certains appareils (Vaquez) la manchette est remplacée par une simple pelote de caoutchouc qu'on applique sur l'artère et qui est maintenue en place par un brassard.

La *manchette d'Amblard* (fig. 22) est très haute : 17 centimètres ; elle est constituée par deux manchettes de caoutchouc, juxtaposées, ne communiquant pas directement entre elles et maintenues par un brassard unique. Toutes deux sont reliées au manomètre et à la soufflerie, mais la supérieure peut en être isolée par la manœuvre d'un robinet. Après le gonflement, la manchette supérieure est isolée pour faire disparaître les oscillations produites par le choc du sang sur le bord supérieur du brassard, particulièrement nuisibles lors de la mesure de la pression maximale.

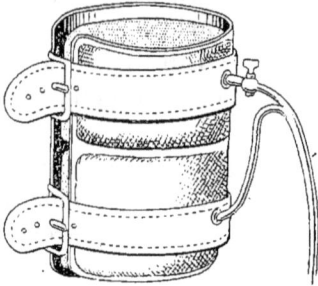

Fig. 22. — Manchette d'Amblard.

2° *Souffleries*. — Elles ont pour but de chasser de l'air sous pression dans la manchette et le manomètre.

La plus simple est une *poire à valve* ordinaire, mais elle a l'inconvénient de faire monter la pression par à-coups brusques, ce qui n'est pas sans inconvénients pour les manomètres métalliques.

La *soufflerie de Richardson* à double poire, employée dans les appareils de Riva Rocci et de Sahli, est très commode. Elle permet d'effectuer une élévation de pression régulière et, en appuyant avec la main sur la poire réservoir, de produire à volonté des variations très légères de pression, très utiles pour l'exactitude des résultats. La poire réservoir doit être entourée d'une enveloppe de protection très résistante et non pas d'un simple filet comme d'habitude, car elle est exposée à subir parfois de très fortes pressions.

Des *pompes métalliques* analogues aux pompes à bicyclettes sont employées dans les appareils de Vaquez et de Pachon.

La *pompe métallique* la plus commode, mais un peu compliquée, est une pompe beaucoup plus grande qu'une pompe de bicyclette ordinaire, qui, par un système de robinets et de valves, permet de graduer exactement les variations de pression, tant en réglant la quantité d'air injecté qu'en permettant d'en retirer à volonté de la manchette.

3° *Manomètres*. — On emploie avec ces appareils les manomètres ordinaires à mercure ou les manomètres métalliques qui ont été décrits ci-dessus. Il est évident qu'ils peuvent se remplacer les uns les autres, à condition d'être bien réglés.

Deux manomètres spéciaux doivent être décrits à part :

a. L'oscillomètre sphygmométrique de Pachon (fig. 23) est un appareil permettant, d'une part, de contrôler la pression effectuée dans une manchette comme tous les autres appareils et, d'autre part, de mesurer avec plus d'exactitude l'amplitude des oscillations de l'artère sous la manchette quelle que soit la pression effectuée.

Il est constitué par une boîte métallique, contenant une cuvette ané-roïde (fig. 24, c) en relation avec une grande aiguille, os-

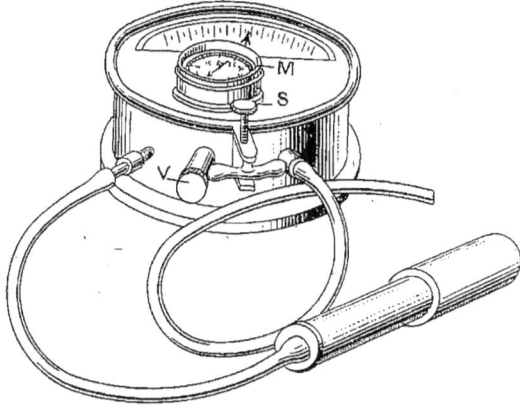

FIG. 23. — Oscillomètre de Pachon.

cillant sur un cadran gradué (A), toutes deux communiquant normalement entre elles ; la cavité de la boîte est en communication à la fois avec le manomètre anéroïde placé à l'extérieur (M) et avec la manchette. Par un dispositif spécial (fig. 24), en appuyant sur un bouton (S), on peut supprimer la communication entre la boîte métallique et la cuvette anéroïde, tout en mettant celle-ci en communication directe avec la manchette ; à ce moment les pulsations artérielles qui se produisent sous la manchette sont transmises directement et constamment à l'aiguille, qui oscille sur le cadran. La transmission de ces pulsations se fait avec une sensibilité constante et maximale, tout à fait indépendante de la pression effectuée dans la manchette, puisque les parois de la capsule anéroïde sont soumises intérieurement et extérieurement à une même pression, indiquée par le manomètre extérieur ; celui-ci indique les valeurs absolues de la pression créée dans la manchette, l'aiguille du grand cadre n'indique que les amplitudes des mouvements de la paroi artérielle.

La manchette est placée autour du bras ou de l'avant-bras et reliée à l'oscillomètre par un long tube en caoutchouc. La valve d'échappement (V) étant fermée, on donne quelques coups de pompe ; la pression monte dans le manomètre. On appuie alors sur le bouton et on voit l'aiguille commencer à présenter des oscillations synchrones au pouls ; on note leur amplitude d'après la graduation du cadran. On fait de la même manière une nouvelle élévation de pression et on constate de même l'amplitude des oscillations qui lui correspond. En opérant ainsi, on constate que les oscillations augmentent d'amplitude à mesure que la pression monte, puis restent

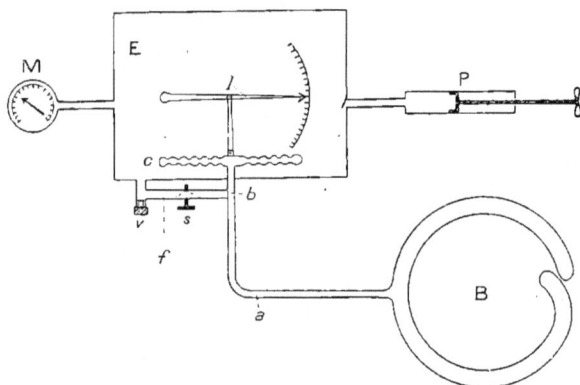

Fig. 24. — Schéma intérieur de l'oscillomètre.

égales pendant un certain temps et diminuent ensuite pour disparaître enfin complètement.

Il est facile, grâce à la valve d'échappement, de diminuer la pression et de recommencer l'expérience aussi souvent que cela est nécessaire. Il faut avoir soin de ne jamais manœuvrer la pompe pendant qu'on appuie sur le bouton modifiant les communications, car on fausserait ainsi l'oscillomètre.

b. Le *sphygmo-signal de Vaquez* a pour but de supprimer les erreurs de constatation attribuables au coefficient personnel. Il se compose d'un manomètre métallique ordinaire, portant sur sa caisse un signal, c'est-à-dire une aiguille enregistrant toutes les oscillations de l'artère, tout à fait indépendante du manomètre lui-même.

On place deux manchettes, l'une autour du bras et l'autre autour de l'avant-bras. Celle du bras est reliée au manomètre, celle de l'avant-bras au signal. Cette dernière est légèrement gonflée de manière à avoir une pression juste suffisante pour que le signal enregistre de belles oscillations. Il suffit alors d'élever progressivement la pression dans la manchette du bras pour voir les oscillations du signal augmenter d'abord, puis diminuer et enfin cesser complètement.

A. *Détermination de la pression systolique.* — Quel que soit l'appareil employé, la manchette est placée autour du bras, en son milieu ou au tiers inférieur, elle est solidement fixée par le dispositif approprié ; on la relie au manomètre et à la soufflerie. On injecte alors de l'air par petits coups, lentement. Pendant ce temps, on tâte le pouls radial.

Tout d'abord, à mesure que la pression monte, les pulsations augmentent rapidement d'intensité, puis elles atteignent un maximum et finissent par disparaître complètement. Il suffit alors de lire la pression indiquée par le manomètre au début de cette disparition pour avoir la pression maximale systolique. L'essai doit être répété à plusieurs reprises. Il faut faire osciller la pression autour du chiffre obtenu par la première expérience, de manière à bien fixer la pression à laquelle les pulsations disparaissent complètement. On peut aussi élever la pression au-dessus du degré nécessaire pour supprimer les pulsations, puis la laisser décroître lentement pour saisir le moment où les pulsations reparaissent ; on note la pression correspondant à cette réapparition.

Cette disparition est quelquefois, surtout dans les cas d'arythmies, difficile à percevoir exactement avec le doigt. Il faut alors remplacer le doigt qui palpe l'artère par le sphygmosignal ou par un sphygmographe.

B. *Détermination de la pression diastolique.* — Elle est plus délicate que celle de la pression systolique. Il s'agit, en effet, de déterminer le degré de pression, qui correspond exactement au début de la période des grandes oscillations de l'artère comprimée par la manchette. Dans tous les manomètres, en mesurant une pression systolique, à mesure que la pression monte dans la manchette, on peut constater l'apparition d'oscillations synchrones au pouls, soit par les mouvements du ménisque de la colonne montante soit par ceux de l'aiguille du manomètre métallique. Les oscillations augmentent d'amplitude jusqu'à une certaine pression, restent stationnaires pendant un certain temps, puis diminuent. La pression à déterminer, la pression diastolique minimale, correspond à la première des grandes oscillations.

Il est évident que cette détermination est impossible sur les manomètres à mercure et difficile sur les manomètres ordinaires, leurs oscillations n'étant pas assez marquées.

Le contrôle de l'amplitude des oscillations et du début des grandes pulsations peut se faire par quatre procédés :

1° Par la constatation et la mesure visuelle des oscillations qui se produisent dans la manchette elle-même, à l'aide d'instruments spéciaux (oscillomètre de Pachon de préférence).

2° Par l'enregistrement graphique des pulsations, avec un sphygmographe placé sur la radiale.

3° Par la simple palpation de l'artère le plus près possible de la manchette.

On sent, en effet, très nettement une ou deux pulsations très vibrantes, caractéristiques, au moment où la pression provoque les grandes oscillations. Ces pulsations caractéristiques correspondent toujours aux premières grandes oscillations.

4° Par l'auscultation de l'artère, à l'aide d'un phonendoscope placé sur l'humérale directement au-dessous de la manchette.

On perçoit, pendant les variations de pression dans la manchette, successivement : au début, des bruits à peine perçus, ensuite de vrais tons artériels très violents, qui augmentent d'abord, puis diminuent, sont quelquefois remplacés un moment par de petits souffles et finissent par cesser complètement. Le début des tons artériels accentués correspond exactement au début des grandes oscillations.

4. Sphygmotonographes. — Celui de Jaquet est constitué par un petit manomètre inscripteur métallique, s'adaptant au sphygmocardiographe du même auteur, qui sera décrit plus loin. Cette modification permet d'obtenir, au-dessus du tracé radial, l'inscription de la courbe de la pression effectuée dans la manchette, par l'intermédiaire du manomètre communiquant avec elle. L'aiguille du manomètre est remplacée à cet effet par un jeu de leviers très exactement calculés se terminant par un stylet inscripteur. Ce stylet vient inscrire sur le papier noirci une ligne inclinée correspondant aux variations de pression effectuées dans la manchette.

Le point de départ de l'élévation de la courbe de pression commence à 50 millimètres de mercure et, par un mécanisme spécial, chaque ascension de 1,8 millimètre de cette ligne correspond à une augmentation de pression de 1 centimètre de mercure. Le calcul est donc ainsi très facile.

Tout en prenant le tracé on fait varier lentement et régu-

lièrement la pression dans la manchette ; le pouls radial et le
tracé des pressions s'inscrivant simultanément au-dessus l'un
de l'autre, il est facile de les comparer à loisir après la fixation
des tracés ; on détermine alors facilement la pression maximale,
qui correspond au début de la suppression du pouls, et la
pression minimale, qui correspond au début de ses plus grandes
oscillations.

Pour éviter le déplacement de la ligne d'inscription des
pulsations radiales dù au gonflement de l'avant-bras sous la
pression de la manchette, Jaquet a muni son appareil d'un
support placé au devant du ressort du sphygmographe, destiné
à éviter que ce dernier n'appuie davantage sur l'artère.

On peut aussi utiliser de la même manière le *sphygmomanomètre inscripteur* à mercure de Gibson, qui a l'avantage de
donner en même temps, sur le tambour de Marey, la courbe
des pressions et celle des oscillations de l'artère.

II. **Sphygmobolométrie.** — La sphygmobolométrie
(βόλος, le jet, l'impulsion) cherche à mesurer la force active du
pouls ; elle donnerait en même temps la mesure du travail du
cœur et indirectement celle de l'intensité de la systole cardiaque.

Le *sphygmobolomètre* de Sahli se compose d'une manchette de 8 centimètres de large ; d'un manomètre spécial ;
d'un raccord à quatre branches, dont trois servent à faire
communiquer la soufflerie avec la manchette et le manomètre,
et dont la quatrième, capillaire, munie d'un robinet, sert à l'é-
chappement de l'air. Le manomètre est un manomètre inscripteur à mercure dont le diamètre intérieur est de 5 millimètres.
Sur la surface libre du mercure, dans la longue branche, se
trouve un flotteur très léger, supportant une tige métallique.
A l'extrémité supérieure du tube, la tige est maintenue droite
par une armature métallique, puis elle se recourbe deux fois à
angle droit et se termine à son extrémité inférieure, à la base
de l'appareil, par un stylet inscripteur. Le stylet vient frotter
sur un papier noirci de 6 centimètres de haut, qui se déplace
lentement devant lui, latéralement, par un mouvement d'horlogerie. Les mouvements latéraux de la tige descendante sont
empêchés par un anneau métallique.

Mode d'emploi. — La manchette doit être bien appliquée
sur le tiers moyen du bras. Pour éviter le gonflement du bras
par le sang veineux de retour, on place au coude, au-dessous

de la manchette, une bande d'Esmarch suffisamment serrée pour arrêter complètement les battements de la radiale. La manchette est alors reliée par le raccord en X au manomètre et à la soufflerie, la partie capillaire restant libre et fermée. On effectue d'abord une pression très forte, suffisante pour éteindre presque toutes les oscillations du mercure. On note sur le papier noirci la pression, et on fait marcher le chariot entraînant le papier, le stylet n'inscrit alors que de très faibles oscillations. A l'extrémité du papier on arrête le chariot, on le ramène à l'extrémité par où l'on avait commencé ; on diminue la pression, en ouvrant le robinet de la branche capillaire du raccord, le stylet baisse au-dessous du tracé précédent, on note la pression sur le papier et on recommence l'opération tant qu'il reste de la place.

On peut ainsi prendre 5 ou 6 tracés consécutifs. Sur certains tracés on peut voir les ondes dues à l'influence de la respiration ; elles ne changent pas les résultats.

Les tracés pris, il faut mesurer le plus exactement possible sur le papier, à l'aide d'un compas, la hauteur en millimètres des plus grandes oscillations et voir à quelle pression elles correspondent en millimètres de mercure.

On applique alors la formule : $A = h (h + H)$ dans laquelle A représente le travail relatif du cœur ; h, la hauteur en millimètres des grandes oscillations, et H, la pression à laquelle elles se produisent, exprimée en millimètres de mercure.

Ainsi, par exemple, si les plus grandes oscillations mesuraient 6 millimètres à une pression de 100 millimètres de mercure, on aurait : $A = 6 (6 + 100) = 636$. Le travail du cœur serait donc exprimé dans ce cas par 636.

La valeur de A, ou travail relatif du cœur, est très constante chez l'homme sain ; elle présente au contraire de grandes variations dans les lésions valvulaires du cœur gauche.

Si on veut comparer la grandeur d'une systole pathologique avec une systole normale, on applique alors la formule :

$$\frac{S^1}{S} = n \frac{a'}{p'}$$

dans laquelle S^1 = systole pathologique, S = systole normale, n = constante, déterminée par la pression normale dans l'artère divisée par la valeur normale de A (travail du cœur),

a' = travail du cœur pathologique, p' = pression à laquelle la détermination du cœur pathologique a été faite.

Cette formule exprime que le rapport entre la systole pathologique examinée et une systole normale est égal à la valeur n, constituant la constante de l'appareil, multipliée par le rapport entre le travail du cœur pathologique et la pression artérielle moyenne de ce cas.

Le sphygmobolomètre aurait l'avantage de remplacer à la fois le sphygmomanomètre et le sphygmotonographe, puisqu'il donne la courbe de la pression, l'étendue et les variations des oscillations du pouls sur le même tracé.

Les valeurs données par la formule pour la grandeur d'une systole pathologique ne sont pas absolues ; ce ne sont que des chiffres marquant son rapport avec la systole normale. Elles indiquent, par exemple, si la systole examinée est égale, inférieure ou supérieure à une systole normale ou,

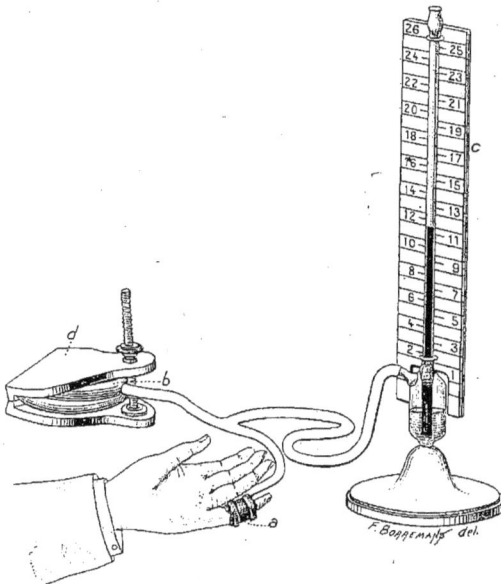

Fig. 25. — Tonomètre.

dans des examens successifs, si la valeur de cette systole augmente, diminue ou reste stationnaire.

III. **Pression artério-capillaire.** — Sa mesure se prend en anémiant le bout d'un doigt par une pression forte, en abaissant lentement cette pression, et en déterminant à quel degré de cet abaissement le doigt reprend sa coloration. La pression artério-capillaire tient en quelque sorte le milieu entre la pression capillaire et la pression artérielle.

1. Tonomètre. — Cet appareil (fig. 25) se compose d'un anneau rigide, métallique, (a) haut de 1 centimètre et large de 2 1/2, percé d'un trou muni d'un petit tube métallique

destiné à être relié à un tube en caoutchouc. Cet anneau
est lui-même revêtu à l'intérieur d'une membrane de caoutchouc mince et élastique fixée très solidement à ses deux
bords, de façon à former une chambre parfaitement hermétique. L'appareil comprend, en outre, une poire de caoutchouc (*b*), destinée à insuffler l'air, et un manomètre métallique ou à mercure (*c*), gradué en millimètres de mercure.

Les trois parties, l'anneau, la poire et le manomètre sont
fixées aux extrémités d'un tube en T, de façon que l'anneau
corresponde à une des branches latérales et le manomètre à
l'autre.

La main du malade, placée sur une table, à peu près à la
hauteur de son cœur, doit reposer tout naturellement, sans
effort. On introduit alors l'anneau de l'appareil jusque sur la
deuxième phalange d'un doigt ou sur la première phalange
du pouce. Il ne faut pas que l'anneau serre le doigt, mais il ne
doit pas non plus entrer trop librement ni être arrêté au
niveau des articulations ou des parties annexes. Le doigt
choisi importe peu, il est plus commode en général de prendre
l'index, qui se dégage mieux des autres doigts. L'anneau
étant bien placé, on anémie le bout du doigt avec un dé de
caoutchouc dans lequel on l'enfonce et que les constructeurs
livrent avec l'appareil, mais il est plus simple de se servir
d'un petit anneau de caoutchouc qu'on fait rouler lentement
de l'extrémité du doigt jusque vers l'anneau pneumatique. Si
l'opération a été bien menée, la phalange doit être tout à fait
pâle et décolorée.

Cela fait, on comprime la poire de caoutchouc dans la
presse de bois (*d*), actionnée par une vis, jusqu'à ce que le
manomètre indique une pression de 20 centimètres de mercure.
On enlève alors le petit anneau de caoutchouc, avec lequel
on a anémié le doigt; la phalange et l'ongle restent décolorés.

On décomprime alors très lentement la poire, en desserrant
graduellement la vis de la presse, tout en observant attentivement l'ongle et l'extrémité du doigt. A un moment donné
on voit la région sous-unguéale et l'extrémité de la phalange
reprendre tout à coup une belle couleur rouge ; le malade
accuse en même temps une pulsation très nette. Le chiffre
indiqué à ce moment par le manomètre donne la pression
cherchée ; à l'état normal on la trouve de 10 à 12 centimètres
de mercure

Les mensurations avec cet instrument sont rapides et faciles à prendre; il ne doit pas être employé à la lumière artificielle, qui ne permet pas de bien voir le changement de couleur.

Causes d'erreur. — L'appareil est inutilisable dans le cas d'anémie très prononcée, parce que l'anémie locale produite par l'anneau de caoutchouc ne se différencie pas à la vue de l'état antérieur. De plus il existe des cas de contraction très énergique des capillaires, ou de cyanose intense, dans lesquels les changements de circulation se font très lentement, ce qui fait qu'il faut alors attendre très longtemps entre chaque abaissement de pression pour être sûr des résultats obtenus.

2. **Sphygmomanomètre de Bouloumié.** — Cet appareil est une simple combinaison du sphygmomanomètre de Potain et du tonomètre digital. Il se compose d'une ampoule de caoutchouc comme celle de Potain, d'un anneau pneumatique et d'une poire pour la pression comme ceux du tonomètre; ces trois parties sont reliées entre elles, et avec un manomètre métallique unique, par un tube à 4 branches, portant des robinets qui permettent de régler à volonté les communications entre les diverses parties de l'instrument.

Il suffit d'isoler une des parties de l'appareil, en tournant les robinets nécessaires, pour pouvoir l'employer successivement comme sphygmomanomètre de Potain ou comme tonomètre digital.

Cet appareil est très pratique, commode à utiliser au lit du malade et facilement transportable.

IV. *Pression veineuse.* — La pression veineuse se mesure directement dans une veine superficielle.

Lorsqu'on fait communiquer une veine avec un tube-manomètre rempli de liquide, le niveau de ce liquide s'abaisse jusqu'à ce que la pression soit la même dans la veine et dans le manomètre. Se basant sur ce principe, on a construit un appareil qui peut permettre de déterminer la pression veineuse.

On choisit de préférence la veine médiane du pli du coude.

Comme 0 du manomètre, on prend la hauteur de l'oreillette droite, représentée par un point qui, dans la station horizontale, se trouve à la hauteur de la 4e côte, 5 centimètres au-dessous de la face antérieure du thorax.

Le *phlébotonomètre* (fig. 26) se compose d'un manomètre M, d'une seringue Record avec canule (S_1), d'une pièce intermé--

diairc à robinet (S₂) et d'une échelle de niveau (K) pour la
détermination de la hauteur de l'oreillette.

Le manomètre se compose d'une tige métallique quadrangulaire graduée en centimètres ; parallèlement à cette tige se
trouve une règle métallique qui peut être élevée ou abaissée
au moyen d'une roue dentée. La tige quadrangulaire est
portée par un
pied massif à
côté duquel se
trouve un réci-
pient de verre
destiné à con-
tenir un liquide
antiseptique
pour recevoir la
seringue.

La règle mil-
limétrique porte
un tube de
verre à parois
épaisses à lu-
mière assez
étroite. L'extré-
mité supérieure
est légèrement
recourbée, l'in-
férieure com-
munique, par
un tube de verre
en T, d'un côté

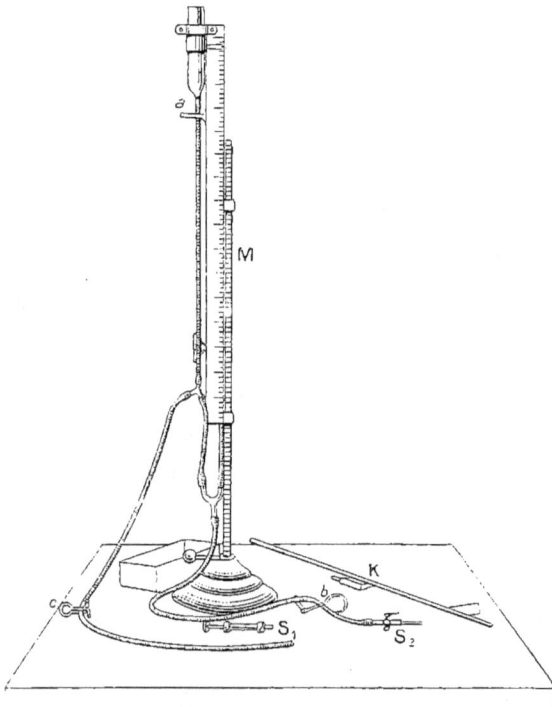

Fig. 26. — Phlébotonomètre.

avec un récipient en verre fixé à l'extrémité supérieure de
l'échelle millimétrique, de l'autre côté, par l'intermédiaire
d'un tube de caoutchouc long d'environ 50 centimètres, avec
un petit cône métallique qui peut être introduit dans la pièce
intermédiaire à robinet. Le tuyau placé entre le récipient de
verre et le tube en T peut être fermé par une pince A fixée
à l'appareil ; un second tube en T communique par l'intermédiaire d'un tuyau de caoutchouc avec un court tube de verre
effilé.

La seringue Record porte un robinet intermédiaire muni de
deux ailettes ; le robinet empêche la sortie du sang et l'entrée

de l'air dans la veine ; il permet aussi une régulation de la quantité de liquide pénétrant dans la veine dans l'unité de temps, de même qu'un arrêt complet de sa pénétration sans enlèvement de la canule.

Pour la prise de pression, on procède de la façon suivante : Le patient est placé dans le décubitus horizontal. Le 0 du manomètre est placé au niveau de l'oreillette droite, niveau déterminé au moyen de l'échelle de niveau. Le bras est placé en demi-pronation ; on fait une légère compression veineuse au moyen d'un lien élastique placé au-dessus du coude. Après désinfection du champ opératoire, on introduit dans la veine l'aiguille munie du robinet intermédiaire placé sur la seringue. La seringue est au préalable remplie à moitié de liquide stérile. Lorsque la canule est bien dans la veine, on retire un peu le piston et le sang se mélange au liquide. On repousse ensuite le piston ; de la sorte on évite une coagulation dans la canule. On ferme le robinet intermédiaire, puis on introduit le petit cône métallique après avoir enlevé la seringue et la pince. On ouvre le robinet de la pièce intermédiaire, on enlève le lien élastique et le liquide pénètre dans la veine.

Le liquide pénètre d'abord rapidement, ensuite plus lentement. Le niveau le plus bas atteint dans le manomètre est noté. Par une pression sur la pince placée au-dessous du réservoir A, on fait pénétrer quelques centimètres de liquide dans le manomètre et on fait une seconde mensuration, de la même façon que la première fois. Lorsqu'on a introduit trop de liquide et qu'on veut empêcher une trop grande pénétration, on laisse écouler une certaine quantité de liquide en ouvrant la pince C.

Comme liquide, on introduit dans le manomètre une solution de 1 gramme de chinosol dans un litre de solution physiologique de chlorure de sodium. La capacité du manomètre est de 0,9 à 1 centimètre cube pour une hauteur de 50 centimètres.

A l'état normal, au moyen de cet appareil, on trouve une pression veineuse variant de 10 mm. à 90 mm. d'eau ; dans la plupart des cas, on obtient des chiffres variant entre 40 et 80.

Lorsque la pression dépasse 100 mm., on peut admettre que la circulation est anormale. Dans un cas d'insuffisance cardiaque, on a trouvé la pression considérable de 320 mm. d'eau. Assez fréquemment, dans les cas de troubles circulatoires, on note les chiffres de 200 à 250 mm.

CHAPITRE IV

ENREGISTREMENTS GRAPHIQUES

I. — SPHYGMOGRAPHIE

1. *Sphygmographe de Marey*. — Il se compose
(fig. 27) d'un ressort destiné à appuyer sur la radiale et dont

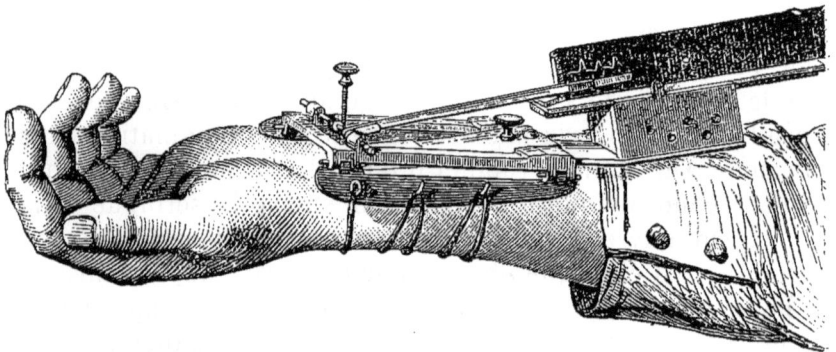

Fig. 27. — Sphygmographe de Marey.

on peut régler la pression au moyen d'une vis. Les mouvements de ce ressort se transmettent, par l'intermédiaire d'une
longue vis, à un levier qui porte à son extrémité libre un
style enregistreur.

Un mouvement d'horlogerie, contenu dans une boîte métallique, met en mouvement une roue dentée. Cette roue dentée
s'articule avec une crémaillère supportant une bande de
papier, tendue sur une plaque d'aluminium.

L'appareil s'adapte sur l'avant-bras au moyen d'un lacet
qu'on fixe à une série de crochets, portés par deux plaques
latérales.

Pour prendre un tracé, on commence par repérer la radiale
au moyen de l'index. On place l'avant-bras en supination sur
le bord d'une table, la main pendante. On applique ensuite
l'appareil, le mouvement d'horlogerie tourné du côté du bras
et le ressort sur la radiale. Maintenant l'instrument en place

avec la main gauche, on fixe le lacet autour de l'avant-bras, puis on serre plus ou moins la vis commandant le ressort, jusqu'au moment où le stylet oscille à la bonne hauteur.

La bande de papier fixée sur la plaque d'aluminium a été au préalable convenablement noircie sur la flamme d'une bougie, en dehors de la crémaillère, pour ne pas détériorer l'appareil. Le tout s'applique sur la crémaillère au moyen d'une rainure et d'une coulisse, destinées à maintenir la bande de papier contre la plaque d'aluminium.

La crémaillère porte-papier est alors introduite dans sa glissière, au-dessus du mouvement d'horlogerie ; on la fait pénétrer jusqu'à ce que la roue dentée s'engrène dans la crémaillère. Après s'être assuré que l'appareil est remonté, il ne reste plus qu'à déclancher le mouvement d'horlogerie au moyen d'une petite tige. Le stylet appliqué sur la bande de papier oscille de haut en bas, tandis que la bande, entraînée par la crémaillère, se déplace progressivement et régulièrement au-devant de lui.

Lorsque la crémaillère est arrivée au bout de sa course, on l'enlève, on dégage la bande de papier et on fixe le tracé au moyen de teinture de benjoin ou de gomme laque.

II. *Sphygmographe de Jaquet.*

— Il se compose (fig. 28) de deux parties distinctes : une partie inférieure A, métallique, fenêtrée, qui se fixe sur l'avant-bras au moyen de trois courroies. Les deux branches métalliques s'appliquent à droite et à gauche de la radiale. La partie supérieure B de l'appareil, comprenant le mouvement d'horlogerie, le ressort et le levier, se fixe sur la précédente au moyen d'une glissière J et d'une vis K.

Le ressort appliqué sur la radiale transmet ses mouvements à une tige, qui vient s'embrancher avec une autre tige à contrepoids fixée à une potence P. Cette tige est articulée à sa partie inférieure avec le stylet inscripteur E.

A l'aide d'une vis latérale M on peut comprimer plus ou moins fortement la radiale par l'intermédiaire du ressort.

Le mouvement d'horlogerie est enfermé dans une boîte métallique C. On remonte séparément les rouages de l'appareil d'entraînement du papier et ceux de l'inscription du temps, au moyen des remontoirs L et L'. La ligne des temps s'inscrit au moyen d'une tige articulée portant une petite aiguille H.

Un cylindre métallique N, portant deux petites roues

latérales, imprime à la bande de papier un mouvement horizontal.

L'appareil est à deux vitesses réglables par une tige supérieure O. La tige latérale O' commande la mise en marche.

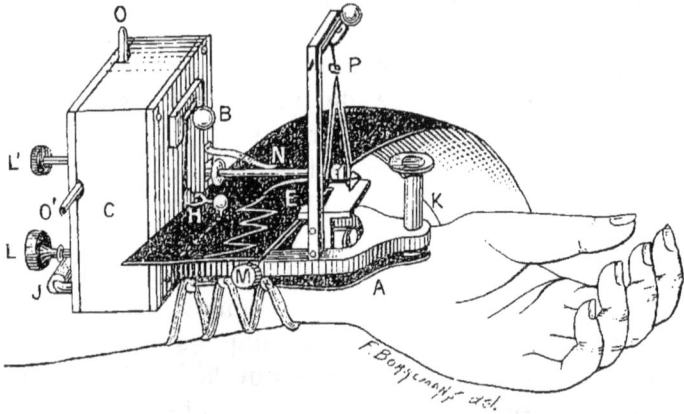

Fig. 28. — Sphygmographe de Jaquet.

Pour prendre un tracé, on place convenablement l'avant-bras et l'on repère la radiale. Puis le support de l'appareil est mis en place et fixé à l'aide des courroies. On engage la partie supérieure de l'appareil dans la glissière. Après s'être assuré

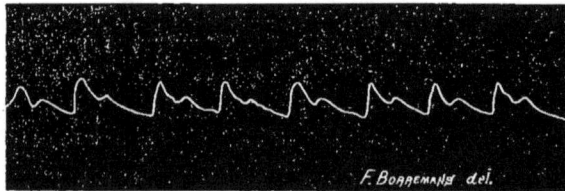

Fig. 29. — Tracé radial pris avec le sphygmographe de Marey.

que le mouvement d'horlogerie est remonté et que les pulsations de la radiale sont bien transmises à l'aiguille, on relève les aiguilles du temps et du pouls, puis on introduit la bande de papier noirci. Pendant la marche de l'appareil on peut changer la vitesse à volonté en manœuvrant la tige supérieure O.

Le sphygmographe de Marey a l'avantage d'être simple, facile à appliquer. Il indique assez fidèlement les divers caractères, en particulier la forme du pouls (fig. 29). Ses seuls défauts sont qu'il n'a pas de ligne des temps et que la bande de papier est un peu courte. Il convient d'employer cet appareil dans tous les cas où l'on veut avoir des renseignements sur les caractères généraux du pouls : forme, amplitude, etc.

Par contre, lorsqu'on veut étudier les troubles du rythme, il est pré-

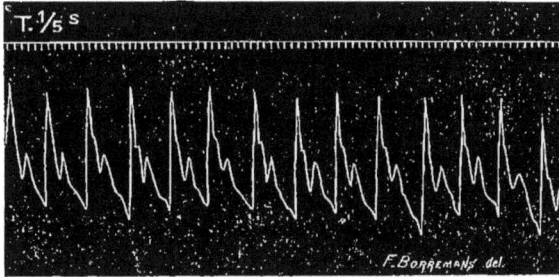

Fig. 30. — Tracé pris au même moment chez le même malade avec le sphygmographe de Jaquet.

férable d'employer l'instrument de Jaquet, qui possède une ligne des temps et qui utilise des bandes de papier plus longues.

La comparaison des tracés des figures 29 et 30, pris au même moment, chez le même malade, avec les deux appareils, montre les différences de forme qui résultent de ces modes différents de l'enregistrement du pouls.

II. — POLYGRAPHIE

Les polygraphes permettent d'inscrire simultanément plusieurs courbes différentes sur une même bande de papier.

I. *Polygraphe de Marey.* — Il se compose essentiellement d'un cylindre enregistreur, d'un appareil destiné à inscrire sur la bande de papier la ligne des temps et de récepteurs munis de stylets inscripteurs.

1. **Cylindre enregistreur.** — Il se compose (fig. 31) d'un mouvement d'horlogerie, enfermé dans une boîte métallique A, et du cylindre proprement dit B dont l'axe se fixe sur deux pivots. Le tout est porté par un bâti en fonte E muni de vis calantes. Le cylindre s'enlève et se replace facilement, en desserrant et en resserrant la vis D. On remonte le mouvement d'horlogerie au moyen d'une clef. La mise en marche de l'appareil s'opère en tirant une tige A.

Le mouvement du cylindre est rendu uniforme, soit par un

régulateur à ailettes C, soit par un régulateur de Foucault.
Avec le régulateur à ailettes, on peut très facilement, sans
déplacer le cylindre, obtenir des vitesses différentes, en disposant les ailettes soit horizontalement, soit verticalement.

Pour prendre un tracé, on enlève le cylindre, on l'entoure
d'une feuille de papier glacé qu'on noircit sur une flamme,
puis on le remet en place. On s'assure que les aiguilles sont

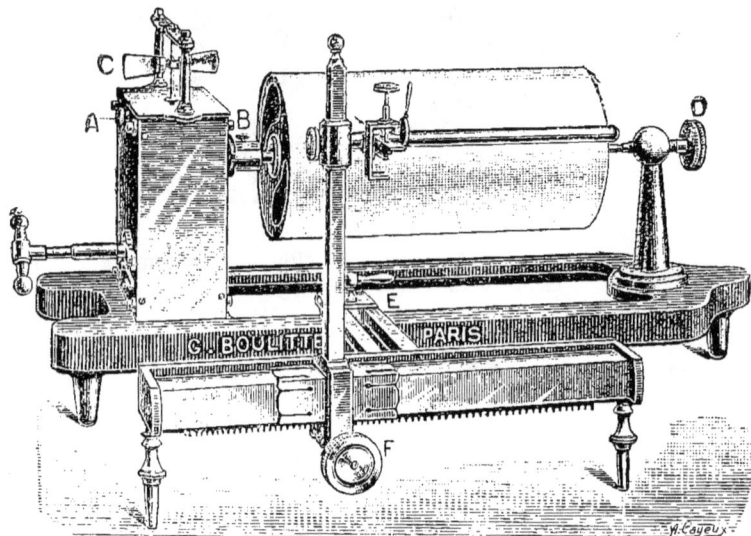

Fig. 31. — Cylindre enregistreur du polygraphe de Marey.

disposées de telle sorte que toutes leurs extrémités soient sur
une même ligne droite. Quand les explorateurs sont placés,
on vérifie les oscillations des aiguilles, on fait marcher l'appareil inscripteur du temps, puis on déclanche le mouvement
d'horlogerie.

2. **Ligne des temps.** — Quand on prend un tracé, il est
nécessaire d'indiquer à quelle durée correspond toute longueur
déterminée mesurée sur l'axe des abscisses. Pour faciliter
la mesure, il faut diviser l'axe des abscisses en unités de
temps.

1° *Chronographe.* — Pour un tracé pris avec une vitesse
faible, on peut se contenter d'appareils indiquant la seconde
ou le cinquième de seconde. Dans ce cas on emploie un chronographe mû par un mouvement d'horlogerie, tel que celui de
Jaquet, par exemple, dont l'aiguille trace à volonté un trait ou

cinq traits par seconde. Ce chronographe est un chronographe direct, c'est-à-dire que l'aiguille dont l'extrémité forme style inscrit directement ses oscillations sur le cylindre enregistreur.

2° *Diapason vibrant.* — Quand on veut enregistrer des fractions de seconde plus petites, 1/50e, 1/100e, il faut employer des diapasons qui sont maintenus vibrants par l'électricité. On trouve dans le commerce des diapasons spéciaux faisant de 10 à 50 vibrations doubles par seconde. Ils sont montés sur bâtis de bois ou de fonte. Près de l'extrémité extérieure de l'une des branches est placée une bobine de fil conducteur contenant un fer doux et pouvant former électroaimant. Un fil de platine vient toucher extérieurement l'autre branche et fermer le circuit d'une pile dont le courant peut traverser l'électro-aimant. Au moment où le courant passe, l'électro-aimant attire les deux branches du diapason et le contact avec le fil de platine est rompu. Le diapason revient à sa position et la dépasse en vibrant ; le mouvement rétablit le contact, l'attraction recommence, et ainsi de suite.

On pourrait au besoin adapter à l'extrémité du diapason un petit style enregistreur et l'approcher du cylindre pour faire inscrire directement les vibrations, mais ce procédé est peu pratique et il est préférable de transmettre les vibrations du diapason à un signal électrique indépendant.

Les signaux électriques sont construits sur le modèle de celui de Marcel Desprez. Ils se composent d'un minuscule électro-aimant pouvant attirer un petit fer doux. Le fer doux est mobile autour d'un axe portant un style très léger. Au moment où le courant ne passe plus dans le signal, le fer doux s'éloigne de l'électro-aimant, attiré par un ressort que l'on peut tendre à volonté au moyen d'une tige de réglage. Pour éviter l'accolement de l'électro-aimant et du fer doux par suite du magnétisme rémanent, on colle sur ce dernier une petite feuille de papier mince. Les oscillations du stylet s'inscrivent directement sur le cylindre enregistreur.

3. **Tambours récepteurs.** — Les mouvements des organes dont on prend le tracé ne peuvent être transmis directement aux stylets inscripteurs. Ces mouvements, recueillis par des explorateurs spéciaux, sont transmis par l'intermédiaire de tuyaux de caoutchouc à de petits tambours, nommés tambours récepteurs. C'est la transmission aérienne qui est de beau-

coup la plus pratique et partant la plus fréquemment employée.

Le tambour récepteur se compose d'une petite cuvette métallique plate. Sur la cuvette est tendue une mince membrane de caoutchouc ; au milieu de cette membrane est fixé un petit disque de métal léger. Ce disque est articulé par l'intermédiaire d'une petite tige avec un levier mobile sur un point fixe. L'intérieur de la cuvette communique avec le tuyau de caoutchouc par un tube métallique latéral. Lorsqu'on envoie de l'air dans la cuvette, la membrane de caoutchouc se gonfle et le levier se soulève. Pour que l'appareil soit sensible, le levier doit être très léger ; pour les petits tambours, on le fait en paille ronde de 1 millimètre de diamètre. L'extrémité libre du levier est munie d'un style inscripteur très léger et très souple. Toutes choses égales d'ailleurs, plus le bras du levier est long, plus les oscillations sont grandes et plus le tracé est ample.

Lorsqu'on prend plusieurs tracés à la fois, on place les tambours récepteurs sur une tige métallique (fig. 31), horizontale ou verticale selon que le cylindre enregistreur est lui-même horizontal ou vertical. Cette tige est portée par un support de côté à réglage se composant d'un socle et d'un support vertical. On peut, en appuyant sur une plaque de commande, ou en manœuvrant une vis, faire tourner la tige sur son axe et élever du même coup les aiguilles de tous les tambours.

Il est bien préférable d'employer, au lieu du support de réglage à socle, un chariot à coulisse (F, fig. 31) portant et pouvant déplacer les appareils inscripteurs. Cet appareil s'adapte au socle du cylindre enregistreur. Le support glisse longitudinalement dans une coulisse et les aiguilles des tambours se déplacent en bloc avec lui sur une ligne droite.

Les mouvements ne se transmettent pas instantanément de l'explorateur au récepteur : le retard est plus ou moins grand suivant la longueur et le diamètre du tube de caoutchouc qui relie les deux tambours. Pour éviter de tenir compte de ce retard, il suffit de prendre des tuyaux de caoutchouc de même longueur et de même calibre pour tous les tambours.

Lorsqu'on met l'explorateur en place il arrive que par ce fait même la pression du gaz à l'intérieur de l'appareil s'élève ou s'abaisse par rapport à la pression atmosphérique. Pour pou-

voir ramener au moment voulu l'égalité de pression, il faut
placer sur le trajet du tuyau de caoutchouc une petite soupape
appropriée. Le modèle imaginé par Verdin est très simple et
très pratique.

II. **Polygraphe de Jaquet** (fig. 32). — Il est construit comme le sphygmographe du même auteur, mais il porte
en plus deux petits tambours récepteurs F et F' placés verticalement, dont la membrane communique ses oscillations aux

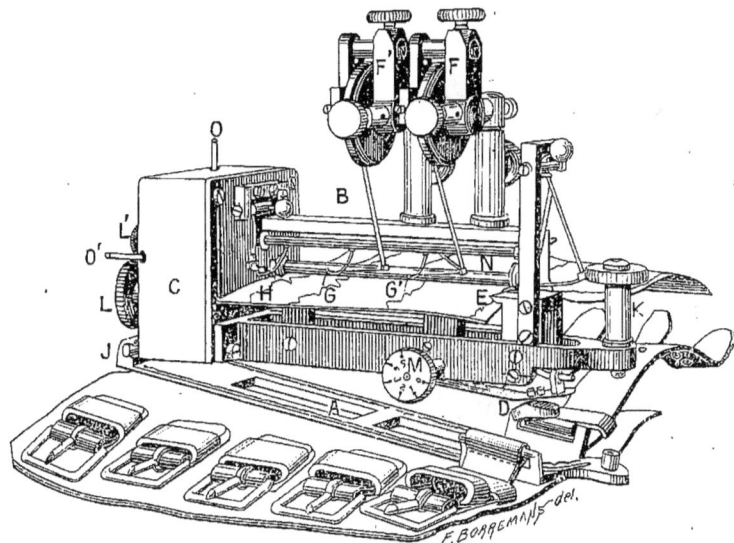

Fig. 32. — Polygraphe de Jaquet.

stylets G et G'. Avec cet appareil on peut donc prendre simultanément trois tracés.

Le polygraphe s'applique sur une des radiales dont les
mouvements sont transmis à l'aiguille E. Les deux tambours
récepteurs sont mis en communication par l'intermédiaire de
tuyaux de caoutchouc avec n'importe quels explorateurs.

Avec ce polygraphe, l'un des tracés, celui de la radiale
(aiguille E), est enregistré par transmission directe, les deux
autres (aiguilles G et G') par transmission aérienne indirecte.
Il en résulte que les oscillations de ces deux dernières aiguilles peuvent être en retard sur celle de la radiale, retard proportionnel à la longueur des tubes de caoutchouc. Il est donc
difficile de déterminer exactement au moyen de ce polygraphe
des défauts de synchronisme. Un autre inconvénient provient

du fait que, avec la grande vitesse, les traits de la ligne des temps étant très espacés, on ne peut déterminer facilement le moment ou la durée de tel ou tel détail. Enfin l'appareil est d'un maniement plus difficile que le polygraphe de Marey. Son seul avantage est d'être facilement transportable.

III. *Polygraphe à encre de Mackensie.* — Cet instrument a le grand avantage de permettre de prendre des tracés de longueur indéfinie ; de plus, l'emploi de l'encre évite l'inconvénient de noircir et de fixer le papier.

Il se compose d'une boîte métallique contenant : un premier mouvement d'horlogerie, qui actionne les roues entraînant la bande de papier blanc, et un second, qui fait mouvoir une plume marquant le temps. Une tige métallique adaptée à la boîte supporte deux tambours enregistreurs à leviers. Chaque levier se termine par une plume, constituée par une tige métallique portant une étroite rainure dont une extrémité est fixée au fond d'un petit récipient ; l'autre extrémité de la tige métallique appuie légèrement sur le papier. L'encre placée dans le petit récipient coule par capillarité jusqu'à l'extrémité de la plume.

L'auteur conseille d'employer de l'encre rouge qui oxyde moins les plumes que l'encre noire. Il utilise pour prendre le tracé radial un récepteur spécial de son invention.

En tournant une vis de commande on peut à volonté accélérer ou ralentir la vitesse avec laquelle le papier se déroule. L'appareil chronographique, qui indique le cinquième de seconde, ayant un mouvement d'horlogerie indépendant, on peut déterminer avec exactitude la vitesse du papier et la durée des mouvements enregistrés.

IV. *Appareils explorateurs.* — Ils sont destinés à recueillir les mouvements des organes dont on veut prendre le tracé, mouvements qu'ils transmettent, comme nous l'avons vu, aux tambours récepteurs par l'intermédiaire de tubes de caoutchouc. La forme de ces explorateurs varie naturellement suivant la forme et l'étendue des divers organes.

1. **Explorateurs cardiaques.** — L'explorateur des mouvements du cœur de *Marey* (fig. 33) se compose essentiellement d'une cuvette métallique, sur laquelle est tendue une membrane de caoutchouc. Sur cette membrane est collé un mince disque de métal, portant à son centre un bouton explorateur en bois. La cuvette est percée sur un des bords d'un orifice qui met

l'intérieur du tambour en communication avec l'extérieur par l'intermédiaire d'un tuyau métallique. Le tout est enfermé dans une boîte ; entre le fond de la cuvette et le fond de la boîte se trouve un ressort à boudin.

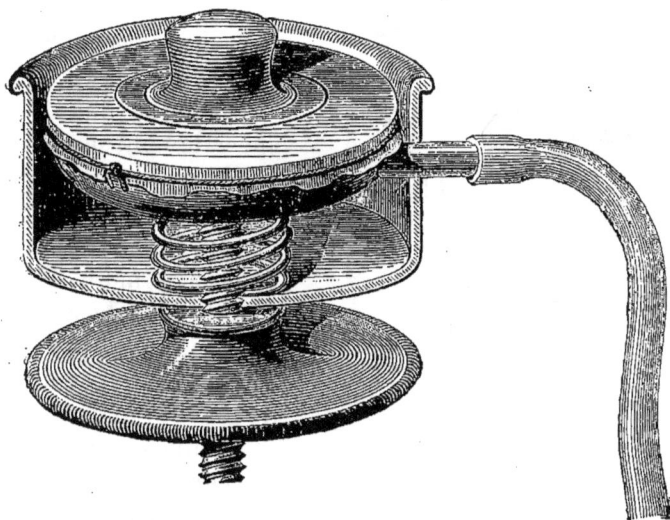

Fig. 33. — Tambour explorateur de Marey.

L'explorateur de *Mlle Pompilian* (fig. 34) diffère du précédent en ce qu'il est muni de trois pieds métalliques E, destinés à être appliqués sur le thorax du malade. En outre le bouton explorateur G n'est pas fixé à la membrane de caoutchouc. Il est porté par une tige métallique et vient simplement buter contre le centre de la membrane, protégé lui-même par une plaque métallique.

La tige F, portant le bouton enregistreur, est traversée par un axe fixé à l'un des pieds de l'instrument. L'autre bras du levier est articulé avec un ressort H, qu'on tend plus ou moins en faisant glisser le crochet supérieur K sur une tige graduée J. En tendant plus ou moins le ressort on exerce sur le point à explorer une pression plus ou moins forte, que la graduation permet de noter.

Pour supprimer l'effet des mouvements respiratoires sur e tracé, on peut employer l'*explorateur à plaque de Piéron.* Cet appareil se compose d'une plaque métallique qui peut être fixée au moyen de rubans entourant le thorax et le cou du patient. Les trois pieds de l'explorateur sont munis de disques en caoutchouc formant ventouses et permettant son adaptation à la plaque; celle-ci est percée, à son centre, d'un orifice par lequel passe la tige du bouton explorateur.

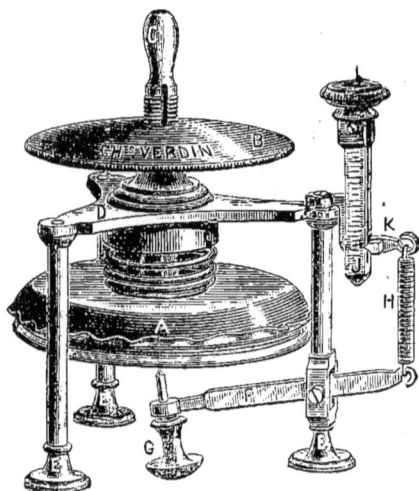

Fig. 34. — Tambour explorateur de Mlle Pompilian.

2. **Explorateurs artériels.** — Pour les artères autres que la radiale, spécialement pour la carotide et la fémorale, on emploie l'explorateur cardiaque de Marey, qu'on place à la main. Pour la radiale on a besoin d'explorateurs spéciaux.

Le *sphygmographe à transmission de Marey* se compose, comme un sphygmographe direct, d'un ressort fixé sur une monture métallique. Ce ressort s'applique sur la radiale. Sur lui se fixe une tige métallique, articulée avec une plaque également métallique collée à la membrane d'un tambour enregistreur. Ce tambour est porté par une tige, tournant autour d'un axe. On peut, en déplaçant cette tige, exercer une pression plus ou moins forte sur le ressort et partant sur la radiale. L'intérieur du tambour communique avec l'extérieur par un tuyau métallique coudé.

Le *sphygmographe à transmission de Mlle Pompilian* est muni d'un ressort qui permet d'exercer sur la radiale une pression variable, graduée à volonté.

Ces deux appareils ne nous ayant jamais donné de bien bons résultats, nous en avons fait construire un nouveau dont nous sommes beaucoup plus satisfaits (fig. 35).

Il se compose d'un tambour explorateur 1 porté par une tige creuse destinée à être reliée au tuyau de caoutchouc du tambour enregistreur. Cette tige glisse à frottement dans un support 2, portant une vis de réglage qui permet de fixer le tambour à la hauteur voulue. Le support peut pivoter sur un axe 3, qui permet d'obtenir un mouvement de rotation complet. Le tambour porte sur sa face inférieure une tige terminée par un premier bouton, qui assure son contact avec le bouton explorateur de l'artère 4, porté lui-même par un ressort métallique dont l'autre extrémité se termine en fourchette ; cette pièce est représentée séparée en B. Cette fourchette passe sous une vis de serrage 5 ; ce dispositif permet de déplacer à volonté le bouton explorateur d'avant en arrière, et un peu latéralement, dans les limites de l'écartement des deux bras de l'appareil.

Un brassard en cuir 6 et une pince spéciale C complètent l'appareil. Cette pince est destinée à fixer d'un seul coup les deux chefs de la bande de cuir sous le poignet du patient. Pour éviter une position pénible et instable, cette pince est aplatie, de telle sorte que le poignet repose commodément sur elle.

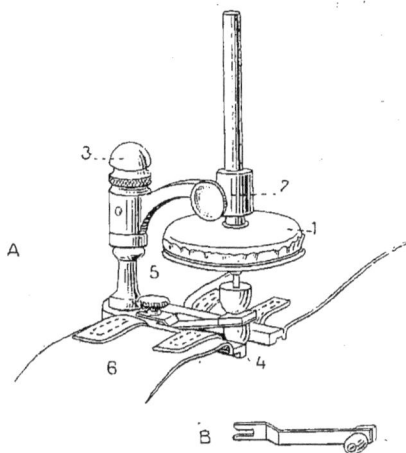

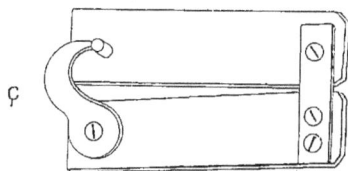

3. **Explorateurs veineux.** — Pour prendre le pouls veineux, on peut utiliser un petit *entonnoir* de verre ordinaire (fig. 36, A), sur lequel on a tendu une membrane de caoutchouc mince fixée à l'aide d'un fil. Au centre de la membrane,

FIG. 35. — Explorateur radial de L. Bard.

on colle un petit bouchon de liège. L'extrémité libre de l'entonnoir est adaptée à un tube de caoutchouc qui le relie au tambour enregistreur. Pour prendre un tracé, on applique simplement le bouchon sur la veine sans appuyer trop fortement. Cet appareil indique les changements de pression du pouls.

Il est préférable de se servir de la *capsule* métallique de Mackensie (fig. 36, B). Cette capsule en aluminium a une forme arrondie, avec un pan coupé. Son fond est percé d'un orifice aboutissant à un petit renflement auquel s'adapte le tuyau de caoutchouc. Pour mettre l'appareil en place, il faut

appliquer exactement les bords de la capsule sur les téguments, sans cependant exercer une pression trop forte, pour
ne pas écraser la veine. Il est souvent nécessaire de relever
avec la main les téguments et les muscles de façon à assurer
une fermeture étanche de la cavité.

Cet appareil donne de bons résultats par le fait qu'il indique les changements de volume plutôt que les changements
de pression.

Pour le *pouls hépatique* on emploie une capsule du même

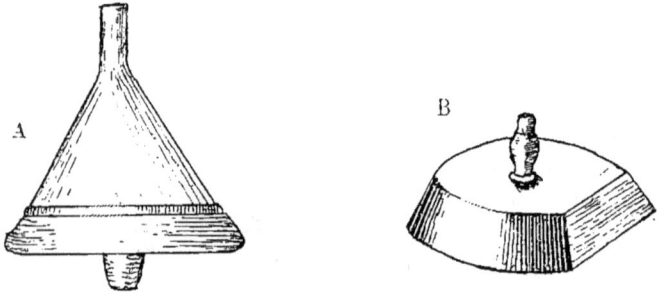

Fig. 36. — Entonnoir et capsule pour l'enregistrement du pouls veineux.

genre, plus grande, de forme plus allongée et à bords incurvés de façon qu'on puisse l'appliquer exactement sur l'hypo-
condre. Sa face supérieure porte un petit orifice pour le passage de l'air, orifice que l'on ferme avec l'index au moment de
prendre le tracé.

4. Explorateur œsophagien. — Une ampoule de caoutchouc
introduite dans l'œsophage a pour but de recueillir les pulsations de l'oreillette gauche (fig. 38).

L'ampoule (2) — un doigtier de caoutchouc en général —
mesure de 2 à 4 centimètres de longueur ; elle est fixée par
un fil (4) aussi mince que possible enroulé à l'extrémité d'une
sonde (1) à bout perforé et pourvue d'un œil latéral (3). Pour
éviter que le fil ne lèse la muqueuse, il est bon de le recouvrir
d'une mince bague de caoutchouc (5).

La sonde, en caoutchouc rouge, demi-dure, mesure 60 centimètres de long et 5 millimètres de diamètre extérieur ; son
extrémité opposée à l'ampoule est reliée par un tube de verre
à un tube de caoutchouc qui aboutit à un tambour enregistreur de Marey. Entre la sonde et le tube on interpose un
tube en Y permettant d'insuffler de l'air dans l'ampoule termi-

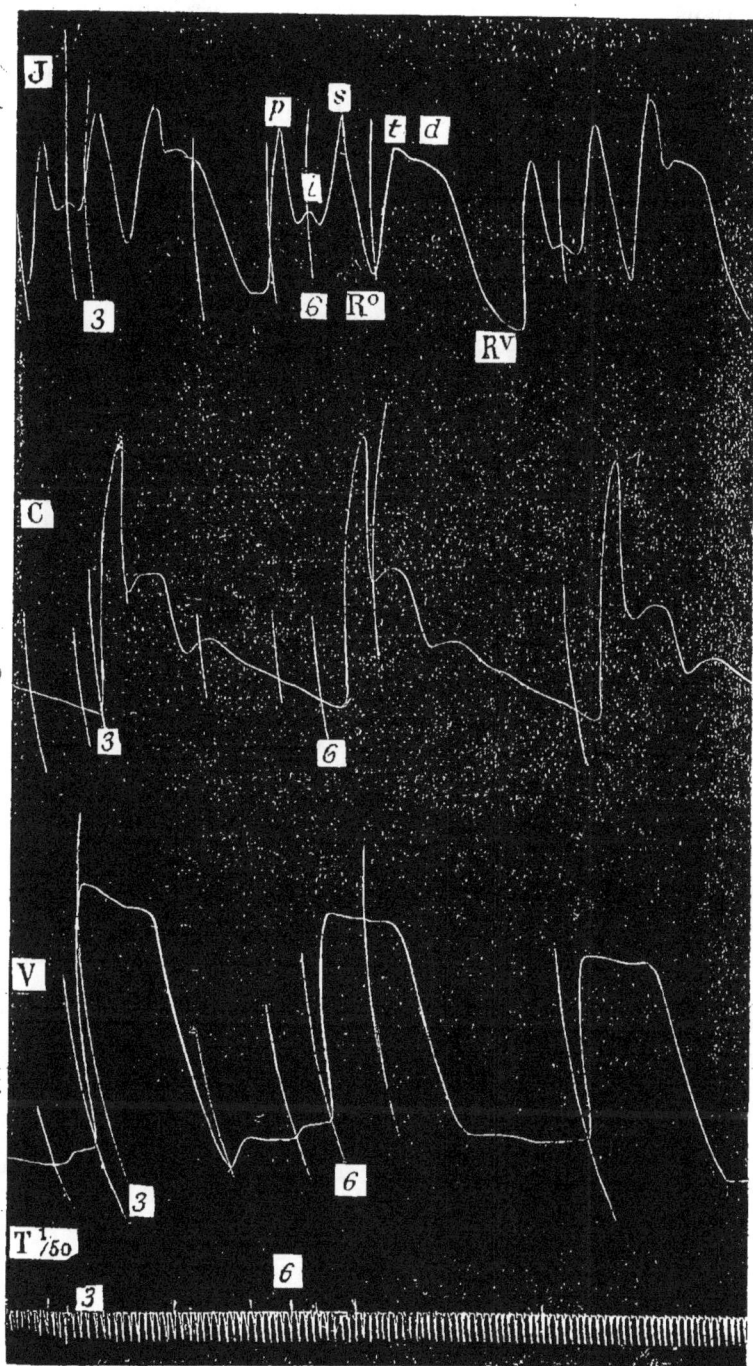

FIG. 37. — Tracés du pouls veineux (J), de la carotide (C) et de la pointe du cœur (V), recueillis avec le polygraphe de Marey, dans un cas d'insuffisance aortique.

nale. Dans quelques cas il peut être utile d'introduire sur le trajet un régulateur de pression (sphygmoscope).

Le patient placé en général dans la position assise, l'extrémité inférieure de la sonde est introduite dans l'œsophage après avoir été enduite de glycérine ; elle est poussée jusqu'à 40 centimètres des arcades dentaires ; on insuffle de l'air pour gonfler l'ampoule terminale et l'on retire lentement la sonde jusqu'au moment où le style enregistreur du tambour de Marey accuse des oscillations suffisantes ; le maximum d'amplitude est généralement obtenu lorsque l'ampoule est à la distance de 32 à 36 centimètres des arcades dentaires.

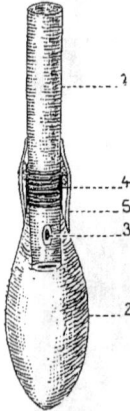

Fig. 38. — Explorateur œsophagien.

Si l'on veut repérer plus exactement la position de l'ampoule par rapport au cardia, on introduit la sonde jusqu'au delà de 50 centimètres, c'est-à-dire jusque dans l'estomac ; on insuffle de l'air dans l'ampoule terminale ; on retire ensuite la sonde, l'ampoule vient buter contre le cardia, on doit alors en laisser échapper l'air pour le lui faire franchir, après quoi on insuffle à nouveau de l'air dans l'ampoule et on retire lentement la sonde, centimètre par centimètre, jusqu'à ce qu'on obtienne le maximum d'amplitude des battements.

5. **Explorateur des capillaires.** — Le *pléthysmographe de Hallion et Comte* sert à recueillir le tracé du pouls capillaire. Il se compose d'un petit manchon de caoutchouc et d'une gaine de tissu souple mais inextensible munie de deux charnières avec boucles. Du manchon de caoutchouc part un tube destiné à mettre l'appareil en communication avec un tambour récepteur.

Pour appliquer l'appareil on introduit un ou deux doigts du patient entre le manchon de caoutchouc et la gaine de toile, puis on serre au moyen des charnières.

6. **Explorateurs respiratoires.** — Pour enregistrer les mouvements respiratoires, on emploie des instruments spéciaux nommés pneumographes.

a. Le *pneumographe de Verdin* (fig. 39) se compose d'une plaque d'aluminium E portant à chacune de ses extrémités un tambour D également en aluminium. Cette plaque se fixe en avant du thorax au moyen d'un cordon *p* qu'on passe autour

du cou du patient. Sur la membrane de chaque tambour est
fixée une petite plaque métallique portant un crochet G. A ce
crochet s'adapte une boucle placée à l'extrémité d'un cordon
plat ; on entoure avec ce cordon le thorax du patient ; l'autre
extrémité vient se fixer au crochet du second tambour. Les tubes métalliques des deux cuvettes F sont reliés, par l'intermédiaire de deux tuyaux de caoutchouc, avec un tube en Y, H,
lequel est en communication avec un tambour récepteur.

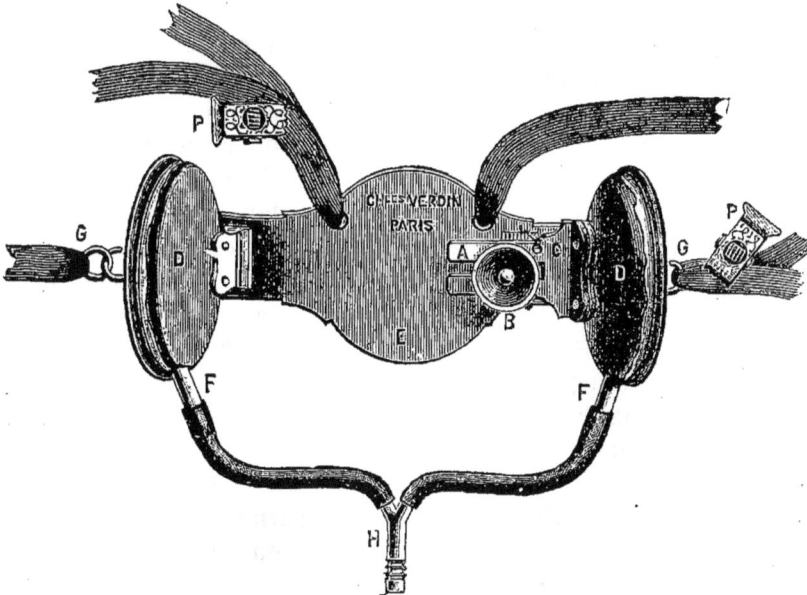

Fig. 39. — Pneumographe de Verdin.

Pour prendre avec cet appareil des tracés unilatéraux simul-
tanés, il suffit de coller le cordon circulaire à son passage sur
les apophyses épineuses ; ce collage peut s'effectuer au moyen
d'une bandelette agglutinante ou bien à l'aide de collodion.

Cet instrument donne de bons résultats ; mais il a l'inconvénient de renverser les tracés enregistrés : à l'ampliation thoracique inspiratoire correspond sur la courbe une ligne de descente et inversement.

b. Le *pneumographe de Humbert et Reh* (fig. 40) se compose d'une chambre à air en caoutchouc (A) recouverte extérieurement d'une membrane inextensible (bande de cuir). La
chambre à air est fermée à ses deux extrémités ; elle communique avec l'extérieur par deux canules métalliques *a a*. C'est

à ces canules que s'adaptent les extrémités des tubes de caoutchouc reliant l'appareil au tambour récepteur.

Deux pinces à vis complètent l'appareil : l'une s'applique à la partie postérieure, sur la ligne médiane, elle permet de transformer la chambre à air unique en deux cavités absolument séparées ; l'autre *b* s'applique à la face antérieure et permet de clore et de fixer l'appareil en accolant les deux extrémités du tube qui ne restent pas en contact avec la paroi thoracique.

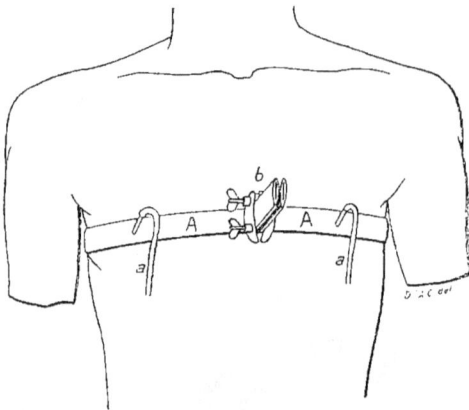

FIG. 40. — Pneumographe de Humbert et Reh.

Lorsqu'on veut prendre un seul tracé d'ensemble, on réunit les deux tuyaux au même tambour au moyen d'un tube en Y.

Cet appareil donne des tracés directs, c'est-à-dire ascendants à l'inspiration ; il permet de prendre en même temps deux tracés unilatéraux absolument distincts. Il permet aussi d'inscrire des tracés de pression au moyen d'un manomètre enregistreur.

CHAPITRE V

ENREGISTEMENTS PHOTOGRAPHIQUES

I. — APPAREILS ENREGISTREURS

Dans ces appareils une surface sensible, pellicule, papier ou plaque, se déplace avec une vitesse uniforme au-devant de l'image lumineuse ou sombre que lui envoie l'appareil récepteur.

Au début, on employait un simple cylindre enregistreur qu'on recouvrait d'une pellicule de collodion sensibilisée.

Actuellement, on emploie des appareils plus perfectionnés dont le dispositif est généralement le suivant :

La surface sensible est placée dans une boîte à fermeture hermétique qui permet de travailler à la lumière du jour, une fois l'appareil chargé. Au-devant de l'appareil se trc~ e une fente très étroite par laquelle passe le rayon lumineux. Cette fente est obstruée par un volet de sûreté que l'on écarte en l'abaissant moment voulu. Derrière la fente est placée une lentille cylindrique au foyer de laquelle se trouve la surface sensible. Un obturateur permet de commencer et de terminer l'enregistrement à volonté.

Certains appareils utilisent des plaques photographiques. Un châssis métallique est introduit par le haut de l'appareil. Il descend de haut en bas, derrière une fente horizontale. Le porte-châssis, soutenu par une corde à boyau, descend dans une glissière métallique. La corde à boyau est engagée sur une poulie en cuivre qui se trouve à la partie supérieure de l'appareil. L'autre extrémité de la corde porte un contre-poids, qu'on charge plus ou moins pour obtenir la vitesse désirée. Un régulateur de Foucault rend la vitesse uniforme. Un contact spécial permet de commencer l'enregistrement au moment voulu.

Avec l'appareil de *Bull*, on emploie une pellicule ou un papier sensible de 1 mètre de long qu'on dispose sur un cylindre, tournant sur un axe horizontal. La rotation du cylindre est assurée par une courroie à transmission au moyen d'un moteur quelconque.

Derrière la lentille, tout près du cylindre, on place un obturateur électrique qui s'ouvre au moment choisi et qui se ferme automatiquement après l'exposition d'une certaine longueur de bande sensible déterminée à l'avance.

L'appareil imaginé par *Ohm* utilise soit un film, soit un papier sensible. Il diffère des précédents par le fait que la surface sensible se déplace horizontalement. De plus, on peut utiliser une grande longueur de pellicule ou de papier. L'appareil est en effet muni de 3 cylindres de différents diamètres. L'un porte le papier sensible enroulé autour de lui. Les deux autres, maintenus en contact par un ressort, entraînent par un mouvement en sens inverse cette bande de papier. En passant sur l'un des cylindres, au-devant duquel se trouvent la fente et la lentille, le papier est impressionné par le rayon lumineux. Une

fois impressionné, il passe à travers une fente étroite dans un
compartiment spécial où il s'enroule automatiquement ; ce
compartiment peut être fermé par un volet et détaché de l'appareil. Il peut ainsi être emporté à la chambre noire pour le
dévelo ement de la pellicule ou du papier.

Enregistrement du système des coordonnées. — Il est
utile de pouvoir déterminer sur le tracé la hauteur des oscillations de la courbe. Dans ce but, on enregistre photographiquement, en même temps que l'image projetée, une série de
lignes d'abscisses. Celles-ci sont obtenues par le moyen de traits
gravés sur la lentille cylindrique de l'appareil enregistreur.
L'ombre portée par les divisions, combinée avec la translation
de la surface sensible, trace sur celle-ci la série des lignes
d'abscisses. Pour faciliter la lecture, on fait généralement un
trait un peu plus marqué toutes les 5 ou toutes les 10 lignes.

D'autre part, il faut pouvoir déterminer exactement la durée
du passage d'une région donnée de la courbe enregistrée ; à
cet effet, les divisions du temps sont indiquées par une série
d'ordonnées obtenues par des éclipses périodiques du faisceau
lumineux. On produit ces éclipses au moyen d'un disque portant une série de dents régulièrement disposées. Le nombre
des dents dépend des intervalles de temps que l'on désire
obtenir et de la vitesse de rotation du disque. La 5e et la 10^e
dent sont généralement un peu plus larges que les autres, de
façon à obtenir de 5 en 5 un trait un peu plus large, ce qui
facilite la lecture.

On peut aussi obtenir les éclipses périodiques de la lumière
au moyen d'un métronome ou d'un pendule placé sur le trajet
du faisceau lumineux.

II. — APPAREILS RÉCEPTEURS

1. Récepteurs de mouvements. — Pour fixer des mouvements, on utilise les *oscillations d'un miroir* minuscule qu'on
peut, ou bien coller directement sur la peau au niveau de
production des mouvements, ou bien faire mouvoir sur un axe
monté sur un statif spécial.

Le miroir reçoit un faisceau lumineux d'une lampe à arc ou
d'une lampe spéciale construite à cet effet ; ce faisceau passe
à travers un écran portant une fente de 1 à 2 mm. de large,

puis à travers une lentille cylindrique. Le miroir réfléchit le rayon lumineux sur la fente de l'appareil enregistreur.

Pour la radiale, on colle le miroir sur l'artère au moyen d'une goutte d'huile de cèdre épaisse, de telle façon que le bord supérieur soit élevé et abaissé par les pulsations du vaisseau, le bord inférieur servant d'axe. On peut encore fixer le miroir à la pelotte d'un sphygmographe ordinaire, ou bien le faire mouvoir par la membrane de caoutchouc d'une capsule de Marey (Franck). Ohm utilise le dispositif suivant : les mouvements sont transmis par un tube en Y à deux membranes sensibles de caoutchouc fin de 12 millimètres de diamètre placées l'une au-dessous de l'autre. Les membranes se meuvent en sens inverse. Elles sont reliées par un tout petit bâtonnet portant à son extrémité supérieure un petit miroir. Le poids du miroir et du bâtonnet est de 2 milligrammes.

Pour la jugulaire, on peut coller directement le miroir sur la peau. Lorsqu'on n'arrive pas à diriger convenablement le faisceau lumineux, en raison de légers mouvements de la tête du patient, on place en face du premier miroir un second qui réfléchit le faisceau, puis en face de celui-ci encore un troisième qui rétablit l'image dans le bon sens.

Ohm emploie encore un autre dispositif : sur un cadre est fixée une aiguille servant d'axe à un petit cylindre. Cette aiguille est munie de deux bâtonnets, dont l'un porte le miroir et dont l'autre est collé à la peau au-dessus de la jugulaire au moyen d'huile de cèdre, de telle sorte que le miroir suive les mouvements du vaisseau. En faisant varier la longueur du bâtonnet, on peut obtenir des oscillations plus ou moins amples.

Pour la pointe du cœur, lorsque les mouvements sont bien visibles, on peut également coller le miroir à la peau. Plus généralement, on fixe simplement le miroir à la membrane d'un tambour récepteur de Marey.

Les appareils à miroir ont l'avantage de supprimer les léviers qui, soit en raison de leur poids, soit en raison de leur lancement, peuvent modifier la courbe réelle.

En comparant des tracés pris simultanément avec l'appareil de Jaquet et avec un sphygmographe à miroir, on constate qu'on peut obtenir des résultats supérieurs avec ce dernier appareil, surtout dans les tachycardies et les arythmies.

Malheureusement, ces appareils sont encore d'un maniement compliqué qui empêche leur emploi quotidien au lit du malade ; ils donnent d'ailleurs des résultats inférieurs à ceux que l'on obtient par l'emploi de bons récepteurs reliés au cylindre enregistreur de Marey.

II. Récepteurs de bruits.

— Pour enregistrer les bruits du cœur, on a imaginé d'abord des appareils utilisant les variations de hauteur d'une flamme de gaz, qui se produisent lorsque le gaz passe à travers une caisse de résonance mise en communication avec la région précordiale.

On a utilisé aussi des appareils dans lesquels les ondes sonores étaient transmises à une membrane d'eau de savon, membrane mise en relation au moyen d'un petit levier avec un miroir recevant un rayon lumineux et le réfléchissant sur un appareil enregistreur.

L'appareil le plus perfectionné pour l'enregistrement des bruits est le *phonoscope de Weiss* : comme membrane réceptrice des ondes sonores, on utilise une lamelle d'eau de savon, dont la sensibilité dépasse celle du microphone le plus sensible. Au centre de la lamelle aboutit l'extrémité d'un fil de verre argenté, dont l'autre extrémité est fixée à un support spécial. De la sorte, les oscillations de la membrane sont transmises au petit levier de verre dont les mouvements sont enregistrés photographiquement à cet effet. Le levier, éclairé par un objectif microscopique, est placé au foyer d'un second objectif qui en projette l'image très agrandie sur la fente d'un appareil enregistreur. Un dispositif ingénieux permet de donner au levier toutes les positions dans l'espace. La membrane d'eau de savon peut être élevée ou abaissée à volonté. Le poids de la membrane et du levier est de 0,000054 gramme.

Pour vérifier si les résultats de l'enregistrement correspondent bien aux ondes sonores, on peut se servir d'un appareil qui permet de reproduire le son parallèlement à l'inscription de la courbe. Il suffit pour cela d'éclairer une lentille de sélénium, de telle façon que le changement de lumière corresponde aux oscillations de la courbe, et d'introduire en même temps cette cellule et un téléphone dans le circuit d'une batterie, les oscillations du courant agissent alors sur la membrane du téléphone.

On emploie à cet effet une lampe à arc, munie d'un condensateur portant une fente verticale. La fente est éclairée ; les rayons sont refroidis par passage à travers un vase d'eau ; ils tombent sur une lentille cylindrique qui projette une mince raie de lumière à la périphérie d'un disque. La périphérie du disque est dentée de telle sorte que le nombre et la hauteur des dents correspondent au nombre et à l'amplitude des oscillations de la courbe. La longueur de la ligne de lumière est telle qu'elle couvre au moins les dépressions les plus profondes et les sommets les plus élevés.

Dans la direction des rayons, derrière le disque, est placée la cellule de sélénium ; son éclairage change d'après la fréquence et l'amplitude des oscillations de la courbe. Un changement de courant dans le circuit de la cellule de sélénium et

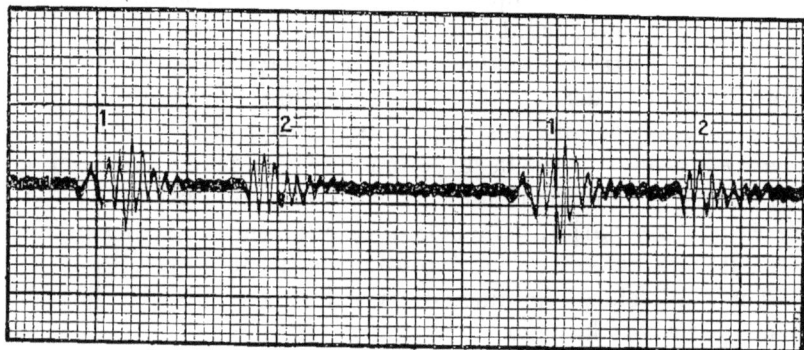

Fig. 41. — Courbe des bruits du cœur (Tracé obtenu avec le phonoscope de Weiss et l'enregistreur de Bull).

du téléphone correspond au changement d'éclairage et l'oreille perçoit le bruit correspondant dans le téléphone.

Au moyen du phonoscope, on peut constater que les bruits normaux du cœur humain sont constitués par des sons dont la fréquence des oscillations varie entre 45 et 200 par seconde. Les oscillations sont parfois plus lentes, jusqu'à 20 ou même moins par seconde.

A l'état normal, les bruits du cœur sont représentés sur le tracé par deux séries d'oscillations séparées par le petit silence (fig. 41).

Le laps de temps systolique qui s'écoule entre le commencement des deux bruits varie chez l'adulte entre 26 et 36 centièmes de seconde, chez le fœtus entre 17,5 et 18,5 centièmes.

A l'état normal l'écart entre le début du premier bruit et la pulsation de la carotide est de 6,75 à 7,75 centièmes de seconde.

Les souffles doux sont représentés la plupart du temps par une suite d'oscillations uniformes, dont la régularité est au moins aussi grande que celle des bruits normaux. Par contre, lorsque le souffle est rude, on obtient d'ordinaire des courbes tout à fait irrégulières, souvent d'un aspect assez bizarre.

L'enregistrement des bruits permettrait de constater le doublement pathologique des bruits normaux, plus aisément que l'auscultation.

III. **Récepteurs de courants.** — On sait depuis longtemps que la contraction musculaire s'accompagne de modifications électriques. Le changement du potentiel ou le courant qu'il produit peut être enregistré en reliant les deux extrémités du faisceau à un appareil enregistreur.

Cette loi s'applique au muscle cardiaque dans lequel il se produit des modifications de l'état électrique au moment où le muscle se contracte sous l'influence des excitations physiologiques. L'état d'activité musculaire s'associe toujours au développement de l'état électrique négatif. Lorsque certains segments du muscle commencent à dépenser leur énergie accumulée, il se produit, entre ces segments et ceux qui sont restés inactifs, une différence de potentiel assez considérable pour pouvoir être enregistrée par des appareils appropriés, ces variations sont en rapport avec la direction que l'onde de contraction suit dans le ventricule. L'électrocardiogramme est le tracé de la courbe des variations électriques qui se produisent pendant les diverses phases de la révolution cardiaque.

On peut, chez l'homme, dériver les courants d'action du cœur à travers la peau. Le courant que l'on veut enregistrer est recueilli sur les extrémités des membres, en les immergeant dans des solutions électrolytiques qu'on met en rapport par des fils conducteurs avec les extrémités du filament.

On a montré que, le corps étant divisé par un plan passant par la base du cœur en deux parties dont l'une englobe cette base et l'autre comprend la pointe du ventricule, les excitations partant de chacune de ces deux divisions du corps sont équivalentes respectivement aux excitations partant de la base et du sommet du ventricule. Waller a montré que cette ligne de division va, chez l'homme, de l'épaule gauche à l'aine droite. Le bras droit peut donc être utilisé comme point d'excitation basal et le bras gauche ou l'une des jambes peut servir comme point d'excitation apexien.

Pourvu que les points soient l'un basal et l'autre apexien, le tracé réussit; il est cependant un peu différent suivant les dispositions choisies. Six combinaisons, qu'Einthoven a désignées par des chiffres romains, permettent d'établir une dérivation convenable; la plus commode et la plus employée (I) est la dérivation de la main gauche à la main droite ; vient ensuite la dérivation (II) de la main droite au pied gauche.

On a d'abord enregistré ces variations en prenant un tracé

photographique des oscillations du ménisque d'un électromètre capillaire à mercure ; mais un grand progrès a été réalisé par l'emploi du galvanomètre à corde d'Einthoven.

Celui-ci consiste essentiellement en un électro-aimant puissant, permanent ou en circuit, dont les pôles sont très rapprochés. Entre ces pôles est suspendu un filament de quartz argentifère d'une grosseur de 2 à 3 µ. Lorsque l'instrument

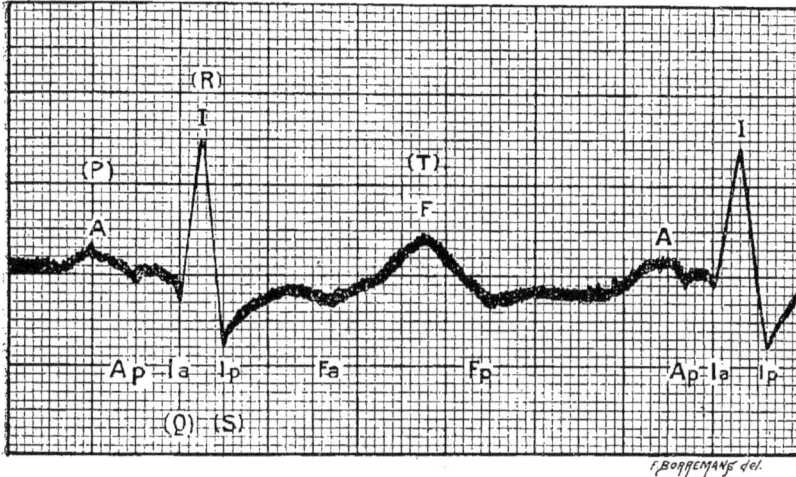

FIG. 42 — Électro-cardiogramme normal.

fonctionne, le fil se trouve dans un champ magnétique puissant ; il dévie toutes les fois qu'il est traversé par un courant. Ces oscillations, invisibles à l'œil nu, sont amplifiées par une lentille placée devant le fil et grossissant de 3 à 500 fois. La stabilité doit être complète, pour éviter toute oscillation artificielle. L'ombre du fil est projetée sur un appareil enregistreur à déplacement vertical et à fente horizontale. Lorsqu'on veut employer un enregistreur à déplacement horizontal et à fente verticale, on peut redresser l'image de 90° par une combinaison de prismes.

On peut prendre des électrocardiogrammes de malades couchés dans leur lit, à distance, par l'intermédiaire d'une ligne électrique. On peut joindre à l'inscription électro-cardiographique l'enregistrement des bruits du cœur.

Sur l'électro-cardiogramme normal (fig. 42) on distingue habituellement trois soulèvements dirigés en haut, dont le premier A est en rapport avec la contraction de *l'oreillette,* le second I est la secousse· *initiale* de la systole, et le troisième F en est la secousse *finale.* Le soulèvement I est d'ordinaire précédé d'une pointe en sens inverse : la, secousse *initiale antérieure* et parfois suivi d'une autre, I*p*, secousse *initiale postérieure* ; plus rarement les soulèvements A et T peuvent également présenter des pointes de sens inverse, soit avant, soit après eux. Einthoven employait pour désigner les trois soulèvements supérieurs et les deux pointes inférieures les lettres P Q R S T, purement conventionnelles et de ce fait moins explicatives que les dénominations indiquées ci-dessus.

Les recherches électro-cardiographiques étant relativement récentes ne permettent pas encore de conclusions cliniques bien précises ; elles ont été surtout utiles pour l'étude de la marche de la contraction dans le muscle cardiaque. En clinique, elles peuvent être employées pour étudier d'une manière plus précise le mécanisme et la signification des arythmies,. en particulier pour la détermination du point de départ des extra-systoles, mais elles ne paraissent apporter de renseignements précis ni sur la force descontractions ni sur les lésions orificielles.

DEUXIÈME SECTION

PROPRIÉTÉS MOLÉCULAIRES

CHAPITRE PREMIER

DENSITÉ

I. — MESURE DE LA DENSITÉ

1. *Densité des liquides.* — On sait que la densité d'un corps est le rapport qui existe entre le poids de ce corps et le poids d'un même volume d'eau distillée.

Les moyens à employer pour déterminer la densité des liquides diffèrent suivant qu'on peut se procurer facilement une grande quantité de liquide ou qu'on n'en a que très peu à sa disposition.

1. Densimètres. — Dans le premier cas, le procédé le plus
simple est de se servir d'un aréomètre ou densimètre (fig. 43).

Les aréomètres employés en clinique sont généralement
gradués de 1 000 à 1 040. Lorsqu'on veut faire des déterminations très exactes, il est bon d'avoir à sa disposition deux
instruments : l'un gradué de 1 000 à 1 025, l'autre de 1 025
à 1 050 ; les divisions sont ainsi plus écartées les
unes des autres. En général, on peut se contenter
d'un seul aréomètre, une erreur d'un degré n'ayant
pas en clinique d'importance réelle.

Avant d'employer un aréomètre, il faut prendre
quelques précautions. Tout d'abord, il est nécessaire de vérifier l'instrument. Pour ce faire, on le
plonge dans l'eau distillée. Lorsque l'instrument
est juste, le niveau supérieur du liquide affleure
au trait 1 000 (au niveau du bord inférieur du ménisque) ; s'il en est autrement, on note le point
d'affleurement pour des corrections ultérieures.

En outre, il faut tenir compte de la température
de la pièce, les aréomètres usuels étant construits
pour une température de 15 degrés centigrades.
Pratiquement, on peut estimer qu'une élévation
de température de 3 degrés, entre 15 et 38 degrés
centigrades, fait baisser l'aréomètre de 1 degré
environ.

Technique. — Pour prendre une densité, on
verse le liquide à examiner dans une éprouvette,
suffisamment large pour que l'instrument ne soit
pas en contact avec les parois. Cette éprouvette
doit être parfaitement propre ; on sait, en effet,
que la tension superficielle joue un grand rôle
dans l'appréciation de la densité, et que, par exemple, la présence d'une couche infime de graisse à la surface du liquide
fausse complètement les résultats.

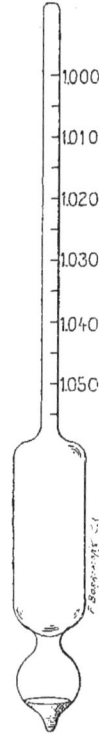

Fig. 43.
Densimètre.

Si le liquide introduit dans l'éprouvette est couvert d'écume,
on enlève celle-ci au moyen d'un morceau de papier filtre. On
plonge alors l'instrument dans le liquide, on attend un instant
qu'il ait pris un niveau stable ; le point d'affleurement, toujours
lu au niveau du bord inférieur du ménisque, donne directement le chiffre de la densité du liquide examiné.

2. Densimètre de Rousseau. — Lorsqu'on ne dispose que

d'une petite quantité de liquide, on peut se servir du *densi-mètre de Rousseau* (fig. 44). Avec cet instrument un centi-mètre cube de liquide suffit; il sert à charger l'aréomètre. Cet appareil est pourvu, à sa partie supérieure, d'une cupule de verre portant un trait correspondant à un volume de 1 cen-timètre cube. La tige de l'instrument porte deux traits : l'inférieur marqué 100, le supérieur 200. L'intervalle compris entre ces deux traits est divisé en 100 parties égales.

Pour déterminer la densité d'un liquide plus lourd que l'eau, on plonge l'instrument dans une éprouvette contenant de l'eau distillée. Dans la cupule, soigneusement desséchée, on introduit exacte-ment 1 centimètre cube du liquide dont on recherche la densité. On note le point d'affleu-rement sur la tige. En divisant le chiffre obtenu par 100, on a la densité cherchée.

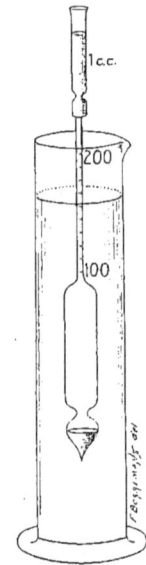

FIG. 44.
Densimètre de
Rousseau.

3. **Procédé du flacon.** — Comme on le sait, la densité d'un corps s'obtient en divisant le poids absolu d'un volume déterminé de ce corps par le poids de la même quantité d'eau distillée, à la même température. Pour déterminer ces deux poids on emploie le procédé connu des physiciens sous le nom de procédé du flacon :

On prend un flacon de contenance variable, généralement de 10 à 50 centimètres cubes, à parois minces, bouché à l'émeri. Ce flacon est convenablement lavé, puis desséché. On le pèse, vide et séché, sur une balance suffisam-ment sensible. Pour une quantité de 10 centi-mètres cubes au moins, une balance sensible au centigramme convient parfaitement. On remplit ensuite exactement le flacon d'eau distillée, sans laisser de bulles d'air et l'on bouche hermétiquement. On dessèche soigneuse-ment le flacon à l'extérieur, au moyen de papier buvard, puis on note le poids du flacon plein d'eau. En retranchant de ce poids celui du flacon vide, on a le poids de l'eau distillée.

On dessèche ensuite le flacon ou bien on le lave à plusieurs reprises avec le liquide à examiner, puis on le remplit exacte-ment de ce liquide, on bouche hermétiquement et l'on pèse. Du poids trouvé, on retranche le poids du flacon vide déjà connu, et l'on a ainsi le poids exact du liquide.

Pour trouver la densité, on n'a plus qu'à diviser le poids du liquide par le poids de l'eau distillée. Il va de soi que les deux liquides doivent avoir la même température. En représentant par a le poids du flacon vide, par b le poids du flacon plein d'eau distillée, et par b' le poids du flacon plein du liquide à examiner, l'opération se résume dans la formule :

$$x = \frac{b' - a.}{b - a}$$

4. Pycnomètres. — Au lieu de flacons ordinaires, on peut employer des flacons spéciaux appelés pycnomètres (fig. 45). Le pycnomètre consiste essentiellement en un flacon à parois minces, pourvu d'un système de fermeture spécial. Le bouchon, usé à l'émeri, porte un petit canal capillaire par lequel s'échappent les bulles d'air qui pourraient se trouver dans le liquide. Certains pycnomètres sont munis d'un petit thermomètre placé à l'intérieur d'un tube surmontant le bouchon. Le poids du pycnomètre vide est déterminé une fois pour toutes. On peut de même déterminer une fois pour toutes le poids de l'instrument plein d'eau distillée si l'on opère toujours à la même température.

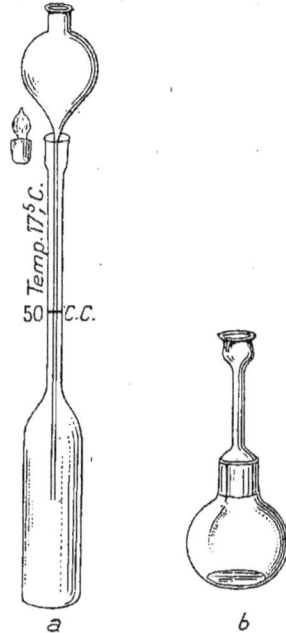

Fig. 45. — Pycnomètres : a, pour les liquides ; — b, pour les solides.

Urine. — Généralement, la densité de l'urine est en relation avec sa quantité dans les 24 heures. On admet que, normalement, avec une quantité d'environ 1 500 centimètres cubes, la densité oscille entre 1 015 et 1 025. Lorsque la quantité augmente, la densité diminue et inversement.

On a établi des tables spéciales indiquant l'influence de la température sur la densité et montrant ce qu'il faut ajouter ou retrancher au degré obtenu suivant la température.

On admet qu'en multipliant les deux derniers chiffres du poids spécifique par 2,33, on obtient d'une manière approximative le poids en grammes du résidu fixe de l'urine pour 1 000.

En pratique, le poids spécifique de l'urine renseigne surtout sur sa concentration ou sa dilution, les substances dissoutes augmentant la densité.

Une urine claire, abondante, de densité élevée, doit faire rechercher la glycosurie.

Sérosités pathologiques. — On sait que la densité des exsudats est généralement plus élevée que celle des transsudats. Une sérosité dont la densité est supérieure à 1 018 reconnaîtrait toujours une origine inflammatoire. Ceci est vrai dans la majorité des cas, car ce qui modifie surtout la densité d'un liquide pathologique c'est sa teneur en albumine; or, on sait que les liquides inflammatoires en contiennent beaucoup plus que les simples épanchements mécaniques.

On pourrait même calculer approximativement la quantité d'albumine d'un exsudat ou d'un transsudat d'après la formule suivante : $x = 3/8$ (D — 1 000 — 2,8), dans laquelle D représente la densité du liquide.

Liquide céphalo-rachidien. — La densité du liquide céphalo-rachidien normal est de 1 003 à 1 008 (1 003 à 1 004 d'après Achard et Lœper).

Ses variations sont mal connues. On admet qu'une densité supérieure à 1 008 doit faire penser à la méningite. Chez des tabétiques, des paralytiques généraux, des choréiques, Widal a trouvé des chiffres variant de 1 004 à 1 012.

Suc gastrique. — On admet que la densité du suc gastrique normal varie de 1 001 à 1 010 ; ces chiffres s'entendent pour le suc pur, filtré.

Le suc extrait pendant la digestion, après repas d'épreuve, possède en général une densité plus élevée, grâce aux substances dissoutes au cours de la digestion.

II. *Densité du sang.*

— On ne peut pas employer pour le sang les procédés décrits ci-dessus, car on n'a généralement à sa disposition qu'une très petite quantité de liquide. Il faut alors se servir de pycnomètres très petits, appelés *pycnomètres capillaires*, ou bien avoir recours à des procédés spéciaux basés sur le principe de l'immersion.

1. Pycnomètres capillaires. — Pour utiliser les pycnomètres capillaires, il faut avoir à sa disposition une balance de précision sensible au $1/10^e$ de milligramme.

Il en existe diverses sortes, notamment ceux de Sciolla, de Bar et de Donnay ; le plus connu et le plus fréquemment employé consiste en un petit tube de verre de 12 millimètres de longueur et de 1 millimètre et demi de diamètre ; à ses deux extrémités, il est effilé en capillaires de 1 centimètre de longueur et de 2/3 de millimètre de diamètre.

On procède comme nous l'avons dit plus haut, c'est-à-dire qu'on pèse exactement le tube, d'abord vide, puis plein d'eau distillée, après l'avoir soigneusement séché à l'extérieur. On enlève ensuite l'eau par lavage à l'alcool et à l'éther, puis on remplit exactement avec le liquide à examiner. Il suffit d'avoir 0,1 centimètre cube de liquide, c'est-à-dire 2 gouttes de sang. On pèse de nouveau, puis on calcule la densité de la même manière que ci-dessus.

L'emploi du pycnomètre capillaire a l'avantage de n'exiger qu'une très petite quantité de sang. Par contre, il a l'inconvénient de nécessiter l'usage d'une balance de précision. Ce procédé demande du temps, de l'attention et une certaine habitude; il faut aussi quelque dextérité pour éviter la coagulation du sang.

2. **Gouttes en suspension.** — On emploie habituellement des procédés plus simples, mais un peu moins exacts, basés sur le principe que, lorsqu'une goutte de liquide, plongée dans un autre liquide, reste en équilibre sans monter ni descendre, c'est que les deux liquides ont la même densité.

Solutions. — On emploie comme termes de comparaison des mélanges de divers liquides incolores préparés en proportions connues, et l'on tâtonne jusqu'à ce qu'on trouve le mélange dans lequel la goutte de sang, facilement visible grâce à sa coloration, reste en suspension; il suffit de connaître la densité de ce mélange pour avoir celle du sang.

On a employé ainsi des solutions de gomme arabique, des mélanges de chloroforme et de benzol, de pétrole et de benzol, des solutions salines plus ou moins concentrées, des mélanges d'eau et de glycérine; dans chaque groupe on prépare le nombre de solutions nécessaires.

Technique. — Le mode de procéder le plus pratique est celui que recommande Lyonnet. Les solutions sont préparées avec de l'eau, de la glycérine et du sublimé. On fait d'abord le mélange suivant : glycérine, 700 grammes; eau, 3 litres 500; sublimé, 3 grammes. En ajoutant à ce mélange soit de la glycérine, soit de l'eau distillée, on prépare 24 solutions dont la densité va de 1 027 à 1 073, soit tous les chiffres impairs de deux en deux.

Les solutions sont placées dans des flacons bouchés à l'émeri, d'une contenance de 180 grammes environ; le liquide se conserve ainsi très longtemps.

Le sang obtenu par piqûre du doigt est aspiré dans une petite pipette effilée. On fait tomber une goutte de sang dans chaque flacon et l'on obtient, après quelques tâtonnements, la densité cherchée.

Il faut acquérir par la pratique une certaine dextérité, car il importe d'aller vite, Au début, en effet, on a quelque peine à éviter la coagulation du sang à l'intérieur de la pipette ainsi que l'introduction de bulles d'air dans la goutte. Avec un peu d'habitude, on arrive à procéder assez rapidement.

Sans être d'une exactitude mathématique, les procédés par immersion sont dans la grande majorité des cas suffisants pour les recherches cliniques.

Chez l'homme, on n'est pas absolument d'accord sur les chiffres de la densité du sang à l'état normal, les résultats variant, suivant les auteurs et selon les procédés employés, de 1 035 à 1 075. L'ingestion de grandes quantités de liquide la diminue légèrement.

La densité varie en général parallèlement à la quantité d'hémoglobine. Elle est diminuée dans les anémies et les cachexies.

Dans la néphrite interstitielle chronique, dans l'urémie, on observe de même en général une diminution de la densité du sang.

III. *Densité des solides.* — Pour déterminer la densité d'un solide, d'un *calcul* par exemple, on peut se servir soit du densimètre de Rousseau, soit de l'*aréomètre de Páquet.*

A l'aide de ces instruments, on détermine à la fois le volume et le poids du solide, par son immersion dans un liquide ; le principe de la méthode consiste à plonger le corps dans l'eau et à chercher quelle est sa perte de poids apparente ; d'après le principe d'Archimède, on sait que cette perte de poids est égale au poids du volume d'eau déplacé par le corps.

1. Avec le densimètre de Rousseau (fig. 44), on introduit d'abord dans la cupule 1 centimètre cube d'eau distillée ; l'affleurement se produit au trait marqué 100 sur la tige. On place ensuite le calcul dans l'eau distillée contenue dans la cupule. Le poids augmente d'autant et l'affleurement se fait en un point plus élevé N qu'on note. Au moyen d'une pipette, on enlève ensuite de la cupule la quantité d'eau distillée qui dépasse le trait correspondant à 1 centimètre cube ; le poids de l'appareil diminuant, l'affleurement se fait en un point compris entre N et 100. On note également ce point que nous représentons par n.

La densité cherchée est donnée par la formule $D = \dfrac{N - 100}{N - n}$.

2. **Aréomètre de Pâquet.** — Cet instrument (fig. 46) ressemble à un aréomètre ordinaire ; mais, à sa
partie supérieure, est soudée une cupule qui
porte une graduation en dixièmes de centimètre
cube à partir de 0. Le point 0 correspond au volume de 2 centimètres cubes d'eau. La tige de
l'instrument est divisée en décigrammes.

Pour déterminer la densité d'un calcul, on
plonge l'instrument dans une éprouvette contenant de l'eau distillée, puis on introduit de l'eau
distillée dans la cupule jusqu'à 0. Le point d'affleurement de l'appareil doit être alors au niveau
0 de la tige.

Le calcul est placé ensuite dans la cupule. On
lit le point d'affleurement sur la tige, point que
nous représenterons par n. En outre on note le
trait de graduation de la cupule correspondant à
la partie inférieure du ménisque, n'.

Le rapport $\dfrac{n}{n'}$ représente la densité cherchée.

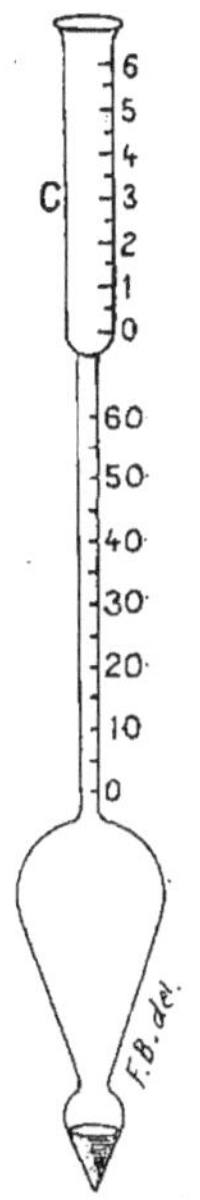

3. On peut encore faire cette détermination
au moyen d'un pycnomètre ; à cet effet, on
emploie des pycnomètres spéciaux, à large col (fig. 45, b).

Fig. 46. —
Aréomètre
de Pâquet.

II. — SÉDIMENTATION

I. *Sédimentation simple.* — Le sédiment est le dépôt
qui se forme par la précipitation spontanée des subtances
solides, organiques ou inorganiques, en suspension dans un
liquide. Les substances plus légères que le liquide lui-même se
rassemblent à la surface en une couche plus ou moins épaisse.

En clinique, on utilise la sédimentation soit pour doser la
quantité d'un dépôt, soit simplement pour en faire l'examen. Le
temps relativement long que demande la sédimentation empêche d'en faire usage pour les liquides spontanément coagulables, car, dès que la coagulation se produit, la sédimentation
n'est plus possible.

Le liquide à examiner est placé, tout de suite après son
prélèvement, dans un verre conique à extrémité effilée (flûte

à champagne). On le couvre, pour éviter les poussières, et on le laisse reposer dans un endroit frais pendant quelques heures, de deux à vingt-quatre heures, suivant l'abondance et la pesanteur des substances solides qu'il contient.

Le temps nécessaire pour le dépôt permet parfois les putréfactions, les pullulations microbiennes et même les altérations cellulaires; on peut obvier à cet inconvénient en ajoutant à 100 centimètres cubes du liquide à examiner un centimètre cube d'une solution alcoolique de thymol à 1 pour 100. On peut alors laisser sédimenter le liquide très longtemps, sans qu'il se produise de précipitations chimiques, de pullulations microbiennes, ni d'altérations cellulaires.

On a aussi proposé l'addition de quelques gouttes de chloroforme, qui joue le même rôle antiseptique et conservateur; mais le chloroforme, étant plus lourd que le dépôt lui-même, a l'inconvénient de passer au-dessous de lui au fond du verre, ce qui rend incommode la séparation de ce dernier.

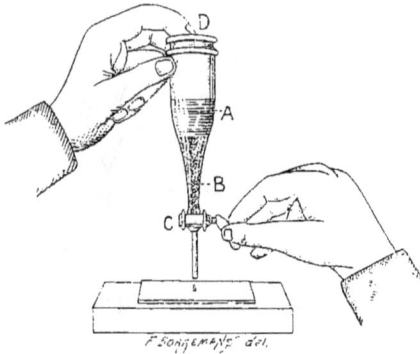

FIG. 47. — Burette à sédimentation.

Burettes à sédimentation. — Pour faciliter la récolte du dépôt, on a construit des burettes spéciales, coniques (fig. 47, A) se terminant par un tube (B) portant un robinet (C). La burette est remplie de liquide aux trois quarts, puis bouchée au moyen d'un couvercle à membrane de caoutchouc (D); on la laisse reposer verticalement pendant quelques heures. Ces burettes peuvent aussi être placées dans un centrifugeur à plateau.

Lorsque le dépôt est bien formé, en maintenant la burette verticale et en appuyant doucement sur le couvercle de caoutchouc pour effectuer une légère pression sur le liquide, on ouvre petit à petit le robinet, et on recueille directement sur un porte-objet une parcelle du dépôt. Si, en outre du dépôt au fond du tube, il se forme une couche de séparation à la surface du liquide, on la prélève avec une pipette pour l'examiner au microscope.

II. **Dosage du sédiment.** — La technique est la même que pour la sédimentation simple. On note seulement avec soin la quantité de liquide employée et on se sert de verres ou d'éprouvettes gradués, afin de pouvoir lire, au bout d'un temps déterminé, le volume du dépôt effectué. Il est alors facile de calculer le rapport de ce dépôt à la masse totale du liquide employé.

Il est évident que les résultats fournis par cette méthode ne peuvent être comparables que si les dosages ont été effectués avec un liquide de même densité et si le temps de sédimentation a été toujours le même ; sans cela la cohésion du dépôt et par suite son volume serait trop variable.

III. **Sédimentation du sang.** — Pour le sang, on emploie un appareil spécial. Il se compose d'une boîte de métal, contenant de petits tubes capillaires de verre, cylindriques, de 5 à 6 centimètres de longueur. Le couvercle de la boîte se relève à angle droit ; il porte une échelle graduée en centimètres, sur laquelle peut se mouvoir, à l'aide d'une vis, un index mobile. Au-dessous du couvercle se trouvent des trous portant de petites gaines pleines de cire dans lesquelles on place les tubes verticalement.

On aspire dans un des tubes capillaires, pour empêcher la coagulation, un peu d'oxalate de soude finement pulvérisé, et on l'étale de manière qu'il recouvre toute la surface du tube tenu horizontal. Puis on aspire du sang, obtenu par piqûre du doigt, jusqu'à ce que le tube soit rempli aux trois quarts. On bouche une des extrémités du tube avec de la cire et on l'enfonce dans une des gaines de la boîte.

Le sang qu'il contient, ne pouvant se coaguler, se sédimente ; les globules rouges se déposent au fond, les globules blancs au milieu, et le sérum clair, incolore ou faiblement coloré en rouge, se place au-dessus. En vingt-quatre heures, le dépôt est effectué. On approche alors le tube de l'échelle et on mesure la hauteur totale occupée par le sang et les hauteurs respectives de la couche des globules rouges et de celle du sérum. La couche des globules blancs est trop petite pour pouvoir être mesurée. Il suffit alors d'établir le rapport entre la hauteur totale de la colonne de sang et la hauteur des globules rouges seuls. A la base du dépôt des globules rouges se trouve un petit dépôt plus clair qu'il ne faut pas compter ; c'est l'oxalate de soude qui s'est lui-même déposé.

La sédimentation du sang donne des renseignements cliniques sur sa teneur en sérum. A l'état normal la quantité de sérum par rapport au sang total ne dépasse pas 45 à 55 pour 100.

Dans certains états pathologiques, chloroses, néphrites, cardiopathies, cette proportion augmente beaucoup, et cette augmentation constitue l'*hydrémie*. Son degré aurait une certaine importance pour préciser la pathogénie des anémies.

III. — CENTRIFUGATION

La centrifugation permet d'obtenir un dépôt plus rapide et plus complet des substances en suspension.

Pour réaliser la centrifugation d'un liquide, il suffit d'imprimer au tube qui le contient un mouvement rotatoire rapide. Sous l'influence de la force centrifuge, les substances les plus lourdes sont tassées au fond du tube, tandis que les plus légères sont attirées à la surface dans la direction centripète.

1. *Centrifugeurs*. — Les centrifugeurs sont de divers types, suivant leur but, la rapidité qu'ils doivent développer et la force motrice employée. Ils peuvent se résumer tous en un système de roues dentées faisant tourner un axe vertical, sur lequel vient se fixer le dispositif portant les tubes.

1. Porte-tubes. — a. *A colliers*. — Le dispositif qui porte les tubes (fig. 48) est une pièce de métal, formant étoile à 2, 4 ou 8 branches, à l'extrémité desquelles se trouve articulé un étui en métal ayant la forme des tubes employés. Ces gaines peuvent passer facilement et sans à-coups de la position verticale au repos à la position horizontale pendant la marche ; il est utile que tout l'appareil soit entouré d'une toile métallique pour éviter les projections.

b. *A plateau*. — Les tubes sont portés par un plateau métallique se fixant sur l'axe vertical moteur. Le plateau peut être horizontal, mais le plus souvent ses bords sont légèrement abaissés, de sorte que les tubes placés comme des rayons sont légèrement inclinés du centre à la périphérie et de haut en bas, formant un angle d'environ 30 degrés avec l'horizontale. Des griffes en métal assurent l'immobilisation des tubes pendant la marche. Le plateau lui-même est recouvert par un couvercle se vissant sur lui.

2. Moteurs. — Pour mettre un centrifugeur en mouvement, on peut employer la force *manuelle*, l'eau ou l'*électricité*. Quel que soit l'agent moteur employé, il est nécessaire d'avoir une force constante et d'intensité très régulière. L'électricité et l'eau sont très employées. Il est indispensable de pouvoir graduer d'une façon parfaitement douce, soit le départ, soit l'arrêt du centrifugeur.

La centrifugeuse électrique de Maury se compose d'un socle métallique sur lequel repose un petit moteur pouvant se brancher sur un courant quelconque. Du moteur sort l'axe rotatif sur lequel est placé le porte-tube; celui-ci est très solidement fixé sur cet axe et supporte 4 godets destinés à recevoir les tubes.

Les godets métalliques, interchangeables, sont de deux tailles, les grands pour les tubes de 150 centimètres cubes et les petits pour les tubes de 15 centimètres cubes. La partie inférieure du moteur et le porte-tube sont entourés d'un blindage en tôle garni de bois. Un rhéostat permet d'accélérer ou de ralentir très graduellement la vitesse, de manière à pouvoir obtenir une marche et un arrêt sans à-coups.

Les avantages de cet appareil sont : sa vitesse, le porte tube peut faire 3000 tours par minute ; sa robustesse ; sa marche silencieuse et enfin le fait qu'il peut fonctionner

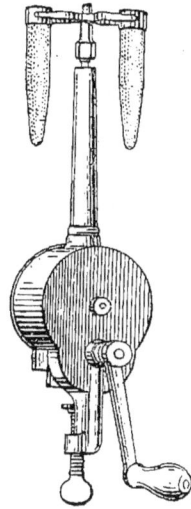

Fig. 48. — Centrifugeur.

aussi bien horizontalement, fixé au mur par son socle, que verticalement. La force qu'il emploie est très minime, la dépense en courant électrique ne serait que d'une dizaine de francs par mois pour plusieurs heures de travail par jour.

3. **Tubes.** — Les tubes des centrifugeurs sont de trois types différents, suivant leur destination.

Le type le plus employé est un tube de verre d'environ 2 centimètres de diamètre sur 13 à 15 de hauteur, dont l'extrémité inférieure est légèrement étirée, de manière à ne plus présenter qu'un diamètre d'environ 1/2 centimètre au niveau de son fond. Certains de ces tubes sont gradués suivant une échelle gravée à leur surface.

Dans les grandes centrifugeuses électriques, on emploie aussi des tubes de verre à fond plat de 150 centimètres cubes de capacité. Ces grands tubes sont très utiles pour centrifuger les grandes quantités de sang, dans le lavage des globules par exemple, pour séparer les précipités d'albumine dans certains liquides, pour les préparations d'extraits d'organes.

Un autre type est celui des tubes dits *effilés*, de diamètre un peu inférieur aux précédents, de même hauteur, mais qui ont été étirés à la lampe, de manière à présenter une extrémité extrêmement fine, presque capillaire, fermée au chalumeau ; ils sont spécialement appropriés aux examens cytologiques des épanchements.

Un quatrième type est fourni par les tubes destinés à rechercher ou à doser des substances plus légères que le liquide dans lequel elles se trouvent, substances qui viennent par conséquent à la surface pendant la centrifugation. Ils sont formés d'une grosse extrémité périphérique arrondie, surmontée d'un tube étroit, ouvert à son extrémité et gradué.

Technique. — On place les tubes dans le centrifugeur, en ayant soin de bien les équilibrer, c'est-à-dire de toujours mettre l'un en face de l'autre deux tubes également pleins, pour éviter de fatiguer l'appareil. On met l'instrument en marche doucement, en évitant les à-coups et en augmentant progressivement la vitesse. On centrifuge jusqu'à ce que la limite de la couche du dépôt, soit de la partie supérieure, soit de la partie inférieure, ne change plus, et que le liquide soit tout à fait clair et transparent. Le temps nécessaire pour une centrifugation ordinaire, avec une vitesse moyenne, est d'environ 5 minutes. L'arrêt doit se faire graduellement sans à-coups brusques ; ceux-ci, fâcheux pour l'instrument, détruisant par contre-coup l'effet de la centrifugation.

La centrifugation est souvent préférable à la sédimentation, parce qu'elle est beaucoup plus rapide, qu'elle permet l'examen de liquides beaucoup moins riches en substances solides et qu'on peut s'en servir pour les liquides coagulables, à condition de la pratiquer avant leur coagulation. Elle a sur la sédimentation le désavantage de d ssocier ou de déformer un peu certains éléments, les cylindres, par exemple.

Avec la centrifugation, les éléments se déposent par couches beaucoup plus distinctes que par la sédimentation ; il faut donc, si l'on veut avoir une vue d'ensemble du dépôt dans une préparation microscopique, après avoir rejeté presque tout le liquide, délayer le culot dans les dernières gouttes restant au fond du tube. C'est de ce mélange qu'on prélève une parcelle pour faire l'examen microscopique.

On utilise fréquemment la centrifugation pour la préparation du sérum sanguin. Pour cela, il faut centrifuger le sang dès sa sortie des vaisseaux ou de la piqûre, avant qu'il se soit coagulé ; la centrifugation doit être très rapide et longtemps prolongée si l'on veut obtenir un sérum clair.

La centrifugation est aussi employée en bactériologie pour examiner les liquides pauvres en microbes en rendant, par leur concentration, leur recherche plus facile. Dans ce but, on centrifuge une grande quantité de liquide, en la faisant passer tout entière dans le tube du centrifugeur par fractions successives. On centrifuge d'abord un tube plein, puis on rejette tout le liquide clair surnageant au-dessus du culot ; on ajoute de nouveau du liquide dans le même tube, et on recommence l'opération, aussi souvent que cela est nécessaire pour faire passer toute la quantité de liquide dont on dispose.

II. *Dosage du dépôt.* — La centrifugation peut aussi servir à doser les éléments solides en suspension dans un liquide en se servant de tubes gradués à cet effet. Connaissant la quantité exacte de liquide employée pour la centrifugation, et le volume en centimètres ou en millimètres cubes du dépôt, mesuré par sa hauteur dans le tube, il est facile de calculer le pourcentage en volume des matériaux solides contenus dans le liquide traité.

Si le dépôt n'est pas assez abondant pour pouvoir être mesuré, on le mélange dans une nouvelle quantité de liquide non centrifugé et on centrifuge de nouveau, et ainsi de suite, jusqu'à ce qu'on obtienne un culot suffisant ; le calcul se fait en tenant compte à la fois de la quantité totale de liquide centrifugée et de la hauteur du culot obtenu. Il faut avoir soin de centrifuger entre chaque addition de liquide assez longtemps pour que tous les éléments soient précipités ; pour cela, il suffit de centrifuger chaque fois jusqu'à ce que le niveau supérieur du culot ne change plus.

Ce procédé a été utilisé surtout pour apprécier la richesse cytologique d'un pus, d'une urine purulente ou d'un épanchement pleural ou ascitique (Laignel-Lavastine, Grimbert).

On l'a employé aussi pour rechercher le rapport existant, entre les globules rouges et le sérum du sang ; à cet effet, et suivant les cas, on peut employer le sang pur (Mayet), ou le sang additionné de fluorure de sodium pour empêcher la coagulation (Arthus), ou le sang additionné de solution salée physiologique pour le diluer à un volume donné. Connaissant le volume total du sang employé, dilué ou non, on lit la hauteur du culot dans le tube après la centrifugation, lorsque le dépôt des globules rouges ne change plus de volume ; le rapport des deux volumes établit la proportion cherchée.

Le dosage de la graisse par centrifugation a été utilisé pour déter-

miner la quantité de beurre contenue dans le lait ; il est employé aussi
dans certaines recherches sur le chimisme gastrique.

III. *Centrifugation du sang. — Hématocrites.* —

Les hématocrites servent à évaluer le nombre des globules
rouges contenus dans un volume donné de sang, en utilisant
leur séparation du sérum au moyen de la force centrifuge.

L'hématocrite de Daland (fig. 49) se compose de deux petits
tubes de verre capillaires (A et A') de 1/2 millimètre de dia-

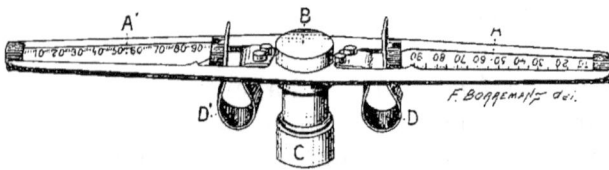

Fig. 49. — Hématocrite.

mètre et de 5 centimètres de long, divisés en 100 parties
égales par une échelle gravée sur le verre. Les deux tubes se
placent dans une armature métallique horizontale (B), se fixant
par une fermeture à baïonnette (C) sur l'axe vertical d'un centrifugeur à main. Ils sont maintenus en place par des ressorts
(D et D') entre des rondelles de caoutchouc qui les ferment
hermétiquement.

Pour les employer, on retire un des tubes de verre de l'armature métallique, et on le fixe à l'extrémité d'un tube de caoutchouc ; tenant le tube de caoutchouc à la bouche on approche
l'extrémité effilée du tube de verre de la goutte de sang qui
sourd de la piqûre ; on aspire doucement le sang en évitant
soigneusement les bulles d'air. Lorsque le tube capillaire est
entièrement plein, on enlève le tube de caoutchouc et on
place la pipette dans l'armature entre les deux rondelles de
caoutchouc. On fait de même pour l'autre pipette. Cette opération doit être menée très rapidement pour éviter la coagulation du sang. On met alors le centrifugeur en marche à
une vitesse suffisante pour que l'armature fasse au moins
10 000 tours à la minute. La centrifugation doit se continuer,
sans interruption et sans à-coups, pendant 2 minutes 1/2
environ.

Au bout de ce temps, si la centrifugation a été bien réus

sie, les globules rouges forment une colonne rouge sans interruption, partant de l'extrémité périphérique du tube et se dirigeant vers le centre, mais s'arrêtant en chemin ; elle est surmontée par une petite couche blanchâtre formée par les globules blancs. Le reste du tube est rempli par le sérum sanguin, plus ou moins coloré. Le tube doit rester entièrement rempli ; s'il ne l'est pas, cela indique qu'il y a eu une fuite par une des rondelles, et l'opération est à recommencer.

On lit sur la graduation de l'échelle la hauteur à laquelle s'arrête la colonne des globules rouges, et on fait une nouvelle centrifugation, pendant 1 à 2 minutes, pour s'assurer que le niveau des globules rouges ne change plus. Lorsqu'il en est ainsi on note le chiffre de l'échelle. Le chiffre atteint par la couche des globules rouges dans le tube de l'hématocrite, multiplié par 100 000, donne le nombre de globules rouges par millimètre cube de sang.

En faisant des essais comparatifs nous avons constaté que la numération des globules rouges par l'hématocrite donnait des résultats sensiblement comparables à ceux de la numération par les hématimètres dans tous les cas normaux ou presque normaux ; par contre, dans les cas pathologiques, il y avait presque toujours de grandes différences.

Ce procédé ne peut donc pas être substitué purement et simplement à la numération par les hématimètres ; il peut cependant servir à suivre l'évolution d'une anémie chez un même malade.

Par contre, utilisé comparativement avec l'hématimètre, il peut renseigner sur le diamètre moyen des hématies du sang examiné, tout aussi bien et plus rapidement que la mensuration directe des hématies avec les micromètres (Mallet).

Il est évident, en effet, que si le nombre de globules rouges indiqué par l'hématimètre est supérieur ou inférieur à celui indiqué par l'hématocrite, c'est que le diamètre moyen des globules est supérieur ou inférieur au diamètre moyen normal qui a servi à graduer l'appareil ; l'écart qui sépare ce diamètre moyen de sa valeur normale est proportionnel à l'écart qui sépare les deux chiffres fournis par les deux instruments.

Ce procédé comparatif peut être utile dans les cas d'anémie pernicieuse, où il y a beaucoup de globules géants. Les discordances constatées entre la numération directe par l'hématimètre et celle indirecte par l'hématocrite sont susceptibles de fournir des indications cliniques d'un réel intérêt.

CHAPITRE II

COHÉSION

1. — VISCOSITÉ

La viscosité d'un liquide dépend du degré de cohésion de ses molécules, qui règle le glissement qu'elles peuvent présenter les unes sur les autres. La viscosité d'un liquide dépend de sa nature, mais elle varie suivant la température du liquide examiné et suivant la pression à laquelle il est soumis.

Pour mesurer la viscosité, on détermine la vitesse d'écoulement du liquide à travers un tube étroit, en précisant le temps qu'un volume connu de ce liquide met à s'écouler à travers un tube donné, de faible diamètre, maintenu à température constante. On sait en effet que la progression d'une veine liquide n'est pas la même dans toutes ses parties : elle est rapide au centre et presque nulle contre les parois, de sorte que, toutes choses égales d'ailleurs, la vitesse d'écoulement d'un liquide est en relation directe avec le frottement de ses molécules les unes contre les autres.

Viscosimètres. — 1. Un premier modèle se compose d'un tube de verre en U à longues branches. Une des branches est formée d'un tube capillaire (A), surmonté d'une petite boule (C) formant réservoir, et se continuant par un tube large de 2 à 3 centimètres de hauteur (D). Au-dessus et au-dessous de la petite boule-réservoir sont tracés des repères, l'un au-dessus sur le tube supérieur (a), l'autre au-dessous sur le tube capillaire (b). La base et l'autre branche (B) de l'U sont plus larges, mais de la même longueur.

L'appareil peut être placé soit à l'étuve, soit dans un récipient plein d'eau, pour le maintenir à une température constante contrôlée par un thermomètre placé près de l'instrument.

Technique. — On verse du liquide à examiner dans la branche à grand diamètre (B) jusqu'à ce que toute la base de l'U soit remplie ; 3 à 4 centimètres cubes sont nécessaires. On aspire alors le liquide dans la petite ampoule (C) au-dessus du tube capillaire à l'aide d'une poire de caoutchouc, on le laisse retomber ; on recommence ainsi plusieurs fois de suite pour que les parois du tube soient bien mouillées par le liquide. Il faut éviter avec soin d'aspirer avec trop de force ou de brusquerie, sans quoi il se produirait des bulles d'air, qui, par leur adhérence aux parois, fausseraient les résultats..

L'appareil est alors placé dans une cuve remplie d'eau chaude, à température connue et constatée par un thermomètre qui y plonge. On aspire de nouveau le liquide jusqu'à ce que son ménisque supérieur dépasse un peu le repère supérieur. On enlève la poire de caoutchouc et on laisse le liquide s'écouler. En se servant d'un chronographe, ou d'une montre à secondes, on note alors soigneusement le temps qui s'écoule entre le moment où le ménisque supérieur du liquide passe devant le repère supérieur (*a*) et celui où il affleure le repère inférieur (*b*). On refait l'expérience plusieurs fois et on prend la moyenne des résultats.

Le diamètre du tube étroit ne doit pas être trop petit pour que l'écoulement ne se fasse pas trop lentement ; il ne doit pas non plus être trop grand, pour qu'il ne se fasse pas trop vite, car la mesure du temps serait alors fort difficile. Il faut choisir un appareil tel que l'écoulement entre les deux repères se fasse en 2 ou 3 minutes avec le liquide donné. Cha-

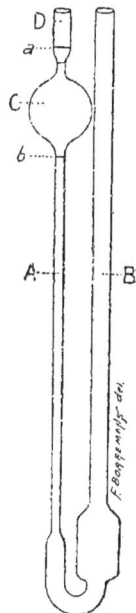

Fig. 50.
Viscosimètre.

que instrument a sa constante propre qui dépend du diamètre du tube capillaire et du siège des repères.. Pour la déterminer il suffit de faire l'expérience avec un liquide dont on connaît le coefficient de viscosité et d'appliquer la formule suivante : $K = \dfrac{\eta_1}{dt}$, dans laquelle $K =$ constante de l'appareil ; $\eta_1 =$ coefficient connu de viscosité du liquide employé ; $d =$ densité du liquide ; $t =$ temps d'écoulement du liquide entre les deux repères en secondes.

Pour connaître le coefficient de viscosité de tout autre liquide il suffira, après avoir mesuré le temps de son écoulement dans le viscosimètre, d'appliquer la formule $\eta_1 = K. d. t.$

Pour chaque expérience, la quantité de liquide employée

dans le viscosimètre doit être toujours la même ; de plus a température doit rester la même pour faciliter le calcul de l'influence de la densité.

Causes d'erreur. — La cause d'erreur la plus importante provient de la difficulté de compter exactement le temps nécessaire à l'écoulement du liquide entre les deux repères. On y remédie en renouvelant l'expérience, avec un appareil à tube capillaire plus large, ou plus étroit, suivant que le liquide s'écoule trop lentement ou trop rapidement.

Pour éviter les erreurs que peuvent entraîner les variations de température pendant l'expérience, il est bon de prendre la moyenne des températures avant et après l'opération. Le calcul sera fait avec cette moyenne.

Enfin les bulles d'air, qui se forment très facilement à la surface ou dans le liquide même, changent complètement les résultats. Comme il est impossible de les faire disparaître, quand il en existe, il faut vider l'appareil, le laver. le sécher avec soin et recommencer l'expérience.

2. Un second modèle, plus exact que le précédent pour la détermination de la viscosité du sang, se compose d'un tube capillaire en verre se terminant à ses deux extrémités par une dilatation ampullaire de 0,1 centimètre cube de capacité. Ce tube est entouré d'un manchon de verre, contenant de l'eau à la température de la chambre pour stabiliser la température. Les extrémités des deux dilatations du tube capillaire dépassent légèrement le manchon. Dans celui-ci plonge un thermomètre donnant la température exacte de l'eau. Le manchon est maintenu vertical sur un statif par deux tiges latérales, autour desquelles il peut tourner de 180° sur son axe. A la partie supérieure et à la partie inférieure de chaque dilatation du tube capillaire se trouve une marque sur le verre.

Mode d'emploi. — La prise du sang doit se faire au lobule de l'oreille. Il faut avoir soin de ne pas faire une irritation trop vive de la peau en la nettoyant, cette irritation pouvant changer la viscosité du sang. L'incision faite, on dépose sur la plaie un peu d'extrait sec de sangsues pour éviter la coagulation. On aspire alors le sang par une des extrémités de l'appareil, à l'aide d'un tube de caoutchouc placé sur l'autre extrémité, jusqu'à ce que la dilatation soit pleine de sang et que le ménisque vienne affleurer la marque inférieure. Cela fait, on replace l'instrument sur le statif bien vertical et il ne s'agit plus que de constater le temps que met le sang à s'écouler par son propre poids dans le tube capillaire. On note soigneusement le moment où le ménisque supérieur passe devant la marque supérieure et celui où il affleure la marque inférieure. Cette détermination faite, si on veut la recommencer, il suffit de retourner l'appareil et de refaire les mêmes constatations, aussi souvent que cela paraît nécessaire pour une détermination exacte.

On a établi une courbe permettant de rapporter les températures auxquelles les essais ont été faits à la température de 20°. Cette courbe facilite beaucoup les calculs. Il suffit, la détermination du temps d'écoulement ayant été prise, d'appliquer la formule suivante : $\eta = \dfrac{t'}{t}$ dans laquelle le coefficient de la viscosité du sang est égal au rapport du temps d'écoulement du sang examiné t' avec le temps d'écoulement de l'eau à la même température t. Il suffit donc avec cet appareil de faire une détermination une fois pour toutes avec de l'eau pour avoir directement le coefficient de viscosité de tout sang examiné. La constante de l'appareil n'entre plus en ligne de compte dans le calcul.

3. L'appareil le plus simple et le plus rapide est basé sur la comparaison directe de la rapidité d'écoulement du sang et de celle de l'eau distillée dans deux petits tubes de verre parallèles. Au moyen d'une poire en caoutchouc, on aspire simultanément le sang et l'eau distillée jusqu'au moment où le sang arrive au trait marqué 1. On note alors la hauteur atteinte par la colonne d'eau distillée ; le chiffre donne directement le degré de viscosité.

Une goutte de sang suffit. L'emploi d'anticoagulant est inutile, la réaction ne prenant guère que 10 à 20 secondes. L'appareil est muni d'un petit thermomètre. Les mesurations doivent se faire à une température moyenne de 17° à 23°.

Pour permettre des déterminations plus précises, cet appareil a été modifié par l'addition d'un manchon de verre, qui l'entoure pour le mettre à l'abri des variations de température.

La mesure de la viscosité n'a pas donné lieu jusqu'à présent à des applications cliniques bien précises ; elle semble être en rapport avec la tonicité, mais elle en diffère cependant.

On trouve, en général, à l'état normal, pour le sérum sanguin $\eta = 1,56$ et pour l'urine $\eta_1 = 1,24$; l'eau ayant $\eta_2 = 1$.

La viscosité du sérum sanguin est à peu près égale à celle d'une solution à 2 ou 3 pour 100 de gomme arabique.

L'élévation de la pression osmotique des liquides de l'organisme, mesurée par la cryoscopie, semble être immédiatement compensée, quand elle se produit, par une augmentation de la viscosité du sérum sanguin. Il en serait ainsi dans presque toutes les infections et surtout dans la fièvre typhoïde et la diphtérie.

Il existe un rapport intime entre l'isotonie et l'isoviscosité, car, outre leur effet sur le pouvoir osmotique d'un liquide, les sels exercent une action considérable sur sa viscosité : ils la diminuent plus ou moins, suivant que la dissociation de leurs molécules est plus ou moins marquée.

Par conséquent, pour qu'un liquide soit complètement physiologique, c'est-à-dire indifférent et inoffensif pour les tissus vivants, il doit avoir non seulement la même tonicité, mais aussi la même viscosité que le sérum sanguin. Pour les injections médicamenteuses intraveineuses, il faudrait donc se servir d'un sérum physiologique ayant la même viscosité que le sérum sanguin, ce qui n'est généralement pas le cas.

On donne 4,05-5,54 comme valeur de la viscosité du sang à 38°, à l'état physiologique ; Martinet indique par contre 3,8 à 4,5 ; elle serait un peu plus élevée chez l'homme que chez la femme. Elle varie d'ailleurs dans des limites physiologiques très étendues, suivant les variations de climat, l'alimentation et les périodes digestives.

A l'état pathologique, la viscosité varie de 1,9 à 7,8 comme chiffres extrêmes ; elle suivrait assez régulièrement les variations de la quantité d'hémoglobine, sauf dans les cas de polyglobulie, de très forte leucocytose ou de leucémie. Après les fortes hémorragies, il y a toujours un abaissement marqué de la viscosité. Elle est également abaissée dans les affections du système circulatoire avec troubles de compensation et dans les néphrites interstitielles. Elle est augmentée dans les maladies infectieuses à forte leucocytose (pneumonie, méningite cérébro-spinale) et au contraire diminuée dans celles qui s'accompagnent de leucopénie (fièvre typhoïde).

Dans les hémorragies cérébrales, la viscosité serait très augmentée plus elle serait élevée, plus le pronostic serait grave.

Martinet a mis en lumière les renseignements cliniques que peut donner la comparaison de la viscosité sanguine avec la tension artérielle : à l'état normal et eusystolique leur rapport est voisin de 4, quel que soit le chiffre absolu de la tension ; quand la viscosité et la tension varient en sens inverse, leur discordance est l'indice de l'imminence de troubles circulatoires. L'hypertension avec hypoviscosité appartient surtout aux troubles artériels ; l'hypotension avec hyperviscosité aux troubles veineux.

II. — COAGULATION DU SANG

I. *Rapidité de la coagulation.* — On attachait autrefois une grande importance au mode de coagulation du sang retiré par la saignée. On se contente aujourd'hui de l'étudier sur de simples gouttes, obtenues par la piqûre du doigt, ou tout au plus sur de petites quantités obtenues par des ponctions veineuses.

Pour avoir des résultats comparables, il faut toujours prélever le sang de la même façon, soit par piqûre du doigt ou du lobule de l'oreille, soit par ponction veineuse. On sait, en effet, que le sang obtenu par piqûre de la peau se coagule beaucoup plus rapidement, sous l'influence des sucs tissulaires, que le sang pris directement à l'intérieur d'un vaisseau, sans contact avec les tissus. Lorsqu'on prend le sang au doigt ou au lobule de l'oreille, il faut inciser assez profondément pour que le sang coule sans qu'on ait besoin de presser.

1. Procédé des lames (Labbé). — On prend 3 porte-objets, bien propres, nettoyés d'abord à la potasse, puis à l'alcool et séchés à l'éther. On fait tomber, sur chaque lame, une goutte de sang provenant de la piqûre du bout du doigt, en notant exactement le moment où la goutte est tombée sur la lame. On place les trois lames sous une cloche de verre pour éviter le desséchement et on les retire de temps en temps pour les examiner. On note le moment où la goutte est suffisamment coagulée pour rester convexe, sans se déformer, lorsque la lame est tenue verticalement. On détermine ainsi combien de temps il a fallu pour que ce phénomène se produise. A l'état normal, le sang se coagule en 10 minutes par ce procédé.

On peut aussi placer le sang dans un verre de montre, à la chambre humide ; on détermine le moment de la coagulation en inclinant le verre de montre, ou en y introduisant de temps à autre un fil de verre.

2. Procédé des éprouvettes. — On reçoit le sang, obtenu par saignée ou par ponction de la veine, dans de petites éprouvettes à fond plat, d'un 1/2 centimètre de diamètre, parfaitement propres et séchées. Il faut avoir soin que le sang ne coule pas le long des parois. On bouche les tubes avec des tampons d'ouate et on les laisse reposer à 15°. On considère la coagulation comme terminée lorsqu'on peut retourner l'éprouvette sans que l'aspect de la masse sanguine se modifie. Par cette méthode le sang normal met de 10 à 20 minutes pour se coaguler.

Il faut se souvenir que la vitesse de coagulation du sang dépend de plusieurs facteurs, dont les plus importants sont :

l'état du sang, l'état du récipient et la température ambiante. Il faut donc ne tenir compte, au point de vue pathologique, que des grosses différences, obtenues en opérant toujours dans les mêmes conditions.

Nous ne faisons que rappeler ici le procédé de Hayem pour l'observation microscopique de la formation du caillot sur les *lames à rigoles* (fig. 90 et 91, p. 289).

3. **Coagulomètres.** — Le *coagulomètre de Wright* se compose d'un récipient contenant de l'eau à 37° dans lequel plongent des tubes capillaires. Ces tubes sont à moitié remplis de sang et, en examinant les tubes les uns après les autres à intervalles réguliers, on recherche en combien de temps le sang s'est coagulé.

Plus simplement, *Sabrazès* remplit de sang un certain nombre de tubes capillaires qu'il brise à intervalles déterminés. Il note comme début de la coagulation le moment où le coagulum est visible dans le tube brisé.

Le *coagulomètre capillaire à perles* se compose d'un petit tube de verre portant une série de 12 renflements en forme de perles et terminé par une extrémité cylindrique. L'instrument soigneusement nettoyé à l'alcool-éther, on remplit l'appareil de sang (1 à 2 gouttes suffisent) et on le maintient l'extrémité cylindrique dirigée en haut. D'autre part, on a préparé à l'avance une série de 12 tubes à réaction, numérotés, contenant chacun 1 centimètre cube de solution physiologique de chlorure de sodium. Toutes les deux minutes, on casse une des perles (une des faces porte un trait à la lime) et on la laisse tomber dans un des tubes. Avec les premières perles, le sang sort liquide de la perle et forme avec la solution physiologique une émulsion uniforme. Avec les suivantes, il se produit dans l'émulsion de petits coagula. Plus tard un coagulum plus volumineux ne peut plus sortir de la perle, alors qu'un certain nombre de globules rouges sortent encore et viennent s'émulsionner avec le liquide. Enfin, le caillot est volumineux, occupe toute la perle ; de très rares globules en sortent. On note ces différentes étapes du processus.

Avec ce procédé, la coagulation du sang normal commence au bout de 10 minutes et est achevée en 20 minutes.

4. **Procédé du crin.** — On aspire dans un tube capillaire de 5 centimètres de long et de 1 millimètre de dia-

mètre intérieur une petite quantité de sang (1/2 centimètre de hauteur). Par l'autre extrémité du tube on introduit un crin de cheval blanc, de 10 centimètres de long au moins, soigneusement dégraissé par coction dans l'alcool-éther. Chaque demi-minute, on retire le crin de 1/2 centimètre environ. Le *début* de la coagulation est indiqué par une teinte rougeâtre que prend le crin ; la *fin* de la coagulation se marque par le fait que le crin retiré est de nouveau blanc.

Avec ce procédé, la coagulation du sang normal est achevée en 9 minutes environ.

De Mutach a cherché à combiner ce procédé avec l'observation microscopique de la formation du coagulum. Il a fait construire dans ce but un coagulomètre constitué par une plaque de verre, au centre de laquelle est creusée une rigole circulaire. Une rainure étroite traverse la plaque. Le sang à examiner est introduit dans la cellule qui se trouve au centre de la rigole. Un crin de Florence est placé dans la rainure. Pour éviter la dessiccation, on met de l'eau dans la rigole et on recouvre le tout d'une lamelle de verre. On place l'appareil ainsi préparé sur la platine d'une forte loupe montée. En tirant le crin à intervalles déterminés, on mesure la durée de la coagulation.

II. **Rétractilité du caillot.** — Par le même procédé des éprouvettes, on peut examiner après la coagulation la rétractilité du caillot. Un certain temps après la coagulation, le caillot sanguin se rétracte ; sa partie moyenne ainsi que sa partie inférieure se détachent lentement et doucement de la paroi de l'éprouvette, pendant que le sérum sanguin remplit les espaces vides. La rétraction du caillot se fait toujours en moins de 12 heures à l'état normal. Il y a des cas pathologiques où le caillot ne se rétracte jamais.

Lorsque la coagulation se fait lentement, les globules rouges tombent au fond de l'éprouvette sous l'action de la pesanteur ; au-dessus d'eux se trouve la couche des globules blancs et au-dessus de cette dernière le sérum.

III. **Mesure de la coagulabilité sanguine par le chlorure de calcium** (Marcel Bloch). — Le sang est prélevé par ponction veineuse au moyen d'une aiguille de platine courte et grosse préalablement flambée ; il est recueilli directement dans une petite éprouvette graduée en dixièmes de centimètres cubes, de 8 centimètres de haut et de 1 centi-

mètre de diamètre. Cette éprouvette reçoit au préalable deux
centimètres cubes de la solution suivante de citrate de
soude :

Citrate trisodique	1 gramme.
Chlorure de sodium	7 grammes.
Eau distillée	400 —

On tient l'éprouvette verticalement, de telle façon que le
sang tombe dans le liquide sans toucher les parois. On enlève
le tube quand le niveau du liquide s'est élevé au voisinage de
la marque 3. On se propose d'obtenir une solution de 1 centimètre cube de sang pur dans 4 centimètres cubes de la
solution citratée à 1/400 (un centigramme de citrate), mais
on ne complète pas le volume de la solution citratée à 5 centimètres cubes, car jamais la quantité de sang prélevé n'est
exactement de un centimètre cube ; il s'en faut de un ou plusieurs dixièmes de centimètre cube, en plus ou en moins.

Comme un dixième de centimètre cube de sang pur doit
correspondre à 0,4 de la solution citratée à 1/400, on ajoutera dans l'éprouvette les 2 centimètres cubes manquants de
la solution citratée, augmentés ou diminués d'autant de fois
0,4 qu'il y aura de dixièmes de centimètres cubes de sang pur
recueillis dans l'éprouvette, en plus ou en moins.

Ainsi, par exemple, si au lieu d'avoir reçu dans l'éprouvette
1 centimètre cube de sang, on en a recueilli 1,2 centimètre
cube, au lieu de compléter le volume total à 5 centimètres
cubes, on ajoutera 2 centimètres cubes de la solution citratée
plus 2 fois 0,4, soit 2,8 centimètres cubes. Le volume total
sera de 5,8 centimètres cubes, mais le mélange restera dans
la proportion de 1 sur 4.

D'autre part on a préparé à l'avance une solution à 0,5
pour 1 000 de chlorure de calcium. Ce sel étant très hygroscopique, il faut, pour avoir une solution exactement titrée et
pure, procéder de la façon suivante : on part d'une solution à
20 pour 100 d'acide chlorhydrique chimiquement pur, que l'on
neutralise par du carbonate de chaux pur du commerce,
ajouté par petites quantités. On fait bouillir pour chasser
l'excès d'acide chlorhydrique et on laisse refroidir. A l'aide
d'une prise d'essai, en titrant avec une solution de nitrate
d'argent telle que 1 centimètre cube = 1 centigramme de
chlorure de calcium, on étend la solution au titre voulu pour

que chaque centimètre cube contienne $0^{gr},0005$ de chlorure de calcium.

On prépare, dans une série de 6 tubes à hémolyse, les mélanges des solutions ci-dessus constitués par les quantités suivantes :

TUBES	1	2	3	4	5	6
Sang pur.	$0^{cc},04$	$0^{cc},04$	$0^{cc},04$	$0^{cc},04$	$0^{cc},04$	$0^{cc},04$
Citrate de soude.	$0^{gr},0004$	$0^{gr},0004$	$0^{gr},0004$	$0^{gr},0004$	$0^{gr},0004$	$0^{gr},0004$
Chlorure de calcium.	0^{gr}	$0^{gr},0001$	$0^{gr},0002$	$0^{gr},0003$	$0^{gr},0004$	$0^{gr},0005$
Sérum artificiel à 7 p. 1000.	$4^{cc}.$	$3^{cc},8$	$3^{cc},6$	$3^{cc},4$	$3^{cc},2$	$3^{cc}.$
Résultats.	Témoin coag. nulle	Coag. nulle	Seuil	Coag. partielle	Coag. complète	Coag. complète

SANG NORMAL

Les $2/10^{es}$ de centimètre cube de sang citraté dilué sont introduits dans chaque tube, en dernier lieu, au moyen de longues pipettes graduées. Le sang s'y répand en volutes ; pour assurer l'homogénéité du mélange, on agite jusqu'à aspect rougeâtre uniforme.

On abandonne alors les tubes au repos à une température de 18 à 20° pendant 12 à 15 heures.

Le rapport $\dfrac{\text{citrate}}{\text{calcium}}$ constitue l'indice coagulométrique. Chez l'adulte normal, il est de 2 pour le seuil, de 1 pour la coagulation complète. Chez l'enfant, il est de 4 pour le seuil, de 1,33 pour la coagulation complète.

L'observation de la série des tubes permet en outre, par l'étude des qualités du caillot, d'établir s'il y a rétractilité normale, hyperrétractilité, hyporétractilité ou irrétractilité.

Après les *hémorragies graves,* la coagulabilité diminue dans les premières heures pour devenir ensuite plus forte que la normale.

Dans les *affections du foie,* la coagulabilité est diminuée proportionnellement au degré de l'insuffisance hépatique.

Certains *purpuras* ont une coagulabilité diminuée, d'autres une coagulabilité normale (insuffisance de résistance vasculaire).

Dans les *états hémophiliques,* on peut distinguer l'hémophilie vraie, avec indices de coagulation anormaux, et certains états hémophiliques avec indices de coagulation normaux (formes de passage avec le purpura, l'hémoglobinurie, l'anémie pernicieuse, le scorbut).

L'*augmentation de la rapidité* de coagulation n'a pas grande signification clinique. Il faut cependant se souvenir que certains sels et médicaments peuvent hâter la coagulation, tels les sels de calcium et la gélatine.

Le *retard de la coagulation* est plus important. On peut, avec Hayem, diviser les retards en deux classes : 1° les petits retards (1/2 à 1 heure), qui sont caractéristiques du sang phlegmasique, observés chez les pneumoniques et dans les rhumatismes articulaires aigus ; 2° les grands retards (2 à 10 heures), qui ne s'observent que dans les hémophilies ou après de grandes hémorragies souvent répétées.

La non-rétractilité du caillot serait, d'après Hayem et Lenoble, en rapport avec la diminution du nombre des globulins dans les grandes infections. On la rencontre dans les purpuras hémorragiques graves, le purpura aigu essentiel, les purpuras infectieux, toxiques et cachectiques.

Les épanchements hémorragiques inflammatoires fournissent, à richesse globulaire égale, des caillots plus volumineux et de formation plus rapide que les épanchements hémorragiques cancéreux.

III. — TENSION SUPERFICIELLE

La surface de séparation d'un liquide, au contact d'un gaz ou d'un autre liquide avec lequel il est incapable de se mélanger, se comporte comme si elle était constituée par une membrane élastique, c'est-à-dire qu'elle exerce une certaine pression dans un sens ou dans un autre. On désigne cette propriété sous le nom de *tension superficielle.*

La tension superficielle explique la résistance offerte par la surface du liquide à une force s'exerçant au-dessus d'elle ; elle soutient, par exemple, la poudre de lycopode à la surface de l'eau ; si l'on enfonce alors perpendiculairement une baguette de verre légèrement graissée, le lycopode forme une sorte de gaine autour de la baguette, tandis que la surface de l'eau se déprime comme une membrane de caoutchouc et reprend sa place dès qu'on retire la baguette. C'est parce que cette résistance s'exerce également dans tous les sens, qu'une goutte d'un liquide, mise en suspension dans un autre liquide avec lequel il n'est pas miscible, prend sous l'influence de la tension superficielle la forme sphérique.

Mesure de la tension. La tension superficielle est une force active susceptible d'être mesurée par diverses méthodes; son unité de mesure, la *dyne*, correspond à une force d'une valeur de 1 centigramme par centimètre carré.

1. Méthode des poudres. — Cette méthode consiste à observer ce qui se passe lorsqu'on saupoudre la surface d'un liquide avec une poudre ne se dissolvant ni ne se combinant avec lui. Si la poudre tombe au fond du liquide, la tension superficielle de ce dernier est vaincue ; si, au contraire, elle reste à la surface, la tension superficielle est supérieure au poids de la poudre. On peut ainsi comparer deux liquides et estimer d'une manière très simple leur tension superficielle.

On emploie à cet effet la poudre de *soufre sublimé* et la poudre de *lycopode*.

Tous les liquides ayant une tension superficielle égale ou supérieure à 50 dynes par centimètre carré soutiennent le soufre sublimé déposé à leur surface. Pour la poudre de lycopode, le point limite est de 30 dynes. Au-dessous de ces chiffres, les poudres tombent au fond du vase.

En clinique, on n'utilise que la fleur de soufre ou soufre sublimé, proposé par Hay pour l'examen de l'urine.

Technique. — On verse dans un verre conique 50 à 100 centimètres cubes d'urine, filtrée et limpide. On laisse tomber doucement à la surface une pincée de fleur de soufre. Deux phénomènes peuvent se produire après quelques minutes d'attente : ou bien la poudre reste à la surface, ou bien une partie plus ou moins considérable se précipite au fond du verre.

En examinant de plus près ce phénomène, on voit que, en même temps que se fait la précipitation, presque immédiate si elle a lieu, le reste de la poudre s'étale en mince pellicule à la surface de l'urine, en formant un véritable voile, opaque, humide, légèrement granuleux. Si, après la formation du voile, on agite la surface du liquide avec une baguette de verre, on obtient une nouvelle précipitation du soufre.

Hay a montré que la précipitation du soufre dans l'urine était due à la présence de bile. La simplicité et la sensibilité de cette réaction en rendent l'application clinique courante, surtout pour déceler des cas. d'ictère léger ou encore de faibles lésions hépatiques. Elle est très utile pour rechercher la présence d'acides biliaires et spécialement pour préciser la disparition définitive de la résorption biliaire dans les ictères en voie de guérison.

On peut, en effet, affirmer la présence de bile dans l'urine lorsqu'on constate les trois phénomènes suivants :

1° Chute spontanée et pulvérulente de petites masses de soufre au fond du verre, tout de suite, ou moins de 5 minutes après l'avoir déposé à la surface ;

2° Formation de la pellicule à la surface en 5 à 15 minutes ;

3° Après agitation, nouvelle chute de poussière au fond du verre.

Plus ces phénomènes seront accentués et rapides, plus l'urine renfermera de bile. Lorsque la bile n'existe qu'en très petite quantité, la chute pulvérulente est quelquefois difficile à constater mais elle existe toujours.

Si l'urine ne contient pas de bile, aucun des trois phénomènes ne se produit. Par l'agitation, la poudre précipitée forme de petites sphères qui tendent à remonter à la surface.

Cette réaction, très sensible, décèlerait d'après Létienne, la présence de bile dans une solution à 1 : 10000. Chauffard la considère comme surtout exacte pour les acides biliaires ; pour lui elle est plus sensible que les réactions de Gmelin et de Salkowski pour les pigments biliaires et que celle du sucre et de l'acide sulfurique pour les acides biliaires.

Causes d'erreur. — Aucune des substances pathologiques de l'urine ne peut troubler la réaction, mais certains médicaments susceptibles de changer la tension superficielle de l'urine peuvent la modifier. Ce sont surtout les balsamiques, le chloroforme et les phénols, en cas de réaction positive. Il faut donc s'assurer que le patient dont on examine l'urine n'absorbe aucun de ces médicaments.

2. Méthode des tubes capillaires.

— Sous l'influence de la tension superficielle, la surface d'un liquide se comporte de deux façons différentes vis-à-vis de la paroi du vase qui le contient, suivant qu'il mouille ou non cette paroi.

Si la paroi est mouillée par le liquide, la tension superficielle crée une force de bas en haut et, au point de contact, le liquide monte un peu plus haut que le reste de la surface (fig. 51) ; si la paroi n'est pas mouillée, la surface se laisse déprimer comme une membrane élastique et, au point de contact, le liquide monte un peu moins haut que le reste de la surface (fig. 52).

Dans les deux cas il se forme un *angle de raccordement* entre la paroi verticale du vase et la surface du liquide. C'est ce phénomène qui explique la formation des ménisques.

Cet angle de raccordement est constant pour un même liquide et une même paroi ; de même il est égal, mais de sens inverse, suivant que le liquide mouille ou ne mouille pas la paroi.

Dans les tubes ca-
pillaires de faible dia-
mètre, lorsque les
parois sont mouillées
par le liquide, la ten-
sion superficielle est
souvent assez puis-
sante pour élever
dans le tube une cer-
taine quantité de li-
quide plus haut que
ne le comporteraient
les lois de l'hydrosta-
tique ; au contraire,
si les parois ne sont
pas mouillées, la ten-
sion superficielle, obli-
geant le liquide à for-

FIG. 51. — Formation de l'angle de raccordement; le liquide mouille les parois :
ménisque concave.

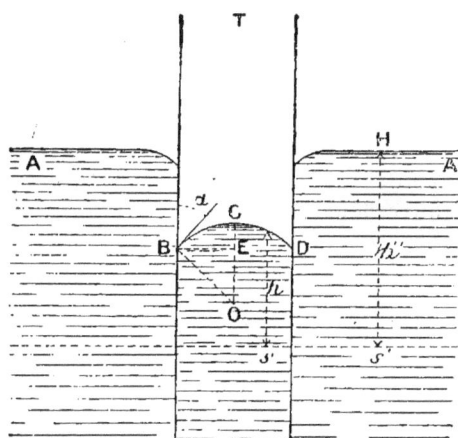

mer un ménisque convexe, peut empêcher l'ascension du
liquide dans le tube. Plus le diamètre du tube sera faible,
plus la tension super-
ficielle se fera sentir,
par conséquent plus le
liquide montera haut
s'il mouille les parois
et plus il sera refoulé
s'il ne les mouille pas.

Il est possible, par
suite, d'estimer la ten-
sion superficielle d'un
liquide en détermi-
nant sa hauteur d'as-
cension dans un tube
capillaire de diamètre
exactement connu.
La densité du liquide,
la température à la-
quelle on opère doi-

FIG. 52. — Formation de l'angle de raccordement; le liquide ne mouille pas les parois :
ménisque convexe.

vent être soigneusement déterminées. Il suffit, ces déterminations une fois faites, d'appliquer la formule suivante :

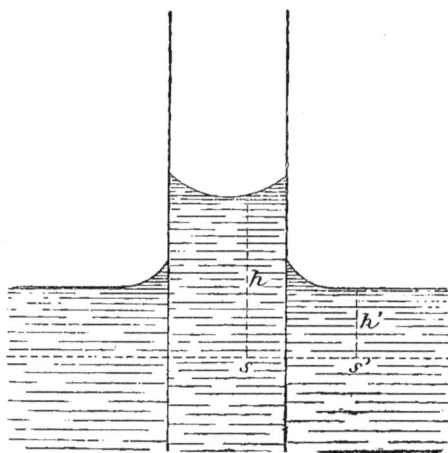

$2\pi RF = \pi R^2 hD$, d'où on tire : $F = \dfrac{RhD}{2}$, dans laquelle :

F = tension superficielle du liquide en dynes ; R = rayon du tube capillaire ; h = hauteur d'ascension du liquide ; D = densité du liquide.

Technique. — On place le liquide à examiner dans un verre de montre, de manière qu'il le remplisse jusqu'au bord. Le tube capillaire, dont le diamètre doit être très exactement déterminé au microscope avec un micromètre, est lavé à plusieurs reprises avec le liquide en expérience à l'aide d'un tube de caoutchouc et d'une poire. On le remplit ensuite exactement, sans bulle d'air, et on plonge une de ses extrémités dans le liquide préparé dans le verre de montre. Le liquide descend plus ou moins vite dans le tube et finit par se fixer en un point. Lorsqu'on est sûr de la fixité de ce point, on mesure très exactement au cathétomètre la hauteur que le liquide atteint dans le tube au-dessus de la surface du liquide dans le verre de montre. Il ne reste plus alors qu'à appliquer la formule précédente pour avoir, en milligrammes par millimètre carré, l'expression de la tension superficielle du liquide ; pour l'avoir en dynes il suffit de multiplier le résultat par 9,881.

Causes d'erreur. — La détermination exacte du diamètre des tubes capillaires est très difficile et pourtant de son exactitude dépend celle des résultats. La mesure exacte de la hauteur d'ascension du liquide est aussi très délicate à obtenir.

Certains liquides, très visqueux, mettent très longtemps pour atteindre leur niveau définitif dans le tube, il faut alors attendre souvent plusieurs heures avant de faire la mensuration.

La moindre bulle d'air dans les tubes capillaires peut fausser entièrement les résultats, car à son niveau il se forme de nouveaux ménisques qui troublent les conditions d'équilibre.

3. **Méthode du compte-gouttes.** — Lorsqu'on fait écouler lentement un liquide par un orifice étroit et horizontal, si le liquide mouille les parois de l'orifice, il se forme une série de gouttes de volume et de poids sensiblement égaux. En effet, le liquide mouillant l'orifice adhère à son pourtour, il se forme un petit globule, dont la surface, par le fait de la tension superficielle, fonctionne comme une membrane élastique ; lorsque le poids du globule devient trop

grand, la membrane se rompt et la goutte tombe ; un nouveau globule se reforme aussitôt. La tension superficielle étant toujours la même, les gouttes d'un même liquide auront toujours le même poids et le même volume. Plus le diamètre extérieur de l'orifice est grand, puisque c'est à l'extérieur que le liquide adhère, plus la membrane élastique formée par la tension superficielle du liquide sera large et plus la goutte sera grosse. Le poids d'une goutte est donc proportionnel pour un même liquide au pourtour du tube au niveau de l'orifice ; pour un même orifice le poids des gouttes de deux liquides différents est proportionnel à leur tension superficielle.

La méthode du compte-gouttes est basée sur ce principe.

Technique. — Le *compte-gouttes normal* est un tube effilé, dont le diamètre extérieur à la pointe est de 3 millimètres. La section de la pointe du compte-gouttes doit être rigoureusement perpendiculaire et ses bords exactement taillés. Avec ce compte-gouttes, l'eau distillée donne 20 gouttes par centimètre cube et par gramme à la température de 15 degrés.

Pour estimer la tension superficielle d'un liquide, il suffit donc de compter le nombre de gouttes de ce liquide nécessaire pour faire 1 gramme. Pour cela, dans un récipient de volume connu, dont on fait la tare, on compte un certain nombre de gouttes avec le compte-gouttes normal ; on pèse et on en déduit le poids de chaque goutte. Il suffit alors d'appliquer la formule suivante : $F = \dfrac{p}{2\pi R}$, dans laquelle p = poids d'une goutte ; R = rayon extérieur de l'orifice du compte-gouttes ; F = tension superficielle du liquide.

Il faut avoir soin d'opérer toujours à 15 degrés, puisque la densité et le poids du liquide changent avec la température.

Causes d'erreur. — Le compte-gouttes doit toujours être bien propre ; la moindre trace de graisse à son pourtour empêcherait le liquide de mouiller les parois et la tension superficielle d'exercer librement son action.

Certains liquides à tension superficielle très basse (alcool, éther, etc.) émettent des vapeurs, qui peuvent, en agissant sur la tension superficielle en sens contraire de celle-ci, troubler les résultats. Il faudra donc s'assurer que le liquide à examiner ne contient pas de ces substances.

Ce procédé, trop peu exact pour donner des résultats bien précis, permet cependant de se rendre compte rapidement de

la valeur de la tension superficielle de certains liquides organiques par rapport à celle de l'eau.

4. **Stalagmomètre.** — Au lieu de compter le nombre des
gouttes nécessaires pour constituer un poids donné du liquide,
On peut compter le nombre des gouttes nécessaires pour former un volume fixe du liquide à examiner, à une température
constante. Il existe un rapport simple entre ce nombre de
gouttes et celui des gouttes d'un liquide dont on connaît la
tension superficielle ; ce rapport est donné par la formule :

$$F = \gamma \frac{N}{d} \cdot \frac{D}{n}$$

dans laquelle : F = tension superficielle du liquide examiné ;
γ = tension superficielle d'un liquide connu ; d = densité du
même liquide ; n = nombre de gouttes du même liquide ;
D = densité du liquide examiné ; N = nombre de gouttes du
liquide examiné.

L'appareil se compose d'une burette divisée en dixièmes de
centimètre cube, fermée à son extrémité supérieure par un
robinet et portant à son extrémité inférieure un tube laissant
écouler des gouttes de valeur déterminée. Les gouttes sont
reçues dans une éprouvette graduée à 5 ou 10 centimètres cubes.
Le tout est placé dans un récipient à double paroi avec
écoulement d'eau pour avoir une température constante.

Ces procédés sont trop compliqués pour être utilisés en clinique et
les résultats qui ont été obtenus jusqu'à présent n'ont pas présenté d'applications pratiques bien nettes.

Frænkel et Clerget ont examiné la tension superficielle de plusieurs
liquides organiques par la méthode des tubes capillaires. Voici quelques-uns de leurs résultats :

Sérum sanguin. — Tension superficielle : 63,825 dynes. Lorsque le
sérum contient 1 : 500 de bile, la tension superficielle tombe à
55,495 dynes.

Bile. — Provenant d'un vomissement, 43,164 dynes.

Urines. — Normales, 75,831 dynes.

Urines. — On a fait un grand nombre de dosages comparatifs
d'urines normales et pathologiques, au point de vue chimique et physique, capillarité et cryoscopie. On a constaté que la concentration
moléculaire de l'urine n'a qu'une très faible influence sur sa tension
superficielle, mais que, par contre, la nature de ses molécules l'influence
beaucoup.

Les sels minéraux, le chlorure de sodium entre autres, élèvent un peu
la tension superficielle, mais jamais de plus de 1 à 3 dynes. Par contre,
les substances organiques l'abaissent beaucoup plus, de 3 à 18 dynes ; ce

sont les sels et les acides biliaires qui agissent le plus dans ce sens, mais il est probable que d'autres corps peuvent aussi le faire.

En général, les sels inorganiques élèvent la tension superficielle de l'urine, tandis que les substances organiques l'abaissent. Les substances extractives, autres que l'urée qui n'a presque pas d'action, abaissent cette tension.

Un fort abaissement sera donc le signe de la présence de beaucoup de substances extractives dans l'urine et doit être considéré comme un indice du fonctionnement pathologique de l'organisme.

Pour les urines normales, la dépression de la constante capillaire oscillerait entre 8 à 10 pour 100, elle augmenterait dans les états pathologiques.

En divisant l'abaissement de la dépression capillaire de l'urine V par le poids des matières extractives E qu'elle contient, on obtient le rapport V/E, qui représente la dépression produite par chaque gramme de substance extractive. A l'état normal, la dépression de la constante capillaire étant de 10 pour 100 et le poids des matières extractives de 2 grammes, la dépression spécifique des substances extractives sera de 2.

Dans le diabète, l'élévation de ce rapport sera toujours d'un pronostic fâcheux, puisqu'il sera l'indice de la présence d'acétone et d'acides de la série grasse. Le sucre n'a en effet aucune action sur ce rapport.

Dans les néphrites, le rapport est toujours très élevé, mais il n'est pas dû à l'albumine.

D'après Combe, c'est dans les entérites et les auto-intoxications que cette dépression serait la plus forte. Elle indiquerait la présence dans l'urine des produits provenant des putréfactions intestinales.

CHAPITRE III

PRESSION OSMOTIQUE

I. — CRYOSCOPIE

La cryoscopie est l'étude du point de congélation des liquides tenant des substances en solution; elle sert à déterminer la *tension osmotique* des solutions, qui est elle-même fonction de la *concentration moléculaire*, et non de la concentration pondérale de ces substances, qui, elle, règle la densité.

Alors qu'on désigne la densité par le D latin, on emploie pour la cryoscopie la lettre grecque correspondante Δ.

Les trois principes suivants sont à la base de la cryoscopie :

1° Pour un même corps, dans un même dissolvant, le degré

d'abaissement du point de congélation est proportionnel à sa concentration moléculaire ;

2° Le degré cryoscopique d'un mélange, dont les éléments n'ont aucune action chimique les uns sur les autres, est égal au total des degrés cryoscopiques de chaque substance considérée isolément.

3° Le point cryoscopique dépend uniquement du nombre des molécules dissoutes ; à nombre égal de molécules, le degré est le même pour tous les corps.

En somme, la densité d'une solution D ne dépend que du poids total des molécules dissoutes, le point cryoscopique Δ dépend uniquement de leur nombre.

C'est ainsi que, le Δ de deux solutions étant le même si ces solutions sont équimoléculaires, la molécule d'albumine pesant 6000, celle d'urée 60, pour avoir deux solutions de ces substances de point cryoscopique égal, il faudrait dissoudre d'une part 60 grammes d'urée, d'autre part 6000 grammes d'albumine dans une égale quantité d'eau.

Le point cryoscopique ne renseigne cependant pas toujours exactement sur le nombre des molécules en dissolution. Il arrive, par exemple, que certaines solutions aqueuses de NaCl ont un point de congélation plus bas que ne l'avait fait prévoir le calcul en partant du Δ d'une solution concentrée ; il semble qu'il y ait dans la solution un nombre de molécules plus considérable que celui qu'on attendait. Pour expliquer ces exceptions on admet que certaines molécules peuvent se diviser en fragments, appelés *ions*, qui comptent chacun comme une molécule.

Les cryoscopes, qui servent à déterminer le point de congélation, se composent d'un réfrigérant et d'un thermomètre.

Le *thermomètre* doit être gradué en 1/50es de degré, de + 3° à — 3° ; les divisions doivent être assez distantes pour qu'on puisse apprécier facilement 1/100e de degré. Il va de soi que cet instrument doit être précis et sensible.

On a imaginé un nombre assez considérable de dispositifs *réfrigérants* ; nous ne décrirons ici que les deux plus usuels.

1. **Cryoscope à glace.** — Il se compose d'un récipient volumineux en verre (fig. 53), dans lequel plonge un tube assez large maintenu à l'aide d'un collier métallique. Dans ce tube, on fixe au moyen d'un anneau de caoutchouc un second tube plus petit.

Technique. — Dans le grand récipient, on place un mélange de glace et de sel marin ; dans le plus grand des deux tubes un mélange à parties égales d'eau et de glycérine, qui constitue un milieu de transmission incongelable. Enfin, dans le tube intérieur on introduit le liquide à examiner. Le thermomètre, suspendu à un fil, et entouré de l'agitateur, plonge dans le liquide. L'agitateur est constitué par un fil de platine enroulé en spirale. La quantité de liquide doit être suffisante pour immerger complètement la cuvette du thermomètre.

L'appareil étant ainsi disposé, on voit la colonne de mercure descendre lentement. Au moment où elle se rapproche du 0, on agite constamment. Elle descend en général, à cause de la surfusion, au-dessous du point de congélation réel. Pour faire cesser cette surfusion, on introduit dans le liquide un petit morceau de glace ; la congélation se produit aussitôt ; le niveau du mercure remonte rapidement, atteint un point au niveau duquel il reste fixe pendant quelques instants, puis il recommence à descendre. Ce point fixe est le point de congélation Δ.

Il faut toujours opérer avec une même et faible surfusion. Si la surfusion a été quelconque et considérable, il convient, quand on ne fait pas de calcul de correction, de la rectifier en faisant fondre une partie de la glace. A défaut de ces précautions un même liquide peut fournir autant de points de congélation différents qu'il a de degrés de surfusion différents (Winter).

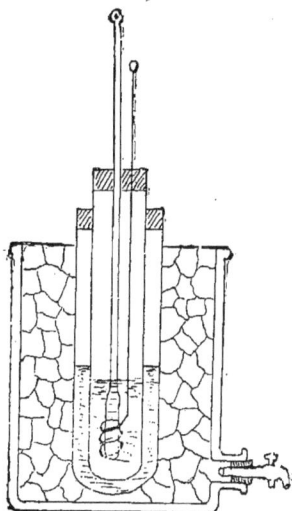

Fig. 53. — Cryoscope à glace.

2. Cryoscope à évaporation. — Cet appareil se compose d'un récipient en verre (A) dont le couvercle présente 3 ouvertures (fig. 54). L'une d'elles (C) sert à introduire le liquide réfrigérant, éther ou sulfure de carbone. Des deux autres, l'une est reliée par l'intermédiaire d'un tuyau de caoutchouc (c) à la trompe à eau, l'autre à un flacon (B) contenant de l'acide sulfurique dans lequel l'air se dessèche en barbotant. A l'intérieur du récipient se trouve un manchon de verre (b) des-

tiné à contenir une petite quantité d'alcool ; à l'intérieur de
ce manchon se place un tube de verre (*a*) dans lequel on
introduit le liquide à cryoscoper. Le thermomètre et l'agitateur
sont les mêmes qu'avec l'appareil précédent.

Technique. — L'appareil étant en place, le flacon B à

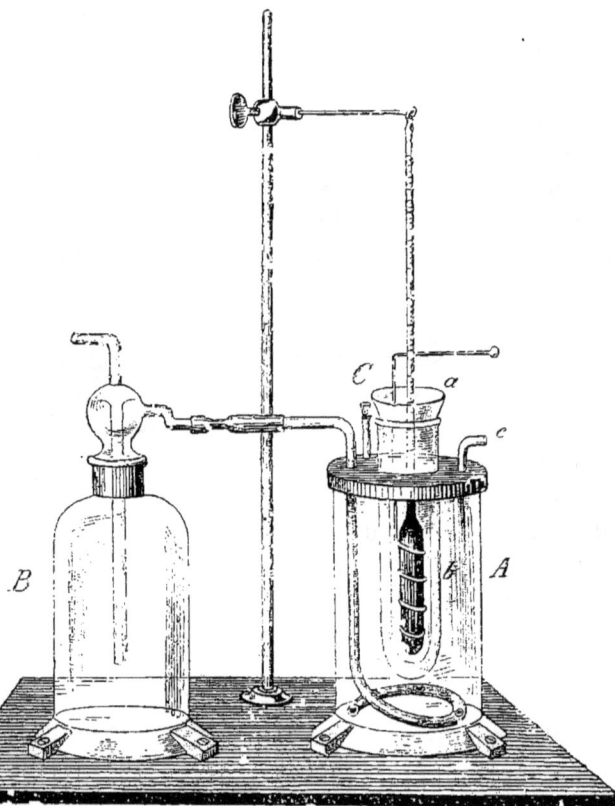

Fig. 54. — Cryoscope à évaporation.

moitié rempli d'acide sulfurique, on introduit dans le récipient A de l'éther ou du sulfure de carbone jusqu'aux 3/4 de
sa hauteur. On emploie l'éther, malgré son prix relativement
élevé, plus volontiers que le sulfure de carbone dont les vapeurs
sont fort incommodantes. Dans le manchon de verre on introduit une petite quantité d'alcool. Le liquide à examiner est
placé dans le tube de verre. Le niveau de l'alcool ne doit pas
atteindre tout à fait celui du liquide à examiner.

Le thermomètre et l'agitateur étant en place, on ouvre le

robinet de la trompe à eau. L'air, après s'être desséché dans le flacon d'acide sulfurique, se dégage dans l'éther sous forme de nombreuses bulles. A partir de ce moment, la marche de l'opération est la même qu'avec l'appareil précédent. On fait cesser la surfusion en laissant tomber dans le liquide examiné un fragment du givre qui se dépose toujours à l'extérieur de l'appareil.

Winter emploie une technique un peu différente. Il conseille de refroidir d'abord dans l'eau glacée les éprouvettes contenant les échantillons à examiner. On porte l'éprouvette ainsi refroidie directement dans le mélange réfrigérant, sans couche protectrice intermédiaire ; l'agitateur et le thermomètre en place, on agite rapidement jusqu'à arrêt de la colonne mercurielle, soit après surfusion, soit sans surfusion. Le point d'arrêt constitue le repère inférieur, voisin du point cherché.

Pour l'eau distillée ce point est exact et représente le 0 du thermomètre à ce moment. Pour les dissolutions, il y a lieu de procéder à une rectification. On retire le tube du bain réfrigérant et on l'échauffe doucement en manœuvrant l'agitateur, ou même, si la glace tarde à fondre, en le prenant dans la main gauche par sa partie refroidie et en agitant de l'autre main. De la sorte, on fait fondre la glace formée. Dès que le thermomètre est monté de 5 ou 6 centièmes de degré, on cesse d'échauffer à la main, tout en continuant l'agitation ; si la colonne de mercure tend à monter davantage ou tout au moins ne redescend pas de suite de 2 ou 3 centièmes, c'est qu'on touche à la limite de disparition de la glace. On réintroduit aussitôt l'éprouvette dans le réfrigérant pour éviter la fusion totale des cristaux et on observe attentivement la descente du mercure, tout en agitant à raison d'environ deux coups d'agitateur par seconde. En quelques secondes le mercure s'arrête ; on s'en aperçoit à ce que deux ou trois coups de l'agitateur ne font plus varier la colonne mercurielle. On cesse aussitôt l'agitation et on lit le chiffre atteint.

Après une minute ou deux d'attente, on fait une nouvelle lecture : le plus souvent la colonne n'aura pas bougé ; parfois, quoique très exceptionnellement, elle s'est élevée de 1/2 ou 1 centième de degré vers le 0. On prend comme définitive la dernière température lue. Si, au lieu de rester stationnaire ou de se relever quelque peu pendant la minute d'attente, le mercure baisse davantage, il faut recommencer le contrôle. Les résultats obtenus en suivant cette technique seraient très réguliers et s'écarteraient peu de la réalité.

Les appareils de Raoult et de Ponsot donnent des résultats plus exacts que ceux que nous venons de décrire, mais ils sont d'un maniement trop compliqué pour la clinique. Le cryoscope de Claude et Balthazard n'est du reste qu'une simplification de l'appareil de Raoult.

Causes d'erreur. — Nous avons dit que le thermomètre devait être très exact. Il est nécessaire d'en vérifier le 0, sinon avant chaque opération, au moins de temps à autre. Ceci se fait de la façon la plus simple en prenant le point de congélation de l'eau distillée. On sait, en effet, que celle-ci a un point cryoscopique de 0°. Pour des raisons d'ordre divers, il arrive que l'eau distillée congèle au-dessus ou au-dessous de 0, à + 0,2 ou à — 0,2 par exemple. Il suffit alors, dans le premier cas, d'ajouter ce chiffre au Δ du liquide examiné, de le retrancher dans le second, pour obtenir le point cryoscopique exact.

Les changements de pression ne constituent pas à eux seuls une cause d'erreur notable. Une augmentation de pression d'une atmosphère ne produit qu'une différence de 8 millièmes de degré. Les variations de pression de 1/10ᵉ d'atmosphère, comme on en observe dans la pratique, ne sauraient donc modifier de façon appréciable les résultats obtenus.

A côté de ces causes d'erreur tenant à la technique, on a relevé dans la méthode de la cryoscopie d'autres causes d'erreur tenant aux propriétés physiques des liquides eux-mêmes, notamment le fait que les liquides de l'organisme, de composition éminemment complexe, ne se comportent pas toujours de la même façon qu'une solution préparée *in vitro*.

Urine. — L'urine normale congèle de —1,3 à —2,2 pour Koranyi, de —0,55 à —1,85 pour Winter, de —0,59 à —2,24 pour Bouchard.

Il va de soi que son point de congélation varie selon que l'urine est plus ou moins concentrée. C'est ainsi que, chez les polyuriques, le point de congélation peut n'atteindre que —0,17. Il résulte déjà de ce fait que l'indication du point cryoscopique d'une urine n'a de valeur que si elle est accompagnée de celle de la quantité émise en 24 heures.

On a proposé d'établir, tout au moins d'une façon approximative, l'activité des combustions organiques par différents procédés basés sur la cryoscopie de l'urine. Cette donnée est à peu près abandonnée aujourd'hui, par le fait que, d'une part, d'autres procédés renseignent mieux sur l'intensité des échanges nutritifs et, d'autre part, les variations du point de congélation sont dues à de trop nombreux facteurs.

La cryoscopie de l'urine a surtout servi à l'étude de la perméabilité rénale ; nous y reviendrons dans un chapitre spécial.

La détermination du point cryoscopique de l'urine permet de savoir, le cas échéant, si ce liquide détruit les globules rouges par défaut de concentration moléculaire ou grâce à la présence de substances hémolysantes.

Sang. — En clinique, on détermine généralement non le Δ du sang total, mais celui du sérum. Les deux points de congélation diffèrent du reste très peu. Le sérum doit être clair, non laqué, fraîchement recueilli.

Chez l'homme normal, le point de congélation du sang est voisin de —0,56.

On a signalé un abaissement du point de congélation du sang surtout dans les cas de diminution de la perméabilité rénale, dans la néphrite interstitielle chronique, dans l'urémie et l'éclampsie.

Dans le diabète, on a noté aussi un abaissement de ce point de congélation. Il en est souvent de même dans les anémies.

Dans les maladies aiguës on observe des variations dans les deux sens, sans règle fixe.

Liquide céphalo-rachidien. — Le liquide céphalo-rachidien normal est toujours hypertonique par rapport au sérum. Son point de congélation est de —0,61 à —0,70 d'après Widal et Ravaut, de —0,50 à —0,56 d'après Achard et Lœper.

Dans la méningite tuberculeuse, le point de congélation s'élève, le liquide céphalo-rachidien devient hypotonique (jusqu'à —0,44). Dans la méningite cérébro-spinale, il n'y a pas de règle fixe. Dans les méningites chroniques, le point de congélation est généralement normal.

Sérosités pleurales. — Elles congèlent entre —0,61 et —0,54 (Koranyi), —0,42 et —0,56 (Achard et Lœper). On avait admis que les épanchements mécaniques étaient hypertoniques par rapport aux épanchements inflammatoires ; le fait est trop loin d'être constant pour que cette donnée puisse être utilisée en clinique.

On avait espéré tirer de l'examen comparatif des Δ du liquide pleural et du sérum du malade des indications pronostiques, le moyen de savoir notamment si l'épanchement était à la phase d'augmentation ou de diminution. En réalité, la cryoscopie ne peut donner sur ce point de renseignement certain.

Liquides divers. — Le liquide d'ASCITE congèle entre —0,46 et —0,60. La cryoscopie ne donne pas de renseignements sur la nature de l'épanchement.

Le liquide d'ŒDÈME a généralement une concentration moléculaire moindre que celle du sérum. On a trouvé comme chiffres extrêmes —0,42 et —0,60.

Pour le suc GASTRIQUE à jeun, Winter a trouvé —0,36 à —0,55. Le chyme a naturellement une concentration plus élevée, c'est-à-dire un point de congélation plus bas : —0,80, 36 minutes après l'ingestion du repas d'épreuve ; —0,50, au bout de 94 minutes.

Pour les PUS, Achard et Lœper ont constaté ce fait intéressant que le pus septique a un point de congélation plus bas (—0,66 à —0,74) que le pus tuberculeux (—0,42 à —0,56).

Les CRACHATS des tuberculeux avancés congèlent en moyenne à —0,40 ;

ceux des sujets atteints de bronchite chronique entre —0,41 et —0,47 les crachats des pneumoniques, riches en chlorures, ont un point cryos copique moyen de —0,58.

Le point cryoscopique du LAIT de femme varie de —0,52 à —0,61 ; la détermination du Δ ne peut renseigner sur sa valeur nutritive.

On a encore recherché le Δ du liquide d'hydrocèle (—0,50 à —0,52), des liquides articulaires (—0,47 à —0,53), de la sueur (environ —0,20), de la salive (—0,83), de la bile (—0,65), du liquide amniotique (—0,42 à —0,60), du liquide des kystes de l'ovaire (—0,48 à —0,60), du liquide de vésicatoire (—0,48 à —0,54).

Jusqu'à présent la cryoscopie a été surtout utilisée pour l'étude de la perméabilité rénale ; le nombre des cas où elle trouve une application utile paraît singulièrement réduit. Il est intéressant sans doute de connaître le nombre de molécules ou la tension osmotique d'un liquide de l'organisme, mais beaucoup d'autres propriétés de ce même liquide sont d'un intérêt plus réel et plus immédiat.

II. HÉMOLYSE

On désigne sous le nom d'hémolyse la destruction des globules sanguins et la mise en liberté dans le liquide ambiant de l'hémoglobine qu'ils contiennent.

En clinique, on peut utiliser l'hémolyse à divers points de vue : pour apprécier le pouvoir destructeur sur les globules d'une substance donnée, pour remplacer la cryoscopie des liquides normaux ou pathologiques, pour se rendre compte de l'état de résistance des globules eux-mêmes.

I. *Pouvoir hémolytique.* — Le pouvoir destructeur des globules peut être dû à un défaut d'isotonicité du liquide ou à la présence de subtances globulicides proprement dites, qu'on désigne sous le nom d'*hémolysines.*

1. **Recherche du pouvoir hémolytique.** — Il est intéressant, dans certains cas, de rechercher l'action d'un liquide non hémorragique sur les globules rouges. On sait, en effet, qu'il peut exister dans l'organisme certaines substances mal connues qui ne révèlent leur existence que par leur propriété hémolysante.

Le procédé le plus simple consiste à laisser tomber une goutte de sang du porteur, ou d'un individu sain, dans un tube contenant une certaine quantité du liquide à examiner : on agite le tube pour bien mélanger, puis on laisse le mélange au repos, à la température de la pièce, pendant un temps déterminé. Au bout de ce laps de temps, on centrifuge ; lorsque le liquide surnageant ne présente pas une coloration rouge nette, ou lorsqu'il présente une coloration propre qui pourrait masquer celle de l'hémoglobine, on emploie pour déceler cette dernière la réaction par la teinture de gaïac et l'essence de térébenthine ou l'analyse spectroscopique.

Avec ce procédé, la coagulation gêne quelquefois l'appréciation des résultats; en outre, les globules sont mélangés à une petite quantité de sérum. Enfin, on ne peut rechercher que la présence d'une action hémolytique, sans doser cette action.

Lorsqu'on veut obtenir des résultats plus précis, on agit sur des globules défibrinés et lavés.

Technique. — A cet effet, on recueille quelques gouttes de sang, obtenues par piqûre du doigt, dans un tube contenant 5 à 10 centimètres cubes d'eau salée physiologique, on centrifuge, on décante et on lave de nouveau, deux ou trois fois de suite. On prépare ensuite une émulsion de globules à un titre quelconque dans l'eau salée. Le plus simple est cependant de remplacer le sérum enlevé par une quantité équivalente d'eau salée.

Pour la recherche du pouvoir hémolytique du *sérum sur les globules du porteur,* le sang recueilli par ponction veineuse est additionné d'oxalate de potasse pour en empêcher la coagulation; on le répartit dans deux tubes, dont l'un est placé à la glacière pendant une demi-heure, puis à l'étuve, l'autre directement à l'étuve.

2. **Mesure du pouvoir hémolytique.** — Quand on veut mesurer exactement l'action hémolytique, il est préférable de se servir de *globules de lapins*. Les globules de ces animaux sont, en effet, plus sensibles que ceux de l'homme ; en outre, chez les animaux jeunes et bien portants, leur limite de résistance est à peu près invariable.

Le sang du lapin est prélevé soit par ponction d'une veine, soit par ponction de l'oreillette. Il est recueilli dans de l'eau salée, défibriné et lavé par la même méthode que celle que nous venons de décrire pour les globules humains.

On conseillait généralement au début de ces recherches de se servir pour le lavage et la préparation de l'émulsion d'une solution d'eau salée à 7 pour 1 000. Il est préférable d'employer une solution à 8,5 pour 1 000.

L'émulsion ainsi préparée, on dispose dans un porte-tube

une série de tubes à essai ordinaires contenant chacun 5 centimètres cubes de la solution salee; dans chaque tube on laisse tomber un nombre progressivement croissant de gouttes du liquide à examiner, de 1 à 12; on ajoute ensuite une goutte de l'émulsion de globules dans chaque tube.

Il importe, pour ne pas modifier la tonicité du mélange, de ne pas ajouter plus de 12 gouttes du liquide à examiner. Pour plus de sûreté, on peut toujours, comme le conseille Pagniez, préparer un tube témoin, dans lequel on ajoute, au lieu du liquide examiné, 12 gouttes d'eau distillée.

Après avoir agité les tubes pour bien mélanger, on les porte à l'étuve à 37° pendant deux heures. Au bout de ce temps, on centrifuge. Lorsque le liquide est globulicide, on constate, après la centrifugation, une coloration hémoglobinique plus ou moins accusée dans un certain nombre de tubes.

La recherche et la mesure du pouvoir hémolytique des liquides de l'organisme autres que le sang et le liquide céphalo-rachidien n'ont encore donné que peu de résultats utilisables en clinique.

Dans des cas d'ailleurs très rares, le sérum de l'homme peut être hémolysant pour ses propres globules rouges (autolysines); il l'est plus souvent pour ceux d'un autre sujet (isolysines), et il l'est généralement pour ceux des animaux (hétérolysines).

Le sérum des cancéreux serait hémolysant pour les hématies des individus normaux dans 72 p. 100 des cas. Le même sérum l'est beaucoup moins pour les hématies du malade dont il provient ou pour celles d'autres cancéreux. Le sérum des tuberculeux peut également contenir des isolysines.

L'*urine* peut produire l'hémolyse par simple diminution de sa tonicité, comme on l'a observé chez les nouveau-nés et parfois chez les individus soumis au régime lacté (Sabrazès et Fauquet).

L'acide hippurique est fortement globulicide. Par contre, l'urée, tout en augmentant la tonicité de l'urine, ne modifie pas son action hémolysante, car elle n'agit sur les globules rouges à aucune concentration.

3. Pouvoir hémolytique du liquide céphalo-rachidien. —

Nous avons appliqué la mesure de ce pouvoir spécialement à l'étude du liquide céphalo-rachidien.

Technique. — On prépare sur un petit support 6 à 8 tubes à centrifuger; on introduit dans chacun d'eux 10 gouttes de liquide céphalo-rachidien; laissant ensuite un premier tube sans addition d'eau, on prépare dans les autres des dilutions successivement croissantes, par l'addition de 2, 4, 6, 8, 10, 12 et 14 gouttes d'eau distillée. Il faut employer le même compte-gouttes, pour être sûr d'obtenir des proportions constantes.

Si la quantité de liquide dont on dispose est trop faible, on peut renoncer aux deux solutions supérieures ou espacer davantage les intervalles ; au besoin, on pourrait aussi ne placer dans chaque tube que 5 gouttes de liquide céphalo-rachidien, additionnées de 1, 2, 3 gouttes d'eau distillée, sans qu'il y ait à cette manière de faire d'inconvénients graves.

Il importe que le liquide céphalo-rachidien employé ne contienne pas de globules sanguins en suspension, d'où la nécessité de le centrifuger au préalable s'il est hémorragique, soit originellement soit par mélange au cours de la ponction.

Après avoir agité tous les tubes pour assurer le mélange exact du liquide et de l'eau ajoutée, de façon à éviter le contact direct du sang avec cette eau restée à la surface, on fait tomber dans chacun d'eux une goutte de sang du malade, directement du bout du doigt ou à l'aide d'une pipette, mais sans laisser se produire de dessiccation susceptible d'altérer les globules et en évitant autant que possible, pour le même motif, de laisser le sang toucher les parois du tube. On agite de nouveau pour assurer le mélange, et, au bout de quelques minutes, avant que le sang ait pu se coaguler dans les tubes, on les soumet à la centrifugation jusqu'à ce que la partie supérieure du liquide soit parfaitement limpide.

Il ne reste plus alors qu'à observer la coloration du liquide au-dessus du culot de centrifugation ; sa simple couleur à l'œil nu suffit presque toujours à renseigner sur l'absence ou l'existence d'hémolyse ; au besoin, on a recours à la réaction par le mélange de teinture de gaïac et d'essence de térébenthine. On note dans quel tube commence à se produire le laquage du sang et quelle en est l'intensité. Il va de soi que lorsque le liquide présente originellement, après sa centrifugation initiale, avant toute addition de sang, une teinte quelconque, il y a lieu d'en déterminer d'abord la nature et d'en tenir compte dans les examens ultérieurs.

Le p us souvent, on voit que les premiers tubes restent limpides et incolores (4, fig. 55) ; puis, en allant des dilutions faibles aux dilutions fortes, l'un d'eux présente une légère teinte rosée, hémoglobinique (5, fig. 57), donnant la réaction bleue au gaïac et les raies spectroscopiques de l'hémoglobine ; le suivant offre une coloration franchement rose, analogue à celle d'un sirop de grenadine étendu d'eau, et le troisième une teinte rouge foncé, semblable à celle d'un sirop de groseille (6, fig. 55). Dans quelques cas, le premier tube coloré est déjà franchement rose, et, dès le suivant, la teinte est rouge ; en pareille occurrence, si l'on fait une nouvelle dilution, intermédiaire à celles du dernier tube incolore et du premier tube coloré, on retrouve la légère teinte hémoglobinique qui marque le seuil de l'action hémolysante.

Par abréviation, on peut désigner le degré du pouvoir hémolytique simplement par le chiffre indiquant le nombre de gouttes d'eau distillée de la dilution active ; on dira, par exemple, que le sang laque à 10 gouttes quand c'est avec la dilution par 10 gouttes d'eau distillée qu'apparaît l'hémolyse ; il en résulte que le pouvoir initial est d'autant plus élevé que ce chiffre est plus bas.

Il est, le plus souvent, indispensable de recourir à la centrifugation ; on peut, il est vrai, obtenir quelquefois des résultats satisfaisants après quelques heures de simple dépôt ; mais, la plupart du temps, il intervient alors d'autres phénomènes qui peuvent modifier les résultats.

Causes d'erreur. — Il arrive quelquefois, lorsque, pour une raison ou pour une autre, la centrifugation est retardée, qu'il se produise un léger voile fibrineux qui masque la couleur jaunâtre du liquide ; il suffit alors d'attendre la rétraction du coagulum et de le faire flotter en agitant légèrement le tube pour constater en dehors de lui la teinte caractéristique.

On peut aussi penser qu'un affaiblissement pathologique de la résistance globulaire des malades observés serait capable de modifier les résultats de la méthode ; cette cause d'erreur nous a toujours paru négligeable en pratique. Pour l'éviter, il faudrait utiliser les globules de lapin préparés comme il a été indiqué plus haut ; mais la méthode perdrait alors sa simplicité et sa facilité d'exécution sans beaucoup y gagner en précision.

A l'état normal, on peut fixer, pour le liquide céphalo-rachidien, au voisinage de 12 gouttes d'eau distillée pour 10 gouttes de liquide le seuil de l'action hémolytique. Quand cette limite subit un déplacement, elle est le plus souvent abaissée, mais elle peut aussi être anormalement élevée, jusqu'à 16, 18 gouttes ou plus.

L'hémolyse qui s'accuse par une progression rapide dans deux ou trois tubes consécutifs est dominée par le degré d'*isotonicité* du liquide céphalo-rachidien, tandis que celle dont le début s'étale uniformément sur plusieurs tubes consécutifs révèle l'existence de *lysines pathologiques.*

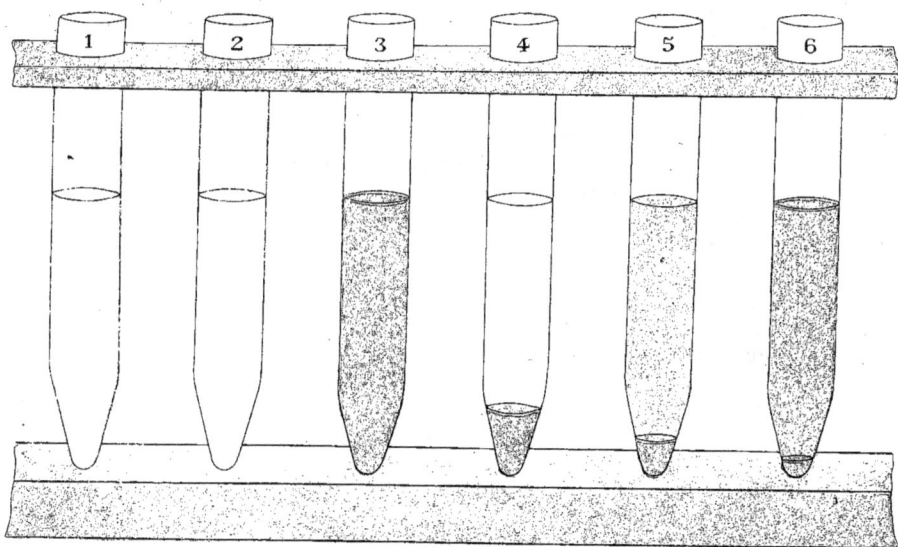

Fig. 55. — Mesure du pouvoir hémolytique du liquide céphalo-rachidien.

1. Liquide céphalo-rachidien normal. — 2. Liquide céphalo-rachidien ambré. — 3. Liquide céphalo-rachidien mélangé de sang (avant centrifugation). — 4. Liquide céphalo-rachidien non hémolysant (après centrifugation). — 5. Début d'hémolyse (après centrifugation). — 6. Hémolyse accentuée (après centrifugation).

Le pouvoir hémolytique du liquide céphalo-rachidien subit des modifications variables et de sens contraire, au cours des diverses affections qui sont susceptibles de l'altérer. Presque toujours celles-ci commencent par élever le pouvoir hémolytique, mais cette élévation même met en jeu des forces défensives, et, à mesure que l'influence nocive s'éloigne ou que l'affection marche vers la guérison, le pouvoir hémolytique s'abaisse progressivement, non seulement jusqu'à revenir à son degré normal, mais souvent même jusqu'à le dépasser en sens inverse.

Les résultats fournis par la cytologie et par l'hémolyse ne sont nullement identiques et superposables ; les renseignements que ces deux méthodes fournissent au diagnostic sont différents et un examen complet du liquide céphalo-rachidien doit les comprendre toutes les deux.

Dans les *méningites aiguës* l'hémolyse sert peu au diagnostic différentiel des espèces de méningites ; elle est également positive, quoique avec une intensité différente, dans les méningites vraies à lésions anatomiques manifestes, dans les inflammations légères des méninges qui sont sans doute à la base de certains délires fébriles, et même dans le délire des grandes intoxications.

En cas de ponctions successives, les variations de l'hémolyse permettent de suivre les phases de l'évolution de la maladie.

Elle est la seule épreuve à même de séparer les méningismes purement fonctionnels des accidents du même ordre infectieux ou toxiques.

Enfin lorsque le culot contient du sang en abondance, l'hémolyse remplace parfois avantageusement la cytologie. Dans ce cas, en effet, il est le plus souvent impossible d'apprécier exactement sur les préparations microscopiques le nombre et le caractère des leucocytes mêlés aux hématies.

Dans les *processus chroniques*, la cytologie est généralement supérieure à l'hémolyse. Ce n'est que dans les cas de lésion irritative légère et dans les processus sans réaction méningée que l'hémolyse peut être plus sensible.

La recherche de l'action hémolysante est particulièrement utile lorsque le liquide retiré par piqûre est franchement hémorragique. Il est souvent difficile, en effet, de reconnaître si le sang provient originellement de la cavité arachnoïdienne ou s'il s'est accidentellement mélangé au liquide au cours de la ponction. La recherche du pouvoir hémolytique fournit alors des renseignements très précieux, car les hémorragies du névraxe, quelle que soit leur cause, ont pour effet d'exalter rapidement ce pouvoir, tandis que les autres lésions à symptômes similaires, les embolies spécialement, n'exercent aucune influence de cette nature. Nous reviendrons plus loin sur les éléments de cette différenciation.

II. *Hémolyse dans les liquides hémorragiques*. —

Lorsqu'un liquide est hémorragique, tantôt il présente de l'hémolyse, tantôt il ne contient que des globules rouges en suspension. Pour s'en assurer, la technique est des plus simples : aussitôt après avoir recueilli le liquide, on en centrifuge énergiquement une petite quantité ; les cellules et les globules se déposent au fond du tube ; le liquide qui surnage contient ou ne contient pas d'hémoglobine, ce dont on s'assure au besoin par la réaction du gaïac et de l'essence de térébenthine.

Pour que ce phénomène ait une signification clinique, il faut qu'il soit indépendant de la tonicité du liquide. Les tubes dans lesquels on recueille le liquide doivent être rigoureusement propres et secs, ne contenir ni eau, ni antiseptiques.

La centrifugation sera pratiquée aussitôt après le prélèvement. On sait, en effet, que les globules s'altèrent assez rapidement, même dans un liquide isotonique, surtout lorsque la température est élevée.

Pour l'appréciation des résultats, il faut toujours se souvenir que la tonicité n'est pas seule en cause et qu'il faut compter à côté de celle-ci avec les actions globulicides proprement dites.

Épanchements pleuraux et péritonéaux. — Dans les cas d'épanchement séreux hémorragique de la plèvre et du péritoine, l'hémolyse fournit un élément précieux de diagnostic. En effet, nous avons montré que sa recherche est habituellement positive dans les cas d'épanchement d'origine cancéreuse, alors qu'elle est négative dans les autres cas. Le fait a été confirmé par plusieurs auteurs. Il en est de même dans les pleurésies hémorragiques gangréneuses (Milian).

L'hémolyse s'observe dans les liquides spontanément hémorragiques, mais les épanchements séreux d'origine cancéreuse n'exercent d'ordinaire aucune action sur le sang retiré du doigt du malade.

On peut se demander si l'hémolyse se produit dans le liquide grâce au déversement simultané d'une lysine, qui ne serait assez abondante que dans les cas de rupture hémorragique, ou si l'hémolyse ne se fait pas plutôt dans la tumeur elle-même, de telle sorte que le sang arriverait dans le liquide récepteur déjà altéré, contenant de l'hémoglobine en liberté qui n'aurait plus qu'à se dissoudre dans le liquide de l'épanchement. L'existence de substances globulicides dans les tumeurs cancéreuses a pu, en effet, être établie directement d'autre part.

Urines. — Pour les urines hémorragiques la question est plus complexe.

L'*hémoglobinurie* appartient à divers états pathologiques, notamment à l'impaludisme. Elle est très marquée, en particulier, dans l'affection décrite sous le nom d'hémoglobinurie paroxystique.

Il importe de savoir que, à côté des cas où l'hémoglobinurie est facilement appréciable par la coloration rouge du liquide après centrifugation, il en est d'autres où elle peut passer inaperçue lorsqu'on n'est pas prévenu. C'est ainsi que dans les néphrites épithéliates aiguës nous avons toujours trouvé un léger degré d'hémoglobinurie, le plus souvent non appréciable à la simple inspection, mais décelable par la réaction de la teinture de gaïac.

Liquide céphalo-rachidien. — Lorsque le liquide céphalo-rachidien retiré par ponction lombaire présente un aspect sanguinolent caractérisé (3, fig. 55), cet aspect peut être dû à une cause accidentelle ou à une hémorragie intra-arachnoïdienne. La recherche de l'hémolyse fournira à cet égard un renseignement d'autant plus précieux que les autres caractères mentionnés n'ont rien d'absolu : variations de coloration dans les différents tubes, décroissance de cette coloration, en cas d'hémorragie accidentelle ; teinte du sang foncée, plus noirâtre, en cas d'hémorragie préexistante du névraxe.

Lorsque le liquide sanguinolent présente après centrifugation une coloration due à l'hémoglobine, on peut presque toujours affirmer que l'hémorragie a une origine intra-arachnoïdienne.

Il faut cependant tenir compte de deux causes d'erreur :

Dans certaines méningites, très rarement d'ailleurs, le pouvoir hémolytique du liquide peut être assez exalté pour laquer le sang sans addition d'eau ; une hémorragie accidentelle peut par suite donner à ce liquide centrifugé une coloration hémoglobinique pouvant induire en erreur.

La seconde cause d'erreur, purement technique, peut résulter de l'entraînement, par le jet de liquide, de sang coagulé et desséché dans la canule, sang provenant de tentatives d'abord infructueuses de pénétration. Il suffit d'être prévenu de la possibilité de cette cause d'erreur pour l'éviter facilement.

Lorsque le liquide ne présente pas de coloration rouge après centrifugation, on n'est pas toujours en droit d'éliminer l'hypothèse d'hémorragie intra-arachnoïdienne, car il en est généralement ainsi lorsque la ponction est faite peu de temps après l'hémorragie, par exemple dans les 36 premières heures après l'ictus d'une hémorragie cérébrale.

Pour trancher la question de la provenance du sang en pareil cas, l'examen cytologique est rarement utilisable ; il est, en effet, fort difficile de faire la part des leucocytes du sang extravasé et celle des cellules attribuables à la diapédèse inflammatoire. La recherche de la perméabilité méningée à l'iodure de potassium n'est pas utilisable dans tous les cas.

La recherche du pouvoir hémolytique du liquide, selon la technique décrite plus haut, constitue le procédé le plus simple et le plus sûr. L'existence d'un pouvoir hémolytique exalté sera en faveur d'une lésion hémorragique, tandis que son taux normal sera en faveur d'une hémorragie accidentelle. Mais, pour l'interprétation des résultats, il faut tenir compte des deux données suivantes : d'une part, l'élévation du pouvoir hémolytique n'aura pas de valeur, s'il y a des présomptions en faveur de l'existence d'une autre lésion de l'axe nerveux susceptible d'exercer la même influence, telle qu'une méningite aiguë, de quelque nature qu'elle soit ; d'autre part, la constatation d'un pouvoir hémolytique normal ne pourra être invoquée que contre l'hypothèse d'hémorragie récente, parce que l'observation prouve que l'exaltation initiale provoquée par les hémorragies est suivie d'un effet de réaction inverse dans les jours qui suivent.

Enfin nous avons montré que, lorsque le liquide céphalo-rachidien est hémorragique, il peut encore arriver que le liquide centrifugé offre une *coloration jaune* (2. fig. 55), ne présentant ni les réactions chimiques, ni les réactions spectroscopiques de l'hémoglobine.

Cette coloration jaune est tantôt reconnaissable seulement après centrifugation au-dessus du culot, dans un liquide plus ou moins sanguinolent au moment de sa sortie, tantôt appréciable d'emblée, dans un liquide d'ailleurs limpide.

ette coloration ambrée, cette *xanthochromie*, reconnaît dans la grande majorité des cas une origine hémorragique. A côté de celle-ci il y a lieu de faire une place à la xanthochromie d'origine biliaire. Jusqu'à présent il n'y a malheureusement aucun caractère objectif qui permette de les distinguer l'une de l'autre. Peut-être — la chose est moins certaine — faut-il admettre aussi une xanthochromie d'origine sérochromique.

La coloration hémorragique du liquide céphalo-rachidien, coloration hémoglobinique ou coloration ambrée, peut s'observer dans les cas d'hémorragie cérébrale ou méningée, de pachyméningite hémorragique, de tumeur cérébrale, de fracture du crâne, de commotion cérébrale. En outre, on la rencontre quelquefois dans les méningites aiguës septiques ou tuberculeuses, plus rarement dans les méningites chroniques. L'existence de méningites hémorragiques est, de ce fait, admise aujourd'hui sans conteste par tous les observateurs.

Serum du sang. — Il arrive, dans certains états pathologiques, que le sérum du sang humain présente après centrifugation une coloration hémoglobinique nette, constituant ce qu'on a app lé l'état laqué du sérum. Le sérum laqué se rencontre dans un assez grand nombre d'empoisonnements, dans quelques états infectieux ; il atteint son plus haut degré dans l'hémoglobinurie paroxystique.

Remarquons à ce propos que, pour pouvoir conclure à une hémolyse spontanée du sang, il faut, ou bien que la coloration soit très nette et très intense, ou bien qu'on ait pris des précautions spéciales pour le prélèvement et la centrifugation. Il arrive en effet assez souvent que le sérum du sang présente une légère coloration, à tel point que certains auteurs ont prétendu que le fait existait normalement.

Dans les cas douteux, on prendra bien garde qu'il ne coule pas de sang sur les bords du tube. On placera celui-ci dans la glace et l'on centrifugera dans un endroit frais. Le mieux serait même de pouvoir centrifuger le tube plongé dans la glace.

III. *Résistance globulaire.* — On désigne, sous le nom abrégé de résistance globulaire, le degré de résistance que les globules rouges opposent à la destruction dans un liquide hypotonique. On mesure cette résistance en plaçant les globules dans des solutions hémolysantes déterminées, et en comptant, soit le nombre de globules détruits soit celui des globules qui ont résisté ; on peut encore doser la quantité de l'hémoglobine qui a diffusé dans le liquide.

On peut mesurer la destruction en en observant le degré, soit dans une solution unique après des intervalles de temps différents, soit dans des solutions différentes au bout d'un même laps de temps.

1. Emploi de l'hématimètre. — *a.* On fait une première numération des globules rouges du sang dans le sérum de Grancher, composé de 1 gramme de sulfate de soude dans 40 grammes d'eau, puis une seconde numération dans une solution formée de parties égales de sérum de Grancher et d'eau distillée, puis une troisième dans un liquide composé de 1/3 de sérum de Grancher et 2/3 d'eau distillée. Les numérations se font au bout d'une demi-heure (Chanel).

On emploie l'appareil de Malassez, et le sang est étendu de deux cents fois son volume de liquide. Le rapport des chiffres, obtenus dans les deux dernières numérations, avec le chiffre de la première, mesure la résistance globulaire.

b. Veyrassat a apporté quelques améliorations à ce procédé : au lieu de l'appareil de Malassez, il emploie l'hématimètre de Hayem-Nachet ; de plus, ayant reconnu que le sérum de Grancher détruisait presque toujours un certain nombre de globules, il fait la première numération dans un demi-centimètre cube de sérum de Hayem additionné de 2 millimètres cubes de sang.

Il fait ensuite trois autres numérations dans des dilutions de sang, au même titre, dans les solutions I, II et III de Grancher. On fait le pourcentage des globules détruits dans chaque solution, en rapportant les chiffres obtenus au chiffre initial trouvé dans le liquide de Hayem.

Les chiffres fournis par la solution I indiquent le *seuil* de la résistance. En pratique, il suffit généralement de déterminer la résistance moyenne au moyen de la solution II.

c. Malassez fait un mélange en proportions déterminées de sang et de sérum artificiel et pratique des numérations successives à des intervalles de temps fixes.

d. Janowsky emploie deux solutions de chlorure de sodium, l'une à 0,9 pour 100, l'autre à 0,4 pour 100. On compte le nombre de globules persistant dans chaque solution au bout de cinq minutes.

Causes d'erreur. — Les erreurs de numération proprement dites, c'est-à-dire d'appréciation du nombre des globules, ne doivent pas entrer en ligne de compte pour un observateur exercé et attentif. Elles ne doivent, en tout cas, pas dépasser 10 pour 100, chiffre négligeable dans la plupart des cas.

La plus grosse difficulté, la véritable cause d'erreur, résulte du fait que les globules sont souvent très altérés sans être détruits ; on hésite sur ce qu'il faut compter comme globules conservés et ce qu'il convient de laisser de côté comme débris. Il faudrait trouver un procédé qui permette de fixer, d'une façon précise, la limite entre globules intacts et débris, de

façon à supprimer autant que possible l'appréciation personnelle.

2. **Emploi de l'hématocrite.** — Le procédé, basé sur l'emploi de l'hématocrite (fig. 49), est à rapprocher des procédés de numération. Des dilutions de quantités fixes de sang
dans des solutions isotoniques doivent, dans un temps égal,
donner des dépôts globulaires de volume égal; pour une
même substance, le volume globulaire est en raison inverse
de la concentration de la solution.

On fait donc une dilution de sang dans un certain volume
de solution isotonique, puis une dilution au même titre dans un
même volume de solution hypotonique; au bout d'un laps de
temps déterminé, on centrifuge et l'on compare les résultats.

3. **Procédés colorimétriques.** — Le procédé de Vaquez et
Ribierre est le plus pratique. On prépare les solutions, au
moment de s'en servir, au moyen d'eau distillée et d'une solution-mère de chlorure de sodium à 0,50 ou 0,60 pour 100.
Chauffard recommande l'emploi d'une solution-mère unique
à 0,7 pour 100. Le chlorure de sodium cristallisé contenant
une certaine quantité d'eau, on emploie, pour préparer la
solution-mère, du chlorure de sodium fondu. Dans une série
de petits tubes de 3 centimètres cubes de capacité, on
mélange solution-mère et eau distillée ainsi qu'il suit : 1er
tube : 48 gouttes de solution de NaCl à 0,50 + 2 gouttes
d'eau distillée = solution à 0,48 ; 2e *tube* : 46 gouttes de solution de NaCl à 0,50 + 4 gouttes d'eau distillée = solution
à 0,46. Et ainsi de suite.

Lorsqu'on a un grand nombre d'examens à faire, on prépare à l'avance une série de solutions exactement titrées allant
de 0,70 pour 100 à 0,30 pour 100.

En général, lorsqu'on n'a qu'un examen en vue, on part de
la solution mère, à 0,70 pour 100. Dans le premier tube, on
introduit 70 gouttes de la solution, dans le second 68 gouttes,
plus 2 gouttes d'eau distillée, dans le troisième 66 gouttes
plus 4 d'eau distillée et ainsi de suite. Le nombre des gouttes
de solution de chlorure de sodium indique directement le titre
de la solution.

Pour bien assurer le mélange, on met d'abord dans les tubes
l'eau distillée. On se sert du même compte-gouttes pour l'eau
salée et pour l'eau distillée. Pour la dilution du sang, on emploie une pipette spéciale, dont la partie renflée contient en-

viron 2 centimètres cubes. Cette partie renflée renferme une petite bille, comme le mélangeur de Potain. Sur la partie effilée
se trouve un trait correspondant à la 30ᵉ partie du volume total
de la pipette. Toute la verrerie est stérilisée à l'étuve sèche.
La solution-mère est stérilisée à l'autoclave en ampoules scellées, pour éviter l'évaporation.

Le sang est obtenu par piqûre du doigt, avec les précautions
habituelles d'asepsie. On aspire d'abord le sang jusqu'au premier trait, puis le liquide de dilution jusqu'à la partie supérieure de la portion renflée.

On verse successivement les mélanges dans des petits tubes
cylindriques de même contenance. On bouche avec des bouchons de caoutchouc, puis on numérote les tubes. On les laisse
reposer pendant cinq minutes, puis on centrifuge. Les auteurs
emploient un centrifugeur à main faisant 3 000 tours à la
minute. On note ensuite les résultats.

Il faut tenir compte : 1° du titre de la solution dans laquelle se produit le début de l'hémolyse ; 2° du titre de la
solution qui produit l'hémolyse macroscopique totale, c'est-
à-dire dans laquelle, après agitation, on n'obtient aucun
trouble du liquide surnageant, d'ailleurs fortement teinté.

La première solution, représentant la résistance minima, est
désignée par R_1, la seconde, représentant la résistance
maxima, par R_2. La valeur de R_1 et de R_2 est exprimée par le
nombre de centigrammes pour 100 de NaCl que contient la solution correspondante, par exemple, $R_1 = 44$, $R_2 = 30$. Il convient d'attacher une grande importance à l'étalement de la
résistance, c'est-à-dire à l'écart qui sépare R_1 de R_2.

Pour établir les courbes de résistance globulaire, on porte :
en abscisses le titre pour 100 de la solution de NaCl ; en ordonnées les mentions : pas d'hémolyse, hémolyse légère, nette,
très nette, totale.

Widal a montré qu'on pouvait simplifier cette technique.
Tout d'abord, la stérilisation de la verrerie est inutile, car,
le procédé ayant l'avantage d'être beaucoup plus rapide que
celui de Vaquez et Ribierre, la détermination de la résistance
globulaire ne demande pas plus d'une demi-heure.

Le mélange d'eau distillée et de solution saline se fait dans
de petits tubes de verre de 6 centimètres de long et 1,3 cm. de
diamètre, placés sur un ou plusieurs porte-tubes à 12 places.

On peut, pour répartir l'eau distillée puis la solution de NaCl, employer deux pipettes jumelles obtenues en cassant un tube de verre étiré, ou simplement se servir toujours de la même pipette soigneusement rincée. Pour obtenir des pipettes de grande contenance, on souffle en boule leur partie moyenne. Il faut avoir soin, pour obtenir des gouttes d'égale grosseur, de couper carrément l'extrémité de la pipette et de la maintenir toujours à la même inclinaison au-dessus du tube.

On se contente d'aspirer le sang dans une pipette de verre préparée extemporanément par effilement d'un tube de verre et de laisser tomber une goutte dans chacun des tubes.

Le sang à examiner est obtenu de préférence par ponction d'une veine du coude ; l'aiguille étant munie d'un petit tube en caoutchouc, on peut aspirer le sang dans la pipette à sa sortie du tube ; on peut même le recueillir dans un petit tube à essai bien séché et l'y aspirer immédiatement avant la coagulation. On sait du reste que le sang obtenu par ponction veineuse se coagule plus lentement que celui qui provient d'une piqûre du doigt.

Les tubes contenant les solutions salines ayant été apportés au lit du malade, le sang aspiré dans la pipette y est rapidement réparti, à raison d'une goutte par tube. On agite fortement. Il ne reste plus qu'à centrifuger. Le temps qui s'écoule avant la centrifugation ne paraît pas avoir d'importance ; un contact un peu prolongé des globules et de la solution saline ne modifie pas les résultats. Les tubes numérotés sont centrifugés pendant 2 minutes dans un centrifugeur faisant 3 000 tours à la minute.

Les procédés de Masso, de Gallerani, de Viola, de Jona, de Fulloni, de Cavazzani ne diffèrent des précédents que par des détails secondaires de technique.

On a aussi employé des tubes spéciaux, munis d'un entonnoir, et des solutions de NaCl de titre décroissant. On peut déterminer à la fois la résistance totale (indiquée par le début de l'hémolyse), la tension osmotique primitive du contenu globulaire, le volume proportionnel du contenu ; de ces différentes valeurs, on tire la résistance propre du protoplasma.

Lapicque et Vast déterminent, par la colorimétrie, quelle est la proportion d'hémoglobine qui a diffusé dans chaque tube.

Landois dilue une petite quantité de sang dans une solution de chlorure de sodium à 0,3 pour 100 ; en examinant au microscope le mélange placé dans un porte-objet à cellule, il cherche quelle quantité d'eau il faut ajouter pour obtenir la destruction globulaire totale.

Janowsky apprécie le degré d'hémolyse par le degré de transparence du melange de sang et de solution saline.

Nous ne mentionnerons que pour mémoire d'autres procédés difficilement utilisables en clinique : inclusion de sang frais dans la paraffine (Maragliano et Castelliuo), résistance à l'action des courants électriques (Rollet, Buffa), utilisation de la conductibilité électrique (Henri et Calugareanu).

Causes d'erreur. — Les procédés colorimétriques présentent un certain nombre de causes d'erreur :

D'abord, destruction globulaire et diffusion de l'hémoglobine ne sont pas des phénomènes absolument parallèles.

En outre, avec ces procédés, l'équation personnelle n'est pas absolument supprimée.

On constate, en effet, que, dans les tubes précédant celui où commence l'hémolyse, un nombre assez considerable de globules sont détruits. La diffusion de l'hémoglobine n'est pas plus que la destruction globulaire, un phénomène brusque, se produisant sans transition. Fréquemment, avant le tube nettement coloré en rose, on voit deux ou trois tubes dont le liquide est jaunàtre, qui contiennent manifestement de l'hémoglobine dissoute, ce dont nous nous sommes assurés à maintes reprises par la réaction de la teinture de gaïac et de l'essence de térébenthine. On est embarrassé, dans ces cas, pour fixer le seuil de la résistance.

Chez l'homme sain, le début de l'hémolyse macroscopique se manifeste dans une solution de NaCl à 0,44 pour 100, de 0,42 à 0,48 (Vaquez et Ribierre). L'hémolyse est complète de 0,32 à 0,36 pour 100 (Vaquez et Ribierre).

La proportion des globules détruits par la solution II de Grancher est, à l'état physiologique, de 38 à 45 pour 100 (Veyrassat).

Des nombreux travaux entrepris sur la résistance globulaire, deux résultats seulement paraissent définitivement acquis : l'augmentation de cette résistance dans les diverses formes de l'ictère et dans le cancer.

Dans l'ictère congénital, Chauffard a signalé l'hyporésistance des hématies. Il a montré en outre que, dans ce cas, la courbe de l'hémolyse était très allongée et qu'un grand intervalle séparait le tube de l'hémolyse initiale de celui de l'hémolyse totale. Il rattache cette accentuation si lente à la leucocytose intense qu'on trouve dans le sang de ces malades.

D'une manière générale, nous pensons qu'il faut attacher de l'importance à la forme de la courbe de l'hémolyse, en distinguant les cas où elle se produit d'une façon lentement et régulièrement progressive de ceux où elle se manifeste par des à-coups brusques.

IV. *Résistance des globules séparés du plasma.*

— Le sang du malade est obtenu par ponction d'une veine du pli du coude au moyen d'une aiguille de 2 millimètres de diamètre, il est recueilli dans une solution anticoagulante ; 10 centimètres cubes de sang suffisent pour cette recherche. On peut aussi aspirer directement le sang dans une seringue contenant le liquide anticoagulant. Celui-ci est ainsi composé :

Oxalate de potasse.	0^{gr},28	
NaCl.	0^{gr},80	$\Delta = -0,62$
Eau	100 grammes.	

On introduit dans le tube une quantité de ce liquide équi-valant à 1/5e de la quantité de sang que l'on veut recueillir, soit 2 centimètres cubes.

Les globules sont séparés du plasma par une centrifugation prolongée ; ils se rassemblent au fond du tube, où l'on va les as-pirer sans qu'il soit besoin de décanter le plasma surnageant. Pour cela on plonge rapidement au fond du tube une pipette effilée en obturant l'extrémité supérieure avec la pulpe de l'index ; on ne commence à aspirer que lorsque l'extrémité de la pipette est arrivée en plein culot globulaire. On charge ainsi les pipettes d'hématies presque complètement séparées du plasma ; on laisse tomber une goutte de ces hématies dans chacun des tubes de solution saline préparés comme il est dit plus haut.

Il importe de laisser les hématies le moins longtemps possible au contact du liquide anticoagulant.

Chez les sujets normaux il est parfaitement inutile de laver les glo-bules pour mettre leur fragilité en évidence ; l'hémolyse apparaît en effet au même taux, que l'on emploie le sang total ou les hématies déplasmatisées. Il en est de même chez les ictériques lorsque l'ictère n'a pas pour base un processus hémolytique.

La fragilité globulaire après déplasmatisation, en d'autres termes la discordance entre le taux de l'hémolyse du sang total et celui de l'hémolyse des globules déplasmatisés, est propre aux ictères hémoly-tiques (Widal, Abrami et Brulé. Pour mettre en évidence la fragilité globulaire dans l'ictère hémolytique ce procédé est donc indispensable.

V. *Résistance globulaire à la saponine.* — Le

sang, recueilli par ponction veineuse mélangé d'oxalate de potasse est déplasmatisé, puis lavé trois fois dans une solution de chlorure de sodium à 9 pour 1000. Il paraît préférable cependant, étant donnée l'action possible de l'oxalate sur les globules rouges, de défibriner le sang pur au moyen de perles de verre.

On prépare une série de tubes contenant 0,02, 0,04, 0,06, 0,10 centimètre cube d'une solution à 1 pour 10 000 de saponine et ainsi de suite jusqu'à 1,4 centimètre cube. On ramène tous les tubes au même volume par l'addition de la solution de chlorure de sodium à 9 pour 1 000. On ajoute alors à chaque tube une goutte de purée globulaire ; on place à l'étuve à 37° pendant une demi-heure.

A l'état normal, l'hémolyse commence au voisinage du tube contenant 0,20 centimètre cube de solution de saponine. L'hémolyse totale se produit entre 0,60 et 0,90.

Le sérum normal empêche l'action de la saponine sur les globules rouges, c'est pourquoi cette recherche ne doit pas être faite sur le sang total.

Les résultats de la recherche de la résistance aux solutions salines et de la résistance à la saponine ne sont pas les mêmes dans les différentes affections. On attribue cette discordance surtout aux variations du taux de la cholestérine ; celle-ci augmente la résistance vis-à-vis de la saponine et la diminue vis-à-vis des solutions salines hypotoniques.

TROISIÈME SECTION

PROPRIÉTÉS OPTIQUES

CHAPITRE PREMIER

COLORIMÉTRIE

I. — MÉTHODE GÉNÉRALE

Les dosages colorimétriques sont moins exacts que les dosages pondéraux, qui donnent seuls d'ailleurs des chiffres directs, mais les premiers permettent d'effectuer des dosages sur des quantités de substances beaucoup plus faibles.

Le dosage d'une substance colorée, par la mesure de l'intensité colorante de sa solution, repose sur cette donnée que, lorsque deux solutions différentes d'un même corps présentent la même intensité de coloration, c'est qu'elles contiennent des proportions de substance colorée inversement proportionnelles aux épaisseurs sous lesquelles elles présentent cette égalité de teinte.

I. **Colorimètres.** — Cette comparaison exige en principe l'emploi d'appareils comportant des tubes ou des cuves exactement calibrés, et à faces parallèles, pour que l'absorption de la lumière se fasse toujours dans les mêmes conditions à travers la même épaisseur de solution et de parois. Cependant, pour les dosages approximatifs, on peut se servir de simples éprouvettes cylindriques, de calibre égal et de verre de même épaisseur; la comparaison se fait suivant l'épaisseur des tubes, et non suivant leur hauteur.

Pour établir le dosage colorimétrique, on compare la solution à doser avec un *étalon*; pour arriver à *l'égalité de teinte*, on fait varier tantôt celle de l'étalon, tantôt celle de la solution à déterminer, tantôt même les deux à la fois.

L'étalon peut être représenté par une solution, soit de la même substance que celle qu'on doit doser, soit d'une autre substance de coloration exactement semblable ; il peut aussi être constitué par un corps solide (papier, verre, etc.), présentant une coloration identique à celle de la solution à doser. Les solutions étalons sont plus exactement comparables, mais elles ont toutes plus ou moins l'inconvénient de se décolorer rapidement à la lumière; les étalons solides sont plus fixes, mais leur coloration n'est jamais tout à fait identique à celle de la substance à doser.

Un procédé plus rarement employé consiste à superposer à la couleur de la solution à déterminer sa couleur complémentaire, dont on fait varier l'intensité jusqu'à ce que les rayons qui les traversent deviennent blancs. Des tables de graduation permettent de déduire la proportion de matière colorante cherchée de l'intensité de la couleur complémentaire qui a été nécessaire pour l'annuler.

Causes d'erreur. — La principale cause d'erreur de la colorimétrie provient des difficultés de constatation et de comparaison des teintes. En effet, sans tenir compte des diverses dyschromatopsies pathologiques, il est certain que, dans l'appréciation d'une couleur ou d'une teinte, le coefficient personnel de chaque observateur joue un grand rôle. L'acuité visuelle et l'aptitude de l'œil à l'appréciation de faibles différences de teintes influent notablement sur la constatation des résultats. L'habitude jouant un grand rôle, on arrive assez vite, par l'exercice, à obtenir des résultats précis, mais les premières constatations entreprises sont souvent inexactes.

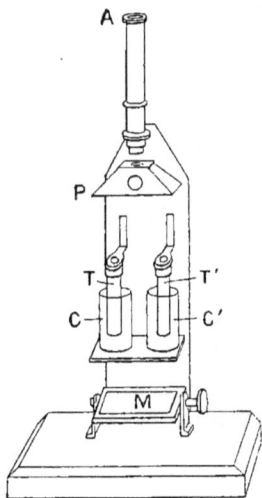

FIG. 56. — Colorimètre de Duboscq.

Plus les teintes sont foncées, plus l'erreur peut être grande dans les comparaisons. De plus, la comparaison exacte entre deux solutions colorées n'est possible que si elles sont absolument identiques dans leur composition ; quand le dissolvant de l'une d'elles possède une coloration propre, dont la superposition à celle de la substance dissoute vient créer une teinte mixte, elles échappent à toute comparaison exacte.

La seconde cause d'erreur provient de l'application même du principe d'après lequel, pour une même teinte, les épaisseurs sous lesquelles on examine une solution colorée sont en raison inverse de sa concentration. En réalité, l'absorption des rayons lumineux n'est pas uniformément proportionnelle à l'épaisseur de la couche qu'ils traversent ; la courbe de cette absorption ne suit pas une ligne droite, mais bien une ligne sinueuse, souvent spécifique pour chaque substance. Les procédés colorimétriques basés sur ce principe ne seraient donc tout à fait exacts que si l'on tenait compte de la courbe d'absorption propre à chaque substance examinée ; toutefois, pour les besoins de la clinique, ils peuvent être employés en faisant abstraction de cette courbe.

1. **Colorimètre de Duboscq.** — L'appareil (fig. 56) se compose d'une tablette de laiton, fixée verticalement, portant à sa base un miroir, mobile autour de son axe horizontal et pouvant réfléchir la lumière vers le haut ; au-dessus se trouve une tablette horizontale, percée de deux orifices, dans lesquelles prennent place deux godets formés par des glaces bien blanches et d'égale épaisseur. L'un reçoit la solution type, l'autre celle à analyser. Dans chacun de ces godets plonge un cylindre de cristal, à extrémité parfaitement plane et exactement perpendiculaire à l'axe ; à l'aide de deux pignons

mobiles engrenant dans des crémaillères, on peut faire monter ou descendre chaque cylindre dans le godet correspondant, indépendamment l'un de l'autre. Chaque pignon entraîne un index, muni d'un vernier, qui se meut sur une échelle millimétrique gravée le long des cré- maillères. La position de cet index sur l'échelle indique exactement en millimètres la distance existant entre le fond du godet et l'extrémité du cylindre. Lorsque les cylindres touchent le fond des godets, l'index marque 0.

Les rayons lumineux, réfléchis verticalement par le miroir (fig. 57), traversent successive- ment, de chaque côté, le fond du godet, la couche de liquide qui le sépare du cylindre, le cylindre lui-même suivant sa longueur et vien- nent ensuite traverser un système de prismes, qui les ramène en contact, de telle sorte que les deux images sont adjacentes dans le champ d'une petite lunette qui termine le colori- mètre.

Technique. — Dans l'un des godets, on place la solution à déterminer, dans l'autre une solution de la même substance de titre connu. On fixe un des pignons à une hauteur déterminée ; puis, en regardant par l'oculaire, on tourne l'autre pignon, dans un sens ou dans l'autre, jusqu'à ce qu'on obtienne l'égalité de teinte. Il ne reste plus alors qu'à lire les indications des index et à appliquer la formule ci-dessous.

Les deux solutions présentant la même teinte, sous des épaisseurs différentes, leur teneur en substance colorante est inversement proportionnelle à leur épaisseur respective ; dès lors, q étant la quantité de substance dissoute dans la solu- tion type ; h, l'épaisseur de cette solution dans le tube ; h', l'épaisseur de la solution à déterminer dans l'autre tube ; la quantité x de substance dissoute dans la solution à déterminer est donnée par les formules :

$$\frac{x}{q} = \frac{h'}{h}, \text{ d'où } x = \frac{h'q}{h}.$$

2. **Colorimètre de Barth.** — On peut obtenir des résultats

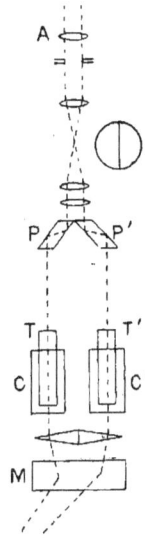

Fig. 57. — Mar- che des rayons dans le colori- mètre de Du- boscq.

plus précis en employant le colorimètre de Barth. Cet instrument se compose d'un trépied, supportant une boîte en laiton noirci, divisée en deux parties égales. Dans ces deux parties, les parois externes et les parois supérieures sont mobiles et peuvent s'enlever facilement. Sur la paroi postérieure de chaque moitié se trouve un orifice circulaire très rapproché de la paroi de séparation. Devant chacun de ces orifices est placé un prisme à réflexion totale, les rayons provenant des deux orifices arrivent ainsi, adjacents, dans le foyer d'une loupe formant oculaire. Sur la paroi antérieure se trouvent deux ouvertures circulaires servant au passage des rayons lumineux. Dans chaque moitié de la boîte se place une cuve de section triangulaire, en verre, maintenue en place par des supports. La forme triangulaire de ces cuves permet d'obtenir plus de sensibilité avec une plus petite quantité de liquide ; une faible addition de liquide fait, en effet, changer rapidement la couleur de la dilution dans la tranche observée suivant la longueur. Le couvercle de la boîte est percé de deux orifices, l'un permettant le passage d'un agitateur plongeant dans la cuve pour assurer l'uniformité du mélange, l'autre laissant passer l'extrémité de la burette de Mohr, avec laquelle on fait la dilution.

Dans une des cuves on met la solution type de titre connu, et dans l'autre celle à déterminer. On dilue la solution type à l'aide de la burette de Mohr contenant le dissolvant, en remuant constamment avec l'agitateur pour obtenir un mélange exact. La comparaison des teintes se fait très facilement à l'aide de la loupe, sur les deux images adjacentes l'une à l'autre. L'éclairage doit être intense, mais il vaut mieux se servir d'une source lumineuse artificielle blanche que de la lumière solaire.

L'égalité de teinte obtenue, connaissant le titre de la solution type et la quantité dont on a dû la diluer, on en déduit par la formule ci-dessus, le poids de substance colorante existant dans la solution examinée.

Étalons solides. — On peut aussi avoir recours à des étalons solides, en verre, qui remplacent alors la cuve contenant la solution type.

II. **Dosage de l'iode.** — On évapore au bain de sable 50 centimètres cubes d'urine auxquels on ajoute 5 centimètres cubes de solution normale de soude. L'évaporation terminée, on calcine sur la flamme d'un bec de Bunsen. Le résidu est dissous dans de l'eau distillée à laquelle on ajoute quelques gouttes de chlorhydrate d'ammoniaque. On fait alors bouillir jusqu'à ce que toute l'ammoniaque se soit évaporée et qu'on n'en sente plus l'odeur. A ce moment, le liquide doit être neutre. On filtre, et les eaux de lavage sont recueillies dans un flacon se bouchant à l'émeri. On leur ajoute 5 centimètres cubes de sulfure de carbone et, goutte à goutte, de l'acide nitrique nitreux, en agitant jusqu'à ce que la couleur rouge du sulfure de carbone n'augmente plus. On reprend alors, à l'aide d'une pipette, le sulfure de carbone au fond du flacon, et on le met dans une éprouvette semblable à celle des étalons.

Étalons. — On prépare des solutions très exactement titrées d'iodure de potassium ; puis on les traite avec le sulfure de carbone et l'acide nitrique nitreux, de la même manière que pour l'urine ; le sulfure de carbone coloré ainsi en rouge est mis dans de petites éprouvettes, de diamètres exactement semblables, qu'on ferme hermétiquement à la paraffine ou qu'on scelle à la lampe. Chaque tube étalon correspond à une quantité déterminée d'iodure. On établit toute une échelle de ces étalons allant de deux en deux centigrammes d'iodure de 0,01 jusqu'à 0,5.

Il suffit ensuite de comparer le tube contenant l'urine avec les tubes étalons pour rechercher quel est celui d'entre eux avec lequel le premier présente l'égalité de teinte et d'intensité colorante. Connaissant la quantité d'iodure auquel correspond chaque étalon, il est facile, par un simple calcul, de connaître la quantité d'iodure contenue dans les 50 centimètres cubes d'urine traités. En effet, dans le tube étalon ayant donné l'égalité de teinte, on a un poids connu d'iode P dissous dans un volume également connu V ; par une simple proportion, on en déduit le poids p d'iode dissous dans le volume connu v de l'urine à déterminer, d'après la formule

$$p = \frac{P}{V} \times v.$$

Lorsque la teinte de la solution est intermédiaire entre celles de deux tubes étalons consécutifs, on prend pour représenter P la moyenne entre les poids de substance dissoute dans chacun de ces deux étalons.

La comparaison doit toujours se faire à l'aide de la lumière réfléchie par un papier blanc placé derrière les tubes.

Les tubes étalons doivent être conservés à l'abri de la lumière; ils se décolorent néanmoins à la longue ; il est bon de les vérifier de temps en temps et de ne pas les employer trop longtemps.

III. *Dosage de l'acide salicylique.* — Il faut d'abord, par l'essai qualitatif, reconnaître approximativement la quantité de salicylate contenue dans l'urine (voy. p. 34). Si la coloration violette obtenue est immédiatement très marquée, on opère sur 10 centimètres cubes d'urine ; si elle est très faible, on en prend 50 centimètres cubes. En tout cas, on ramène à 50 centimètres cubes avec de l'eau distillée. On ajoute XII gouttes d'acide chlorhydrique, de manière à mettre en liberté tout l'acide salicylique ; on verse l'urine acidifiée dans un entonnoir à séparation. On agite trois fois de suite avec 10 centimètres cubes d'éther sulfurique. On laisse reposer pendant quelques heures. On décante l'éther que l'on fait lentement évaporer.

Le résidu est alors repris avec 15 centimètres cubes d'une dilution de 1 gramme de solution aqueuse officinale de perchlorure de fer dans 100 grammes d'eau distillée. La solution prend une coloration violette plus ou moins intense. On en prélève quelques centimètres cubes qu'on compare aux tubes étalons en les plaçant dans un tube exactement semblable à eux.

Étalons. — On prépare, comme pour l'iodure, des solutions de salicylate de soude de titres connus, puis on les traite avec la solution de perchlorure de fer indiquée ci-dessus. Les solutions colorées ainsi obtenues sont placées dans des tubes de même diamètre et étiquetées avec l'indication de la quantité de salicylate qu'elles contiennent.

La comparaison et le calcul se font comme pour le dosage de l'iodure. Les tubes étalons doivent également être conservés à l'obscurité.

IV. *Dosage de l'indol et des phénols.* — On emploie cette même méthode pour doser l'indol et les phénols urinaires. Pour cela, on prépare une série d'étalons contenant des quantités fixes de ces corps (indigotine et phénols combinés avec l'acide diazobenzylsulfurique). Ces corps, retirés de l'urine traitée comme on l'a vu (p. 132 et 135), et mis en solution, sont comparés avec les étalons dans des éprouvettes de même épaisseur.

V. *Dosage des substances colorantes éliminées par les reins.*

— Les méthodes colorimétriques peuvent seules être employées pour le dosage du *bleu de méthylène* ou de la *rosaniline* contenus dans les urines des vingt-quatre heures pendant l'exploration rénale. Nous n'en indiquerons ici que le dosage, l'établissement de leurs courbes d'élimination sera indiqué aux *Examens fonctionnels*.

Dans un bocal de verre gradué en centimètres cubes et d'une contenance de deux à trois litres, on introduit 25 centimètres cubes du mélange de l'urine des vingt-quatre premières heures après l'injection. Si on dose le bleu de méthylène, l'urine doit être bouillie auparavant avec quelques gouttes d'acide acétique pour régénérer le chromogène ; s'il s'agit de rosaniline, on ajoute simplement quelques gouttes d'acide azotique.

Cela fait, on dilue les 25 centimètres cubes d'urine avec deux ou trois litres d'eau, de manière à n'avoir plus qu'une très faible coloration, verte ou rose suivant la substance en cause. On note exactement la quantité d'eau ajoutée.

Dans un second bocal identique, on met 25 centimètres cubes d'urine, recueillie avant l'injection, gardée depuis la veille. On les dilue avec la même quantité d'eau que celle employée pour le premier bocal. On laisse alors couler dans le dernier bocal, au moyen d'une pipette graduée, goutte à goutte, une solution de titre connu de bleu de méthylène ou de rosaniline. Pour pouvoir comparer exactement les deux bocaux on les place devant un écran formé par une feuille de papier blanc. La solution colorée doit s'écouler très lentement et il faut avoir soin d'agiter continuellement le mélange avec une baguette de verre en comparant constamment les teintes.

Une fois obtenue l'égalité absolue de teinte dans les deux bocaux, il ne reste plus qu'à lire sur la pipette la quantité de solution colorante employée. Connaissant le taux de la solution et la quantité qui en a été utilisée, on calcule le poids exact de la matière employée. Si on désigne ce poids par n, pour savoir combien il y avait de cette substance dans l'urine des vingt-quatre heures, il n'y a plus qu'à multiplier n par le volume V des urines, et à diviser par 25, nombre des centimètres cubes employés pour le dosage. Soit $x = \dfrac{n\mathrm{V}}{25}$.

On peut aussi avoir recours à des étalons solides : on colore une série d'objets (papier, fils de coton, etc.) avec des solutions déterminées de la substance à doser. On les laisse sécher et ils peuvent alors servir d'étalons. On trempe un objet de même nature dans la solution à examiner, on le fait sécher et on le compare aux étalons, étiquetés selon les solutions qu'il représentent. Ce procédé est peu exact.

Quand il s'agit de la *phénolsulfonphtaléine*, dont l'élimination est très rapide, on ne dose la matière colorante que dans les urines de la première et de la deuxième heure après l'injection, recueillies séparément. L'addition de 2 ou 3 centimètres cubes de potasse ou de soude caustique est nécessaire pour faire apparaître la couleur rouge ; on ramène ensuite chacune des deux prises d'urine à un demi-litre ou à un litre par addition d'eau, et l'on utilise un jeu spécial d'étalons établi par le fabricant ; à défaut de celui-ci on établit soi-même des étalons et on emploie un colorimètre quelconque.

Causes d'erreur. — Outre les causes d'erreur que comportent tous les procédés colorimétriques, ces derniers en présentent une autre particulière tenant à la couleur initiale de l'urine.

En effet, surtout avec le bleu de méthylène, il est souvent difficile d'obtenir dans les deux bocaux non seulement l'égalité de l'intensité de coloration, mais surtout celle de la nuance. Il arrive souvent que la nuance est beaucoup plus verte dans un des bocaux que dans l'autre, bien qu'on ait employé de l'urine pour le mélange également dans les deux bocaux. Pour y remédier, on peut ajouter quelques gouttes d'une solution d'acide picrique au bocal qui présente une teinte trop bleue.

Cette cause d'erreur est moins sensible avec la rosaniline et la phénolsulfonphtaléine, car le rouge et le jaune de l'urine se superposent simplement, tandis que le bleu et le jaune se combinent pour donner une coloration verte.

VI. **Dosage du fer dans le sang.** — Une petite quantité de sang est placée dans une capsule de platine. On la soumet à la calcination ; le fer du sang se transforme en oxyde de fer ; on ajoute du sulfate acide de potasse (SO^4KH) et on chauffe jusqu'à ce qu'il ne s'échappe plus de vapeurs de soufre et que le résidu soit bien blanc : l'oxyde de fer s'est transformé en sulfate ferrique.

On reprend ce résidu avec de l'eau chaude, on ajoute de l'acide chlorhydrique et du sulfocyanure d'ammonium, le liquide prend une coloration rouge jaunâtre. On compare

alors cette coloration, par un procédé colorimétrique, à celle
d'une solution type de fer préparée de la même manière.

Le *ferromètre* (fig. 58) se compose d'un cylindre de
métal verni (C), fendu sur un de ses côtés ; il est divisé
intérieurement, au tiers de sa hauteur, en deux parties inégales,
par une plaque métallique (B), percée de deux orifices ; la
partie inférieure (K') est ouverte sur sa face antérieure, et
contient un écran blanc (R), mobile, réfléchissant la lumière
vers les deux orifices. Ces deux derniers sont destinés à recevoir l'extrémité des deux tubes contenant les solutions à
comparer. Ces deux tubes sont
des cylindres de verre gradués
en centimètres cubes et exactement calibrés, d'une contenance
de 15 centimètres cubes. L'un
de ces tubes (E) porte à son
extrémité inférieure un petit
robinet (H), qui passe à travers
la fente verticale du colorimètre.
Ces deux tubes sont fermés à
leur extrémité inférieure par des
plaques de verre, ajustées et
maintenues par un dispositif mé_
tallique. On place sur le tube
sans robinet (D) une plaque de
verre, maintenue par une pièce
de métal, au-dessus du ménisque
formé par le liquide ; dans l'autre

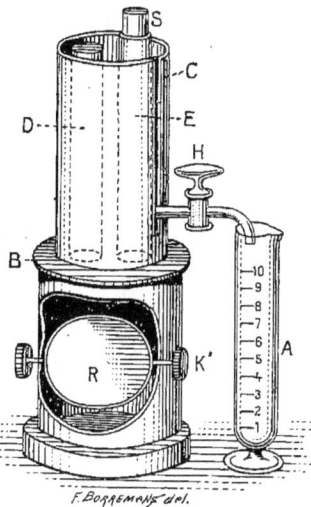

FIG. 58. — Ferromètre.

tube, on introduit sur la surface du liquide un petit flotteur,
composé de deux lames de verre aux extrémités d'un cylindre
d'aluminium, pour éviter la formation du ménisque et faciliter la lecture de la graduation.

Technique. — On prélève par piqûre du doigt, dans une
pipette capillaire graduée, 0,05 centimètre cube de sang, en
évitant avec soin les bulles d'air. On chasse cette petite quantité de sang dans une capsule de platine bien propre. On lave
soigneusement la pipette, en aspirant à plusieurs reprises de
l'eau distillée qu'on refoule dans la capsule. On saisit alors la
capsule avec une pince à mors de platine et on la porte sur
la flamme bleue d'un bec de Bunsen, en la tenant un peu
éloignée de la flamme, jusqu'à ce que la dessiccation soit

·complète, sans calcination. On peut aussi mettre la capsule au bain-marie, jusqu'à ce que son contenu soit bien desséché ·et ait pris une coloration brun noir. A ce moment, on porte la ·capsule en pleine flamme, pour effectuer la calcination. Il ne faut pas chercher à l'obtenir avant la dessiccation complète, pour éviter la conflagration avec projection de parcelles.

L'incinération complète obtenue, on fait tomber dans la capsule $0^{gr},10$ de sulfate acide de potasse en poudre, desséché et pulvérisé. On tâche de lui faire recouvrir entièrement la tache formée par les cendres du sang. On reporte sur une flamme douce jusqu'à ce que le sulfate acide se soit fondu, on le fait couler sur toute la tache pour obtenir un mélange intime. On chauffe de nouveau dans la flamme bleue jusqu'à ·ce qu'il ne s'échappe plus de vapeur et que la tache soit devenue absolument blanche, sans coloration de soufre.

On laisse refroidir quelques minutes et on reprend par l'eau. Pour cela, on ajoute d'abord 5 centimètres cubes d'eau distillée et on chauffe légèrement. On verse cette première quantité dans le tube sans robinet du colorimètre. On ajoute ensuite de l'eau distillée, petit à petit, dans la capsule pour la laver complètement et on la verse à mesure dans le même tube. On remplit alors avec de l'eau distillée, jusqu'à ce que le liquide affleure la division 10 du tube. On attend quelques minutes que le liquide se soit bien refroidi, et on ajoute 4 centimètres cubes d'une solution aqueuse de sulfocyanure d'ammonium à $7^{gr},5$ pour 1000 et 1 centimètre cube d'acide chlorhydrique au 1/3. A ce moment, le liquide prend une couleur rose, on retourne le tube pour bien effectuer le mélange et on le remplit entièrement avec la solution de sulfocyanure de manière à avoir un ménisque convexe saillant. On fait alors glisser la lame de verre sur le ménisque, en évitant d'emprisonner des bulles d'air, et on l'assujettit avec l'anneau métallique.

Dans le tube à robinet, on introduit 1 centimètre cube de la solution type de fer qui contient exactement $0^{gr},0005$ de fer par centimètre cube ; on dilue avec de l'eau distillée jusqu'à la division 10, et on ajoute, comme dans l'autre tube, 1 centimètre cube d'acide chlorhydrique au 1/3, et 4 centimètres cubes de solution de sulfocyanure d'ammonium. On met en place alors, en le posant très délicatement à la surface du liquide, le petit flotteur, dont les verres doivent être très propres.

Les tubes sont placés dans le colorimètre, leurs extrémités métalliques entrant dans les orifices de la plaque. Le robinet doit passer par la fente latérale et on place une petite éprouvette au-dessous de lui pour recueillir le liquide qui s'écoulera. En manœuvrant l'écran, on cherche à éclairer également le fond des deux tubes. Le tube à robinet présente toujours une coloration beaucoup plus intense que l'autre. On laisse alors s'écouler une partie du liquide qu'il contient, en ouvrant doucement le robinet. On compare constamment les deux tubes et on continue à laisser couler jusqu'à ce qu'on ait obtenu l'égalité de teinte et la même intensité colorante dans les deux tubes. A ce moment on lit, sur la graduation du tube à robinet, la hauteur à laquelle s'est arrêtée la surface du liquide, à la partie inférieure du flotteur. Le nombre de centimètres cubes qui restent dans le tube indique, en se reportant à la table qui se trouve avec l'appareil, la quantité de fer en poids pour 100 et sa quantité en grammes pour 1 litre de sang.

Causes d'erreur. — Cette méthode comporte, d'après Barth, en plus de la cause d'erreur générale dans les procédés colorimétriques inhérente aux épaisseurs inégales, deux facteurs d'ordre purement chimique propres à fausser les résultats :

L'un provient de ce que le sulfocyanure de fer se dissocie assez rapidement, surtout lorsque le mélange est chaud, et que cette dissociation peut s'effectuer suffisamment pour fausser les résultats.

L'autre provient de l'inégalité de proportion des sulfocyanures dans les deux tubes. En effet, si dans le tube à robinet se trouve une solution qui contient deux fois plus de fer que l'autre, puis qu'on ajoute dans les deux tubes à peu près la même quantité de sulfocyanure il se formera deux fois plus de sulfocyanure de fer dans le tube à robinet que dans l'autre ; il restera donc dans un des tubes du sulfocyanure de potassium en excès. Comme le sulfocyanure de fer, qui donne l'intensité de la coloration, se dissocie plus facilement dans le tube où la concentration de sulfocyanure de potassium en excès est la moins forte, la teinte y sera proportionnellement moins forte que ne le comporterait la quantité de fer qu'il contient.

Cependant, ces deux dernières causes d'erreur, positives toutes les deux, c'est-à-dire qui doivent faire trouver un chiffre supérieur au taux réel, sont compensées en quelque mesure par la cause d'erreur négative qui est due au dosage sous des épaisseurs inégales de liquide.

Le *ferromètre à prisme de verre coloré* est une modification du ferromètre, dans laquelle la solution type diluée de sulfocyanure de fer est remplacée par un prisme de verre coloré en forme de coin allongé. Le prisme est placé dans le colorimètre à la place du tube à robinet et peut être déplacé à l'aide d'une crémaillère; il porte sur son côté une échelle donnant directement, en se rapportant à une table, la quantité de fer pour 100 ou pour 1 000. On compare donc l'intensité colorante du tube contenant la solution de sang préparée avec les diverses épaisseurs du prisme coloré qu'on fait défiler en tournant la crémaillère. Avec cet instrument beaucoup plus simple, on gagne tout le temps employé à la préparation de la solution type de l'ancien ferromètre. Mais il présente les inconvénients des prismes colorés, qui n'ont pas toujours une teinte parfaitement comparable à celle des liquides à examiner.

A l'état normal, chez l'homme, on trouve dans le sang par cette méthode de 0gr,0413 à 0gr,0559 de fer pour 100 grammes. On peut se servir de ce moyen pour calculer la teneur en poids du sang en hémoglobine. En admettant, en effet, que presque tout le fer du sang est contenu dans l'hémoglobine, qui en contient elle-même 0,42 pour 100, on n'a qu'à multiplier par 100 et diviser par 0,42 le chiffre trouvé pour le fer.

Nous avons fait des dosages comparatifs d'hémoglobine par le procédé indirect de la teneur du sang en fer et par les divers procédés colorimétriques directs. Nous avons trouvé des résultats très divers. A peu près concordants à l'état normal, ou dans les affections qui n'altèrent pas la composition sanguine, les chiffres d'hémoglobine calculés par la colorimétrie directe et ceux calculés par le dosage du fer ont été souvent très divergents dans divers états pathologiques ; tantôt le taux de l'hémoglobine trouvé par le dosage du fer était plus élevé, tantôt il était plus bas que celui obtenu par les procédés de dosage par la couleur.

En comparant avec soin les résultats obtenus et les cas pathologiques étudiés, nous avons trouvé que ces divergences pouvaient s'expliquer de la façon suivante : l'hémoglobine n'est pas, à l'état naissant, pourvue de toutes ses qualités physiques et chimiques ; ce n'est qu'après une sorte d'évolution qu'elle acquiert son développement complet. Il existe une hémoglobine jeune, imparfaite, et une hémoglobine adulte, achevée. Les choses se passent comme si l'hémoglobine atteignait d'emblée sa teneur en fer alors que sa puissance colorante s'accentuerait à mesure qu'elle vieillit. Dans le sang normal, il existe un mélange en proportions fixes de ces deux hémoglobines et c'est sur cette proportion moyenne qu'a été basée empiriquement la concordance des deux procédés de dosage. Dès que cette proportion varie, par la prédominance de l'un ou de l'autre stade de l'hémoglobine, la discordance s'accuse. Par suite, la comparaison de ces deux modes de dosage, s'adressant à deux propriétés bien distinctes de l'hémoglobine, l'une chimique et l'autre physique, révèle les proportions d'hémoglobine jeune par rapport à l'hémoglobine adulte.

Dans les chloroses simples en évolution, il y a beaucoup d'hémoglobine jeune, le dosage par le fer donne toujours un taux d'hémoglobine supérieur à celui mesuré par la couleur. Au contraire, s'il existe avec la chlorose une complication quelconque (surtout de la tuberculose), il y a moins d'hémoglobine jeune et le dosage par la couleur dépasse celui par le fer. Dans toutes les affections où l'hématopoïèse est entravée par une cause quelconque, cachexie ou maladie organique grave, l'hémoglobine jeune n'existe qu'en très petite quantité ; le taux du dosage par le fer est inférieur à celui par la couleur.

Après les hémorragies abondantes, l'organisme sain réagit activement et donne lieu à une forte production d'hémoglobine jeune jusqu'à ce que les proportions fixes aient été atteintes ; par suite le fer reste plus élevé que la couleur jusqu'à ce que la réparation sanguine soit complète.

D'une manière générale, dans les anémies, un pourcentage plus élevé pour le fer que pour la couleur signifie une régénération plus ou moins active des globules rouges ; le rapport inverse indique une défaillance de l'hématopoïèse. Lorsque les dosages sont exprimés, comme il convient pour la clinique, non en chiffres absolus mais en pour 100 de la normale, il suffit de comparer les deux chiffres d'hémoglobine-fer et d'hémoglobine-couleur pour en tirer les renseignements utiles.

VII. *Dosage de la cholestérine dans le sang* (A. Grigaut).

— Dans un flacon à large ouverture bouchant à l'émeri, on mélange 2 centimètres cubes du liquide à examiner à 20 centimètres cubes d'une solution de soude à 1 pour 100 dans l'alcool à 60°. Le tout est plongé dans un bain-marie bouillant pendant 15 à 20 minutes et retiré au bout de ce temps. La mousse abondante qui envahit le flacon à ce moment indique que l'opération est terminée.

Lorsque le mélange est refroidi, on verse environ 60 centimètres cubes d'éther dans le flacon, on bouche et on agite vigoureusement quelques secondes, puis on transvase dans une ampoule à décantation l'éther qui s'est rapidement rassemblé. Cette opération est renouvelée une seconde fois en reprenant le liquide aqueux résiduel par 30 centimètres cubes de nouvel éther.

Les solutions éthérées, réunies dans l'ampoule à décantation et débarrassées du liquide aqueux entraîné mécaniquement, sont soumises à des lavages afin d'éliminer les impuretés qui accompagnent la cholestérine. On verse d'abord un peu d'eau distillée à la surface de l'éther et on le soutire sans agitation, puis la solution éthérée est agitée vivement pendant quelques secondes avec environ son volume d'eau distillée. On laisse déposer et on élimine complètement les eaux de lavage, en soutirant à plusieurs reprises la couche aqueuse qui se rassemble à la partie inférieure.

La couche éthérée qui contient la cholestérine et ses éthers, plus ou moins saponifiés, est évaporée au bain-marie dans une capsule. Elle laisse un résidu léger, souvent imperceptible, formé parfois de quelques gouttelettes huileuses lorsque la cholestérine est abondante. C'est ce résidu qui va être soumis au dosage colorimétrique.

A cet effet, dans la capsule encore chaude et venant du bain-marie, on ajoute environ 2 centimètres cubes de chloroforme que l'on promène soigneusement sur les parois ; on verse le liquide dans une éprouvette graduée et bien calibrée de 10 centimètres cubes et on réitère cette opération jusqu'à ce que le chloroforme atteigne dans l'éprouvette un volume de 5 centimètres cubes. On ajoute alors à la solution chloroformique 2 centimètres cubes d'anhydride acétique pur, de façon à atteindre un volume total de 7 centimètres cubes, puis 3 gouttes d'acide sulfurique concentré ; on mélange et on abandonne une demi-heure. Au bout de ce temps, la coloration verte de la réaction (cholestol) a atteint son intensité maxima qu'elle gardera environ 3/4 d'heure. Il ne reste plus alors qu'à la comparer à une teinte étalon pour avoir le chiffre de cholestérine auquel elle correspond.

Cette dernière opération pourra être faite à l'aide d'une solution chloroformique titrée de cholestérine, à 6 centigrammes pour 100 centimètres cubes, que l'on conserve dans un flacon bouché à l'émeri. 5 centimètres cubes de cette solution traités par 2 centimètres cubes d'anhydride acétique et 3 gouttes d'acide sulfurique concentré, en même temps et dans les mêmes conditions que la solution chloroformique de la cholestérine à doser, fourniront au bout d'une demi-heure une teinte correspondant à 1 gramme 50 de cholestérine par litre, pour une prise initiale de 2 centimètres cubes de liquide. La comparaison des teintes se fera facilement au colorimètre, en diluant, selon les cas, l'une ou l'autre des deux solutions colorées, avec un mélange de chloroforme, anhydride acétique et acide sulfurique, en proportions identiques aux précédentes.

La technique que nous venons de décrire s'applique spécialement au sérum sanguin. On procède de même pour les autres sérosités, en partant toutefois d'une prise d'essai plus abondante et, pour le liquide céphalo-rachidien, en réduisant en outre le volume de chloroforme employé lors de la détermination colorimétrique. Il faut aussi observer qu'avec le liquide d'œdème et le liquide céphalo-rachidien la durée du séjour au bain-marie guidera seule l'opération, car il n'y a pas ici formation de mousse terminale. Pour le dosage dans les organes, une prise d'essai plus faible (0,10 à 0,50 centigrammes) convient généralement.

Ce procédé a l'avantage de n'exiger qu'une prise d'essai minime ; il supprime les manipulations longues et ennuyeuses d'une extraction au Soxhlet ; il permet une approximation de l'ordre du 1/30e.

Chauffard, et ses élèves Laroche, Richet et Grigaut, ont fait une étude détaillée de la cholestérinémie dans les différents états morbides. D'après leurs travaux, tandis que normalement le *sérum sanguin* contient de 1,20 gramme à 1,80 de cholestérine par litre, cette teneur se trouve considérablement diminuée au cours des différents états infectieux aigus. Dans la pneumonie, type de la maladie infectieuse aiguë à évolution cyclique, la cholestérinémie reste faible et très inférieure à la normale pendant toute la durée de la période fébrile, pour reprendre son taux primitif lors de la convalescence.

Dans la fièvre typhoïde, le chiffre de la cholestérinémie est abaissé au début et surtout au moment des rechutes, mais, dans cette maladie infectieuse à évolution prolongée, on note souvent au moment de la convalescence une réaction d'hypercholestérinémie, qui précède l'établissement du taux normal définitif.

Dans la tuberculose pulmonaire, l'hypocholestérinémie s'observe également, mais seulement au moment des poussées évolutives de la maladie. Tous ces faits s'accordent bien avec le rôle antitoxique que l'on a prêté à la cholestérine dans ces dernières temps.

L'hypercholestérinémie est fréquente au cours de l'urémie et elle atteint souvent des chiffres considérables. Ce fait est d'autant plus intéressant qu'il contraste avec celui que la cholestérinémie normale persiste toujours dans les états asystoliques d'origine cardiaque.

Le taux de la cholestérine est souvent élevé aussi dans les ictères d'origine hépatique, contrairement à ce qu'on observe dans les ictères hémolytiques où il reste normal. Chez les cholélithiasiques, cette hypercholestérinémie est pour ainsi dire constante. Dans les états xanthélasmiques, sa présence éclaire la pathogénie des dépôts cutanéo-muqueux de cholestérine qui constituent les nodules xanthélasmiques ou xanthomateux. Au cours de ces divers états, si l'hypercholestérinémie s'accompagne souvent d'un certain degré de cholémie, elle n'est nullement réglée par l'ictère, qui d'ailleurs peut manquer.

Au cours de la grossesse, la cholestérinémie subit une évolution curieuse : augmentée pendant la première période et surtout pendant les derniers mois, elle subit une diminution au moment de la parturition et réapparaît ensuite, pour ne cesser que vers la fin du deuxième mois qui suit l'accouchement. Cette hypercholestérinémie, qui semble d'abord destinée à subvenir aux besoins du fœtus, s'expliquerait pendant la période post-partum par une réaction antitoxique du côté de la mère.

Les *liquides pleurétiques et ascitiques* contiennent dans la règle moins de cholestérine que le sérum sanguin, sauf naturellement les pleurésies à cholestérine (paillettes).

Le *liquide céphalo-rachidien* normal contient peu de cholestérine, 0,007 à 0,014 gramme pour mille (Chauffard, Guy-Laroche et Grigaut): les modifications pathologiques sont trop faibles pour qu'on puisse leur attribuer une valeur clinique, sauf dans les hémorragies méningées qui présentent dans les premiers jours une augmentation marquée de la cholestérine, due à son apport par le sang.

II. — DOSAGE DE L'HÉMOGLOBINE DU SANG

1. — Méthodes de dosage.

I. *Coloration des taches*. — Certains procédés sont basés sur l'examen de la tache produite par une goutte de sang pur tombant sur un linge ou sur du papier à filtrer. Avec un peu d'habitude on arrive très vite à reconnaître ainsi le degré d'anémie du malade et c'est souvent un procédé très suggestif pour les malades névropathiques ; il est évident par contre qu'il manque par trop de précision.

Tallqvist a amélioré ce procédé. Il a établi une échelle colorée (fig 59), de 10 teintes différentes ; cette échelle, sur papier glacé, est formée de 10 rectangles colorés de teintes décroissantes, percés à leur centre d'un trou circulaire. Chaque rectangle porte un chiffre indiquant la teneur en hémoglobine à laquelle sa couleur correspond. L'échelle est contenue dans un petit livre formé de carrés de papier filtre blanc, détachables, sur l'un desquels on fait tomber la goutte de sang. Il suffit ensuite de faire passer celle-ci successivement sous chaque trou pour déterminer ainsi auquel des rectangles colorés correspond la teinte de la tache. La piqûre faite au bout du doigt doit être suffisante pour obtenir, sans presser, une goutte de sang assez grosse pour faire, sur le papier où on la laisse tomber spontanément, une tache de 5 à 6 millimètres de diamètre. Il faut attendre pour faire la comparaison que la tache soit sèche, c'est-à-dire qu'elle ait perdu son brillant, mais il ne faut pas tarder davantage, car la couleur s'altère à l'air.

Les erreurs d'appréciation ne sont pas considérables ; comparées avec celles des autres instruments, elles ne dépassent guère 10 pour 100. Ce procédé très simple est souvent suffisant pour la pratique, mais en tenant compte qu'il donne des chiffres trop bas dans les anémies intenses.

II. *Coloration du sang dilué.* — *Prise de sang.* — La piqûre doit se faire avec certaines précautions ; nous renvoyons à la « Numération des globules rouges » pour les indications nécessaires. Elle doit cependant être un peu plus forte que pour la numération, car on a besoin d'une quantité de sang plus grande.

Les pipettes employées pour récolter le sang sont de deux espèces: les unes sont de simples pipettes capillaires exactement jaugées et pouvant

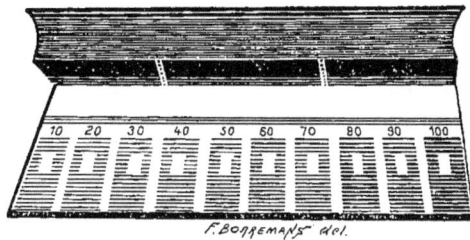

Fig. 59. — Hémoglobinimètre de Tallqvist.

contenir 20 millimètres cubes de sang (Gowers) ou 4 à 5 millimètres cubes (Hayem). Les autres (appareils de Malassez, etc.) sont des pipettes également capillaires, graduées et calibrées, mais surmontées d'une ampoule contenant une perle de verre permettant d'effectuer le mélange d'une manière exacte. La contenance de l'ampoule est parfaitement déterminée, de manière à permettre des mélanges à des titres fixes et connus.

Pour remplir la pipette de sang, on la munit du tube de caoutchouc s'adaptant sur elle, et on l'approche de la goutte de sang qui vient sourdre spontanément par l'orifice de la piqûre. On aspire doucement par le tube de caoutchouc jusqu'à ce que le niveau du sang affleure la ligne qui correspond à la dilution choisie. On essuie avec soin l'extrémité de la pipette avec un peu d'ouate, pour la débarrasser des globules qui s'y sont attachés, et on procède à la dilution.

Dilution. — La dilution se fait soit avec de l'eau de fontaine ordinaire (appareils de Gowers et de Sahli), soit avec de l'eau distillée (appareils de Malassez et de Hayem), soit avec une solution à 1 pour 1 000 de carbonate de soude ; celle-ci a pour objet d'obtenir le plus vite possible la destruction des globules rouges et de donner une solution parfaitement claire et limpide.

Avec les pipettes à ampoules, la dilution se fait automatiquement dans leur intérieur. Pour cela, la pipette contenant la quantité de sang voulue, bouchée hermétiquement, soit par le doigt, soit en comprimant le tube de caoutchouc, est plongée dans un récipient contenant le dissolvant choisi. On aspire le dissolvant, tout en tenant la pipette bien verticale pour éviter l'introduction de bulles d'air, jusqu'à ce que le niveau supérieur du liquide atteigne le repère placé au-dessus de l'ampoule. On arrête alors l'aspiration, on enlève le tube de caoutchouc et, fermant avec le pouce et l'index les deux extrémités de la pipette, on l'agite vivement pour obtenir un mélange intime.

Avec les pipettes simples sans ampoules on fait la dilution, à des taux divers, dans un petit réservoir séparé, dans lequel on a mesuré au préalable la quantité voulue de dissolvant, avec une petite pipette graduée dont l'appareil est muni ; on chasse dans ce réservoir, aussitôt après la prise, le sang recueilli, en ayant soin d'aspirer et de refouler à plusieurs reprises le dissolvant pour bien entraîner tout le sang dans le liquide.

On obtient ainsi, suivant la quantité de sang prélevée et suivant celle du dissolvant employée, des dilutions plus ou moins fortes : 1 : 50, 1 : 100, 1 : 200 (appareil de Malassez) ; 1 : 200, 1 : 300, 1 : 400.

La solution ainsi obtenue est d'ordinaire parfaitement limpide et cette limpidité est nécessaire à la bonne marche du dosage. Dans les cas de leucémie, cette limpidité fait souvent défaut par le fait du grand nombre de globules blancs restés en suspension, ce détail peut dans quelques cas donner l'éveil sur l'existence de cette altération du sang.

Comparaison. — On compare ensuite l'intensité colorante de la dilution à celle d'un étalon approprié, suivant un des procédés colorimétriques décrits plus haut. Cette comparaison doit toujours être effectuée dans les mêmes conditions d'éclairage, avec la même lumière pour chaque appareil, solaire ou artificielle, et de même intensité. Il faut avoir soin que la dilution du sang et l'étalon soient éclairés bien également par la source lumineuse et se trouvent sur un même plan. Il est bon de faire plusieurs examens successifs et d'en prendre ensuite la moyenne.

Pour un observateur un peu exercé, l'erreur commise ne dépasse pas en général 5 pour 100, précision qui est très suffisante pour les besoins de la clinique.

III. *Appareils et échelles colorimétriques.* — Les résultats sont exprimés, suivant les appareils employés, selon trois types d'échelles colorimétriques.

TYPE I (Hayem). — L'échelle est basée sur la couleur communiquée à 500 millimètres cubes d'eau distillée par un nombre déterminé de globules rouges dissous.

Elle a été établie par comparaison avec des dilutions de sang normal, dont on connaissait le nombre de globules rouges par millimètre cube. L'échelle comporte 5 teintes étalons, correspondant à des dilutions de :

Teinte n° 1	8 866 000	globules sains.
— n° 2	9 973 000	—
— n° 3	11 081 000	—
— n° 4	12 189 000	—
— n° 5	13 297 000	—

Ces chiffres, divisés par le nombre de millimètres cubes de sang nécessaires pour obtenir l'égalité de teinte avec l'étalon, donnent le nombre de globules rouges sains par millimètre cube auquel correspond la couleur du sang examiné. La richesse en hémoglobine, avec cette échelle, est donc exprimée en *nombre de globules rouges sains.*

TYPE II (Gowers). — Dans cette échelle, une solution fixe et connue de sang normal est prise comme point de repère supérieur, elle donne 100 pour 100, l'eau pure donnant 0 pour 100. L'échelle est établie entre ces deux points ; elle indique donc en pour 100 *le rapport de la richesse en hémoglobine du sang examiné avec la richesse du sang normal.* Un sang ayant 50 pour 100 d'hémoglobine est un sang ayant deux fois moins d'hémoglobine qu'un sang normal.

TYPE III (Malassez, Hayem). — Cette échelle est basée sur la *richesse du sang en poids absolu d'hémoglobine.* On estime que celle-ci est, à l'état normal, de 14 à 15 pour 100 chez l'homme, 13,5 à 14,5 pour 100 chez la femme. Les chiffres sont établis par comparaison avec des dilutions d'hémoglobine de moins en moins fortes. Il en résulte qu'un sang ayant 7,5 pour 100 d'hémoglobine avec l'échelle du type III, sera l'équivalent d'un sang ayant 50 pour 100 d'hémoglobine avec l'échelle du type II.

1. Hémocolorimètre de Hayem. — Il consiste en une double cellule de verre, formée de deux anneaux de même diamètre, à surface intérieure dépolie, collés côte à côte sur une lame de verre. Ils forment deux petits réservoirs semblables, séparés l'un de l'autre. On met dans chacun d'eux 500 millimètres cubes d'eau distillée. On place le tout sur un papier blanc et, à l'aide de la pipette, on met dans un des réservoirs 4 à 5 millimètres cubes de sang, on agite avec l'extrémité de la pipette pour bien effectuer le mélange. L'eau prend une coloration plus ou moins intense ; on fait alors passer successivement sous l'autre godet des disques de papier colorés de teintes diverses, correspondant aux teintes de l'échelle type I, jusqu'à ce qu'on ait trouvé celui qui se rapproche le plus de la teinte de la dilution sanguine. Une fois l'égalité de teinte obtenue, il suffit de diviser le chiffre du disque correspondant par le nombre de millimètres cubes de sang employés.

Si la quantité de sang n'a pas été suffisante pour arriver à l'équivalence de teinte, il suffit d'ajouter un peu de sang, mesuré exactement avec la pipette.

2. Hémomètre. — Il se compose d'une platine avec réflecteur comme celle d'une loupe microscopique. Sur la platine se trouve une ouverture dans laquelle vient se placer une petite cuve métallique. Cette cuve ronde est divisée par une mince paroi métallique en deux parties égales ; son fond est formé d'une lame de verre à faces parallèles. Dans une des parties de la cuve, on met la dilution sanguine à examiner et dans l'autre de l'eau distillée ; pour éviter la formation du ménisque, on place sur chaque demi-cellule une lame de verre à faces également parallèles, maintenue par un dispositif métallique, ne laissant passer les rayons lumineux que par le centre des deux demi-cuves. Lorsque la cuve est placée sur la platine de l'appareil, sous la demi-cuve de droite, contenant l'eau distillée, se trouve un prisme de verre rouge très allongé, mobile à l'aide d'un chariot mû par une vis. L'éclairage doit se faire à la lumière artificielle blanche, dans l'obscurité. Celle-ci est réfléchie par un réflecteur de gypse blanc placé au-dessous du prisme, et mobile comme le miroir d'un microscope. Sur la platine à côté de la cuve se trouve un petit orifice, permettant de lire l'échelle accolée au prisme coloré qui indique sous quelle épaisseur du prisme on a trouvé l'égalité de teinte.

La pipette à ampoule de l'instrument, servant à prendre le sang et à faire la dilution, permet des mélanges à 1 : 200, 1 : 300, 1 : 400. Il suffit alors de se reporter à la table allant avec l'appareil, qui indique la quantité d'hémoglobine correspondant à chaque épaisseur du prisme, et de diviser par la dilution faite. Les chiffres obtenus sont exprimés selon l'échelle type III, c'est-à-dire en poids absolu d'hémoglobine pour 100 grammes de sang.

Les résultats obtenus avec cet appareil sont très exacts ; Jaquet a trouvé que l'erreur ne serait jamais de plus de 0 gr. 5 pour 100 d'hémoglobine pour un observateur exercé. Le prisme de verre coloré est beaucoup moins sujet à se décolorer que les autres étalons, parce qu'on n'en fait usage qu'à la lumière artificielle. Par contre, cet instrument a l'inconvénient de demander un certain apprentissage et de ne pouvoir être employé de jour au lit du malade, puisqu'il réclame l'éclairage artificiel.

3. **Hémoglobinomètre de Gowers.** — Il consiste en un étalon, formé d'une solution glycérinée de picro-carmin, contenue dans un tube de verre fermé à ses deux extrémités (fig. 60, A). Cette solution est préparée de telle façon que sa hauteur dans le tube et sa coloration soient identiques à celles d'une solution à 1 pour 100 de sang normal. Un trait sur le tube indique la hauteur à laquelle monte le liquide coloré. Un tube (B), exactement de même diamètre et de même longueur, fermé à une seule de ses extrémités, est destiné à contenir la solution sanguine à examiner. Ce tube porte une échelle gravée sur le verre ; le fond du tube est au 0 et le 100 correspond exactement à l'index du tube étalon. Ces deux tubes se placent verticalement côte à côte sur un pied de caoutchouc durci (C).

On commence par mettre quelques gouttes d'eau ordinaire au fond du tube vide, puis, à l'aide de la pipette capillaire (D) jaugée exactement, on prend 20 millimètres cubes de sang que l'on chasse dans l'eau du tube ; on aspire et on refoule le mélange tout en l'agitant avec l'extrémité de la pipette. Puis, tout en comparant la couleur de la solution avec celle de l'étalon, on ajoute goutte à goutte de l'eau à l'aide de la pipette (E) jusqu'à ce qu'on soit arrivé à l'égalité de teinte.

La comparaison doit toujours se faire à contre-jour, sur un fond blanc ; le moyen le plus pratique d'y arriver est de placer derrière les deux tubes une feuille de papier blanc et de comparer les teintes en tournant le dos à la lumière. Il faut avoir soin d'ajouter l'eau très lentement et de prendre, après chaque addition, la précaution de retourner le tube en le bouchant avec le pouce, pour effectuer un mélange intime. L'égalité de teinte obtenue, on lit sur l'échelle, à la hauteur à laquelle arrive le niveau supérieur de la solution, la quantité d'hémoglobine du sang examiné, en pour 100 de la normale.

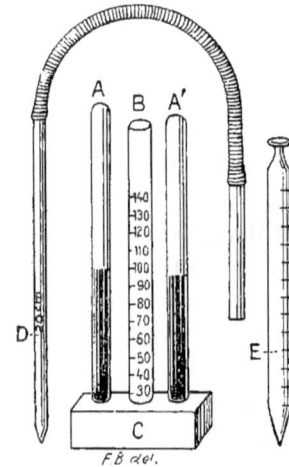

Cet appareil est très commode au lit du malade et donne des résultats très suffisamment exacts. Cependant il a l'inconvénient d'exiger une nouvelle prise de sang pour recommencer l'opération lorsqu'il est arrivé de dépasser le but au cours de l'addition de l'eau.

De plus l'étalon picro-carminé a une couleur jaunâtre très accentuée, qui ne présente pas une similitude parfaite avec la solution sanguine, ce qui nuit à l'appréciation exacte de l'intensité colorante ; en outre, sa coloration s'altère facilement à la lumière ; il faut la contrôler souvent avec du sang normal.

FIG. 60. — Hémoglobinomètre de Gowers.

Sahli a ajouté à l'hémoglobinomètre de Gowers un étalon (A') en tout semblable au précédent, mais permettant des dosages à la lumière artificielle ; sa teinte est moins jaunâtre et un peu plus foncée.

4. **Hémochromomètre de Malassez.** — Il consiste en une plaque métallique (fig. 61, a) articulée sur un pied (b). La plaque est percée de deux orifices circulaires ; derrière l'un (c) se place l'étalon coloré, derrière l'autre (d) la cuve prismatique destinée à recevoir la solution sanguine.

L'étalon est formé d'une petite cuve de verre, renfermant une solution picro-carminée, qui, sous une épaisseur de 5 millimètres, épaisseur de la cuve, reproduit la même couleur qu'une solution à 1 pour 100 de sang contenant 5 pour 100 (en poids) d'hémoglobine.

La cuve prismatique (*e*) pour la solution sanguine a la forme d'un coin très allongé, et est ouverte à sa base. Les parois latérales sont métalliques et parallèles, l'antérieure et la postérieure sont obliques et fermées par des lames de verre. La cuve est fixée à un chariot, qui lui permet de se mouvoir derrière l'ouverture de la plaque par l'entremise d'une vis latérale (*f*).

Un troisième orifice (*g*), très petit, percé sur la plaque métallique, portant un index sur un de ses côtés, laisse voir l'échelle gravée à côté de la cuve et se mouvant avec elle. Derrière la plaque métallique se trouve encore un verre dépoli blanc, destiné à assurer le bon éclairage de l'étalon et de la cuve. Devant les deux orifices on peut appliquer un petit appareil se composant de deux prismes à réflexion totale, d'un dia-

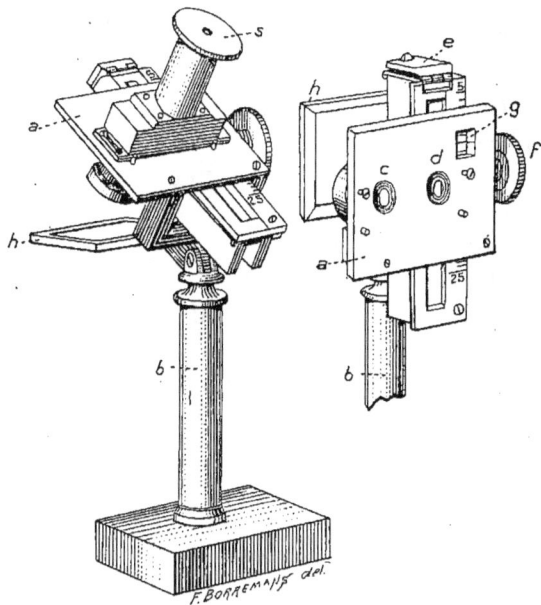

Fig. 61. — Hémochromomètre de Malassez.

phragme et d'une loupe. Ce dispositif amène en contact les rayons colorés, provenant de l'étalon et de la cuve, et permet ainsi plus d'exactitude dans la comparaison.

Une pipette calibrée à ampoule permet de faire des dilutions de sang avec l'eau distillée, au 1/50e, au 1/100e, et au 1/200e, suivant l'intensité colorante du sang. Le mélange bien assuré par agitation, on en remplit la cuve prismatique, en évitant avec soin les bulles d'air ; on replace la cuve sur son chariot et on fait la comparaison.

Pour cela, ayant un bon éclairage égal pour l'étalon et pour la cuve, on fait monter ou descendre celle-ci à l'aide de la vis latérale jusqu'à ce qu'on arrive à l'égalité de teinte. On lit alors, dans la petite ouverture latérale, le chiffre de l'échelle qui se trouve vis-à-vis de l'index. Ce chiffre indique, en poids, la quantité d'hémoglobine contenue dans 100 grammes du sang examiné.

Cet instrument est commode et facile à employer. Il a l'avantage de permettre les tâtonnements et donne la possibilité de faire contrôler l'estimation de l'égalité de teinte par plusieurs observateurs. Par contre son étalon, un peu trop jaunâtre, s'altère facilement, et ne peut être employé à la lumière artificielle ; de plus la cuve prismatique est très difficile à entretenir propre à cause du rapprochement de ses parois.

5. **Hémocolorimètre.** — Il se compose d'un colorimètre, formé d'une petite boîte en bois, dont une des faces est remplacée par un verre dépoli et l'autre présente une ouverture carrée à sa partie supérieure. Contre l'ouverture de la face antérieure, à l'intérieur de la boîte, se fixent une cuve de verre à parois parallèles et tout à côté un prisme en forme de coin allongé en verre coloré. La cuve peut être enlevée, mais est fixe dans la boîte. Le prisme est placé sur une crémaillère ; il peut monter ou descendre à l'aide d'une vis devant une échelle graduée en entraînant sur elle un index. Il présente une coloration jaune brun semblable à celle de la solution sanguine, d'intensité variable suivant son épaisseur.

On prépare la solution de sang de la façon suivante : avec une pipette calibrée, on prélève 20 millimètres cubes de sang qu'on dilue dans 2 centimètres cubes de solution déci-normale d'acide chlorhydrique. Cette solution effectuée, on en remplit la cuve du colorimètre ; on replace celle-ci dans l'instrument, le verre dépoli dirigé vers une lumière blanche. Il ne reste plus qu'à comparer, en regardant à travers l'ouverture, l'intensité colorante de la cuve avec celle du prisme. On fait monter ou descendre le prisme jusqu'à ce qu'on soit arrivé à l'égalité de teinte. On lit alors sur l'échelle le point où s'est arrêté l'index. On se reporte à la fois à l'échelle et à une courbe d'altitude donnée avec l'appareil. D'après ses auteurs, il faudrait en effet tenir compte de l'altitude des lieux où se font les examens de sang, la normale variant suivant les localités ; ils ont établi une courbe donnant les corrections à faire.

6. **Colorimètres II de Hayem et de Malassez.** — Ces deux instruments emploient un piston pour diminuer l'épaisseur sous laquelle on examine la dilution sanguine. Ils ne présentent qu'une légère différence dans les étalons. La solution sanguine, faite à

l'aide de pipettes calibrées à ampoule, est placée dans une cuve de dimensions fixes, dans laquelle vient plonger un piston formé d'un cylindre de verre incolore, à surfaces planes et parallèles, mobile à l'aide d'une crémaillère. Cette crémaillère actionne en même temps un système de leviers, faisant mouvoir une aiguille sur un cadran portant une échelle, celle-ci donne la teneur en hémoglobine correspondant à l'épaisseur examinée.

A côté de la cuve se trouve l'étalon : dans l'appareil de Hayem, c'est un verre coloré, et dans celui de Malassez une cuve contenant une solution picro-carminée.

7. **Hémomètre de Sahli.** — Sahli a voulu éviter l'instabilité et la couleur trop jaune des étalons au picro-carmin. Dans ce but, dans un hémoglobinomètre semblable à celui de Gowers, au lieu de doser l'hémoglobine en nature, il la transforme au préalable en chlorhydrate d'hématine, qui a une couleur brun foncé. Pour cela, il mélange 20 millimètres cubes de sang, prélevés à l'aide de la pipette capillaire jaugée, avec 10 centimètres cubes d'une solution faible d'acide chlorhydrique (15 centimètres cubes d'acide chlorhydrique pur pour 1 000 centimètres cubes d'eau distillée) ; le mélange prend aussitôt une coloration brune.

On ajoute ensuite de l'eau distillée pour arriver à l'égalité de teinte avec l'étalon. Cet étalon est une solution glycérinée de chlorhydrate d'hématine, donnant la même coloration qu'une solution de sang normal à 1 pour 100 traitée avec la quantité ci-dessus d'acide chlorhydrique. L'échelle et la technique sont les mêmes que pour l'hémoglobinomètre de Gowers. La comparaison est beaucoup plus facile qu'avec la solution picro-carminée, d'autant plus qu'elle se fait dans un colorimètre en caoutchouc durci semblable à celui du chromosaccharomètre (voy. p. 101). Les couleurs de l'étalon et de la solution sanguine sont exactement comparables et superposables.

Causes d'erreur. — Cet appareil comporte cependant une cause d'erreur pouvant atteindre même 20 pour 100 : la présence dans le sang de pigments biliaires dans les cas d'ictère ou de forte cholémie ; celle-ci peut en effet fausser les résultats, en donnant des chiffres trop élevés, soit que la couleur des pigments biliaires s'ajoute à celle du chlorhydrate d'hématine, soit qu'ils subissent une transformation en cette substance sous l'influence de l'acide chlorhydrique.

De plus l'étalon s'altère assez rapidement sous l'action de

la lumière, la solution de chlorhydrate d'hématine n'étant pas stable ; d'ailleurs, les différents étalons livrés par le constructeur ne présentent pas une coloration identique.

2. — Détermination de la valeur globulaire.

La richesse totale en hémoglobine, obtenue par les divers appareils précédents, augmente d'importance en clinique, si l'on tient compte parallèlement de la richesse du sang en globules rouges. Le taux d'hémoglobine d'un sang donné n'est pas toujours proportionnel en effet au nombre des globules rouges qu'il contient par millimètre cube ; les globules peuvent être soit plus ou moins nombreux, soit plus ou moins colorés, sans que le taux de l'hémoglobine change parallèlement. De là l'utilité du rapport établi, sous le nom de *Valeur globulaire* (G. de Hayem) entre la richesse en hémoglobine et le nombre de globules d'un sang donné. Ce rapport, qui représente la richesse moyenne d'un globule rouge en hémoglobine dans le sang examiné, se calcule très facilement en établissant le rapport entre le nombre des globules rouges trouvés dans un millimètre cube de sang et la richesse du sang en hémoglobine, exprimée dans l'une des échelles indiquées ci-dessus.

De même que pour la désignation du chiffre de l'hémoglobine il y a plusieurs modes de notation de la valeur globulaire, les uns exprimant en poids d'hémoglobine la richesse moyenne des globules, les autres l'exprimant en pour 100 de la normale, ce qui est infiniment plus commode pour la pratique. Mais ici, à l'encontre de ce qui se fait pour la richesse totale du sang en hémoglobine, l'usage a prévalu de prendre l'unité comme repère au lieu de la centaine, et par suite d'exprimer les variations en fractions de l'unité.

1° Hayem, exprimant en nombre de globules sains la richesse en hémoglobine, établit la valeur globulaire en divisant le nombre trouvé pour l'hémoglobine par celui obtenu par la numération des globules rouges.

2° D'autres, donnant le poids absolu d'hémoglobine pour 100 de sang, et 15 étant considéré comme la quantité normale d'hémoglobine, établissent le rapport :

$$R = \frac{N \times hg}{n \times Hg} = \frac{5\,000\,000 \times hg}{n \times 15}.$$

3° Pour Gowers, le taux de d'hémoglobine étant exprimé en pour 100 de la normale, le même rapport devient :

$$R = \frac{N \times gh}{n \times Hg} = \frac{5\,000\,000 \times hg}{n \times 100}$$

dans lequel : $n =$ nombre de globules rouges par millimètre cube de sang trouvé par la numération ; $N =$ nombre normal de globules rouges par millimètre cube de sang ; $hg =$ taux de l'hémoglobine dans le sang donné ; $Hg =$ taux normal de l'hémoglobine ; $R =$ valeur globulaire.

Il suffit donc de multiplier le taux trouvé pour l'hémoglobine par 5 000 000 et de diviser ensuite le chiffre obtenu par le nombre de globules rouges indiqué par l'hématimètre dans un millimètre cube de sang, multiplié par 15 ou par 100, suivant l'appareil employé ; le rapport physiologique est ainsi égal à 1.

4° *Calcul simplifié.* — Pratiquement, il suffit de diviser le taux de l'hémoglobine, exprimé en pour 100 de la normale, par les deux premiers chiffres du nombre des globules rouges multiplié par 2.

Soit par exemple : hémoglobine 65 pour 100 et 3 782 000 globules rouges. On divise 65 par 37×2 soit $74 = 0,86$.

Le dosage de l'hémoglobine est surtout utile pour suivre l'évolution des anémies et constater les effets de la thérapeutique instituée.

La valeur globulaire est presque toujours égale ou inférieure à 1. Elle est très diminuée parfois, jusqu'à 0,50 dans les chloroses, où le taux de l'hémoglobine est en général très abaissé, tandis que le nombre des globules rouges l'est relativement peu. Dans les anémies symptomatiques et les cachexies, elle est également très basse, notamment dans les anémies post-hémorragiques avant leur réparation.

Il existe cependant un état pathologique, l'anémie pernicieuse, où cette valeur globulaire dépasse 1 et peut atteindre et même dépasser 1,8. Certains auteurs (Hayem) expliquent cette augmentation par la présence dans le sang de globules rouges géants ; d'autres l'attribuent à la présence dans le sérum d'hémoglobine mise en liberté par la destruction des globules rouges. Nous ne croyons pas que ces opinions soient justifiées, car, dans cette affection, la présence des globules nains compense celle des globules géants et ceux-ci, de même que quelque peu d'hémoglobine dissoute dans le sérum, seraient incapables d'expliquer les chiffres très élevés, dépassant même 2, que l'on a trouvés quelquefois. D'autre part, il semble difficile d'admettre que, dans des affections graves du sang, comme l'anémie pernicieuse, les globules rouges aient en moyenne plus d'hémoglobine et soient par conséquent doués d'une plus grande énergie qu'à l'état normal. Nous pensons que ces valeurs globulaires augmentées sont dues à des modifications pathologiques de l'hémoglobine capables de faire varier sa puissance colorante. Nous avons d'ailleurs trouvé que, dans les cas où l'on constate les hautes valeurs globulaires, d'une part la comparaison des teintes au cours du dosage colorimétrique est plus difficile qu'à l'état normal par le fait de nuances plus sombres tirant sur le noir, d'autre part que la coloration de la solution sanguine se fonce spontanément assez vite à l'air, fait qui révèle une altérabilité spéciale de l'hémoglobine et qui peut fausser notablement les résultats du dosage.

Dans les cas d'anémie pernicieuse progressive, nous avons constaté que la valeur globulaire s'élève, au cours des examens successifs, toutes les fois que l'affection s'aggrave, alors qu'elle s'abaisse quand il survient des rémissions dans la marche de la maladie. Dans les anémies bothriocéphaliques, un brusque abaissement de cette valeur après l'expulsion du parasite est un indice de pronostic favorable.

CHAPITRE II

POLARIMÉTRIE

On connaît la déviation variable que certaines substances impriment dans certaines conditions aux rayons de lumière polarisée qui les traversent ; cette déviation, étant proportionnelle à la quantité de substance traversée, en permet le dosage.

1. **Pouvoir rotatoire.** — Pour utiliser cette méthode, il faut d'abord polariser la lumière, c'est-à-dire la filtrer, en ne conservant qu'un faisceau homogène de rayons d'une même direction, tous parallèles entre eux. Pour cela, on fait traverser à la lumière un prisme Nicol, ou prisme *polariseur*. Pour reconnaître si la lumière est bien polarisée, il suffit de placer devant le prisme polariseur un deuxième Nicol, orienté comme lui ; le faisceau lumineux continue sa route et reste visible ; il s'obscurcit au contraire et disparaît complètement si on tourne de 90 degrés le deuxième prisme, ou prisme *analyseur*.

Certaines substances interposées entre les deux prismes, orientés de la même manière, jouissent du pouvoir de dévier les rayons lumineux de telle sorte que, malgré l'orientation semblable des deux prismes, le faisceau lumineux ne peut pas continuer sa route et disparaît par suite de la déviation produite par la substance interposée. Pour le faire apparaître de nouveau, on est obligé de tourner soit dans un sens soit dans l'autre, le prisme analyseur, jusqu'au degré nécessaire pour corriger la déviation produite par la subtance examinée. On nomme *pouvoir rotatoire* l'influence exercée par ces substances.

On désigne sous le nom de *plan de polarisation* la direction suivie par les vibrations unifiées des rayons de la lumière polarisée. Beaucoup de subtances ont le pouvoir de changer ce plan. Les unes le dévient vers la droite, elles sont dites *dextrogyres* ; les autres vers la gauche, elles sont appelées *lévogyres*. Suivant le sens dans lequel il faut faire tourner le prisme analyseur pour faire réapparaître le faisceau lumineux, à gauche pour les substances dextrogyres et à droite pour les lévogyres, on peut facilement reconnaître dans quel sens le plan de polarisation a été dévié ; l'intensité de la déviation sera indiquée par le nombre de degrés de rotation qu'on a dû faire exécuter au prisme analyseur pour la compenser.

Tout ce qui vient d'être dit ne s'applique qu'à une source lumineuse monochromatique. En effet, avec la lumière blanche, la polarisation n'étant pas la même pour toutes ses composantes, leurs différentes vibrations ne sont pas parallèles après le passage à travers le polariseur ; il en résulte que l'analyseur ne les éteint plus toutes à la fois, mais les unes après les autres, ce qui enlève toute exactitude à leur mesure. On a cependant construit des appareils supprimant cette cause d'erreur et permettant l'usage de la lumière blanche.

Presque toutes les substances qui ont un pouvoir rotatoire — le chlorate de potasse fait exception — le conservent dans leurs solutions et celles-ci possèdent un pouvoir d'autant plus énergique que la solution est plus concentrée. Cette déviation est proportionnelle à l'*épaisseur de la solution traversée par le faisceau de lumière polarisée* et au *poids de la substance dissoute dans l'unité de volume*. Dans un mélange de substances à pouvoirs rotatoires différents, les rotations s'ajoutent algébriquement, c'est-à-dire en s'additionnant, si elles sont de même sens, et en se soustrayant si elles sont de sens contraire.

Par la polarisation il est donc possible de caractériser une substance en solution, voire de la doser si la solution ne contient qu'une seule substance à pouvoir rotatoire.

Les indices polarimétriques de chaque substance sont indiqués en degrés et fractions de degré, qu'on fait précéder du signe + pour les substances dextrogyres et du signe — pour les lévogyres.

2. **Polarimètres à lumière monochromatique.** — Ces ins-

truments ne peuvent être employés qu'avec une lumière monochromatique. Pour obtenir cette lumière on se sert d'un ou deux
becs de Bunsen, dans la flamme desquels on place un petit
morceau de chlorure de sodium fondu ; la flamme prend alors
une coloration jaune très intense. L'appareil lui-même doit être

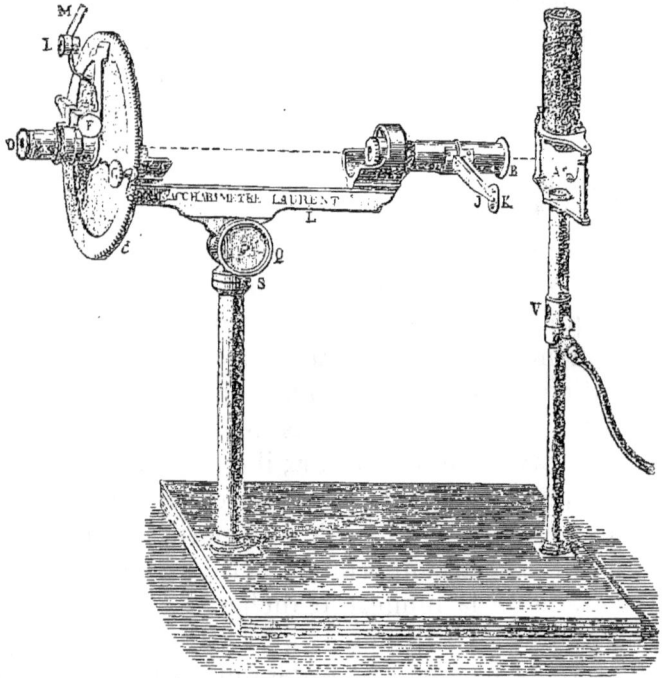

Fig. 62. — Polarimètre à lumière monochromatique.

placé à six centimètres environ de la flamme jaune, et dirigé
horizontalement vers la source lumineuse.

Il se compose (fig. 62) d'un système de lentilles formant oculaire comme celui d'un microscope, pouvant être tiré ou enfoncé
plus ou moins pour la mise au point. En avant se trouve une
vis permettant de régler l'éclairage des deux demi-disques ;
plus en avant se trouve le prisme Nicol analyseur, monté sur
un disque permettant de le faire tourner sur son axe. Ce disque
porte deux graduations, l'une en degrés du cercle, permettant
la détermination du pouvoir rotatoire d'une substance quelconque ; l'autre spécialement destinée au dosage de la glycose. Un
bouton permet de déplacer le disque devant une flèche formant
index. Sur l'échelle se trouve un petit vernier permettant des

lectures très exactes. La graduation du cercle est éclairée par un petit miroir, réfléchissant la lumière monochromatique, et sa lecture est facilitée par une loupe placée au-dessous du miroir. En avant du prisme analyseur se trouve une gouttière métallique rigide pour recevoir les tubes contenant les solutions à examiner. A l'extrémité se trouve le prisme polariseur ; en avant de lui une loupe concentre la lumière qui la traverse ; un levier placé sur le côté permet de modifier la luminosité de l'appareil.

Les cuves destinées à contenir les solutions à examiner sont formées par des tubes de verre, recouverts de métal, fermés à leurs deux extrémités par des plaques de verre ; ces plaques sont parfaitement planes et s'appliquent exactement contre les bords du tube ; elles sont maintenues en place par une armature de métal, se fixant au moyen d'une fermeture à baïonnette sur le tube métallique et appuyant sur la lame de verre par un ressort à boudin. Grâce à ces lames de verre les tubes forment des cuves à faces exactement parallèles.

Ces tubes sont de différentes grandeurs ; les plus employés sont ceux de 22 centimètres de long, mais il y en a de 20, 10 et 5 centimètres.

Mise au point. — En regardant par l'ouverture du polarimètre placé à quelques centimètres de la lumière monochromatique, on voit apparaître, en tirant ou en enfonçant l'oculaire, deux demi-disques très lumineux, séparés par une ligne de démarcation parfaitement nette. Les deux moitiés doivent être également teintées et présenter la même intensité lumineuse (fig. 63). Si ce n'est pas le cas, on fait tourner le bouton du disque, soit dans un sens soit dans l'autre, jusqu'à ce que l'égalité de teinte soit devenue parfaite. A ce moment, le 0 du

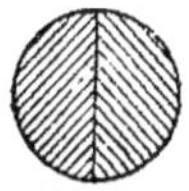

Fig. 63.
Égalité des teintes des deux demi-disques.

vernier doit correspondre au 0 de la graduation du disque ; si ce n'est pas le cas, on tourne la vis qui se trouve au-devant de l'oculaire pour maintenir l'égalité de teinte des deux demi-disques, tout en faisant tourner l'analyseur pour faire coïncider les 0. L'appareil réglé ainsi une première fois l'est pour toujours pour le même observateur ; mais chaque expérimentateur doit établir lui-même son 0 en réglant l'appareil.

3. **Polarimètres à compensateur.** — Ces instruments peuvent être employés avec la lumière blanche d'un bec de Bunsen

ordinaire ou toute autre lumière blanche, pétrole, huile, etc. La lunette oculaire (fig. 64) est semblable à celle des autres polarimètres ; au-devant d'elle se trouve le prisme Nicol analyseur, accompagné d'une pièce spéciale, le *compensateur*.

Ce compensateur est une combinaison de prismes destinée à produire une rotation du plan de polarisation exactement inverse de celle que produit la solution à examiner contenue dans la cuve. Il se compose : d'une part, de deux prismes en quartz dextrogyre, glissant l'un sur l'autre, formant dans leur partie superposée une lame à faces parallèles d'épaisseur variable; d'autre part, d'une lame de quartz lévogyre à faces parallèles également.

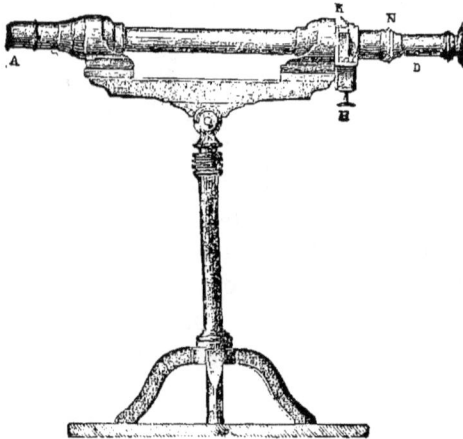

FIG. 64. — Polarimètre à compensateur.

Lorsque l'épaisseur formée par les deux prismes est exactement égale à celle de la lame lévogyre, le système n'a aucun pouvoir rotatoire. Si cette épaisseur augmente, le système est dextrogyre ; si elle diminue, il est lévogyre. Avec ce compensateur, il est donc inutile de faire tourner l'analyseur. Il suffit de connaître exactement la position des prismes du compensateur. Pour cela leurs moindres mouvements, que l'on effectue au moyen d'une vis, sont indiqués sur une échelle graduée ; à l'aide d'une table, il est facile de calculer à combien de degrés de rotation correspond le nombre de divisions de cette échelle lorsqu'on a déplacé les prismes du compensateur.

En avant du compensateur se trouve un collier mobile, qui permet de faire changer la teinte du disque. Plus en avant encore se trouve la gouttière pour les tubes et le prisme polariseur avec sa lentille convergente.

Mise au point. — Pour régler l'appareil, on le place à quelques centimètres de la source lumineuse ; en regardant par l'oculaire, on voit apparaître un disque de couleur vive. On enfonce ou retire l'oculaire jusqu'à ce que ce disque soit tout à fait net et divisé en deux parties (fig 63).

En faisant tourner le collier, on fait prendre au disque toutes les couleurs de l'arc-en-ciel ; on choisit celle qu'on voit le mieux et qui permet de juger le plus exactement de l'égalité de teinte des deux demi-disques ; la couleur *fleur de pêcher* est la meilleure, c'est celle qu'on appelle la *teinte sensible*. Cela fait, en manœuvrant la vis du compensateur, on cherche à obtenir l'égalité absolue de teinte des deux demi-disques ; à ce moment le 0 de l'échelle du compensateur doit coïncider avec le repère ; si ce n'est pas le cas, on fait avancer ou reculer la règle au moyen de la vis latérale. Le 0 ainsi obtenu l'appareil est réglé, mais comme avec les autres appareils seulement pour le même observateur.

4. **Préparation des solutions à examiner.** — Les solutions à examiner au polarimètre doivent être parfaitement limpides ; si elles ne le sont pas, il faut les filtrer soigneusement. Elles ne doivent pas être trop colorées pour ne pas assombrir le disque ; si elles le sont, il faut les décolorer. Pour cela, on peut ou se servir du noir animal ou déféquer avec la solution de sous-acétate de plomb, en tenant compte dans le calcul de la dilution faite. Les solutions ne doivent pas être trop concentrées ; si c'est le cas, il est nécessaire de les examiner dans des tubes très petits.

L'urine, qui, en clinique, est le plus souvent examinée doit toujours être déféquée pour la débarrasser des matières colorantes qu'elle contient et, le cas échéant, de son albumine. La solution ainsi obtenue est claire, limpide, mais elle se trouve étendue de 1/10e. Pour faciliter les calculs, on a construit des tubes de 22 centimètres de long, qui compensent ainsi cette dilution, dont on n'a plus alors à tenir compte dans les résultats.

Le sang est traité comme il a été déjà indiqué (voy. p. 102), et les eaux obtenues sont concentrées, ramenées au volume primitif et décolorées au noir animal. La même technique est employée pour les autres liquides organiques (pleurétique, ascitique, etc.).

La mise en tube des solutions demande quelques précautions. Le tube, parfaitement propre et sec, est bouché à une de ses extrémités par la lame de verre, également très propre, maintenue par son armature de métal. On le place debout sur son extrémité fermée et, à l'aide d'un petit entonnoir, on verse la solution très lentement contre les parois du tube, en évitant la production de bulles d'air, jusqu'à la formation d'un ménisque convexe au sommet du tube. On applique alors la lame de verre, en la faisant glisser à la surface du ménisque, en s'assurant qu'on n'enferme pas d'air, et on l'assujettit à l'aide de l'armature métallique. Le tube ainsi préparé est placé dans la gouttière de l'appareil, bien réglé au préalable.

5. **Dosage.** — Si l'on constate alors, en regardant par l'oculaire, que les deux demi-disques ne présentent plus le même aspect de luminosité ou de teinte, c'est que la solution à examiner possède un pouvoir rotatoire quelconque. Les substances dextrogyres assombrissent la moitié droite du disque, les substances lévogyres la moitié gauche.

En faisant varier, en tâtonnant, la position du prisme analyseur ou du compensateur, dans un sens ou dans l'autre, on arrive à obtenir de nouveau la même image que celle qu'on avait au 0 de l'appareil, avant l'introduction du tube. Il faut agir très doucement et aller très lentement, jusqu'à ce que l'égalité de teinte soit bien obtenue, puis dépasser ce point et revenir en arrière, pour s'assurer que la position est bien exacte. Il ne reste plus alors qu'à lire, sur la graduation de l'échelle, le nombre de degrés dont s'est déplacé le 0 et le sens de ce déplacement.

Les résultats sont exprimés soit en degrés du cercle, soit en *degrés saccharimétriques*, ceux-ci donnant directement la quantité de sucre en solution, à l'aide de coefficients particuliers, pour chaque variété de sucre. Lorsqu'il s'agit de la glycose, dosée dans le tube de 22 centimètres, les degrés saccharimétriques doivent être multipliés par 2,065, *coefficient saccharimétrique* de ce sucre. Du reste chaque appareil possède une table indiquant l'équivalence de l'échelle du polarimètre avec les degrés du cercle.

Causes d'erreur. — Les causes d'erreur proviennent de la présence dans la solution d'autres substances douées d'un pouvoir rotatoire, dont l'action change en plus ou en moins celle de la substance à doser. Le dosage du sucre dans l'urine, pour lequel la polarimétrie est le plus souvent employée en clinique, présente de ce fait quelques éléments d'erreur dont il faut tenir compte pour un dosage rigoureusement exact.

L'urine normale a par elle-même un léger pouvoir lévogyre, ce qui diminue d'autant la quantité de sucre trouvée dans l'urine pathologique examinée.

Certaines substances, comme l'acide β-oxybutyrique et l'acide glycuronique, dévient vers la gauche le plan de polarisation, et, lorsqu'elles existent dans l'urine, faussent d'autant plus les résultats du dosage de la glycose qu'il est très difficile de les éliminer complètement. Pour estimer l'erreur que ces substances occasionnent, il faut faire le dosage polarimétrique de la glycose avant et après fermentation de l'urine (voy. p. 99): la différence entre les deux résultats indique la part de la glycose.

La seule application habituelle de la polarimétrie en clinique est le dosage de la glycose, dans l'urine et dans les liquides normaux et pathologiques de l'économie.

Le dosage polarimétrique de la glycose est plus rapide et plus exact que tous les procédés chimiques, il est sujet à de moins grandes causes d'erreur. Il a l'avantage aussi d'être plus sensible et de permettre le dosage de très petites quantités de sucre. Il permet, enfin, combiné avec les dosages chimiques, d'identifier exactement les différentes espèces de sucres par la détermination de leur indice polarimétrique et le sens de cet indice.

Glycose	dextrogyre	. . . . . .	$\eta = +51,6$
Lévulose	lévogyre	. . . .	$\eta = -89,9$
Galactose	dextrogyre	. . . . . .	$\eta = +83$
Saccharose	—	. . . . . .	$\eta = +66,5$
Lactose	—	. . . . . .	$\eta = +55,2$
Maltose	—	. . . . . .	$\eta = +144$

La pentose n'agit pas sur la lumière polarisée.

Lorsque dans une urine diabétique les dosages à la liqueur de Fehling et au polarimètre ne concordent pas, il peut se présenter deux alternatives : le résultat obtenu est plus élevé au Fehling qu'au polarimètre ou le contraire. Dans le premier cas, Lépine et Boulud pensent que la discordance est due à la présence dans l'urine, ou bien de pentose, ou bien d'acide β-oxybutrique et glycuronique ; dans cette dernière alternative le simple chauffage à 100° de l'urine acidulée fait disparaître la différence. Dans le second cas, celui de prédominance du résultat polarimétrique, l'urine contient de la maltose.

CHAPITRE III

SPECTROSCOPIE

I. — MÉTHODE GÉNÉRALE

I. *Recherche qualitative.* — On sait que la lumière
qui émane du soleil ou d'un corps incandescent quelconque
n'est pas simple ; à l'aide de prismes on peut la décomposer,
en obtenant la dispersion des diverses radiations lumineuses
qui la composent. Pour la lumière solaire, ces radiations visibles pour notre œil sont au nombre de sept : rouge, orangé,
jaune, vert, bleu, indigo, violet. Ces couleurs ne sont d'ailleurs pas exactement délimitées, mais se transforment graduellement l'une dans l'autre, en formant ce qu'on appelle
les *spectres continus.*

En regardant un spectre solaire avec soin, on s'aperçoit que,
bien que le spectre soit continu, il existe en des endroits fixes
des raies ou bandes obscures, ce sont les *raies de Frauenhofer.*
Elles sont toujours de même nombre et occupent toujours les
mêmes positions. On les désigne par des lettres : A, B, C sont
dans le rouge ; D, la plus visible, est dans le jaune ; E, *b* dans
le vert ; F, dans le bleu ; G, dans l'indigo ; H, dans le violet.
Ces raies sont assez facilement reconnaissables et servent de
points de repère pour déterminer la place des raies supplémentaires, qui sont propres aux spectres d'absorption.

Si on interpose certaines substances entre les rayons provenant de la source lumineuse et le prisme, on voit qu'elles
ont la propriété d'éliminer une ou plusieurs parties du spectre
continu en formant des bandes obscures, verticales, qui sont
caractéristiques pour chaque substance, et dont l'intensité varie suivant l'épaisseur ou la quantité de substance interposée.
Ces spectres avec bandes obscures supplémentaires sont
appelés *spectres d'absorption.* Ils permettent, par la position
exactement précisée de ces bandes caractéristiques, dans des
conditions fixes d'état chimique et de concentration, d'épaisseur et d'éclairage, de reconnaître certains corps déterminés.

1. **Échelle spectroscopique.** — Pour fixer la place des raies

d'une façon parfaitement précise, on a, par un procédé trop
long et trop compliqué pour que nous puissions le décrire ici,
déterminé la longueur d'onde, en millionièmes de millimètre,
et le nombre de vibrations par seconde de chacune des couleurs constituant le prisme. C'est ce qu'on appelle l'échelle
spectroscopique. Chaque raie de Frauenhofer a ainsi sa place
nettement déterminée, qu'on exprime en millionièmes de millimètre. La raie D, entre le jaune et l'orangé, correspond à
une longueur d'onde de 589 millionièmes de millimètre; les
raies A à 764, C à 656, etc., etc.

Cette échelle peut servir aussi pour localiser les bandes des
spectres d'absorption et mesurer leur largeur. Il est donc
facile d'indiquer la place de chaque raie et sa largeur pour
un corps donné, en l'exprimant par le nombre de millionièmes
de millimètre des ondes correspondantes, nombre que l'on
désigne par λ.

Dans les examens cliniques on ne cherche pas une pareille
précision, et on se contente d'indiquer la place occupée par
les raies sur une échelle divisée en millimètres de longueur.

2. **Préparation des substances.** — Les substances à examiner doivent être dissoutes en solutions transparentes, et
placées, pour un examen très exact, dans des cuves de verre
rectangulaires, à parois parallèles pour que les rayons lumineux ne soient pas du tout déviés; on peut cependant, pour
les besoins courants de la clinique, se servir de petites éprouvettes cylindriques. Les solutions doivent être suffisamment
diluées pour que leur opacité même n'arrête pas tous les
rayons lumineux.

3. **Spectroscope à vision directe.** — Cet appareil (fig. 65),
le plus souvent suffisant pour les besoins de la clinique, ressemble à une petite lunette astronomique ; il se compose de
deux tubes, glissant l'un sur l'autre, dont l'intérieur est noirci
au noir de fumée. Le tube extérieur porte à son extrémité
inférieure un diaphragme laissant passer la lumière, et la
réglant sous forme d'un faisceau lumineux traversant une fente
très étroite, d'une hauteur de plusieurs millimètres. Le tube
intérieur renferme le système essentiel, c'est-à-dire le prisme
composé. Il est formé d'un prisme de flint au centre et d'un
prisme de crown de chaque côté, à travers lesquels le faisceau
lumineux, limité par le diaphragme, se trouve décomposé. A
l'autre extrémité du tube intérieur se trouve une loupe pour

grossir l'image du spectre. La fente du diaphragme doit être très étroite ; elle ne doit pas dépasser un quart de milli-mètre. On peut la graduer au moyen d'une vis spéciale.

4. **Spectroscopes à échelle.** — Ce sont de simples spectro-scopes à vision directe, auxquels on adapte un tube articulé à angle droit sur leur corps ; ce tube contient une échelle représentant les divisions millimétriques. Cette échelle est réfléchie par un petit prisme à angle droit, et son image se superpose à celle du prisme. Une vis permet d'en amener les divisions au-dessous des raies. On obtient ainsi les largeurs

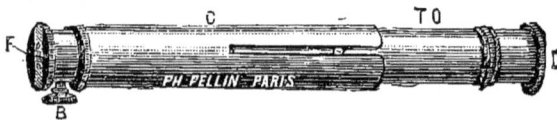

F_{IG}. 65. — Spectroscope à vision directe.

des bandes en degrés de l'échelle, mais il est indispensable, pour des recherches précises, de convertir ces mesures en lon-gueurs d'onde avec des échelles de concordance préparées à l'avance.

Technique. — Pour se servir d'un spectroscope à vision directe il faut, après avoir réglé la fente du diaphragme à environ un quart de millimètre, prendre l'instrument de la main droite, en le tenant comme un gros crayon, et viser un nuage blanc dans le ciel, un mur blanc ou un miroir réflé-chissant la lumière du soleil, dont il faut, d'ailleurs, éviter les rayons directs. En regardant par la loupe, on aperçoit tout de suite le spectre ; on l'oriente de façon à avoir le rouge à sa gauche.

Le spectre vu à ce moment est flou, à bords arrondis ; on tire alors le tube intérieur jusqu'à ce qu'il prenne la forme d'un pa-rallélogramme, étendu transversalement, à angles nets, dans lequel les couleurs sont en tranches perpendiculaires réguliè-rement parallèles. En tirant encore un peu le tube, on voit appa-raître des raies horizontales noires, qui sont dues à des pous-sières se trouvant sur les bords du diaphragme ; ces raies indiquent que la mise au point exacte approche. En continuant à tirer le tube très doucement, on voit apparaître les principa-les raies d'absorption de Frauenhofer ; c'est le point de la vi-sion distincte. La raie la plus facile à voir est la raie D, entre le jaune et l'orangé ; elle fournit le point de repère fixe de toutes les notations spectroscopiques. Cette raie, qui est doub'e lorsqu'on l'examine avec de très bons spectroscopes, est caractéristique des vapeurs de sodium.

On peut ensuite, mais plus difficilement, voir apparaître les autres raies. Il est indispensable, avant tout examen, de régler exactement le spectroscope, c'est-à-dire de le mettre au point de telle sorte que la raie D au moins soit nettement apparente.

Si l'on opère avec une lumière artificielle (bec de Bunsen, lampe Carcel, etc.), il est nécessaire d'employer un artifice pour la mise au point. Étant dans l'obscurité, on met quelques cristaux de chlorure de sodium dans la flamme d'un bec de gaz ou d'une lampe à alcool ; si le spectroscope est bien au point, on doit voir apparaître deux raies lumineuses jaunâtres, en D, très rapprochées l'une de l'autre, mais distinctes ; si l'on n'en voit qu'une, c'est que la mise au point n'est pas exacte.

L'appareil ainsi réglé, il suffit d'interposer les substances à examiner entre la source lumineuse et la fente du spectroscope.

Examen du spectre. — La cuve étant placée entre le spectroscope et la source lumineuse, on observe attentivement les modifications que présente le nouveau spectre, raies obscures nouvelles ou obscurcissement d'une partie des couleurs. On note avec soin, d'après l'échelle, la place et la largeur des bandes, le début et l'étendue des parties assombries.

On peut aussi, sans interposition directe, examiner les spectres réfléchis par la surface d'un corps contenant la solution à étudier ; le spectre est alors moins net, mais reste le même.

Il est bon de comparer plusieurs fois le spectre normal avec le spectre de la substance examinée, en faisant des notations successives sur l'échelle. Pour cela, certains appareils permettent, à l'aide d'un prisme disposé d'une façon spéciale, de voir dans l'oculaire à la fois et superposés le spectre normal et le spectre de la substance étudiée, l'un au-dessus de l'autre ; leur comparaison est alors beaucoup plus facile.

Enfin, il est préférable d'opérer toujours avec la même lumière pour la même série d'examens ; la lumière solaire, réfléchie par un nuage ou par un mur blanc, est la meilleure.

Le spectroscope sert, en clinique, à rechercher certaines substances dans les liquides organiques. Il suffit, en tenant compte de précautions spéciales pour chacune de ces substances, de prendre une quantité relativement faible du liquide, 2 centimètres cubes environ, et de l'examiner dans la cuve du spectroscope. Les différentes bandes obscures, observées au point de vue soit de leur localisation exacte dans le spectre, soit de leur largeur et de leur intensité, soigneusement repérées, sont comparées aux spectres fixes de chaque substance. Si la place des bandes, leur largeur et leur intensité concordent, la substance recherchée se trouve identifiée.

5. **Dosage.** — L'intensité et la largeur des bandes des spectres d'absorption de certaines substances étant toujours proportionnelles à la quantité de substance en solution, on a proposé des méthodes de dosage basées sur l'un ou l'autre des deux principes suivants :

1° Comparaison du spectre d'une solution de titre fixe avec le spectre de la solution de titre inconnu dont on fait varier le titre jusqu'à ce qu'on obtienne l'identité des deux spectres.

2° Observation de la solution de titre inconnu en faisant varier son épaisseur, jusqu'à ce qu'on obtienne au spectroscope spectre caractéristique défini, avec des bandes obscures d'une largeur et d'une intensité données.

I. — RECHERCHE DE L'HÉMOGLOBINE

1. — *Recherche qualitative.* — 1. Recherche dans le **sang.** — Il suffit de recueillir avec les précautions d'usage quelques gouttes de sang par piqûre du bout du doigt. Ce sang est dilué dans une quantité d'eau distillée suffisante pour obtenir un liquide clair, pas trop coloré. On en remplit alors, après l'avoir filtré ou centrifugé, la cuve spectroscopique. Le spectre obtenu indique la variété d'hémoglobine à laquelle on a affaire, chacune des variétés de l'hémoglobine ayant un spectre caractéristique :

1° **Oxyhémoglobine.** — Elle présente, en solution faible et sous une épaisseur peu considérable, un spectre parfaitement reconnaissable. Il est caractérisé (voy. planche 66) par la présence de deux bandes obscures, situées la première à droite de la raie D de Frauenhofer dans le jaune, l'autre près de la raie E dans le vert cyané ; ces deux raies sont séparées par un espace jaune vert. De plus, à l'extrémité droite du spectre, le violet est légèrement assombri. Les raies caractéristiques se trouvent déjà dans une solution à 1/100 000 d'oxyhémoglobine.

2° Hémoglobine réduite. — Lorsque sous une influence quelconque l'oxyhémoglobine perd son oxygène, le spectre change. Les deux bandes obscures se réunissent en une seule, très large, occupant presque tout l'espace situé entre les raies D et E (fig. 66, 1); cette bande, caractéristique de l'hémoglobine réduite, est moins obscure et à bords moins nets que celles de l'oxyhémoglobine; elle porte le nom de *bande de Stockes*. Cette hémoglobine réduite existe en certaine proportion dans le sang veineux; elle est la seule qu'on retrouve dans le sang des cadavres.

Traitées par un corps oxydant, ou simplement agitées à l'air, les solutions d'hémoglobine réduite se retransforment en solutions d'oxyhémoglobine et leurs spectres présentent de nouveau les deux bandes caractéristiques.

3° Méthémoglobine. — Sous l'influence de certains toxiques, ou même par la simple action de l'air pendant un certain temps, l'oxyhémoglobine se transforme en méthémoglobine. Outre les deux bandes de l'oxyhémoglobine, son spectre en présente une troisième entre les raies C et D dans le rouge orangé ; cette bande est d'ailleurs différente suivant que la méthémoglobine est en solution alcaline ou en solution acide (fig. 66, 3 et 4)

4° Hémoglobine oxycarbonée. — Elle est constituée par une combinaison de l'oxyhémoglobine avec l'oxyde de càrbone, qui peut se faire soit *in vitro*, soit dans les vaisseaux en cas d'asphyxie par ce gaz. Son spectre est à peu près le même que celui de l'oxyhémoglobine ; la première bande est seulement un peu plus à droite et laisse apercevoir la raie D.

Quand on traite une solution d'hémoglobine oxycarbonée par les réducteurs, la bande de Stockes n'apparaît pas ; le spectre ne subit aucun changement.

5° Hématine. — Elle présente plusieurs variétés :

L'*hématine acide* a un spectre qui ressemble beaucoup à celui de la méthémoglobine ; mais, après traitement par les réducteurs, son spectre se transforme en celui de l'*hématine alcaline*, tandis que, dans les même conditions, la méthémoglobine se transforme en hémoglobine réduite.

L'hématine alcaline ou *hémochromogène* est caractérisée par une bande entre D et E dans le jaune et à gauche de E dans le vert.

L'*hématoporphyrine*, ou *hématine privée de fer*, présente

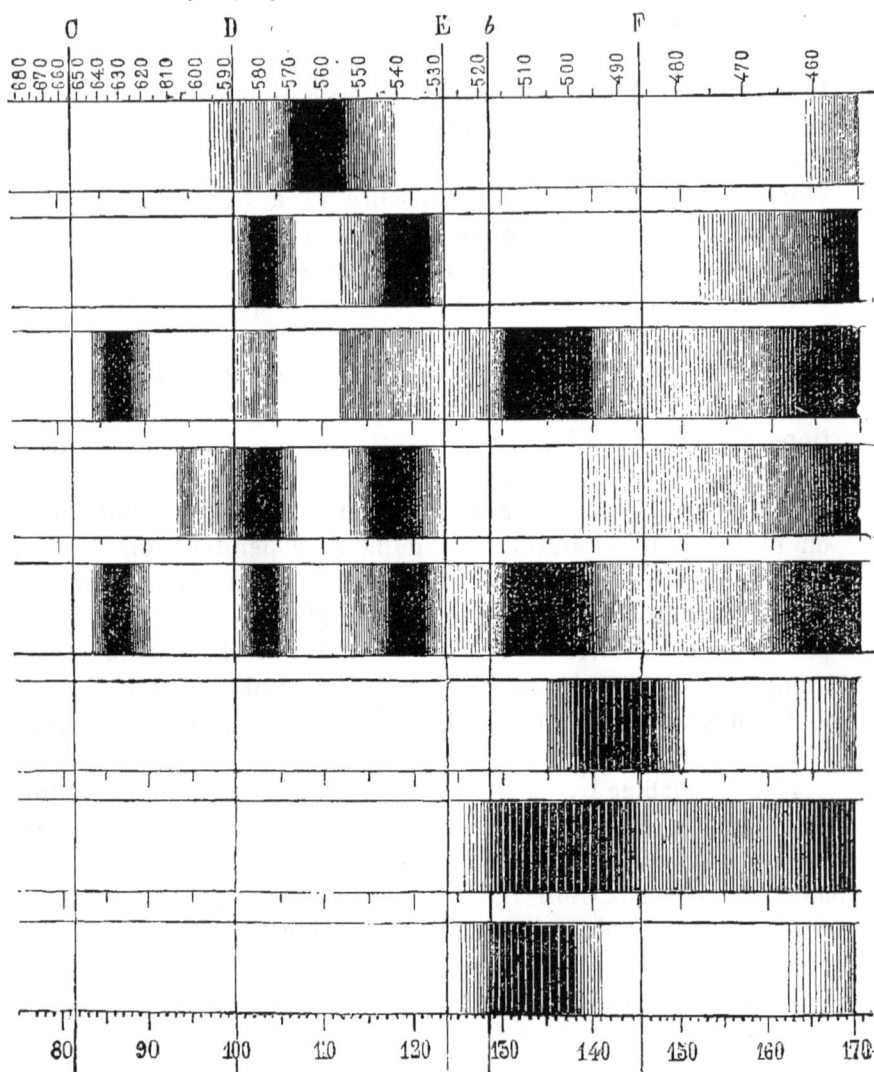

Fig. 66. — Analyse spectroscopique (d'après Hayem).

1, Spectre de l'hémoglobine réduite. — 2, Spectre de l'oxyhémoglobine. — 3, Spectre de la méthémoglobine en solution acide. — 4, Spectre de la méthémoglobine en solution alcaline. — 5, Spectre d'un mélange de méthémoglobine et d'oxy-hémoglobine. — 6, Spectre de l'urobiline dans l'urine acide. — 7, Spectre des pigments biliaires dans l'urine. — 8, Spectre de l'urobiline en solution dans l'urine traitée par le chorure de zinc ammoniacal.

C, D, E, *b*, F, raies de Frauenhofer.

une bande dans l'orangé, peu intense, à gauche de D et une

plus large entre D et E : elles sont séparées par un espace jaune.

Le sang veineux contient toujours une forte proportion d'oxyhémoglobine, ce qui fait que, dans son examen, on obtient presque toujours à l'état normal le spectre de l'oxyhémoglobine.

Quand on recherche l'intoxication par l'oxyde de carbone, qui donne lieu à la formation d'hémoglobine oxycarbonée dont le spectre ressemble à celui de l'oxyhémoglobine, il faut, après un premier examen du spectre, ajouter à la solution sanguine quelques gouttes de sulfhydrate d'ammoniaque ; celui-ci a la propriété, par son pouvoir réducteur, de transformer l'oxyhémoglobine en hémoglobine réduite, tandis qu'il ne change pas le spectre de l'hémoglobine oxycarbonée.

L'apparition, après cette addition, de la bande de réduction dans le spectre éliminera donc l'hypothèse d'empoisonnement par l'oxyde de carbone ou par le gaz d'éclairage.

Si, en examinant le sang de cette manière, on constate le spectre de la méthémoglobine, on doit penser à un empoisonnement par une substance méthémoglobinisante (antifébrine, chlorate de potasse, etc.).

On peut aussi se servir de ce procédé pour contrôler l'action de certains médicaments sur l'animal.

Hénocque considère comme le meilleur signe de la mort le fait de trouver le spectre de l'hémoglobine réduite dans le sang, examiné comme il a été dit plus haut. En effet, suivant lui, très rapidement après la mort, en une ou deux heures, toute l'oxyhémoglobine du corps se transforme en hémoglobine réduite.

2. Recherche dans les liquides.

— Cette recherche doit toujours se faire sur des liquides préalablement filtrés ou centrifugés pour les débarrasser des cellules qu'ils contiennent, surtout des globules rouges, qui, par le fait de leur transparence relative, peuvent fausser les résultats de l'examen, en donnant le spectre de l'oxyhémoglobine, par celle qu'ils contiennent, sans qu'il en existe en solution dans le liquide.

Le liquide, parfaitement limpide, étendu d'un peu d'eau distillée s'il présente une coloration trop accentuée, est versé dans la cuve spectroscopique. On fait alors l'examen du spectre.

Sérum sanguin. — Le sérum du sang humain, de quelque manière qu'il ait été préparé, par coagulation ou par centrifugation, présente toujours à l'œil une légère teinte jaunâtre.

Cette coloration a été attribuée par Hénocque à la présence de *lutéine*, qui a un spectre assez semblable à celui de l'oxyhémoglobine.

Gilbert a donné le nom de *sérochrome* à cette matière colorante, qu'il croit être un dérivé soit de l'hémoglobine, soit des pigments biliaires. En effet, même dans les cas où le sérum sanguin est très peu coloré (hyposérochromie de Gilbert), si on l'examine sous une épaisseur suffisante, on retrouve toujours les bandes caractéristiques de l'oxyhémoglobine ou de l'hémoglobine réduite.

Daremberg, d'autre part, a montré que, si l'on prépare du sérum
sanguin de chien par centrifugation très rapide, à une température
de 0°, on obtient un liquide tout à fait incolore, comme de l'eau. Il
faut donc attribuer la coloration du sérum sanguin à la petite quantité
d'hémoglobine en dissolution qu'il contient, due elle-même à la destruction de globules rouges pendant sa préparation. Cette hémoglobine
peut être normale ou altérée. D'après cette manière de voir, l'hypo- et
l'hypersérochromie de Gilbert n'auraient pas d'existence réelle au point
de vue absolu, puisqu'elles ne tiendraient qu'à une destruction accidentelle plus ou moins grande de globules rouges au cours de la
préparation. Par contre, avec une technique toujours exactement la
même pour la préparation du sérum, l'estimation de la coloration de
ce sérum pourrait avoir une importance clinique particulière, peut-être
même servir à évaluer le degré de la résistance globulaire.

Lorsque, après la préparation du sérum, ce dernier présente une
coloration rouge intense et que le spectre de l'oxyhémoglobine est
extrêmement marqué, on dit qu'il y a *hémoglobinémie*, c'est-à-dire dissolution en masse de l'hémoglobine dans le sérum. Ce fait est habituel
dans l'hémoglobinurie paroxystique; il est très rare, et d'un très mauvais pronostic, dans les infections graves à leur période ultime.

Urine. — L'examen doit se faire sur de l'urine fraîche, car, surtout
en cas d'urine alcaline, le sang qu'elle contient peut s'altérer par la
conservation. Suivant l'alcalinité ou l'acidité de l'urine, on trouve, soit
de l'oxyhémoglobine, soit de l'hémoglobine réduite, de l'hématoporphyrine ou de l'hématine, qui ont chacune leurs caractères spectroscopiques propres.

La présence d'hématine, d'hématoporphyrine ou de méthémoglobine
dans une *urine acide* indique toujours un empoisonnement par des
substances agissant sur le sang.

Dans les cas de cystites à urine très alcaline, les transformations du
pigment sanguin peuvent se faire dans la vessie elle-même.

Toutes les causes pouvant amener des hématuries abondantes peuvent
donner aux urines le spectre de l'oxyhémoglobine. Si l'hématurie est
peu abondante, c'est le spectre de l'hémoglobine réduite ou celui d'un
de ses dérivés qu'on trouvera.

Liquide céphalo-rachidien. — Ce liquide doit être très soigneusement centrifugé pour éloigner tous les globules rouges en suspension.
On y constate le spectre de l'oxyhémoglobine, dans les cas où il y a
hémolyse spontanée du liquide, dans les hémorragies du névraxe
comme dans les méningites aiguës hémorragiques.

Épanchements hémorragiques. — La couleur rouge du liquide tient
le plus souvent à des globules rouges en suspension, sans qu'il y ait
vraiment dissolution de l'hémoglobine. Si l'examen spectroscopique du
liquide surnageant, après centrifugation soignée, montre le spectre de
l'oxyhémoglobine ou de l'hémoglobine réduite, il faut songer, comme
nous l'avons montré, à un épanchement cancéreux (voy. *Hémolyse*).

II. *Dosage*. — 1. Dosage dans le sang — Le dosage spec-

troscopique de l'hémoglobine dans le sang a sur les procédés
colorimétriques l'avantage de porter sur du sang pur non di-

lué et d'éliminer, en une certaine mesure, le coefficient personnel de vision des couleurs. Il est plus exact que les dosages
colorimétriques pour un observateur exercé, mais il demande
un certain apprentissage. Il a aussi l'inconvénient d'exiger une
quantité de sang un peu plus considérable.

Il existe pour ce dosage plusieurs méthodes reposant sur
deux principes différents. Le premier, sur lequel sont basées
les méthodes généralement employées, est que toute dissolution de sang dans l'eau, qui exerce sur le spectre un pouvoir
absorbant équivalent à celui d'une solution déterminée d'oxyhémoglobine, contient une quantité égale de cette substance.
Ces méthodes, quoique susceptibles de donner de bons résultats ont le sérieux inconvénient de réclamer l'usage d'une
solution de titre fixe et connu d'oxyhémoglobine ; or cette
substance a le désavantage de s'altérer très facilement, ce qui
rend ces procédés difficilement utilisables.

Le second principe a été émis par Hénocque : Le sang pur
normal, lorsqu'il est sous une épaisseur de 70 µ, donne un
spectre de l'oxyhémoglobine dans lequel les deux bandes
caractéristiques de cette substance sont égales en largeur et
en intensité. Sous une épaisseur plus considérable ou plus
petite, les deux bandes cessent d'être sensiblement égales
soit en largeur, soit en intensité.

Ce qu'Hénocque appelle le *phénomène des deux bandes égales* coïnciderait donc, sous une épaisseur de 70 µ. avec la présence d'une quantité fixe (15 pour 100) d'oxyhémoglobine dans
le sang. Plus l'épaisseur de sang nécessaire pour obtenir le
phénomène des deux bandes égales sera grande, moins le sang
examiné sera riche en oxyhémoglobine.

Hénocque a basé sur ce principe la méthode suivante de dosage de l'hémoglobine *in vitro* :

Hématoscope. — Le dosage se fait en emprisonnant du sang
pur, au sortir des vaisseaux, dans une cuve prismatique, dont
on connaît l'épaisseur en chacun de ses points. Cette cuve,
appelée *hématoscope* par Hénocque, se compose de deux lames de verre superposées d'inégale largeur, maintenues en
contact à une de leurs extrémités par des griffes en métal,
tandis qu'à l'autre extrémité elles s'écartent de 300 millièmes
de millimètre l'une de l'autre, laissant ainsi entre elles un
espace prismatique, dont il est facile de calculer l'épaisseur en
chaque point donné. Sur la lame de verre inférieure, la plus

large, se trouve une échelle gravée suivant sa longueur, divisée en 60 parties égales.

Technique. — Après avoir fait un lavage à l'éther du bout du doigt ou de l'oreille, on fait une piqûre un peu forte avec une lancette, de manière à obtenir sans trop de difficulté quelques gouttes de sang. On fait couler le sang entre les deux lames de l'hématoscope en commençant par la partie la plus étroite ; pour éviter la formation de bulles d'air on tapote légèrement sur la lame supérieure ; 5 à 6 gouttes de sang suffisent pour remplir l'appareil.

Cela fait, à l'aide d'un spectroscope à vision directe, bien mis au point, on examine la couche de sang emprisonnée entre les deux lames de verre. Pour cela, commençant par la partie la plus mince, on fait glisser l'hématoscope devant le spectroscope en suivant attentivement les modifications du spectre. Au niveau de la partie où la couche de sang est la moins épaisse, on ne voit qu'une bande très étroite, très pâle, qui correspond à la première bande de l'oxyhémoglobine ; en continuant vers la partie plus épaisse, cette bande s'accentue ; la deuxième bande de l'oxyhémoglobine apparaît ensuite. A un certain moment, qu'on ne trouve bien qu'après de nombreux tâtonnements, ces deux bandes deviennent égales en largeur et en intensité ; si on s'est servi d'un spectroscope à échelle, on voit qu'elles sont égales aussi en longueur d'ondes. C'est le phénomène des deux bandes égales recherché.

On lit alors sur l'échelle gravée sur la lame inférieure de l'hématoscope le chiffre qui correspond à la fente du spectroscope. On se reporte à la table jointe à l'instrument, elle donne en chiffres absolus la quantité d'oxyhémoglobine pour 100, d'après l'épaisseur de sang qui correspond au chiffre trouvé. A l'état normal, le sang humain donne le phénomène des deux bandes égales sous une épaisseur de 70 μ., c'est-à-dire au n° 14 de la division de l'échelle de la lame inférieure de l'appareil.

Hématoscope simplifié. — Hénocque a ajouté à son hématoscope, pour en simplifier l'emploi, une plaque d'émail de même grandeur, blanche, portant la même échelle que la lame inférieure et de plus, sur la partie recouverte par le sang, des lettres et des chiffres, le tout marqué en noir.

L'hématoscope étant rempli de sang, on le pose sur la plaque d'émail, et on cherche à lire, à travers la couche de sang, le plus loin possible, les lettres et les chiffres. On note la dernière lettre qu'on a pu lire distinctement et on se reporte à la table.

En employant l'hématoscope de cette manière, on peut bien faire des évaluations approximatives de l'hémoglobine d'un sang donné, mais les causes d'erreur sont trop nombreuses et le coefficient personnel de vision joue un trop grand rôle pour que cette méthode puisse être regardée comme suffisamment exacte.

2. **Dosage au sein des tissus.** — L'analyseur chromatique de Hénocque est basé sur le principe que certains verres de couleur, interposés entre le spectre émis et l'œil de l'observateur, ont la propriété d'augmenter ou de diminuer l'intensité du spectre. Les verres bleus augmentent la netteté du spectre, tandis que les jaunes font disparaître les raies.

Analyseur chromatique. — Il se compose d'un spectroscope à vision directe à échelle, devant la fente duquel on peut faire passer successivement des verres de couleur. Il y a un verre bleu qui renforce le spectre et des verres jaunes plus ou moins foncés, qui effacent plus ou moins les bandes de ce dernier. Ces verres jaunes sont gradués de telle sorte que celui qui empêche de voir complètement les bandes de l'oxyhémoglobine en mesure la proportion dans le sang. Chaque verre jaune porte un numéro indiquant la quantité d'oxyhémoglobine à laquelle il correspond.

Technique. — Pour se servir de cet appareil, on vise une partie des téguments fortement colorée par le sang, les ongles, les lèvres, etc., — et bien éclairée. — En approchant suffisamment l'appareil et en plaçant le verre bleu devant la fente du spectroscope, on aperçoit très nettement les deux bandes de l'oxyhémoglobine. Ceci obtenu, on enlève le verre bleu et on fait passer successivement, sans bouger l'appareil, les verres jaunes devant la fente, jusqu'à ce que les bandes disparaissent. On note le numéro du verre jaune avec lequel ce résultat est obtenu et on se reporte à la table de l'appareil : celle-ci indique en chiffres absolus la proportion d'oxyhémoglobine contenue dans le sang au sein des tissus.

Cet appareil, pour être bien employé, demande un peu d'habitude. On le préférera aux autres procédés, lorsque, pour une raison ou pour une autre, on craint de prendre du sang par piqûre : diabète, anémie très grave, etc.

Ce procédé permet aussi de mesurer le degré ou de suivre l'évolution d'hypérémies ou d'érythèmes cutanés.

III. *Activité de réduction de l'oxyhémoglobine.*

— La recherche de l'activité de réduction de l'oxyhémoglobine se fait de deux manières différentes : *in vitro* ou *in vivo*, c'est-à-dire dans le sang hors des vaisseaux ou dans le sang en circulation dans les vaisseaux.

1. Recherche dans le sang « in vitro ». — La recherche dans le sang hors de l'organisme consiste à doser d'abord la quantité d'oxyhémoglobine qu'il contient *in vitro*, et à rechercher ensuite si, après agitation à l'air, une nouvelle quantité d'oxyhémoglobine est apparue par suite de la transformation de l'hémoglobine réduite.

Technique. — Pour cela on dose d'abord avec l'hématospectroscope la quantité d'oxyhémoglobine, comme il a été indiqué plus haut ; en même temps, par la même piqûre, on recueille quelques gouttes de sang dans une petite éprouvette contenant quelques cristaux de fluorure de sodium ou un peu d'extrait de têtes de sangsues pour empêcher la coagulation.

A l'aide d'une baguette de verre on agite le plus possible ce sang, de manière à le mettre en contact intime avec l'air, afin que toute l'hémoglobine réduite qu'il contient se transforme en oxyhémoglobine sous l'influence de l'oxygène de l'air.

Avec ce sang oxygéné, on fait un nouveau dosage à l'hématospectroscope. La différence entre les deux dosages donne la quantité d'hémoglobine réduite contenue dans le sang de la piqûre. En effet, le deuxième dosage donne la quantité totale de l'hémoglobine, entièrement transformée en oxyhémoglobine, tandis que le premier donne seulement la quantité d'oxyhémoglobine contenue dans le sang à sa sortie des vaisseaux. La différence entre les deux résultats est donc égale à la quantité d'hémoglobine réduite existant dans le sang recueilli.

Labbé a fait de multiples dosages avec ce procédé. Il a trouvé qu'à l'état normal la quantité d'hémoglobine réduite du sang, retiré par piqûre du bout du doigt, varie de 0,5 à 1 pour 100. Dans les cardiopathies elle augmenterait beaucoup et atteindrait 1 à 2 pour 100. Dans l'asystolie elle est de 2 à 7 pour 100. Dans les maladies congénitales du cœur elle peut aller jusqu'à 10 pour 100. Toutes les maladies pulmonaires augmentent beaucoup la quantité d'hémoglobine réduite.

La présence dans le sang d'une forte quantité d'hémoglobine réduite révèle donc un trouble dans l'hématose, c'est-à-dire indique que l'oxygénation du sang pendant son passage dans les poumons ne se fait pas suffisamment, par défaut soit de force cardiaque, soit d'aération pulmonaire.

2. Recherche au sein des tissus. — Le procédé pour doser l'activité de réduction de l'oxyhémoglobine dans les tissus *in vivo* a été donné par Hénocque. Il consiste à constater au spectroscope sur une partie du corps, par le procédé indiqué plus haut, d'abord la présence des deux bandes de l'oxyhémoglobine et ensuite leur remplacement par la bande de Stockes lorsque l'on empêche l'arrivée du sang apportant à nouveau de l'oxyhémoglobine. On constate quel est le temps nécessaire pour que l'oxyhémoglobine en cèdant son oxygène aux tissus environnants se transforme en hémoglobine réduite.

Technique. — On dirige le spectroscope bien mis au point, sur la surface unguéale du pouce et on cherche, en faisant varier la distance, l'endroit où l'on a la meilleure vision du spectre de l'oxyhémoglobine. La surface de l'ongle doit être très fortement éclairée par une lumière blanche diffuse ; pour obtenir cet éclairage, on peut introduire entre l'extrémité de l'ongle et le pouce une feuille de papier blanc, pliée à 45°, qui servira de réflecteur.

Lorsqu'on aperçoit le spectre, la première bande de l'oxyhémoglobine est toujours très nette, tandis que la seconde est un peu estompée. On fait alors une ligature à l'aide d'un lien élastique à la base de la première phalange. On note au chronographe le moment exact où la ligature a été faite, puis on suit attentivement au spectroscope les modifications ultérieures du spectre.

La seconde bande de l'oxyhémoglobine devient d'abord plus nette, tandis que la première s'estompe et finit par s'effacer complètement. La deuxième bande disparaît ensuite à son tour et le spectre reste un moment sans aucune bande ; puis la bande de réduction de Stockes apparaît petit à petit, de plus en plus intense à mesure que l'oxyhémoglobine cède plus d'oxygène aux tissus. En même temps la surface unguéale pâlit d'abord, puis se cyanose. On relève le temps écoulé entre le moment de la ligature et celui de la disparition complète des deux bandes de l'oxyhémoglobine, sans attendre l'apparition de la bande de Stockes ; à l'état normal, cette disparition s'obtiendrait 70 secondes après la ligature.

Hénocque a montré que la rapidité de réduction était en rapport, d'une part, avec la richesse du sang en oxyhémoglobine dosée à l'hématospectroscope, et, d'autre part, avec l'activité réductrice du foyer, c'està-dire avec l'affinité des tissus du pouce pour l'oxygène. Il a établi le rapport :

$$\text{Activité de réduction des tissus} = \frac{\text{quantité d'oxyhémoglobine} \times 5}{\text{durée de la réduction en secondes}}.$$

Le chiffre 5 est une constante, déterminée expérimentalement de façon à ce que le coefficient de réduction des tissus soit égal à 1 à l'état normal.

Ce coefficient présente des variations physiologiques marquées pendant la journée. Il suit assez sensiblement la courbe de la température.

Ses variations pathologiques sont très nombreuses ; toutes les fois que la nutrition des tissus est atteinte, le quotient de leur activité de réduction est modifié.

L'activité de réduction peut tomber à 0,30 à l'état pathologique ; elle est très diminuée dans les chloroses, et à un degré moindre dans presque toutes les anémies symptomatiques ; il en est de même dans l'obésité, les dyspepsies gastro-intestinales, les entérites chroniques, les cancers, les suppurations chroniques et même les hémorragies cérébrales. Par contre, elle peut être très augmentée et atteindre 1,55 à 2 : dans la pléthore, la congestion pulmonaire, le purpura rhumatismal, l'eczéma et en général les affections cutanées, etc.

IV. *Altérabilité de l'hémoglobine.* — Nous avons

essayé d'estimer le degré d'altérabilité de l'hémoglobine du sang en cherchant, au spectroscope, le temps que la bande d'absorption caractéristique de la méthémoglobine met à apparaître, dans la partie rouge du spectre, lorsqu'on emploie une solution déterminée de sang, à laquelle on ajoute une quantité fixe d'une solution méthémoglobinisante.

Technique. — On fait une solution du sang à examiner dans de l'eau distillée, réglée de manière à obtenir une intensité colorante, dans une éprouvette de même diamètre, égale à celle d'un étalon fixe de picro-carmin glycériné, présentant la coloration d'une solution à 1 pour 100 de sang normal.

Après l'avoir centrifugée pour enlever les globules rouges qui auraient pu rester en suspension, on remplit la cuve spectroscopique de cette solution.

On ajoute alors 4 gouttes d'une solution aqueuse de ferricyanure de potassium à 1 pour 100 et on note au chronographe le moment exact de cette addition. On suit aussitôt au spectroscope, chronographe en main, les modifications du spectre qui se produisent. La deuxième bande de l'oxyhémoglobine s'efface peu à peu, la première s'estompe légèrement et on voit ensuite apparaître brusquement une bande très étroite, mais très nette, à la limite du rouge et de l'orangé. A ce moment on relève sur le chronomètre le temps qui s'est écoulé depuis l'addition du ferricyanure. Nous avons constaté que le temps écoulé était de 10 à 12 minutes à l'état normal.

Ce temps varie beaucoup dans les divers états pathologiques ; nous l'avons vu descendre jusqu'à 2 minutes et au contraire s'élever jusqu'à 15 minutes. Nous avons remarqué que toutes les fois que la valeur globulaire du sang est augmentée, l'altérabilité de son hémoglobine l'est également. Ainsi, dans les anémies pernicieuses, la résistance à l'altérabilité est extrêmement courte.

Nous pensons que les mesures de l'altérabilité de l'hémoglobine peuvent donner de précieuses indications sur les variations physiologiques ou pathologiques de sa qualité.

III. — RECHERCHE DES PIGMENTS

I. *Pigments biliaires*. — La bile et ses divers pigments ont la propriété de donner un spectre d'absorption (fig. 66, 7), qui est suffisamment caractéristique pour les besoins de la clinique ; c'est une absorption absolue de toute la partie du spectre située à droite de la raie F, c'est-à-dire du bleu jusqu'au violet. Une solution de 1/50000 de biliverdine donne déjà cette absorption.

1. Recherche dans l'urine. — Pour rechercher au spectroscope les pigments biliaires dans l'urine, il suffit de la filtrer, et de la diluer jusqu'à ce qu'on obtienne la disparition du champ droit seul du spectre. Si l'urine est trop colorée, tout le spectre est éteint, et il est impossible de rien distinguer.

Hénocque propose aussi de faire la réaction de Gmelin (voy. p. 120) dans un tube à essai et d'examiner au spectroscope les divers anneaux qui se forment. Dans l'anneau bleu (bilicyanine) on a un spectre avec trois bandes obscures, les deux premières à droite et à gauche de D, séparées par un intervalle jaune, et la troisième entre *b* et F, plus large et plus sombre. Dans l'anneau rouge, les deux premières bandes disparaissent et il ne persiste que la bande près de F, qui augmente encore et finit par éteindre toute la partie droite du spectre dans l'anneau jaune.

2. **Dosage dans l'urine.** — On peut doser approximativement

dans l'urine la quantité de bile en se servant, comme étalon, d'une solution type de biliverdine; on les compare au spectroscope, en diluant l'urine à examiner avec des quantités d'eau connues jusqu'à ce qu'on obtienne la même extinction de la partie droite du spectre que par le liquide étalon.

Causes d'erreur. — L'obscurcissement du champ droit du spectre n'est pas spécifique des seuls pigments biliaires, mais, dans les conditions cliniques, quand il existe sans autres bandes d'absorption, c'est la biliverdine seule qui le donne.

L'hémoglobine en solution forte obscurcit de même le champ droit, mais elle donne toujours en même temps les bandes caractéristiques dans le champ gauche.

3. **Recherche dans le sérum sanguin.** — On recueille par piqûre du doigt 3 ou 4 centimètres cubes de sang, qu'on laisse coaguler dans une petite éprouvette, dans un endroit frais, pendant 24 heures, ou bien qu'on centrifuge directement et rapidement. Le sérum bien collecté est recueilli au moyen d'une pipette effilée et placé dans la cuve du spectroscope. Si on observe un obscurcissement marqué de la partie droite du spectre, on peut affirmer la présence de pigments biliaires même si la réaction de Gmelin est négative. En effet, Gilbert a montré que, dans le sérum sanguin, la réaction spectroscopique des pigments biliaires est beaucoup plus sensible que celle de Gmelin.

La recherche des pigments biliaires dans le sérum sanguin a pris une plus grande importance dans ces dernières années, depuis que Gilbert a montré qu'il existait un état pathologique dans lequel le sang contenait des pigments biliaires, sans qu'il y ait d'ictère, ni de pigments dans les urines. Il a donné à cet état le nom de cholémie acholurique; il ajoute qu'elle présente d'ordinaire une origine familiale (voy. p. 126).

4. **Recherche dans le liquide céphalo-rachidien.** — Le liquide, dès qu'il a été prélevé par la ponction lombaire, doit être soigneusement filtré ou mieux centrifugé, s'il présente un trouble quelconque. On en remplit la cuve du spectroscope. L'obscurcissement du champ droit du spectre indique la présence de pigments biliaires.

La présence de pigments biliaires dans le liquide céphalo-rachidien est toujours accompagnée d'accidents graves : somnolence, troubles nerveux, crises nerveuses, etc. (Gilbert). La recherche de ces pigments au spectroscope sera donc très utile pour distinguer, par exemple, de l'urémie les cas de cholémie acholurique.

Toutefois l'existence de ces pigments dans le liquide céphalo-rachidien n'indique pas toujours une origine hépatique ; nous avons montré, en effet, qu'ils peuvent provenir, exceptionnellement il est vrai, de la transformation des pigments du sang épanché dans le canal rachidien.

II. **Urobiline.** — L'urobiline est caractérisée par la pré_ sence dans le spectre d'une bande d'absorption assez large (fig. 66, 8), bande située dans le vertet le bleu cyané, entre la raie *b* et la raie F, entre 510 λ et 485 λ, c'est-à-dire laissant un léger espace entre la raie *b* et son bord gauche et pouvant dépasser F à droite. Cette urobiline est celle qu'on rencontre le plus fréquemment, mais on en a trouvé une autre, dite pathologique, présentant, outre la bande caractéristique précédente, une autre bande un peu avant D et une autre encore plus large après D.

L'urobiline existe souvent dans les divers liquides de l'organisme sous forme de *chromogène* ; pour la mettre alors en évidence, il suffit d'acidifier le liquide avec quelques gouttes d'acide acétique avant de procéder à la recherche spectroscopique.

1. **Recherche dans l'urine.** — Pour rechercher au spectroscope l'urobiline dans l'urine, il faut, si l'urine est très fortement colorée, la diluer un peu et l'additionner de quelques gouttes d'acide acétique pour transformer le chromogène. On en remplit ensuite la cuve spectroscopique. Si l'urine contient, outre l'urobiline, d'autres pigments, biliaires ou autres, il faut les éliminer au préalable pour qu'ils ne troublent pas la netteté du spectre. Pour cela il y a plusieurs procédés :

a. On peut (Hayem) verser doucement au-dessus de l'urine quelques gouttes d'eau distillée, additionnée d'un peu d'acide acétique, de manière à ce que les deux liquides ne se mélangent pas. L'urobiline diffusant dans l'eau beaucoup plus vite que les autres pigments, il suffit d'examiner au spectroscope la couche d'eau et, en cas d'urobilinurie, on voit apparaître la bande caractéristique de l'urobiline en F.

b. On peut aussi (Denigès) précipiter les autres pigments, l'urobiline restant intacte, avec le liquide de Denigès (p. 129).

2. **Dosage dans l'urine.** — On a proposé plusieurs méthodes de dosage. Elles reposent sur deux principes différents :

1° Rechercher sous quelle épaisseur il faut regarder l'urine au spectroscope pour avoir la bande caractéristique de l'urobiline. On a construit pour cela des spectroscopes spéciaux (Moitessier, Yvon et Hénocque), mais la présence des autres pigments gêne beaucoup ce dosage et on n'obtient que des résultats très approximatifs.

2° Isoler toute l'urobiline d'une quantité donnée d'urine par un des procédés chimiques (voy. p. 128) et comparer, au spectroscope, la solution obtenue à une solution d'urobiline pure titrée (procédés de Veglazio, de Bozomoloff et de Denigès).

L'objection la plus sérieuse qu'on puisse faire à ces méthodes, c'est qu'elles utilisent des solutions titrées d'urobiline, alors que, jusqu'à présent, on n'a pas pu isoler l'urobiline à l'état de pureté absolue.

Gautier et Veillard proposent de réserver le nom d'*urobiline* à la matière colorante pathologique de l'urine, donnant au spectroscope les trois bandes d'absorption, tandis qu'ils nomment *urochrome*, celle qui ne montre qu'une seule bande d'absorption en F; ils ont retrouvé cette dernière dans presque toutes les urines normales, en plus ou moins grande quantité, et par suite la première seule doit être considérée comme pathologique.

La recherche de l'urobiline au spectroscope dans l'urine n'est utilisée que lorsqu'on n'a que très peu de liquide à sa disposition, car les procédés chimiques sont plus exacts. Les procédés de dosage spectroscopique sont, actuellement, moins recommandables encore.

3. Recherche dans le sérum sanguin.

— On recueille 1 ou 2 centimètres cubes de sérum que l'on place dans la cuve spectroscopique pour l'examiner. Si le sérum est très coloré, en cas d'ictère, par exemple, on a recours au procédé de Hayem, c'est-à-dire à l'examen d'une couche d'eau distillée déposée à la surface du sérum, couche dans laquelle l'urobiline diffuse plus vite que les autres pigments.

Cause d'erreur. — Le sérum sanguin extrait des vaisseaux contenant toujours un peu d'oxyhémoglobine en solution, il faut se garder de confondre les deux bandes d'absorption caractéristiques de l'oxyhémoglobine avec celles de l'urobiline.

Le dosage de l'urobiline dans le sérum sanguin ne peut se faire qu'approximativement, par l'appréciation de l'intensité de la bande caractéristique.

La recherche spectroscopique de l'urobiline est la seule qui puisse être pratiquée en clinique pour le sérum sanguin, les procédés chimiques demandant trop de liquide et ne pouvant être appliqués à cause de la présence de l'albumine qu'ils coagulent.

La présence d'urobiline dans le sérum peut avoir deux origines bien distinctes :

L'une est le mauvais fonctionnement de la cellule hépatique altérée, comme c'est le cas par exemple dans les cirrhoses ou la dégénérescence graisseuse du foie ; l'autre est la résorption de l'urobiline qui se forme spontanément aux dépens de l'hémoglobine dans les grandes hémorragies internes. L'hémoglobine, lorsqu'elle est épanchée depuis un certain temps dans les tissus ou dans les séreuses, se transforme en effet, à la longue, en urobiline et est résorbée ; elle pénètre sous cette forme plus diffusible dans le sérum sanguin.

Pour la même raison, on peut trouver dans le sérum sanguin une quantité plus ou moins considérable d'urobiline dans les grandes destructions globulaires, aussi bien dans celle qui s'opère normalement chez les nouveau-nés, que dans celles qui surviennent à l'état pathologique, dans les pyrexies intenses ou dans les anémies graves.

CHAPITRE IV

RÉFRACTOMÉTRIE

La réfractométrie est basée sur l'estimation de la limite de la réflexion totale de la lumière, limite qui varie pour les différents corps, et qui, pour une solution, dépend de sa concentration. Le réfractomètre permet de déterminer cette limite par le déplacement d'une ligne placée entre la partie claire et la partie sombre du champ visuel. Une échelle placée sur le champ porte des chiffres qu'on peut transformer au moyen d'une table spéciale en indices de réfraction.

Théoriquement, l'indice de réfraction dépend : 1° de la nature des éléments contenus dans un liquide donné ; 2° de la quantité de ces éléments ; 3° de la disposition atomique ; 4° de la lumière ; 5° de la température.

Le 3e point n'entre pas en ligne de compte ici, les 4e et 5e peuvent être obtenus à l'état de constantes.

La détermination de l'indice de réfraction est donc utile lorsqu'il s'agit de déterminer la quantité d'une substance de grande réfraction spécifique contenue dans un liquide, que cette substance soit seule, ou qu'elle soit accompagnée d'autres substances n'ayant qu'une influence négligeable sur la force de réfraction.

Réfractomètre. — En clinique, on emploie uniquement le

réfractomètre à immersion. Cet instrument se compose essentiellement (fig. 67) des parties suivantes :

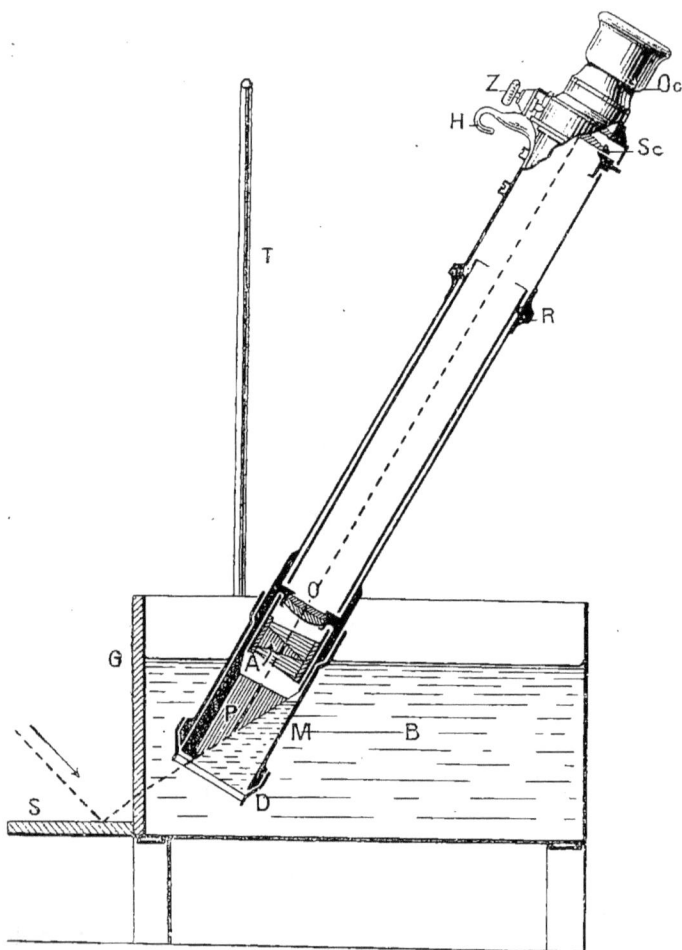

Fig. 67. — Réfractomètre à immersion.

1° Un prisme P, en verre résistant, dont l'angle de réfringence est d'environ 63° ;

2° Une lunette, avec son objectif O et son oculaire Oc, muni
d'une échelle Sc et d'une vis micrométrique Z. Cette lunette
est reliée au prisme par une armature rigide ;

3° Un compensateur A, intercalé entre le prisme P et l'objectif de la lunette O ; ce compensateur peut tourner autour de
l'axe de la lunette sous l'action de la bague R.

En raison des différences de dispersion qui existent entre le verre et les liquides, la limite qui sépare la zone claire de la zone obscure du champ visuel est généralement colorée et par conséquent peu nette. En faisant tourner le compensateur au moyen de la bague moletée R, on rend la limite incolore et nette.

On lit sur l'échelle la position de la ligne limite ; la vis micrométrique Z sert à déterminer les dixièmes. En tournant le bouton Z, on déplace l'échelle jusqu'à ce que la division notée tombe exactement sur la limite. L'index du tambour de la vis micrométrique indique les dixièmes à ajouter aux chiffres entiers.

Technique. — Lorsqu'on a à sa disposition une assez grande quantité de liquide, on introduit simplement celui-ci dans un vase à filtrer ; on immerge le prisme directement dans ce liquide. Au-devant de la cuve se trouve un miroir S. La lumière tombe sur ce miroir, pénètre par le verre dépoli G dans le bain d'eau, puis par la fenêtre du couvercle D dans le liquide à examiner et arrive enfin au réfractomètre, qui est maintenu par un dispositif particulier dans une position oblique qui facilite la lecture.

Lorsqu'on n'a pas à sa disposition une quantité de liquide suffisante pour remplir un vase à filtrer, on emploie un prisme auxiliaire, de la manière suivante : On commence par adapter au réfractomètre, la cuve métallique M et on serre à fond la fermeture à la baïonnette sans mettre le couvercle. On se rend compte ensuite de la manière dont le prisme auxiliaire doit être introduit dans la cuve M pour qu'il soit maintenu en place par le couvercle D, sa face hypoténuse s'appliquant sur la face elliptique polie du prisme du réfractomètre.

On met alors quelques gouttes du liquide à examiner sur la face hypoténuse du prisme auxiliaire qu'on tient horizontale et on glisse le prisme dans la cuve qu'on ferme avec le couvercle. Si l'on a pris une petite goutte de liquide, on reconnaît son bord à travers la face carrée du prisme auxiliaire. Il est bon, autant que possible, de remplir entièrement l'espace compris entre les deux prismes, autrement la clarté diminue. Cette disposition permet de faire prendre au réfractomètre la température du bain aussi bien que si la cuve M était remplie de liquide. L'instrument est suspendu à un étrier spécial, la cuve métallique plongeant dans l'eau.

Comme dans toutes les mesures physiques, la température joue dans la réfractométrie un rôle important. Il est donc nécessaire, pour avoir des chiffres comparables, de maintenir le liquide à une température constante.

Pour les déterminations très exactes, surtout lorsqu'il faut obtenir une température très différente de la température ambiante, on emploie un dispositif compliqué avec serpentin et régulateur. Plus simplement, pour les déterminations cliniques, on cherche à obtenir une température constante de 17°5. On y parvient en employant un bain de réglage. Ce dispositif comprend : un récipient émaillé de 10 litres environ, muni d'une enveloppe et d'un dessous de feutre; un appareil de remplissage en métal permettant un mélange instantané de l'eau ajoutée à l'eau contenue dans le récipient; un porte-vases et un porte-miroir.

Pour maintenir une température aussi constante que possible, on peut placer le récipient dans une caisse contenant de la sciure de bois.

La réfractométrie est surtout employée en clinique pour le dosage de l'albumine. Ce procédé n'a pas donné de résultats satisfaisants pour l'urine, substance de composition trop complexe et trop variable.

Pour le sérum sanguin, et pour les liquides de transsudats et d'exsudats, les résultats sont beaucoup plus satisfaisants. A l'aide de tableaux spéciaux, on peut obtenir directement la teneur en albumine du sérum ou d'un liquide d'exsudats ou de transsudats d'après les chiffres des divisions du réfractomètre. D'après les auteurs, la teneur en albumine du sérum normal oscillerait entre 75 et 90 grammes par litre. Widal et ses élèves ont précisé qu'elle était généralement comprise entre 76 et 84.

Récemment, Widal et ses élèves ont utilisé la réfractométrie pour mesurer, d'après la teneur du sérum en albumine, le degré d'hydrémie chez les brightiques et les cardiaques. De la comparaison de la courbe de poids et de la courbe réfractométrique, ils ont tiré des conclusions sur la pathogénie des œdèmes. Ils ont montré en outre qu'en permettant de mesurer le degré de l'hydrémie, la réfractométrie fournit des indications utiles pour la pratique. L'hypoalbuminose existe chez les cardiaques œdémateux et chez les cardio-rénaux, comme chez les malades atteints de néphrite épithéliale.

Chez les malades arrivés au dernier terme de l'asystolie, on constate parfois un véritable affolement de la courbe réfractométrique ; on peut trouver un jour de l'hypoalbuminose et le lendemain de l'hyperalbuminose (Widal).

Pour le liquide céphalo-rachidien, d'après Babès, l'indice de réfraction varie peu dans les diverses affections du système nerveux. Il oscille chez l'adulte entre 1,33482 et 1,33517 et chez l'enfant entre 1,33478 et 1,33501. Un indice de réfraction au-dessus de ces chiffres serait un signe pathognomonique et constant de la méningite aiguë (tuberculeuse ou autre).

CHAPITRE V

ULTRAMICROSCOPIE

L'ultramicroscopie est un mode d'examen des éléments microscopiques trop petits pour être perçus avec les micros-copes ordinaires : elle permet de les observer à l'état vivant, c'est-à-dire avec leurs formes et leurs mouvements propres.

Les *ultramicroscopes* sont des combinaisons optiques dans lesquelles les éléments à examiner, placés sur un fond noir, sont éclairés latéralement, par réfraction, d'une façon extrêmement intense. Ces éléments deviennent alors très facilement visibles et très lumineux parce qu'ils émettent eux-mêmes des rayons, qui font percevoir leurs formes et leurs mouvements. Ces appareils doivent donc émettre un éclairage intensif, uniquement latéral, tout en empêchant l'introduction dans le microscope des rayons étrangers.

L'ultramicroscope se compose : 1° d'un appareil à fond noir et à réfraction des rayons ; 2° d'un statif de microscope ordinaire avec oculaires et objectifs ; 3° d'une source lumineuse avec une lentille condensatrice ; 4° d'un banc optique.

1° **Appareil à fond noir.** — C'est l'organe le plus important, puisqu'il comprend le système optique qui réfracte les rayons lumineux de manière à effectuer l'éclairage uniquement latéral des objets à examiner, en éteignant le plus possible les rayons directs.

Pour obtenir cette réfraction, certains appareils utilisent des prismes, d'autres des miroirs. On peut les grouper en 3 variétés :

1° *Appareils à prisme parallélipipède oblique à base rectangle.* — Les rayons lumineux arrivent sur une face oblique du prisme, sont reportés sur la face droite et de là renvoyés à travers l'ouverture diaphragmatique du système optique, jusque sur les objets à examiner. Un diaphragme dans l'objectif lui-même empêche l'arrivée des rayons directs.

2° *Appareils à condensateur parabolique.* — Ils sont composés d'un prisme parabolique (fig. 68). Seuls les rayons latéraux, *a*, *a*, réfractés par les extrémités des faces latérales du prisme, arrivent sur les objets à éclairer. Les rayons directs *b*, *b* sont arrêtés par un diaphragme *c*.

3° *Appareils condensateurs à miroirs sphériques* (fig. 69). — Ils se composent de deux miroirs : l'un grand, extérieur, concave, *a b* ; l'autre petit, intérieur, convexe, *c c*. Les rayons directs *f* sont arrêtés par le miroir convexe ; les rayons latéraux *d* et *c* sont réfléchis deux fois, par le miroir concave *c* puis par le miroir convexe en *a* et *b* sur les objets à examiner en P. Un diaphragme R dans l'objectif arrête les rayons directs de la source lumineuse.

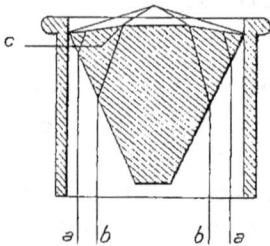

FIG. 68. — Marche des rayons dans un condensateur parabolique.

On a construit de nombreux appareils basés sur ces divers systèmes optiques. Les uns se placent dessus, les autres dessous la platine du microscope.

Nous ne décrirons que trois appareils, les plus simples et les plus employés :

1° *L'appareil simple de Nachet* est constitué par un prisme parabolique (fig. 70) contenu dans un manchon métallique, qui se place dans la douille du condensateur Abbé d'un microscope ordinaire. Il est muni d'une douille à rampe hélicoïdale C, pour le serrage de l'appareil sur le porte-condensateur, et d'un mécanisme à deux boutons B, permettant d'obtenir un centrage absolu de l'éclairage. Il existe un modèle qui peut s'ajuster sur n'importe quel microscope.

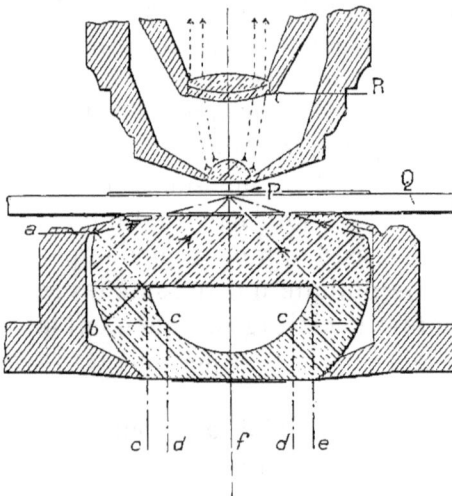

FIG. 69. — Marche des rayons dans un condensateur à miroirs.

L'inconvénient de cet appareil est de ne pouvoir être utilisé pour les forts grossissements ; il ne peut être employé qu'avec les objectifs n°s 3, 4 et 5. Par contre il a l'avantage d'être très bon marché.

Nachet construit une modification de cet appareil, formé d'une platine se posant sur celle du microscope et qui y est

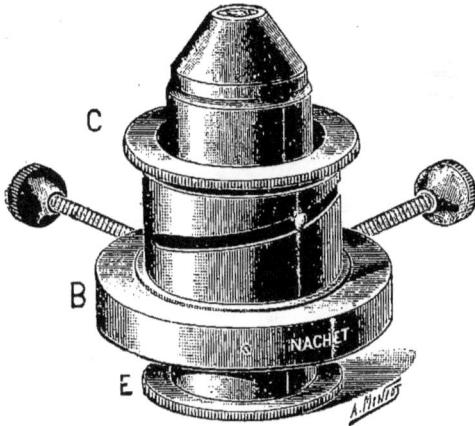

maintenue par les valets. Au centre de cette platine se trouve le prisme parabolique. Cet appareil permet l'utilisation de l'immersion.

2. *Le condensateur simple* est constitué par un condensateur à miroirs sphériques. C'est une platine mobile qui se place à l'aide des valets sur la platine fixe d'un microscope quelconque. Au

centre de cette platine se trouve le condensateur, recouvert par une lame de verre portant à son centre un petit cercle gravé au diamant, destiné au centrage de l'appareil. En avant de la platine se trouvent des valets destinés à fixer la préparation sur la lame de verre ; en arrière, du côté de l'observateur, sous la platine, il y a un petit levier produisant un déplacement vertical de tout le système.

3° Le *condensateur universel* est un perfectionnement du précédent (fig. 71). Il se compose d'une platine *a* portant le condensateur *e*, recouvert d'une lame de verre *b*. Cette platine se fixe sur celle du microscope par deux pièces métalliques *cc*, recouvertes de caoutchouc, serrées et fixées par les vis latérales *dd*. Le centrage de l'appareil se fait ainsi très facilement en serrant plus ou moins l'une et l'autre des deux vis.

Sous le condensateur *e* se trouve un disque tournant *f*, portant quatre diaphragmes de différentes grandeurs, un petit disque de verre dépoli et une lentille plan-convexe. Les différents diaphragmes de ce disque servent à régler le cône lumineux suivant l'intensité de l'éclairage et les objectifs employés.

Les diaphragmes n°s 10 et 11 servent pour les objectifs à

immersion. En interposant le disque de verre dépoli ou la lentille plan-convexe, on obtient l'éclairage direct. La combinaison de la lentille plan-convexe avec le condensateur produit l'effet du condensateur Abbé.

Le grand avantage de cet appareil est de pouvoir passer très rapidement de l'éclairage latéral à l'éclairage direct, et

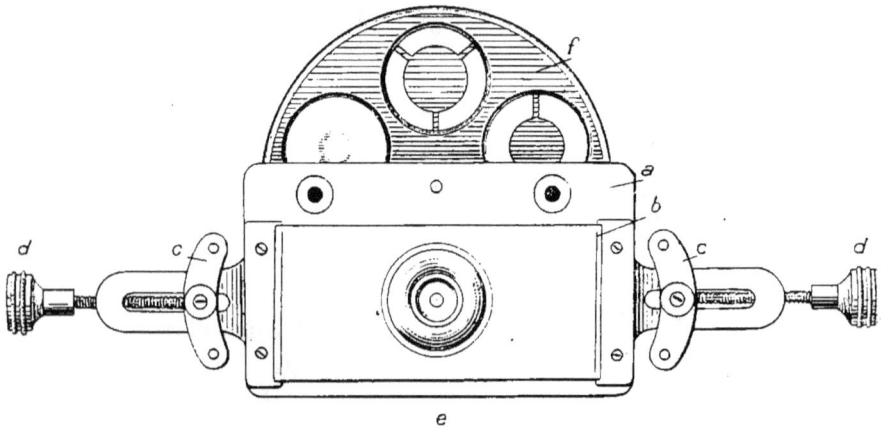

Fig. 71. — Condensateur universel.

vice versa, sans changer la mise au point ni la source lumineuse.

2° **Statif.** — Le *microscope* employé doit être solide, stable et d'un grand modèle. Il faut avoir soin d'enlever l'éclairage Abbé. Tous les objectifs peuvent être utilisés. Il est préférable de se servir d'un objectif faible avec un oculaire fort.

Lorsqu'on veut utiliser un objectif à immersion, il faut introduire dans l'objectif lui-même un petit diaphragme conique pour arrêter les rayons directs. Ce diaphragme, livré avec l'appareil, se visse dans l'intérieur de l'objectif à immersion, au-dessus du système des lentilles.

3° **Source lumineuse.** — Elle doit être très intense, très régulière, et très blanche. La lampe construite par Nachet donne d'excellents résultats. Toutes les lampes à charbons, à acétylène, les becs à incandescence peuvent convenir à condition que la lumière soit assez intense, fixe et blanche.

Une petite lampe à charbons de 4 ampères, munie d'un tube à l'extrémité duquel est fixée une lentille condensatrice, facilite beaucoup la mise en marche de l'appareil.

Une *lentille condensatrice* est nécessaire pour condenser
les rayons émis par la lampe sur le miroir du microscope.
On peut la remplacer par une boule de verre remplie d'eau,
qui tout en concentrant les rayons lumineux a l'avantage
d'arrêter les rayons caloriques.

4° **Banc optique.** — L'emploi d'un *banc optique* n'est pas
indispensable, mais il évite de grandes pertes de temps et
rend de grands services pour la mise au point plus rapide
des divers appareils : source lumineuse a, lentille conden-

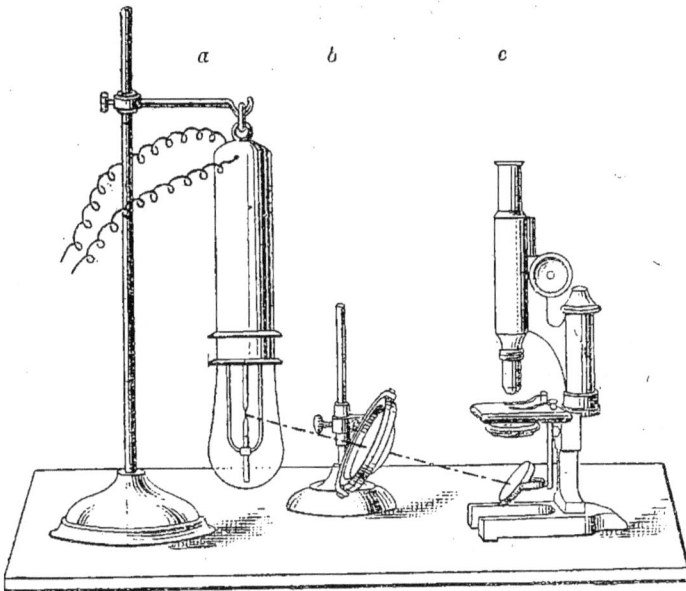

Fig. 72. — Banc optique pour fixer la place des diverses pièces
de l'ultramicroscope.

satrice b, statif c. Il se compose d'une table de bois portant
des repères fixant la place respective que doit occuper chacun de ces trois appareils.

Il faut en outre avoir des *lames* et des *lamelles*, de composition chimique et d'épaisseur toujours les mêmes. Elles
doivent être exemptes de tout défaut et très propres ; pour
cela on les lave dans des solutions acides et on les conserve
dans l'alcool.

L'huile à immersion employée doit être fluide et sans bulles d'air. L'épaisseur des lames et la fluidité de l'huile à
immersion ont une grande importance ; il faut en effet que

la réfraction des rayons s'y fasse dans de bonnes conditions. Pour cela, on place une goutte d'huile à immersion entre la lame de la préparation et l'appareil à fond noir et de même sur la lamelle, l'examen se faisant à l'immersion les rayons n'ont plus ainsi à traverser qu'un seul milieu de même réfringence.

Technique. — a. *Repérage des différents accessoires de l'ultra-microscope.* — Les divers accessoires doivent être très exactement repérés les uns par rapport aux autres. La distance de la source lumineuse, l'inclinaison de la lentille condensatrice et l'éclairage du miroir du microscope doivent être très soigneusement établis. La source lumineuse étant disposée, on place devant elle la lentille condensatrice et, à l'aide d'une feuille de papier blanc, on détermine exactement le foyer de la lentille, en cherchant à obtenir sur le papier le point lumineux le plus intense et le plus petit, ou, avec la lampe Nachet, par exemple, l'image du fil. On cherche alors à faire coïncider exactement ce point avec le miroir du microscope, soit en faisant varier l'inclinaison de celui-ci, soit en abaissant ou en élevant la source lumineuse, soit en inclinant plus ou moins la lentille. Il faut ainsi déterminer avec soin la distance et la position respective convenables des divers accessoires, c'est pourquoi le banc optique est utile, car il évite de refaire ce travail à chaque examen.

b. *Centrage de l'appareil à fond noir.* — Presque tous les appareils portent à leur centre un diaphragme limité par un petit cercle tracé au diamant. Il faut avec un objectif à faible grossissement faire coïncider ce cercle avec le centre du champ et avec le maximum d'éclairage ; on fait bouger le condensateur avec la main ou à l'aide des vis latérales, jusqu'à ce que le centre de l'appareil à fond noir soit nettement éclairé sans ombres ni halos.

c. *Mise au point.* — L'appareil étant bien centré, on met une goutte d'huile à immersion sur la lame qui recouvre le condensateur, en évitant avec soin les bulles d'air. On place ensuite la préparation et on la fixe à l'aide des valets. On abaisse l'objectif ; on aperçoit d'abord un éclairage diffus, puis de l'obscurité ; ensuite, en abaissant toujours, le fond obscur s'éclaire brusquement par places et on aperçoit des masses et des points lumineux, les uns mobiles, les autres immobiles.

Si la mise au point est bonne, le fond doit être noir avec

des parcelles lumineuses très nettes et sans halos. On voit parfois des masses ovales ou en rosaces, lumineuses et immobiles ; elles sont dues à des défauts du verre, de la lame ou de la lamelle. La plupart des autres points lumineux sont mobiles, animés de deux mouvements : l'un général, d'ensemble, de tous les éléments dans le même sens, dû à des courants produits par l'inclinaison de la préparation ou par des phénomènes de capillarité ; l'autre individuel, spécifique, brownien, latéral, de propulsion ou de reptation.

Si la mise au point n'est pas bonne, le fond n'est pas noir, les masses brillantes sont floues avec halos. Il faut alors agir sur l'appareil à fond noir et refaire le centrage ou vérifier l'éclairage. La mise au point parfaite est délicate et souvent très longue à obtenir.

Préparations. — Les préparations destinées à être examinées à l'ultra-microscope doivent être faites avec grand soin. La préparation ne doit pas être trop épaisse, elle ne doit pas contenir trop d'éléments, car on ne pourrait plus les distinguer les uns des autres.

La substance à examiner peut être préparée *à l'état sec,* si elle présente une viscosité suffisante pour assurer l'adhérence entre la lame et la lamelle, adhérence nécessaire pour que la lamelle ne soit pas déplacée par les mouvements de l'immersion. Il faut appuyer un peu sur la lamelle pour que la préparation ne soit pas trop épaisse, sans toutefois chasser trop fortement les éléments.

Le plus souvent, on ajoute un liquide à la matière à examiner ; ce liquide doit être très peu abondant de manière à faciliter l'adhérence entre la lame et la lamelle, il ne doit pas contenir de bulles d'air. Les meilleurs liquides sont les liquides organiques ou le sérum sanguin ; les mouvements et les formes des éléments s'y conservent très bien, longtemps même, si on a soin de luter la préparation.

Le sérum artificiel peut être employé, mais il produit des modifications dans les mouvements des particules par le fait des changements osmotiques.

L'eau distillée hémolyse le sang et fait éclater les cellules.

Dans certains examens, tels que ceux des poils et des squames (favus, tricophytie), il faut employer des milieux optiques spéciaux : huile d'immersion, baume du Canada, xylol, térébenthine.

Lorsqu'on veut étudier les colorations vitales, on place à l'une des extrémités de la lamelle un morceau de papier filtre et à l'autre une goutte de liquide colorant. Il faut avoir soin de ne pas mettre trop de liquide pour ne pas provoquer des. courants trop rapides dans la préparation.

L'ultramicroscopie est utilisée en clinique surtout pour la recherche du spirochète de la syphilis. Elle peut aussi être employée pour la constatation de la coagulation du sang.

Elle est spécialement nécessaire pour la recherche des particules graisseuses en suspension dans le sang pendant la digestion des matières. grasses (hémoconies).

Il est vraisemblable qu'elle pourrait aussi servir à la différenciation des albumines ainsi qu'à l'étude des sérums opalescents ou des épan-chements chyliformes.

TROISIÈME PARTIE

EXAMENS HISTOLOGIQUES

PREMIÈRE SECTION

EXAMENS DES HUMEURS

CHAPITRE PREMIER

CRISTAUX

La technique de la recherche des cristaux est généralement simple. Il suffit de prélever, au moyen d'une pipette, une goutte du liquide à examiner ou de son sédiment, et de l'étaler entre lame et lamelle.

Les cristaux qu'on trouve dans l'économie ont le plus souvent une *forme* caractéristique. Un élément de diagnostic est fourni, en outre, par leur caractère de *solubilité* ou d'insolubilité dans certains réactifs. Il suffit généralement de faire agir le réactif en en déposant une goutte sur le bord de la lamelle, ou, au besoin, en soulevant celle-ci, sur la préparation elle-même. Les réactifs les plus communément employés sont la chaleur, l'acide acétique et l'acide chlorhydrique.

Acide urique. — L'acide urique se présente sous des formes cristallines variables ; on le trouve sous forme de tables rhomboïdales, de pierres à aiguiser, de fuseaux, de fers de lance, de bourrelets, de rosaces, d'étoiles. Dans les amas, la forme des cristaux élémentaires est distincte. On a décrit aussi, comme une forme rare, la forme en haltères. Ces cristaux sont généralement colorés en jaune ou en rouge. En cas de doute, on peut prélever quelques cristaux et faire l'épreuve de la murexide. (Voy. *Examens chimiques.*)

Ils se dissolvent complètement par addition d'une goutte de

solution de potasse ou de soude. Une goutte d'acide chlorhydrique dilué les fait réapparaître avec leur forme rhomboïde.

Urates de soude et de potasse. — Ils se présentent sous forme de granulations fines, isolées ou groupées, en général colorées en jaune ou en rouge (fig. 73). Ils se dissolvent facilement par la chaleur. Lorsqu'on les traite par l'acide acétique, on voit apparaître des cristaux d'acide urique libre.

Urate d'ammoniaque. — Ces cristaux sont représentés par des corpuscules d'un jaune brun, arrondis, hérissés d'aiguilles cristallines à la périphérie. Traités par l'acide acétique, ils donnent naissance, comme les précédents, à des cristaux d'acide urique.

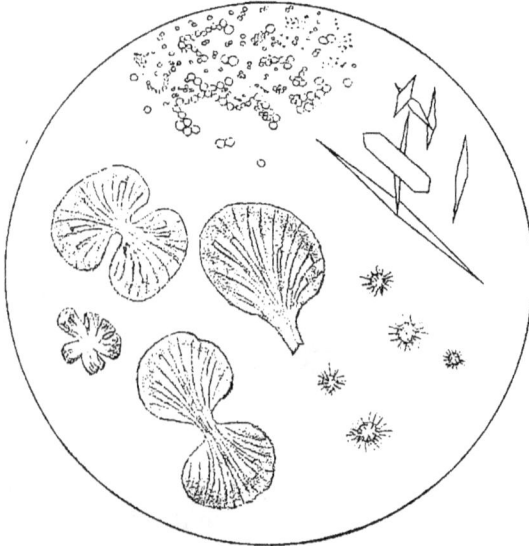

Fig. 73. — Cristaux d'urates [1].

Oxalate de chaux. — Ce sel cristallise sous forme d'octaèdres réfringents dont la forme rappelle une enveloppe de lettre (fig. 74). Ils sont solubles dans l'acide chlorhydrique, insolubles dans l'acide acétique.

Sulfate de chaux. — Ces cristaux sont représentés par des aiguilles incolores, isolées ou groupées en rosaces, ou par des tablettes incolores taillées obliquement à leurs extrémités. Ils sont insolubles dans l'ammoniaque, l'acool, l'acide acétique, difficilement solubles dans l'acide chlorhydrique, l'acide nitrique et l'eau chaude.

Acide hippurique. — Cet acide cristallise sous forme de prismes rhomboïdes incolores, isolés ou groupés. Ses cristaux

1. Cette figure et les suivantes : 74 à 77, 85, 86, 102 à 105, 107, 116 et 117, ont été dessinées d'après les belles planches du *Traité de Microscopie clinique* de MM. Deguy et Guillaumin.

sont insolubles dans l'acide chlorhydrique, solubles dans l'ammoniaque, l'acool et l'éther.

Phosphate ammoniaco-magnésien. — Les cristaux de phosphate ammoniaco-magnésien ou triple phosphate sont facilement reconnaissables lorsqu'ils affectent leur forme habituelle. Ils sont en effet constitués par des prismes dont l'aspect rappelle un couvercle de cercueil (fig. 75). D'autres fois, plus rarement, leur disposition rappelle une palme de fougère. Les cristaux de phosphate ammoniaco-magnésien sont facilement solubles dans l'acide acétique.

Phosphates terreux. — Les phosphates terreux, phosphates de chaux et de magnésie, forment sous le microscope une sorte de fine poussière, non colorée, à l'inverse de celle des urates. Ils sont solubles rapidement dans l'acide acétique concentré, à froid, sans dégagement gazeux.

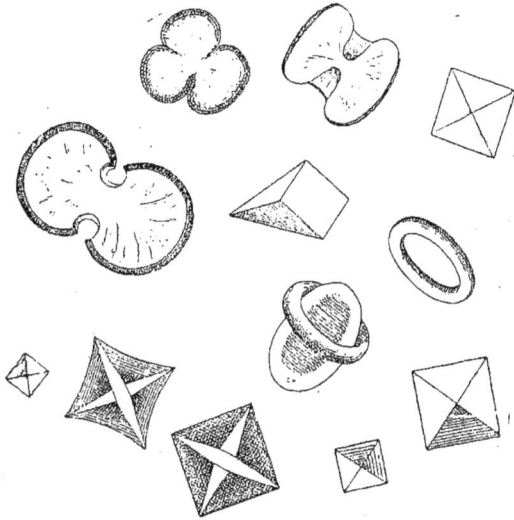

Fig. 74. — Cristaux d'oxalate de chaux.

Phosphate pur de magnésie. — Ces cristaux sont représentés par des tablettes plates, volumineuses, rhombiques, fortement réfringentes. Ils se dissolvent facilement dans l'acide acétique, mais réapparaissent par addition de carbonate de soude.

Une solution au 1/5e de carbonate d'ammoniaque du commerce dissout rapidement les cristaux de phosphate de magnésie, plus lentement ceux de phosphate de chaux et ne modifie pas ceux de phosphate ammoniaco-magnésien.

Phosphate de chaux neutre. — Il cristallise sous forme d'aiguilles prismatiques, tantôt isolées, tantôt réunies en rosaces. L'addition d'acide acétique les fait également disparaître ; l'ammoniaque les reprécipite.

Carbonates terreux. — Ils forment des granulations grisâtres, jaunâtres, de même aspect que celles des phosphates ;

elles sont solubles dans l'acide acétique concentré, à froid, avec dégagement gazeux.

Carbonate de chaux. — Ces cristaux se rencontrent sous forme de petits corps sphéroïdes blanchâtres. Ils forment quelquefois des haltères. L'acide chlorhydrique les dissout en produisant une effervescence.

Cristaux d'hémoglobine. — Il suffit, pour obtenir des cristaux d'hémoglobine, d'étaler une goutte de sang défibriné sur

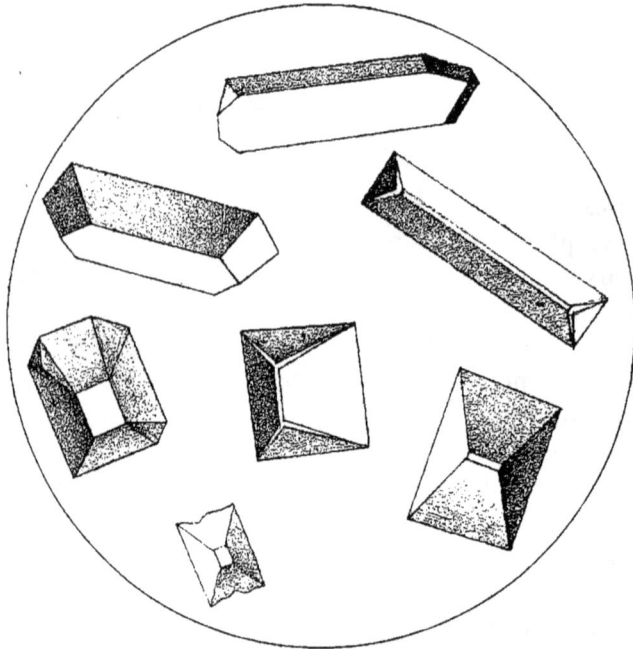

Fig. 75. — Cristaux de phosphate ammoniaco-magnésien.

une lame, de la laisser se dessécher en partie, puis de faire tomber une goutte d'eau distillée au milieu de la préparation. On peut aussi se servir d'un instrument semblable à l'hématoscope d'Hénocque, avec une lame supérieure mince et un faible écartement des lames. On laisse l'appareil contenant le sang sous une cloche au-dessus d'un cristallisoir plein d'eau.

Les cristaux d'oxyhémoglobine ou d'hémoglobine réduite se présentent sous forme d'aiguilles, ou de tables rhombiques ayant une belle couleur rouge.

Cristaux d'hémine. — Pour obtenir les cristaux d'hémine, formés de chlorhydrate d'hématine, il suffit de déposer une goutte de liquide contenant de l'hémoglobine sur une lame, d'ajouter une parcelle de chlorure de sodium, de laisser tomber 'sur le tout une goutte d'acide acétique, puis de couvrir d'une lamelle ; on chauffe ensuite légèrement.

Les cristaux d'hémine sont représentés par des tablettes rhombiques, isolées ou groupées.

Hématoïdine, bilirubine. — L'hématoïdine cristallise sous forme de tablettes rhombiques ou d'aiguilles d'une couleur brun rouge. Quelquefois, mais plus rarement, elle se présente sous l'aspect de granulations amorphes. Ses cristaux sont solubles dans les alcalis et dans le chloroforme. Ils donnent sous le microscope la réaction de Gmelin.

Cholestérine. — Les cristaux de cholestérine sont des tables rhombiques très réfringentes, minces, irrégulières, le plus souvent réunies en groupes (fig. 76). Ces cristaux sont facilement solubles dans l'éther, insolubles dans l'eau, l'alcali et

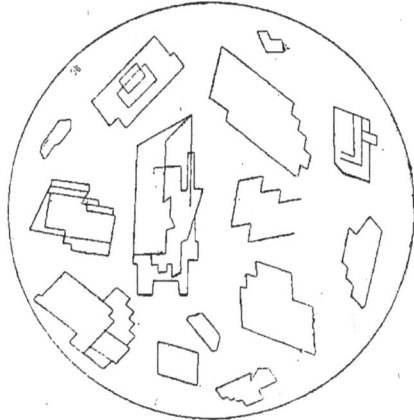

FIG. 76. — Cristaux de cholestérine.

les acides. En les traitant par l'acide sulfurique dilué et par la teinture d'iode, on les colore en bleu violet.

Cystine. — La cystine cristallise sous forme de tables régulières à six côtés, incolores. Ces cristaux sont solubles dans l'ammoniaque, insolubles dans l'acide acétique.

Xanthine. — Les cristaux de xanthine ont la forme de pierres à aiguiser. Ils sont solubles dans l'ammoniaque, l'acide chlorhydrique et par la chaleur, insolubles dans l'acide acétique.

Leucine. — La leucine se présente sous forme de corpuscules arrondis, de grandeur variable, ayant parfois un aspect nacré, à réfringence faible (fig. 77).

Tyrosine. — Les cristaux sont représentés par de très fines aiguilles, souvent colorées en jaune ou en brun, groupées en rosaces ou en gerbes (fig. 77). Ces aiguilles sont insolubles dans l'acide acétique, solubles dans l'ammoniaque et l'acide chlorhydrique.

Indigo. — L'indigo forme des cristaux rhombiques ou en aiguilles ; ils se dissolvent facilement dans le chloroforme, auquel ils donnent une coloration bleue.

Acides gras. — Les cristaux d'acides gras (palmitique, stéarique, etc.) forment de fines aiguilles allongées, isolées ou groupées en gerbes. Ces aiguilles se dissolvent facilement

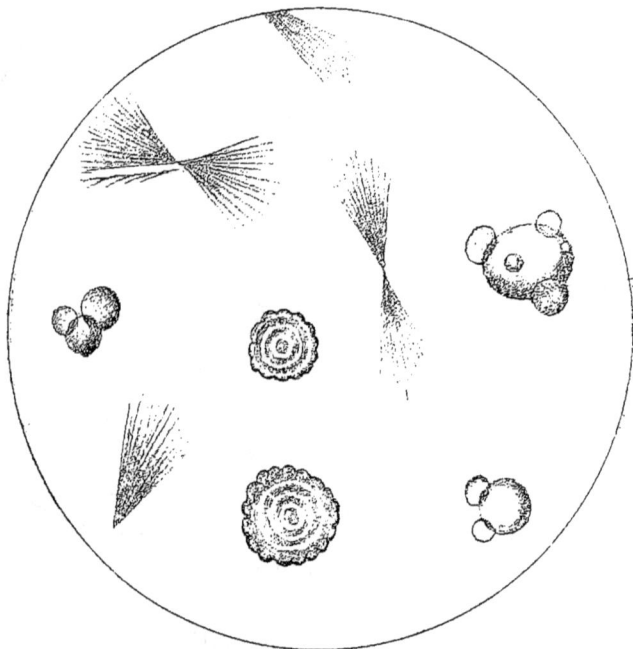

Fig. 77. — Cristaux de leucine (boules) et de tyrosine (pinceaux).

dans l'éther et dans l'alcool chaud ; elles ne se dissolvent ni dans l'eau, ni dans les acides.

Cristaux de Charcot. — Ce sont des hexagones à extrémités aiguës, incolores. Ils se dissolvent facilement dans l'eau chaude, les alcalis, les acides minéraux, l'ammoniaque, l'acide acétique ; par contre, ils sont insolubles dans l'eau froide, l'éther, l'alcool et le chloroforme.

Urine. — L'urine normale contient un certain nombre de cristaux. Ceux dont la recherche présente le principal intérêt clinique sont les urates et l'acide urique, l'oxalate de chaux et les phosphates ammoniaco-magnésiens ; les premiers se rattachent à l'arthritisme, à la suralimentation, aux troubles diathésiques ; les derniers relèvent de lésions des voies urinaires elles-mêmes.

Les urates forment parfois un dépôt abondant, de couleur rougeâtre ou jaunâtre. On les trouve en grande quantité chez les malades présentant une fièvre élevée, mais aussi chez les sujets sains après un exercice violent ou de fortes transpirations.

Les cristaux d'acide urique augmentent dans l'urine chez les malades atteints d'affections rhumatismales et arthritiques ou lorsque l'élimination azotée est exagérée. Leur nombre dépendant autant de la concentration des urines émises que de l'abondance de l'émission des substances qui les forment, leur constatation ne peut pas suppléer à leur dosage quantitatif dans l'urine des vingt-quatres heures.

La grande abondance des cristaux d'oxalates, constituant l'*oxalurie*, indique, ou bien que la production d'acide oxalique est augmentée dans l'organisme, on bien que cet acide n'arrive pas au dernier terme de son oxydation, le dédoublement en acide carbonique et en eau. La constatation d'une grande quantité de cristaux d'oxalate de chaux montre donc qu'il existe des troubles de la nutrition.

Les phosphates terreux et ammoniaco-magnésiens se trouvent dans l'urine alcaline, soit que celle-ci ait changé de réaction par fermentation ultérieure, soit qu'elle soit alcaline au moment de l'émission. Dans ce dernier cas, ils sont généralement un indice de cystite ou au moins de stase dans les voies urinaires.

La leucine, la tyrosine, se rencontrent dans les cas de dégénérescence aiguë du foie, dans l'ictère grave, plus souvent d'ailleurs dans les organes à l'autopsie que dans l'urine des malades.

URINES ACIDES.	Sédiments amorphes. . .	urates acides :
		— de soude.
		— de chaux.
		— de potasse.
		— de magnésie.
	Sédiments cristallins. . .	acide urique.
		oxalate de chaux.
		sulfate de chaux.
		acide hippurique.
URINES ALCALINES .	Sédiments amorphes. . .	phosphates terreux.
		carbonates terreux.
		carbonate de chaux.
	Sédiments cristallins. . .	phosphate ammoniaco-magnésien.
		phosphate pur de magnésie.
		urate d'ammoniaque.

Crachats. — On peut trouver dans les crachats des cristaux d'acides gras, de cholestérine, de leucine, de tyrosine, surtout lorsque l'expectoration est putride.

Les cristaux d'hématoïdine se trouvent dans les cas d'abcès pulmonaire, de pleurésie purulente ouverte dans les bronches ; les cristaux de Charcot sont surtout abondants dans l'asthme bronchique.

Ces mêmes cristaux de Charcot se rencontrent aussi dans le SANG, chez les leucémiques, et dans les MATIÈRES FÉCALES, en cas d'helminthiase.

CHAPITRE II

ELEMENTS FIGURÉS DES SÉCRETIONS

I. — DÉPOTS URINAIRES

1. — Éléments cellulaires.

I. *Séparation des éléments.* — Les éléments figurés de l'urine étant généralement peu nombreux, il est nécessaire pour les examiner de les condenser dans une faible quantité de liquide. Pour atteindre ce but, on peut recourir à la sédimentation simple, à la centrifugation ou encore à la filtration.

Quand l'on a recours à la filtration, on fait passer une certaine quantité d'urine sur un filtre ordinaire. On reprend le résidu au moyen d'une pipette, lorsqu'il ne reste plus sur le filtre que quelques gouttes de liquide trouble. Ce procédé est inférieur aux deux précédents.

Lorsqu'on s'aperçoit que le sédiment renferme un nombre trop considérable de cristaux, qui gênent la recherche, on peut acidifier légèrement l'urine par l'acide acétique et la chauffer au voisinage de 40°. De cette façon un bon nombre de cristaux se dissolvent, les uns, les phosphates entre autres, par l'acide, les autres par la chaleur.

Préparations fraîches. — Les éléments figurés doivent toujours et en tout cas être examinés à l'état frais.

On prélève, au moyen d'une pipette capillaire, une goutte du sédiment qu'on dépose sur une lame propre. On recouvre d'une lamelle et on examine immédiatement au microscope.

Coloration vitale. — On ajoute au culot de centrifugation du sérum artificiel à 6 pour 1000 additionné de 1 goutte de solution de rouge neutre à 1/100 ; on agite et on centrifuge de nouveau.

Préparations colorées. — Pour les colorations ordinaires on peut employer l'un des procédés qui seront indiqués pour l'examen du sang. Il faut savoir cependant que certains éléments, les cylindres en particulier, résistent mal à la dessiccation et à la fixation.

Pour faire des préparations colorées il est généralement

utile de laver le sédiment au préalable à deux ou trois reprises dans l'eau salée physiologique pour le débarrasser des sels ; on décante le liquide qu'on remplace par de l'eau salée, on agite, on centrifuge et ainsi de suite.

On peut alors procéder de la façon suivante : on ajoute au sédiment lavé, dans le tube à centrifuger, une goutte de solution aqueuse d'éosine ou de bleu de méthylène ; on mélange avec une pipette fermée, puis on prélève une goutte du liquide qu'on étale sur une lame ; on laisse une minute ou deux à l'air, puis on recouvre d'une goutte de liquide de Farant, dont la formule est la suivante [1] :

Gomme arabique. . . . . ⎫ Parties
Glycérine. . . . . ⎬ égales.
Solution aqueuse d'acide arsénieux à 0,37 pour 100. ⎭

On obtient ainsi de jolies préparations. Les cylindres en particulier sont bien conservés et bien colorés.

On peut également utiliser la méthode de Regaud et Barjon en faisant l'inclusion au collodion (voy. *Examens du sang*).

Une coloration qui donne de bons résultats est la coloration double au Soudan-hématoxyline : après fixation pendant dix minutes dans du formol à 10 pour 100, lavage à l'eau ; coloration pendant dix minutes dans une solution concentrée de Soudan dans l'alcool à 70° ; lavage à l'alcool à 70° pendant une minute, puis seconde coloration à l'hématoxyline, lavage à l'eau ; inclusion dans la glycérine. La graisse est colorée en rouge, les noyaux en violet.

II. *Description des éléments.* — 1° Cellules épithéliales. — Les cellules épithéliales qu'on trouve dans l'urine sont souvent altérées (fig. 78). Il serait d'une grande importance de reconnaître leur provenance, mais la chose n'est guère possible que pour les cellules qui n'ont pas proliféré. Il convient en tout cas de distinguer les variétés qui suivent :

a. *Cellules des muqueuses urinaires.* — Les cellules pavimenteuses qui proviennent des couches superficielles ont généralement un noyau très distinct ; elles sont le plus souvent bien conservées, volumineuses, arrondies ou polygonales.

Celles qui proviennent des couches plus profondes, telles

---

1. Faire dissoudre d'abord la gomme dans la solution arsénieuse, puis ajouter la glycérine avec précaution pour éviter la formation de bulles d'air.

qu'on les rencontre à un stade plus avancé d'une lésion inflammatoire, sont généralement disséminées au milieu d'une grande quantité de leucocytes. Elles sont plus petites que les précédentes, polymorphes, fusiformes, cylindriques, en raquette, à noyau volumineux. Elles sont la plupart du temps dégénérées ; leur protoplasma est granuleux, ou granulo-graisseux, ou creusé de vacuoles. Parfois elles sont réduites

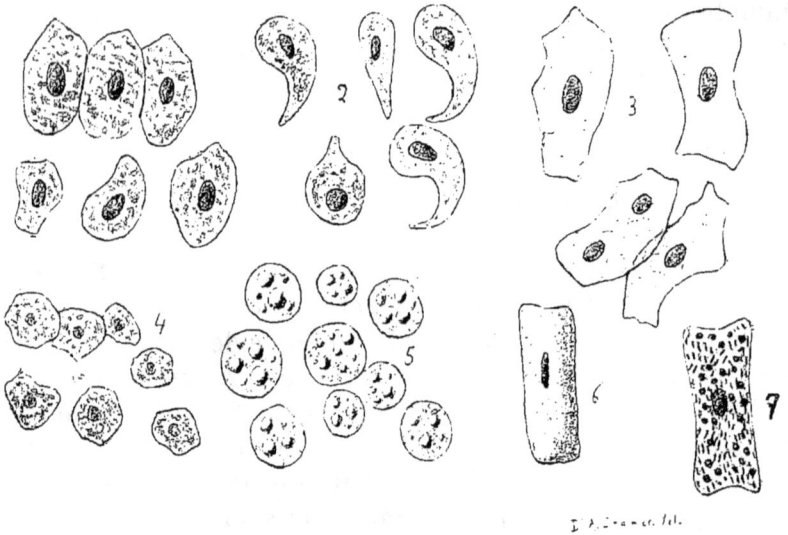

FIG. 78. — Cellules des dépôts urinaires.

1, cellules épithéliales de la vessie desquamées. — 2, cellules proliférées et enflammées. — 3, cellules pavimenteuses. — 4, cellules libres granuleuses. — 5, globules de pus chargés de granulations graisseuses. — 6, pseudocylindre : cellule pavimenteuse allongée. — 7, pseudocylindre : cellule pavimenteuse chargée de bactéries.

à leur seul noyau ; on ne peut alors les distinguer des leucocytes.

Il est, la plupart du temps, impossible de dire de quelle partie des voies urinaires proviennent les cellules épithéliales. On prétend cependant que les cellules du col de la vessie sont caudées ; celles de l'uretère, cylindriques et allongées ; celles du bassinet, arrondies ou ovales, souvent réunies en placards.

b. *Cellules du rein*. — Ces cellules sont en général arrondies, rarement cubiques, peu volumineuses, à peine plus grandes qu'un globule blanc ; elles possèdent un noyau arrondi et volumineux, souvent invisible, un protoplasme granuleux, parfois rempli de granulations graisseuses ou de boules hyalines. Elles sont souvent accompagnées de cylindres.

c. *Cellules diverses.* — Enfin, on trouve souvent dans l'urine des cellules *vaginales* ou préputiales, pavimenteuses, en général plus volumineuses que celles de la vessie,

On peut encore trouver dans l'urine des cellules *cancéreuses,* isolées ou réunies en groupes. Ce sont des cellules volumineuses, polymorphes, vacuolaires. On les distingue difficilement des cellules épithéliales ordinaires, à moins que par leur groupement elles ne présentent un aspect caractéristique. C'est ainsi qu'on peut les rencontrer quelquefois dans le sédiment au sein de véritables *fragments de tissus.*

Les fragments villeux sont les plus caractéristiques à l'œil nu. Au microscope on reconnaît qu'ils sont formés par une masse centrale conjonctive recouverte de plusieurs rangées de cellules épithéliales.

d. Enfin, on peut encore trouver des *membranes* ou des *pseudo-membranes.* Les premières sont formées par une trame fibrineuse emprisonnant des globules blancs et des cellules endothéliales ; dans les secondes on reconnaît une trame conjonctive infiltrée de cellules embryonnaires.

Quelquefois, lorsqu'il y a destruction de la muqueuse, on trouve dans l'urine des *fibres élastiques* (voy. p. 378).

2° **Globules blancs.** — Les globules blancs se présentent quelquefois dans l'urine avec leurs caractères habituels. Le plus souvent cependant ils sont fortement altérés par suite de leur contact avec l'urine. On peut distinguer quelquefois des polynucléaires, neutrophiles ou éosinophiles, des grands et des petits mononucléaires.

Lorsque l'urine est neutre ou faiblement acide, les globules blancs se distinguent aisément: ils sont relativement peu altérés.

Quand l'urine est fortement acide, les noyaux sont bien visibles ; le protoplasme est rétracté.

Dans l'urine ammoniacale, les leucocytes sont très altérés ; ils sont gonflés, déformés, difficilement reconnaissables.

A côté des leucocytes proprement dits, on trouve une quantité plus ou moins considérable de *globules de pus*, parfois complètement dégénérés, sans noyau distinct, qu'il ne faut pas confondre avec les cellules rénales proliférées et granuleuses.

3° **Globules rouges.** — Les globules rouges qu'on rencontre dans l'urine sont quelquefois de forme et de coloration normales, comme dans le sang. Le plus souvent, cependant, ils sont plus ou moins déformés; ils sont pâles et plus difficiles à apercevoir quand ils ont cédé une partie de leur hémoglobine au liquide ambiant.

4. **Filaments.** — Le plus souvent d'origine prostatique ou urétrale, souvent visibles à l'œil nu, longs de quelques millimètres à 1 centimètre, les *filaments* se montrent au microscope constitués par une trame de mucus emprisonnant un grand nombre de globules de pus et de cellules épithéliales. On distingue des filaments purulents, muco-purulents et muqueux, suivant la prédominance des globules blancs ou du mucus.

On peut aussi trouver dans l'urine des éléments figurés du *sperme* (voy. p. 386).

Urines purulentes. — Lorsque l'urine contient du pus, il peut y avoir un certain intérêt, pour suivre l'évolution de la maladie ou l'effet du traitement, à compter le nombre des globules. Dans ce but on peut se servir d'un hématimètre ou de la cellule de Nageotte (p. 369) et procéder comme pour une numération des globules du sang.

On a proposé encore de faire une numération approximative d'après la transparence du liquide. Dans ce but on dispose un journal imprimé en caractères ordinaires sur lequel on place un verre à fond plat. On verse dans ce verre de l'urine jusqu'à ce que la couche soit assez épaisse pour empêcher de distinguer les caractères. Avec l'urine normale on distingue encore les caractères à travers une couche de 8 centimètres de hauteur. Une transparence de 1/2 à 1 centimètre correspondrait au chiffre de 40 000 globules blancs par centimètre cube, une transparence de 6 centimètres à environ 1 000 globules.

En présence d'une urine purulente on a à se demander quelle est la nature de la suppuration et quel est son siège. Pour répondre avec précision à ces questions, il faut avoir recours à divers procédés.

Pratiquement, on se souviendra que dans les cas de pyélo-néphrite septique l'urine contient, outre les éléments cellulaires, de nombreux éléments microbiens. Lorsque, par contre, on ne trouve pas de germes à l'examen direct, ou quand l'urine contient de petits grumeaux d'aspect caséeux, il faut songer à la tuberculose.

Pour déterminer l'origine du pus, on doit recourir à la méthode dite *des trois verres* : on recueille la première, la seconde et la dernière partie de la miction dans trois verres différents :

Si le premier verre seul est trouble, c'est que le pus provient de l'urètre antérieur.

Lorsque le premier verre est franchement trouble, le second légèrement louche avec de petits filaments purulents, le dernier tout à fait clair, il est probable que la suppuration occupe l'urètre postérieur.

Si les trois verres sont également troubles, on peut affirmer que la suppuration siège plus haut que l'urètre ; si le dernier verre est de beaucoup le plus trouble, elle siège dans la vessie.

La réaction de Rivalta (voir page 56) est généralement positive quand le pus est d'origine vésicale et négative quand il est d'origine rénale.

Urines hématiques. — Lorsque l'urine est colorée en rouge par l'hémoglobine, on doit se demander s'il y a *hématurie* ou *hémoglobinurie.* Pour trancher la question on aura recours, d'une part, à l'examen histologique, qui montrera la présence ou l'absence de globules rouges, et, d'autre part, à la centrifugation, qui montrera la présence ou l'absence de coloration rouge après la précipitation des globules.

L'*origine* de l'hématurie est une question parfois facile, parfois difficile à trancher par l'examen histologique seul : Si l'on constate dans l'urine la présence de caillots uretéraux allongés, visibles à l'œil nu, on peut affirmer que le sang vient du rein ou de l'uretère. La constatation de cylindres de globules rouges permettra d'affirmer l'origine rénale de l'hématurie ; celle de cylindres colorés par l'hémoglobine diffusée a une valeur analogue. L'existence de cylindres des autres variétés n'a qu'une signification indirecte.

Urines chyleuses. — Elles ont un aspect lactescent. Elles ne s'éclaircissent pas par le repos. Par sédimentation spontanée, on voit se former au fond du vase un dépôt plus ou moins abondant de leucocytes et d'hématies ; une couche crémeuse opaque se forme à la surface.

Au microscope, on voit de nombreux globules de graisse qui se colorent en noir par l'acide osmique, des leucocytes et des globules rouges.

Il ne faut pas confondre la chylurie avec la *lipurie.* Dans ce dernier état, l'urine ne contient que des gouttelettes huileuses, non émulsionnées, qui se réunissent à la surface.

Urines putrides. — Elles sont très troubles, brunâtres, hémo-purulentes. Leur fétidité est due à l'hydrogène sulfuré. Cette fétidité provient le plus souvent de la décomposition dans la vessie de caillots sanguins ou de fragments néoplasiques.

Au microscope, on voit, outre les leucocytes et les hématies généralement très altérés, des amas dont la structure histologique est difficilement reconnaissable.

Ces urines se distinguent des urines ammoniacales banales par les réactions de l'hydrogène sulfuré.

2. — Cylindres.

Il convient de distinguer un nombre assez considérable d'espèces de cylindres urinaires. Pour la commodité de la description, nous les diviserons en 3 groupes : cylindres *amorphes,* cylindres *formés d'éléments figurés,* cylindres *à granulations* ; les cylindres *mixtes* sont ceux qui présentent un mélange des caractères propres à divers groupes ou même à diverses variétés. Ce sont au fond les plus fréquents,

mais en général un des caractères prédomine et donne son
nom au cylindre. Les cylindres mixtes réunissent soit les
caractères de deux variétés d'un même groupe (granulo-graisseux, par exemple), soit les caractères de deux variétés de
groupes différents (hyalino-granuleux, granulo-épithéliaux).
On peut rencontrer ainsi toutes les combinaisons.

I. **Cylindres amorphes.** — Ils comprennent les cylindres hyalins, les colloïdes, les fibrineux et les muqueux.

Cylindres hyalins. — Ils présentent un aspect homogène,
ont des bords nets, paraissent taillés à l'emporte-pièce (1, fig.
79). Leur réfringence est généralement faible, de sorte qu'ils
peuvent facilement passer inaperçus si l'on n'y prend pas
garde. Il est toujours utile, pour les trouver, de diaphragmer
assez fortement. Ils sont solubles dans les acides minéraux
dilués.

La coloration vitale au rouge neutre rend leur recherche
plus facile et de ce fait paraît les multiplier.

Cylindres colloïdes. — Désignés aussi sous le nom de
cylindres cireux, ils présentent une certaine ressemblance
avec les précédents (2, fig. 79); ils s'en distinguent cependant
par une réfringence plus forte et par une coloration tirant sur
le jaune ; ils sont fréquemment sinueux, présentent des bords
festonnés ou godronnés.

La coloration vitale les met en évidence de même que les
hyalins, mais elle rend moins facile la distinction de ces deux
variétés ; de plus elle colore les formations de mucine et, de
ce fait, multiplie trop le nombre des cylindres.

Les cylindres *fibrineux* possèdent une trame de fibrine
caractéristique, d'aspect réticulé ; ils contiennent parfois des
leucocytes ou des hématies emprisonnés dans leur trame.

Les cylindres *muqueux*, appelés *cylindroïdes* par certains
auteurs (Robida, Bizzozero), diffèrent beaucoup des précédents
par leur forme et par leurs dimensions (3, fig. 79); ils sont plus
longs et plus étroits que les cylindres vrais ; ils sont constitués
par une substance amorphe qui possède la propriété de se
gonfler et de s'altérer par l'action de l'acide acétique et de
l'acide nitrique dilué.

II. **Cylindres constitués par des éléments figurés.** — Ils sont facilement reconnaissables.

Cylindres épithéliaux. — Ils sont formés par une agglomération de cellules en mosaïque qu'on distingue aisément

avec leurs noyaux volumineux et leur protoplasme abondant
(5, fig. 79).

Cylindres leucocytaires. — Les éléments cellulaires qui
les constituent, plus ou moins altérés, sont moins volumineux, ont un noyau plus petit et un protoplasme moins abondant que dans la variété précédente. Rien ne prouve qu'il
s'agit réellement de leucocytes extravasés ; à notre avis il
s'agit presque toujours de cellules des tubes contournés,

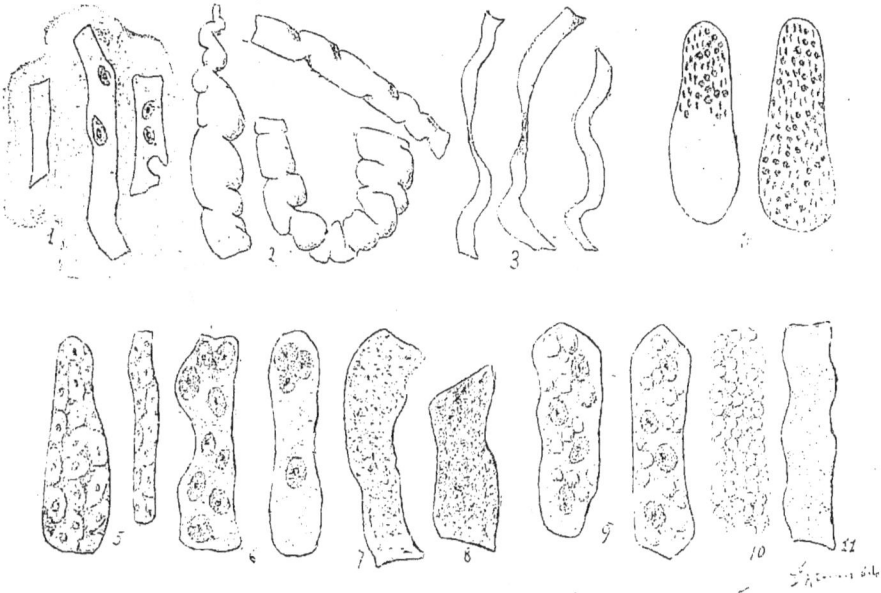

FIG. 79. — Cylindres urinaires.

1, cylindres hyalins. — 2, cylindres colloïdes. — 3, cylindroïdes. —
4, cylindres bactériens. — 5, cylindres épithéliaux. — 6, cylindres
granulo-épithéliaux. — 7, cylindre granuleux clair. — 8, cylindre
granuleux opaque. — 9, cylindres granulo-graisseux. — 10, cylindre
de globules rouges. — 11, cylindre hématique (ils sont reconnaissables à leur coloration ocre).

enflammées, proliférées et présentant les premières phases de
la fermentation spéciale qui est à la base du processus des
néphrites épithéliales proprement dites.

Cylindres hémorragiques. — Ils sont formés par des globules rouges avec leurs caractères habituels : éléments plus
petits, dépourvus de noyaux et possédant une coloration plus
ou moins jaune (10, fig. 79).

III. Cylindres à granulations. — Ils sont représentés par les cylindres granuleux proprement dits, par les

BARD. — Examens de labor. 23

cylindres graisseux, par les cylindres hématiques et par les cylindres amyloïdes.

Cylindres granuleux. — Les plus importants de tous, ils se divisent en deux variétés : granuleux *clairs* (7, fig. 79) et granuleux *opaques* (8, fig. 79), suivant leur transparence et leur réfringence. Ils sont constitués par une masse de granulations tenues, dont l'abondance et la confluence règlent le degré d'opacité.

Cylindres graisseux. — Dans leur intérieur on reconnaît des granulations plus volumineuses et plus réfringentes que celles des cylindres granuleux ordinaires (9, fig. 79). Ils se distinguent par un éclat particulier, tranchent nettement sur le fond de la préparation et possèdent la propriété de se colorer en noir par l'acide osmique.

Cylindres hématiques. — Ils sont colorés par de l'hémoglobine diffusée ; ils se caractérisent par leur coloration ocre plus ou moins accusée, parfois aussi par la présence dans eur intérieur de fines granulations pigmentaires (11, fig. 79).

Cylindres amyloïdes. — Leur existence n'est pas admise par tous les auteurs, leur présence dans l'urine est en tout cas fort rare; ils possèdent la propriété de se colorer en brun acajou par la solution de Lugol, en rouge par le violet de Paris.

IV. *Pseudo-cylindres.* — On évitera facilement de prendre pour des cylindres les poils qui se rencontrent fréquemment dans le dépôt urinaire ; ils se reconnaissent facilement à leur plus grande longueur, à leur diamètre moindre, à leurs bords plus nets, à leur réfringence plus grande. Les filaments de drap, de toile, sont aussi plus réfringents et plus longs que les cylindres ; leur forme est souvent irrégulière.

Certaines substances peuvent prendre une disposition cylindrique. C'est ainsi que les urates, les phosphates se groupent parfois avec une certaine régularité et simulent des cylindres granuleux. Avec un peu d'habitude cependant on les reconnaît assez facilement, par le fait que leurs bords sont moins réguliers que ceux des vrais cylindres ; de plus les particules qui les composent sont plus réfringentes et plus distinctes que les granulations des cylindres vrais.

Il ne faut pas oublier que les cylindres hyalins servent quelquefois de support, de substratum à des particules cristallines ou à des amas bactériens.

On rencontre parfois aussi des pseudo-cylindres formés de matières pigmentaires dérivées de l'hémoglobine ou de la cholestérine. On les distingue en général facilement d'après leur coloration.

Les pseudo-cylindres bactériens (4, fig. 79) se rencontrent assez fréquemment. On peut les reconnaître, soit en employant un fort grossissement (objectif à immersion), soit en les colorant au violet de gentiane ; on arrive ainsi à distinguer les corps bactériens qui les composent.

Des cellules pavimenteuses allongées et étroites ayant pris un aspect granuleux peuvent simuler des cylindres (6, fig. 78). Elles sont facilement reconnaissables à leur noyau, quelquefois à leurs bords repliés, et au besoin à leurs changements de forme suivant leurs variations d'inclinaison, lorsqu'elles sont mobilisées par les courants du liquide.

Enfin on trouve quelquefois dans l'urine, surtout dans les cas de spermatorrhée, des cylindres hyalins provenant de l'épididyme, du canal déférent, des vésicules séminales (Burne-Jones, Nepveu). On les distingue des cylindres rénaux surtout par leurs dimensions ; en effet, tandis que ceux-ci ont une longueur variant entre 0,006 et 0,01 millimètre, les cylindres d'origine génitale sont plus longs et atteignent jusqu'à 0,12 millimètre.

La recherche des cylindres urinaires est surtout utile pour différencier les espèces de néphrites et pour déterminer leur stade d'évolution.

Origines des cylindres. — Les distinctions que nous avons indiquées sont nécessairement un peu schématiques. Pour bien faire comprendre la valeur diagnostique des différentes espèces de cylindres, il est nécessaire d'indiquer sommairement leur mode de formation.

a. Les uns sont de simples cylindres de *transsudation*, c'est-à-dire qu'ils résultent du passage de certaines substances, figurées ou non, à travers l'épithélium rénal : ce sont les cylindres hyalins, les cylindres colloïdes, les cylindres de globules rouges et les cylindres d'hémoglobine.

Les premiers résultent simplement d'un ralentissement circulatoire au niveau de l'épithélium. Aussi les rencontre-t-on dans les lésions les plus variées, dans les simples états congestifs, dans le rein cardiaque, dans les néphrites épithéliales en voie de guérison, dans l'atrophie ischémique du rein.

Le mode de formation des cylindres colloïdes ou cireux est analogue, mais ils indiquent un processus chronique. On les trouve surtout dans les néphrites épithéliales avec atrophie secondaire : plus rarement, dans l'atrophie ischémique.

Les cylindres hémorragiques peuvent se rencontrer toutes les fois qu'il y a une forte inflammation : dans les néphrites toxiques, dans les néphrites infectieuses, par exemple dans la néphrite scarlatineuse. Mais on les rencontre aussi dans les congestions intenses, dans les infarctus, dans les tumeurs et même dans les hématuries simples, dites essentielles.

Les cylindres hématiques se voient dans les mêmes circonstances. On les trouve constamment dans l'hémoglobinurie malarique.

b. Une deuxième classe de cylindres comprend ceux qui sont formés par *desquamation* : les cellules du rein plus ou moins modifiées s'éliminent à l'extérieur. Dans cette classe rentrent les cylindres épithéliaux et leucocytaires, quelques cylindres granuleux, les cylindres graisseux et les cylindres amyloïdes.

Les éléments constitutifs des cylindres épithéliaux sont à peu près semblables aux cellules de revêtement de Heidenhain. Lorsque les cellules ont des bords nets, une morphologie bien carac érisée, les cylindres appartiennent aux poussées rénales transitoires des maladies générales infectieuses, telles que la pneumonie ou la fièvre typhoïde, plutôt qu'aux néphrites autonomes. Celles-ci se révèlent, au contraire, par des cylindres dans lesquels les cellules épithéliales ont été déjà modifiées par la fermentation granuleuse.

Dans les cylindres graisseux, on voit que les éléments ont subi une modification considérable. On rencontre ces formations dans l'ictère grave, l'intoxication par le phosphore, par l'arsenic, mais aussi dans les néphrites très chroniques.

Les cylindres amyloïdes se rencontrent rarement. Leur existence est même niée par quelques auteurs. En tout cas, leur mode de formation est discutable, attendu que la surcharge amyloïde intéresse toujours en premier lieu les vaisseaux et les glomérules, et qu'elle atteint rarement l'épithélium des tubes contournés. On peut trouver des cylindres amyloïdes dans les cas de suppuration prolongée ou dans certaines néphrites épithéliales chroniques.

c. Les cylindres dus à la *fermentation* spécifique des éléments épithéliaux sont représentés par les diverses variétés de cylindres granuleux. La présence de ces cylindres dans l'urine permet de distinguer une néphrite épithéliale présentant un notable degré d'activité morbide. Suivant l'acuité du processus, ces cylindres sont plus ou moins opaques et plus ou moins confluents.

d. Quant aux cylindres muqueux ou cylindroïdes, ils n'ont vraisemblablement jamais une origine rénale.

Signification des cylindres. — L'absence de cylindres ne permet pas d'éliminer le diagnostic de néphrite ; dans la néphrite interstitielle, dans les lésions artérielles, en effet, on n'en trouve pas ou fort peu. Il peut en être de même dans les phases avancées des néphrites atrophiques d'origine épithéliale.

Dans les lésions congestives du rein, on rencontre généralement dans l'urine des cylindres hyalins. Lorsque la congestion est très intense, on peut trouver des cylindres hémorragiques.

Dans les lésions toxiques ou infectieuses, on trouve des cylindres granuleux, granulo-graisseux et épithéliaux. La desquamation est souvent excessive mais transitoire.

Dans les néphrites épithéliales, on peut trouver toutes les variétés de cylindres, mais ils diffèrent suivant les phases de la maladie :

Lorsqu'il y a une poussée épithéliale aiguë, on trouve généralement des cylindres granuleux, clairs et opaques, étroits, des cylindres hématiques et même des cylindres hémorragiques ; parfois cependant les cellules libres granuleuses sont plus abondantes que les cylindres, voire même, exceptionnellement, elles existent presque seules et doivent alors être distinguées des globules de pus ; elles sont plus transparentes, à bords plus flous, à grains plus fins et à noyaux moins apparents que ceux de ces derniers ; de plus les colorations vitales agissent moins sur elles que sur les globules de pus.

Les périodes d'accalmie se manifestent par une diminution des cylindres granuleux, par la prédominance et d'ailleurs la rareté des cylindres hyalins et des granuleux clairs.

Le passage à l'état chronique, sous forme de gros rein blanc, est surtout révélé par l'apparition de cylindres granuleux opaques, larges et courts.

La présence de cylindres colloïdes est en rapport avec la production de sclérose ou avec l'atrophie secondaire.

La disparition des cylindres avec persistance de l'albumine indique généralement que la lésion est arrivée à l'état cicatriciel.

La présence de cylindres, sans albuminurie, est le fait de néphrites torpides, le plus souvent très anciennes.

II. — CYTOLOGIE DES ÉPANCHEMENTS

La plupart des liquides de l'organisme tiennent en suspension un certain nombre de cellules, mais, pour qu'on puisse pratiquer un examen histologique, il faut que ces cellules soient suffisamment abondantes. Certains liquides, le sang et le pus, par exemple, sont assez concentrés pour qu'il suffise d'en étaler une goutte et de l'examiner. Pour d'autres humeurs, moins riches en éléments figurés, il est nécessaire d'avoir recours à quelque artifice pour concentrer les cellules : d'une part, pour qu'elles soient assez nombreuses dans la préparation ; d'autre part, pour que le dépôt cellulaire ne soit dilué que dans une très petite quantité de liquide ; sans cela, on verrait les sels, en particulier le chlorure de sodium, contenus dans le liquide cristalliser par l'effet de l'évaporation au moment où l'on sèche la préparation ; en outre, l'albumine se coagulerait pendant la fixation. L'examen des préparations deviendrait ainsi fort difficile.

1. — Épanchements séro-fibrineux.

I. *Séparation des cellules*. — 1. Prélèvement du liquide. — Le liquide est prélevé, soit par ponction exploratrice, soit en profitant d'une ponction évacuatrice. Il importe que la ponction soit faite de façon qu'il n'y ait pas trop de sang qui se mélange au liquide.

Il est bon d'avoir à sa disposition une quantité de 10 centimètres cubes ; à la rigueur, 2 ou 3 peuvent suffire.

Une fois recueilli, le liquide se coagule plus ou moins rapidement et, en se formant, le coagulum emprisonne dans ses mailles un nombre considérable d'éléments figurés. Il importe donc d'éliminer la fibrine et d'éviter la coagulation spontanée. Pour atteindre ce but, il faut, ou bien centrifuger immédiatement, avant la formation du coagulum, ou bien défibriner le liquide par battage. On a constaté, en effet, que dans ses grands traits la formule cytologique ne changeait pas, qu'on ait recours ou non à la défibrination préalable (Sabrazès et Muratet, Widal et Ravaut). Le coagulum retient toutefois un .certain nombre de polynucléaires et de cellules endothéliales.

On a proposé, lorsqu'on ne peut pratiquer la centrifugation immédiate, d'ajouter au liquide de l'oxalate de potasse ou du fluorure de sodium pour le rendre incoagulable, mais ces procédés donnent de mauvais résultats, car ces sels forment des précipités et altèrent certaines cellules.

Pour éliminer la fibrine, on a proposé aussi de recueillir le liquide dans une solution physiologique de chlorure de sodium, puis, en procédant par dilutions et centrifugations successives, de laver le culot à plusieurs reprises dans l'eau salée. Ce procédé n'est pas recommandable, car le chlorure de sodium forme des cristaux au moment de l'évaporation.

2. **Centrifugation immédiate.** — La centrifugation immédiate constitue assurément le procédé de choix. D'abord. on gagne du temps en supprimant simplement un temps de l'opération ; ensuite, on obtient un culot qui contient bien toutes les cellules du liquide ; enfin, on évite les déformations cellulaires que peut produire le battage. Le seul défaut de ce procédé est qu'il n'est pas toujours applicable, puisqu'il faut avoir un centrifugeur à sa portée.

Pour pratiquer la centrifugation immédiate, on recueille le liquide directement dans les tubes du centrifugeur. Pour la centrifugation *après défibrination*, on décante le liquide avec précaution pour en séparer la fibrine.

Lorsque le liquide à examiner est hémorragique et qu'on veut se débarrasser des globules rouges, le plus simple est de centrifuger comme d'habitude, puis de séparer le liquide clair et de le remplacer par de l'alcool au tiers (2 parties d'eau distillée, 1 partie d'alcool à 90°), d'agiter et de centrifuger à nouveau. De cette façon, les globules rouges sont détruits sans que les autres éléments soient altérés (Loeper et Louste).

Lorsqu'on suppose avoir affaire à un épanchement néoplasique, on peut, pour rechercher les éléments caractéristiques, pratiquer la *centrifugation en masse* du liquide (Sorgho). Il est nécessaire dans ce cas de faire une ponction évacuatrice.

On centrifuge tout le liquide (1 à 3 litres) par petites quantités successives, en décantant chaque fois, c'est-à-dire en rejetant après centrifugation le liquide clair supérieur et en ajoutant, sur le culot, une nouvelle quantité de liquide. On parvient à réunir ainsi et à tasser, dans un seul tube, le culot de centrifugation du liquide tout entier.

On fixe le culot au formol ou au sublimé acétique, on lave à l'eau, puis on déshydrate par les alcools successifs, par les procédés employés en histologie. Après avoir traité par l'alcool-éther, on introduit dans le tube une certaine quantité de celloïdine. On attend que celle-ci soit suffisamment durcie. Le tube est alors cassé ; il contient un bloc de celloïdine qu'on débite en coupes microscopiques.

Ces coupes sont colorées et examinées comme de coutume. On obtient ainsi parfois des images très caractéristiques : cellules néoplasiques en placards, ayant conservé leur forme et leurs rapports réciproques.

3. **Défibrination immédiate** — Suivant la quantité du liquide à examiner, on le reçoit, soit dans un flacon à parois résistantes contenant des perles de verre du volume d'un petit pois, soit dans un tube contenant des perles plus petites. Celles-ci doivent cependant être assez grosses pour que le coagulum ne puisse pas les emprisonner. Il va de soi que récipient et perles doivent être rigoureusement propres. Le mieux est de les préparer à l'avance et de les passer, bouchés à l'ouate, au four à flamber.

Le liquide une fois recueilli dans le flacon, on agite le tout pendant un temps variable, de un quart d'heure à une heure ; il se forme, ou bien un caillot volumineux, ou bien de petits flocons de fibrine qui restent en suspension dans le liquide.

Défibrination retardée. — Quand on ne peut pas défibriner immédiatement le liquide, on le recueille simplement dans un flacon aussi propre que possible ; au bout d'un certain temps, le coagulum se forme spontanément. Au moment de procéder à l'examen, on verse le contenu du flacon, caillot et liquide, dans un flacon contenant des perles de verre et on le bat pendant dix minutes. On procède ensuite à la centrifugation comme ci-dessus.

Lorsqu'il s'agit de faire un simple examen, il suffit de *décanter*, après avoir centrifugé le liquide, Pour cela, on retourne le tube complètement ; il reste toujours une quantité de liquide suffisante pour diluer le culot.

II. *Numération des cellules.* — Pour faire une numération des éléments contenus dans un liquide, on peut employer les procédés suivants :

Lorsque le liquide est louche, on compte directement les cellules par l'un des procédés indiqués pour les leucocytes du sang, au moyen de l'hématimètre de Malassez ou de Hayem, à condition, si le liquide est coagulable, de procéder à la numération aussitôt après la ponction ou de l'additionner d'un liquide anticoagulant, une solution de citrate de soude par exemple.

Si le liquide est clair, il faut concentrer les éléments figurés qu'il peut contenir ; pour cela on en recueille une quantité déterminée dans un tube gradué ; on centrifuge longuement, puis on écarte une certaine quantité de liquide qu'on mesure ; le culot est alors soigneusement dilué dans le liquide restant (Laignel-Lavastine).

On calcule facilement la quantité d'éléments figurés contenue dans le liquide initial par la formule : $x = \dfrac{N \times D}{V}$, dans laquelle : V = la quantité totale du liquide introduit dans le tube ; N = le nombre des éléments contenus dans le liquide du culot ; D = la quantité du liquide resté dans le tube après décantation et agité de façon à former une émulsion homogène.

III. *Coloration.* — Elle diffère suivant que l'examen peut être fait directement sur préparations humides ou qu'il exige la fixation du culot desséché.

1. *Préparations humides.* — On dépose sur la lame bien propre une ou deux gouttes du culot de centrifugation ; on recouvre d'une lamelle. On peut alors examiner directement au microscope, avec ou sans coloration.

Pour colorer, on dépose sur la lame, sur un des bords de la

lamelle, une goutte de liquide colorant : rouge-neutre, bleu de méthylène, bleu polychrome dilué, bleu alcalin, etc. Par capillarité, la matière colorante pénètre entre lame et lamelle ; au bout de 5 minutes, les éléments cellulaires sont suffisamment colorés.

On peut conserver ces préparations pendant quelques jours en les lutant simplement à la paraffine.

2. *Préparations sèches.* — On mélange avec soin le culot et le liquide au moyen d'un fil de platine ou d'une pipette capillaire fermée ; on casse ensuite l'extrémité de la pipette et on achève le mélange en aspirant à plusieurs reprises.

Étalement sur lames. — On répartit le culot dilué sur une série de lames, en déposant une goutte sur chaque lame. On étale cette goutte avec une anse de platine ou une pipette fermée en décrivant sur la lame une série de cercles concentriques.

Fixation et coloration. — Les préparations sont ensuite fixées et colorées par l'un des procédés utilisés pour le sang, que nous décrirons plus loin.

On fixe de préférence à l'alcool absolu, éthylique ou méthylique, ou à l'alcool-éther pour les colorations à l'hématoxyline-éosine, à l'éosine-bleu de méthylène, à l'azur-éosine ; à la chaleur ou au chloroforme pour la coloration au triacide.

IV. ***Description des espèces.*** — Comme éléments cellulaires on trouve dans les épanchements séro-fibrineux :

1° Des *mononucléaires* (L, fig. 81) ; tantôt à noyau arrondi, à protoplasme peu abondant mais net, comme les lymphocytes du sang ; tantôt à noyau plus ou moins volumineux et plus ou moins régulier, sans contour protoplasmique apparent. Par la coloration au triacide, on décèle parfois autour de ces noyaux des granulations neutrophiles.

2° Des cellules *polynucléaires* (P, fig. 82), dont la forme et les dimensions sont semblables à celles des polynucléaires du sang. On en distingue de neutrophiles et d'éosinophiles.

3° Des cellules *endothéliales* (E, fig. 83), beaucoup plus volumineuses que les éléments précédents, arrondies ou ovalaires, à gros noyau central, à protoplasme abondant. Ces cellules sont isolées ou réunies en groupes, étalées en placards. Tantôt leur protoplasme est compact et uniformément coloré, tantôt il est déchiqueté, semé de lacunes.

4° Enfin, on peut rencontrer, dans les épanchements des

cancéreux, des cellules *néoplasiques* (N, fig. 84) volumineuses,
à protoplasme abondant, creusé de vacuoles, contenant souvent des formations endogènes et des granulations iodophiles.
Ces cellules sont isolées ou réunies en placards.

5° On trouve encore dans les liquides séro-fibrineux des
globules rouges (H) en plus ou moins grand nombre.

On rencontre enfin quelquefois, surtout dans les pleurésies
tuberculeuses, de grosses masses amorphes se colorant uniformément par les réactifs ordinaires (Widal).
Ce sont des polynucléaires vieillis et déformés.

Marqueur. — Il arrive que l'on désire retrouver à volonté sur une préparation un élément quelconque. Pour y arriver facilement,
le plus simple est de marquer la place où il se
trouve au moyen d'un instrument spécial.

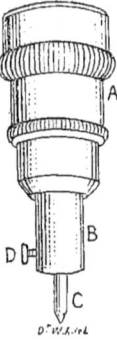

Cet instrument (fig. 80) a la forme et l'aspect d'un objectif microscopique. Il se compose d'un disque métallique A muni d'un pas
de vis, dans lequel entre à frottement doux
une tige pleine B portant un style à pointe
de diamant C. Le style est plus ou moins
écarté de l'axe au moyen d'une petite vis de
commande placée latéralement D.

Fig. 80. — Mar-
queur pour
préparations
microscopi-
ques.

Veut-on marquer un élément quelconque,
on commence par le placer bien au centre du champ microscopique. On fixe la préparation à l'aide des deux valets ; on s'assure encore que l'objet ne s'est pas déplacé. On dévisse alors
l'objectif et l'on visse le marqueur à sa place. A l'aide de la vis
latérale on écarte le style du centre, plus ou moins suivant
qu'on veut décrire un cercle plus ou moins grand. On amène
alors la pointe de diamant au contact de la lamelle sur laquelle
elle appuie par le poids de la tige. On fait décrire à la partie
inférieure de l'instrument un tour complet : la pointe de diamant trace un cercle sur le verre. On laisse la pointe appuyée
sur le verre et l'on conduit le diamant jusqu'à l'un des angles
de la lamelle ; on peut, si on le désire, repérer cet angle au
moyen d'un signe conventionnel, d'une flèche par exemple,
placé sur l'étiquette de la préparation.

Veut-on ensuite retrouver l'élément marqué, on parcourt la
préparation à un grossissement faible ; en examinant les
angles, on trouve facilement le trait décrit par le diamant ; on

n'a plus qu'à suivre ce fil d'Ariane qui conduit jusqu'au cercle au centre duquel se trouve l'élément cherché.

V. Numération des espèces. — Il est souvent nécessaire, surtout lorsque la préparation a une formule mixte, de faire une numération comparative des divers éléments. Le meilleur procédé est de se servir d'une platine mobile qui permet de parcourir la préparation en tous sens sans exposer à compter deux fois les mêmes éléments. Pour qu'une numération ait quelque valeur, il faut qu'elle porte sur 300 à 500 cellules, attendu que certaines espèces, les cellules endothéliales en particulier, sont parfois très inégalement réparties. La technique est la même que pour la numération des espèces leucocytaires du sang.

Cause d'erreur. — Lorsque la préparation est surcolorée, il peut arriver que les cellules présentent une coloration uniforme, donnant à toutes, même aux éléments polynucléaires, l'aspect de mononucléaires. On peut se douter qu'il en est ainsi lorsqu'on ne trouve pas de polynucléaires bien distincts et lorsqu'on n'aperçoit aucune trace de cytoplasme autour des noyaux. Si l'on n'a plus de liquide pour faire une nouvelle préparation moins colorée, il faut décolorer à l'eau et à l'alcool la préparation suspecte.

Séreuses normales. — En examinant les éléments cellulaires des liquides contenus normalement dans les séreuses chez l'animal, on a trouvé des lymphocytes, des polynucléaires neutrophiles et éosinophiles, des cellules endothéliales (Sabrazès et Muratet, Nobécourt et Bigart).

Liquides pathologiques. — Les liquides séro-fibrineux pathologiques peuvent présenter trois formules principales :

1° *Tuberculeuse* : prédominance des lymphocytes (fig. 81);

2° *Infectieuse* : prédominance des polynucléaires (fig. 82);

3° *Mécanique* : prédominance des cellules endothéliales (fig. 83).

Enfin les épanchements *cancéreux* peuvent contenir des cellules vacuolaires plus ou moins caractéristiques (fig. 84), mais ils n'en contiennent pas dans tous les cas (Boinet et Olmer, Boidin, Humbert).

Disons tout d'abord que ces formules n'ont rien d'absolu et qu'avant de tirer une conclusion quelconque d'un examen cytologique, il faut être renseigné sur la date du début de l'épanchement. Dans les épanchements récents, en effet, on constate presque toujours une prédominance des polynucléaires. D'autre part, les épanchements anciens ont tous tendance à évoluer vers la lymphocytose.

Pleurésies. — C'est pour le liquide pleural que le cyto-diagnostic donne les résultats les plus certains.

Le *nombre global* des éléments blancs contenus dans un millimètre cube de sérosité pleurale est très variable, non seulement suivant les malades, mais aussi chez le même individu, selon l'époque de la maladie.

On a trouvé comme chiffres extrêmes 125 à 6800 leucocytes d'après Ramond, 14 à 6000 d'après Jousset et Cartier.

On admet que plus l'épanchement augmente, plus les leucocytes diminuent ; inversement, plus il y a d'éléments par millimètre cube, moins il y a de liquide. Pendant la phase d'augment, le chiffre absolu des leucocytes lui-même diminuerait.

L'équilibre leucocytaire, c'est-à-dire la proportion des espèces de leucocytes, a plus d'importance que leur nombre absolu.

Pleurésies tuberculeuses. — Elles sont caractérisées par une prédominance marquée des lymphocytes (fig. 81). Les globules rouges sont souvent nombreux.

Cette formule n'est atteinte que dans la seconde ou la troisième

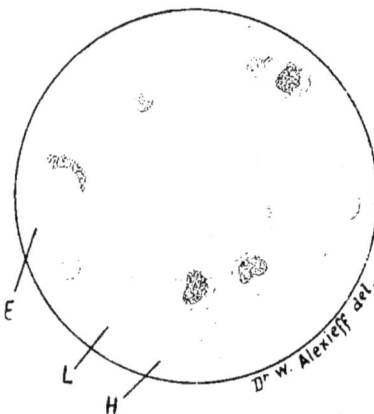

FIG. 81. — Pleurésie tuberculeuse.

L, lymphocyte — E, cellule endothéliale. — H, hématie.

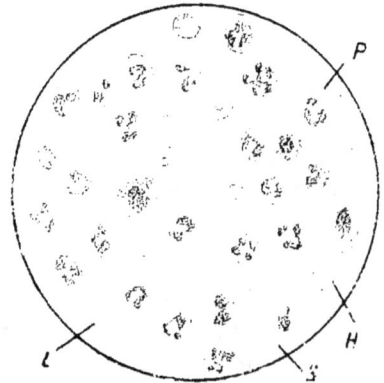

FIG. 82. — Pleurésie infectieuse.

P, polynucléaire. — L, lymphocyte. — H, hématie. — S, chaînette de streptocoques.

semaine de l'épanchement ; il est de règle en effet de constater une polynucléose initiale. Nous avons montré qu'on peut gagner du temps par la comparaison des modifications observées sur les liquides de ponctions successives, même rapprochées. Le plus souvent, dès la première semaine, on obtient ainsi des conclusions positives permettant la distinction des pleurésies tuberculeuses, des épanchements mécaniques et des pleurésies purulentes.

On a distingué, un peu artificiellement, les formules des pleurésies autonomes et des pleurésies symptomatiques ou associées : les premières contiendraient de très nombreux lymphocytes bien conservés ; les secondes, un petit nombre de ces mêmes éléments, altérés, déchiquetés et irréguliers.

Pleurésies infectieuses. — Leur caractéristique est la grande prédominance des polynucléaires (fig. 82). Cette formule est généralement constituée dès la première semaine. Le nombre des éléments augmente lorsque le liquide tend à devenir purulent.

Épanchements mécaniques. — La formule endothéliale qui les caractérise est généralement précoce (fig. 83). On la constate dans la première semaine. Lorsque l'épanchement date d'un certain temps, on constate généralement la présence d'un nombre assez considérable de lymphocytes plus ou moins altérés.

Outre ces formules, qui sont de beaucoup les plus fréquentes, on peut constater les types suivants :

Pleurésies cancéreuses. — Elles contiennent souvent mais non toujours des cellules néoplasiques volumineuses, d'aspect épithélioïde (fig. 84). Les cellules d'aspect caractéristique sont généralement creusées d'une vacuole centrale volumineuse ; leur protoplasme, très réduit, forme une sorte d'anneau entourant la vacuole ; sur l'un des bords on distingue le noyau plus ou moins aplati : cellules en bague à sceau ; souvent on

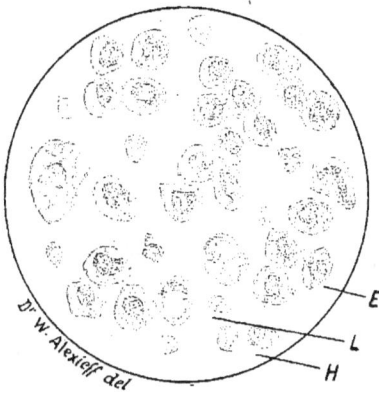

FIG. 83. — Épanchement pleural mécanique.
E, cellules endothéliales, isolées ou réunies en placards. — L, lymphocyte. — H, hématie.

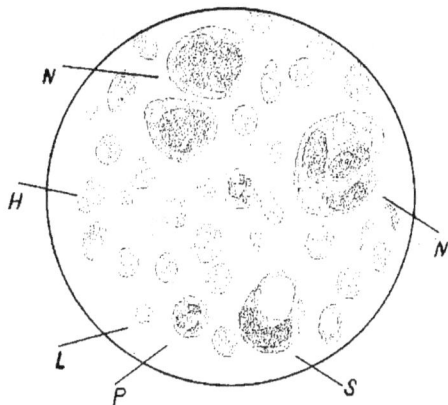

FIG. 84. — Pleurésie cancéreuse.
N, grosse cellule cancéreuse et cellule vacuolaire à plusieurs noyaux. — S, cellule vacuolaire en forme de bague. — L, lymphocyte. — P, polynucléaire. — H, hématie.

rencontre des formations endogènes : cellules physaliphores. Le noyau des cellules néoplasiques présente souvent des figures de karyokinèse ; leur protoplasme possède souvent aussi une réaction glycogénique positive, facile à rechercher au moyen des vapeurs iodées ou par la gomme iodée. La constatation de ces éléments permet d'affirmer la nature cancéreuse de l'épanchement ; par contre, leur absence ne permet pas d'exclure ce diagnostic.

Dans les cas de lymphosarcomes, on peut trouver dans le liquide de petits éléments arrondis, simulant de tout point les lymphocytes ordinaires (Boidin, Humbert).

Pleurésies par infarctus chez les cardiaques. — On constate la présence de polynucléaires, en nombre parfois considérable (jusqu'à 95 pour 100), de nombreuses cellules endothéliales, soudées ou libres, et de quelques lymphocytes (Barjon et Cade, Widal et Ravaut).

Éosinophilie pleurale. — Dans certains cas on trouve dans l'exsudat une grande prédominance (54 pour 100 et plus) de polynucléaires éosinophiles. La signification clinique de cette éosinophilie n'est pas établie à l'heure actuelle. Elle peut s'observer dans la tuberculose, la fièvre typhoïde, la syphilis secondaire. Les pleurésies à éosinophiles sont souvent hémorragiques.

Pleurésies histologiquement hémorragiques. — Dans certains cas, on constate que le liquide clair, jaune citrin, contient un nombre considérable de globules rouges. Les épanchements histologiquement hémorragiques évolueraient souvent vers la purulence d'après Dieulafoy.

On considère qu'une pleurésie est histologiquement hémorragique lorsque le liquide contient plus de 5 000 hématies par millimètre cube.

En résumé, l'étude cytologique du liquide pleural fournit pour le diagnostic de la nature de l'épanchement de précieuses indications, à condition qu'on se souvienne que dans les ponctions précoces la formule est à peu près la même pour toutes les pleurésies. Ce n'est souvent qu'à partir de la troisième semaine qu'elle devient caractéristique.

On peut avoir un résultat plus précoce en ayant recours à des ponctions successives à intervalles rapprochés. On peut voir ainsi de bonne heure dans quel sens la formule évolue.

Épanchements péritonéaux. — Les règles sont les mêmes que pour la plèvre ; mais ici les exceptions sont trop nombreuses, les formules trop variables pour que le cyto-diagnostic ait une signification précise.

Kystes de l'ovaire. — Dans les kystes de l'ovaire, on trouve : des cellules arrondies, volumineuses; des cellules cylindriques, quelquefois à cils vibratiles; des éléments, arrondis, peu volumineux, sans noyau apparent, contenant des granulations réfringentes; des globules rouges ; des cristaux triangulaires et plats.

La constatation de ces éléments dans le liquide peut permettre de distinguer un kyste de l'ovaire d'une ascite.

Épanchements péricardiques. — La ponction du péricarde a été rarement pratiquée jusqu'ici dans un but diagnostique. Dans les quelques cas où le liquide retiré par ponction a été examiné on a constaté que la péricardite tuberculeuse était caractérisée par de la lymphocytose. Dans les péricardites brightiques on trouve de nombreuses cellules endothéliales, des lymphocytes et des polynucléaires.

Épanchements articulaires. — La formule dépend surtout de l'acuité du processus (Julliard). Dans les arthrites aiguës rhumatismales et blennorragiques on trouve presque uniquement des polynucléaires. Le liquide des arthrites tuberculeuses, généralement louche, est souvent riche en polynucléaires (Widal et Ravaut). D'autres fois on trouve surtout des lymphocytes.

Le liquide des hydarthroses traumatiques est pauvre en éléments figurés. Il renferme surtout des lymphocytes.

De même dans les arthropathies tabétiques on trouve peu de cellules, celles-ci sont surtout constituées par des lymphocytes.

Dans le liquide des _synovites_ tendineuses on trouve surtout des lymphocytes, si l'affection est tuberculeuse, des polynucléaires s'il s'agit, de rhumatisme ou de blennorragie.

La vaginalite dépendant d'une tuberculose du testicule ou de l'épididyme est caractérisée par de la lymphocytose.

Par contre les vaginalites en rapport avec une orchite infectieuse présentent une formule polynucléaire. Dans le liquide de l'*hydrocèle essentielle* on trouve des placards endothéliaux, des lymphocytes et des hématies. Les *kystes du cordon* ne contiennent que des spermatozoïdes, sans autres éléments figurés. Dans presque tous les liquides d'hydrocèle on trouverait des spermatozoïdes (Barjon et Cade).

Dans le sac des *hernies étranglées*, les cellules endothéliales et les lymphocytes du début sont remplacés par des polynucléaires quand apparaissent les lésions des parois intestinales (Julliard).

2. — Liquides purulents.

Les liquides purulents peuvent présenter un aspect franchement trouble, ou simplement louche.

Dans le premier cas, il suffit d'étaler une goutte du liquide sur une lame et de procéder à la fixation et à la coloration comme pour les liquides séro-fibrineux.

Lorsque le liquide est louche, on centrifuge et on examine le culot de centrifugation.

On peut distinguer trois grandes variétés de liquides purulents :

I. *Épanchements purulents septiques.* — Les polynucléaires prédominent toujours. Outre ces éléments, on trouve des leucocytés en voie de dégénérescence, à protoplasme déchiqueté et peu distinct, à noyau volumineux, difficilement colorable. On y voit encore des lymphocytes et un nombre variable de globules rouges.

Dans les cas de suppuration d'origine cutanée ou muqueuse, dans la blennorragie par exemple, le pus peut contenir un nombre considérable d'éosinophiles.

II. *Épanchements aseptiques graisseux.* — L'aspect macroscopique de ces liquides est généralement caractéristique, très différent des épanchements simplement chyliformes Si on les laisse déposer dans un verre à réaction, on voit qu'il se forme deux couches : une supérieure relativement claire, une inférieure blanche et crémeuse. Souvent le liquide a un aspect chatoyant, dû aux paillettes de cholestérine qu'il tient en suspension.

En fait d'éléments figurés, on constate au microscope la présence de leucocytes peu abondants, en général très altérés, contenant souvent des granulations graisseuses. En outre, on trouve un grand nombre de granulations graisseuses libres, de 1 à 3 μ de diamètre. Ces granulations proviennent de la dégénérescence granulo-graisseuse des cellules de l'exsudat.

III. *Épanchements puriformes.* — Ils sont dus à l'abondance anormale des polynucléaires et se distinguent des précédents par le fait que les leucocytes ont gardé leur complète intégrité, comme le démontrent les préparations colorées. Leur noyau est bien coloré, à contours nets, le protoplasma bien distinct, non vacuolisé.

L'examen cytologique des liquides purulents permet de distinguer les trois grandes variétés que nous venons de décrire. En clinique il est de la plus haute importance d'établir si l'on a affaire à un épanchement purulent septique, à un épanchement aseptique graisseux ou à un épanchement puriforme.

Pour le pus septique, l'examen cytologique seul ne renseigne guère sur la nature de la suppuration. Nous avons constaté cependant que, toutes choses égales d'ailleurs, le pus tuberculeux contient généralement une proportion plus considérable de lymphocytes que le pus non tuberculeux.

Widal considère les épanchements puriformes comme un indice d'inflammation aseptique bénigne. Nous avons souvent constaté chez des pneumoniques, par réaction de voisinage, de petits épanchements présentant ce caractère qui n'ont été suivis d'aucune évolution purulente.

3. — Liquide céphalo-rachidien.

La rareté des éléments exige une technique spéciale. Cette technique est due à Widal ; c'est d'elle que datent les progrès réalisés dans l'étude cytologique du liquide céphalo-rachidien.

1° *Prélèvement.* — Le liquide est recueilli dans des tubes de verre à extrémité très effilée, préparés par étirement (voir fig. 162). Une quantité de 3 centimètres cubes est nécessaire. La centrifugation doit être lente et durer au moins dix minutes.

Selon que le liquide est plus ou moins riche en éléments cellulaires, le culot est plus ou moins volumineux.

2° *Décantation et prise du culot.* — La centrifugation achevée, on décante le liquide en renversant le tube ; on laisse ainsi s'écouler tout le liquide. Puis, le tube étant maintenu la pointe en l'air, on prélève le culot au moyen d'une pipette effilée qui se remplit par capillarité ; on en promène l'extrémité sur tout le fond du tube ; peu à peu tous les éléments se sont collectés dans la pipette.

3° *Étalement sur lames.* — Le contenu de la pipette est réparti également sur deux ou trois lames. On l'étale comme pour les liquides séro-fibrineux, en décrivant sur la lame des cercles concentriques avec l'extrémité de la pipette. Si l'on avait conservé une quantité trop grande de liquide, il se formerait de nombreux cristaux de chlorure de sodium qui gêneraient l'examen de la préparation.

4° *Fixation et coloration*. — Après avoir séché, on fixe les préparations à l'alcool-éther, en versant lentement le fixateur pour ne pas entraîner d'éléments cellulaires ; on lave à plusieurs reprises à l'alcool-éther pour dissoudre les cristaux, puis on colore comme pour les liquides séro-fibrineux.

5° *Numération des cellules*. — Il est quelquefois utile de faire la numération des cellules contenues dans le liquide céphalo-rachidien ; dans ce but, on peut employer la méthode par centrifugation indiquée pour les épanchements pleurétiques (voir p. 226). Mais il est préférable et beaucoup plus exact d'utiliser la cellule de Nageotte.

Cellule de Nageotte. — Elle est constituée par une lame de verre épaisse, au centre de laquelle est creusée une cellule graduée, semblable à celle de l'hématimètre de Hayem (voir p. 397) mais beaucoup plus grande ; une lamelle à faces exactement parallèles est destinée à recouvrir la cellule. Sur le fond de celle-ci se trouve une graduation gravée dans le verre, consistant en lignes parallèles longitudinales, espacées les unes des autres de 0,25 millimètre et divisant ainsi tout le fond de la cellule en 40 cases.

Il existe 3 modèles, de profondeur différente : le grand modèle, I, avec 1 millimètre de profondeur, qui contient au total 100 millimètres cubes et dont chaque case correspond à 2,5 millimètres cubes ; le modèle moyen, II, de 0,50 millimètre de profondeur, qui contient 50 millimètres cubes et dont chaque case contient 1,25 millimètre cube ; enfin le petit modèle, III, de 0,25 millimètre de profondeur qui contient 25 millimètres cubes et dont chaque case contient 0,625 millimètre cube.

Mode d'emploi. — Le liquide céphalo-rachidien (2 centimètres cubes suffisent) est recueilli dans un tube à essai et, s'il n'a pas pu être examiné de suite, il faut avoir soin de l'agiter pour répartir uniformément les éléments. On ajoute à ce liquide une goutte de bleu polychrome et une à deux gouttes d'acide acétique par centimètre cube, dans le but, d'une part, de colorer les cellules et, d'autre part, de détruire les hématies.

La cellule de Nageotte étant alors soigneusement nettoyée, on la remplit entièrement, avec le liquide déposé à l'aide d'une pipette, de manière à donner un ménisque convexe. On laisse alors tomber le couvre-objet à sa surface, en ayant soin d'éviter l'introduction de bulles d'air. On enlève l'excès de liquide avec du papier buvard et on laisse reposer 5 à 10 minutes pour permettre aux éléments de se déposer sur le fond de la cellule.

Il ne reste plus qu'à placer la cellule de Nageotte sur la platine mobile d'un microscope et à compter les éléments. On utilise l'objectif 4 avec le modèle I et l'objectif 5 ou 7 avec les 2 autres. On compte tous les éléments qui se trouvent dans les bandes longitudinales et la moitié de ceux qui se trouvent sur les lignes de séparation. Il n'est pas nécessaire toutefois de compter ainsi toutes les bandes ; en général il suffit de compter 4 bandes avec le modèle I, 8 avec le modèle II et 16 avec le modèle III. On divise le chiffre obtenu par 10 et on obtient le nombre d'éléments par millimètre cube.

Modèle.	Profondeur.	Contenance d'une division	Objectif à employer	Compter les éléments dans	Diviser par
I	1 mm.	2,5 mm.³	4	4 bandes	10
II	0,50 »	1,25 »	5	8 »	10
III	0,25 »	0,625 »	7	16 »	10

Lorsqu'on veut faire directement le pourcentage des diverses espèces cellulaires il faut utiliser une lamelle très mince ; le modèle III et l'objectif 7 conviennent particulièrement dans ce but. Le liquide n'ayant pas été centrifugé, les éléments conservent leurs caractères distinctifs beaucoup plus nets et le pourcentage est plus exact.

Dans le liquide céphalo-rachidien normal le nombre des éléments ne dépasse jamais 1 à 1 1/2 par millimètre cube. Au-dessus de 3, il y aurait déjà réaction méningée. Au cours des méningites, ce chiffre peut monter à 500 éléments et plus.

Espèces cellulaires. — Dans le liquide céphalo-rachidien on peut trouver des polynucléaires, des lymphocytes, des grands mononucléaires et des hématies présentant, les mêmes caractères que ceux des liquides séro-fibrineux ; les cellules endothéliales sont rares.

Widal et ses élèves ont insisté sur les différences d'état des polynucléaires dans le liquide céphalo-rachidien. Ils distinguent les polynucléaires intacts, les polynucléaires avariés et les polynucléaires sénescents.

Nous avons constaté que le liquide céphalo-rachidien peut contenir aussi des cellules cancéreuses vacuolaires.

Affections aiguës. — Dans la *méningite tuberculeuse*, les éléments cellulaires sont le plus souvent représentés par une grande majorité de lymphocytes. On voit en outre un certain nombre de globules rouges et quelquefois de rares cellules endothéliales.

Dans quelques cas on constate cependant une proportion assez forte de polynucléaires (jusqu'à 46 pour 100, Widal et Ravaut). Quelquefois même les polynucléaires sont plus nombreux que les lymphocytes.

Dans la *méningite aiguë non tuberculeuse*, on trouve toujours une majorité de polynucléaires. Ceux-ci peuvent même être si abondants que le liquide prend un aspect franchement purulent. En outre, on peut voir un certain nombre de lymphocytes et de globules rouges.

Lorsque la maladie évolue vers la guérison, à la fin de la phase aiguë, les polynucléaires sont remplacés par des lymphocytes, qui disparaissent à leur tour par la suite.

Dans la *méningite cérébro-spinale* à la période d'état, le liquide est généralement trouble, d'une couleur jaunâtre, parfois franchement purulent et très épais. Abandonné à lui-même, il présente souvent un aspect macroscopique particulier : la partie supérieure du tube s'éclaircit, devient même tout à fait limpide ; au fond s'est formé un culot très visqueux, jaune-verdâtre. Sur les bords du tube, à la partie supérieure, se sont déposés quelques flocons jaune clair, ressemblant à de la fleur de soufre (Netter).

Dans les liquides louches et purulents, on constate une forte prédominance de polynucléaires plus ou moins altérés. Les uns, plus volumineux que les leucocytes du sang, ont un contour flou et irrégulier ; leur protoplasme présente parfois des vacuoles. Les autres sont de véritables globules de pus ; leur noyau a disparu, leur protoplasme est déchiqueté. D'autres enfin sont peu altérés, ils ont un noyau bien coloré, un contour net et arrondi ; ils rappellent l'aspect des polynucléaires normaux du sang. En outre, on rencontre un certain nombre de lymphocytes, en général 5 à 15 pour 100, rarement 30 à 50 pour 100. Enfin on trouve 5 à 20 pour 100 de grands éléments mononucléaires, à noyau arrondi, à protoplasme homogène, sur l'origine desquels on n'est pas absolument fixé.

D'autres fois, on trouve un liquide resté clair au cours de la méningite cérébro-spinale ; c'est même le cas le plus fréquent quand la ponction est faite dans les 24 premières heures de la maladie. En réalité, le liquide n'a pas la limpidité de l'eau de roche, il est souvent un peu opalescent, parfois très légèrement coloré en jaune ou en gris. Les éléments cellulaires sont peu abondants ; ils sont alors surtout représentés par des mononucléaires : lymphocytes 35 à 50 pour 100, moyens mononucléaires 20 à 50 pour 100 et grands mononucléaires 10 à 15 pour 100 (Netter). Les polynucléaires sont rares (0 à 25 pour 100).

En général, à mesure que la maladie évolue vers la guérison, le liquide devient clair, les polynucléaires diminuent et les mononucléaires, surtout représentés par des lymphocytes, augmentent. Les mononucléaires peuvent persister dans le liquide céphalo-rachidien pendant 8 à 10 jours après la guérison clinique de la maladie.

Lorsque, à la période d'état, les polynucléaires n'ont pas subi une évolution purulente accusée, le pronostic est relativement bénin.

Dans les *convulsions urémiques* prolongées, on trouve habituellement des polynucléaires en état d'intégrité. Chauffard les a observés dans des cas qui ont été néanmoins suivis de guérison rapide.

Affections chroniques. — Dans le tabès et la paralysie générale, le liquide céphalo-rachidien contient des lymphocytes en plus ou moins grand nombre. La réaction méningée peut même être un signe de début.

Dans la *syphilis*, lorsqu'il y a des accidents nerveux, on observe de même de la lymphocytose (Babinski). Chez les syphilitiques, le liquide céphalo-rachidien contient souvent de grands mononucléaires (Ravaut).

On observe de même de la lymphocytose dans les *méningo-myélites chroniques*, dans la *sclérose en plaques*, dans le *zona*.

Dans la *chorée* les résultats sont variables : tantôt le liquide ne contient pas d'éléments figurés, tantôt il contient des lymphocytes.

Dans les cas de *tumeur cérébrale*, sans réaction méningée, le liquide ne contient généralement pas de cellules. Lorsqu'un processus cancéreux épithélial, de généralisation éloignée, a envahi les méninges, ou la paroi des ventricules, on peut trouver dans le liquide des cellules cancéreuses vacuolaires.

Dans la pachyméningite externe du *mal de Pott*, lorsqu'il n'y a pas de perforation méningée, le liquide reste normal ; mais on trouve des lymphocytes lorsqu'il y a en même temps pachyméningite interne localisée.

Le liquide est dépourvu d'éléments figurés dans les affections des *nerfs périphériques*.

Il en est de même dans les cas d'hystérie, d'épilepsie, de neurasthénie et dans les maladies mentales.

Liquide parotidien. — On fait plus rarement l'examen cytologique du liquide parotidien. Ce liquide s'obtient par cathétérisme du canal de Sténon au moyen d'une petite sonde ; il a été étudié par Sicard et Dopter.

La technique des préparations est la même que pour le liquide céphalo-rachidien.

A l'état normal, ce liquide ne contient pas d'éléments ou seulement quelques rares cellules épithéliales.

Dans les *oreillons*, il contient au début de nombreux polynucléaires et quelques mononucléaires ; au deuxième stade de la maladie, on trouve des cellules glandulaires abondantes. L'examen cytologique du liquide parotidien peut donc donner des renseignements utiles au début de la maladie.

4. — Bulles et lésions cutanées.

I. *Lésions spontanées.* — La technique est la même que pour l'examen des liquides séro-fibrineux.

Les *bulles cutanées* ont une formule cytologique en rapport avec la mature de l'affection. Dans la dermatite de Dühring, l'éosinophilie du liquide des bulles est souvent très nette.

Les *vésicules d'herpès* contiennent des polynucléaires. Les vésicules du *zona* de même,

Les *phlyctènes des brûlures* contiennent surtout des polynucléaires (Lœper).

Dans les *pustules varioliques,* on trouve de nombreux polynucléaires et des myélocytes semblables à ceux du sang (J. Courmont et Montagard).

Lorsque le liquide des bulles vieillit, les éosinophiles diminuent, puis disparaissent.

II. *Vésicatoires.* — Pour obtenir du liquide, on applique un vésicatoire de 4 à 5 centimètres de côté. On recueille le liquide au bout de douze à seize heures, lorsque la bulle est bien formée. Il importe de ne pas attendre plus longtemps, car la formule cytologique se modifie très rapidement.

Pour l'obtention des préparations, même technique qu'avec les liquides séro-fibrineux.

Chez les sujets normaux on trouve : 65 à 80 pour 100 de polynucléaires neutrophiles, 19 à 25 pour 100 d'éosinophiles, 3 à 9 pour 100 de mononucléaires et quelques cellules arrondies spéciales (Roger et Josué).

Chez les malades, les éosinophiles diminuent ou même disparaissent, alors que le nombre des neutrophiles augmente.

Dans la convalescence, les éosinophiles apparaissent de nouveau ; ils peuvent même être plus nombreux qu'à l'état normal.

Dans la tuberculose au début, et dans les formes bénignes de la tuberculose à toutes leurs phases, le nombre des lymphocytes augmente (10 à 15 pour 100) ; ceux-ci ne sont cependant jamais aussi nombreux que les polynucléaires ; dans les tuberculoses cavitaires, à un stade avancé, les lymphocytes sont peu nombreux (Roger et Josué, Humbert).

Toutes les considérations précédentes se rapportent à la sérosité prélevée de douze à seize heures après l'application du vésicatoire. Dans un liquide plus ancien les polynucléaires neutrophiles constituent presque à eux seuls tous les éléments figurés.

L'épreuve du vésicatoire peut donc rendre des services pour le diagnostic, d'après la proportion des lymphocytes, et pour le pronostic, d'après le nombre des éosinophiles.

III. — SÉCRÉTIONS DIVERSES.

1. — Fragments solides.

Les fragments solides sont recueillis soit intentionnellement, par biopsie, dans un but diagnostique, soit fortuitement, dans l'urine, dans les fèces, dans les matières vomies.

Les *biopsies,* plus souvent utilisées en clinique chirurgicale ou dermatologique qu'en clinique médicale, ont pour but d'obtenir un fragment de tissu facilement accessible. Elles se pratiquent soit au bistouri, soit au moyen d'une pince coupante spéciale.

Il arrive quelquefois qu'on ait à examiner des *fragments tissulaires* recueillis accidentellement. Ces fragments peuvent être éliminés spontanément, dans les selles ou dans les crachats par exemple, ou retirés au cours d'un cathétérisme de l'œsophage ou d'un lavage de l'estomac ou de l'intestin. C'est ainsi qu'il nous est arrivé à plusieurs reprises, en retirant la sonde stomacale, de constater qu'un des yeux latéraux était obstrué par un fragment néoplasique.

Lorsque le fragment obtenu par un des procédés ci-dessus est volumineux, on procède au durcissement et à la mise en coupes selon les méthodes habituelles de l'histologie.

Lorsqu'il est très petit, le mieux est de le placer au fond d'un tube cylindro-conique, un tube de centrifugeur par exemple, de le fixer par le sublimé ou l'alcool, de procéder à la déshydratation, puis de terminer par l'inclusion à la paraffine ou à la celloïdine. On change les liquides des bains successifs en décantant simplement au moyen d'une pipette. De la sorte le fragment reste toujours en place et n'est pas exposé aux altérations résultant de manipulations répétées.

Lorsqu'on veut avoir un résultat rapide, on peut couper l'objet à l'aide d'un microtome à congélation. Dans ce cas, il est bon de laisser au préalable le fragment à couper pendant une demi-heure environ dans le formol à 4 pour 100.

La méthode à l'acétone-paraffine permet également d'obtenir un résultat rapide. On immerge d'abord la pièce dans de l'acétone pure maintenue à une température de 37° ; on l'y laisse pendant 30 à 45 minutes, suivant ses dimensions, jusqu'à ce qu'elle ait pris une consistance ferme, analogue à celle que donnerait un durcissement par l'alcool. On la porte ensuite directement dans un bain de paraffine chauffé à 55°, où elle doit séjourner pendant une heure et demie. On la fixe enfin sur un cube de bois et on inclut dans la paraffine.

Les renseignements tirés de l'examen de ces fragments peuvent quelquefois donner de précieuses indications. C'est ainsi par exemple que, lorsqu'on soupçonne l'existence d'un cancer, la constatation d'un fragment néoplasique viendra éclairer le diagnostic.

Il faut savoir cependant que les causes d'erreur sont fréquentes et qu'elles sont d'autant plus grandes que le fragment est plus petit. C'est ainsi qu'on retire quelquefois des fragments de tissu situés trop à la périphérie du néoplasme, simplement infiltrés de cellules embryonnaires inflammatoires ou trop jeunes pour pouvoir être caractérisées; d'autres fois, on enlève seulement des lambeaux de muqueuse et de sous-muqueuse, avec des culs-de-sac glandulaires dont la disposition peut faire croire à des alvéoles cancéreux.

2. — Crachats.

L'examen histologique des crachats doit toujours être précédé d'un examen macroscopique.

A cet effet les crachats sont recueillis dans un récipient absolument propre, ne contenant aucun antiseptique. Autant que faire se peut, on réunit dans le même vase les crachats des 24 heures. Certains malades, les enfants et les aliénés par exemple, n'expectorent pas, mais avalent leurs crachats. On peut alors avoir recours à divers artifices pour les recueillir. (Voy. le chapitre traitant de l'examen bactériologique des crachats.)

L'examen macroscopique renseignera d'abord sur la quantité des crachats, sur leur consistance, sur leur forme, sur leur couleur et leur odeur.

Dans certains cas il est utile de laisser les crachats se sédimenter spontanément dans un vase. On voit alors se former différentes couches, qui sont généralement : une couche supérieure, aérée; une couche moyenne, liquide, plus ou moins transparente; enfin une couche inférieure, épaisse, contenant des globules de pus ou, très rarement, des fragments de tissu pulmonaire.

Enfin il est bon, avant de recourir à l'emploi du microscope, pour reconnaître certains éléments, d'examiner les crachats sur un fond noir. Pour cela on peut, ou bien en étaler une mince couche sur une plaque de verre qu'on tient au-dessus d'un papier noirci, ou bien en verser directement une petite quantité dans une assiette noircie par un vernis de laque.

On peut de cette façon distinguer des fragments de tissu pulmonaire, des morceaux de cartilages nécrosés ou des fragments de tumeurs.

On trouve encore quelquefois des bouchons de substances grasses, des spirales de mucine, des moules et des concrétions calcaires. Nous décrirons chacun de ces éléments à propos de l'examen microscopique.

Technique. — Il est toujours bon de faire deux sortes de préparations : une fraîche extemporanée, une autre fixée et colorée. En effet, certains éléments sont altérés par les procédés de fixation ; d'autres, au contraire, ne deviennent apparents et distincts qu'une fois colorés. A propos de chaque élément nous indiquerons la meilleure manière de le mettre en évidence.

Pour faire des *préparations fraiches,* on étale les crachats sur une assiette ou sur une soucoupe de façon à pouvoir choisir la partie à examiner. A l'aide d'une aiguille ou d'un fil de platine on en prélève une petite portion qu'on étale sur une lame ; on recouvre ensuite d'une lamelle. Il est bon, lorsque les crachats sont très épais, de déposer sur la lame, au milieu de la préparation, une goutte d'eau salée afin d'éviter la formation de bulles d'air au moment où l'on recouvre d'une lamelle.

Lorsque les crachats sont muqueux ou très visqueux on peut les placer sur une rondelle de papier filtre déposée au fond d'une boîte de Pétri ; le papier boit la partie liquide ; avec une aiguille à dissocier, on prélève la partie qu'on veut examiner. On peut encore plonger dans le crachat une aiguille à dissocier rougie à la flamme ; l'aiguille happe une parcelle de crachat.

La fixation et la coloration se font comme pour les *Examens du sang.* Pour les crachats, la fixation à l'acide chromique à 1 pour 100 est particulièrement recommandable. Comme colorant, on emploie de préférence le bleu-polychrome, l'hématéine-éosine ou l'azur-éosine.

Causes d'erreur. — On peut trouver dans les crachats certains éléments apportés du dehors, des débris alimentaires, par exemple, ou provenant d'autres cavités de l'organisme. En outre, on peut prendre pour des cristaux contenus dans les crachats certains cristaux formés par les matières colorantes employées.

Pour éviter ces causes d'erreur on s'assure d'abord que le vase destiné à recueillir les crachats est rigoureusement propre. Puis on recommande au malade de n'y jeter aucun corps étranger.

On lui ordonne de se laver soigneusement la bouche après chaque repas ; on évite de la sorte de prendre des débris alimentaires pour des fragments de tissus. Enfin, lorsque les crachats sont colorés, on s'assure que la coloration ne vient pas d'ailleurs, qu'il n'y a pas eu d'hémorragie buccale ou nasale par exemple.

On évite la formation de cristaux de matières colorantes en suivant la technique que nous indiquerons pour les préparations du sang.

1. **Globules blancs.** — Les globules blancs se rencontrent dans les crachats en plus ou moins grand nombre selon que ceux-ci sont plus ou moins purulents. On trouve des *polynucléaires* et des *mononucléaires*. Ces éléments peuvent contenir des granulations diverses, des particules de charbon, des granulations graisseuses ou des cristaux d'hématoïdine.

Pour pouvoir bien distinguer le noyau des leucocytes, il est nécessaire de les soumettre, après fixation, à l'action d'un des colorants basiques que nous décrirons à propos de l'examen du sang. Il est la plupart du temps utile de faire une coloration double. De la sorte on peut non seulement distinguer les polynucléaires des mononucléaires, mais encore on met en évidence les cellules éosinophiles.

2. **Globules rouges.** — On en trouve très souvent dans les crachats. Ils sont tantôt bien colorés, tantôt pâles, comme dans l'urine. On peut les colorer à l'éosine.

3. **Cellules épithéliales.** — Les cellules épithéliales contenues dans les crachats sont de formes et de provenances diverses. On les distingue bien sur des préparations fraîches ; pour les mettre davantage en évidence, on peut employer une coloration double. On peut aussi traiter les crachats par l'acide acétique ; de cette façon le noyau avec son nucléole devient bien apparent.

a. *Cellules pavimenteuses.* — On trouve des cellules pavimenteuses à noyau arrondi, à protoplasma volumineux, à contour plus ou moins régulier. Ces cellules proviennent de la bouche, du pharynx et d'une partie du larynx, en particulier des cordes vocales vraies.

b. *Cellules cylindriques.* — Les cellules cylindriques proviennent des bronches et de la trachée ou de la muqueuse nasale. La plupart d'entre elles ont perdu leurs cils. Ce n'est que dans les crachats tout à fait frais qu'on parvient à reconnaître des cellules ciliées.

c. *Cellules alvéolaires.* — Les cellules provenant des alvéoles

pulmonaires ont une forme elliptique ; elles contiennent généralement un noyau, quelquefois plusieurs ; leur protoplasma
est finement granuleux.

4. Cellules à granulations. — Les cellules alvéolaires contiennent fréquemment des *granulations*. Ces granulations
peuvent être constituées par du *charbon*, par du *fer*, par de
la *graisse*, par un *pigment jaune ou brun dérivé de l'hémoglobine*, enfin par des soi-disant *gouttes de myéline*.

Les granulations *anthracosiques* se reconnaissent par le
fait qu'elles résistent aux réactifs chimiques ordinaires.

Soumises à l'action du sulfure d'ammonium les particules de
fer prennent une teinte noire ; traitées par le ferrocyanure de
potassium et l'acide chlorhydrique elles deviennent bleues.

Les *granulations graisseuses* se reconnaissent facilement à
leur forte réfringence. L'acide osmique les colore en noir.

Les cellules contenant des *granulations jaunes ou brunâtres*,
dérivées de l'hémoglobine, sont décrites sous le nom de *cellules cardiaques*. Ce sont des cellules assez volumineuses, à
noyau peu distinct, souvent masqué par les granulations. La
question de leur origine donne encore lieu à des discussions ;
pour certains auteurs ce sont des leucocytes, pour d'autres
des cellules épithéliales.

Les *gouttelettes de myéline* constituent des granulations
assez volumineuses, réfringentes, présentant parfois un double
contour qui rappelle les tubes de myéline du système nerveux. Elles seraient formées de protagon et de lécithine.

On a encore trouvé dans les crachats des *cellules cancéreuses*
de grandes dimensions, d'apparence épithéliale.

5. Fibres élastiques. — Elles se présentent dans les crachats sous forme de fibres à double contour, de longueur variable, présentant quelquefois une disposition alvéolaire
(fig. 85).

Lorsqu'elles sont assez abondantes il suffit, pour les trouver,
d'étaler un fragment de crachat sur une lame, de le recouvrir
d'une lamelle et de presser fortement sur celle-ci de façon à
obtenir une couche mince ; dans une couche épaisse de crachats on distingue, en effet, difficilement les fibres élastiques.

Lorsqu'elles sont peu abondantes, on traite les crachats par
la *potasse caustique*. On mélange dans une capsule de porcelaine 10 centimètres cubes de crachats à une quantité égale
de solution au 1/10ᵉ de potasse caustique et on porte à ébulli-

tion jusqu'à obtention d'une masse homogène. On laisse ensuite déposer pendant 24 heures dans un verre conique, ou bien on centrifuge. On trouve les fibres élastiques dans le sédiment.

Pour les *colorer*, on ajoute au sédiment 2 centimètres cubes d'une solution d'orcéine (orcéine 1, alcool absolu 80, eau distillée 50, acide chlorhydrique concentré XL gouttes) ; on laisse

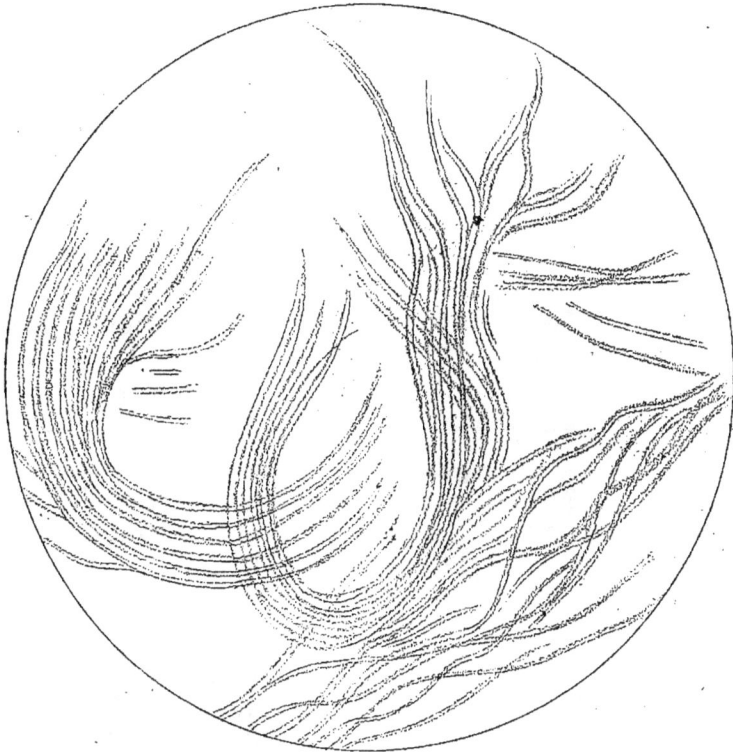

Fig. 85. — Fibres élastiques.

pendant 2 à 5 minutes dans l'eau bouillante. On décolore en-suite par un mélange composé de 5 grammes d'acide chlorhy-drique concentré, 100 grammes d'alcool à 95° et 250 gram-mes d'eau.

De la sorte les fibres élastiques prennent une belle couleur brun-violet, tandis que le fond de la préparation se décolore.

On peut aussi colorer par la fuchsine pure pendant 20 à 30 minutes, on décolore ensuite à fond par l'alcool absolu. Seules les fibres élastiques restent colorées en bleu-violet.

6. **Éléments divers.** — *Spirales de mucine.* — Ce sont des

spirales de 1 à 2 centimètres de long, de 1 millimètre environ d'épaisseur (fig. 86); elles sont constituées par de petites masses blanchâtres et épaisses qui se distinguent par leur consistance ferme et leur coloration claire. On les reconnaît souvent à l'œil nu. Au microscope on distingue un ruban central autour duquel sont enroulées des fibres. Ces spirales sont constituées par une substance semblable à la mucine.

Moules fibrineux. — Les moules fibrineux représentent des sortes d'arborisations plus ou moins volumineuses qui donnent l'image des ramifications bronchiques. Ils se distinguent facilement à l'œil nu et peuvent atteindre une longueur de plusieurs centimètres.

Au microscope on voit qu'ils sont formés de filaments fibrineux enfermant dans leurs mailles un certain nombre de globules rouges et de cellules épithéliales.

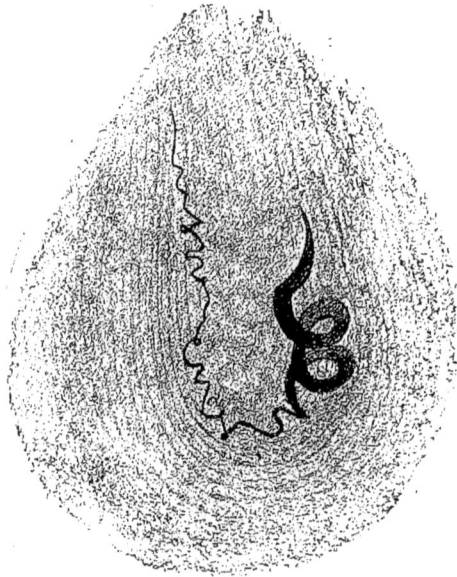

Fig. 86. — Spirales de mucine.

Fragments de tissu conjonctif. — Ils résistent à l'action de l'acide acétique. Dans les cas de destruction du parenchyme pulmonaire on peut trouver au microscope des fragments formés de tissu conjonctif avec des fibres présentant encore la disposition alvéolaire.

Corps amylacés. — Ce sont de petits corps arrondis ou angulaires présentant des stries concentriques. En général la solution de Lugol les colore en bleu.

Bouchons d'acides gras. — Ils sont constitués par de petites masses arrondies jaunâtres, à odeur fétide, composées d'acides gras et d'amas de bactéries.

Les globules blancs sont plus ou moins abondants selon que les crachats sont plus ou moins purulents. Jusqu'à présent on n'a pas attaché grande importance à la numération des poly- et des mononucléaires.

Les éosinophiles se trouvent en nombre considérable dans l'expectoration des *asthmatiques*. Dans les crachats des *tuberculeux* on les trouve en nombre variable. De leur présence ou de leur absence on ne peut tirer aucune indication pronostique. Ils seraient surtout abondants lorsqu'il y a résorption de sang dans les bronches. Dans la *pneumonie* on les trouve surtout au moment de la crise.

Les cellules alvéolaires sont surtout abondantes dans les cas d'infiltration caséeuse du poumon. On les trouve encore dans la pneumonie, dans la bronchite chronique.

La présence des cellules dites cellules cardiaques indique une *induration brune du poumon* d'origine cardiaque. On les trouve surtout dans les cas de lésions de la mitrale, insuffisance ou rétrécissement. Elles font défaut chez les pneumoniques et les tuberculeux.

La présence de fibres élastiques dans les crachats indique la destruction du parenchyme pulmonaire. On en trouve dans les cas de *tuberculose ulcéreuse*, d'*abcès* du poumon.

Dans la *gangrène pulmonaire* les fibres élastiques manquent souvent, même lorsqu'on trouve dans les crachats des fragments de parenchyme pulmonaire ; on a cherché à expliquer ce fait par la présence d'un ferment, semblable à la trypsine, qui détruirait les fibres élastiques.

La recherche de celles-ci était surtout importante avant la découverte du bacille de la tuberculose ; leur présence dans les crachats permettait souvent alors de porter le diagnostic de tuberculose pulmonaire.

C'est surtout dans la *bronchite fibrineuse*, mais quelquefois aussi dans la pneumonie, que les crachats contiennent des moules fibrineux.

3. — Selles.

Technique. — Lorsque les selles sont solides, il suffit d'en prélever une parcelle avec une anse de platine, et de la diluer sur une lame avec un peu d'eau salée. Lorsqu'elles sont liquides, on en prend une goutte au moyen d'une pipette, on l'étale sur une lame et on recouvre d'une lamelle. La coloration n'est généralement pas nécessaire.

Par l'examen microscopique, on reconnaît :

a. Des résidus alimentaires ;

b. Des éléments propres du tube digestif.

I. **Résidus alimentaires.** — Les CELLULES VÉGÉTALES, généralement volumineuses, présentent les formes les plus variées ; les plus caractéristiques sont les cellules à spirales. Quelquefois on reconnaît dans les cellules végétales des grains d'amidon ou des traces de chlorophylle.

Les FIBRES MUSCULAIRES se trouvent constamment dans les fèces des individus qui ingèrent de la viande. Elles sont plus ou moins altérées, mais on les reconnaît facilement, à un grossissement un peu fort, à leur striation. Elles sont plus ou moins colorées par la bile.

La GRAISSE se trouve soit sous forme de gouttelettes brillantes et réfringentes, soit plus fréquemment sous forme d'aiguilles de différents savons.

Les FIBRES ÉLASTIQUES se reconnaissent à leur aspect contourné et à leur double contour.

Les faisceaux de FIBRES CONJONCTIVES se rencontrent fréquemment en même temps que les fibres musculaires ; on les reconnaît facilement à leur aspect.

Les GRAINS D'AMIDON ont une forme ovalaire et des stries concentriques. Leur coloration bleue caractéristique par la solution de Lugol les met facilement en évidence.

L'ALBUMINE COAGULÉE se présente sous forme de corpuscules arrondis, de coloration jaune, solubles dans l'acide chlorhydrique à 5 pour 100.

II. Éléments cellulaires du tube digestif. — Pour qu'on puisse reconnaître les éléments cellulaires dans les fèces, il faut qu'ils proviennent de la partie inférieure du tube digestif. Ceux qui proviennent des parties supérieures sont détruits par les sucs intestinaux.

Les GLOBULES ROUGES en particulier résistent mal au contact des sucs digestifs. On les trouve rarement dans les selles, même lorsque celles-ci contiennent du sang plus ou moins altéré (voy. *Recherche de l'hémoglobine*, p 114). Ils ne présentent pas de caractères particuliers, mais sont souvent décolorés.

Les LEUCOCYTES ne se trouvent pas ou se trouvent en très petit nombre dans les selles normales ; ils sont toujours plus ou moins altérés. On trouve quelquefois des globules de pus chargés de graisse.

Les CELLULES ÉPITHÉLIALES sont des cellules pavimenteuses, provenant de l'anus, ou des cellules cylindriques, provenant de l'intestin. Elles sont tantôt isolées, tantôt réunies en groupes, en général plus ou moins dégénérées.

Dans le choléra, les matières fécales contiennent souvent des *grains riziformes*. Ces grains sont formés par des cellules épithéliales, des cristaux de phosphate ammoniaco-magnésien et de nombreux micro-organismes.

On recherche quelquefois dans les matières fécales des *calculs*. Pour cet examen, on dilue les matières avec de l'eau et on les passe au tamis. Ces calculs peuvent se présenter soit sous forme de concrétions volumineuses, soit sous forme de sable (voy. *Examens chimiques*, p 150).

III. **Mucus.** — Les matières fécales contiennent parfois du *mucus*. Ce mucus a souvent l'aspect de blanc d'œuf entourant les matières fécales. D'autres fois, il s'élimine seul, formant de véritables rubans appelés cylindres muqueux. Pour reconnaître ces tubes de mucus et pour les distinguer de véritables membranes, l'examen histologique est souvent nécessaire.

S'il s'agit de mucus, on ne voit qu'une masse amorphe, emprisonnant dans ses mailles quelques éléments cellulaires.

IV. **Détritus.** — On trouve toujours dans les selles des débris, des corpuscules de formes variables, résistant aux réactifs usuels, provenant soit des aliments, soit de la sécrétion intestinale et qu'il ne faut pas confondre avec des produits pathologiques.

La présence d'une plus ou moins grande quantité de résidus alimentaires ne peut pas renseigner d'une façon précise sur le fonctionnement du tube digestif. Ils dépendent surtout du genre d'alimentation.

Les cellules épithéliales sont abondantes dans le catarrhe intestinal ; les leucocytes et les globules de pus dans les cas d'ulcérations intestinales. La constatation d'une notable quantité de pus dans les selles fera penser à la rupture d'un abcès dans l'intestin.

Les selles dites acholiques, qu'on observe dans certains ictères, sont caractérisées par la présence de gouttelettes de graisse et surtout de nombreuses aiguilles de différents savons.

4. — Matières vomies.

Technique. — Après avoir mélangé au moyen d'une baguette de verre, on prélève avec une pipette une goutte de liquide qu'on place entre lame et lamelle. On fait au besoin agir les réactifs ou les colorants appropriés en en déposant une goutte sur le bord de la lamelle.

Éléments. — On reconnaît dans les matières vomies :

Des *débris alimentaires* semblables à ceux qu'on rencontre dans les selles, c'est-à-dire des fibres musculaires, des fibres élastiques, du tissu conjonctif, des cellules végétales, des grains d'amidon, des gouttelettes de graisse ;

Des *éléments provenant des voies digestives* : cellules épithéliales pavimenteuses et cylindriques plus ou moins reconnaissables, de rares leucocytes, généralement altérés, souvent réduits à leur noyau, de très rares globules rouges en voie de destruction, sous forme de disques décolorés.

5. — Lait et colostrum.

Peu utilisé en clinique autrefois, l'examen histologique du lait de femme et du colostrum a pris de l'importance depuis les travaux de Weill, Fabre, Thévenet et Lévy.

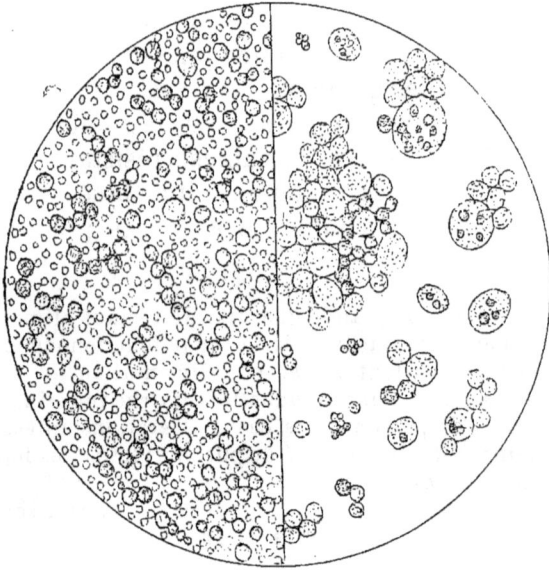

Technique. — Le liquide est centrifugé pendant 5 à 10 minutes avec un appareil à rotation rapide. Prise du culot et étalement sur lames comme pour les sérosités. Dessiccation à l'air, fixation à l'alcool-

FIG. 87. — Lait et colostrum, vus en goutte pendante ; — moitié gauche, lait: nombreux globules de graisse libres ; — moitié droite, colostrum : corpuscules chargés de graisse.

éther, coloration par l'hématéine-éosine. L'emploi de l'acide osmique n'est pas à recommander ; il conserve les globules du lait, mais ne colore pas la graisse en noir (Weill et Thévenet).

Éléments. — *a.* LAIT. — Dans le lait (fig. 87, moitié gauche) on voit au microscope un nombre variable de *gouttelettes de graisse* plus ou moins volumineuses, des particules de caséine et de nucléine. Comme éléments figurés, on ne trouve que quelques débris cellulaires, des noyaux isolés et quelques rares globules blancs.

b. COLOSTRUM. — Dans le colostrum ou dans le lait des premiers jours (fig. 87, moitié droite) on trouve ·

1. Des *corpuscules de Donné,* reconnaissant une origine leucocytaire. Ces corpuscules répondent à :

a. Des *lymphocytes* ne contenant pas de graisse.

b.. Des *gros leucocytes mononucléaires* contenant presque tous des particules de *graisse* (Weill et Thévenet).

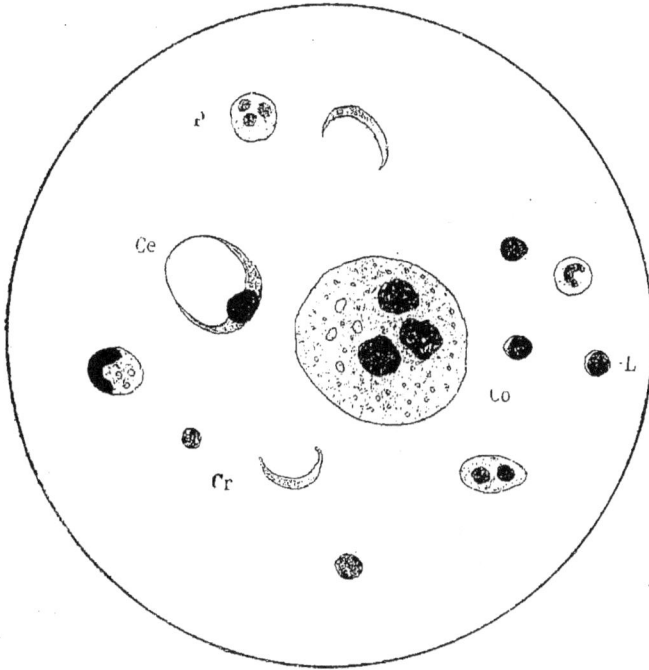

FIG. 88. — Colostrum (fixation à l'alcool-éther).

L, lymphocyte. — P, polynucléaire. — Co, corpuscule géant du colostrum. — Ce, cellule en voie de transformation en croissant. — Cr, croissant libre.

c. Des *leucocytes polynucléaires* neutrophiles, quelques-uns très volumineux par le fait de l'absorption de graisse.

2. Des *éléments fragmentés* semblables à ceux du lait et, en outre, des croissants constitués par des corpuscules dégénérés (fig. 88).

D'après Weill, Thévenet et Lévy, l'examen histologique doit être pratiqué surtout au moment de la montée de lait. Il donnerait des indications précieuses sur l'aptitude à la lactation. On pourrait ainsi obtenir un cyto-pronostic : un pourcentage élevé de polynucléaires et un culot volumineux indiquent une lactation active : la prédominance des mononucléaires et un culot peu abondant témoignent d'une sécrétion languissante.

6. — Sperme.

Technique. — On prélève une goutte de sperme au moyen d'une anse de platine ; il convient que celui-ci soit aussi frais que possible. On dépose cette goutte sur une lame, au besoin on dilue avec de l'eau salée et on recouvre d'une lamelle.

Le sperme, qui présente une certaine consistance due à la présence de substances gélatineuses, ne se laisse souvent étaler que difficilement.

Pour examiner les taches de sperme, il suffit de couper un morceau de l'étoffe tachée et de la laisser tremper dans une petite quantité d'eau salée physiologique.

Éléments. — On trouve dans le sperme :

a. Des *spermatozoïdes*, éléments allongés, pourvus d'une tête et d'une queue, d'une longueur de 50 μ. Dans le sperme frais, les spermatozoïdes présentent des mouvements de progression plus ou moins nets ;

b. Des *cellules épithéliales* de diverses sortes, cylindriques ou pavimenteuses, provenant des canaux excréteurs, du testicule et de la prostate ;

c. Des *leucocytes* poly- et mononucléaires, généralement en petit nombre ;

d. Des *corpuscules amyloïdes*, arrondis ou ovalaires, présentant des stries concentriques ; quelquefois de rares globules rouges.

L'examen du sperme est pratiqué, en clinique, pour s'assurer de la présence et de l'intégrité des spermatozoïdes. Dans certains cas de stérilité, en effet, malgré des examens répétés, on n'arrive pas à découvrir ces éléments (azoospermie).

SECTION II

EXAMENS DU SANG

CHAPITRE PREMIER

EXAMEN A L'ÉTAT FRAIS

Technique. — On emploie de préférence une cellule spéciale, dite cellule à rigole (Hayem). Cette cellule se compose d'une lame épaisse et plane (*l*) sur laquelle un disque de 3 millimètres de diamètre (*a*) est
isolé par une rigole
circulaire (fig. 89).

La cellule doit avoir
été immergée au préa-
lable pendant plu-
sieurs heures dans un

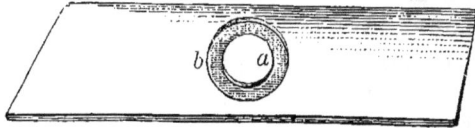

Fig. 89. — Cellule à rigole.

mélange à parties égales d'alcool absolu et d'éther. Au moment de l'emploi, on l'essuie avec un linge fin. On place sur le bord externe de la rigole une mince couche de vaseline.

Après avoir piqué à la lancette le bout du doigt ou le lobule de l'oreille, on prélève avec une baguette de verre une petite goutte de sang qu'on dépose au centre du disque. On recouvre immédiatement d'une lamelle, sur laquelle on appuie légèrement, de façon à obtenir une couche de sang peu épaisse et bien étalée. Grâce à la vaseline, la préparation est à l'abri de l'air. L'idéal est d'obtenir une préparation dans laquelle tous les éléments se trouvent sur une seule couche.

Lorsqu'on n'a pas de cellule à rigole à sa disposition, on prépare sur une lame un petit quadrilatère, à l'aide de mastic ou de paraffine molle. Après avoir déposé une gouttelette de sang au centre de ce carré, on recouvre d'une lamelle sur laquelle on appuie légèrement.

On recherche de cette façon les débris mélaniques et les parasites relativement volumineux.

Sur les préparations ainsi obtenues, les éléments sont rapprochés les uns des autres, les hématies disposées en piles de monnaie.

Lorsqu'on veut examiner, à l'état frais, les éléments séparés les uns des autres, il faut *diluer* le sang dans un liquide conservateur. A cet effet, on emploie soit une solution de chlorure de sodium, soit un bouillon d'agar [1].

Les préparations obtenues de cette façon sont toujours un peu épaisses. Pour en obtenir de plus minces, permettant de se rendre compte de la forme des globules rouges, de leurs dimensions, de leur richesse en hémoglobine, on peut procéder de la façon suivante :

On prépare une lame soigneusement lavée à l'alcool et à l'éther et une lamelle lavée de la même façon. On prend directement une petite goutte de sang sur la face inférieure de la lamelle, qu'on tient entre le pouce et l'index par les deux bords ou mieux encore au moyen d'une petite pince. On dépose la lamelle sur la lame, sans appuyer. Le sang s'étale en couche circulaire par simple capillarité.

Ces préparations doivent être examinées en diaphragmant fortement.

1. **Granulations mélaniques.** — On peut constater dans le sang la présence de ces granulations, soit libres (tumeurs mélaniques), soit incluses dans le protoplasma des leucocytes (impaludisme).

Dans le premier cas, elles sont disséminées dans le plasma sous forme de granulations noirâtres, ou bien rassemblées en courts cylindres.

Dans le second cas, on voit à l'intérieur des leucocytes et des hématozoaires des grains plus ou moins volumineux, de forme arrondie ou irrégulière, dont la coloration varie du brun au noir.

Ce pigment résiste aux acides forts, à l'acide chlorhydrique et à l'acide sulfurique, même bouillants. Les alcalis, ammoniaque et potasse, lui font prendre une teinte jaune. Le sulfhydrate d'ammoniaque le dissout. Il dérive vraisemblablement de l'hémoglobine ; cependant les réactifs usuels ne permettent pas d'y déceler du fer.

---

1. Pour préparer ce bouillon, on fait cuire pendant vingt minutes 5 grammes d'agar dans 800 grammes d'eau distillée. On filtre à chaud ; à 100 centimétres cubes de liquide filtré on ajoute 0gr,60 de chlorure sodium, 6 à 8 centimétres cubes d'une solution de métaphosphate de soude à 10 pour 100 et 5 centimétres cubes d'une solution de phosphate dipotassique à 10 pour 100.

2. Réseau fibrineux. — Les préparations de sang frais permettent de voir, d'après l'aspect du réticulum fibrineux, si la quantité de fibrine est normale ou augmentée.

A l'état normal, le réticulum fibrineux est très ténu, presque invisible (fig. 90). Dans certaines maladies aiguës fébriles, dont la pneumonie fibrineuse est le type le plus caractérisé, ce réticulum devient très visible et très épais (fig. 91).

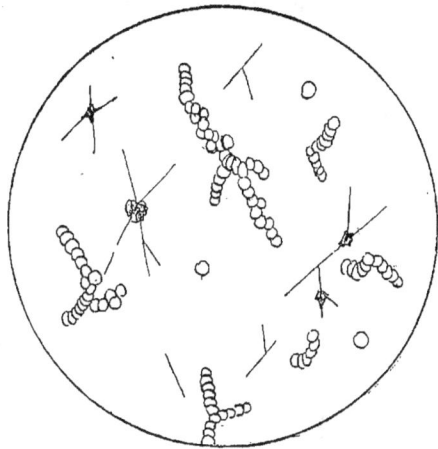

FIG. 90. — Sang : réseau fibrineux, type normal.

Hayem distingue 3 types pathologiques de coagulation : le type phlegmasique franc (pneumonie), le type phlegmasique atténué (pleurésie, méningite, etc.), et enfin le type qui ne comporte point d'état phlegmasique, dans lequel le sang se coagule tardivement (fièvre typhoïde, tuberculose).

La recherche du réticulum fibrineux peut être utile dans la fièvre typhoïde. Cette affection est à peu près la seule pyrexie dans laquelle on constate avec une température élevée un réticulum normal. La constatation d'un réticulum très abondant permet par suite, dans la majorité des cas, d'exclure le diagnostic de dothiénentérie.

3. Platines chauffantes. — Lorsqu'on veut observer le sang à l'état vivant pendant quelque temps, il est nécessaire de le maintenir à une température voisine de celle du corps. Dans ce but, on se sert de *platines chauffantes.*

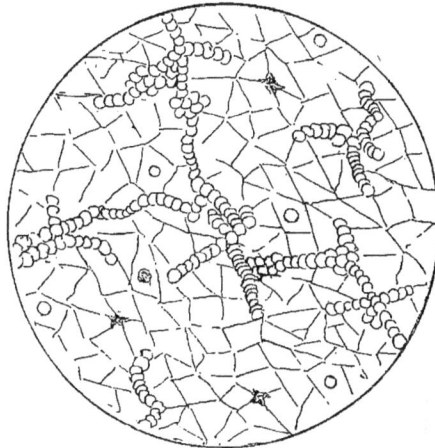

FIG. 91. — Sang : réseau fibrineux, type phlegmasique.

On a employé d'abord de simples plaques de métal chauffées par une lampe à alcool (Hayem et Hénocque); puis des étuves

à courant d'eau chaude, des étuves à température constante
(d'Arsonval), enfin, plus récemment, des *platines-étuves électriques* à régulateur automatique. L'appareil imaginé par
Regaud est d'un maniement facile et paraît appelé à rendre de
réels services.

4. **Fixation par simple dessiccation.** — Les lames et les
lamelles doivent être au préalable lavées à l'éther. Sur une
lame ainsi préparée, on dépose une gouttelette de sang qu'on
étale, soit au moyen d'une baguette en verre, soit à l'aide d'une
lamelle ou d'une seconde lame (voir page 416). Il faut agiter
immédiatement la lame à l'air pour sécher la préparation ; il
est bon de la colorer aussitôt, on peut ainsi cependant la
laisser pendant quelques heures à l'air avant de la colorer.

C'est la première manière de procéder qu'ont utilisée Chauffard et Fiessinger pour l'étude des hématies granuleuses de
l'ictère hémolytique ; ces auteurs ont donné à ce procédé le nom
de coloration quasi-vitale. Ils emploient comme colorant la
pyronine phéniquée (page 428).

Sabrazès a obtenu les meilleures colorations en laissant les
préparations sécher à l'air pendant 7 à 8 heures avant de les
colorer. Il recommande l'emploi d'une solution aqueuse de bleu
de méthylène à 1 pour 500. Le colorant est prélevé par capillarité dans l'effilure d'une pipette neuve et déposé sur le frottis avec la lamelle. Ce procédé ne modifie ni le volume ni la
forme des globules. C'est par ce mode de faire que Sabrazès a
établi son quotient neutro-leucocytaire et son quotient neutro-
nucléo-leucocytaire (voir page 441).

Pour étudier ainsi les *globulins*, il faut prendre quelques
précautions spéciales ; étant peu volumineux et très visqueux,
ils ne sont pas entraînés par la baguette de verre au moment
de l'étalement; par suite ils restent fixés à l'endroit où l'on a
déposé la goutte de sang sur la lame, il faut donc placer la lamelle à ce niveau ; on la fixe aux quatre angles avec de la paraffine (Hayem).

CHAPITRE II

NUMÉRATION DES GLOBULES DU SANG

1. — Numération des globules rouges.

Les globules du sang sont trop nombreux dans un petit volume pour y être numérés directement. Pour tourner la difficulté, on a recours à une méthode de dilution qui peut se résumer ainsi : prélever une quantité connue de sang, la diluer en proportion connu dans un sérum artificiel n'altérant pas les globules, rendre le mélange le plus homogène possible ; compter ensuite au microscope les globules contenus dans un volume connue du mélange. Le nombre des globules par millimètre cube de sang est donné par la moyenne des résultats de plusieurs de ces numérations, multipliée par le taux de la dilution sanguine et par le chiffre qui représente la fraction de millimètre cube, dans laquelle la numération a été faite.

La marche à suivre pour faire une numération de globules comporte donc trois actes successifs : la prise de sang, la dilution et la numération proprement dite.

I. **Prise de sang.** — Elle consiste à prélever par une petite piqûre une certaine quantité de sang pur provenant des capillaires sanguins ; le sang artériel ou le sang veineux doivent être évités.

La piqûre, pour donner des résultats exacts, doit être faite dans certaines conditions :

Le lieu d'élection, pour la prise de sang par piqûre, est, en général, la pulpe d'un doigt, de préférence celle du médius de la main gauche, dont la petite blessure ne gênera pas le patient.

Dans certains cas, chez les enfants par exemple, il est préférable de choisir le gros orteil ou le lobule de l'oreille, plus faciles à immobiliser. On évitera, en tout cas, de piquer à un endroit œdématié ou hyperémié ; l'œdème diluerait le sang et donnerait pour la numération un résultat trop faible, l'hyperémie, au contraire, un résultat trop élevé.

Lorsqu'on fait plusieurs numérations chez un même malade, il faut, pour que les résultats soient superposables, faire la prise de sang toujours au même endroit, ou à un endroit tout à

fait comparable : un autre doigt ou le lobule de l'autre oreille. Il
n'est pas constant, en effet, que la richesse du sang en globules soit exactement la même dans toutes les parties du corps.

L'endroit choisi, on procède à la désinfection de la région.
On fait un premier lavage à l'eau et au savon, en évitant de
trop frotter, pour ne pas congestionner la peau. On essuie avec
un linge fin et on tamponne fortement avec un tampon d'ouate,
imbibé d'éther ou d'alcool à 90°, pour dégraisser et sécher absolument la place. Il ne faut jamais se servir de liquides antiseptiques, qui altéreraient le sang en se mélangeant à lui ;
l'éther ou l'alcool suffisent parfaitement pour l'asepsie.

L'éther ou l'alcool évaporés, il arrive quelquefois que le doigt
reste pâle et exsangue ; on peut alors le tremper quelques secondes dans l'eau bouillie tiède ; le plus souvent, il suffit au
patient d'agiter son doigt en le dirigeant en bas, pour que celui-
ci reprenne sa coloration habituelle.

Pour faire la piqûre, on a proposé plusieurs sortes d'instruments. Une lancette à déclanchement automatique et à pointe
réglable, peut rendre des services chez les enfants où il faut
agir très vite. L'instrument le plus pratique est encore une
bonne lancette à saignée, bien pointue.

Après avoir flambé soigneusement l'instrument, on fait une
piqûre perpendiculaire à la surface, à la place choisie. Il faut
piquer suffisamment fort et profond pour pénétrer d'un seul
coup jusqu'au tissu cellulaire sous-cutané, une piqûre n'intéressant que le derme ne donnerait pas assez de sang. Si l'opération a été bien conduite, on voit sourdre spontanément une
goutte de sang dès qu'on a retiré la lancette, sans qu'on soit
obligé de malaxer le doigt.

Il faut, en effet, s'abstenir de serrer et de presser pour faire
sortir le sang ; celui-ci doit venir et couler spontanément. Il
est préférable de refaire une piqûre si le sang ne vient pas
suffisamment de lui-même, car celui qui est obtenu en exprimant le doigt n'est plus pur, il est mélangé de sucs tissulaires
et ne peut plus donner des résultats tout à fait exacts.

Dès que la goutte est suffisamment grosse, on en remplit la
pipette calibrée, qui sert à mesurer exactement le volume de sang
nécessaire. Avant tout examen la pipette doit être très soigneusement nettoyée, pour la débarrasser des poussières et surtout
des restes de sang provenant d'examens antérieurs qu'elle
pourrait contenir.

Pour cela on y fait passer successivement : 1° un courant d'une solution faible de soude, pour enlever le sang ; 2° de l'eau distillée pour ôter la soude ; 3° de l'acool-éther pour déshydrater et dégraisser.

Chaque pipette porte à l'une de ses extrémités un tube de caoutchouc avec une embouchure pour faciliter l'aspiration. Tenant l'embouchure entre les lèvres, et l'extrémité de la pipette de la main droite, on aspire doucement, en approchant la pointe effilée de la goutte de sang ; il faut éviter avec soin les bulles d'air, ce qui se fait facilement en tenant la pipette bien verticalement. Le sang monte rapidement dans le tube capillaire, on arrête l'aspiration dès que le sommet de la colonne rouge atteint le trait de jauge qui correspond au volume choisi. On détache alors la pipette de la goutte de sang. Si le sang a dépassé un peu le trait, ce qui arrive facilement, il suffit de souffler légèrement par le tube de caoutchouc, en appuyant un doigt à l'extrémité de la pipette pour régler le débit. On essuie ensuite très soigneusement la pointe du capillaire qui a été en contact avec le sang, ainsi que sa surface extérieure, pour les débarrasser des globules, qui y sont restés attachés et qui fausseraient les résultats.

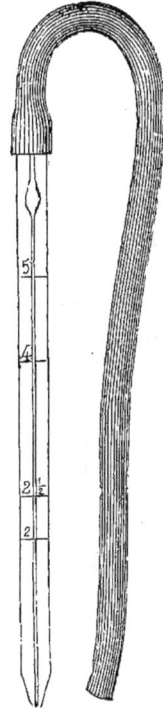

Fig. 92.
Pipette calibrée
de Hayem.

Il arrive quelquefois que le sang se coagule très rapidement dans le canal capillaire, avant même qu'on ait pu en obtenir la quantité voulue ; il faut alors recommencer l'opération, après avoir débouché la pipette avec un fil métallique et l'avoir nettoyée comme il a été dit plus haut.

Pipettes. — Les pipettes pour la numération des globules du sang sont des tubes de verre capillaires très exactement calibrés, portant une ampoule à l'union de leur tiers moyen avec leur tiers supérieur. Leur pointe est très effilée et coupée à angle droit. Ces pipettes sont de deux types :

Les unes portent sur la partie tubulaire des repères permettant la mensuration de 1, 2, 3, 4, 5 millimètres cubes de sang (fig. 92). L'ampoule n'est pas calibrée et sert seulemeut à faciliter le nettoyage et le mélange.

Les autres portent une ampoule très exactement calibrée et au-dessus d'elle un repère. La contenance de l'ampoule est un multiple (10 ou 100) du volume de sang mesuré dans la partie capillaire ; elles renferment en outre dans leur intérieur une petite bille de verre, mobile dans tous les sens, servant d'agitateur. Dans ces pipettes le mélange obtenu est de 1 : 10 ou de 1 : 100, suivant que l'ampoule contient 10 fois ou 100 fois plus que la partie capillaire.

II. **Dilution.** — La dilution consiste à mélanger un volume connu de sang et un volume, également connu, d'un sérum artificiel quelconque ayant les propriétés suivantes : se rapprocher le plus possible de la composition chimique du sérum sanguin ; conserver intacts tous les globules du sang, suffisamment longtemps pour que la numération puisse en être faite avec le soin nécessaire; enfin, pour faciliter la sédimentation des globules, avoir un poids spécifique un peu inférieur à celui du sérum du sang.

Une solution de 3 grammes de chlorure de sodium pur dans 100 grammes d'eau distillée peut suffire ; il est préférable cependant d'employer un des sérums artificiels suivants :

Sérum de Hayem.

Chlorure de sodium pur . . . .   1 gramme.
Sulfate de soude pur   5   —
Bichlorure de mercure . . . .   0,50 —
Eau distillée. 200   —

Sérum de Potain et Malassez.

Solution de gomme arabique, ayant une densité
    de 1020 . . . .   1 volume.
Solution à parties égales de sulfate de soude et
    de chlorure de sodium d'une densité de 1020.   3 volumes.

Les sérosités naturelles ou pathologiques (liquide amniotique, etc.), à condition qu'elles soient isotoniques au sérum sanguin et qu'elles ne contiennent pas de substances hémolysantes, peuvent aussi être employées.

a. *Dilution avec les pipettes à ampoules calibrées.* — Lorsqu'on a aspiré la quantité de sang voulue, tenant la pipette verticale, son extrémité supérieure étant bouchée par l'écrasement du tube de caoutchouc entre deux doigts, on plonge son extrémité inférieure dans un verre de montre qui contient quelques centimètres cubes du sérum physiologique choisi. On aspire doucement par le tube de caoutchouc jusqu'à ce que le liquide monte et atteigne le repère au-dessus de l'ampoule. Il faut éviter avec soin l'introduction de bulles d'air, qui se produit facilement si on ne tient pas la pipette bien verticalement.

La pipette remplie, on enlève le tube de caoutchouc et on ferme les deux extrémités en appliquant contre elles le pouce et l'annulaire ; on agite vivement et fortement de manière que la bille de verre, par ses mouvements en tous sens, effectue un mélange bien homogène. On recommande d'agiter quatre cents fois la pipette. On peut aussi remplacer les doigts par une bande élastique plate qu'on fixe aux deux extrémités.

b. *Dilution avec les pipettes à ampoules non calibrées.* — La quantité de sang prélevée est chassée dans une petite éprouvette à fond arrondi, dans laquelle on a mis 500 millimètres cubes du sérum artificiel avec une pipette spéciale (fig. 93). On aspire et on refoule à plusieurs reprises le mélange dans la pipette pour bien la nettoyer et la débarrasser de tous les globules qu'elle contient. Puis, à l'aide d'une petite palette de verre qu'on fait tourner rapidement entre deux doigts, on agite vivement le liquide ; en quelques minutes, on obtient un mélange parfaitement homogène.

Connaissant ainsi la quantité de sang et la quantité de sérum mélangées, on connaît le taux de la dilution sanguine. On peut se servir de n'importe quelles pipettes graduées pour faire cette dilution, cependant il est préférable d'utiliser celles qui vont avec les appareils, car on dispose alors de tables toutes faites pour calculer le nombre de globules donné par la numération.

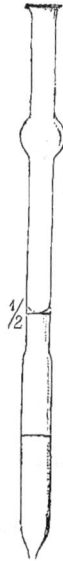

Fig. 93. — Pipette à sérum artificiel de Hayem (le repère 1/2 correspond à 500 millimètres cubes).

III. **Numération.** — Une fois le mélange obtenu bien homogène, soit dans les pipettes calibrées, soit dans la petite éprouvette, il suffit de compter les globules dans un volume connu de la dilution pour trouver par une simple multiplication le nombre des globules dans un millimètre cube de sang.

Pour déterminer exactement le volume du mélange soumis à la numération, il existe des appareils de types divers.

1. CAPILLAIRE ARTIFICIEL (Malassez). — Il est formé par un canal creusé dans une plaque de verre, fixée sur un porte-objet.

L'une des extrémités du capillaire est libre ; l'autre, relevée en tube, communique avec un fin tube de caoutchouc. Le capillaire est exactement calibré et jaugé. Des chiffres gravés sur le porte-objet forment deux colonnes : l'une, celle de gauche, indique des longueurs du tube, en millièmes de millimètre ; l'autre, celle de droite, donne les capacités correspondantes, en fractions de millimètre cube.

Mode d'emploi. — Il faut déterminer au préalable une longueur fixe du capillaire. On cherche d'abord, avec l'oculaire quadrillé et l'objectif choisi, la longueur de tube du microscope qui est nécessaire pour que la largeur du quadrillage de l'oculaire recouvre exactement, sur le micromètre-objectif, une longueur égale à l'une de celles qui figurent sur la liste gravée sur le porte-objet du capillaire artificiel.

On remplace alors le micromètre-objectif par le tube capillaire artificiel ; le quadrillage de l'oculaire correspond alors à une longueur fixe de ce capillaire, celle gravée sur le porte-objet pour laquelle on a réglé le microscope.

Une fois la concordance exacte trouvée, on fait une marque au couteau sur le tube du microscope, qui est ainsi réglé une fois pour toutes. Il suffit dès lors, pour s'en servir pour une numération, de prendre le même objectif et de tirer le tube intérieur jusqu'au trait marqué.

Pour introduire le mélange dans le capillaire, on en dépose une goutte sur la lame porte-objet, au contact de l'extrémité libre du capillaire, en ayant soin de rejeter les premières gouttes qui sortent de la pipette mélangeuse, car celles-ci ne représentent pas le mélange, mais du sérum artificiel pur.

Par simple capillarité, le mélange pénètre ; on voit la colonne qui s'avance dans le tube ; lorsqu'elle est arrivée à l'extrémité opposée, on enlève sur le porte-objet l'excès de la goutte avec du papier buvard. On a ainsi un mélange à titre connu dans un espace parfaitement mesuré ; il suffit alors, après avoir laissé reposer la préparation pendant quelques minutes sur la platine du microscope, pour permettre la sédimentation des globules, de compter à l'aide de l'oculaire quadrillé le nombre de globules contenus dans le segment délimité du capillaire.

On compte les globules sur la longueur de capillaire choisie, en utilisant les lignes de l'oculaire quadrillé, qui servent de points de repère. Le nombre de globules trouvé, multiplié par la capacité du capillaire correspondant à la longueur choisie et par le taux de la dilution du sang, donne le nombre de globules contenu dans un millimètre cube de sang.

Le capillaire artificiel ne présentant aucune division transversale, on peut, en le déplaçant, faire plusieurs numérations successives sur des segments différents, pour en prendre ensuite la moyenne, sans être obligé de changer le mélange. Il présente par contre plusieurs grands inconvénients : il est très fragile, très difficile à nettoyer et de plus il donne des résultats trop bas. En effet, par l'action de la capillarité, le sérum pénètre plus facilement que les globules dans le capillaire, la proposition n'est donc plus parfaitement exact.

2. APPAREILS A CELLULES. — Ils comportent, au lieu de capillaire, des lames à *cellules* dites *compte-globules.* Ce sont des lames de verre, porte-objet, présentant à leur centre une petite cuve creusée dans

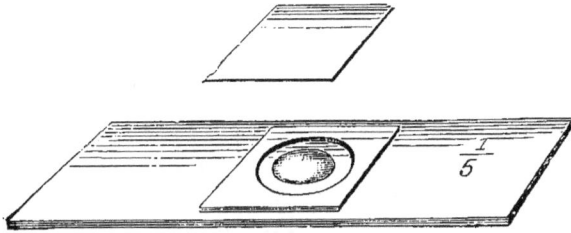

FIG. 94. — Lame à cellule de Hayem (1/5 de millimètre de profondeur).

leur épaisseur, ou formée par un couvre-objet collé sur la lame et percé d'un trou.

Leur fond doit être absolument plan et leur profondeur exactement déterminée lorsqu'elles sont recouvertes par un couvre-objet à faces bien parallèles.

Connaissant la profondeur de la cellule, il suffit, pour avoir un volume exactement mesuré, de déterminer sur cette profondeur un carré de dimensions connues.

Les cellules les plus simples sont celle de Hayem et celle de Malassez qui ont 1/5e de millimètre de profondeur.

A. *Quadrillage gravé.* — Dans la plupart des appareils, au fond de la cellule se trouve un quadrillage gravé sur le verre. Ce quadrillage représente, dans l'appareil de Malassez, un rectangle de 1/5e sur 1/4 de millimètre de côté et, dans d'autres, des carrés de 1/20e de millimètre de côté. Il est évident qu'on peut ainsi numérer les globules dans un volume parfaitement fixe et connu, puisqu'on connaît la profondeur de la cellule et les dimensions du quadrillage. Chaque rectangle du quadrillage de Malassez représente $1/5 \times 1/4 \times 1/5 = 1/100^e$ de millimètre cube ; chaque carré des autres appareils représente $1/20 \times 1/20 \times 1/10 = 1/4000^e$ de millimètre cube.

On a aussi construit une cellule spéciale destinée à éviter l'influence de la pression atmosphérique sur la répartition des globules dans le mélange. Elle se compose d'un porte-objet au centre duquel sont deux petites lames de verre, séparées par un espace vide, à surface plane parfaitement à la même hauteur, portant chacune un quadrillage gravé qui forme le fond de la cellule. De chaque côté se trouve un support plus élevé avec une fermeture métallique pour fixer la lamelle. La numération se fait dans l'espace libre qui sépare la lamelle des deux lames à quadrillage ; cet espace mesure $1/10^e$ de millimètre. Pour l'utiliser on place d'abord la lamelle sur les supports, en la fixant avec les crochets métalliques, de manière à obtenir les anneaux de Newton. Puis, avec le mélangeur, on fait pénétrer la dilution de sang par capillarité dans l'espace libre entre la lamelle et les lames quadrillées. On laisse reposer pendant trois minutes sur la platine du microscope pour que les globules se sédimentent. On peut à l'œil nu se rendre compte si le mélange est bien homogène, d'après l'apparence du trouble de la préparation sur fond noir.

L'avantage de cette cellule est de donner un mélange plus homogène, d'éviter l'influence de la pression atmosphérique et de permettre de faire deux numérations se contrôlant l'une l'autre sur la même préparation.

Le quadrillage de cette cellule représente un grand carré de 3 millimètres de côté, divisé en grands carrés de $1/25^e$ de millimètre carré et en petits de $1/100^e$ de millimètre carré ; chaque petit carré recouvre $1/400^e$ et chaque grand carré $1/25^e$ de millimètre cube. Il suffirait de compter les globules dans 80 carrés pour obtenir des chiffres très exacts.

L'inconvénient de ces cellules à quadrillage gravé est d'être difficiles à nettoyer ; de plus elles se détériorent assez vite. Il est quelquefois très difficile d'avoir, bien au point en même temps, les globules et le quadrillage. En outre, pour faire plusieurs numérations de contrôle on est obligé de changer les gouttes de mélange, ce qui exige des manipulations prolongées.

B. *Quadrillage projeté.* — D'autres appareils (Hayem), au lieu d'employer des cellules à quadrillage gravé sur leur fond, projettent des carrés, par un procédé optique, au-dessus ou au-dessous de la lame à cellule.

a. On se sert d'un *oculaire quadrillé*, présentant un grand carré divisé en seize carrés plus petits. Il faut d'abord déterminer à l'aide du micromètre objectif et de l'objectif choisi (n° 5 de Nachet par exemple), la longueur du tube du microscope nécessaire pour que le côté du grand carré mesure exactement 1/5ᵉ de millimètre ; on fait un trait au couteau sur le tube du microscope, l'appareil est alors réglé une fois pour toutes. Il suffit, avant de faire une numération, de tirer le tube jusqu'au repère.

b. On projette, à l'aide d'un *dispositif de Nachet* se fixant sous la platine mobile, au-dessus du miroir, un carré mesurant exactement 1/5ᵉ de millimètre de côté (fig. 95).

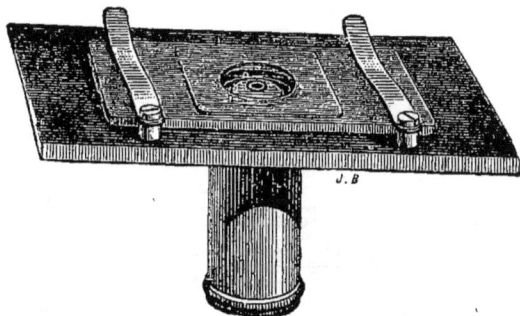

Fig. 95. — Dispositif de Nachet pour projeter le quadrillage sur le fond de la lame à cellule.

Quels que soient l'objectif ou l'oculaire employés, la grandeur de ce carré reste la même.

En fonction de la profondeur de la cellule et des dimensions du carré, le volume dans lequel se fait la numération est donc de $1/5 \times 1/5 \times 1/5 = 1/125^e$ de millimètre cube.

Les appareils projecteurs ont le très grand avantage de permettre de faire plusieurs numérations successives sur la même goutte, en promenant le quadrillage à sa surface, sans avoir besoin de faire de nouvelles manipulations.

Mode d'emploi. — Lorsque le mélange a été obtenu par agitation de la pipette à ampoule calibrée, avant de le placer dans la cellule, on fait écouler les deux ou trois premières gouttes de la pipette, qui ne représentent que les dernières parties de sérum artificiel aspirées et qui ne font pas partie du mélange. On laisse ensuite tomber une goutte au fond de la cellule. Cette goutte doit être assez grosse pour être écrasée par le couvre-objet à surfaces planes et parallèles et remplir entièrement la cellule ; dans certains appareils la cuve est entourée d'une rigole destinée à recevoir l'excès du liquide. On applique le couvre-objet, dont les bords ont été légèrement humectés, avec de la salive ou de la vaseline, pour qu'ils adhèrent parfaitement. On appuie fortement sur les bords du couvre-objet, de manière à écraser un peu la goutte, jusqu'à le faire adhérer au porte-objet. Certains instruments (Malassez) ont un dispositif métallique spécial pour faciliter cette compression.

Lorsque la dilution a été effectuée dans la petite éprouvette

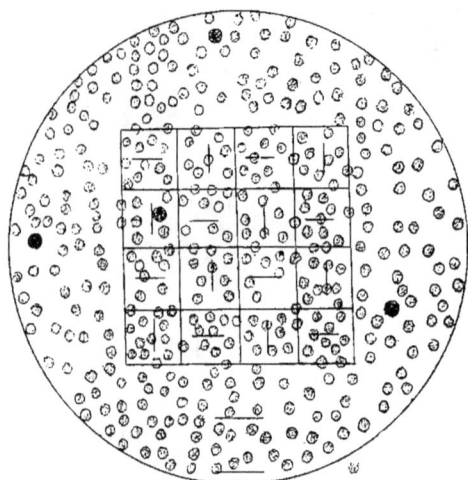

à l'aide de la baguette de verre, après que l'agitation a été suffisante, on prélève à l'aide du petit agitateur, ou avec la pipette large, une goutte du mélange qu'on place au milieu de la cellule. Elle doit être assez grosse pour être écrasée par le couvre-objet, et assez petite pour ne pas venir toucher les bords de la cellule. Le couvre-objet doit être à surfaces planes et parallèles et d'épaisseur rigoureusement uniforme. On l'ap-

FIG. 96. — Quadrillage de Hayem. — Les globules blancs paraissent plus foncés à cause de leur réfringence.

plique sur la goutte en ayant soin de ne pas emprisonner de bulles d'air, et en effectuant une certaine pression.

La cellule ainsi préparée est placée sur la platine du microscope ; on la laisse reposer pendant quelques minutes pour permettre aux globules de tomber au fond de la cellule et de se placer ainsi tous sur le même plan (fig. 96).

La numération s'effectue en comptant les globules qui se trouvent dans les carrés. Avec les cellules à quadrillage gravé, on compte une centaine de petits carrés et avec les cellules simples on compte une dizaine de grands carrés. Les résultats sont additionnés et on en prend la moyenne en divisant par le nombre de carrés comptés.

Certaines précautions sont nécessaires pour la numération.

Il faut compter à part tous les globules qui se trouvent à cheval sur la limite extérieure ; on ajoute la moitié seulement de leur nombre à celui des globules de l'intérieur du carré.

Il faut distinguer avec soin les globules rouges des blancs, ce qui est facile en faisant tourner la vis micrométrique du microscope, les globules blancs devenant alors très apparents par leur grande réfringence ; dans les très grandes anémies, cependant, il est parfois difficile de distinguer les globules blancs des globules rouges décolorés.

Il est très important de faire la numération du plus grand nombre de carrés possible, car plus le nombre de ces numérations sera grand, plus le résultat moyen sera exact, puiqu'on aura fait porter ainsi l'opération sur une quantité plus grande de la dilution.

3. **Platines spéciales.** — Pour permettre d'examiner rapidement un grand nombre de carrés et ainsi de compter avec plus d'exactitude le nombre des globules, on a construit des platines spéciales.

1. *Platines de Nachet.* — Il en existe deux modèles, l'un formé par une *platine mobile* que l'on peut employer avec tous les microscopes ; l'autre constitué par un *petit microscope spécial*, dont la platine fixe présente la disposition particulière qui en fait l'originalité.

Dans les deux cas, sur la platine de l'hématimètre, se trouve une plaque mobile, sur laquelle la lame à cellule est fixée par des valets. Cette plaque peut se déplacer latéralement et d'avant en arrière ; elle est maintenue en place par deux ressorts, placés l'un en arrière, l'autre à gauche. En avant d'elle, il y a un petit levier-poussoir, qui permet de déplacer la cellule dans le sens antéro-postérieur, de millimètre en millimètre, de façon à ce qu'on puisse compter les globules dans plusieurs rangées successives de carrés. A droite de la plaque se trouve une vis latérale, appuyant sur elle, munie d'un petit tambour à deux encoches. Un arrêt métallique à ressort produit un déclic spécial toutes les fois qu'une encoche passe devant lui. Ce déclic indique chaque demi-tour du tambour, pour lequel la cellule s'est déplacée exactement d'un carré dans le champ du microscope. Sur la platine elle-même et sur la plaque mobile se trouve gravée une échelle en millimètres permettant de mesurer exactement le déplacement.

Il est ainsi facile de numérer très rapidement les globules

d'un grand nombre de carrés, sans courir le risque de les compter plusieurs fois dans le même.

2. *Platine de de Mulach*. — Ce modèle est simplement adapté comme perfectionnement à une platine mobile ordinaire, il peut être employé avec elle sur tous les microscopes. Cette platine a un double mouvement, latéral et antéro-postérieur ; la lame à cellule est maintenue en place entre une pièce fixe et un ressort. Les mouvements sont commandés par deux vis, une postérieure et une latérale droite, présentant chacune cinq encoches. Lorsqu'on fait tourner la vis, chaque encoche à tour de rôle vient buter légèrement contre un petit arrêt, maintenu par un ressort réglable, en produisant un déclic. L'espace entre chaque encoche est exactement calculé de manière à correspondre à un déplacement de la cellule, dans le champ du microscope, égal à la surface d'un carré plus le diamètre de deux globules rouges. Le déplacement peut en outre être contrôlé sur des échelles gravées sur la platine.

Cette platine présente sur celle de Nachet l'avantage d'avoir le même dispositif à déclic pour le mouvement antéro-postérieur que pour le mouvement latéral.

IV. **Calcul**. — Le chiffre moyen ainsi obtenu, multiplié par le taux de la dilution et par la fraction de millimètre cube dans laquelle on a fait la numération, donne le nombre de globules dans un millimètre cube de sang.

Ainsi, lorsqu'on emploie la cellule à quadrillage gravé, qui donne un volume de $1/400^e$ de millimètre cube, si on a fait une dilution de sang à $1/100$, on multiplie le chiffre obtenu par $1/100 \times 1/400 = 40\,000$.

Avec le Malassez : dilution du sang à $1/100$, cellule à $1/100^e$ de millimètre cube ; $1/100 \times 1\,100 = 10\,000$.

Avec le Hayem, le calcul est un peu plus compliqué ; la dilution se fait, en général, en prenant 2 millimètres cubes de sang et 500 millimètres cubes de sérum physiologique, il y a donc dans l'éprouvette 502 millimètres cubes ; mais on sait que, pour le mouillage de la pipette à sérum, il se perd 6 millimètres cubes de sérum. Par conséquent, il ne reste dans l'éprouvette qu'un mélange à $2/496 = 1/248$ de sang et de sérum ; le volume du mélange dans lequel on a fait la numération étant de $1/125^e$ de millimètre cube, on multiplie ces deux chiffres 248×125, soit $31\,000$. Il suffit donc de multiplier le nombre moyen de globules dans un carré par le chiffre de 31 000 pour avoir le nombre des globules dans un millimètre cube de sang.

Du reste, chaque appareil, servant pour la numération des globules, est accompagné de tables calculées à l'avance, donnant directement, pour une dilution connue de sang et pour chaque chiffre de globules trouvé par la numération dans un carré, le nombre de globules correspondant par millimètre cube de sang.

2. — Numération des globules blancs.

La technique que l'on vient de lire peut s'appliquer aussi bien aux globules blancs qu'aux globules rouges du sang, cependant le nombre des blancs étant beaucoup moins élevé que celui des rouges dans un millimètre cube de sang, il est préférable de modifier un peu la technique pour avoir des résultats plus exacts. Les changements se résument à faire une dilution du sang moins étendue et, pour ne pas être gêné par l'abondance des globules rouges, à les détruire par un sérum spécial; on peut de plus colorer les globules blancs pour les mettre mieux en évidence.

Certains appareils ont une pipette à ampoule calibrée permettant une dilution sanguine au 1/10e. Avec d'autres on prend une plus grande quantité de sang : 2 millimètres cubes au lieu de 1 et on a une solution à 2/100 (Malassez) ; ou 5 millimètres cubes et on a une solution à 1/100 (Hayem).

Les liquides employés pour détruire les globules rouges sont à base d'acide acétique :

Avec 50 centigrammes d'acide acétique glacial dans 100 centimètres cubes d'eau distillée, solution ordinairement employée, les globules rouges ne sont pas tous détruits ; il est préférable de porter à 3 grammes la dose d'acide acétique glacial, les blancs restent alors seuls intacts.

Diverses solutions colorantes peuvent être employées pour colorer les globules blancs, sans détruire les rouges :

Eau distillée.	160 grammes.
Glycérine neutre à 30°	5 —
Sulfate de soude	8 —
Chlorure de soude	1 —
Violet de méthyle 5 B	25 milligrammes.

(Toisson.)

A. Chlorure de soude. . . . .　3 grammes.
　 Sulfate de soude . . . .　30　—
　 Eau distillée . . . .　200　—

B. Gomme . . . .　8 grammes.
　 Eau distillée . . . .　100　—

　　　　　　　　　　　　　(Barjon et Regaud.)

On mélange 265 centimètres cubes du liquide A avec 65 centimètres cubes du liquide B ; à 50 centimètres cubes de ce mélange on ajoute V gouttes d'une solution alcoolique de violet de gentiane à 5 pour 100.

On peut combiner la destruction des globules rouges avec la coloration des blancs en employant d'emblée un liquide coloré :

Acide acétique glacial. . . . .　50 centigrammes.
Eau distillée . . . .　100 grammes.
Bleu de méthylène . . . .　traces.

dans lequel on peut remplacer le bleu par un centigramme de violet de gentiane.

La dilution du sang se fait avec l'un de ces liquides dans les proportions indiquées plus haut. Pour la numération, il faut compter plusieurs carrés dont on prend la moyenne.

Avec le capillaire artificiel de Malassez, on compte les globules blancs sur une longueur plus grande que les globules rouges, de manière à avoir une moyenne de répartition plus exacte.

Avec l'appareil de Hayem, on peut compter, dans la même goutte de mélange que pour les globules rouges, les globules blancs que l'on rencontre dans 40 carrés. Pour compter les 40 carrés, il faut promener la projection du carré sur toute l'étendue de la goutte en évitant de passer deux fois au même endroit. Si les globules blancs sont très nombreux, il est préférable de faire une nouvelle dilution de sang plus concentrée.

Avec les autres appareils la numération se fait comme celle des globules rouges, en tenant compte dans le calcul, s'il y a lieu, de la dilution plus faible du sang.

Du reste à chaque instrument sont adjointes des tables donnant, tout calculé, le nombre des globules blancs qui correspond pour 1 millimètre cube de sang au chiffre de globules trouvé dans un nombre donné de carrés.

Avec les sérums colorés, on peut faire immédiatement le pourcentage des espèces leucocytaires ; cependant cette numération est certainement plus exacte et plus facile à faire sur les préparations sèches (voy. p. 439).

Une forte augmentation du nombre des leucocytes peut être révélée, sans numération, par la *réaction du gaïac* :

Tandis que le sang normal ne donne une coloration bleue avec la teinture de gaïac que par l'addition d'un corps oxydant, comme la térébenthine vieillie ou l'eau oxygénée, lorsqu'il contient un grand nombre de leucocytes l'oxydation se produit sans addition de térébenthine ni d'eau oxygénée, grâce aux oxydases que contiennent les leucocytes.

Il faut employer une teinture de gaïac fraîche à 5 pour 100. On reçoit quelques gouttes de sang dans un tube contenant une hauteur de 2 à 4 centimètres d'eau distillée, de telle sorte que la coloration soit très faible et que la destruction des leucocytes mette les oxydases en liberté. On verse lentement la teinture de gaïac au-dessus de la dilution de sang. A la surface de contact des deux liquides se forme au bout de quelques instants un anneau bleu foncé, dont la coloration se transforme au bout de quelques minutes en gris sale.

La réaction du gaïac n'est positive que sous l'influence des polynucléaires : dans les fortes leucocytoses, au-dessus de 20 000, dans la leucémie myéloïde et dans les exsudats à polynucléaires ; dans la leucémie lymphatique et dans les exsudats à lymphocytes, la réaction est négative.

On attribue cette différence au fait que les polynucléaires sont seuls à contenir des oxydases.

3. — Numération des éosinophiles.

On peut procéder à la numération des éosinophiles sur des préparations colorées, on établit alors leur pourcentage par rapport au nombre total des leucocytes.

Ce procédé a l'inconvénient d'obliger à compter au moins 500 ou même 1 000 éléments. De plus, lorsque le nombre des éosinophiles est peu élevé, le procédé n'est pas très exact, même lorsqu'on compte 1 000 leucocytes.

C'est pour ces raisons qu'il est préférable de procéder à la numération directe des éosinophiles en diluant le sang, dans une cellule à numération, comme pour les globules rouges ou

les globules blancs en général. Comme les éosinophiles contenus dans 1 millimètre cube de sang sont peu nombreux, il faut
employer une grande cellule à numération, de 9 millimètres
carrés au moins. On a proposé dans ce but divers procédés :

1. — On emploie un mélangeur à 1 pour 100, on aspire
le sang jusqu'au trait 1, puis on aspire jusqu'à la moitié de
l'ampoule une solution d'acide osmique à 1 pour 100 ; on
finit de remplir l'ampoule avec la solution suivante : eau distillée, 55 ; glycérine, 45 ; solution acqueuse d'éosine à 1 pour
100, 17.

Ce procédé a l'inconvénient de conserver tous les globules
rouges ; ils gênent la numération des leucocytes et spécialement celle des éosinophiles. De plus, la dilution étant très
étendue, il est nécessaire, même avec le sang normal, et *a
fortiori* lorsque le nombre des éosinophiles est diminué, de
recommencer à plusieurs reprises la numération en remplis-
sant chaque fois la cellule.

2. — On emploie un mélange à parties égales, fraîchement
préparé, de deux solutions : A. éosine pure 0,10, formaline
concentrée 2, eau distillée 200 ; B. bleu de méthylène 0,10,
formaline concentrée 2, eau distillée 200. On fait une dilution
du sang à 1 pour 20 dans ce liquide.

3. — Le liquide de dilution est ainsi composé : solution
aqueuse d'éosine à 1 pour 100, 10 ; acétone, 10 ; eau distillée, 100. On fait une dilution à 1 pour 10 ; on agite dans le
mélangeur pendant 3 à 5 minutes. Il est bon d'employer une
grosse cellule à numération, ayant au moins 9 millimètres
carrés, et mieux encore une cellule de 50 millimètres carrés.
On emploie un grossissement relativement faible (120 à 150
diamètres).

Les éosinophiles présentent des granulations nettement
reconnaissables, allant du rouge jaune au rouge rubis, tandis
que les neutrophiles, ou bien ne présentent pas de granulations visibles, ou bien présentent seulement de fines granulations rose tendre.

Le nombre des éosinophiles chez l'adulte sain est de 100 à
200 par millimètre cube.

4. — Numération des globulins ou hématoblastes.

La numération des globulins est plus délicate que celle des

autres éléments du sang, par le fait de leur petitesse, de leur adhésivité à tout ce qu'ils touchent et de leur agglutinabilité les uns aux autres. Elle peut se faire par trois procédés.

1° *Numération par dilution.* — Elle repose sur le même principe que celle des globules rouges ; mais on doit modifier les proportions des dilutions puisque les hématoblastes sont moins nombreux, et choisir un liquide de dilution qui empêche leur agglutination.

Hayem recommande de se servir de liquide amniotique de vache additionné d'un peu d'eau oxygénée, ou de son liquide ordinaire (voir p. 394) dans lequel il remplace le bichlorure de mercure par 3,50 centimètres cubes de la solution iodurée suivante : eau distillée 500 centimètres cubes, iodure de potassium 25 grammes, iode métallique en excès.

On a employé aussi le sérum physiologique additionné de quelques gouttes de formaline, ou une solution salée à 7 pour 1000, à laquelle on ajoute du vert de méthyle et 1 pour 100 de peptone, pour empêcher la coagulation.

Avec l'appareil de Hayem, on dilue 4 millimètres cubes de sang dans 500 millimètres cubes de liquide. Pour la numération on emploie une cellule spéciale de $1/10^e$ de millimètre de profondeur, recouverte d'une lamelle très mince. Dans cet hématimètre, la numération ne se fait plus ainsi dans un cube de $1/5^e$ de millimètre de côté, mais dans un parallélipipède ayant une base de $1/5^e$ de millimètre carré et $1/10^e$ de millimètre de hauteur.

La quantité de sang étant double, mais la hauteur de la cellule étant également deux fois plus grande, le multiplicateur reste le même, soit 31 000.

Les globulins étant très petits, il faut se servir pour la numération d'un objectif fort (n° 6 de Nachet, par exemple).

Avec ce procédé, les globulins sont souvent difficiles à compter ; quels que soient les liquides de dilution employés, ils sont presque toujours agglutinés les uns aux autres, en amas. Ils sont en outre difficiles à bien voir et se confondent souvent avec des débris de globules blancs.

2° *Numération sur préparations colorées.* — Pour faire la numération sur des préparations colorées, on établit le pourcentage des globulins par rapport à celui des globules blancs, dont on a fait la numération préalable par les procédés habituels. Il est alors facile de retrouver le nombre absolu des hématoblastes par rapport à celui des leucocytes.

La numération des globulins sur les préparations doit porter de préférence à l'endroit où la goutte de sang a été déposée sur la lame ; c'est là en effet qu'ils sont le plus nombreux par le fait de leur adhésivité au verre.

Vallet recommande la technique suivante : on dépose une petite goutte d'acide osmique à 1 pour 100 à l'endroit où l'on veut faire la prise de sang. On fait la piqûre au centre de cette goutte. On recueille à l'extrémité d'une lame une très petite goutte de ce sang mélangé à l'acide osmique, on étale, on sèche et on colore à l'azur-éosine.

3° *Numération par comparaison avec les globules rouges.* — Cette méthode, employée par Aynaud, consiste à faire par les procédés ordinaires : *a.* une numération exacte des globules rouges du sang obtenu par ponction veineuse; *b.* une numération comparative des globules rouges et des globulins dans une dilution spéciale du même sang veineux.

On établit le rapport des globulins aux globules rouges en divisant le nombre de ces derniers par celui des globulins. Il suffit ensuite de diviser par ce rapport le nombre des globules rouges trouvés dans la première numération pour déterminer le nombre absolu des globulins.

Technique. — Pour la ponction de la veine, il faut employer une aiguille courte, de 15 millimètres de long et de 1,7 millimètre de large, adaptée à une seringue de 5 centimètres cubes.

La veine choisie importe peu, pourvu qu'elle soit superficielle et suffisamment apparente. La place est nettoyée rapidement avec du sublimé puis de l'eau bouillie ; il ne faut pas employer l'éther ni l'alcool, qui produisent une vaso-constriction. Un aide comprime la veine avec la main au-dessus du point choisi; le lien élastique est inutile. On aspire dans la seringue 2 centimètres cubes d'une solution à 10 pour 100 de citrate de soude chimiquement pur dans de l'eau distillée ; on chasse soigneusement tout l'air de la seringue et de l'aiguille. On pique alors rapidement et directement dans la veine, en évitant le plus possible que la pointe de l'aiguille soit longtemps en contact avec les tissus recouvrant la veine. L'aiguille en place on commence par injecter quelques gouttes de a solution citratée dans la veine, puis on aspire 4 à 5 centimètres cubes de sang. On enlève la seringue en laissant l'aiguille en place. On prélève sur la goutte de sang qui s'écoule par l'aiguille, avec la pipette spéciale de l'hématimètre, la quantité de sang nécessaire pour la numération ordinaire des globules rouges.

La solution de sang citratée de la seringue sert à déterminer le rapport entre les globules rouges et les globulins. A cet effet, on met dans un godet 2 centimètres cubes de la solution : citrate de soude 10 grammes, chlorure de sodium 5 grammes, formol du commerce 10 centimètres cubes, eau distillée 500 eentimètres cubes; on y ajoute quelques gouttes de la dilution de sang citratée de la seringue de manière à obtenir une teinte rose. Cette teinte rose, qu'on obtient facilement avec un peu d'habitude, doit correspondre à une dilution de sang telle que par la numération on trouve environ 12 à 1 500 globules rouges dans les 16 grands carrés de la cellule à numération.

Pour éviter les causes d'erreur provenant de la sédimentation rapide des globules rouges, alors que les globulins restent à la surface, il faut avoir soin d'agiter la solution de sang citratée dans la seringue, avant de faire la dilution, et d'agiter soigneusement cette dilution avant d'en déposer une goutte sur la lame à cellule pour la numération. On attend ensuite quelques minutes pour que les globules se soient bien déposés. L'examen doit se faire avec un objectif 7 ou 8, sans éclairage Abbé et en diaphragmant beaucoup. Les globulins apparaissent sous forme de petits disques, pâles, moins réfringents que les globules blancs et isolés les uns des autres. On compte les globules rouges d'une part et les globulins d'autre part, dans les 16 grands carrés de la cellule, on établit le rapport des deux nombres ainsi obtenus. Les globules rouges ayant été comptés à part par les procédés ordinaires, il suffit de diviser par ce rapport leur nombre connu, pour obtenir le chiffre absolu des globulins par millimètre cube de sang.

5. — Proportion des divers éléments.

La proportion des divers éléments du sang peut être déterminée de deux manières différentes, soit en faisant des numérations séparées de chacun d'eux sur des dilutions du sang appropriées, comme on vient de le voir, soit en en faisant des numérations simultanées sur des préparations sèches.

Dans le premier cas il suffit de numérer successivement, en faisant les dilutions convenables, les globules rouges, les globules blancs et les globulins, et d'établir le rapport qui existe entre ces chiffres en les divisant les uns par les autres.

Pour établir leurs proportions sur les préparations sèches, on peut utiliser un oculaire spécial, n° 3 ordinaire, dans l'intérieur duquel se trouve un diaphragme carré qu'on peut ouvrir et fermer à l'aide d'un levier. Le carré le plus petit, qu'on obtient en fermant le diaphragme, est exactement 16 fois plus petit que celui qu'on obtient lorsqu'on l'ouvre complètement. Pour établir avec cet oculaire la proportion des globules rouges par rapport aux blancs sur une préparation sèche, il suffit de compter les globules rouges dans le petit carré et les globules blancs dans le grand; on multiplie ensuite par 16 le nombre trouvé pour les globules rouges.

Numérations. — Il importe de ne tenir compte en clinique que des variations étendues, car le chiffre de globules, rouges ou blancs, par millimètre cube de sang, qu'on obtient par tous les procédés n'est pas rigoureusement exact. Chaque temps de la méthode comporte un certain nombre de causes d'erreur inhérentes à son principe même :

Pour la prise de sang, la piqûre n'est jamais faite tout à fait de la même manière; on n'est jamais sûr de ne pas avoir lésé une veinule ou une petite artère. Le calibrage des pipettes n'est pas toujours rigoureusement exact et leur nettoyage fréquent les détériore beaucoup.

Pour la dilution, les sérums ne sont pas parfaits et altèrent ou détruisent toujours un certain nombre de globules. La numération avec les quadrillages, soit gravés, soit projetés, est tributaire de leur exactitude et de leur intégrité, et ils se détériorent facilement. Enfin le gros numérateur terminal, par lequel se trouve amplifiée la plus petite erreur de numération, est le facteur le plus important de l'inexactitude des résultats.

Cependant, comme ces diverses erreurs ne se produisent pas toutes dans le même sens, on est en droit de penser qu'elles ne s'additionnent pas les unes aux autres et qu'elles sont plutôt susceptibles de se compenser réciproquement, tout au moins dans une certaine mesure.

Il reste cependant toujours une certaine marge d'inexactitude dans les résultats ; nous estimons qu'il ne faut pas attribuer de valeur clinique à des différences de moins de 5 pour 100 pour les globules rouges et de 15 à 20 pour 100 pour les blancs. L'erreur est en effet plus grande pour les globules blancs, qui sont moins nombreux et plus inégalement répartis que les rouges, et pour lesquels, par conséquent, les chances d'erreur de numération sont plus grandes. Ces estimations paraissent un peu élevées au premier abord ; mais, en fait, elles n'enlèvent rien à l'utilisation clinique de ces procédés.

Le coefficient personnel de l'observateur joue, en outre, un grand rôle dans ces numérations ; chacun a plus ou moins sa manière de compter, c'est pourquoi il faut attribuer, à deux numérations successives, plus de valeur si elles ont été faites par le même observateur chez le même malade, que si elles ont été faites par deux personnes différentes.

Nous ne pouvons entrer ici dans tous les détails du diagnostic microscopique des maladies du sang, qui a pris dans ces dernières années une très grande extension, nous nous bornerons à rappeler pour mémoire quelques indications.

Globules rouges. — A l'état physiologique, le nombre des globules rouges est de 5 000 000 chez l'homme et 4 500 000 chez la femme, par millimètre cube de sang.

L'*hyperglobulie* se trouve dans l'érythrémie, la pléthore, les cyanoses, dans certaines affections de la rate (polycythémie splénomégalique). Dans la cyanose congénitale la teinte bleue est due surtout à la présence de sang veineux et artériel mélangés ; l'hyperglobulie est constituée non seulement par l'augmentation du nombre, mais aussi par l'augmentation de volume des hématies ; il y a, à la fois, *polyglobulie* et *hyperglobulie vraie* (Vaquez).

L'hyperglobulie peut atteindre et même dépasser largement 6 500 000.

L'*hypoglobulie* se rencontre dans toutes les anémies, idiopathiques ou symptomatiques ; celles-ci peuvent être réparties en quatre degrés :

1er degré : anémie légère, au-dessous de 4 000 000 de globules rouges.
2e — — moyenne, — 3 000 000 —
3e — — intense, — 2 000 000 —
4e — — extrême, — 800 000 —

L'anémie pernicieuse idiopathique est caractérisée par un abaissement du nombre des globules rouges au voisinage ou au-dessous de 1 000 000 par millimètre cube de sang.

Globules blancs. — Le nombre des globules blancs par millimètre cube de sang varie beaucoup plus que celui des globules rouges même à l'état physiologique. Il oscille de 7 à 10 000, en dehors de tout état pathologique, suivant l'âge, le sexe et surtout suivant la phase de la digestion dans laquelle se trouve le sujet.

Il y a *leucocytose* dans le sang toutes les fois que le nombre des globules blancs dépasse 12 000, et *leucopénie* quand ce chiffre est au-dessous de 6 000.

La leucocytose se rencontre dans le sang dans presque tous les états infectieux et toutes les maladies microbiennes. Elle peut être symptomatique d'une suppuration latente.

Dans les appendicites, dès qu'on voit le taux leucocytaire s'élever rapidement et d'une manière continue, on doit penser à la suppuration. Au-dessus de 20 000 leucocytes par millimètre cube il y aurait sûrement suppuration. Les chirurgiens basent sur ce signe l'opportunité de l'intervention.

La fièvre typhoïde et la fièvre de Malte sont les seules maladies infectieuses qui s'accompagnent de leucopénie, et ce signe peut rendre de grands services pour les distinguer de l'appendicite suppurée.

Dans la leucocythémie, le nombre des globules blancs est très augmenté, dépassant 70 000, atteignant en général 2 à 300 000, et pouvant même arriver à égaler celui des rouges. Il présente d'ailleurs de grandes variations chez un même sujet au cours de l'évolution de la maladie.

Nous avons remarqué à plusieurs reprises qu'en faisant des numérations de globules blancs simultanées en deux endroits très éloignés du corps, par exemple au doigt et à l'orteil, on trouvait, dans les cas de leucocytose marquée ou de leucémie, des résultats très discordants. Nous ne serions pas éloignés de croire que dans le sang leucémique les globules blancs ne sont pas toujours répartis également dans la masse sanguine, mais qu'ils circulent volontiers en amas. Pour avoir une valeur comparative, ces examens doivent être faits absolument au même instant dans deux régions très éloignées du corps. Cette question n'est encore qu'ébauchée mais mérite d'être étudiée plus à fond.

De même, nous avons constaté que souvent la leucocytose n'est qu'apparente, purement périphérique, en rapport avec la ditatation des capillaires sanguins ; en effet, sous l'influence de certaines substances (digitale, tuberculine), on peut chez l'animal constater une leucocytose périphérique très marquée, tandis que le sang du cœur montre une leucopénie ou un chiffre normal (Kampman, Guillermin).

Il paraît y avoir une régulation de [répartition assez variable, d'où résultent des causes d'erreur importantes ; c'est ainsi que le nombre des leucocytes varierait aussi dans de grandes proportions, jusqu'à 30 pour 100, par l'effet du changement de position : le passage de la position couchée à la position debout augmente et l'inverse diminue leur nombre. Le maximum de l'effet est atteint en 15 à 45 secondes et il cesse après 1 minute 1/2.

Globulins. — Le nombre des globulins est très variable, même à l'état physiologique. Hayem indiquait 200000 à 300000 par millimètre cube. Actuellement on admet, avec Achard et Aynaud, que ce chiffre est beaucoup trop bas et que les globulins monteraient souvent à 400 ou 500000.

D'après les théories actuelles, les hématoblastes n'ont qu'un rôle douteux et en tous cas pas exclusif dans le phénomène de la coagulation, contrairement à l'opinion d'Hayem qui leur attribuait un rôle prépondérant. Par contre, comme ce dernier l'avait indiqué, ces éléments semblent bien avoir une très grande importance pour le phénomène de la rétraction du caillot, car celle-ci ne se fait plus lorsque leur nombre est trop diminué.

Les globulins sont très diminués de nombre dans l'anémie pernicieuse et dans certains purpuras. D'après Aubertin, c'est surtout dans l'anémie pernicieuse aplastique que cette diminution serait marquée ; on ne trouverait alors point de plaquettes sur la préparation, tandis que dans la forme myéloïde de cette affection leur nombre serait presque normal. Le *purpura vrai*, s'accompagnant de réaction myéloïde du sang avec irrétractilité du caillot, est caractérisé également par une diminution considérable du nombre des globulins, tandis que les érythèmes purpuriques sans réaction myélocytaire et les éruptions purpuriques banales ne présentent pas cette diminution.

Les plaquettes sanguines ont été en outre trouvées très diminuées dans de très nombreuses affections : cachexies progressives, diabète, certaines intoxications, cancer, états fébriles prolongés. Elles tomberaient même à 15000 dans la période d'acmé de la pneumonie, dans la diphtérie, la rougeole, la variole et plusieurs autres maladies aiguës.

L'augmentation du nombre des globulins se constate sous deux formes : l'une, *durable*, dans la chlorose, les anémies chroniques et la leucémie myéloïde ; elle serait d'un mauvais pronostic. L'autre, *passagère*, d'une durée de deux ou trois jours, serait une sorte de crise hématoblastique. Elle se constaterait après toutes les pertes de sang un peu abondantes, dans les leucocytoses à type polynucléaire et dans la convalescence de presque toutes les maladies aiguës.

On peut en outre constater des modifications morphologiques des globulins. On a décrit (Hayem, Levaditi, Aubertin et Ménétrier) des plaquettes géantes hypertrophiques, pouvant mesurer jusqu'à 6,5 μ dans la leucémie myéloïde, les anémies chroniques et certains états cachectiques.

Dans certaines phlegmasies, on a constaté des amas de globulins, auxquels on a donné le nom de *plaques phlegmasiques* ou *plaques cachectiques*.

Proportions des éléments. — A l'état physiologique, le *rapport globulaire*, c'est-à-dire le rapport des globules blancs aux rouges, est de 1 blanc pour 300 à 400 rouges, ce qui s'exprime ainsi 1 : 300, 1 : 400.

Le rapport des globulins aux globules rouges varie de 1 : 25 à 1 : 10.

Il est évident que les variations pathologiques qui s'exercent sur la masse totale du sang peuvent n'influencer nullement les rapports globulaires, sauf cependant dans les grandes hémorragies, où les globulins augmentent très rapidement. Au contraire, toute variation réalisée isolément sur le nombre des globules rouges, des globules blancs, ou des hématoblastes fait varier ces rapports.

Le rapport entre les globules blancs et les globules rouges est le seul utilisé en clinique, celui des globulins avec les autres globules n'est étudié que dans des cas très spéciaux.

Le rapport globulaire permet de suivre l'évolution des leucocytoses ou de la leucémie, en dehors des variations de la masse totale du sang.

Nous verrons plus loin quelles sont les applications cliniques de la *formule d'équilibre leucocytaire,* c'est-à-dire de la proportion des diverses espèces de globules blancs.

CHAPITRE III

COLORATIONS DES GLOBULES

I. — COLORATIONS VITALES

On désigne sous le nom de colorations vitales les procédés qui ont pour but de colorer le sang frais, encore liquide, sans fixation préalable.

Le terme de coloration vitale ne doit pas être pris au pied de la lettre, car les cellules vivantes possèdent des propriétés réductrices et oxydantes qui décolorent les substances employées pour les colorer. La coloration de certaines granulations à l'intérieur des cellules isolées de l'organisme est déjà vraisemblablement le signe de la mort des éléments. C'est pourquoi certains auteurs emploient de préférence le terme de coloration post-vitale, qui a, par contre, le défaut de faire méconnaître la signification spéciale de la méthode.

Les colorants les plus usités sont le rouge neutre, le bleu de méthylène, le brillant crésylblau, le bleu de toluidine.

On procède généralement de la manière suivante : le colorant est dissous à saturation dans de l'alcool absolu ; au moyen d'une baguette de verre, on étale une goutte de solution sur une lame soigneusement lavée à l'alcool et à l'éther, puis on laisse sécher. On prend une gouttelette de sang à la face inférieure d'une lamelle bien nettoyée, on dépose celle-ci sur la lame colorée ; la goutte s'étale par capillarité. On peut luter à la vaseline pour éviter une dessiccation trop rapide.

On peut encore placer simplement sur la lame une petite quantité de colorant à l'état sec.

On peut aussi placer sur la lame, l'une à côté de l'autre, une goutte de sang et une goutte de colorant, de préférence en solution aqueuse ; on recouvre d'une lamelle ; les deux gouttes se fusionnent.

Enfin, on peut placer la gouttelette de sang entre lame et lamelle et déposer ensuite, à la périphérie de la préparation, une goutte de colorant dilué dans du sérum physiologique.

Dès que le sang entre en contact avec le colorant, certaines parties de la cellule se colorent ; on voit d'abord des points, des grains qui se colorent fortement. Puis, peu à peu la coloration se diffuse et le noyau se teinte à son tour plus ou moins fortement.

Césaris-Demel emploie, pour la recherche des granulations soudanophiles par la coloration vitale, une solution de 0 gr. 20 de soudan III dans 100 gr. d'alcool absolu, qu'on peut additionner de 0 gr. 10 de brillant crésylblau.

On peut aussi fixer ultérieurement le sang soumis à la coloration vitale. Widal, Abrami et Brulé ont proposé à cet effet la technique suivante : on reçoit 4 à 5 gouttes de sang dans un tube à centrifuger renfermant 2 à 3 centimètres cubes d'une solution de bleu basique, isotonique, additionnée d'oxalate de potasse pour éviter la coagulation. Le mélange qu'ils recommandent a la composition suivante :

Solution de chlorure de sodium à 9 pour 1000. 1 centimètre cube.
Solution d'oxalate de potasse à 10 pour 1000. 1   —
Bleu polychrome. . . . . 10 gouttes.

Le mélange de sang et de solution colorante est laissé au repos pendant 10 minutes, puis centrifugé. On décante la plus grande partie du liquide, en ayant soin d'en laisser un volume égal à deux fois environ celui du culot globulaire ; le culot est émulsionné à l'aide d'une pipette fine, puis réparti par gouttes sur des lames. On étale ces gouttes comme du sang frais, on sèche, puis on fixe par la chaleur. Une fois fixées, ces préparations peuvent subir une double coloration.

Le danger auquel on s'expose en employant les procédés de coloration vitale est de prendre pour des altérations de cellules vivantes des modifications provenant de la nécrobiose.

La coloration vitale a été utilisée par Chauffard, Widal et leurs élèves pour l'étude des hématies granuleuses (p. 434) ; par Cesaris-Demel et ses élèves pour l'étude des leucocytes à granulations soudanophiles (page 438).

Achard et Ramond ont cherché à diagnostiquer à son aide l'état de vie ou de mort des leucocytes, en admettant que seuls les noyaux des leucocytes morts se laissent colorer. Ils n'ont guère rencontré de leucocytes morts dans le sang, mais, par contre, ils en ont trouvé en nombre parfois considérable dans les sérosités pathologiques.

II. — COLORATIONS APRÈS FIXATION

Le plus souvent on colore le sang après *fixation* par des agents physiques ou chimiques. Pour obtenir de bonnes préparations, un certain nombre de précautions sont indispensables :

Les lames et lamelles doivent être parfaitement planes ; elles doivent avoir séjourné pendant 24 heures au moins dans un bain d'alcool-éther, dont on ne les sort qu'au moment de l'emploi pour les essuyer avec un linge fin.

Pour la prise de sang, il faut faire la piqûre assez profonde pour qu'il n'y ait pas besoin de comprimer pour faire sourdre une goutte de sang. Il faut en outre attendre, avant de piquer, que la région soit parfaitement sèche.

On a proposé un nombre très considérable d'agents fixateurs. Il faut reconnaître qu'aucun d'eux n'est absolument parfait.

Il s'ensuit que le choix du fixateur dépendra du but qu'on se propose et de la coloration qu'on désire employer.

Il n'est nullement nécessaire de sécher les préparations avant de les fixer, les résultats obtenus sont au contraire souvent meilleurs sans dessiccation préalable.

1. — Étalement.

En général, sauf dans certains procédés que nous décrirons plus loin, on ne procède à la fixation qu'après étalement. Le sang est étalé soit sur des *lames porte-objet*, soit sur des *lamelles couvre-objet*.

a. Pour étaler sur *lame*, on recueille le sang en approchant la lame du sommet de la goutte. On l'étale aussitôt au moyen d'une lamelle rodée faisant avec la lame un angle de 45°. Pour bien réussir, l'étalement doit être fait d'un seul coup, en passant une seule fois la lamelle sur la lame. Il importe de ne pas prendre une goutte de sang restée un certain temps au contact de l'air et déjà à demi coagulée, car les globules rouges s'altèrent très rapidement à l'air. En outre, la goutte de sang ne doit pas être trop grosse, car il faut l'étaler tout entière sur la lame, de façon à avoir tous les éléments constituants de la goutte sur une seule préparation. Si la goutte est trop grosse, on risque d'entraîner certains éléments volumineux, les leucocytes en particulier, jusqu'à l'extrémité de la lame, alors que l'idéal est d'avoir au contraire une répartition aussi uniforme que possible des divers éléments.

On peut aussi déposer la goutte de sang près du bord de la lame ; on incline la lamelle sur la goutte sous un angle de 30° environ ; la goutte s'étale dans cet angle par capillarité ; on fait alors glisser le bord de la lamelle sur la lame, dans le sens opposé au sang ; il se trouve entraîné par capillarité et forme une couche très mince qui sèche immédiatement.

Ce procédé nous a donné de très bons résultats ; il présente l'avantage de ne pas altérer les éléments du sang, la lamelle ne passant pas sur la goutte de sang, mais l'entraînant simplement derrière elle. Il faut seulement éviter de prendre une goutte de sang trop grosse, comme on a de la tendance a le faire au début, car dans ce cas l'étalement n'est pas uniforme, une certaine quantité de sang restant en arrière.

En employant, au lieu de lamelle, une lame dont le bord a

été légèrement incurvé en arc au diamant, l'entraînement des globules blancs et des globules rouges se fait inégalement par suite de leurs différences de diamètres : les rouges s'arrêtent les premiers et les blancs s'accumulent à l'extrémité du frottis, répartition qui présente ses avantages mais parfois aussi ses inconvénients.

b. L'étalement sur *lamelle* peut se faire d'une façon semblable. Dans ce cas la lamelle qui reçoit le sang doit être tenue avec une pince et non avec les doigts, car le seul voisinage des doigts peut produire certaines modifications.

c. On peut encore étaler la goutte de sang sur *deux lamelles*. Pour ce faire, on saisit chaque lamelle par un de ses bords avec une pince à pression automatique. Sur l'une d'elles on cueille la goutte de sang. On applique alors la seconde lamelle sur la première; le sang s'étale dans l'espace capillaire ainsi formé.

On sépare ensuite les deux lamelles en les faisant glisser l'une sur l'autre, mais sans frottement. De cette façon le sang est étalé, en couche mince et uniforme, à la surface de chacune des deux lamelles.

2. — Fixation physique.

La **chaleur sèche** constitue un bon procédé de fixation, mais la simple exposition à la flamme d'un bec de Bunsen, souvent suffisante pour les usages de la bactériologie, ne saurait convenir ici; il importe, en effet, d'atteindre un certain degré de température mais tout autant de ne pas le dépasser.

Pour les colorations usuelles, une fixation de 1/2 à 2 minutes, à une température d'environ 110°, suffit habituellement. Pour certaines colorations, éosine-aurantia, cuprosine, une fixation de 2 heures est nécessaire.

L'appareil le plus simple est constitué par une *plaque de cuivre* ondulée, montée sur un support et chauffée à l'une de ses extrémités par un bec de Bunsen (fig. 97). La température va décroissant de l'extrémité chauffée à l'autre extrémité. Pour choisir une région favorable on laisse tomber goutte à goutte, sur la plaque, de l'eau, du xylol ou du toluène, liquides dont on connait le point d'ébullition.

Un appareil plus perfectionné, en apparence, se compose d'une marmite de cuivre montée sur trois pieds, à face supérieure plane. Cet appareil est rempli de toluol dont le point d'ébullition est à 110-112°. La plaque supérieure, sur laquelle on dépose les préparations à fixer, atteint une température de 107-110°. Les lames sont déposées sur la plaque, la face qui a reçu le sang tournée en haut. Les vapeurs de toluol, condensées et ramenées à l'état liquide par un courant d'eau froide, rentrent dans la marmite.

Les résultats obtenus avec cet appareil sont d'ailleurs rarement satisfaisants. Il est assez rare, en effet, qu'on obtienne une fixation uniforme sur toute l'étendue de la préparation, surtout lorsqu'il s'agit de fixation de sang sur lames ; avec des préparations de sang sur lamelles la fixation est meilleure. Enfin l'appareil est un peu compliqué et

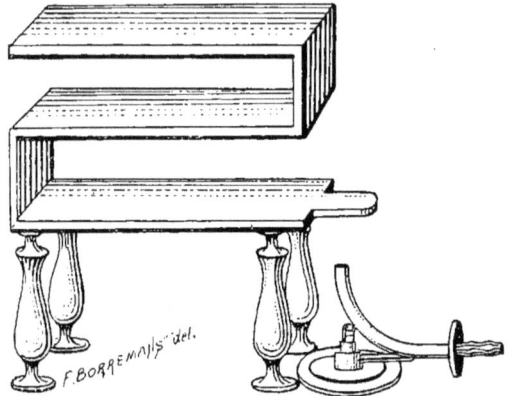

Fig. 97. — Plaque chauffante.

on hésite souvent à le mettre en marche lorsqu'il n'y a à colorer qu'un petit nombre de préparations.

La fixation par la chaleur peut encore être réalisée au moyen d'une étuve à température constante réglée à 110°.

La fixation par **congélation** n'est pas d'un usage courant, elle n'a pas d'autre avantage que celui de sa rapidité.

3. — Fixation chimique.

I. *Fixation après étalement*. — En utilisant les procédés que nous allons décrire, on procède à l'étalement avant la fixation. Les fixateurs employés sont nombreux.

Alcool absolu. — Une fixation de 5 minutes dans l'alcool est généralement suffisante, surtout pour la coloration à l'hématoxyline-éosine. Cet agent fixateur est recommandable surtout dans les cas où l'on veut avoir une vue d'ensemble d'une préparation. La fixation est obtenue plus rapidement lorsqu'on chauffe l'alcool dans une capsule de porcelaine.

Nous avons obtenu de bons résultats en laissant les préparations immergées dans l'alcool absolu pendant quelques heures à l'étuve à 37°.

Alcool méthylique. — Il a l'avantage de fixer plus rapidement que l'alcool éthylique. Le résultat est atteint en 3 minutes environ, de sorte que cet agent est surtout recommandable pour les préparations à exécuter en peu de temps. L'alcool doit être absolument pur.

Alcool-éther. — *Le mélange à parties égales d'éther et d'alcool absolu* est un bon fixateur pour les colorations usuelles. Une immersion de 10 minutes dans ce mélange est généralement suffisante ; toutefois, pour la coloration au triacide, il faut une fixation d'au moins 2 heures et le résultat n'est généralement pas brillant.

Formol. — Le formol s'emploie surtout en solution alcoolique à 1 pour 100. La fixation est terminée au bout de 1 à 2 minutes ; ce fixateur donne de bons résultats pour la coloration à l'hématoxyline-éosine.

On a proposé aussi la fixation par les vapeurs de formol :

Eau distillée	20-30	parties.
Alcool à 95°	10-15	—
Formol	3-5	—
Acide acétique cristallisé	0,5-1	—

Après fixation au formol, il est nécessaire de laver soigneusement les préparations à l'eau distillée.

Chloroforme. — On immerge la préparation pendant quelques minutes dans du chloroforme anesthésique chimiquement pur (Josué) ; on laisse ensuite sécher à l'air. Ce procédé est commode en ce sens qu'il permet une bonne coloration au triacide après une fixation de courte durée.

Il est de toute nécessité que le chloroforme soit neutre et chimiquement pur. Aussi doit-on le conserver dans des flacons de verre de couleur, bien bouchés.

Acétone. — Fixation en 5 minutes par l'acétone pur. Cette fixation convient en particulier pour la coloration ultérieure au triacide.

Xylol. — Fixation pendant 1 à 5 minutes dans du xylol chaud, dont le point d'ébullition est de 140 à 142°. Lorsque le xylol employé a un point d'ébullition inférieur, il faut ajouter à ce liquide une certaine quantité de térébenthine. Les préparations peuvent être éclaircies à l'éther au sortir du fixateur.

Acide picrique. — La solution saturée dans l'eau distillée ne donne pas de très bons résultats. Il est préférable d'employer un *mélange* ainsi composé :

A. Acide picrique.   0,25
    —   sulfurique.   2
    Eau distillée . . . . - . 100

B. Bichlorure de mercure.   3
    Chlorure de sodium.   5
    Eau distillée   100

C. Chlorure de cobalt   10
    Eau distillée   15

Mêler les trois solutions à parties égales ; la fixation est obtenue en 1/2 heure ; laver ensuite à l'eau.

Acide osmique (tétroxyde d'osmium). — On expose la préparation non séchée aux vapeurs d'une solution d'acide osmique à 2 pour 100, chauffée à 37° pendant 6 secondes, le liquide étant placé dans un godet, et les lames tenues à un centimètre au-dessus du liquide (Dominici).

On peut encore fixer par l'acide osmique en solution à 1 pour 100. La solution doit être conservée dans un flacon noir bien bouché, car elle est facilement réduite par les poussières.

Sublimé. — Le sublimé donne de bons résultats lorsqu'on fait suivre la fixation d'un lavage prolongé à l'eau distillée, ou mieux encore d'une immersion de quelques minutes dans l'alcool à 80° additionné de quelques gouttes de teinture d'iode.

On peut employer soit une solution aqueuse saturée, soit une solution à 4 pour 1000 (Harting). Diverses formules d'association ont été proposées :

Sublimé . . . .   1 gramme.
Chlorure de sodium. . . . .   2 à   4 grammes.
Eau distillée . . . .   200 à 300   —

Solution à 1/5 de sublimé dans l'alcool
    absolu . . . .   V gouttes.
Alcool absolu. . . . . · · }
Éther. . . . . · } ãã 25 centimètres cubes.
    Fixation au bout d'une heure à deux heures.

Sublimé. . . . .   5 grammes.
Acide acétique   1   —
Eau distillée   100   —

Solution de sublimé à 2 pour 100 dans l'alcool à 95°. . . . } ãã
Solution acétique osmique à 1 pour 100 . . . . }
    Fixation en trois minutes.

Acide chromique. — Solution aqueuse à 1 pour 100 (Malassez), fixation instantanée ; lavage à l'eau.

On a proposé aussi des formules plus complexes dont chacune a ses indications particulières :

Bichromate de potasse à 2,5 pour 100	70 parties.
Acide osmique à 2 pour 100	10 —
Chlorure de platine à 1 pour 100.	15 —
Acide acétique ou formique.	5 —

Acide osmique à 2 pour 100	4 centimètres cubes.	
Chlorure platinique à 1 pour 100	15	—
Acide acétique cristallisé.	1	—

Bichromate de potasse[1].	2,5
Sulfate de soude	1
Eau distillée.	100

Bichromate de potasse	2,5
Sulfate de cuivre.	1
Eau distillée	100

Acide osmique à 2 pour 100	4 centimètres cubes.	
— chromique à 1 pour 100	15	—
— acétique cristallisé	1 centimètre cube.	

Fixation obtenue au bout de dix minutes, laver ensuite à l'eau courante.

Iode. — Mélange de Dominici-Lenoble :

Solution saturée de sublimé dans l'alcool absolu	20 centimètres cubes.
Teinture d'iode fraîche.	3 —

Exposer la préparation pendant 15 secondes aux vapeurs qui se dégagent de cette solution, dont quelques gouttes ont été versées dans un godet. Laver ensuite à l'alcool absolu.

II. *Fixation avant étalement.* — On a préconisé des méthodes dans lesquelles la fixation précède l'étalement.

1. — On prend un petit pinceau qu'on lave dans l'alcool absolu pour le dégraisser, on le passe à l'eau et on le plonge ensuite dans la solution suivante :

Acide osmique.	1 gramme.
Chlorure de sodium.	0gr,60
Eau.	100 grammes.

La gouttelette de sang sortant de la piqûre du doigt est

---

1. Ce mélange est le plus employé, il est connu sous le nom de liquide de Müller.

recueillie avec ce pinceau. Le sang se diffuse entre les poils du pinceau. Il est aussitôt fixé par l'acide osmique. On promène ensuite rapidement le pinceau sur la lamelle ; l'étalement se fait d'une façon très uniforme. Après séchage à l'air on peut procéder immédiatement à la coloration.

2. Procédé de Barjon et Regaud :

1er temps : fixation. — Le sang est aspiré dans une pipette et immédiatement transporté dans une solution aqueuse d'acide osmique à 1 pour 100 ; on prend par exemple 1 goutte de sang pour 5 centimètres cubes de solution fixatrice ; on mélange soigneusement ; la fixation est achevée au bout de 5 à 10 minutes.

2e temps : sédimentation. — On ajoute au mélange précédent son volume de solution salée physiologique, puis l'on centrifuge.

3e temps : lavage. — On décante et l'on remplace le liquide décanté par de l'eau distillée, puis l'on mélange.

4e temps : centrifugation. — On centrifuge puis on décante.

5e temps : déshydratation. — On ajoute goutte à goutte 5 à 6 centimètres cubes d'alcool absolu en agitant, puis en une fois 5 à 6 centimètres cubes d'éther sulfurique anhydre.

6e temps : sédimentation. — On centrifuge, puis on décante.

7e temps : collodionnage. — On verse sur le sédiment un peu d'une solution de collodion officinal non riciné à 10 pour 100, puis on mélange.

8e temps : pelliculation. — On aspire à la pipette le sédiment collodionné, on le dépose goutte à goutte sur des lames très propres ; les gouttes s'étalent, on porte ensuite dans l'alcool à 80°, puis dans l'eau.

3. — On a proposé enfin d'*inclure* le sang, après fixation par l'acide osmique, le mélange chromo-acéto-osmique, etc., dans la paraffine ou la celloïdine et de débiter la masse en coupes histologiques. Ces procédés ne sont guère utilisés en clinique.

On emploie volontiers actuellement des procédés qui permettent de fixer et de colorer en un seul temps. Dans ce but, on fait le plus souvent dissoudre le colorant dans l'alcool méthylique pur.

4. — Coloration.

La coloration sert surtout à différencier les divers éléments constitutifs de la cellule ; ces éléments ont des affinités électives pour certaines substances colorantes, mais on ne saurait affirmer qu'il s'agisse de véritables réactions chimiques.

Les colorants utilisés actuellement en hématologie sont presque tous retirés de la houille. Seule l'hématéine est d'origine végétale.

On divise les colorants en colorants acides et colorants basiques. Toutes ces substances sont en réalité des sels ; mais on admet que, dans les premiers, le colorant proprement dit se comporte comme un acide dans une combinaison, tandis que, dans les seconds, le colorant jouerait le rôle d'une base combinée avec un acide incolore. Les qualificatifs de colorants acides ou basiques signifient que les couleurs d'aniline correspondantes possèdent un noyau chromogène à auxochrome ayant une fonction acide ou basique, noyaux dont ces couleurs ne sont que des sels (Prenant).

Colorants acides.	*Colorants basiques.*
Aurantia.	Bleu de méthylène.
Eosine.	Brun de vésuvine.
Fuchsine acide.	Dahlia.
Induline.	Fuchsine.
Narcéine.	Pyronine.
Nigrosine.	Rouge-neutre.
Orange G.	Vert de chrome.
	Vert de méthyle.
	Violet améthyste.
	Violet de méthyle.

L'hématoxyline, bien que légèrement acide, se comporte comme un colorant basique lorsqu'elle contient de l'alun comme mordançant.

Les mélanges neutres résultent du mélange d'un colorant acide avec un colorant basique. Ces mélanges peuvent colorer certaines parties de la cellule qui ne sont colorées ni par l'un ni par l'autre des composants agissant isolément, parties qui portent, pour cette raison, le nom de neutrophiles.

1. Colorations uniques. — On peut se contenter de soumettre le sang à l'action d'un seul colorant, soit basique, soit acide.

A. Colorants basiques. — *a.* Le plus usité est le *bleu de méthylène*, qu'on emploie pur, à une concentration variant de 1 pour 100 à 1 pour 500, ou après addition de potasse caustique, sous forme de *bleu alcalin*, dont la composition est la suivante : Solution de 60 centigrammes de bleu de

méthylène dans 30 centimètres cubes d'alcool, à laquelle on
ajoute 100 grammes de solution de potasse caustique à 1 pour
10 000.

Le bleu de méthylène au borax s'obtient en ajoutant 2 à
5 grammes de borax à 100 grammes de solution aqueuse de
bleu de méthylène.

Les solutions de bleu ne doivent pas agir pendant plus de
1/2 à 1 minute ; les préparations doivent ensuite être bien
lavées, jusqu'à ce qu'elles prennent macroscopiquement une
teinte vert pâle.

Avec cette coloration, les globules rouges sont verdâtres,
les noyaux sont bleus, de même que les granulations basophiles.
Simple et facile à pratiquer cette coloration convient surtout
pour un examen rapide, un examen d'orientation.

b. L'hématoxyline est extraite du bois de campêche. Ses
teintures histologiques usuelles contiennent toutes de l'alun.

A 400 centimètres cubes d'une solution saturée d'ammoniaque dans l'eau, on ajoute 4 grammes d'hématoxyline cristallisée dissoute dans 25 grammes d'alcool fort. On laisse le
tout exposé à l'air pendant quelques jours ; on filtre et on
ajoute 100 centimètres cubes de glycérine et autant d'alcool
méthylique. On laisse reposer pendant six semaines à deux
mois ; on filtre de nouveau et on conserve la solution dans un
flacon bien bouché.

Une autre formule est ainsi composée :

Hématoxyline	2 grammes.
Eau distillée.	100 —
Alcool absolu	100 —
Glycérine.	100 —
Acide acétique glacial	10 —
Alun	en excès.

Laisser le mélange exposé à la lumière jusqu'à ce qu'il ait
pris une teinte rouge.

On peut employer aussi l'hématéine-alun :

A. Hématéine	1 gramme.
Alcool à 95°.	100 grammes.
Faire dissoudre.	

B. Alun	50 —
Eau distillée bouillante	1000 —

Mêler ces deux solutions à chaud en versant très lentement

la solution aqueuse ; filtrer. Au bout de quelques jours, cette solution colore assez rapidement.

Les solutions d'hématoxyline doivent toujours être filtrées. immédiatement avant l'emploi.

La durée de coloration est de 10 à 15 minutes. Pour avoir de bons résultats, on lave, après l'action des deux premières. solutions à l'eau de fontaine, après la troisième avec de l'eau bicarbonatée à 1 pour 100.

Les noyaux sont très nets et très distincts. Leur coloration. varie du rouge violet au bleu.

B. Colorants acides. — Le plus employé est l'*éosine*. On l'emploie soit en solution aqueuse (0,1 à 0,75 pour 100), soit en solution alcoolique au même titre ; on peut ajouter à cette dernière solution 10 à 25 parties de glycérine.

La coloration dure de 1 à 5 minutes suivant la concentration employée.

L'éosine sert surtout à la coloration des globules rouges et à celle des granulations éosinophiles.

2. **Colorations successives.** — On fait agir d'abord un colorant acide, puis un colorant basique. Cette méthode de coloration est beaucoup moins employée aujourd'hui qu'autrefois. Elle donne cependant de bons résultats.

Le procédé suivant est très recommandable.

On prépare deux solutions :

a. Solution d'éosine pure à 1/2 pour 100 dans l'alcool à 70°.

b. Solution aqueuse de bleu de méthylène à 1/4 pour 100.

Fixation pendant 3 minutes à l'alcool méthylique.

Coloration pendant 3 à 5 minutes dans la solution d'éosine. Lavage à l'eau distillée ; séchage entre deux feuilles de papier filtre.

Coloration pendant 1/2 à 1 minute dans un mélange extemporané de 10 gouttes de solution *a* et de 20 gouttes de solution *b*. Lavage rapide à l'eau distillée, séchage entre deux feuilles de papier filtre.

Monter au baume du Canada.

3. **Colorations combinées.** — On donne ce nom aux colorations que produisent les mélanges de divers colorants, les uns. basiques, les autres acides. On obtient ainsi non seulement une coloration en deux teintes, mais encore une coloration mixte de certaines parties des cellules.

A: *Mélanges d'éosine et de bleu de méthylène.* — Ils sont.

très employés en hématologie. On peut les diviser en trois groupes :

Dans le 1er rentrent les formules reposant sur de bonnes proportions de mélange, sans qu'aucune influence chimique spéciale n'intervienne dans leur action.

Les 2e et 3e groupes se distinguent du premier par le fait que dans certains mélanges des deux colorants il se produit des corps nouveaux : l'un, l'éosinate de bleu de méthylène, qui colore les granulations neutrophiles ; l'autre, le « rouge de bleu de méthylène », autrement dit l'azur de méthylène, qui colore la chromatine.

1er groupe : Coloration par le mélange simple de *bleu de méthylène* et d'*éosine :*

Solution aqueuse concentrée de bleu de méthylène	40 centimètres cubes.
Solution d'éosine à 1/2 pour 100 dans l'alcool à 70°	20 —
Eau distillée	40 —

Ce mélange se conserve bien ; cependant il faut le filtrer avant l'emploi. La préparation doit avoir été fixée à l'alcool avant la coloration, pendant 5 minutes. Durée de coloration 6 à 24 heures, de préférence à l'étuve.

Les noyaux et les granulations basophiles sont colorés en bleu, les globules rouges et les granulations éosinophiles en rouge.

2e groupe : Coloration par l'*éosinate de bleu de méthylène.* — On emploie l'une des deux formules suivantes :

a. Eosinate de bleu de méthylène.	0 gr. 50.
Alcool méthylique	100 centimères cubes.
b. Eosinate de bleu de méthylène. . . .	1 gramme.
Alcool méthylique	100 grammes.
Glycérine.	50 —

Ces colorants se trouvent aussi dans le commerce sous forme de « tabloïdes » qu'on fait dissoudre dans 10 cc. d'alcool méthylique. Le colorant étant dissous dans l'alcool méthylique, toute fixation antérieure est inutile.

Coloration pendant 2 à 3 minutes ; on ajoute ensuite au colorant une quantité égale d'eau distillée, puis on continue la coloration pendant 5 à 15 minutes.

Laver à l'eau, séchaer au papier-filtre ; monter au baume.

Les noyaux sont colorés en bleu, les globules rouges en rouge ; les granulations neutrophiles ont une coloration rougeâtre.

3e groupe : Coloration par *l'azur de méthylène et l'éosine.* — Cet azur se trouve dans certains bleus de méthylène. Actuellement on le prépare synthétiquement et on peut le trouver dans le commerce à l'état de pureté.

a. Le mélange d'azur et d'éosine se trouve également dans le commerce sous forme de poudre et de tabloïdes. On dissout 0,20 gramme de poudre dans 10 centimètres cubes d'alcool méthylique.

On colore pendant 1 minute avec cette solution, puis on ajoute une égale quantité d'eau distillée ; on laisse la préparation dans ce mélange pendant 5 minutes, puis on lave à l'eau.

La solution de Giemsa contient 3 grammes d'azur II éosine et 8 décigrammes d'azur II dissous dans 200 grammes de glycérine et 250 grammes d'alcool méthylique.

Fixation pendant 20 minutes dans l'alcool absolu ou dans l'alcool méthylique.

Coloration pendant 10 à 30 minutes dans une dilution de la solution à raison de 1 goutte pour 1 centimètre cube d'eau distillée absolument neutre. Le résultat est meilleur lorsqu'on chauffe au préalable l'eau distillée de 30° à 40°.

Laver sous un mince filet d'eau. Sécher au papier-filtre, monter au baume.

Les noyaux sont violets, les globules rouges et les granulations basophiles bleus, les éosinophiles rouges, les neutrophiles violet-rougeâtres.

b. La modification suivante du procédé permet d'obtenir des résultats plus rapides :

On commence par diluer le colorant dans une égale quantité d'alcool méthylique. On place la lame séchée à l'air dans une boîte de Pétri, la face portant la couche de sang tournée en haut. Au moyen d'un compte-gouttes, on laisse tomber sur la lame 10 à 20 gouttes de colorant, de façon à ce qu'elle soit complètement recouverte ; on laisse agir pendant une demi-minute. On verse ensuite dans la boîte de Pétri une quantité d'eau distillée suffisante pour recouvrir complètement la lame (10-20 centimètres cubes). On imprime à la boîte un mouvement de va-et-vient de façon à produire un mélange homogène de la solution colorante et de l'eau ; on laisse la préparation pendant 3 à 5 minutes dans le mélange. On verse ensuite le colorant, on lave soigneusement la préparation à l'eau courante, on sèche et on monte à l'huile de cèdre.

Ce procédé nous a donné de bons résultats, inférieurs toutefois à ceux qu'on obtient par la coloration lente.

B. *Mélange d'éosine et d'hématoxyline.* — C'est la formule d'hématoxyline indiquée plus haut, à laquelle on ajoute 0,5 gramme d'éosine cristallisée.

Les noyaux sont très bien colorés en violet, le cytoplasme en rose ; les granulations neutrophiles ne sont pas colorées.

Triacide.

Solution concentrée d'orange G . .	13 à 14	centimètres cubes.
Solution de fuchsine acide	6 à 7	—
Eau distillée	15	—
Alcool	15	—
Vert de méthyle	12,5	—
Alcool	10	—
Glycérine	10	—

Fixation par la chaleur, l'alcool absolu, le chloroforme ou l'acétone.

Prélever le colorant avec une pipette, sans agiter le flacon. Coloration en 5 à 15 minutes.

Lavage soigné à l'eau dans un cristallisoir, jusqu'à ce que celle-ci ne se colore plus.

Séchage au papier-filtre et à la chaleur.

Les noyaux sont verts, les granulations éosinophiles rouges, les neutrophiles violettes, les basophiles incolores, les globules rouges oranges.

La plupart des réactifs employés pour les colorations combinées sont difficiles à préparer. Il est bien préférable de les acheter, prêts pour l'usage, en solution préparée par les fabricants eux-mêmes.

4. **Colorants spéciaux :**

A. *Coloration à la pyronine.* — On prépare deux solutions :

1. Acide phénique liquéfié	0	gr.	25
Eau distillée	100	—	
Vert de méthyle pur	1	—	

II. Acide phénique liquéfié	0	gr.	25
Eau distillée	100	—	
Pyronine pure	1	—	

15 parties de la solution I sont mélangées avec 35 parties de la solution II. On agite, puis on filtre.

Fixation par la chaleur.

Coloration en 5 à 10 minutes.

Le réactif contient deux colorants basiques dont l'un, la pyronine, est de beaucoup le plus fort et colore en rouge les éléments fortement basophiles.

Cette coloration convient particulièrement pour les érythrocytes ponctués.

B. *Coloration au dahlia.* — La solution à la composition suivante :

Alcool absolu	50
Eau distillée.	100
Acide acétique	12,5
Dahlia.	à saturation.

Fixation par la chaleur ou l'acool. Coloration en 4 à 6 heures. Lavage rapide à l'eau. Décoloration à l'alcool jusqu'à ce que celui-ci ne se colore plus.

Cette coloration est surtout utilisée pour l'étude des granulations basophiles. Les labrocytes, ou polynucléaires basophiles, sont colorés en violet.

5. **Colorations spéciales pour les globulins.** — Les globulins peuvent être examinés sur des préparations de sang à l'état sec, sans coloration. Il faut prendre garde cependant que la distribution des plaquettes est très inégale sur les lames préparées avec la technique habituelle : très nombreuses au point où a été déposée la goutte de sang, elles sont beaucoup plus rares sur le reste de la préparation.

a. La coloration par l'azur-éosine est celle qui donne les meilleurs résultats. Vallet a recommandé la technique suivante : Les lames sont fixées pendant une heure dans l'alcool méthylique absolu, puis colorées deux heures dans le colorant obtenu par une goutte de mélange de Giemsa pour 1 centimètre cube d'eau distillée. On lave à l'eau courante et on sèche.

On peut aussi employer le *triacide :* les globulins sont colorés très vivement en rouge.

b. Fixation par les vapeurs d'acide osmique et coloration au bleu de méthylène : les globulins sont colorés en bleu foncé.

c. Fixation par une solution saturée de sublimé dans du sérum physiologique ; après lavage à l'eau distillée on fait agir sur la préparation une solution à 1,5 p. 100 d'alun de fer qui sert de mordant, puis on colore pendant une heure avec une solution fraîche saturée d'hématoxyline et on repasse dans le mordant. Les hématoblastes sont colorés en bleu violet.

Colorations vitales. — L'emploi du rouge neutre comme celui du bleu-crésyl, ou bleu brillant, donne de très bonnes préparations sur lesquelles la numération des globulins peut être faite.

Pagniez recommande le procédé suivant : on laisse évaporer, au centre d'une lame, une très petite quantité d'une solution de bleu brillant dans l'alcool absolu, sans l'étaler. Une gouttelette de sang, recueilli pur ou pris à travers l'acide osmique, est déposée au centre de cette tache ; on place dessus une lamelle et on appuie légèrement. On obtient ainsi une préparation qui finalement ne mesure pas plus de 6 à 8 millimètres de diamètre, dont on peut examiner toute l'étendue et dans laquelle tous les globulins sont au centre.

CHAPITRE IV

DESCRIPTION DES GLOBULES

I. — EXAMENS DES GLOBULES ROUGES

1. — Variations de formes et de couleurs

Les globules rouges ont normalement une forme régulière, arrondie (1, fig. 98) ; dans certains états pathologiques, ils prennent un aspect plus ou moins irrégulier : en virgule, en poire, en raquette, etc. (4, fig. 98) ; on dit alors qu'il y a *poïkilocytose.*

1. Dimensions. — On ne se préoccupe guère, en clinique, que des dimensions des globules rouges, et ceux-ci servent assez souvent de terme de comparaison pour les blancs.

Mensuration. — Pour apprécier les dimensions des globules rouges, on se sert d'un *oculaire micrométrique* en observant à combien de divisions correspond le diamètre des plus grands et celui des plus petits globules.

Des échelles toutes faites accompagnant les microscopes

indiquent généralement la valeur d'une division en μ. Lorsqu'on n'a pas d'échelle, on détermine la valeur des divisions de l'oculaire au moyen d'une lame micrométrique.

Malassez a préconisé un procédé qui consiste à dessiner une centaine de globules non colorés, à la *chambre claire*, à un grossissement de 1 000 diamètres ; on détermine ensuite le diamètre des dessins au moyen d'une règle spéciale dite règle globulimétrique.

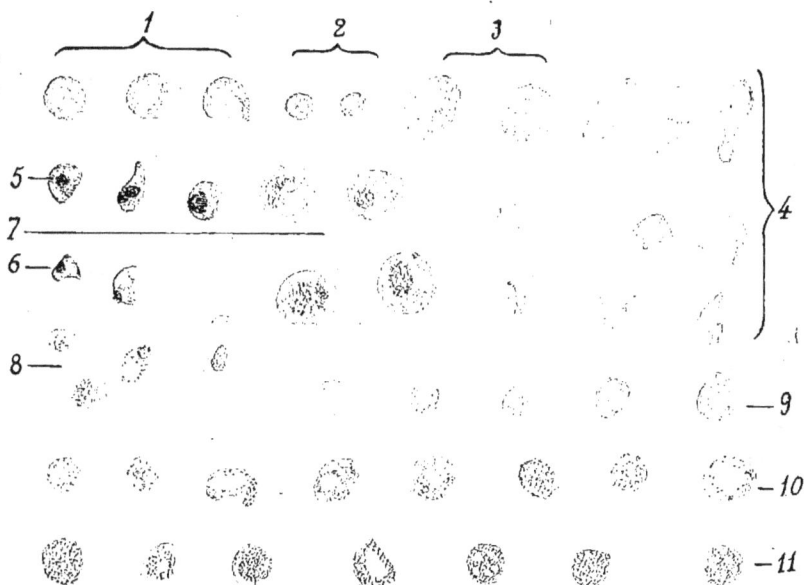

Fig. 98. — Globules rouges : 1, globules normaux ; 2, microcytes ; 3, macrocytes ; 4, poïkilocytose ; 5, normoblastes ; 6, microblastes ; 7, mégaloblastes ; 8, normoblastes ponctués ; 9, polychromatophiles ; 10, érythrocytes ponctués (coloration à l'azur-éosine); 11, hématies granuleuses (coloration vitale à la pyronine).

A l'état normal, le diamètre moyen des hématies est de 7,5 μ. Les variations physiologiques pourraient aller de 4,5 à 6,5 μ. Si on exprime par 1 le diamètre des plus petites hématies et que l'on rapporte à cette unité le diamètre des plus grandes, on admet généralement que le rapport entre les plus petits et les plus grands globules ne doit pas dépasser dans le sang normal 1 : 1,3 ; lorsque cette limite est franchie dans les états pathologiques on dit qu'il y a *anisocytose* (2 et 3, fig. 98) ; dans les anémies pernicieuses le rapport peut aller jusqu'à 1 : 4,5 ; on a même observé 1 : 8,2.

Les *macrocytes* (3, fig. 98) sont des globules rouges très volumineux, atteignant deux ou trois fois le diamètre d'une hématie ordinaire, d'ailleurs normaux comme forme et comme structure.

Les *microcytes* sont de deux à cinq fois plus petits que les globules rouges normaux (2, fig. 98).

2. **Colorations**. — Les globules rouges sont colorés normalement, de plus ils se colorent artificiellement d'une façon à peu près uniforme. On admet que c'est l'hémoglobine et non le stroma qui fixe les matières colorantes ; il s'ensuit que la diminution d'hémoglobine entraîne une diminution de coloration. Lorsque, dans les états pathologiques, les différences sont très accusées, à côté d'hématies fortement colorées on en voit de très pâles, on dit alors qu'il y a *anisochromie* (fig. 98).

Affinités colorantes. — A l'état normal les globules rouges sont nettement acidophiles : c'est-à-dire qu'ils se colorent en rose par les mélanges hématéine-éosine, bleu de métylène-éosine, azur-éosine ; en rouge cuivre par le triacide.

Dans certains états pathologiques, les hématies manifestent à la fois de l'affinité pour les couleurs acides et pour les couleurs basiques ; il y a dans ce cas *dégénérescence polychromatophile* ou *polychromasie* (9, fig. 98).

Dans le DIABÈTE, en particulier, les globules rouges du sang présentent une affinité colorante qui se rapproche de la polychromasie. Pour mettre ce caractère en évidence, on a recours à la technique suivante :

On mélange une solution aqueuse saturée de bleu de métylène et une solution aqueuse saturée d'éosine. Le mélange est en proportions convenables lorsque du papier blanc introduit dans la solution prend une teinte violacée. Le précipité qui s'est produit est lavé à l'eau, séché, puis dissous dans l'alcool à 33°. On ajoute ensuite une certaine quantité d'éosine et de bleu de méthylène jusqu'au moment où la solution colore les hématies normales en rose ; dans ces conditions, les hématies des diabétiques se colorent en vert. Le sang doit avoir été fixé par la chaleur.

Cette solution est difficile à préparer ; on n'y arrive qu'après de longs tâtonnements. Aussi divers auteurs ont-ils préconisé simplement un mélange dans lequel les quantités d'éosine et de bleu sont proportionnelles au poids moléculaire de chacune de ces substances. Le précipité formé est lavé, séché, puis redissous à saturation dans l'alcool à 30°.

2. — Hématies ponctuées.

Ce sont des globules rouges, dont la taille peut être égale à celle des hématies normales, mais se montre souvent supérieure, et qui renferment à leur intérieur une série de granulations punctiformes (10, fig. 98). Ces granulations sont parfois arrondies, parfois allongées, ressemblant à des bacilles courts ou à des diplocoques.

Tantôt ces granulations sont groupées à la périphérie de l'élément, le centre restant clair, formes en pessaire; tantôt elles n'occupent qu'une partie de la sphère; tantôt enfin elles sont réparties d'une manière uniforme dans tout l'élément, ce qui est le cas le plus fréquent.

Les granulations sont nettement basophiles; elles apparaissent colorées en bleu intense par les bleus basiques (bleu alcalin, ou bleu boraté); cette coloration tranche sur le fond incolore ou peu coloré de l'élément. Par la pyronine, ces granulations apparaissent rouges sur un fond brique. Par l'azur-éosine, surtout en décolorant par l'eau acidifiée puis par l'alcool, les granulations sont bleu foncé sur le fond rose de l'hématie.

Les granulations se rencontrent le plus souvent dans les hématies non nucléées. Cependant on en trouve parfois dans les normo- ou les mégaloblastes (8, fig. 98). C'est surtout dans les hématies polychromatophiles que se trouvent le plus souvent les ponctuations; une coloration plus ou moins polychromatophile du protoplasme est en effet de règle pour les érythrocytes ponctués.

Les hématies ponctuées se rencontrent surtout dans l'*anémie pernicieuse* et dans certaines anémies secondaires graves. On en trouve également ment dans la leucémie.

On les rencontre fréquemment aussi dans certaines intoxications, en particulier dans le saturnisme; leur taux n'est jamais très élevé, ne dépassant guère le chiffre de 1 pour 1000 à 1 pour 5000. L'apparition de ces ponctuations a été considérée comme le premier signe de l'intoxication saturnine. La constatation de ces éléments paraît constituer un élément utile de diagnostic, d'autant plus que chez les typographes intoxiqués par l'antimoine on ne trouverait pas d'érythrocytes ponctués.

3. — Hématies granuleuses.

Ces hématies doivent être distinguées des globules rouges ponctués. On les fait apparaître par les colorations vitales (p. 413).

Leurs granulations, bien mises en évidence par les colorants basiques, semblent réunies les unes aux autres par un fin réseau, aux mailles plus ou moins serrées, présentant un aspect arborescent; parfois la masse granuleuse est réunie au centre de l'élément, simulant un noyau ; d'autres fois, ces granulations forment au sein du protoplasme des chaînettes plus ou moins régulières (11, fig. 98). Les granulations de ces hématies sont plus fines que celles des globules rouges ponctués.

On peut rencontrer les hématies granuleuses dans l'anémie pernicieuse et dans certaines anémies secondaires intenses.

Dans les ictères hépatiques, les globules granuleux n'existent pas. Par contre, dans l'ictère hémolytique, ils peuvent atteindre jusqu'à 65 pour 100. Leur présence constitue donc un signe différentiel important pour distinguer ces deux sortes d'ictères.

Ces hématies granuleuses constituent des éléments atypiques de la régénération globulaire.

4. — Globules rouges à noyaux.

On peut trouver dans le sang trois sortes d'hématies nucléées :

1. *Normoblastes.* — Ce sont des hématies du volume d'un globu e rouge ordinaire (5, fig. 98). Elles présentent un noyau en général unique, arrondi, qui possède la propriété de se colorer fortement par les couleurs basiques. Leur protoplasme présente dans la grande majorité des cas les mêmes affinités colorantes que celui des hématies normales.

2. *Microblastes.* — Ces éléments ne diffèrent des précédents que par leur volume plus petit (6, fig. 98). Ils se rencontrent du reste plus rarement dans le sang.

3. *Mégaloblastes.* — Les mégaloblastes atteignent deux à trois fois la taille des globules rouges normaux (7, fig. 98). Ils se distinguent en outre des normoblastes par le fait que le noyau, volumineux, se colore moins fortement par les couleurs basiques et que le protoplasma est moins fortement teinté par les couleurs acides.

Le noyau des globules rouges nucléés, le plus souvent unique et arrondi, peut être aussi bilobé ou irrégulier. On trouve quelquefois des hématies à plusieurs noyaux.

II. — EXAMENS DES GLOBULES BLANCS

Les classifications leucocytaires varient à l'infini suivant les auteurs. Nous donnons ici la classification la plus généralement adoptée, mais il va de soi que les distinctions entre certaines espèces voisines sont forcément un peu arbitraires ; aussi pensons-nous qu'il est nécessaire, pour que la numération des leucocytes soit de quelque utilité clinique, de ne pas pousser trop loin les divisions.

1. — Description des espèces.

1. Polynucléaires. — Ces cellules sont caractérisées par le fait qu'elles possèdent un noyau polylobé, dont les divers lobes sont unis par des filaments chromatiques ; parfois même elles paraissent posséder plusieurs noyaux distincts séparés les uns des autres. Les polynucléaires se divisent en :

a. *Polynucléaires neutrophiles.* — Le protoplasme de ces cellules présente des granulations très fines, qui ne se colorent bien que par l'action d'un mélange, en certaines proportions, de colorant acide et de colorant basique, d'où leur nom.

Sur les préparations colorées par l'hématoxyline-éosine, le noyau est fortement coloré en violet, à contours nets ; le protoplasme qui l'entoure est légèrement rose ; on ne distingue pas de granulations nettes.

Par la coloration à l'azur-éosine, le noyau est bleu violet, le protoplasme rose, les granulations violet rougeâtre (5, fig. 99).

Par le triacide, le noyau est coloré en vert, le protoplasme est incolore, mais il se montre semé de granulations très nombreuses et très fines, d'une coloration rouge violet.

b. *Polynucléaires éosinophiles.* — Les polynucléaires éosinophiles ressemblent beaucoup aux neutrophiles.

Pour notre part, nous attachons peu d'importance aux soi-disant différences de forme ou d'affinité colorante du noyau. Leur caractère distinctif vient des granulations, qui se distinguent mal sans coloration.

28*

Ces granulations se colorent en rouge vif par l'éosine
(6, fig. 99), en violet par le triacide. Elles sont plus ou moins
nombreuses, mais toujours volumineuses.

c. *Polynucléaires basophiles* (labrocytes). — Le noyau
de ces leucocytes se colore d'une façon un peu moins intense
que celui des autres polynucléaires. Leur protoplasme contient des granulations volumineuses possédant la propriété
caractéristique de se colorer par certaines couleurs basiques.

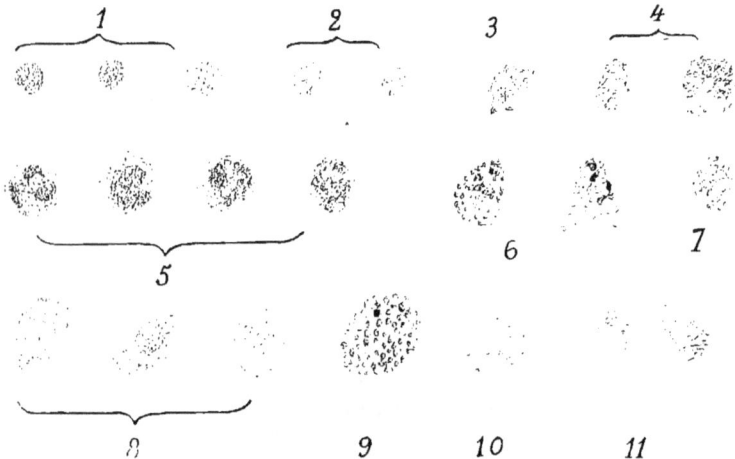

FIG. 99. — Globules blancs : 1, lymphocytes ; 2, leucocytes moyens ; 3,
grand mononucléaire ; 4, formes de transition ; 5, polynucléaires neutrophiles ; 6, polynucléaires éosinophiles ; 7, polynucléaire basophile ;
8, myélocytes ; 9, myélocyte éosinophile ; 10, myélocyte basophile ;
11, myéloblastes (coloration à l'azur-éosine).

Par la coloration à l'éosine, ces granulations restent incolores et tranchent d'une façon plus ou moins nette sur la teinte
rosée du protoplasme.

Il en est de même par la coloration au triacide, avec cette
différence qu'ici le protoplasme, au lieu d'être rose, est grisâtre.

Par l'azur-éosine ces granulations apparaissent colorées
en bleu (7, fig. 99).

2. **Mononucléaires.** — Ces leucocytes sont caractérisés par le
fait qu'ils possèdent un noyau unique, plus ou moins régulièrement arrondi.

Il convient de distinguer les formes suivantes :

a. *Lymphocytes.* — Leur diamètre peut atteindre celui

d'un globule rouge ou le dépasser du double ; ils possèdent un noyau arrondi et une couche de protoplasma plus ou moins nette, le plus souvent très mince (1, fig. 99).

Par l'hématoxyline-éosine, le noyau est violet, le protoplasme à peine coloré.

Par le triacide, le noyau est vert, le protoplasme grisâtre.

Par l'azur-éosine, le noyau est bleu violet, le protoplasme qui l'entoure est bleuté.

b. *Grands mononucléaires*. — Ce sont des cellules volumineuses, ayant deux à trois fois le diamètre d'un globule rouge. Leur noyau a une forme arrondie ou ovalaire, il est généralement excentrique (3, fig. 99).

Ces leucocytes se distinguent des précédents, non seulement par leur volume, mais encore par leur protoplasma, qui est beaucoup plus abondant.

Par la coloration à l'hématoxyline-éosine, le noyau est bleu violet, le protoplasme à peine coloré en rose pâle.

Par l'azur-éosine, le noyau est bleu violet, le protoplasme à peine coloré en gris-bleu. On y distingue souvent quelques fines granulations azurophiles.

Par le triacide, le noyau est vert, le protoplasme généralement incolore.

3. **Formes de transition**. — On trouve en outre dans le sang un certain nombre de leucocytes qu'il est difficile de ranger dans l'une des catégories ci-dessus.

Ces cellules sont du volume d'un grand mononucléaire. Elles possèdent un noyau pâle, plus ou moins incurvé (4, fig. 99). Étant donné qu'on ne peut les ranger sûrement ni dans les mononucléaires ni dans les polynucléaires, on en a fait un groupe à part, sous le nom de formes de transition.

Par la coloration à l'hématoxyline-éosine, le noyau est coloré en violet pâle, le protoplasme incolore ou légèrement rose.

Par l'azur-éosine, le noyau est bleu foncé, le protoplasme gris-bleu, contenant souvent de fines granulations azurophiles.

Par le triacide, le noyau est vert pâle, le protoplasme incolore, contenant parfois quelques fines granulations violettes.

4. **Leucocytes anormaux**. — Dans certains états pathologiques on peut trouver dans le sang des leucocytes mononucléaires volumineux, contenant des granulations, qui peuvent être, suivant les cas, acidophiles (éosinophiles mononucléaires ; 9, fig. 99), neutrophiles ou basophiles (8, 10, fig. 99) ; on

les désigne les uns et les autres sous le nom de *myélocytes*.

Les *myéloblastes* (11, fig. 99) sont des cellules volumineuses, à noyau arrondi ou ovalaire, à protoplasme abondant, non granuleux.

Les *cellules plasmatiques* ont la forme et les dimensions des lymphocytes, mais possèdent un protoplasme nettement basophile.

Les *cellules d'irritation* sont de grands mononucléaires dont le protoplasme possède la propriété de fixer énergiquement les couleurs basiques.

5. **Leucocytes iodophiles.** — Dans certains processus morbides, on voit apparaître dans le sang des leucocytes contenant des granulations qui se colorent en brun acajou par l'iode.

Pour les déceler on peut déposer simplement, sur la lame portant la préparation de sang séchée a l'air par agitation, une goutte de gomme iodée dont la formule est la suivante :

```
Iode pur.  . . . . . . . . . . . . . . . . . . .   1
Iodure de potassium.  . . . . . . . . . . . .   3
Eau  . . . . . . . . . . . . . . . . . . . .  100
Gomme arabique.  . . . . . . . . . . . . .  en excès.
```

On recouvre d'une lamelle et on examine au bout de cinq minutes.

On peut aussi, après avoir soigneusement nettoyé la pulpe du doigt du malade, y déposer une goutte de la solution ci-dessus, et piquer avec la lancette au travers de la goutte, étaler ensuite sur une lame le mélange de gomme iodée et de sang.

On peut encore placer la lame recouverte de sang dans un cristallisoir contenant des cristaux d'iode, sous une cloche de verre, l'y laisser quelques minutes, monter dans une solution saturée de lévulose et recouvrir d'une lamelle.

Les granulations iodophiles apparaissent par ce procédé colorées en brun acajou.

6. **Leucocytes à granulations soudanophiles.** — Par la coloration vitale au soudan (page 414), on peut trouver dans le sang des leucocytes présentant des granulations rouges, constituées par de la graisse. Césaris-Demel et ses élèves en distinguent deux variétés :

1° Des leucocytes à noyaux intacts et à granulations soudanophiles plus ou moins nombreuses.

2° Des leucocytes à noyau profondément altéré, mal colorable, à granulations soudanophiles abondantes et volumineuses au point d'occuper presque toute la masse protoplasmique.

2. — **Proportion des espèces leucocytaires.**

Pour faire une numération des espèces leucocytaires il importe d'employer un fort grossissement, afin de pouvoir bien distinguer les divers détails structuraux des différents éléments. Celui qui nous paraît le mieux convenir est donné par un oculaire n° 3 et un objectif à immersion 1/12.

Il importe, pour que le résultat obtenu ait quelque valeur, d'examiner la préparation en entier, la répartition des éléments n'étant jamais absolument uniforme. Pour ce faire, nous ne saurions trop recommander l'emploi de la platine mobile, qui peut s'adapter à n'importe quel microscope et qui, à l'aide de vis, permet d'imprimer à la préparation un mouvement dans les deux sens. Si l'on n'emploie pas ce dispositif et qu'on déplace simplement la préparation avec la main, on se trouve sans cesse pris entre ces deux écueils : ou bien compter deux fois les mêmes éléments, ou bien laisser de côté de nombreux points de la préparation.

Avant de procéder à la numération on dispose une feuille de papier qu'on divise en colonnes, en tête de chacune desquelles on inscrit le nom de l'une des diverses espèces leucocytaires. Il suffit ensuite d'inscrire au fur et à mesure dans chaque colonne les chiffres trouvés dans chaque champ microscopique.

Il va de soi que plus le nombre des éléments examinés sera grand, plus le chiffre obtenu se rapprochera de la réalité. En pratique il nous paraît que le chiffre de 500 est nécessaire. Lorsqu'on aura atteint ce total, on additionnera les chiffres placés dans chaque colonne ; pour établir le pourcentage il suffira de mutiplier la totalité de chaque colonne par 2 et de diviser par 10 le chiffre obtenu.

Une numération portant sur 500 éléments est toujours longue. Ce qui fait perdre du temps à l'observateur, c'est d'être obligé à chaque instant de quitter l'oculaire du microscope pour porter les yeux sur la feuille de papier ; il en résulte du reste au bout d'un moment une fatigue assez grande. Aussi le procédé le plus commode et le plus expéditif pour faire une numération est-il de se mettre à deux, l'un comptant les éléments et dictant les chiffres à l'autre.

Pour opérer seul, on a recommandé le procédé suivant : On place devant soi, dans un récipient quelconque, 500 pois secs (ou balles, grains de plomb, etc.) et 6 cristallisoirs représentant chacun une espèce leucocytaire : un pour les polynucléaires, un pour les lymphocytes, etc. Pour chaque leucocyte observé on prend un pois dans le récipient et on le place dans son cristallisoir respectif. Lorsqu'il n'y a plus de pois en réserve, on sait qu'on a déterminé 500 globules blancs et, pour en établir le pourcentage, il ne reste plus qu'à compter le nombre de pois de chaque cristallisoir.

L'examen du sang a pris ces dernières années une très grande importance en clinique. Si, dans la majorité des cas, surtout en dehors des maladies propres du sang, il ne suffit pas à lui seul pour établir un diagnostic, il apporte le plus souvent un élément important pour permettre de se prononcer entre deux hypothèses également plausibles par ailleurs. On en peut tirer également des indications intéressantes au point de vue pronostique.

Les globules rouges présentent le maximum d'altérations dans l'anémie pernicieuse et dans la chlorose.

En dehors de la leucémie, les globules rouges à noyaux ne se trouvent guère que dans l'anémie pernicieuse, sauf chez les très jeunes enfants. Dans cette affection, toutes choses égales d'ailleurs, un grand nombre de ces éléments indiquerait plutôt un pronostic favorable (forme orthoplastique); par contre, lorsqu'ils sont très peu nombreux, le pronostic serait plus sévère (forme aplastique).

Equilibre leucocytaire. — Dans le sang normal de l'adulte, les diverses formes leucocytaires que nous venons d'énumérer se trouvent dans un certain rapport, assez constant, qui constitue ce qu'on a appelé l'équilibre leucocytaire.

Les pourcentages respectifs attribués aux différentes espèces varient quelque peu suivant les auteurs ; on peut considérer comme moyenne normale les chiffres suivants :

Polynucléaires neutrophiles.	. . . .	60	à 70	pour 100.
— éosinophiles.	. . . .	0,5	à 3	—
— basophiles.	. . . .	0,25	à 0,5	—
Formes de transition	. . . . .	0,5	à 2	—
Lymphocytes	. . . . . .	25	à 35	—
Grands mononucléaires.	. . . . .	1	à 2	—

Mononucléose. — On désigne sous ce nom la prédominance, sinon absolue au moins relative, des mononucléaires ; elle se rencontre dans la fièvre typhoïde, la fièvre de Malte, le paludisme surtout pendant l'accès, la variole, la rougeole, les oreillons, la coqueluche et le basedowisme. Le pourcentage des mononucléaires peut atteindre 45 à

60 pour 100 dans ces affections. Il est surtout élevé dans la leucémie lymphatique, où il atteint 90 à 99 pour 100.

Polynucléose neutrophile. — Il existe une polynucléose physiologique, d'origine digestive, généralement modérée.

A l'état pathologique, la polynucléose s'observe dans presque toutes les suppurations, les infections et les maladies infectieuses aiguës, à l'exception de la fièvre typhoïde, la fièvre de Malte, la rougeole, le paludisme et la variole. Elle apparaît comme une réaction de défense de l'organisme contre l'infection ; elle exprime en même temps une activité manifeste des organes hématopoïétiques, surtout de la moelle osseuse.

Elle se manifeste à son plus haut degré lorsque le processus infectieux s'accompagne de localisations périphériques, abcès, suppurations profondes, arthrites, angines. Elle suit une marche parallèle à l'évolution de l'infection.

Elle est très fréquente dans les affections chroniques, la tuberculose et surtout le cancer.

Equilibre nucléaire. — Quelques auteurs, ne se contentant pas des renseignements fournis par l'équilibre des divers types leucocytaires, veulent accorder une importance particulière à la proportion des formes si variables des noyaux des leucocytes neutrophiles.

Figures du sang. — Arneth répartit les neutrophiles en cinq classes, subdivisées chacune en trois ou quatre variétés ; les classes reposent sur le nombre des fragments, variant de 1 à 5, reconnaissables dans le noyau ; les variétés sur le nombre des échancrures ou des contours de ces fragments. A l'état normal on trouve que ces cinq classes se répartissent comme suit : I, 5 pour 100 ; II, 35 pour 100 ; III, 41 pour 100 ; IV, 17 pour 100 ; V, 2 pour 100 ; cet équilibre constitue « la figure normale du sang ». Quelques maladies auraient leur figure du sang particulière, notamment la tuberculose pulmonaire, dans laquelle le total des deux premières classes, celle des noyaux non ou peu fragmentés, arriverait à dépasser 90 pour 100. Récemment, Arneth a proposé une classification semblable des polynucléaires éosinophiles.

Indices nucléaires. — Dans le même ordre d'idées, Sabrazès propose de compter le nombre total des fragments de noyaux de cent neutrophiles et donne à ce chiffre le nom d'indice nucléaire.

On peut encore établir le rapport du nombre des leucocytes examinés et du nombre total des fragments de leurs noyaux, et on a alors le *quotient nucléo-neutro-leucocytaire.*

D'une manière générale l'accroissement du nombre des fragments, qui correspond à celui des formes arrivées à maturité, aurait une signification favorable ; les indices et les quotients nucléaires pourraient ainsi fournir des éléments de pronostic, mais toutes ces notions exigent encore de nouvelles recherches pour les confirmer.

Éosinophilie. — Le nombre des éosinophiles, qui varie chez l'adulte de 0,5 à 3 pour 100, est un peu plus élevé chez les enfants jusqu'à l'âge de quatorze ans.

Il augmente spécialement dans les infestations parasitaires, telles que la trichinose, les kystes hydatiques, l'ankylostomasie, etc.; on l'a vu en pareil cas dépasser 50 pour 100. On a constaté également de l'éosinophilie dans diverses dermatoses, notamment les éruptions médicamenteuses ; de même dans la neurasthénie, dans l'asthme bronchique, dans certaines tumeurs malignes, dans l'intoxication par l'antimoine où elle coïncide avec de la leucopénie.

Dans les maladies infectieuses, sauf dans la scarlatine où il a pu atteindre 25 pour 100, le nombre des éosinophiles diminue d'ordinaire pendant la période d'état et pendant les rechutes, pour présenter une grande augmentation au moment de la convalescence. Dans les maladies à éosinophiles, ceux-ci diminuent en cas de complications intercurrentes.

Il existe aussi des *éosinophilies locales*, notamment une éosinophilie *pleurale*, mais elles sont mal connues et encore inexpliquées.

Soudanophilie. — Les leucocytes à granulations soudanophiles discrètes, peu volumineuses, à noyaux bien conservés, peuvent se rencontrer chez les sujets normaux après un repas riche en graisse, mais ils sont alors peu nombreux, 1 à 5 pour 100 en moyenne, et ne dépassent pas en tous cas 15 pour 100.

Les leucocytes à granulations soudanophiles abondantes et volumineuses, pouvant occuper tout le protoplasme, à noyaux profondément altérés, se rencontrent dans les cas où l'on observe une exsudation leucocytaire très intense (pneumonie, broncho-pneumonie, méningite purulente) et plus spécialement dans les cas où le processus inflammatoire a abouti à la formation d'un foyer purulent; c'est pour cette raison que Césaris-Demel, qui les a décrits le premier, les a nommés *corpuscules purulents*. La présence de ces derniers éléments dans le sang circulant n'est pas un signe absolument spécifique d'inflammation purulente, car on peut la constater encore dans d'autres cas; elle peut cependant fournir un élément de diagnostic et de pronostic important.

Leucocytes anormaux. — On ne les rencontre que dans les affections qui sont accompagnées d'une réaction myéloïde du sang.

Les *myélocytes* dans toutes leurs variétés sont nombreux dans les leucémies; on en trouve quelquefois dans les anémies graves et dans la variole. Les autres formes anormales, très rares dans les autres affections, ne se rencontrent guère que dans les leucémies et les anémies pernicieuses.

CHAPITRE V

HÉMATOZOAIRES

Technique. — Le sang doit être prélevé un peu avant l'accès ou tout au début de celui-ci, l'hématozoaire disparaissant à la fin des accès et dans leurs intervalles.

On recueille le sang par simple piqûre du doigt. On peut faire soit une préparation fraîche, soit une préparation colorée.

I. *Examen à l'état frais.* — La goutte de sang qui sourd de la pulpe du doigt est recueillie sur une lame, couverte d'une lamelle et examinée séance tenante. Laveran recommande, pour favoriser la formation des flagella, d'ajouter au sang une quantité égale de sérum artificiel. On sait que les flagella n'existent pas dans le sang circulant, qu'ils ne se forment qu'au bout d'un certain temps, 15 à 20 minutes d'après Laveran. Aussi, pour bien voir leurs mouvements, on recommande de se servir de la platine chauffante.

Pour colorer le parasite vivant, on dépose sur la lame, à côté de la goutte de sang, une goutte de solution de bleu de méthylène dans du sérum physiologique à 8,5 pour 1 000. On recouvre d'une lamelle ; les deux gouttes se mélangent ; les parasites absorbent la matière colorante.

II. *Examens après fixation.* — On peut se contenter d'une fixation par dessiccation simple, comme le conseille Sabrazès, suivie de coloration au bleu de méthylène. On peut encore fixer par la chaleur ou par l'alcool absolu pendant 10 à 20 minutes.

Pour la *coloration* on peut employer le bleu de méthylène en solution faible ou le bleu boracique (page 423). Manson recommande une solution forte de bleu boracique (2 gr. de bleu de méthylène dans 100 cc. d'une solution bouillante de borax à 5 p. 100) ; cette solution mère doit être diluée au moment de l'emploi jusqu'à ce qu'elle devienne transparente. Coloration pendant 10 à 15 secondes. Lavage à l'eau.

Par le bleu de méthylène, les plasmodes se colorent en bleu intense ; les détails de structure sont facilement reconnaissables.

La coloration par le procédé de Jenner donne aussi de bons résultats.

Actuellement, on emploie surtout les procédés à l'azur-éosine, le protoplasme des parasites apparaît alors en bleu, leur chromatine en rouge.

Laveran a modifié le procédé à l'azur-éosine de la manière suivante : fixation par l'alcool absolu, puis coloration pendant 10 minutes dans le mélange suivant :

Solution aqueuse d'éosine à 1 pour 1 000 . . .	2	cent. cubes.
Eau distillée.	8	—
Solution aqueuse d'azur II à 1 pour 1 000 . . .	1	—

Laver à l'eau ; traiter pendant deux minutes par la solution aqueuse de tannin à 5 p. 100 ; laver, sécher, puis monter.

III. **Morphologie.** — L'hématozoaire du paludisme appartient au genre plasmodium, famille des hémosporidées, classe des sporozoaires.

Les sporozoaires suivent une évolution caractérisée essentiellement par trois stades : 1° état endocellulaire; 2° sporulation après enkystement; 3° mise en liberté des spores.

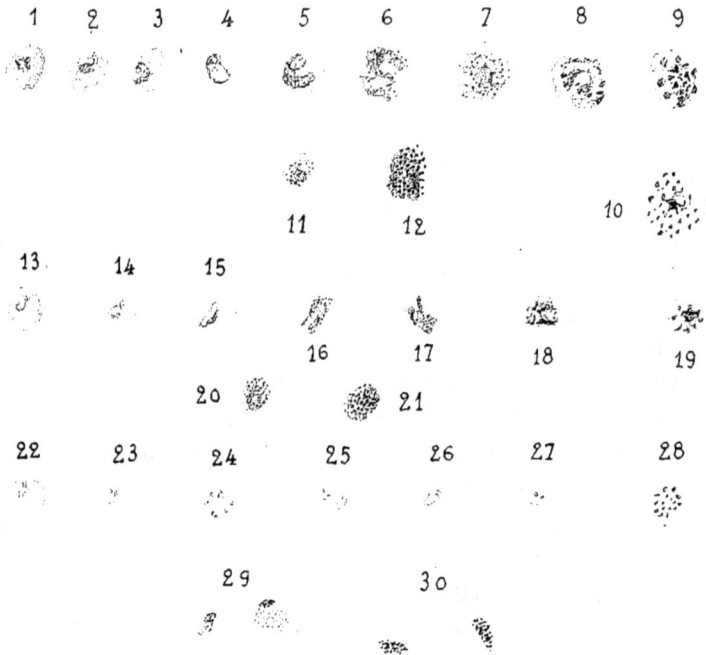

Fig. 100. — Hématozoaires du paludisme (coloration à l'azur-éosine), 1 à 10, forme tierce : évolution du *plasmodium vivax*; 11, forme sexuée mâle; 12, forme sexuée femelle. — 13 à 19, forme quarte : évolution du *plasmodium malariae*; 20, forme sexuée mâle; 21, forme sexuée femelle. — 22 à 28, forme tropicale : évolution du *plasmodium immaculatum*; 29, forme sexuée mâle; 30, forme sexuée femelle.

On a décrit trois espèces ou trois variétés d'hématozoaires, en rapport avec trois formes cliniques distinctes :

1° Le *plasmodium vivax* (Grassi et Feletti), parasite de la tierce (1 à 12, fig. 100) ;

2° Le *plasmodium malariae* (Laveran), parasite de la quarte (13 à 21, fig. 100) ;

3° Le *plasmodium immaculatum* (Grassi et Feletti), parasite de la tropicale (22 à 30, fig. 100).

1° PLASMODIUM VIVAX. — La coloration à l'azur-éosine permet la différenciation de deux formes: les *schizontes* (1 à 10, fig. 100), éléments asexués, et les *gamètes*, éléments sexués (11 et 12, fig. 100).

L'évolution des schizontes se fait en 48 heures. Dans les premières 24 heures, le parasite apparaît sous la forme d'une bague à chaton. Pendant la seconde moitié du cycle, il prend d'abord la forme d'une amibe (stade grégariforme). Le globule rouge parasité augmente de volume, devient deux fois plus gros qu'un globule normal, il prend une forme ovale ; sa couleur pâlit. Ensuite, pendant les 10 dernières heures, le schizonte prend la forme d'une mûre , la morula est constituée. On lui compte 8 à 16 grains de chromatine.

Au bout de 12 heures environ, le globule rouge parasité présente un semis de fines granulations.

Les gamètes se distinguent des schizontes au moment de la forme en anneau par un protoplasme plus abondant, plus épais et plus coloré ; la pigmentation existe déjà éparpillée à la surface.

Au stade adulte le protoplasme est plus foncé, le grain de chromatine est peu étendu et surtout il est unique.

2° PLASMODIUM MALARIAE. — L'évolution des *schizontes* est de 76 heures (13 à 19, fig. 100). Au début la forme en anneau est la même que dans l'espèce précédente. Le deuxième jour, le schizonte prend la forme d'un ruban étroit, pigmenté. Le globule rouge parasité n'est pas augmenté de volume. Plus tard, le ruban s'allonge. Dans les dernières heures le schizonte a pris une forme irrégulièrement arrondie, la chromatine se divise. Le pigment se rassemble au centre de la figure, qui prend l'aspect d'une marguerite.

A la fin de l'évolution les spores, généralement au nombre de 8, sont mises en liberté.

L'évolution des *gamètes* (20 et 21, fig. 100) est moins connue que celle des schizontes. Ils se distinguent à l'état adulte par une coloration plus intense du protoplasme et par l'absence de division de la chromatine.

3° PLASMODIUM IMMACULATUM. — La durée d'évolution des *schizontes* est mal connue (22 à 28, fig. 100). A l'état jeune, ils se présentent sous la forme de petits anneaux de coloration foncée portant deux grains à la périphérie. Au stade moyen, ils prennent fréquemment la forme d'un fer à cheval. Enfin l'anneau augmente de volume et atteint le 1/3 du volume du globule. Celui-ci n'est jamais augmenté de volume. L'évolution du cycle se termine par l'expulsion de sporocystes de petite taille.

Les *gamètes* sont très connus (29 et 30, fig. 100). Ils se présentent sous forme de corps en croissant, ou de demi-lunes, ou de saucisses. La forme initiale serait un anneau pigmenté, endoglobulaire, en croissant. Au centre, se voit un amas de pigment. A un stade plus avancé, on observe la forme en fuseau et enfin la forme sphérique.

La dimension de ces gamètes est toujours inférieure à celle des gamètes des deux espèces précédentes.

IV. *Numération*. — On emploie la même méthode que pour la numération des leucocytes (voy. page 403), c'est-à-dire qu'on dilue le sang au $1/10^e$ dans une solution d'acide acétique à $1/2$ pour 100 ; on fait la numération avec les méthodes ordinaires.

Causes d'erreur. — La cause d'erreur qu'il importe surtout d'éviter consiste à prendre des altérations globulaires pour des hématozoaires. Il faut reconnaître que là confusion est du reste facile à éviter, sauf pour les auteurs, rares il est vrai, qui pensent encore que les hématozoaires pourraient n'être que des altérations globulaires spécifiques.

Cette objection a son importance au point de vue pathogénique, mais elle n'enlèverait rien de sa valeur à la recherche des hématozoaires au point de vue diagnostique, pourvu qu'on admette qu'il s'agit d'altérations spécifiques, particulières à l'action des miasmes malariques sur les éléments figurés du sang. La constatation d'hématozoaires dans le sang permet en effet d'établir avec sûreté le diagnostic de malaria.

On a compté de 6700 à 16800 de ces éléments par millimètre cube. On a voulu trouver dans le nombre des plasmodes un élément d'appréciation de la gravité de l'infection malarique.

SECTION III

PARASITES SUPÉRIEURS

CHAPITRE PREMIER

RECHERCHE DANS LES SELLES

I. — RECHERCHE DES PARASITES EUX-MÊMES

1. — Parasites macroscopiques.

Technique. — Il arrive souvent que ces parasites sortent spontanément par l'anus, indépendamment de toute selle, soit entiers, soit par fragments ; dans ce cas il suffit de recueillir le parasite ou le fragment éliminé et de le soumettre aux investigations qui sont indiquées plus loin.

D'autres fois le parasite, ou ses fragments, est expulsé avec la selle et intimement mélangé à elle ; il faut alors avoir recours à certains procédés pour l'en isoler sans l'altérer.

Enfin, souvent, le parasite, pour être expulsé, doit être chassé à l'aide d'un anthelmintique, suivi d'une purgation.

Lorsqu'on veut recueillir le ver entier, il faut que la selle soit reçue dans un vase plein d'eau tiède, pour que le parasite ne se rompe pas en tombant au fond du récipient. On emploie ce procédé surtout pour les tænias.

La selle entière, ou les parasites lavés par un des procédés ci-dessous, sont placés dans un récipient plein d'eau propre.

A l'aide d'une baguette de verre on cherche à dérouler le ver jusqu'à ce qu'on arrive à trouver la tête, constituée par le scolex ; pour cela, on recherche d'abord la partie la plus étroite et on la suit jusqu'à son extrémité dans le sens où elle va s'amincissant : la tête doit y être. Si elle ne s'y trouve pas il faut la chercher au fond du vase, car, son poids spécifique étant très grand, elle tombe toujours au fond quand elle est isolée.

Pour identifier la tête, il faut l'examiner au microscope ; il suffit de la placer sur un porte-objet et de la recouvrir d'une goutte de glycérine et d'une lamelle. Il est quelquefois utile de l'éclaircir un peu avec une goutte d'une solution de potasse au 1/100e ou d'acide acétique au 1/5e.

Pour déterminer l'espèce d'après les anneaux, il faut, après avoir examiné *grosso modo* la place des pores génitaux, les uns par rapport aux autres, choisir des proglottis adultes, c'est-à-dire un peu gros. On en prélève 4 ou 5 pour les examiner. Pour voir apparaître leurs détails de structure, il suffit de les écraser légèrement entre deux lames de verre, on voit apparaître très nettement les pores et les ovaires. On peut aussi les éclaircir en les plongeant pendant quelques minutes dans une solution de potasse au 1/100e ou d'acide acétique au 1/5e.

On a encore recommandé de badigeonner le proglottis, placé sur une lame, d'abord avec un pinceau imbibé d'une solution de bicarbonate de soude, puis avec une solution d'acide tartrique ; il se fait alors une forte effervescence d'acide carbonique : lorsque les bulles se sont toutes échappées, les détails anatomiques sont bien éclaircis et apparaissent très nets au microscope.

Pour les vers plus petits, il suffit de recueillir une selle fraîche, qu'il est facile de provoquer au besoin par une purgation ou par un lavement. Dans certains cas, on peut se contenter de recueillir avec une spatule un peu de matière fécale dans l'ampoule rectale. Certains vers se reconnaissent macroscopiquement au premier coup d'œil, d'autres doivent être étudiés plus à fond pour pouvoir être identifiés.

Pour les premiers, il suffit de diluer la selle les contenant dans une quantité d'eau suffisante, pour les voir apparaître et pouvoir les reconnaître.

Pour les autres, la selle tout entière, avec l'eau du vase qui la contient, est versée dans un récipient de verre conique ; on place le tout sous un robinet et on laisse couler pendant plusieurs heures un petit filet d'eau. Toutes les parties solides sont entraînées au fond du vase et la selle se désagrège peu à peu. Le filet d'eau doit être assez mince pour que son remous ne fasse pas remonter à la surface les parties solides.

On peut utiliser pour cela un *filtre* spécial (fig. 101). Cet appareil est un tamis ayant la forme d'un entonnoir (*a*) fermé par un couvercle (*b*) ouvert à son centre. Il est constitué par une toile métallique (*c*) très fine, qui ne laisse passer que les parcelles très ténues.

La selle entière avec le ou les parasites qu'elle contient est placée sur la toile métallique, le couvercle est refermé et son ouverture (*d*) adaptée à un robinet d'eau ; l'eau s'écoule doucement, lave la selle, passe à travers les mailles métalliques et s'échappe par la tubulure inférieure (*e*). Le lavage est terminé au bout de 3 ou 4 heures ; on reprend tout ce qui reste sur le tamis et il ne reste plus qu'à l'examiner.

I. **Tænias.** — Les 3 principaux tænias de l'homme sont : le *Tænia solium* (fig. 102), le *Tænia saginata* ou *mediocanellata* (fig. 103) et le *Botricephalus latus* (fig. 104).

Il importe de connaître les principaux caractères distinctifs de ces vers.

. *Anneaux.* — Les anneaux du tænia solium sont toujours évacués avec les selles en courts rubans. Les anneaux-mères mesurent 10 à 12 millimètres de long sur 5 ou 6 de large.

. Ceux du *mediocanellata* ou *saginata* sont expulsés quelquefois en longues chaînes, mais le plus souvent en anneaux isolés. Ils sont mobiles par eux-mêmes et peuvent sortir spontanément par l'anus entre les selles, le malade en trouve alors dans son pantalon. Ils mesurent 16 à 20 millimètres de long et 5 à 7 de large, à l'état de maturité.

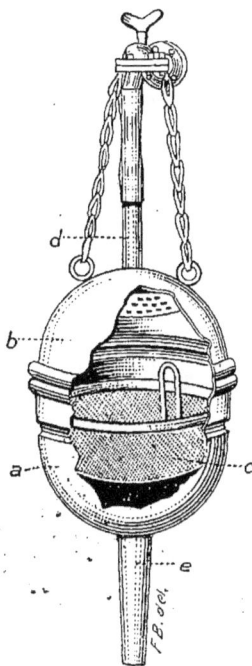

FIG. 101. — Filtre pour les recherches dans les selles.

Les anneaux du *Botriocéphale* sont expulsés avec les fèces en grands rubans, plus longs que ceux du tænia solium. Les anneaux sont plus larges que longs ; ils mesurent à l'état de maturité 2 à 4 millimètres de long et 10 à 12 millimètres de large. Lorsqu'ils ne sont pas encore mûrs, ils sont carrés.

Pore génital. — Le pore génital du *tænia solium* est latéral, bien visible sur un des côtés de l'anneau. Ces pores sont assez régulièrement alternes d'un côté et de l'autre de chaque anneau, mais ce caractère n'est pas constant.

Le pore du *saginata* est également latéral, mais n'est pas

BARD. — Examens de labor. 29

du tout régulièrement alterne, il est de temps en temps d'un
côté et de temps en temps de l'autre.

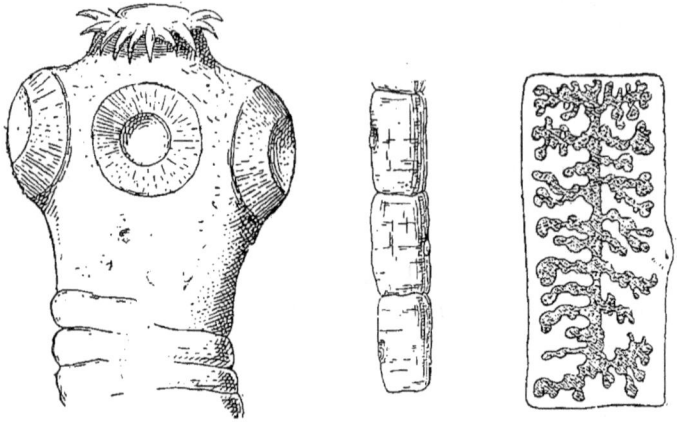

Fig. 102. — *Tænia solium*. — Scolex à crochets, quatre ventouses. Pore
génital alterne latéral. Ovaire à grosses ramifications peu nombreuses.

Le pore génital du *Botriocéphale* est au centre de l'anneau,.

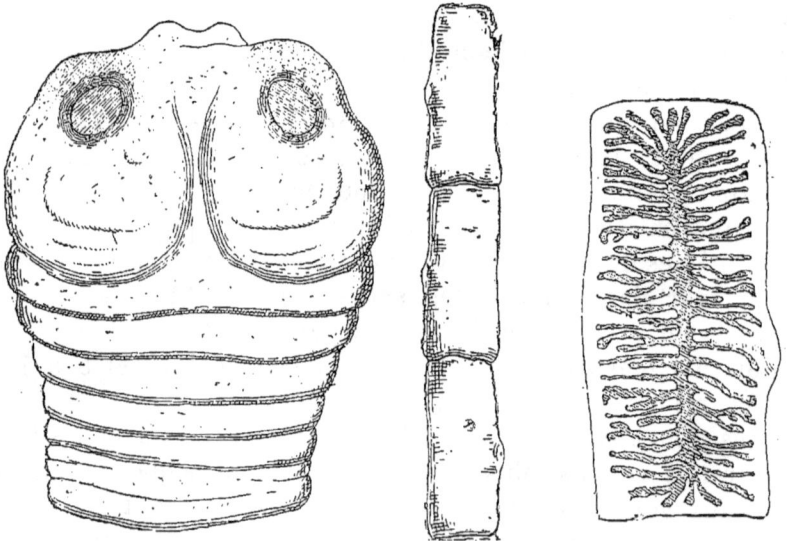

Fig. 103. — *Tænia saginata* ou *mediocanellata*. — Scolex sans crochets
quatre ventouses. Pore génital latéral. Ovaire à ramifications fines et
nombreuses.

il est médian ; au-dessous de lui se trouve une autre ouverture
qui est celle de l'utérus.

Utérus. — L'utérus du *tænia solium* occupe le milieu de-

l'anneau sur presque toute sa hauteur ; il présente 5 à 13 branches de chaque côté ; ces branches sont épaisses, larges, rapprochées et se ramifient peu.

L'utérus du *saginata* est également au milieu de l'anneau ;
il présente des branches beaucoup plus fines, plus nombreuses, à ramifications de 20 à 30, et à divisions dichotomiques.

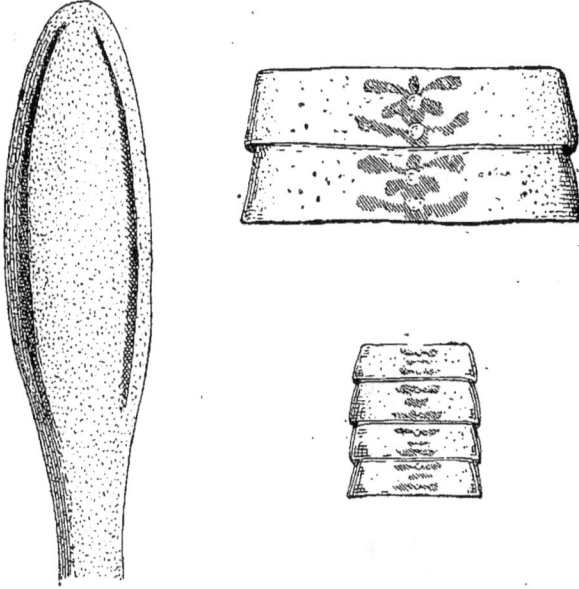

Fig. 104. — *Bothriocephalus latus.* — Scolex allongé, deux fentes
latérales. Pore génital central. Ovaire en rosace.

L'utérus du *Botriocéphale* n'occupe que le centre de l'anneau, où il forme une sorte de rosace.

Scolex. — Le scolex du *tænia solium* est globuleux, long de
1 millimètre ; il présente un rostre rétractile garni de deux rangées de crochets à sa base ; il porte en outre 4 ventouses latérales de 0,4 millimètre de diamètre. Le cou est long et mince.

Le scolex du *saginata* est allongé de 1 à 2 millimètres et ne
présente ni rostre ni crochets. Il porte 4 ventouses latérales de
0,8 millimètre de diamètre.

Le cou est moins long que celui du solium.

Le scolex du *Botriocéphale* est oblong, mesurant 2 à 5 millimètres sur 0,7 à 2 de large. Il n'a ni ventouses ni rostre à son
extrémité, mais sur toute sa longueur se trouvent deux fentes
latérales jouant le rôle de ventouses.

Longueur. — Le *Botriocéphale* est le plus long, il peut atteindre 12 mètres, puis vient le *tænia saginata* et enfin le *solium* qui est le plus court; il peut cependant encore atteindre parfois 8 mètres.

Anomalies et malformations. — On peut rencontrer certaines malformations des tænias :

Quelquefois les anneaux se soudent les uns aux autres sans démarcation, c'est ce qu'on appelle le *tænia fusa* ou *continua*.

Quelquefois les anneaux sont perforés en leur centre, l'utérus manque, c'est le *tænia fenestrata*.

Les anneaux, au lieu de se souder par toute leur largeur, ne se soudent parfois que par une bande étroite, c'est le *tænia moniliforma*.

Le *tænia trièdre* est constitué par la soudure de deux individus par leur bord latéral, formant entre eux un Y; la tête porte alors 6 ventouses.

On peut rencontrer des anneaux intercalaires, où l'appareil génital fait défaut, ou encore des pores génitaux supplémentaires sur le même anneau.

Parfois les tænias sont colorés en brun par les médicaments que prennent les malades (mercure ou fer).

La symptomatologie des parasites intestinaux ne rentre pas dans le cadre de cet ouvrage; cependant nous devons attirer l'attention sur le fait que le bothriocéphale présente le plus grand intérêt clinique, parce qu'il est susceptible, dans certaines conditions encore mal déterminées, de produire une anémie du type pernicieux. La guérison peut être obtenue, si le ver a été évacué assez tôt par la médication appropriée. Lorsque celle-ci arrive trop tardivement, ou lorsque le ver expulsé spontanément présente une odeur fétide et des indices de décomposition, il arrive souvent que la maladie poursuit néanmoins sa marche progressive et entraîne la mort.

La recherche des œufs a en pareil cas une importance clinique d'autant plus grande qu'ils peuvent être retrouvés assez longtemps après que le corps du tænia a disparu, par expulsion ou par résorption.

II. **Helminthes.** — 1° *Ascaride lombricoïde* (fig. 105, A.) — Il est tout à fait semblable au ver de terre et se reconnaît très facilement au premier coup d'œil. C'est un ver rond, allongé ; mesurant: la femelle de 30 à 40 centimètres de long, et le mâle 20 centimètres. Les mâles sont trois ou quatre fois moins abondants que les femelles. La queue du mâle est incurvée en crochet vers la face ventrale et est un peu aplatie du côté de sa concavité ; c'est en cet endroit que se trouve le cloaque, dans lequel débouche le rectum, et duquel sortent deux spirales chitineuses qui jouent le rôle d'organes de préhension et de fixation.

Chez la femelle, l'appendice caudal est constitué par une pointe raccourcie, à la base et à la face ventrale de laquelle se trouve l'anus, sous forme d'une fente transversale à lèvres saillantes.

L'extrémité antérieure porte la bouche, cachée par un prolongement de la partie dorsale ; elle a la forme d'une étoile à trois branches et est entourée de trois nodules chitineux.

On peut rencontrer aussi deux espèces plus rares d'ascaris : l'*Ascaris mystax* et l'*Ascaris maritima*. Ces deux parasites ne présentent pas d'intérêt clinique spécial.

2° *Oxyure vermiculaire.* — C'est un ver très petit, effilé à ses deux extrémités (fig. 105, O). Le mâle est long de 3 à 5 millimètres, la femelle de 9 à 12. La queue chez le mâle est brusquement tronquée et porte six paires de papilles, dont les antérieures et les postérieures sont plus longues que les autres. Chez la femelle, l'appendice caudal est allongé en alène ; il présente à sa pointe une légère incurvation en pas de vis ; l'anus débouche à

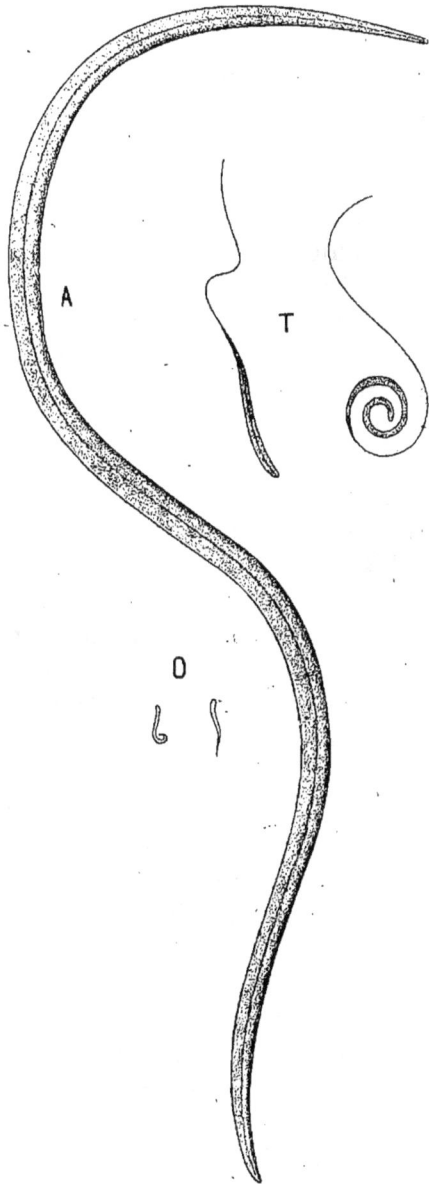

Fig. 105. — *Helminthes.* — A, ascaris lombricoïde. — O, oxyure vermiculaire. — T, trichocéphale dispar.

la base. Il y a, en général, un mâle pour neuf femelles.

3° *Ankylostome duodénal*. — C'est aussi un ver rond. Il
est de petite taille ; le mâle mesure de 6 à 10 millimètres de
long et la femelle de 9 à 18. Le mâle est plus filiforme et plus
blanc, la femelle plus grosse et d'un blanc sale, brun. Chez
le mâle, l'extrémité caudale est dilatée en une cupule membraneuse ; chez la femelle, au contraire, la queue est mince et
fine. L'extrémité antérieure est formée d'une sorte de suçoir
en cupule, dirigé obliquement, et taillé en biseau aux dépens
de la face dorsale. Le bord dorsal de la bouche présente une
échancrure, que limitent deux petites dents obtuses, tandis
que la lèvre inférieure ou ventrale est armée intérieurement
de quatre dents chitineuses recourbées en crochets.

Grâce à ces crochets, l'animal peut se fixer très solidement.
Au fond du suçoir se voient encore deux arêtes tranchantes et
pointues, semblables à une scie, qui aident à inciser les tissus
et à sucer le sang.

L'anus débouche chez la femelle sur la face ventrale à la
base de la queue ; chez le mâle, à la surface du pavillon de
la cupule membraneuse de la queue.

4° *Trichocéphale dispar*. — C'est un ver rond de 4 à 5 centimètres de long (fig. 105, T). Il présente une extrémité
antérieure arrondie et incurvée en spirale. Sa queue est très
longue et flexueuse.

5° *Strongle géant*. — C'est un ver cylindrique, coloré en
rouge, dont la bouche est entourée de six nodules chitineux.
Le mâle mesure de 16 à 33 centimètres de long et de 4 à 6 de
large ; il est terminé par une bourse copulative. La femelle
mesure 25 centimètres à 1 mètre de long et est large de 5 à
12 millimètres.

6° *Anguillule stercorale* ou *intestinale*. — C'est un ver
rond, très petit, long de 2 millimètres et large de 30 à 40 μ ;
son corps est effilé en avant et se termine par une queue
conique en arrière. Il accompagne souvent l'oxyure et l'ankylostome.

Ces vers donnent lieu à des accidents digestifs divers, surtout chez les
enfants. La présence d'oxyures est à chercher en cas de démangeaison
anale ; celle-ci s'accompagne souvent alors de diarrhée persistante.

L'ankylostome duodénal donne lieu à une symptomatologie plus caractéristique, chez les mineurs ou les ouvriers employés dans les tunnels.
Elle consiste en une anémie extrême, progressive et très grave, accompagnée de selles diarrhéiques et sanglantes. Cette anémie est due,

pour les uns, aux hémorragies capillaires innombrables déterminées par les ankylostomes fixés sur la muqueuse intestinale ; pour d'autres elle serait due à la toxicité d'une sécrétion versée dans la morsure.

Le seul moyen de diagnostic de la pathogénie de cette anémie est la recherche des œufs dans les selles, où ils sont toujours très abondants, tandis que les parasites eux-mêmes y sont très rares.

2. — Parasites microscopiques.

La mobilité de ces animaux étant un des principaux éléments de leur différenciation d'avec de simples cellules, c'est à l'état frais que l'examen doit se faire. Les préparations sèches et colorées ne doivent être employées que pour constater certains détails de structure.

1° *Recherche à l'état frais.* — Les selles doivent être fraîchement émises et non mélangées à l'urine, celle-ci modifiant rapidement les parasites et les rendant méconnaissables. On peut conserver la mobilité des parasites pendant plusieurs heures en gardant les selles dans un récipient chauffé à 37°.

A l'aide d'une anse de platine ou d'une pipette, on prélève, dans la selle primitivement liquide ou diluée dans un peu de sérum physiolologique, soit un flocon muqueux, soit une goutte du liquide surnageant. On dépose sur une lame, on recouvre d'une lamelle, en prenant la précaution de ne pas trop l'appuyer pour éviter de déformer les parasites.

On examine alors au microscope avec un faible grossissement ; les animalcules se présentent sous forme de petits corps réfringents, disséminés dans la préparation ou réunis en groupes. Leur mobilité et leur réfringence les font facilement reconnaître des autres éléments de la préparation. Après les avoir repérés avec un objectif faible, on précisera leurs détails de structure par l'examen à un grossissement plus fort.

Les mouvements des protozoaires peuvent se conserver pendant plusieurs heures, si on a soin de luter la préparation pour éviter sa dessiccation.

Pour faciliter la recherche des amibes dans les produits où ils sont peu nombreux, Vincent a proposé de déposer sur le bord de la lamelle une goutte d'une solution de bleu de méthylène à 1 pour 100. Immédiatement, tous les autres éléments de la préparation (leucocytes, cellules épithéliales, etc.) se colorent en bleu ; les amibes, au contraire, restent claires et incolores.

Dès que la solution bleue arrive à leur contact, les amibes deviennent globuleuses et émettent des pseudopodes en se mouvant très vivement. Au bout d'un certain temps, leurs mouvements se ralentissent ; elles se laissent colorer, puis meurent. Leurs noyaux se colorent alors en bleu.

2° *Préparations colorées après fixation.* — On étale un flocon muco-purulent de la selle ou un peu de sa dilution sur une lame, comme pour un frottis, en évitant d'opérer des traumatismes capables de déformer les parasites.

La fixation est très importante pour des éléments si fragiles ; elle doit être pratiquée sur la préparation fraîche, encore humide, non desséchée.

On place la préparation au-dessus d'une solution à 1 ou 2 pour 100 d'acide osmique pendant quelques secondes.

On peut aussi employer le fixateur suivant, chauffé à 50° : solution saturée de sublimé, 2 parties ; alcool absolu, 1 partie ; on l'additionne au moment de s'en servir de quelques gouttes d'acide acétique. On place la préparation pendant 10 à 15 minutes dans ce réactif, puis on l'expose à des vapeurs d'alcool iodé.

Les meilleurs modes de coloration sont ceux à l'azur-éosine et notamment la méthode de Laveran (p. 443). Les amibes se présentent sous forme de larges masses protoplasmiques, vacuolaires, avec un ou plusieurs noyaux bien différenciés. Dans le plasma, on reconnaît souvent des hématies déformées.

En règle générale, il ne faut jamais se contenter d'un seul examen sur une parcelle de selle. En cas de recherche négative, il convient d'examiner non seulement plusieurs parcelles de la même selle, mais encore plusieurs selles du même jour ou des jours suivants, avant de conclure. Il semble, en effet, que l'expulsion des amibes, surtout dans les cas anciens, se fasse par décharges successives,

I. **Protozoaires.** — L'*amœba coli*, désignée aussi sous le nom de *Entamœba histolytica*, se présente sous la forme d'un large corps protoplasmique.

Ses dimensions varient beaucoup, de 10 à 50 μ, suivant sa provenance, mais aussi suivant le produit dans lequel on la rencontre (selle ou pus). A côté d'amibes très volumineuses, on peut en rencontrer de très petites. A l'état de repos, l'amibe dysentérique est ronde, ovale ou piriforme. Sa masse protoplasmique présente deux portions inégales :

L'*endoplasme*, sombre, granuleux, renferme un noyau rond, peu visible, pourvu d'un nucléole excentrique ; il contient des leucocytes, des hématies, des bactéries et des débris alimentaires ou cellulaires.

L'*ectoplasme*, entourant l'endoplasme, est clair, transparent réfringent. A peine visible quand l'amibe est au repos, il devient très facilement perceptible dès que les mouvements s'accusent.

Les mouvements de l'amibe sont très actifs, très rapides, à tel point qu'il est difficile de dessiner son contour. L'ectoplasme projette en un point quelconque un pseudopode en forme de doigt de gant, qui se retire bientôt, en même temps qu'il s'en forme un autre en un point opposé. Certaines parties de l'ectoplasme peuvent se mouvoir en bloc et s'avancer comme une vague. L'endoplasme présente aussi quelques mouvements, quand l'amibe est bien vivante.

Au bout d'un certain temps, l'amibe meurt ; les mouvements cessent, la distinction entre l'endo- et l'ectoplasme s'efface, le noyau devient très apparent, et le parasite n'apparaît plus que sous la forme d'une cellule ronde immobile, granuleuse, avec noyau.

L'amibe peut s'enkyster pour se reproduire et donner naissance par scission à d'autres kystes.

Sur les *préparations fixées et colorées*, l'*amœba coli* se présente sous la forme d'un vaste corps protoplasmique, sans distinction entre l'endo- et l'ectoplasme, rond, rarement ovale, à contour externe bien délimité, à vacuoles nombreuses et de taille variable, ayant un noyau souvent excentrique, peu coloré, entouré d'une auréole sombre.

Cette amibe se rencontre dans les selles et le pus des abcès dysentériques, ainsi que dans les coupes d'intestin malade.

On peut obtenir des cultures de ces amibes sur certains milieux, mais on n'est jamais arrivé à avoir des cultures tout à fait pures, ce qui fait douter de leur valeur réelle. Ces cultures, très difficiles à obtenir, n'ont du reste pas de valeur diagnostique.

II. **Infusoires.** — Le *Cercomonas intestinalis* (Davaine) a la forme d'une poire de 0,01 millimètre de longueur. De l'extrémité céphalique part un long flagellum, mesurant 0,083 millimètre, qui par ses ondulations fait progresser l'individu. L'extrémité postérieure est munie d'un court prolongement.

Le *Cercomonas coli* a la grandeur d'un globule rouge, mais

il est carré et un de ses côtés est sinueux ; à chacun de ses angles se trouvent 4 flagella.

Le *Trichomonas intestinalis* est ovale ; son extrémité postérieure est effilée en queue ; sur le côté il porte au moins douze cils vibratiles auxquels il doit sa grande mobilité. Il est long de 10 à 15 μ.

Presque tous ces protozoaires peuvent se trouver dans les selles en petit nombre à l'état physiologique. Ils augmentent beaucoup d'abondance dans les diarrhées chroniques.

L'*amœba coli* est l'agent de la dysenterie amibienne ; on la trouve en très grandes quantités dans les selles ou dans le pus des abcès aseptiques du foie provenant de cette affection.

Les autres infusoires que nous avons cités se rencontrent surtout dans les selles diarrhéiques des typhiques ou des cholériques et dans certains cas de diarrhées chroniques. Ils n'ont jusqu'à présent pas de valeur diagnostique précise.

II. — RECHERCHE DES ŒUFS

La recherche des œufs des parasites dans les selles est très importante, car souvent le parasite y manque, alors que ses œufs y sont très nombreux.

Cette recherche ne nécessite pas des selles aussi fraîchement émises que celle du parasite lui-même.

A. *Recherche directe.* — Les selles liquides sont placées dans un verre conique, où on les laisse sédimenter pendant quelques heures. On a aussi proposé de les centrifuger, mais cette pratique n'est pas bonne, car la centrifugation déforme les œufs.

On a proposé (Letulle) d'additionner la selle d'une certaine quantité de formol à 1 ou 2 pour 100, ce qui a l'avantage de la désodoriser et de fixer les œufs.

On prélève une parcelle du dépôt de sédimentation à l'aide d'une pipette à large ouverture, et on la dépose sur une lame. Si on veut conserver la préparation, il faut la fixer, en l'exposant pendant une ou deux minutes aux vapeurs d'une solution d'acide osmique à 1 pour 100. On monte ensuite à la glycérine, ou dans une solution d'acétate de potasse concentrée, qui a l'avantage d'éclaircir les œufs.

Si la selle est solide, il suffit d'en diluer une certaine quantité directement dans la solution de formol, la technique est ensuite la même.

B. *Recherche après concentration.* — Il peut être utile de

concentrer les selles pour augmenter les chances de retrouver les œufs qu'elles contiennent.

1° On mélange gros comme un pois de matières fécales avec une cuilleréc à café de bicarbonate de soude, on ajoute 15 à 25 centimètres cubes d'acide chlorhydrique dilué, on filtre à travers une seule couche de gaze, on agite avec un tiers de volume d'éther et on centrifuge 5 minutes.

Si le précipité obtenu dépasse un tiers de centimètre cube,

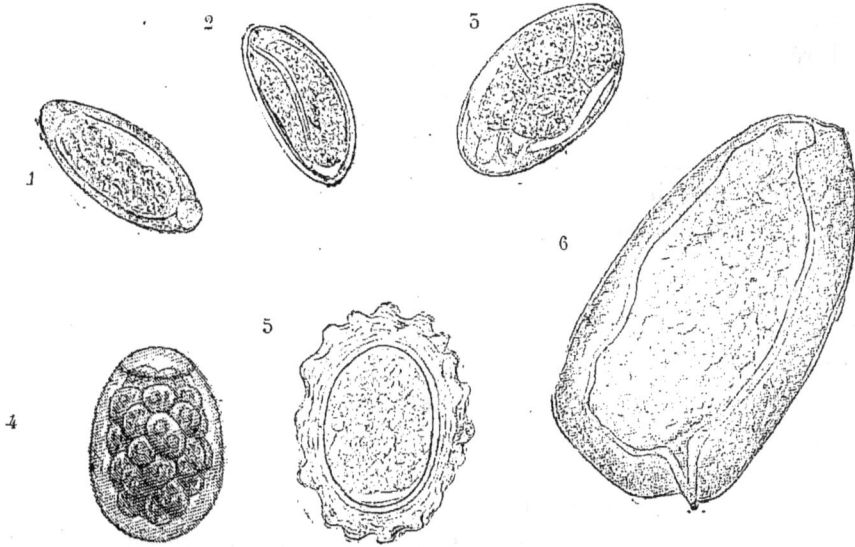

FIG. 106. — Œufs de parasites dans les selles.

1, œuf de Trichocéphale dispar. — 2, œuf d'Oxyure vermiculaire. — 3, œuf d'Ankylostome duodénal. — 4, œuf de Botriocephalus latus. — 5, œuf d'Ascaris lombricoïdes. — 6, œuf de Bilharzia hæmatobia.

ou s'il contient encore de trop grosses particules, on ajoute de la glycérine étendue de 1/5e d'eau, on décante, on ajoute une quantité égale d'acide chlorhydrique dilué et on centrifuge de nouveau.

2° On broie une petite quantité de matières fécales avec de l'eau ; on mélange la bouillie ainsi obtenue avec parties égales d'antiformine à 25 pour 100 et d'éther. On mélange, on laisse reposer quelques minutes ; on filtre ensuite à travers une gaze, puis on centrifuge. Les œufs se trouvent dans la couche inférieure du culot.

1. Œuf d'ascaris lombricoïdes (fig. 106, 4). — Cet œuf est facilement reconnaissable dans les selles. Il est assez gros, arrondi, il mesure de 60 à 95 μ. Son enveloppe chitineuse, de couleur jaune brunâtre, est tomenteuse et boursouflée, ce qui le distingue nettement des œufs de tous les autres parasites. Il peut cependant être confondu avec des débris vétégaux. De Nabias a fait remarquer la grande ressemblance de cet œuf avec les grains de pollen d'artichaut ; les seules différences sont que ces grains sont plus régulièrement arrondis et d'un diamètre toujours le même, de 45 μ. ; de plus, si on colore la préparation avec une solution alcoolique concentrée de fuchsine décolorée par l'ammoniaque, les grains de pollen se colorent en rouge vif, tandis que les œufs d'ascaris restent incolores.

2. **Œuf d'oxyure vermiculaire** (fig. 106, 2). — Cet œuf est ovale, il mesure de 52 à 59 μ de long sur 24 à 32 μ de large. Sa face ventrale est aplatie et sa face dorsale arrondie, l'extrémité céphalique est plus petite que l'autre. L'enveloppe est formée par trois couches concentriques, sauf en un point de la région dorsale, où il n'y en a que deux ; c'est en cet endroit que se fait la rupture. On aperçoit à l'intérieur de l'enveloppe un début d'embryon.

3. **Œuf d'ankylostome duodénal** (fig. 106, 3). — Ces œufs sont facilement reconnaissables dans les selles par leur coloration blanchâtre à reflets argentés. Ils sont légèrement ovalaires et mesurent de 62 à 69 μ de long et de 42 à 47 μ de large. Leur coque est anhyste et à son intérieur on voit quelques grosses cellules nucléées, qui représentent l'embryon. Ils sont plus fréquents dans les selles que les parasites eux-mêmes.

4. **Œuf de trichocéphale dispar** (fig. 106, 1). — Cet œuf est fréquent dans les selles, même à l'état normal ; il a la forme d'un citron ou d'un barillet. Il est facile à reconnaître à sa coloration jaune brunâtre. Il présente à chacun de ses pôles un bouton formant un relief, incolore et translucide. Il mesure de 51 à 53 μ de long sur 21 à 23 μ de large.

5. **Œuf d'eustrongylus gigas**. — Ces œufs sont ellipsoïdes, ils mesurent de 64 à 66 μ de long sur 42 à 44 μ de large. Leur coque est très épaisse, brune, sauf aux pôles où elle est blanche ; sur leur surface se montrent une quantité de petits pertuis, qui leur donnent un aspect très caractéristique.

6. **Œuf de bilharzia hæmatobia** (fig. 106, 6). — Ces œufs sont très faciles à reconnaître, on peut les trouver dans les selles et dans les urines ; ils sont très grands, ovoïdes et peu-

vent arriver à mesurer 129 μ de long sur 52 μ de large. Leur coque est très épaisse et dure, elle forme un éperon caractéristique, long de 23 μ. Ils sont presque toujours vides, leur contenu ayant été évacué.

7. **Œuf de tænia solium.** — Cet œuf est arrondi, d'un diamètre de 30 μ, sa membrane est très épaisse, à striation radiaire. Son contenu est granuleux et on peut quelquefois y distinguer les 6 crochets et l'embryon.

8. **Œuf de tænia saginata.** — Cet œuf présente les mêmes caractères que le précédent, mais il est un peu plus gros.

9. **Œuf de bothriocephalus latus** (fig. 106, 4). — Ces œufs sont elliptiques, ils mesurent 70 à 80 μ ; leur coque est brunâtre. Ils sont facilement reconnaissables parce qu'ils portent à une de leurs extrémités un clapet ou opercule réfringent, qu'on met en évidence en ajoutant de la potasse à la préparation. Leur contenu est grossièrement granuleux.

La recherche des œufs dans les matières fécales a une grande importance clinique. En effet, pour plusieurs espèces parasitaires, on rencontre beaucoup plus fréquemment les œufs que le parasite lui-même.

Les œufs d'ascaris sont très fréquents , chez les enfants surtout, et leur découverte peut expliquer bien des troubles nerveux ou digestifs, dont la cause était inexpliquée.

On rencontre beaucoup plus fréquemment les œufs de l'oxyure vermiculaire que le ver lui-même, il suffit souvent de racler légèrement la peau autour de l'anus pour en recueillir de véritables amas.

Par ses dents chitineuses, l'ankylostome duodénal se fixe d'une façon très intime sur la muqueuse intestinale et s'en détache rarement. La présence de ses œufs dans les selles mettra sur la voie du diagnostic ; il importe de les rechercher dans tous les cas d'anémie profonde ou d'hémorragies intestinales inexpliquées.

Pour les tænias, seul l'œuf du bothriocéphale a une importance clinique. Il est très rare, en effet, par le fait de la disposition des pores génitaux, que les œufs des autres tænias soient mis en liberté dans l'intestin. Pour ceux-ci la présence d'œufs dans une selle indique qu'il a dû y avoir expulsion d'un ou de plusieurs anneaux. Le bothriocéphale. au contraire, pond ses œufs dans l'intestin même par son pore médian.

La constatation de ses œufs présente dans certains cas un grand intérêt clinique : on sait, en effet, que, dans certaines conditions encore mal connues, le bothriocéphale peut amener chez son porteur une anémie intense, progressive et ayant l'allure d'une anémie purement idiopathique. Après l'expulsion thérapeutique du parasite, si elle a été assez précoce, l'anémie peut disparaître très rapidement.

Il est donc de toute importance, avant de qualifier d'idiopathique une anémie grave ou pernicieuse, de faire un examen très attentif des selles du malade, surtout au point de vue des œufs de bothriocéphale.

CHAPITRE II

RECHERCHE DANS LE SANG
ET LES SÉCRÉTIONS

I. — DANS LE SANG ET L'URINE

Technique. — On doit examiner le sang frais, car les parasites s'y font reconnaître par leurs mouvements. On fait avec les précautions habituelles d'asepsie une piqûre du bout du doigt, on recueille une goutte de sang sur une lame, on couvre d'une lamelle et on examine au microscope. Pour certains parasites l'heure à laquelle on fait la prise de sang a une grande importance pour leur découverte.

On peut aussi fixer la préparation en l'exposant pendant quelques minutes aux vapeurs d'une solution d'acide osmique à 1 pour 100 ; colorer ensuite au bleu de méthylène et éosine. Les parasites se colorent en bleu pâle.

Lorsqu'il s'agit de parasites très rares dans le sang, comme par exemple les trypanosomes, l'examen direct donne souvent un résultat négatif. On opère alors comme suit : dans un tube contenant du citrate de soude ou de potasse à 1 pour 100, on recueille 10 centimètres cubes de sang puisé dans la veine. On centrifuge pendant 10 minutes ; au bout de ce temps, on retire le plasma et on centrifuge de nouveau ; on répète quatre fois cette opération. On examine le sédiment formé à la suite de la quatrième centrifugation.

Pour l'urine, l'examen se fait soit par centrifugation, soit par sédimentation, comme pour l'examen du sédiment.

1. **Filaria sanguinis.** — Sous cette appellation on réunit 6 espèces distinctes de filaires sanguines : nocturna, diurna, perstans, etc. Seule la *filaire nocturne* ou *filaria Bancrofti* est bien connue.

Elle apparaît sur les préparations de sang frais comme un ver long, mince, grêle, très mobile. Elle mesure de 250 à 300 μ de long et de 7 à 11 μ de large. Elle est de couleur grise, tirant un peu sur le jaune et donne l'impression d'un tube transparent, à travers lequel coule rapidement un liquide.

L'extrémité céphalique est arrondie. Le corps, d'abord cylindrique, s'amincit à son extrémité postérieure et se termine par une queue finement pointue. Il se compose d'une gaine hyaline, sans structure, enveloppant un corps central. Cette gaine est trop longue pour le corps.

On peut observer, au niveau de l'extrémité céphalique, des mouvements alternatifs assez réguliers de projection en avant, dus à la propulsion et à la rétraction d'un rostre filamenteux.

Derrière la tête se trouve une tache réfringente, en forme de V, qui a été regardée comme un organe générateur. Une autre tache semblable se trouve près de la queue. Les parties latérales du ver sont striées longitudinalement.

Le parasite n'est jamais en repos, il bouge continuellement et très rapidement.

2. **Bilharzia hæmatobia, Schistosomum hæmatobium, Distomum hæmatobium.** — Le mâle est long de 11 à 14 millimètres et large de 1 millimètre ; il est blanc, opalin ; son extrémité antérieure est aplatie et présente deux ventouses. Sa face antérieure est enroulée en une sorte de gouttière destinée à contenir la femelle. Sur sa face dorsale se trouvent des papilles avec des épines chitineuses. La femelle est plus longue mais plus étroite ; elle mesure 15 à 20 millimètres de long sur 0,28 millimètre de large ; elle est cylindrique. Elle dépasse le canal du mâle qui est trop court pour la recevoir tout entière. Elle est très ténue et difficile à voir, son tégument est recouvert de fines épines.

Le mâle et la femelle sont toujours accolés ventre à ventre.

Ces deux parasites ne se rencontrent que dans les pays chauds ; on les retrouve souvent ensemble dans le sang ou dans l'urine.

La filaire de Bancroft ne se trouve dans le sang que lorsque le porteur est dans l'obscurité depuis un certain temps et a dormi au moins pendant deux heures.

Elle est l'élément pathogène de l'éléphantiasis des Arabes, des tumeurs lymphatiques du scrotum, des abcès et des varices lymphatiques des membres, de la chylurie, de l'ascite et de l'hydrocèle chyleuses.

La forme de la maladie dépendrait de la localisation des filaires dans les vaisseaux lymphatiques : si l'obstruction est partielle, il y a varices lymphatiques : si la filaire pénètre dans le sang, il y a chylurie ; si l'obstruction est complète, il y a éléphantiasis, hématochylurie ou ascite chyleuse.

Quand il y a chylurie, la filaire est plus abondante dans l'urine du porteur que dans le sang ; elle y existe aussi pendant le jour ; elle y est toujours accompagnée de pus et de sang.

II. — DANS LE LIQUIDE CÉPHALO-RACHIDIEN

Technique. — Le liquide céphalo-rachidien retiré par ponction lombaire en quantité suffisante, 20 centimètres cubes au moins, est centrifugé longtemps et en totalité, de manière à avoir un culot bien net et compact. A l'aide d'une pipette on prélève une certaine quantité du culot, comme pour la cytologie, puis on fait des préparations fraîches et des préparations sèches, fixées à l'alcool et colorées au bleu de méthylène ou par les mêmes colorants que l'hématozoaire.

Trypanosome, trypanosoma gambiense. — Il se présente sous la forme d'une masse allongée de 18 à 20 μ de long sur 2 μ de large. Il est constitué par une masse de protoplasme allongée en fuseau. Sur un de ses côtés se trouve une membrane à nombreuses plicatures pouvant onduler. La moitié antérieure du corps forme une sorte de bec contenant un grain réfringent, le centrosome ; la moitié postérieure est effilée en flagellum et possède un noyau plus volumineux que le centrosome.

Chez l'homme, le trypanosome se trouve surtout dans la maladie du sommeil ; on le rencontre plus fréquemment dans le liquide céphalo-rachidien que dans le sang des individus atteints.

Il a un rôle plus important en pathologie vétérinaire.[1]

Le liquide céphalo-rachidien contenant des trypanosomes, injecté à des macaques, reproduit la maladie du sommeil.

CHAPITRE III

RECHERCHE DANS LES TISSUS

I. — DANS LES KYSTES

Kystes hydatiques (fig. 107). — Ils sont dus à l'échinocoque, larve d'un petit tænia, le *tænia echinococcus*, long de 2,5 à 5 millimètres, qui vit chez le chien.

Les œufs mesurent de 30 à 35 μ et contiennent un embryon hexacanthe. Cet embryon pénètre dans le tube digestif de l'homme, perfore la paroi intestinale, passe dans le sang de la veine porte et de là peut se fixer dans le foie, ou se répandre dans tous les autres organes. Il grossit là où il s'est fixé, s'y creuse une cavité et forme, suivant les cas, une simple vésicule ou un kyste volumineux. Il peut arriver quelquefois que ses vésicules se développent dans l'intestin

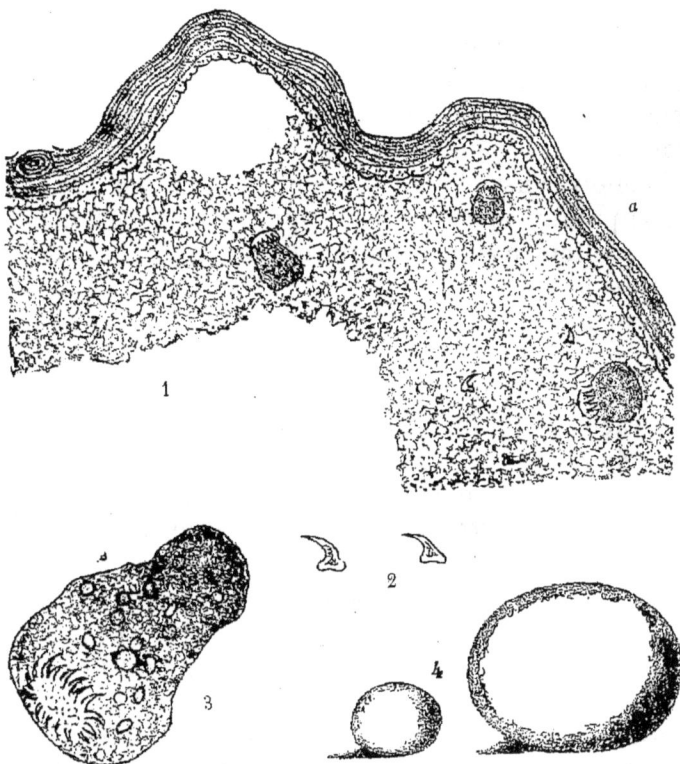

FIG. 107. — Kyste hydatique.

1, paroi du kyste: *a*, membrane cuticulaire; *b*, membrane bourgeon nante, avec têtes et crochets. — 2, crochets. — 3, tête invaginée — 4, vésicules.

même et soient évacuées avec les selles ; on peut alors rencontrer des crochets dans ces dernières.

La vésicule est une poche transparente de grosseur très variable, de 10 à 22 millimètres de diamètre, sphérique ou légèrement ovoïde, entourée d'une membrane molle et remplie d'un liquide caractéristique. Sa membrane se compose de deux parties : une *cuticule* externe épaisse, formée de couches stratifiées caractéristiques, et, à l'intérieur, la *membrane germinative*, qui bourgeonne. Ces bourgeons donnent lieu, à l'intérieur de la vésicule mère, à de nouvelles vésicules pro-

ligères, qui, elles, engendrent des têtes de tænias fixées sur
un pédicule. Ces têtes peuvent être évaginées, les crochets
étant externes, ou invaginées, les crochets étant dirigés vers
l'intérieur. Les crochets sont caducs, ils tombent dans le
liquide.

Il peut arriver en certains endroits que la membrane cuticulaire recouvre la membrane germinative et forme ainsi des
vésicules petites-filles, qui peuvent tomber à l'intérieur ou
s'accroître à l'extérieur du kyste.

Quelquefois aussi la membrane germinative ne prolifère
pas ; il se produit alors un kyste qui devient parfois énorme,
mais ne contient pas de têtes de tænia ; il porte alors le nom
d'*acéphalocyste.*

Les vésicules mères, filles et petites-filles, peuvent devenir
très grosses ; le liquide devient alors très abondant et il se
produit ainsi des tumeurs très volumineuses.

Les caractères qui font reconnaître la nature de ces tumeurs
sont du domaine de l'observation clinique ; de plus lorsqu'elles sont ponctionnées, ou qu'elles éclatent pour une raison ou pour une autre, on peut recueillir du liquide et l'examiner ; le diagnostic se fait alors sur les points suivants :

a. *Caractères chimiques.* — Le liquide est clair et limpide
comme de l'eau de roche ; il est neutre ou légèrement alcalin ; sa densité est de 1,005 à 1,015. Il contient beaucoup de
chlorure de sodium, et environ 2,50 grammes de glycose par
litre. Ordinairement, il ne contient pas d'albumine, il en est
ainsi tant que les parasites sont vivants, mais lorsque l'hy-
datide est morte, on en trouve de petites quantités.

b. *Caractères microscopiques.* — En centrifugant le liquide, on concentre dans le culot plusieurs éléments microscopiques caractéristiques :

1º *Débris de cuticule.* — Ils sont facilement reconnaissables à leur épaisseur et à la superposition des lames cuticu-
laires qui leur donnent un aspect feuilleté ; leur structure est
anhyste et présente une réfringence spéciale.

2º *Vésicules proligères et têtes de tænias.* — On les voit
flotter dans le liquide et, par la centrifugation, elles se déposent comme des grains de sable au fond du tube. Les vésicules proligères sont visibles à l'œil nu ; elles sont constituées par une couche très mince de membrane bourgeonnante,
portant à l'intérieur un nombre variable de têtes de tænias.

Les têtes sont invaginées en boules et présentent à leur centre une double couronne de crochets et de ventouses caractéristiques. Par suite de l'éclatement des vésicules, on retrouve ces têtes dans le liquide. Elles mesurent environ 200 µ de longueur sur 110 de largeur. Quelques-unes sont dévaginées, c'est-à-dire qu'elles portent à leur extrémité les ventouses et les crochets en double couronne (fig. 107, 3). Ces crochets peuvent se détacher facilement.

3° *Crochets.* — Les crochets sont très typiques et très facilement reconnaissables, ils sont absolument caractéristiques des kystes hydatiques. Ce sont de petits corps très réfringents (fig. 107, 2), ayant la forme d'un crochet à aiguillon, assez semblable à une épine de rose ; ils mesurent de 18 à 30 µ de longueur et sont constitués par une substance chitineuse. Ils sont toujours très nombreux dans les kystes.

On peut encore rencontrer dans le liquide des kystes hydatiques des pigments du sang ou des pigments biliaires : hématoïdine, cholestérine, etc.

Il peut arriver que le contenu du kyste soit purulent ; on ne retrouve alors plus les têtes, on ne peut y reconnaître que les crochets.

L'examen attentif du liquide d'un kyste hydatique a une grande importance pour le différencier des autres espèces de kystes pathologiques : kystes dermoïdes, muqueux, etc. La présence de crochets en premier lieu, l'apparence et les caractères chimiques du liquide, et enfin la structure de la paroi lèveront tous les doutes sur la nature du kyste.

On peut trouver, à la suite de la rupture d'un kyste hydatique dans le tube digestif, ou dans les voies urinaires (reins), des crochets, des têtes, ou même des débris de vésicules dans les selles ou dans l'urine.

II. — DANS LES MUSCLES

Technique. — Pour rechercher les parasites dans les muscles, on employait autrefois le *harponnage*. Ce procédé consistait à prélever dans la profondeur des muscles des fragments de tissus à l'aide d'un instrument spécial, un harpon, composé d'une sorte de crochet introduit à l'aide d'un trocart.

Actuellement, les progrès de l'asepsie permettent d'employer le bistouri pour rechercher la parcelle qu'on veut prélever.

Trichine. (*Trichinella spiralis* ; fig. 108). — C'est un ver
rond, dont le mâle mesure 1,5 millimètre de long, et la femelle
4 millimètres. Ils s'accouplent et pondent dans l'intestin de
l'homme. On peut donc rencontrer dans les selles, pendant la
première période de la maladie, des individus adultes et des
embryons. La femelle est vivipare ; il n'y a donc pas d'œufs.
Les embryons, obtus en avant, effilés en arrière, mesurent de
90 à 100 μ. de longueur
sur 6 μ. de largeur.

La plupart des em-
bryons, au lieu d'être
expulsés avec les matiè-
res fécales, perforent la
paroi intestinale, pénè-
trent dans les veines,
puis dans les capillaires
des muscles. Ils sortent.
alors des vaisseaux, se
logent à l'intérieur des
fibres musculaires et s'y
enkystent.

Ils forment là de
petits kystes à peine
visibles à l'œil nu, qui
contiennent 1, 2, 3, quelquefois même jusqu'à 5
embryons dans la même
capsule. Au début, le
kyste n'est formé que par
l'embryon entouré du

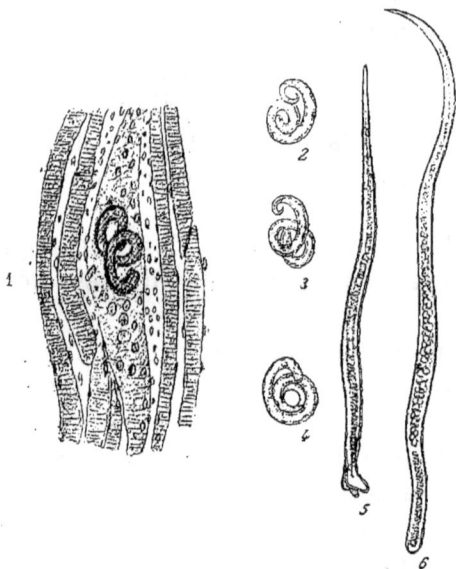

Fɪɢ. 108. — Trichine.

1. Trichine ankystée dans un muscle. —
2, 3, 4, embryons. — 5, trichine mâle. —
6, trichine femelle.

sarcolemme ; bientôt il s'entoure d'une substance chitineuse
sécrétée par l'embryon lui-même, plus ou moins épaisse, et
d'une enveloppe connective produite par le tissu conjonctif
environnant enflammé ; celle-ci peut se calcifier avec le temps.
Entre les sinuosités du parasite lui-même se trouve une substance granuleuse amorphe.

Ces kystes peuvent être très nombreux, il ne deviennent
jamais très gros, et restent toujours intramusculaires.

L'examen de ces kystes se fait par des coupes microscopiques
portant sur les parties musculaires qu'on suppose atteintes.

La symptomatologie de la trichinose pouvant simuler de très près la fièvre typhoïde, la recherche des trichines sur le vivant peut avoir une très grande importance clinique dans certains états fébriles, dans les pays où la viande de porc crue est consommée en grande quantité.

CHAPITRE IV

RECHERCHE SUR LA PEAU ET LES MUQUEUSES

I. — TEIGNES

Les agents cryptogamiques qui produisent les teignes humaines appartiennent aux trois genres **Trichophyton**, **Microsporon** et **Achorion**, de la famille des Gymnoarcées. Leur recherche et leur culture ne présentent aucune difficulté et se font d'après la technique générale suivante [1] :

a. *Examen direct.* — Il se fait en déposant dans une goutte de solution de potasse à 40 pour 100, sur une lame porte-objet, un poil malade, ou bien une squame lorsqu'il s'agit de teigne des parties glabres ; le tout, couvert par une lamelle, est chauffé presque jusqu'à ébullition de la potasse. Les poils se décolorent, les squames se désagrègent et, avec un objectif donnant de 5 à 600 diamètres, on distingue parfaitement les filaments mycéliens sporulés.

Le point le plus délicat de cette manipulation est le choix du matériel ; les cheveux et les poils de la barbe sont en général suffisamment modifiés cliniquement pour que l'on puisse faire à coup sûr des préparations positives. Mais, pour les teignes de la peau glabre, les squames prélévées ne contiennent pas toujours le parasite ; il faut alors avoir soin de choisir les poils follets qui se trouvent sur le bord d'extension du placard malade et qui sont toujours envahis par les filaments mycéliens.

b. *Colorations.* — Toutes les colorations usuelles mettent encore mieux en évidence ces agents parasitaires. Pour les faire agir, on éloigne la potasse avec du papier buvard placé d'un

---

1. Nous devons la description des teignes et du muguet à M. le D^r Du Bois, chef de clinique dermatologique à l'Université de Genève, qui doit à ses travaux sur ce sujet une compétence toute particulière.

côté de la lamelle, tandis que sur l'autre côté on dépose d'abord de l'eau distillée, puis la solution colorante et enfin de la glycérine permettant de faire une préparation définitive.

c. *Cultures.* — La culture de ces champignons peut se faire sur tous les milieux habituels, mais plus particulièrement sur milieu solide, en tubes ordinaires ou en fioles spéciales.

L'ensemencement se fait avec des petits fragments de cheveux malades ou de squames déposés isolément sur le milieu. Les cultures poussent rapidement à la température de 37°, mais peuvent se faire à celle du laboratoire ; pour en bien étudier les caractères différentiels, il est même préférable qu'elles subissent les variations régulières du jour et de la nuit et que les tubes ou ballons ne soient pas fermés avec des capuchons de caoutchouc.

Si le matériel a été bien choisi, la culture est presque toujours pure d'emblée ; si ce n'est pas le cas, le triage est facilité par l'aspect plus ou moins duveteux des colonies teigneuses et par leur propriété de pousser dans la profondeur du milieu. Tous les milieux connus sont bons pour cultiver les parasites des Teignes, mais c'est sur les milieux riches en hydrocarbures qu'ils poussent le mieux.

Il a été établi un milieu, dit *milieu international*, facile à réaliser identique pour tous les expérimentateurs et qui, quoique un peu pauvre, doit toujours être employé, au moins comme milieu de contrôle. Il est composé comme suit :

Peptone granulée Chassaing. 1	gramme.
Glycérine neutre redistillée. 4	grammes.
Agar-agar 1,50	gramme.
Eau distillée 100	grammes.

Si, dans ce milieu, l'on remplace la glycérine par la maltose en même proportion, on obtient un milieu plus riche, appelé *milieu d'épreuve*, qui donne des cultures plus abondantes, plus vivaces et même mieux différenciées. La lactose et la glycose peuvent aussi remplacer la glycérine, les cultures seront encore plus florissantes, mais leurs caractères propres tendent alors à se modifier.

Chacun des trois genres parasites, que nous avons indiqués comme agents étiologiques des teignes, présente des caractères typiques, très marqués, aussi bien à l'examen direct dans les cheveux ou les squames que dans ses cultures ; il en est de même pour les lésions qu'ils produisent chez l'homme.

I. **Trichophytons.** — Ils se présentent sous la forme de longs filaments mycéliens, composés de cellules cylindriques allongées, peu nombreuses lorsqu'ils végètent sur la peau glabre, et, au contraire, de cellules courtes, rondes ou carrées, très nombreuses lorsqu'ils végètent dans les poils. Sabouraud a du reste prouvé, par la culture, qu'il existe un nombre indéterminé de variétés parmi les trichophytons.

Ils se divisent en deux groupes principaux :

1. Les *Trichophytons endothrix* (fig. 109), dont les filaments mycéliens se développent à l'intérieur du poil seulement.

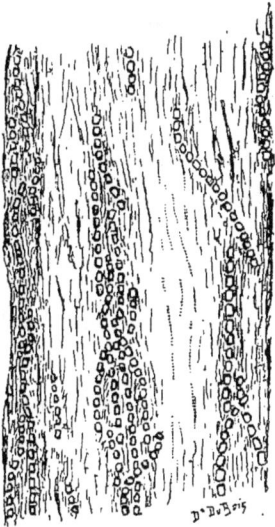

Fig. 109. — Trichophyton endothrix.

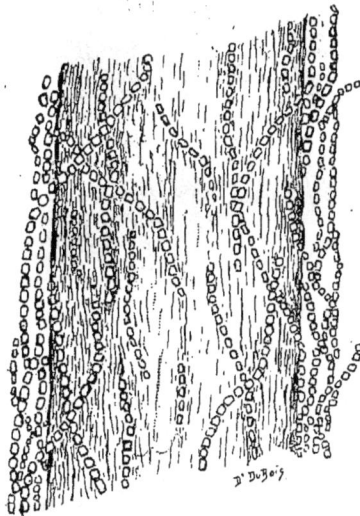

Fig. 110. — Trichophyton endo-ectothrix.

Ce sont les trichophytons propres à l'espèce humaine et qu ne produisent pas de suppuration.

2. Les *Trichophytons endo-ectothrix* (fig. 110), qui envahissent à la fois l'intérieur et l'extérieur des poils ; ils se rencontrent chez les animaux, et accidentellement chez l'homme, où ils s'accompagnent de suppurations (Kérions).

II. **Microsporons** (fig. 111). — Ils forment autour des poils une gaine de petites spores, polyédriques, de grandeur égale, plus ou moins régulièrement réparties, tandis qu'à l'intérieur, du poil passent de rares filaments mycéliens ramifiés.

Ils se rencontrent chez l'enfant, où ils forment la teigne tondante à grandes plaques, et chez certains animaux sous forme de variétés dont les cultures peuvent seules révéler les dissemblances.

III. **Achorion** (fig. 112). — Il se développe aussi bien sur les parties glabres que dans les poils. Ses filaments mycéliens sont plus ou moins rectilignes ; ils se divisent par di-tri- ou

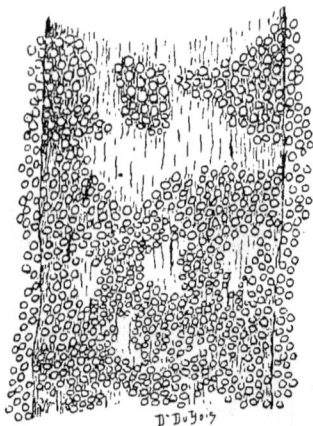

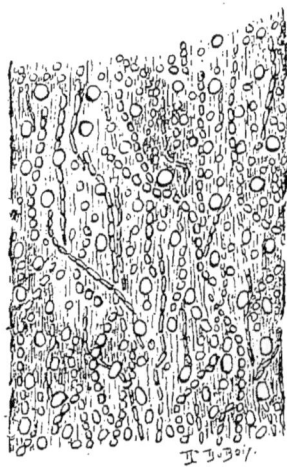

Fig. 111. — Microsporon Audouini.   Fig. 112. — Achorion Schönleinii.

tétrachotomie et contiennent des endospores, de forme et de grosseur variables.

L'Achorion forme une lésion croûteuse classique, le *godet favique*, petite cupule de masse crayeuse, jaune soufre, siégeant à la base des poils et constituée uniquement par du mycélium. Si les godets sont très nombreux, ils se superposent en formant des croûtes jaunâtres très épaisses, d'où se dégage une odeur de souris très marquée.

II. — **MUGUET**

L'agent pathogène du muguet est un champignon du groupe des Ascomycètes, qui porte le nom d'*Oïdium albicans*, synonyme d'Endomices albicans et de Saccharomyces albicans.

La recherche et l'examen direct de l'Oïdium se font en prélevant par raclage des fragments de l'enduit muqueux, fragments qui sont dissociés sur une lame, dans une goutte d'eau distillée ou de sérum physiologique, puis portés sans autre préparation ni coloration sous un objectif n° 7.

Morphologie. — Cet enduit est constitué par des amas de cellules épithéliales et des filaments mycéliens (fig. 113), cylindriques, plus ou moins rectilignes, composés de cellules accolées bout à bout et ramifiés un nombre indéterminé de fois le long de leur trajet. Ils se terminent par un élément cellulaire, arrondi ou ovoïde, très réfringent, plus gros que les autres cellules et s'en détachant facilement, ce qui l'avait fait prendre pour une spore, mais on sait actuellement que cette cellule terminale bourgeonne et donne naissance à un nouveau filament, sans qu'il y ait de sporulation.

Pour étudier la structure intime du parasite, il faut ajouter au liquide de la préparation une goutte d'acide osmique, ou une goutte de solution alcoolique concentrée de Soudan ou de solution de Lugol ; les granulations intra-cellulaires apparaissent alors en noir, rouge vif ou brun, et les contours protoplasmiques deviennent plus nets. Les frottis desséchés peuvent aussi être traités par les

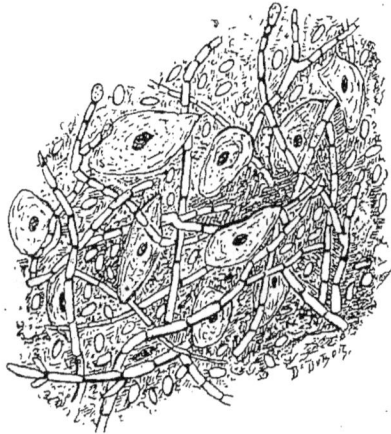

Fic. 113. — Oïdium albicans dans une plaque de muguet buccal.

couleurs basiques d'aniline qui colorent le protoplasma cellulaire, mais la dessiccation modifie tellement la forme des éléments qu'il est préférable de les étudier à l'état frais.

Caractères des cultures. — Les cultures de l'Oïdium albicans s'obtiennent facilement sur tous les milieux ordinaires, à une température variant de 20° à 35°. Sur milieux solides, les cultures sont plus abondantes que sur milieux liquides ; elles sont aussi plus riches sur milieux légèrement acides que sur milieux alcalins.

Pour ensemencer les tubes, il faut délayer un petit fragment de l'enduit blanchâtre dans de l'eau stérile, et, pour obtenir d'emblée un triage des nombreux micro-organismes de la cavité buccale, répartir cette eau sur plusieurs milieux. Après 48 heures à l'étuve à 37° apparaissent des petites colonies saillantes, rondes, blanchâtres et lisses, qui augmentent par la périphérie, sans se surélever davantage.

Les caractères extérieurs de la culture ne varient pas beaucoup suivant la composition chimique des milieux, mais le champignon, lui, se développe sous deux formes végétatives : l'une, *globuleuse,* ressemblant à une levure, avec des cellules isolées se reproduisant par bourgeonnement ; l'autre, *filamenteuse,* dont les cellules allongées forment des filaments simples ou ramifiés. Les deux formes ne sont pas nécessairement isolées, car elles peuvent se rencontrer sur le même milieu.

Dans les cultures vieilles il y a formation d'éléments ronds, isolés, entourés d'une membrane épaisse et contenant des granulations très réfringentes, ce sont des spores externes ou *chlamydospores.*

L'Oïdium albicans ne se rencontre pas uniquement dans le muguet buccal, on l'a signalé sur d'autres muqueuses (estomac, organes génitaux), voire même dans des abcès et des suppurations où il était associé à d'autres micro-organismes. En réalité, c'est un saprophyte, qui se trouve sous la forme globuleuse dans 50 pour 100 des bouches saines, sans y provoquer ni inflammation, ni enduit d'aucune sorte.

III. — ASPERGILLOSE

L'**Aspergillus fumigatus,** parasite de la famille des Ascomycètes, est constitué par un mycélium ramifié. Certains rameaux sont stériles, d'autres portent des spores. Les spores sont arrondies, elles ont un diamètre de 3 à 4 μ.

La température optima pour les cultures est de 37°. En bouillon et sur gélatine le parasite a un développement lent ; il liquéfie celle-ci. Sur gélose acide il donne des colonies noirâtres. Le milieu de choix est le liquide de Raulin.

Inoculé dans la veine axillaire du pigeon, il détermine un semis de granulations, ressemblant à des tubercules, dans le foie et souvent dans le poumon.

On le rencontre sur les graines, dans les farines, les poussières. Il peut se développer dans les voies respiratoires de l'homme, soit primitivement, soit surtout secondairement, chez des individus atteints de tuberculose cavitaire, de broncho-pneumonie chronique ou de dilatations bronchiques.

Les gaveurs de pigeons, les peigneurs de cheveux, les meuniers sont les plus fréquemment atteints de cette affection rare. Les malades présentent des symptômes de phtisie à marche lente. Leurs crachats ne contiennent pas de bacilles de la tuberculose, mais uniquement le mycélium aspergillaire.

CHAPITRE V

RECHERCHE DANS LES SUPPURATIONS

Les parasites supérieurs qu'on rencontre dans les pus non microbiens sont le plus souvent des Champignons. Pour les rechercher, on fait de nombreux frottis du pus sur lame, mais ces parasites étant difficilement reconnaissables et le plus souvent très peu nombreux, il est préférable d'avoir recours aux cultures.

I. *Sporotrichoses*. — Le sporotrichum est un champignon parasite du groupe des *Mucédinées*. On en connaît actuellement 3 variétés pathogènes pour l'homme. Le plus fréquent est le sporotrichum Beurmanni (1906) qui est le mieux étudié.

Ce parasite a été trouvé dans la nature sur des débris végétaux, des épines, des fruits, dans des farines, des graines, ou des insectes, etc. Il pénètre par la voie sous-cutanée ou par déglutition dans l'organisme humain.

Morphologie. — La morphologie de ce champignon est très différente dans le pus et dans les cultures.

Dans le pus, il se présente sous forme de spores ayant l'aspect d'une navette. Il mesure 2,5 μ environ de long sur 1,8 μ de large. C'est un fuseau renflé au centre et plus effilé à ses extrémités. Il est très rare dans le pus et il faut souvent le rechercher longtemps. Pour le mettre en évidence, il faut conserver soigneusement le pus pendant quelques semaines dans des pipettes scellées : au bout de ce temps, les spores sont très nombreuses.

Dans les coupes des tumeurs il est un peu plus abondant, il est toujours accompagné de cellules géantes. Le parasite est isolé ou inclus dans des macrophages.

Dans les cultures, le parasite se présente sous la forme d'un feutrage épais de filaments mycéliens ramifiés, porteurs de spores arrondies ou ovoïdes, accolées directement à eux ou supportées par des stérigmates par groupes de 3 à 9 spores. Il existe entre les filaments de grandes spores isolées, chlamydospores, quelques rares formes en navettes et des filaments isolés. Les filaments mycéliens sont assez fins et cloisonnés.

Coloration. — Il ne garde pas le Gram, sauf quelques spores jeunes dans les cultures. Il se colore bien par tous les colorants basiques bleus. Dans le pus, les spores en navettes présentent un centre clair peu coloré et des extrémités très fortement colorées.

Caractères des cultures. — Les ensemencements doivent être faits très largement et nombreux. Il faut ensemencer 8 à 10 tubes avec une quantité assez abondante de pus.

Le sporotrichum est aérobie, il cultive le mieux de 15° à 20°.

Le mieux est de laisser les tubes de culture décapuchonnés dans le laboratoire ; les variations de température du jour et de la nuit semblent avoir une bonne influence sur son développement.

Il se cultive sur tous les milieux usuels, mais c'est sur les milieux solides glycérinés, glycosés ou maltosés, et mieux encore sur le milieu de Sabouraud (gélose 1 gr. 50 ; peptone 1 gr. ; glycose ou maltose 4 gr., pour 100 gr. d'eau) qu'il donne les cultures les plus caractéristiques. Son développement est lent ; ce n'est qu'au bout de 6 à 7 jours qu'on commence à apercevoir sur le milieu de petites colonies, qui grandissent et finissent par présenter l'aspect caractéristique.

Sur *gélose glycosée* ou *maltosée*, il forme une large tache surélevée, plissée, d'abord blanchâtre, qui brunit rapidement, et devient noire en même temps que la saillie sur le milieu s'accuse davantage. Une culture de deux mois a l'aspect du plan en relief d'une région montagneuse. La culture est fortement adhérente au milieu ; on ne peut l'enlever sans entamer la gélose.

En *bouillon*, il donne des flocons blanchâtres qui tombent au fond du tube, le bouillon lui-même restant parfaitement clair.

Sur *pomme de terre* ou *carotte glycérinée*, il donne d'abord une colonie blanc grisâtre, tomenteuse, qui s'épaissit et brunit jusqu'à devenir d'un noir très franc.

Le changement de coloration de la culture est caractéristique pour le Sporotrichum Beurmanni. Il est indispensable pour affirmer le diagnostic.

II. *Blastomycètes.* — Ce sont des Champignons inférieurs du groupe des Ascomycètes. On en connaît deux variétés :

a. *Blastomycète proprement dit* ou *saccharomycète*. — Ce parasite donne lieu à des tumeurs ou à des abcès multiples.

Il se présente sous la forme de petits corps sphériques de 2 à 12 μ, entourés d'une membrane réfringente à double contour. Certains sont en voie de bourgeonnement et d'autres contiennent des spores à leur intérieur. Ils sont très nombreux dans le pus ; dans les tumeurs, ils sont toujours accompagnés de nombreuses cellules géantes.

Ils cultivent bien sur le milieu de Sabouraud et sur tous les milieux sucrés. La culture est rapide ; déjà au 4ᵉ jour on obtient des colonies blanches, crémeuses, qui jaunissent, puis brunissent en vieillissant ; sur pomme de terre, elles sont d'emblée gris noirâtre.

Ce parasite est pathogène pour la souris et le cobaye nouveau-né.

b. *Blastomycète* ou *oïdiomycète des Américains*. — Il donne lieu à une dermatite ulcéreuse sécrétant beaucoup de pus, qui, secondairement, peut produire une véritable septicémie envahissant tous les organes.

Ce parasite se trouve en grande quantité dans le pus et les tissus atteints. Il se présente sous la forme d'un corps arrondi, assez volumineux, pouvant dépasser 30 μ. Il est entouré d'une membrane réfringente à double contour. Quelquefois il renferme un grand nombre de petits corps arrondis, probablement des spores. D'autres fois il se présente sous l'aspect de formes bourgeonnantes.

Il se cultive bien sur tous les milieux sucrés, en donnant des colonies de surface duveteuse ou crémeuse. Dans les cultures, il y a peu de mycélium et beaucoup de formes bourgeonnantes. Les colonies sont très lentes à pousser.

Ce champignon serait pathogène pour la souris.

III. **Actinomycose.** — L'actinomycose est une maladie commune à l'homme et aux animaux. Elle est due à un champignon découvert par Rivolta en 1868 et beaucoup étudié depuis (Nocard, Reverdin, Poncet et Bérard, etc.).

Morphologie. — Le parasite se présente aggloméré en petites masses, formant des grains fins de 1/10ᵉ à 1/4 de millimètre de diamètre, ayant l'aspect de grains d'iodoforme nageant dans le pus (fig. 114).

Pour l'examiner, il faut prendre un grain jaune, le poser sur une lame, faire tomber dessus une goutte de picrocarmin, laisser en contact pendant cinq ou six minutes et l'écraser légèrement avec la lamelle. On peut aussi écraser le grain entre deux lamelles, le sécher à l'air, fixer par l'alcool-éther et colorer au Gram et à l'éosine.

Le grain jaune (fig. 114) est constitué par deux zones : l'une, centrale, formée par un enchevêtrement de bâtonnets entremêlés, larges de 1 à 2 μ sur 3 à 6 μ de long, tantôt rectilignes, tantôt incurvés, prenant le Gram : c'est le *mycélium* ; l'autre zone, périphérique, est constituée par des éléments en massue,

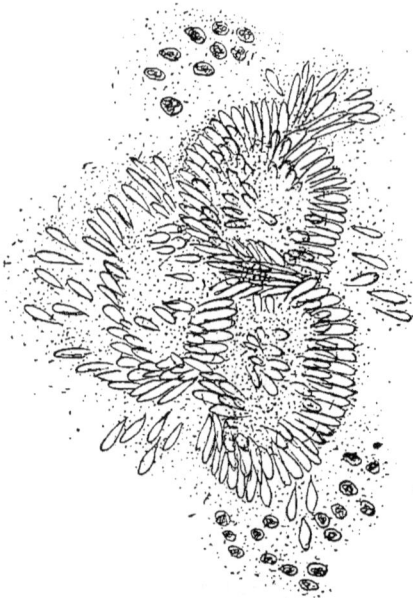

Fig. 114. — Actinomycose (Poncet).

disposés en couronne autour du mycélium. Ces massues sont volumineuses, de 18 à 40 μ, et sont portées par des filaments. Elles ont l'aspect strié concentriquement comme un grain d'amidon. La zone périphérique ne prend pas le Gram, mais se colore par les colorants acides, éosine ou carmin.

Caractères des cultures. — L'actinomyces est un champignon anaérobie facultatif ; la température optima de développement est de 37°. Pour l'isoler des microbes pyogènes, il est préférable de faire des ensemencements en milieu anaérobie. Dans les cultures le mycélium seul existe, les massues manquent.

En *bouillon glycériné*, le développement est très lent, le bouillon reste clair et, à la surface, il se forme des grumeaux durs d'un blanc mat.

Sur *gélose glycérinée*, au bout de 2 jours, on voit de petites colonies, ayant l'aspect de mûres, d'abord blanches, puis se colorant en jaune ; vers le 8ᵉ jour il se forme une couche confluante, jaunâtre, crevassée, ressemblant à un amas de lichen.

La *gélatine* est liquéfiée.

L'actinomyces ronge la *pomme de terre* en donnant des granulations jaunes.

Chez l'homme, l'actinomycose est surtout fréquente au maxillaire, supérieur ou inférieur, par infection buccale par les dents gâtées.

La recherche des grains jaunes est souvent très difficile dans le pus, car ils disparaissent rapidement dans les collections ouvertes; il faut alors aller les chercher dans les anfractuosités osseuses de l'abcès.

L'actinomycose est souvent associée à d'autres lésions parasitaires, surtout à la tuberculose

QUATRIÈME PARTIE

EXAMENS BACTÉRIOLOGIQUES

PREMIÈRE SECTION

MICROBES PATHOGÈNES

Classification morphologique générale. — Les formes que peuvent prendre les microbes sont multiples et variables, non seulement si l'on considère les différentes espèces, mais encore pour une même espèce ou une même variété, suivant l'âge du microbe ou les variations du milieu dans lequel il se trouve.

Pour le diagnostic courant, le mode de groupement des éléments a souvent une plus grande importance que la forme des éléments isolés.

Les formes microbiennes se divisent en 3 grandes classes :

1° *Forme coccus* (fig. 115). — Elle est constituée par de petits éléments de forme arrondie ou ovalaire, de volume très variable suivant les espèces. Ces éléments ne se différencient que par leurs modes de groupement.

Ils peuvent être isolés ou réunis sans ordre (microcoques) ; associés par groupes de 2 éléments (diplocoques) ; ou bien former des chaînes régulières, ondulées, de 4, 5, 6 éléments (streptocoques) ; ou se grouper en amas irréguliers, ressemblant à des grappes de raisins (staphylocoques) ou encore en groupes carrés (tétragènes, sarcines).

Plus rarement, ces éléments peuvent, entourés d'une gangue gélatineuse, se disposer en chapelets (homonostoc) ou en amas irréguliers (zooglées).

2° *Forme bacillus* (fig. 116). — Les éléments sont alors constitués par des bâtonnets droits. Le bâtonnet peut être ovoïde et très court (colibacille par exemple), c'est la *forme bacterium ;* ou cylindrique, plus allongé, de forme très variable, c'est la *forme bacillus* vraie.

La forme bacillus peut se ramifier (streptothrix), ou se cloisonner (cladothrix), ou encore se grouper en chaînettes (streptobacille).

Le groupement des bacilles, par le fait de leur mobilité relative, a moins d'importance que leur forme ; seul le bacille

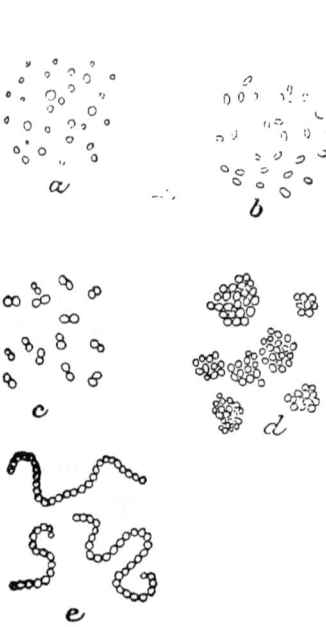

FIG. 115. — Groupement des microcoques (Miquel et Gambier).
a, b, groupements irréguliers. —
c, diplocoques. — d, staphylocoques. — e, streptocoques.

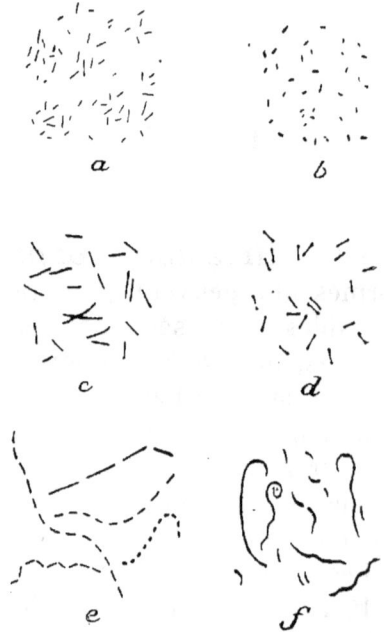

FIG. 116. — Bacilles (Miquel et
Gambier).
a, b, forme bacterium. — c, d,
forme bacillus. — e, forme strep-
tobacillus. — f, forme spirillum.

de la diphtérie, peu mobile, est constitué par des éléments qui s'enchevêtrent d'une façon caractéristique en palissade.

3° *Forme spirillum.* — Elle est constituée par des bâtonnets plus ou moins curvilignes. On en distingue trois formes différentes : le *vibrion*, bâtonnet très court à extrémité recourbée en forme de virgule (vibrion cholérique) ; le *spirille,* très long, enroulé en forme de spirale à tours de spires peu serrés ; le *spirochète*, beaucoup plus long, à tours de spires très serrés et rapprochés.

CHAPITRE PREMIER

TUBERCULOSE

I. *Bacille de la tuberculose de l'homme.* —
Il a été découvert par Koch en 1882.

Morphologie. — Les bacilles de la tuberculose apparaissent
dans l'organisme sous forme de minces bâtonnets de 3 à 6 μ
de longueur. Ils sont souvent légèrement recourbés. Ils ont
parfois un aspect granuleux produit par l'alternance de zones
colorées et de zones claires. Leurs affinités colorantes constituent d'ailleurs leur meilleure caractéristique, comme nous le
verrons plus loin.

Dans les cultures, ils sont réunis en amas ou en paquets
volumineux et, pour employer l'expression consacrée, revê-
tent l'aspect de « moustaches tordues ».

Le bacille se colore lentement et difficilement par les couleurs basiques d'aniline ; mais, une fois coloré, il garde énergiquement la substance colorante.

Caractères des cultures. — Le bacille de la tuberculose ne
pousse pas sur les milieux usuels. Il se développe bien par
contre sur les milieux glycérinés, à une température de 38°.

Milieux solides. — Le bacille pousse sur pomme de terre
glycérinée, sur sérum glycériné, sur sang gélosé glycériné,
sur gélose glycérinée au jaune d'œuf.

Les colonies n'apparaissent guère avant le 15e jour ; elles
sont bien développées vers la 4e semaine. Elles se montrent
sous forme d'écailles sèches, blanchâtres ou jaunâtres, rougeâtres. Elles sont un peu plus saillantes sur pomme de terre
que sur les autres milieux. Les cultures ont une odeur caractéristique.

Milieux liquides. — Le bacille pousse bien en bouillon
glycériné et sucré.

A la surface du liquide se développe un voile, d'abord
mince, puis épais et plissé. Ce voile finit par tomber au fond
du ballon, au bout de 5 ou 6 semaines. Le bouillon reste
absolument clair.

Le bacille tuberculeux se rencontre dans les crachats des tuber-

B ABD. — Examens de labor.   31

culeux, dans l'urine, dans le pus, dans les matières fécales, dans les épanchements des séreuses, dans le liquide céphalo-rachidien.

On ne le trouve qu'exceptionnellement dans le sang circulant, même dans les cas de granulie.

II. *Bacilles des tuberculoses animales.* — Le bacille de la *tuberculose bovine* a les mêmes caractères morphologiques que le bacille de la tuberculose humaine. Ses cultures ont absolument la même apparence.

Les cultures de la *tuberculose aviaire* ont un aspect différent de celles des tuberculoses humaine et bovine. Sur milieux solides, elles sont humides et grasses. En bouillon, elles poussent d'emblée dans la profondeur. Le bacille humain ne pousse pas à 43°, tandis que le bacille aviaire pousse rapidement à cette température.

Le bacille de la *tuberculose des poissons* se développe à une température de 24°. Il ne peut supporter une température de 36°. Il pousse en 3 ou 4 jours sur gélose glycérinée. Sur pomme de terre, les cultures sont blanchâtres, épaisses. En bouillon, il pousse généralement en profondeur.

III. *Bacille de la lèpre.* — Il a été découvert par Hansen en 1873.

Morphologie. — Il apparaît sous forme d'un mince bâtonnet de 5 à 6 µ de longueur, de 0,5 µ d'épaisseur, parfois un peu recourbé. Comme le bacille de la tuberculose il a fréquemment un aspect granuleux.

Il se colore par les couleurs basiques d'aniline et garde le Gram.

Il ne pousse pas sur les milieux de culture.

On le trouve surtout dans le derme des lépreux où il provoque la formation des globes caractéristiques.

IV. *Bacilles acido-résistants.* — Ces bacilles, qui, par leurs caractères histo-chimiques, se rapprochent beaucoup du bacille tuberculeux, se rencontrent soit dans la nature, soit dans l'organisme humain.

Morphologie. — Ils ont la même morphologie que le bacille de la tuberculose.

Caractères des cultures. — Elles diffèrent de celles des bacilles tuberculeux par le fait qu'elles poussent rapidement à température basse sur des milieux non glycérinés.

Sur milieux solides, on voit au bout de 24 heures déjà des colonies blanchâtres, épaisses, qui ne deviennent sèches que plus tard.

On a rencontré ces bacilles chez l'homme sain et chez l'homme malade. On en a trouvé dans le smegma, dans le cérumen, dans les crachats d'individus atteints de gangrène pulmonaire et même dans d'autres affections pulmonaires. Le bacille de la Verruga du Pérou présente aussi les mêmes caractères.

Les procédés spéciaux de coloration et les inoculations expérimentales, qui seront décrits dans des chapitres ultérieurs, sont le plus souvent nécessaires pour distinguer entre eux les divers microbes qui précèdent.

CHAPITRE II

SUPPURATIONS

I. **Streptocoque pyogène.** — Il a été découvert en 1880 par Pasteur et Doleris, en qualité d'agent de la fièvre puerpérale ; plus tard il a été reconnu comme le microbe de nombreuses suppurations.

Le terme général de streptocoque indique l'arrangement des cocci en chaînettes, et beaucoup d'espèces ont ce caractère. En pathologie, on réserve volontiers le nom de streptocoque à une espèce spéciale, présentant un groupement net de ses éléments en chaînettes et d'autre part capable de produire une suppuration. On a beaucoup discuté pour savoir si tous les microbes répondant à la définition ci-dessus étaient une seule et même espèce, ou s'il fallait en faire des espèces différentes. Étant donnée la grande diversité des streptocoques, il est préférable de les réunir tous sous la dénomination de *streptocoque pyogène,* tout en recourant à des dénominations spéciales pour distinguer chaque race.

Morphologie. — Le streptocoque est un coccus (fig. 117) ; rond, en général, dans les tissus et dans les produits pathologiques, il prend parfois dans les cultures la forme ovalaire. Ses dimensions sont très variables ; dans les tissus, il mesure de 0,6 à 1 μ.

L'arrangement de ces cocci en chaînettes plus ou moins
longues, de 4 à 20 éléments, plus ou moins enchevêtrées les
unes dans les autres, est un fait constant et caractéristique
dans le pus, les liquides pathologiques et les tissus ; par
contre, dans les milieux de cultures, l'arrangement en chaînettes se perd un peu, le microbe peut même y prendre l'apparence de staphylocoques.

Presque toutes les espèces de streptocoques gardent le

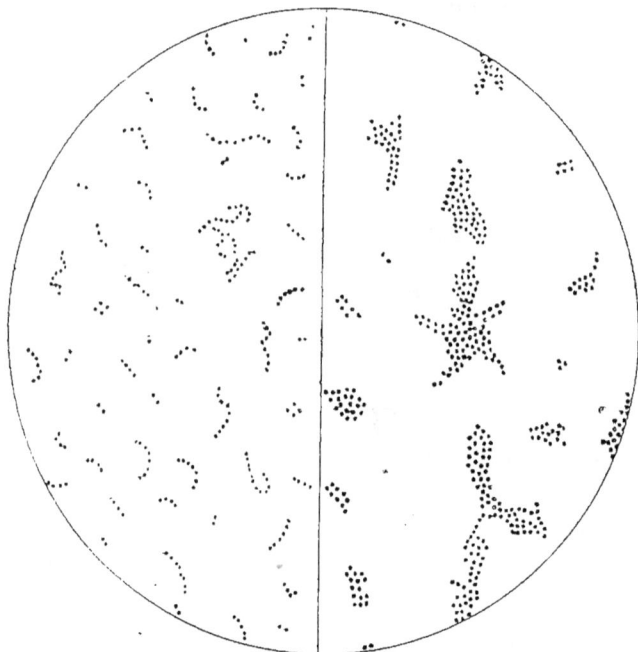

FIG. 117. — Moitié gauche : streptocoques pyogènes.
Moitié droite : staphylocoques pyogènes.

Gram (voy. p. 550), il en est cependant quelques-unes qui ne
le gardent que d'une façon peu intense. On a voulu faire de
ce détail un caractère distinctif de ces espèces, mais il ne s'est
pas montré constant pour chacune d'elles ; le fait semble tenir
plus au milieu dans lequel se trouve le microbe qu'à son origine elle-même.

Caractères des cultures. — Le streptocoque est un aérobie
facultatif. Il se développe bien sur tous les milieux usuels, à
la condition qu'ils soient alcalins. La température de 37° est
la plus favorable pour son développement.

Le *bouillon* est le meilleur milieu pour le différencier des autres microbes ; au bout de 12 heures, le streptocoque y donne de très belles et longues chaînettes, tandis que tous les autres microbes s'y sont à peine développés. Il se produit d'abord un trouble uniforme, léger, qui s'éclaircit peu à peu, à mesure que se forme un dépôt de grumeaux blanchâtres au fond du tube. Lorsqu'on agite le tube, les amas se dispersent et il se produit de nouveau un trouble uniforme ; quelquefois ce trouble peut persister spontanément ou, au contraire, ne pas se produire.

Le streptocoque perd très vite sa virulence dans les cultures en bouillon ordinaire ; pour la lui conserver, il faut avoir recours à des cultures en bouillons spéciaux (voy. p. 629).

Sur *gélose*, il forme de petites colonies blanchâtres, semblables à des grains de semoule, à bords transparents et à centre opaque.

Sur le *sérum solidifié* dit *gélatinisé*, les colonies ont le même aspect.

Sur *gélatine*, en piqûres, à 20 degrés, les colonies se développent plus lentement ; elles sont plus transparentes que sur gélose et plus arrondies. La gélatine n'est *pas liquéfiée*.

Presque toutes les variétés de streptocoques coagulent rapidement le *lait* ; le caillot est très gros et, en se rétractant, il laisse un sérum clair à la surface.

Pas de culture apparente macroscopiquement sur la *pomme de terre*.

Le streptocoque est souvent l'hôte des cavités naturelles de l'homme sain. Il y vit comme saprophyte, attendant l'occasion de devenir pathogène ou pyogène.

Au point de vue pathologique, le streptocoque peut être l'agent de tout abcès ou de toute suppuration. Cependant on le trouve le plus souvent dans les abcès profonds, tandis que le staphylocoque est plus fréquent dans les abcès superficiels.

Il est l'agent pathogène unique de la fièvre puerpérale et de l'érysipèle, et l'agent habituel des infections purulentes chirurgicales ; il peut en outre engendrer une foule de suppurations et d'inflammations de tous les organes internes.

Enfin, lorsqu'il pénètre dans le sang, il donne lieu à une infection généralisée (*septicémie*), qui peut aussi produire des suppurations locales (*septico-pyohémie*).

Le streptocoque est surtout redoutable lorsqu'il s'associe avec d'autres microbes, car il a la propriété d'exalter leur virulence. C'est ainsi que son association avec le bacille de la diphtérie rend cette affection beaucoup plus grave ; dans la fièvre typhoïde il complique la maladie par des infections secondaires ; on lui attribue aussi les suppurations secondaires de la variole ; enfin il cause le plus grand nombre des complications de la scarlatine.

II. *Staphylocoque pyogène.* — Il a été cultivé et reconnu pour la première fois par Pasteur, et étudié ensuite par nombre d'auteurs.

Morphologie. — C'est un coccus rond, de diamètre variable, oscillant entre 0,9 et 1,2 µ (fig. 117) ; ses éléments sont groupés principalement en amas caractéristiques qu'on a comparés à des grappes de raisin ; autour des amas se trouvent des cocci isolés, ou réunis par 4 ou 5 ; on peut en trouver aussi formant de petites chaînettes de 4 à 5 éléments. Par contre, ils ne se disposent jamais en diplocoques ou en grandes chaînes.

Le staphylocoque garde bien le Gram et présente alors une belle couleur violet foncé. Il se colore également bien par toutes les couleurs d'aniline. C'est surtout la forme de ses groupements qui le fait reconnaître dans les préparations colorées.

Caractères des cultures. — Le staphylocoque est un aérobie facultatif. Il se développe le mieux à 36°.

Dans les milieux de cultures, il donne lieu à la formation de pigment : blanc dans la variété *albus* et jaune dans la variété *aureus*. Ces variétés n'ont plus aujourd'hui de valeur clinique spéciale.

En *bouillon*, le développement du staphylocoque est très rapide ; il donne lieu à un trouble très marqué, qui, en vieillissant, se colore en blanc ou en jaune suivant la variété.

Sur *gélose* ou sur *sérum gélatinisé*, les colonies sont arrondies, en saillie, de couleur jaune d'or ou blanche.

Sur *pomme de terre*, le développement de ce microbe est très abondant, sous forme d'enduit épais, qui se colore très vivement en blanc ou en jaune.

La *gélatine* est très rapidement liquéfiée.

Le *lait* se coagule très lentement, en 6 à 8 jours.

Tous les staphylocoques, quel que soit leur pouvoir chromogène dans les cultures peuvent devenir pyogènes.

Les staphylocoques sont les hôtes habituels de l'homme sain ; on les rencontre sur la peau et sur les muqueuses. On peut dire qu'on les trouve partout où l'air a pu les amener.

A l'état pathologique, le staphylocoque est l'agent pathogène de

presque toutes les suppurations et infections superficielles de la peau
ou des muqueuses, soit seul, soit associé au streptocoque ou à d'autres
microbes. On le trouve dans presque tous les abcès, furoncles ou inflammations banales de la peau. Il peut aussi, lorsqu'il pénètre dans le
sang, donner lieu à des staphylococcies généralisées, ayant les allures
de véritables septicémies.

Très fréquent et très répandu, le staphylocoque a occasionné de
nombreuses erreurs dans les diagnostics bactériologiques ; on lui a
souvent attribué un rôle pathogène dans des affections où sa présence
n'était qu'accidentelle, soit comme un hôte saprophytique habituel,
soit par le fait d'une infection secondaire.

III. *Pneumocoque.* — Découvert par Pasteur, il a été
étudié par Talamon et Fraenckel en 1883-1885 et reconnu
par eux comme l'agent pathogène de la pneumonie.

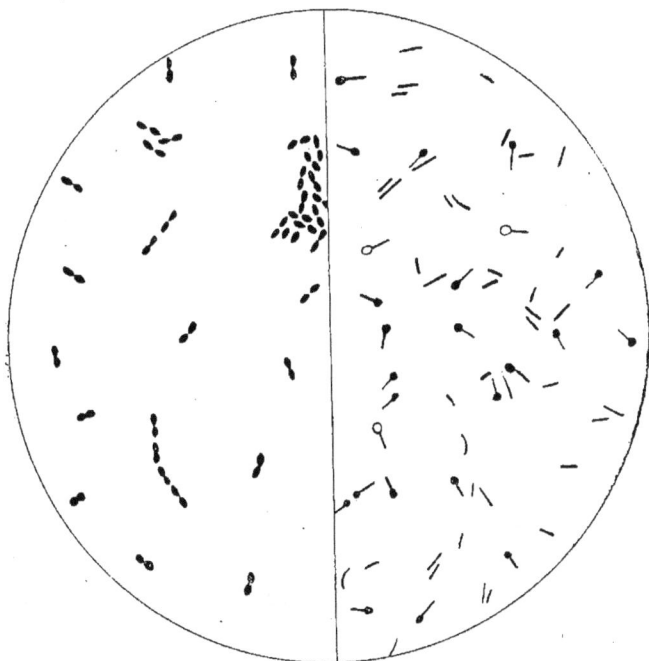

FIG. 118. — Moitié gauche : pneumocoques. — Moitié droite : bacilles
du tétanos.

Morphologie. — Le pneumocoque est un diplocoque ; l'élément isolé a la forme d'un grain ovalaire, dont une des extrémités est renflée (fig. 118). Les deux éléments dont la réunion
constitue le diplocoque sont accolés le plus souvent par leur
extrémité pointue. Une capsule les entoure et double à peu

près leur volume. Les éléments eux-mêmes mesurent de 0,50
à 0,75 μ. Les diplocoques se groupent parfois en chaînettes
de 3 ou 4, en se disposant les uns à la suite des autres, ce
qui a valu au pneumocoque le nom de *streptococcus lanceo-
latus* qu'on lui avait primitivement attribué.

Dans les frottis ou les exsudats, le pneumocoque garde très
bien le Gram, mais sa capsule reste incolore ; il est entouré
d'une zone claire. Pour colorer la capsule, il faut avoir recours
à des procédés spéciaux (voy. p. 546). Toutes les couleurs
d'aniline colorent bien ce microbe.

Caractères des cultures. — Le pneumocoque est un
aérobie facultatif. Il ne se développe pas au-dessous de 24° ;
la température optima est de 37°. Le pneumocoque se développe sur les milieux usuels, mais il s'y cultive mal et y perd
rapidement sa virulence.

Il trouble légèrement le *bouillon*, dans lequel il produit un
petit dépôt.

Il coagule très lentement le *lait*.

Sur *gélose*, au bout de 24 à 36 heures, il donne lieu à de
petites colonies de la grosseur d'une tête d'épingle, plates
et transparentes, qu'on peut comparer à des gouttes de
rosée.

Sur le *sérum gélatinisé* ses colonies ont le même aspect.

Il se cultive très mal sur la *gélatine*.

Les milieux de choix sont la *gélose sanglante* et le *sérum
de lapin,* sur lesquels il se développe très abondamment et
conserve sa vitalité et sa virulence.

L'addition de bile glycérinée aux cultures en bouillon, dans
certaines conditions, *solubilise* les pneumocoques d'après
Truche, Cotoni et Mlle Raphaël; cette réaction permettrait
la distinction rapide des cultures de pneumocoques de celles
de streptocoques, ces derniers étant toujours insolubles par
cette addition.

Cette réaction s'obtient en ajoutant à un centimètre cube de
culture, âgée de 24 heures, trois gouttes d'un mélange à parties égales de bile de lapin et de glycérine, la glycérine ne
servant d'ailleurs que d'agent de conservation de la bile.

Dans les cas types l'éclaircissement de la culture est complet en quelques minutes ; il est la règle pour les échantillons
de pneumocoques frais, récemment isolés de produits pathologiques de l'homme ou des animaux ; il manque au contraire,

plus ou moins complètement, pour les cultures conservées.
longtemps au laboratoire, même à la glacière.

La différence de résistance des diverses cultures de pneumonocoques à l'addition de bile paraît en rapport avec la formation des capsules, et par suite avec leur degré de virulence,
car on sait que les capsules sont d'autant plus accusées que
le microbe est moins virulent.

Le pneumocoque se trouve à l'état normal dans la salive et à la
surface des amygdales. Il n'est pas pathogène dans ces conditions,
mais, sous certaines influences, il devient virulent et donne lieu dans
les poumons à la pneumonie lobaire franche. On le retrouve en grande
quantité dans les crachats des pneumoniques, à l'état de pureté ou associé
à d'autres microbes pyogènes.

En pénétrant dans le sang, le pneumocoque donne lieu à une pneu-
mococcie généralisée, véritable septicémie, qui se manifeste par des
foyers multiples. Ces foyers ont une grande tendance à suppurer. Le
pus pneumococcique est épais, visqueux, verdâtre.

Les pleurésies et les péricardites suppurées à pneumocoques, les
méningites de même nature, sont très fréquentes après les pneumonies,
mais el plus souvent le pneumocoque y est associé à d'autres agents
pyogènes, venus par infection secondaire.

La distinction des pneumocoques saprophytes et des pneumocoques.
virulents n'est possible que par les inoculations expérimentales; cependant si la valeur de la réaction de solubilité des pneumocoques.
par la bile, indiquée plus haut, était définitivement confirmée, le procédé, simplifiant beaucoup la recherche de leur virulence, rendrait sans
doute cette recherche plus fréquente.

IV. *Méningocoque.* — Il a été découvert par Weich--
selbaum, en 1887.

Morphologie. — Il a la
forme d'un coccus en grain
de café avec une face plane ;
chaque élément est toujours
accolé à un autre par cette
face (fig. 119). Les diplocoques sont isolés ou groupés
en tétraèdres ou en amas irréguliers. Ils sont le plus souvent *intra-cellulaires*, mais
dans quelques cas, lorsqu'ils
sont très nombreux, on peut
en rencontrer d'isolés dans
le pus.

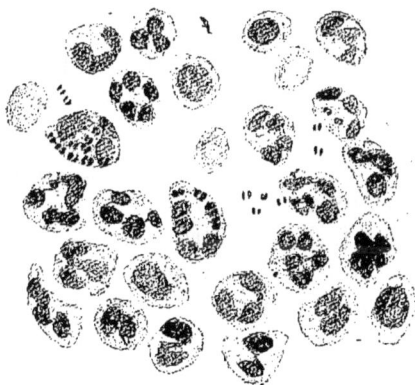

Fig. 119. — Méningocoques dans le
pus céphalo-rachidien.

Le pneumocoque ne garde pas le Gram, mais il se colore bien.

par toutes les couleurs basiques d'aniline. Il se colore très bien par la solution aqueuse concentrée de bleu de méthylène.

Parfois le méningocoque a une forme plus allongée, cocco-bacillaire. Lorsque ses éléments sont groupés deux à deux ils prennent une forme en « petit pain fendu » (Netter).

Sur les frottis d'exsudats rhino-pharyngés les méningocoques présentent des variations assez marquées de formes et d'affinités colorantes ; le polymorphisme atteint toute sa netteté sur les frottis provenant des cultures.

Caractères des cultures. — Le méningocoque se développe mal sur les milieux usuels. Il est exclusivement aérobie et ne se cultive qu'à une température voisine de 37°.

Il pousse très bien sur la *gélose sanglante,* en donnant lieu à de petites colonies, larges, rondes, opaques au centre, à bords irréguliers, colorées en jaune brunâtre ; l'ensemencement doit toujours être fait très largement. Lorsqu'il a été acclimaté sur la gélose sanglante, le méningocoque finit par donner de petites colonies sur la gélose simple.

Il ne coagule pas le *lait.*

Les cultures sur *gélatine* sont impossibles puisqu'il ne se développe qu'à 37°.

Le milieu de choix est la *gélose ascite* au tiers ; on peut remplacer le liquide d'ascite par du liquide de pleurésie ou du liquide d'hydrocèle. On peut, au besoin, employer le sérum solidifié, ou bien couler à la surface de la gélose ordinaire du sang qu'on étale.

Les cultures des méningocoques font fermenter la glycose et la maltose, mais ne font pas fermenter la lévulose ; cette fermentation se manifeste par l'acidification du milieu, sans production de gaz. On a basé sur cette propriété un procédé d'identification du méningocoque.

Dans ce but on prépare le milieu suivant :

On fait dissoudre, dans la proportion de 1 pour 20, de la glycose ou de la lévulose dans de la teinture de tournesol ; on stérilise cette solution à 105°, sans dépasser cette température. On ajoute un centimètre cube de cette solution à cinq centimètres cubes de gélose. A trois parties de ce mélange, on ajoute une partie de liquide ascitique aseptique et on coule en boîtes de Petri.

On prépare une boîte avec la solution de glycose et une avec celle de lévulose. Les boîtes ensemencées avec les colonies à identifier sont placées à l'étuve pendant 24 heures. Seules les colonies formées de méningocoques rougissent la gélose à la glycose, tandis qu'elles laissent bleue celle à la lévulose.

Cette réaction ne doit être recherchée qu'avec des cultures pures.

On peut remplacer (Doepfer) la teinture de tournesol par une solution de rouge neutre.

Le méningocoque est regardé comme l'agent pathogène de la méningite cérébrospinale épidémique ; on le retrouve souvent dans le liquide céphalo-rachidien retiré par ponction lombaire. On a pu quelquefois le retrouver dans l'exsudat rhino-pharyngé des malades et souvent même dans celui d'individus sains en apparence.

V. *Gonocoque*. — Décrit en 1879 par Neisser, il est difficile à cultiver, mais il se reconnaît facilement en clinique par la simple coloration du pus urétral.

Morphologie. — Ses éléments ont la forme d'un rein ou d'un haricot ; ils sont toujours accolés deux à deux, leurs faces concaves dirigées l'une contre l'autre et presque en contact. Chaque grain mesure 1 μ de long environ sur 0,4 à 0,8 μ de large.

Il se colore bien par toutes les couleurs d'aniline ; on se sert d'une solution aqueuse concentrée de bleu de méthylène, d'une solution de violet ou de thionine phéniquée.

Il ne garde pas le Gram.

Dans le pus (fig. 120), on le rencontre soit inclus dans les cellules épithéliales ou les globules de pus, à côté des noyaux, soit isolé entre les cellules. Il ne faut considérer comme caractéristiques que les éléments qui se trouvent dans les cellules et qui présentent très nettement la forme typique en haricot.

Caractères des cultures. — Le gonocoque se cultive très mal sur les milieux usuels. Il est aérobie ; il ne se développe qu'aux environs de 37°.

Son milieu de choix est le *milieu de Wertheim* ou un mélange de gélose et d'une sérosité pathologique (ascite, pleurésie, hydrocèle).

Il se développe bien sur la *gélose sanglante*. Ses colonies y sont très abondantes dès le premier jour, mais très petites ; puis elles deviennent plus grosses et se reconnaissent à ce qu'elles sont hémisphériques, transparentes et grisâtres. Elles se développent peu et ne confluent pas. Leur centre devient plus blanc et plus opaque ; petit à petit la colonie toute entière devient d'un blanc mat et dès lors ne grossit plus.

Même sur les milieux de choix, le gonocoque perd très rapidement sa vitalité et sa virulence : il faut le repiquer très fréquemment pour la lui conserver.

On retrouve très facilement le gonocoque caractéristique dans les urétrites chez l'homme, dans les urétrites et les vaginites aiguës chez la femme. Au contraire, dans les cas chroniques, surtout dans les vulvo-vaginites des petites filles, le pus est peu abondant, souvent difficile à obtenir et

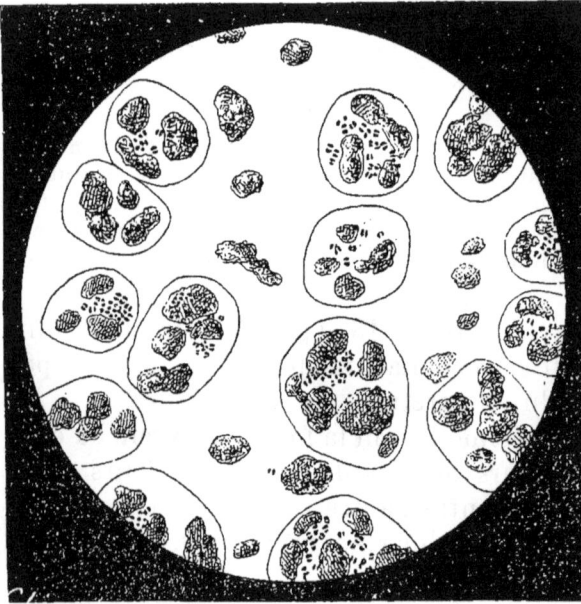

Fig. 120. — Gonocoques dans le pus (Bezançon).

contient très peu de micro-organismes. En dehors des gonocoques, qui sont quelquefois forts rares et qu'il faut rechercher sur de très nombreuses préparations, il peut y avoir d'autres cocci, qui ressemblent au gonocoque, mais ne présentent pas les mêmes caractères.

Il est utile quelquefois, dans les cas très chroniques, lorsque la recherche est négative, d'avoir recours à la provocation artificielle d'une *réaction locale* : sous l'influence d'une excitation énergique, soit locale (injections de sublimé ou de nitrate d'argent), soit générale (absorption de bière), on voit le pus devenir plus abondant et contenir alors de très nombreux gonocoques caractéristiques.

VI. *Bacille de la morve*. — Il a été découvert par Bouchard, Capitan et Charrin.

Morphologie. — C'est un bacille grêle, droit ou légèrement incurvé, de 3 à 5 µ. de long ; il est plus épais que le bacille tuberculeux, auquel il ressemble beaucoup comme forme.

Il ne garde pas le Gram et se colore mal et très inégalement par les couleurs d'aniline.

Caractères des cultures. — Il se développe bien à l'abri de l'air, c'est un anaérobie facultatif. La température optima est de 37°, il ne se développe d'ailleurs pas aux températures basses.

En *bouillon*, il donne un trouble uniforme, avec un voile grisâtre à la surface.

Sur la *gélose,* ce bacille donne des cultures épaisses, visqueuses, grisâtres, transparentes.

Il coagule le *lait,* mais ne cultive pas sur la *gélatine.*

Le milieu de choix est la *pomme de terre.* Les premiers jours, la culture est blanche ou très légèrement jaune, puis elle prend par la suite une couleur brune, et enfin la pomme de terre elle-même devient entièrement noire.

Sa vitalité se perd très vite dans les cultures.

Le bacille de la morve se trouve dans les exsudats des muqueuses et dans le pus des abcès. Il est très difficile à distinguer des autres bacilles de même forme et apparence, seule la culture sur pomme de terre peut assurer le diagnostic.

VII. *Bacille de la peste.* — Il a été découvert par Yersin en 1894.

Morphologie. — Dans le pus des bubons il a la forme d'un bacille court et trapu (1 à 2 μ); dans le sang, il est un peu plus allongé ; dans les cultures en milieu liquide, il se groupe en chaînettes, d'où la qualification de *streptobacille,* qui lui a été donnée.

Il se colore bien par toutes les couleurs d'aniline, mais ne garde pas le Gram.

Caractères des cultures. — Le bacille de la peste est aérobie et se cultive bien à toutes les températures sur les divers milieux habituels.

Le *bouillon* reste clair, avec des grumeaux au fond, comme pour le streptocoque.

Sur la *gélose,* glycérinée ou non, le bacille se développe très rapidement, sous forme d'un enduit blanchâtre, transparent, à bords irisés.

Sur la *gélatine,* il forme des petites colonies jaunâtres qui deviennent ensuite brunâtres; mais le milieu n'est pas liquéfié.

Le *lait* n'est pas coagulé.

Le bacille de la peste se retrouve dans les trois formes cliniques de la maladie : dans la forme bubonique, les bacilles sont très nombreux dans les ganglions tuméfiés, lorsque ceux-ci ne sont pas suppurés ; dans la forme pneumonique, on les retrouve dans les crachats ; enfin, dans la forme septicémique, les microbes sont répandus dans le sang.

Le bacille de la peste crée une maladie très commune chez les rats, et, d'après les théories actuelles, les puces, punaises et autres insectes provenant de ces animaux malades peuvent propager la maladie à l'homme ; c'est pourquoi, dans les grandes épidémies, on trouverait toujours des masses considérables de rats morts de la peste.

CHAPITRE III

SEPTICÉMIES

I. **Vibrion septique** ou *bacille de l'œdème malin*. — Il a été découvert par Pasteur en 1887. Il est l'agent de la gangrène gazeuse ou septicémie gangréneuse de l'homme.

Morphologie. — Dans le sang, il se présente sous la forme de longs filaments flexueux, de 15 à 40 μ de long, mobiles, qui rampent entre les globules du sang. Après coloration, ces filaments apparaissent constitués par des parties inégales, coupées nettement à angle droit.

Dans les exsudats, il prend la forme de bâtonnets de 3 à 5 μ de long et de 1 μ de large.

Dans la sérosité de la gangrène, à ces deux formes peuvent s'ajouter des formes irrégulières en olives.

Dans les cultures, il présente les mêmes formes.

Il se colore bien par les couleurs d'aniline et garde le Gram, à condition que la coloration au violet de gentiane soit un peu plus prolongée que pour les autres microbes.

Caractères des cultures. — Ce vibrion est un microbe strictement anaérobie. La température optima est de 37°.

En *bouillon*, il trouble le milieu et dégage des gaz en abondance, puis le bouillon s'éclaircit et il se forme un dépôt.

Sur *gélose*, il forme des colonies nuageuses et le milieu lui-même est fragmenté par des bulles de gaz.

Sur *gélatine*, le long du trait de piqûre, on voit de petites colonies arrondies, nuageuses et radiées à la périphérie. Le milieu est aussi fragmenté par les gaz.

La gélatine est rapidement *liquéfiée*.

Il ne se cultive pas sur la *pomme de terre*.

Le milieu de choix est la *gélose sanglante,* ou un mélange de *bouillon* et de *sérum.*

Le vibrion septique est très répandu dans la terre des rues, des jardins, dans la vase des eaux.

Il donne chez l'homme la gangrène gazeuse, mais pour cela il doit être associé à d'autres espèces microbiennes, car ce que nous verrons pour la spore du tétanos s'applique aussi à celle du vibrion septique.

C'est lui qui est l'agent pathogène de la *maladie des chiffonniers.*

II. **Bacille du charbon,** ou *bacillus anthracis,* ou *bactéridie charbonneuse.* — C'est le premier en date de tous les microbes pathogènes, ayant été découvert par Davaine en 1850 ; il a été bien étudié ultérieurement par Pasteur.

Morphologie. — Dans le sang, il a la forme d'un bâtonnet très droit, de 5 à 10 μ. de long, sur 1 à 1,5 μ. de large (fig. 121) ;

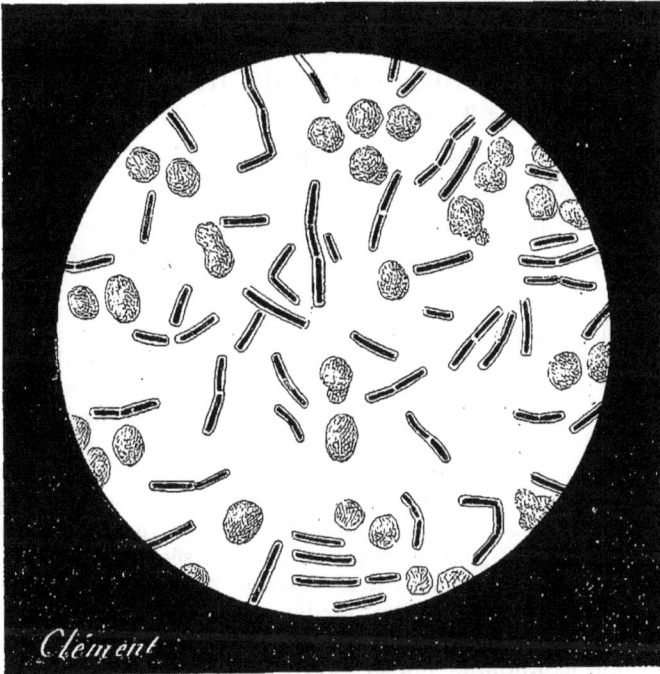

Fig. 121. — Bacilles du charbon (Bezançon).

il est formé d'un protoplasma très homogène. Ses éléments sont isolés ou disposés en chaînettes de 2 ou 3 articles. Les extrémités de chaque élément sont coupées à angle droit très franc.

Dans le liquide d'œdème, les bacilles sont un peu plus longs que dans le sang ; dans les cultures, ils sont réunis par une gaine hyaline bout à bout et arrivent ainsi à former de longues chaînes (*streptobacilles*).

Le bacille du charbon se colore bien par toutes les couleurs d'aniline ; il garde le Gram. Dans les cultures, entre les extrémités de chaque bacille se trouve une spore, qui se colore facilement par les procédés appropriés.

Caractères des cultures. — Le bacille du charbon est aérobie. Il se développe bien à 37°.

Le *bouillon* ensemencé reste clair, mais il se produit des flocons qui tombent peu à peu au fond du tube ; par agitation les grumeaux se désagrègent et le milieu se trouble.

Sur *gélose,* il se développe une traînée blanchâtre d'aspect gaufré à sa surface.

Sur *gélatine,* l'ensemencement par piqûre est très caractéristique. Le long du trait de la piqûre, il se développe des colonies blanchâtres d'où partent des traînées perpendiculaires dans tous les sens. La gélatine *se liquéfie* assez rapidement, du haut en bas de la piqûre. Sur plaques, les colonies prennent un aspect caractéristique à bords onduleux, en tête de méduse.

Le *lait* se coagule en 2 ou 3 jours.

Sur *pomme de terre,* colonies blanches, opaques, très abondantes.

Ce bacille est l'agent pathogène du charbon, maladie commune à l'homme et à un grand nombre d'animaux, comprenant les bovidés, le mouton et le cheval. Chez l'homme, assez résistant au charbon, il provoque le plus souvent la forme cutanée, dite *pustule maligne* ; plus rarement il donne la forme pulmonaire ou la forme intestinale.

Les animaux sont beaucoup plus sensibles et s'infectent presque toujours par la voie digestive ; l'affection porte le nom de *sang de rate* chez le mouton, de *fièvre charbonneuse* chez le cheval et de *maladie du sang* chez la vache. Dans l'infection généralisée, la mort est la règle ; on trouve une grande quantité de bacilles dans le sang et les organes.

Les bacilles du charbon sont facilement détruits par les antiseptiques, tandis que leurs spores sont au contraire extrêmement résistantes ; c'est ce qui explique la longue persistance des épizooties, même après des mesures énergiques de désinfection.

III. *Spirille de la fièvre récurrente.* — Découvert par Obermeier en 1868, dans le sang des malades pendant les accès de fièvre. Pour le rechercher, il suffit de prendre une goutte de sang au bout du doigt du malade et de l'examiner à l'état frais.

Dans ces conditions, on voit circuler très rapidement entre les globules rouges de longs spirilles, de 15 à 40 μ, très minces et effilés à leurs deux extrémités (fig. 122). Ils ont chacun 6 à 15 tours de spires.

Ils se colorent difficilement par les couleurs d'aniline, et ne gardent pas le Gram.

Pour les fixer, on étale le sang en couche mince, on sèche à l'air et on traite la préparation par une solution à 5 pour 100 d'acide acétique dans l'eau, pendant 30 secondes ; tous les globules rouges sont détruits ; on neutralise l'acide en exposant la préparation à des vapeurs d'ammoniaque, on lave à l'eau et on colore au violet d'aniline ou au violet phéniqué ; seuls, les spirilles et les noyaux des globules blancs sont colorés.

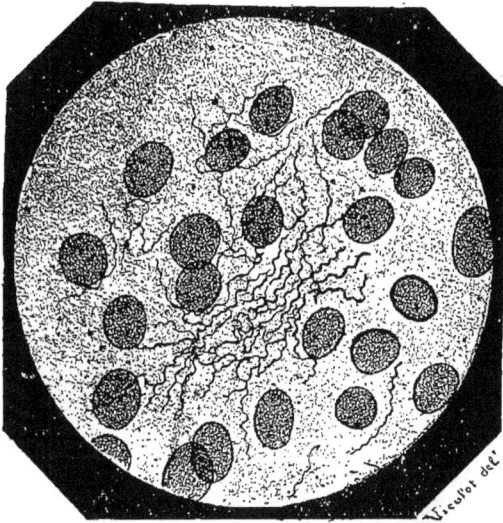

FIG. 122. — Spirilles de la fièvre récurrente dans le sang (Thoinot).

Le spirille ne se rencontre dans le sang que pendant les accès ; il se réfugierait dans la rate dans leurs intervalles.

On n'a pas encore réussi à le cultiver.

IV. **Bacille de l'influenza.** — Décrit par divers auteurs comme agent pathogène de l'influenza, il est considéré par d'autres comme un hôte habituel, non pathogène, de nos poumons.

Morphologie. — C'est un coccobacille très petit, de 1 à 1,2 μ, très difficile à voir même avec les forts grossissements. Il est immobile, isolé ou en amas, prenant quelquefois la forme de chaînettes.

Il se colore mal par les solutions simples, il faut avoir recours aux solutions avec mordant ; il ne garde pas le Gram. C'est la fuchsine, diluée au 1/20e, employée pendant 10 minutes à chaud, qui donne la meilleure coloration.

Caractères des cultures. — Le bacille de l'influenza est exclusivement aérobie ; il se développe de préférence à 37°. Il ne cultive pas sur les milieux usuels.

Sur *gélose sanglante,* il donne, au bout de 24 heures à 2 jours, de nombreuses petites colonies, arrondies, très fines, transparentes, plus petites que celles du pneumocoque et visibles seulement à la loupe ; ces colonies restent isolées, elles ne confluent jamais.

Dans le *bouillon additionné de sang,* ce bacille trouble le milieu, puis le trouble s'éclaircit en même temps qu'il se forme un dépôt au fond du tube.

On a retrouvé ce coccobacille dans les crachats des malades, mais on l'a également rencontré dans les mucosités des gens bien portants.

Il joue peut-être un rôle pathogène dans les affections des voies respiratoires (broncho-pneumonies, bronchites purulentes, pleurésies purulentes, etc.), mais il est au moins discutable de lui attribuer toute la symptomatologie de l'influenza.

V. *Coccus de la fièvre de Malte* — Le micrococcus

melitensis a été découvert par Bruce en 1887.

Morphologie. — Il se présente sous la forme d'un coccus très petit, de 0,33 μ de diamètre, ovale, fin, immobile, sans cils, isolé ou en courtes chaînettes. Il se colore bien par toutes les couleurs basiques d'aniline. Il ne garde pas le Gram.

Caractères des cultures. — Il se développe lentement à 37°. Il est aérobie. Sa vitalité dans les milieux de culture est très courte ; il faut le réensemencer tous les 5 ou 6 jours.

En *bouillon,* il se développe très lentement, ce n'est que du 3ᵉ au 5ᵉ jour que le milieu devient trouble.

Sur *gélose,* il donne de toutes petites colonies, blanchâtres, brillantes, arrondies ; il faut au moins 8 jours pour qu'elles atteignent 2 millimètres de diamètre ; à ce moment elles se présentent sous forme de rosettes.

Il pousse mal sur la *gélatine* qu'il ne liquéfie pas, et pas du tout sur la *pomme de terre.*

Il ne coagule pas le *lait.*

Le micrococcus melitensis est l'agent de la fièvre de Malte. On le retrouve dans le sang, ou le suc splénique, obtenus par ponction de la rate chez les malades atteints de cette affection.

A l'autopsie, on peut le déceler dans presque tous les organes.

Son identification ne doit pas reposer uniquement sur les cultures, elle a besoin d'être complétée par la recherche de la séroréaction.

CHAPITRE IV

INFECTIONS LOCALISÉES

I. **Bacille typhique.** — Décrit en 1881 par Eberth, ce bacille a été cultivé et différencié par Gaffky en 1884. Il a été minutieusement étudié par Chantemesse et Widal.

Morphologie. — Dans l'organisme, il apparaît sous la forme d'un bâtonnet de 2 à 3 μ. de long (fig. 146), à extrémités arrondies. Dans les cultures, et surtout dans les vieilles cultures sur gélose, il est plus polymorphe ; il se présente souvent sous l'aspect de longs filaments.

A l'état frais, ce bacille est extrêmement mobile. Ses mouvements sont dus à des cils vibratiles.

Il se colore aisément par les couleurs basiques d'aniline, mais ne garde pas le Gram.

Caractères des cultures. — Le bacille typhique est un anaérobie facultatif ; il pousse mieux, cependant, au contact de l'air.

Milieux liquides. — Le bacille ensemencé en *bouillon peptoné* donne un trouble uniforme en 8 ou 10 heures. Au bout de 24 heures, on voit à la surface une mince pellicule. Lorsqu'on agite le liquide, on voit se former des ondes soyeuses.

Au bout de 3 ou 4 jours il se forme un dépôt abondant au fond du tube. Le liquide se clarifie et devient plus foncé.

En *eau peptonée,* les caractères sont les mêmes qu'en bouillon.

La *bile* de bœuf et les milieux additionnés de bile sont particulièrement favorables à ce microbe.

Dans la *bile pure* il se développe rapidement et très abondamment.

Dans le *bouillon glycosé additionné de bile,* le bacille typhique se développe bien et ne donne lieu à aucune fermentation, tandis que les paratyphiques font fermenter la glycose et donnent lieu à la formation de nombreuses bulles de gaz à la surface et dans l'intérieur du milieu.

Dans le milieu *panse-foie,* ensemencé par 2 à 5 centimètres cubes de sang retiré chez un typhique par ponction veineuse, les bacilles typhiques poussent très rapidement ; en 24 heures ils forment un voile net et épais ; il ne se produit pas de bulles de gaz. Le liquide devient légèrement acide, et reste acide.

Dans la *gélose au plomb*, le bacille typhique donne des raies noires très nettes le long de la piqûre, par réduction du plomb.

Milieux solides. — Sur *pomme de terre*, on admettait autrefois que les cultures présentaient un aspect caractéristique ; on a reconnu depuis qu'il n'en est rien. En général, les cultures sont peu apparentes, elles se présentent sous forme d'un enduit transparent. D'autres fois, au contraire, il se produit des colonies jaunâtres, épaisses.

Sur *sérum solidifié*, il se forme un enduit blanc, plus ou moins opaque.

Sur *gélose*, colonies blanchâtres, à bords bleutés et translucides.

Le bacille typhique *ne liquéfie pas la gélatine*.

Sur *plaques de gélatine*, les colonies sont bleutées, transparentes, à contours irréguliers. A la loupe, leur aspect est celui d'un iceberg. Par ensemencement en *stries*, il se forme un enduit blanchâtre à bords irréguliers.

La bacille typhique se trouve dans les matières fécales des typhiques dès le troisième jour de la maladie. Il y persiste assez longtemps dans la convalescence. D'après Lesieur, il peut s'y retrouver encore, dans 18 pour 100 des cas, de 4 à 6 semaines après la défervescence. Plus rarement, il peut persister des mois et même des années chez les « porteurs de bacilles » et rester même parfois très virulent, croit-on.

Il existe presque constamment dans le sang des malades atteints de dothiénentérie, dès le troisième jour et jusqu'à la fin de la troisième semaine. On le trouve souvent au niveau des taches rosées, presque toujours dans la rate.

On le décèle souvent dans l'urine des typhiques. Pour certains auteurs (Besson), on ne l'y trouverait que lorsque l'urine est albumineuse.

On peut le rencontrer encore dans le pus des ostéomyélites typhiques, dans les abcès sous-cutanés de la convalescence.

On le trouve parfois dans la vésicule biliaire. Il peut déterminer des septicémies sans localisation intestinale. Il peut causer des méningites, des broncho-pneumonies, des arthrites, des thyroïdites, etc.

Enfin, d'après certains auteurs, on pourrait le rencontrer à l'état saprophytique dans le tube digestif d'individus sains.

II. Colibacille. — Le colibacille a été découvert en 1884 par Escherich.

Morphologie. — Elle est la même que celle du bacille typhique ; tous les caractères que nous avons décrits pour celui-ci sont applicables au colibacille. La différenciation entre ces deux espèces, si voisines si tant est qu'elles soient différentes, est plutôt du ressort du laboratoire de bactériologie que du ressort du laboratoire de clinique.

Pour cette différenciation, on emploie surtout les milieux spéciaux suivants :

Bouillon lactosé tournesolé. — Bouillon contenant 2 pour 100 de lactose et quelques gouttes de teinture de tournesol.

Bouillon lactosé carbonaté. — Préparé en ajoutant au bouillon lactosé une petite quantité de carbonate de chaux.

Eau peptonée. — Peptone de Witte, 2 pour 100.

On emploie ce milieu pour la recherche de la *réaction de l'indol*. Pour cela, du 3e au 10e jour de la culture, on ajoute à l'eau peptonée 1 pour 10 de son volume de solution de nitrite de potasse (à 0,02 pour 100 d'eau), on additionne de quelques gouttes d'acide sulfurique. Si le liquide contient de l'indol, il se colore en *rouge*.

Bouillon au rouge neutre. — Bouillon glycosé auquel on ajoute par litre 10 centimètres cubes de solution de rouge neutre à 5 pour 100.

Gélose glycosée au rouge neutre. — A de la gélose ordinaire, contenant 0,4 pour 100 de gélose, on ajoute 2 grammes de glycose par litre et la quantité de rouge neutre nécessaire pour donner au milieu une teinte rosée bien homogène. On stérilise à 100°, trois fois.

Dans ce milieu, le bacille typhique ne fait pas virer la couleur et ne donne pas de gaz ; le colibacille fait virer le rouge au jaune et ne donne pas de gaz ; les paratyphiques font virer au jaune et font éclater le milieu par production de gaz.

Caractères des cultures — Ces diverses cultures permettent de rechercher les caractères distinctifs suivants :

Réactifs.	*Coli.*	*Typhique.*
Bouillon lactosé tournesolé :	Vire au rouge.	Reste bleu.
Rouge neutre :	Réduction.	Pas de réduction.
Bouillon lactosé carbonaté :	Dégagement de gaz.	Pas de dégagement de gaz.
Lait :	Coagulé en 24 à 36 heures.	Non coagulé.
Eau peptonée :	Réaction de l'indol.	Pas de réaction de l'indol (ou très rare).
Cultures :	Non agglutinées par le sérum sanguin de typhique.	Agglutinées par le sérum de typhique.

Cultures en « tube de sable ». — Ce procédé, employé par Carnot et Weill-Hallé pour isoler le bacille typhique dans les fèces et le séparer des bacilles paratyphiques et des colibacilles, repose sur la grande mobilité du bacille d'Eberth.

Appareil. — Un tube de verre à pipette, de 33 centimètres de long et de 5 à 6 millimètres de diamètre, est chauffé à la lampe et étiré ; les deux branches sont alors repliées simultanément jusqu'à accolement. Le tube représente ainsi un tube en U à branches parallèles, communiquant en bas par un segment rétréci. Dans une des branches, branche II, on introduit jusqu'à une hauteur de 10 centimètres du sable fin de rivière, passé au tamis 40, lavé et bien séché, suffisamment fluide pour être aspiré et transvasé à la pipette. Les deux ouvertures du tube sont alors bouchées à l'ouate. On stérilise à sec au four à flamber. Le tube étant encore chaud, après la stérilisation, on introduit dans la branche I, dans laquelle il n'y a pas de sable, du bouillon peptoné coloré au rouge neutre venant d'être stérilisé et encore chaud. Le bouillon monte lentement de bas en haut à travers le sable de la branche II et se met en équilibre dans les deux branches ; il doit être assez abondant pour dépasser de un centimètre le niveau supérieur du sable. Si, par la filtration à travers le sable, le bouillon s'est un peu décoloré, on lui ajoute une goutte du colorant.

Il est nécessaire d'éviter l'inclusion dans le sable d'un trop grand nombre de bulles d'air qui pourraient interrompre la continuité de la culture ; c'est pour cela qu'il faut remplir l'appareil encore chaud avec du bouillon chaud.

Technique. — On donne au malade un lavement évacuateur ; puis au bout d'un certain temps on lui fait un lavage intestinal. C'est dans l'eau rendue après ce lavage qu'on prélève à l'aide d'une pipette stérilisée quelques gouttes de liquide.

Ce liquide est porté dans la branche I de l'appareil, on agite légèrement et on met à l'étuve à 37°.

Au bout de 18 heures exactement, on retire le tube et on peut constater l'un des 3 phénomènes suivants :

1° Le bouillon dans la branche I est jaune et trouble, celui de la branche II est rouge et légèrement trouble : Le trouble est dû à la présence de bacilles typhiques, qui grâce à leur mobilité ont pu traverser le sable, mais n'ont pas transformé le rouge neutre.

2° Le bouillon est jaune et trouble dans les deux branches du tube : il y a dès bacilles paratyphiques, qui, mobiles, ont pu traverser le sable et ont transformé le rouge.

3° Le bouillon de la branche I a viré au jaune, celui de la branche II est resté rouge et limpide, il est stérile : les bacilles n'ont pas traversé le filtre de sable à cause de leur peu de mobilité ; il n'y a que des colibacilles dans les selles.

Il est évident qu'un contrôle sérieux par les cultures, et surtout par les séroréactions, doit être effectué pour l'identification des microbes qui ont cultivé dans la branche II.

Causes d'erreur. — Le temps de séjour du tube à l'étuve doit être très exactement limité à 18 heures. Il peut arriver en effet que même le colibacille passe dans la branche II, si ce temps est dépassé. Nous avons même constaté que, dans le temps donné, certaines espèces colibacillaires très mobiles peuvent avoir traversé le filtre de sable sans avoir eu le temps de faire virer le rouge en jaune.

Le colibacille est l'hôte constant du tube digestif de l'homme. On le trouve fréquemment dans le pus des abcès qui se forment au voisinage de l'intestin.

Pour les partisans de l'unité d'espèce des deux bacilles, les caractères du typhique se résument à un affaiblissement de la vitalité du coli ; sa pénétration et son séjour dans le sang paraissent être les facteurs les plus puissants de son éberthisation.

Le procédé des cultures en tube de sable facilite les copro-cultures, surtout pour les recherches nombreuses nécessaires pour découvrir les porteurs de bacilles typhiques, mais il n'est pas d'une exactitude très grande et ses résultats doivent être contrôlés par les séroréactions pratiquées sur les bacilles qui ont cultivé dans la branche II.

III. *Bacilles paratyphiques.*

— Ce terme a été employé pour la première fois par Achard et Bensaude. Les bacilles paratyphiques sont appelés paracolibacilles par certains auteurs (Widal). D'autres désignent sous ce nom certaines variétés seulement du paratyphique, celles qui se rapprochent davantage du coli. On décrit actuellement deux variétés de bacilles paratyphiques : le paratyphique A, qui se rapproche davantage du bacille typhique, et le paratyphique B, qui se rapproche davantage du colibacille. Cette dernière variété est plus répandue que la première.

Les bacilles paratyphiques possèdent les mêmes caractères *morphologiques* que le bacille typhique. Leurs *cultures* sont semblables.

Pour les différencier du bacille typhique, on donne les caractères suivants :

Ils font fermenter la dextrose, la maltose, la glycose, la mannite, mais non la saccharose ; ils décolorent les milieux au rouge neutre en produisant une fluorescence verdâtre, de même que le colibacille ; ils ne coagulent pas le lait et ne donnent pas la réaction de l'indol. Ils poussent bien sur de vieilles cultures typhiques raclées. Sur le milieu de Drigalski-Conradi ils donnent des colonies bleutées, comme celles du bacille typhique.

Dans le *bouillon glycosé additionné de bile,* les bacilles paratyphiques font fermenter la glycose et donnent lieu à la formation de nombreuses bulles de gaz à la surface et dans l'intérieur du milieu.

Dans le milieu *panse-foie*, les bacilles paratyphiques se développent rapidement ; ils dégagent des bulles de gaz nombreuses à la surface et dans l'intérieur du milieu. Celui-ci devient d'abord acide, puis alcalin. Le paratyphique B l'alcalinise plus vite que le paratyphique A.

Dans la *gélose au plomb,* le bacille paratyphique B ne donne que des raies peu nettes par réduction faible du plomb ; le paratyphique A n'en donne aucune.

Les bacilles paratyphiques ont été isolés du sang de malades présentant des symptômes très semblables sinon tout à fait identiques à ceux de la dothiénentérie ; leur présence caractérise les fièvres paratyphoïdes.

La séparation des fièvres typhoïdes et paratyphoïdes ne repose guère que sur les différences bactériologiques des microbes retirés des malades ; les petites différences séméiologiques qu'on a voulu leur attribuer sont discutables et inconstantes ; les observations épidémiologiques les montrent parallèles ou entremêlées et ne permettent pas de les attribuer à des foyers épidémiques distincts. Dans ces conditions les différences des microbes typhiques et paratyphiques peuvent s'expliquer aussi bien par des différences de vitalité que par le rattachement à des entités nosologiques distinctes.

Les observateurs qui admettent les séparations formelles des fièvres typhoïdes et paratyphoïdes se sont naturellement efforcés de préciser les moyens d'établir leur diagnostic bactériologique, de là le grand nombre de procédés proposés à cet effet, qui ont été indiqués au cours des paragraphes précédents. Pour permettre de faire, par une seule série de recherches, la distinction aussi rapide que possible, dans les hémocultures, des deux paratyphiques et du typhique proprement dit, Labbé conseille la marche suivante :

a. Le sang recueilli en vue de l'hémoculture est d'abord ensemencé à la dose de 2 centimètres cubes dans 5 centimètres cubes de bile de bœuf glycérinée ; après 24 ou 48 heures, on repique sur gélose inclinée et on laisse 24 heures à l'étuve.

S'il ne se développe pas de colonies, c'est que l'hémoculture est négative ; s'il se développe des colonies constituées par des bacilles ne gardant pas le Gram, l'hémoculture est positive, mais il peut s'agir de l'une quelconque des trois variétés.

b. Pour les séparer on ensemence très largement une des colonies dans un tube de gélose glycosée au rouge neutre, fondue ou mélangée intimement. S'il ne se développe pas de colonies c'est que la culture précédente était constituée par du bacille *typhique* ; s'il se développe des colonies ce sont des *paratyphiques*.

c. On ensemence l'une d'elles par piqûre dans de la gélose au plomb ; s'il ne se développe pas de colonies c'est que les précédentes étaient constituées par des paratyphiques A ; s'il se développe des colonies en raies noires, elles sont dues à des paratyphiques B.

La présence du bacille coli dans le produit ensemencé constituerait par contre une cause d'erreur absolue, c'est pourquoi le procédé ne pourrait pas être employé pour faire cette détermination dans des selles ou dans une eau suspecte.

IV. **Vibrion cholérique**. — Découvert par Koch en 1883, il a été étudié et expérimenté par Metchnikoff.

Morphologie. — Le vibrion cholérique a une longueur de 1,2 à 2,5 μ., sur 0,5 μ de largeur. Il est légèrement arqué et quelquefois contourné en S ; il semble rectiligne lorsqu'il est vu par sa convexité. Il est très mobile grâce à la présence de cils, en nombre variable, mais moins nombreux que ceux du bacille typhique. On peut distinguer deux types ; l'un très court en virgule, le bacille virgule du *choléra indien* ; l'autre, presque rectiligne, plus long ou en spirale, le bacille du *choléra de Massaouah*.

Ce bacille se colore par toutes les couleurs d'aniline, mais il ne garde pas le Gram.

Caractères des cultures. — Le vibrion cholérique est très avide d'oxygène, mais peut cependant végéter à l'abri de l'air. La température optima de développement est de 37°.

En *bouillon,* il donne lieu à un trouble uniforme avec un voile à la surface.

Il ne coagule pas le *lait.*

Sur *gélose,* ses colonies, blanches, ressemblent à celles du bacille typhique.

La *pomme de terre* se couvre de colonies brun-grisâtre.

Sur *gélatine,* en piqûre, les colonies sont beaucoup plus nombreuses à la partie supérieure du tube ; la *liquéfaction* de la gélatine commence en haut en formant une sorte de cupule, rappelant l'aspect d'une bulle d'air ; elle progresse ensuite petit à petit de haut en bas.

Le milieu de choix est l'*eau peptonée* à 3 pour 100, neutralisée : le vibrion s'y développe extrêmement rapidement, en donnant dans la profondeur un trouble léger nuageux, et à la surface un voile mince, blanchâtre, très net.

Le vibrion cholérique se rencontre dans les grains rizziformes des selles cholériques, accompagné de beaucoup d'autres espèces microbiennes. Les divers procédés employés pour l'isoler sont trop compliqués pour trouver place ici.

On l'a retrouvé dans les matières fécales, dans les eaux et même dans le sol contaminés.

V. **Bacille diphtérique.** — Il a été cultivé par Lœffler en 1884, étudié à fond par Roux en 1888. Il est considéré comme l'agent pathogène de la diphtérie et des angines diphtériques.

Morphologie. — Le bacille diphtérique est un bâtonnet immobile ; il est de longueur très variable ; on en distingue trois variétés :

1° Les *bacilles courts,* mesurant 2 μ de long sur 0,8 μ de large, presque cocciformes, groupés presque toujours deux par deux, parallèlement ou accolés en amas suivant leur longueur.

2° Les *bacilles longs,* de 4 à 5 μ de long sur 0,7 μ de large, sont les plus fréquents et les plus caractéristiques. Ces bacilles sont toujours arrangés en amas, enchevêtrés ou accolés côte à côte en forme de palissades ; d'autres sont soudés par une de leurs extrémités, deux par deux, en V. Quelquefois une de leurs extrémités est un peu renflée (fig. 123).

3° Les *bacilles moyens*, de 3 à 4 µ. de long, présentent le même arrangement en palissades que les bacilles longs.

Les trois variétés du bacille diphtérique se colorent bien par toutes les couleurs d'aniline. Elles gardent le Gram, à condition que la décoloration ne soit pas poussée trop loin. Pour les frottis, la meilleure solution colorante est le bleu de Roux. Quelles que soient les couleurs employées, elles se conden-

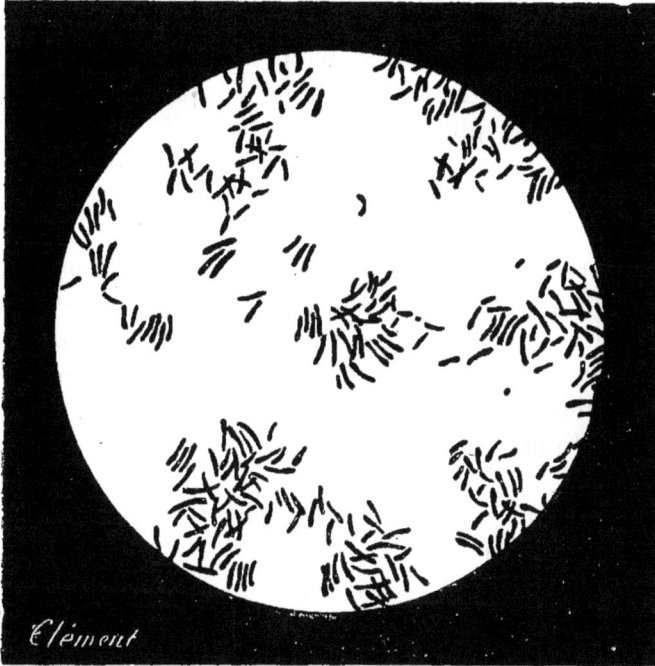

FIG. 123. — Bacilles diphtériques longs.

sent plus fortement aux extrémités polaires du bacille ; cette réaction est caractéristique pour le bacille diphtérique[1].

Caractères des cultures. — Le bacille diphtérique est un aérobie strict. Sa température optima de développement est 38°.

En *bouillon*, son développement est rapide et abondant ; il y a d'abord un trouble uniforme léger, puis il se fait un dépôt

1. Cette réaction est surtout caractéristique si l'on colore une culture de 20 heures sur sérum avec : 1° une solution hydro-alcoolique de bleu de méthylène acide pendant 2 secondes ; 2° une solution aqueuse à 3 pour 100 de brun de vésuvine pendant 4 secondes. Les pôles du bacille sont seuls colorés en bleu, le corps en jaune.

de grumeaux contre les parois et un voile mince à la surface du milieu.

Sur *gélose*, le bacille pousse lentement et difficilement ; ses colonies sont blanchâtres, opaques ; lorsqu'elles sont très jeunes elles peuvent être transparentes, grisâtres.

Sur *gélatine*, les colonies sont peu nombreuses, blanchâtres et petites. La gélatine n'est pas *liquéfiée*.

Pas de colonie sur la *pomme de terre*.

Le *lait* n'est pas coagulé.

Le milieu de choix pour le bacille de la diphtérie est le *sérum gélifié*. Ce milieu est celui dans lequel il se développe le plus rapidement, plus vite que toutes les autres espèces microbiennes avec lesquelles il se trouve le plus souvent en association. Sur ce milieu ensemencé avec les fausses membranes de diphtérie, on trouve déjà au bout de 18 heures de séjour à l'étuve de très nombreuses colonies arrondies, de couleur blanc grisâtre, légèrement saillantes à la surface du milieu, à centre plus épais que la périphérie. Les colonies sont petites, de 2 à 3 millimètres de diamètre et, si elles ne confluent pas, elles atteignent plus tard 4 à 5 millimètres.

Le bacille diphtérique long est le plus virulent, vient ensuite le bacille moyen ; le bacille court est si peu nocif qu'on a voulu en faire une espèce spéciale, dite *pseudo-diphtérique* ; mais on a reconnu plus tard que, dans certaines conditions, il pouvait devenir aussi virulent que les deux autres espèces.

Au point de vue des caractères des cultures, ces trois sortes de bacilles diphtériques ne présentent pas de différences caractéristiques entre elles, ce qui semble bien indiquer qu'il ne s'agit que de variétés d'une même espèce.

Le bacille diphtérique peut se trouver sur les muqueuses de l'homme sain sans exercer d'action pathogène. Il peut aussi persister longtemps, sans action nocive, dans la gorge ou le nez de personnes ayant eu, même longtemps auparavant, des angines diphtériques.

Les poules sont parfois atteintes d'épidémies de diphtérie et pourraient ainsi propager la maladie à l'homme.

Ce bacille est considéré comme l'agent pathogène de la diphtérie à fausses membranes de l'homme, mais il donne lieu souvent aussi à des angines simples sans fausses membranes.

Dans les fausses membranes, il se localise dans les couches les plus superficielles, au-dessus de la couche moyenne, formée de fibrine, et de la couche profonde, constituée par de la fibrine, des leucocytes et des cellules épithéliales. Le bacille reste cantonné dans les fausses membranes ou, à leur défaut, à l'endroit où il a produit l'inflammation ; chez l'homme il ne pénètre jamais dans le sang. C'est à l'endroit où il se trouve qu'il sécrète sa toxine qui pénètre seule dans la circulation.

Il peut donner lieu à des infections à distance par dissémination des germes par les mains du malade : diphtérie oculaire, cutanée, vulvaire, etc.

Le bacille diphtérique peut être seul ou associé à d'autres espèces microbiennes dans les fausses membranes. Ces associations ont une certaine importance en clinique. Quelquefois la fausse membrane contient d'autres microbes, sans que ceux-ci jouent un rôle quelconque dans la marche de la maladie ; dans d'autres cas, au contraire, il existe une véritable infection mixte, dans laquelle le bacille diphtérique et ses associés jouent à peu près le même rôle nocif.

Les associations les plus fréquentes du bacille diphtérique sont avec le streptocoque, le staphylocoque, le pneumocoque et le bacterium coli. C'est avec le streptocoque qu'il donne les infections les plus redoutables ; le streptocoque peut alors pénétrer dans le sang et donner lieu à une septicémie. On a attribué à ces associations certaines éruptions qui se produisent au cours de la diphtérie.

VI. *Bacille du tétanos*. — Il a été découvert par Nicolaier en 1884 ; il a été beaucoup étudié depuis et c'est actuellement un des microbes pathogènes les mieux connus.

Il est l'agent pathogène du tétanos humain et animal.

Morphologie. — Dans le pus, où il se trouve rarement, il se présente sous la forme d'un bâtonnet fin, allongé de 3 à 4 μ de long sur 0,3 à 0,4 μ de large ; il est très mobile, grâce à de nombreux cils.

Dans les cultures (fig. 118), les bacilles sont toujours sporulés, c'est-à-dire qu'ils portent une spore à une de leurs extrémités. Cette spore est assez grosse, 3 ou 4 fois plus large que le bacille lui-même. Ce dernier prend alors l'aspect d'un clou, d'une épingle ou d'une baguette de tambour. Dans les cultures âgées on ne trouve plus que des spores isolées mélangées à des bacilles, ce qui rend le diagnostic difficile.

Il se colore facilement par toutes les couleurs d'aniline et garde le Gram. Ses spores se colorent par les procédés ordinaires.

Caractères des cultures. — Le bacille du tétanos est exclusivement anaérobie. Il se contente cependant d'un vide relatif pour se développer. La température optima est de 37°.

Le *bouillon* ensemencé donne au bout de quelques heures un trouble plus ou moins accentué, qui s'éclaircit lentement en laissant au fond du tube un dépôt pulvérulent. Le milieu prend une odeur caractéristique de corne brûlée. Il se dégage quelques bulles de gaz.

Le *lait* n'est pas coagulé.

Sur *gélatine*, ce microbe donne lieu, à 22°, au bout de 7 à 8 jours, à des colonies nuageuses à centre opaque, blanc mat, d'où partent des rayons disposés en auréole très fine. La gélatine se *liquéfie* vers le 12ᵉ jour.

Sur *gélose* les cultures ont le même aspect et donnent lieu à un dégagement de bulles de gaz.

Pas de cultures sur la *pomme de terre*.

Les spores sont extrêmement vivaces, elles peuvent résister plusieurs années quand elles sont à l'abri de l'air et de la lumière.

Le bacille du tétanos est très répandu sous forme de spores, dans la terre, les matières fécales d'herbivores, etc. Ces spores, étant très résistantes, peuvent persister très longtemps dans le sol.

Elles infectent les plaies déchiquetées et anfractueuses et, par le fait qu'elles sont anaérobies, elles s'y développent très bien. Le bacille reste dans la plaie ; il ne pénètre jamais dans le sang. Il agit sur tout l'organisme par sa toxine qui se répand à distance en suivant les trajets nerveux. Par le fait de la grande vitalité de ses spores, le tétanos peut évoluer très longtemps après l'infection, ce qui rend souvent la recherche de l'étiologie très difficile. On a vu des cas de tétanos n'éclater que de 40 à 80 jours après l'infection.

Les bacilles disparaissent quelquefois complètement de la plaie, mais la toxine est déjà secrétée et agit seule. Il est très rare qu'on puisse retrouver dans une plaie les bacilles du tétanos et encore plus rare qu'on réussisse à les déceler dans le pus qu'elle secrète. C'est surtout par la toxine qu'on fera le diagnostic par l'expérimentation sur les animaux.

Les travaux de Vaillard ont montré que les associations microbiennes favorisent beaucoup le développement du tétanos, les autres microbes détournent sur eux les phagocytes et les empêchent de s'emparer des spores tétaniques qui peuvent ainsi se développer. La spore tétanique, en effet, ne donnerait le tétanos que lorsqu'elle a pu donner naissance au bacille, seul capable de secréter la toxine.

CHAPITRE V

MALADIES VÉNÉRIENNES

I. *Bacille du chancre mou*. — Il a été découvert par Ducrey en 1889.

Morphologie. — C'est un bacille court, trapu, mesurant 1,5 à 2 μ de long sur 0,5 de large, à extrémités arrondies et quelquefois renflées.

Il ne garde pas le Gram et se colore mal, et seulement à ses deux extrémités, par les couleurs d'aniline. Il est immobile.

Caractères des cultures. — Il ne se cultive pas sur les

milieux usuels; ce n'est que sur la *gélose sanglante,* ou dans du *sérum liquide* de lapin, qu'on a réussi à obtenir des cultures, toujours peu abondantes. Le pus du chancre doit être très largement ensemencé pour donner des colonies.

Le bacille de Ducrey se retrouve dans le chancre mou, en grande quantité dans les frottis ou dans les biopsies d'une parcelle du chancre. Il ne se trouve que très rarement dans le pus des bubons. Il est toujours accompagné de beaucoup d'autres espèces microbiennes associées.

II. **Spirochæta pallidum.** — Il a été découvert en 1905 par Schaudin dans les lésions syphilitiques, où il se trouve

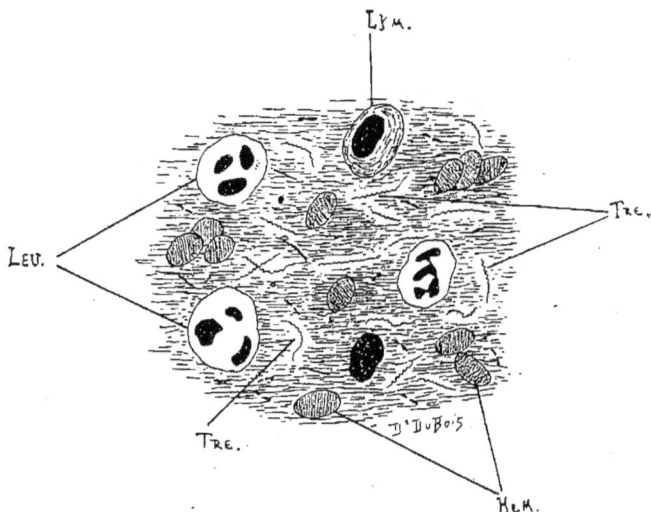

FıG. 124. — *Spirochæta pallidum* dans un frottis de chancre.
Immersion 1/16ᶜ.
TRE, tréponème. — *LEU,* leucocytes polynucléaires. — *LYM,* lymphocyte. — *HEM,* hématies.

constamment, du moins dans les lésions des premières périodes de la maladie, tant acquise qu'héréditaire.

Morphologie. — Organisme long, mince, flexueux, de 10 à 15 μ, avec des extrémités effilées se terminant souvent par de longs cils. Il est spiralé, avec un nombre de spires variant de 10 à 25 et même davantage; la spirale est formée de replis profonds et très réguliers. L'examen à l'état frais montre qu'il est animé de mouvements en tire-bouchon autour de son axe et de mouvements latéraux de pendule. La spirale ne se déforme pas pendant les mouvements.

CARACTÈRES DES CULTURES

	BOUILLON	GÉLOSE	GÉLATINE	POMME DE TERRE	SÉRUM SOLIDIFIÉ	LAIT	TEMPÉRATURE
Staphylocoque pyogène.	Trouble uniforme rapide et abondant. Dépôt blanc ou jaunâtre au fond du tube.	Dès la 20ᵉ heure petites colonies, les unes blanches (albus), les autres jaunes (aureus), grasses et humides. Confluent très vite.	Petites colonies jaunes ou blanches. Liquéfie en 3 ou 4 jours avec dépôt jaune.	Colonies blanches ou jaunes très abondantes.	Comme pour la gélose.	Rapidement coagulé.	Température optima, 37° Températures extrêmes, 30°-40°
Streptocoque pyogène.	Forme des grumeaux au fond du tube ; en agitant, trouble uniforme. Très grandes chaînettes.	En 24 heures petites colonies blanchâtres, un peu transparentes, apparence de semoule.	Petites colonies blanches opaques. Ne liquéfie pas.	Ne cultive pas.	Comme sur la gélose, milieu de choix pour conserver la virulence.	Coagule lentement en 3 ou 4 jours	37° 20°-42°
Gonocoque.	Très peu de développement. Avec liquide d'ascite dépôt blanchâtre et voile crémeux.	Culture très grêle. Gélose sanglante : colonies punctiformes transparentes.	Acide : Colonies blanchâtres. Ne liquéfie pas.	Ne cultive pas.	Colonies abondantes, mais très petites.	Ne coagule pas.	37° 20°-40°

Pneumocoque.	En 36 heures léger dépôt au fond du tube, peu de développement. Se développe mieux sur bouillon sanglant.	Culture peu abondante, en 24 heures petites colonies transparentes, en gouttes de rosée, difficiles à voir. Se développe mieux sur gélose *avec liquide d'ascite.*	Ne cultive pas.	Légère traînée presque invisible.	*De lapin* : Milieu de choix, très petites colonies transparentes, très abondantes en 24 heures.	Coagulation rapide.	37° 20°-40°
Méningocoque.	Pas de culture. *Avec sérum ou liquide d'ascite,* culture peu abondante.	*Sanglante* : Petites colonies transparentes.	Ne cultive pas.	Ne cultive pas.	Ne cultive pas.	Ne coagule pas.	37° 25°-42°
Micrococcus melitensis.	Développement très lent. Léger trouble en 3 jours.	Très petites colonies blanchâtres rondes et brillantes.	Développement presque nul. Très mince enduit grisâtre. Ne liquéfie pas.	Pas de développement.	Très lent, petites colonies.	Ne coagule pas.	37°

CARACTÈRES DES CULTURES

	BOUILLON	GÉLOSE	GÉLATINE	POMME DE TERRE	SÉRUM SOLIDIFIÉ	LAIT	TEMPÉRATURE
Bacille de la diphtérie.	Voile à la surface au bout de 24 heures. Puis le voile tombe au fond. Production d'acide.	Développement lent. Colonies très blanches et isolées.	Petites colonies punctiformes. Ne liquéfie pas.	Ne cultive pas.	Dès la 16°-18° heure nombreuses petites colonies grisâtres, épaisses au centre, en taches de bougie, très régulières.	Pas de coagulation.	Température optima. 37° Températures extrêmes. 20°-42°
Bacille du charbon.	Culture en flocons qui tombent au fond du tube. Le liquide reste clair.	Colonies blanchâtres à bords dentelés.	En piqûre : Traînées blanchâtres avec filaments perpendiculaires. Colonies blanches, puis brunâtres. Liquéfie.	Colonies blanches devenant brunes.	Colonies blanc mat grisâtres. Souvent liquéfie légèrement.	Coagulation du 3° au 4° jour.	35° 14°-43°
Bacille de l'influenza.	Sanglant : Trouble uniforme qui augmente pendant 3 jours, puis s'arrête.	Sanglante : Le seul milieu favorable Colonies très fines en 24 ou 48 heures, comme des gouttes de rosée.	Ne cultive pas.	Ne cultive pas.	Ne cultive pas.	Ne coagule pas.	33° 26°-40°
Bacille de la peste.	Au bout de 24 heures grumeaux crémeux au fond du tube et contre les parois. Le liquide reste clair, ensuite trouble uniforme.	Développement rapide. Colonies blanches transparentes à bords nets, puis enduit gluant blanchâtre.	Colonies jaunes, rondes. Ne liquéfie pas.	Se développe mal, quelques rares colonies blanc jaunâtre.	Se développe très peu.	Culture peu abondante, ne coagule pas. Produit de l'acide.	35° 20°-40°

Bacille de la morve.	Dès la 24e heure, trouble uniforme.	Au bout de 24 heures colonies blanches demi-transparentes, puis opaques.	Culture très peu abondante.	Milieu caractéristique, enduit épais, visqueux, luisant, d'abord jaune ambré, puis la pomme de terre devient verte et les colonies brunes.	Au bout de 48 heures colonies demi-transparentes, devenant opaques plus tard.	Ne coagule pas.	37° 25°-42°
Vibrion cholérique.	Voile mince blanchâtre à la surface dès la 15e heure, puis précipité floconneux.	Strie blanchâtre sans caractère spécial. Développement rapide.	Petites colonies blanchâtres devenant granuleuses avec production de gaz. Liquéfie très vite.	*Acidifiée:* Développement nul. *Alcalinisée:* Colonies épaisses, brunâtres.	Développement rapide en strie blanchâtre, qui devient brune, en liquéfiant un peu.	Pas de coagulation.	37° 12°-40°
Bacille du tétanos (anaérobie).	Trouble au bout de 24 heures, puis s'éclaircit avec dépôt au fond. Odeur très fétide.	Culture moyenne peu caractéristique, donnant lieu à des gaz fragmentant le milieu.	Au 6e jour petits points nuageux avec aiguilles perpendiculaires. Production de gaz. Liquéfie au 10e jour.	Culture peu abondante et humide.	Culture peu abondante. Ne liquéfie pas.	Pas de coagulation.	38° 14°-43°
Vibrion septique (anaérobie).	A la 15e heure trouble uniforme. Production de gaz fétides. S'éclaircit par dépôt.	Traînée blanche nuageuse se développant très vite avec forte production de gaz.	Longue traînée nuageuse. Liquéfie rapidement.	Ne cultive pas.	Liquéfie rapidement.	Ne coagule pas.	37° 15°-41°

Il est coloré en rouge par l'azur-éosine dans les frottis, mais toujours faiblement, d'où la désignation de « pallidum ». Ce caractère permet de le différencier d'autres spirochètes et du « refringens » en particulier. Avec un peu d'habitude on parvient généralement à le distinguer des autres formes spirillaires si fréquentes sur les muqueuses des orifices naturels : le

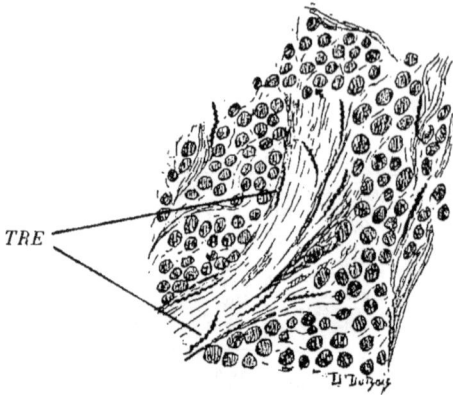

Spirochæta buccalis, le S. dentium, le S. refringens, le S. balanitis, le S. pallidula du Pian, les Spirilles de Vincent, etc.

La recherche du Spirochète de la syphilis se fait avec la plus grande facilité, et sans coloration, depuis l'emploi de l'ultra-microscope. Il suffit de prélever par raclage un peu de sérosité sur une lésion syphilitique non traitée et de l'examiner entre lame et lamelle. Les Spirochètes se détachent très nets, en blanc sur le fond noir. et l'on peut suivre pendant des heures leurs évolutions, au milieu des globules rouges et des cellules entraînées par le raclage.

Fig. 125. — *Spirochæta pallidum* dans une coupe de chancre — Immersion 1/12e. *TRE*, tréponèmes.

Cette même sérosité, étalée soigneusement et desséchée sur une lame, permet de faire les colorations dont les procédés seront indiqués plus loin (p. 544). Dans les frottis colorés (fig. 124) ils peuvent être difficiles à trouver et à voir ; dans les coupes (fig. 125) fixées et imprégnées par la méthode de *Levaditi*, ils apparaissent en noir, très distincts des tissus environnants.

Burnet, donne le tableau suivant des caractères différentiels de l'agent de la syphilis et des spirochètes étrangers :

Spirochæta pallidum.	*Spirochètes étrangers.*
Très ténu.	Plus trapus.
10-26 spires.	Spires toujours moins nombreuses.
Difficile à colorer.	Faciles à colorer.
Teinte rosée par l'azur-éosine.	Teinte bleuâtre par la même coloration.
Extrémités pointues.	Extrémités mousses

Localisations. — C'est dans les produits de raclage du chancre, surtout pendant sa période d'état, que l'on trouve le plus facilement ce parasite. Les raclages de plaques muqueuses et de papules donnent moins souvent des résultats positifs. Sa présence a été indiquée quelquefois dans le sang, chez des syphilitiques à syphilis acquise, plus fréquemment chez des hérédo-syphilitiques. Il a été trouvé dans les lésions tertiaires, mais il y est rare.

Dans les coupes de chancre et de papules, c'est au niveau des espaces lymphatiques périvasculaires que l'on rencontre les spirochètes, formant souvent des amas de filaments ondulés, noirâtres, enchevêtrés les uns dans les autres.

Chez les hérédo-syphilitiques précoces, tous les organes en contiennent, répartis de préférence autour des vaisseaux, mais pouvant se rencontrer isolés entre les cellules de l'organe, loin de tout canalicule.

Il est nécessaire d'examiner les préparations avec une bonne immersion, et il faut savoir que dans certains accidents nettement spécifiques, même dans des chancres suivis d'accidents secondaires, il est parfois impossible de mettre le spirochète en évidence[1].

IIᵉ SECTION

RECHERCHES DES MICROBES PAR COLORATION

CHAPITRE PREMIER

PRÉLÈVEMENTS

I. — PROCÉDÉS GÉNÉRAUX

Instruments. — Pour faire une coloration de microbes, il suffit d'avoir à sa disposition des lames et des lamelles bien

---

1. Le gonocoque, bien que ressortissant aussi aux malades vénériennes, a été déjà étudié dans un chapitre précédent, avec les agents des suppurations.

propres, c'est-à-dire lavées à l'acide sulfurique au 1/3, puis à l'eau, dégraissées à l'éther et conservées dans un récipient contenant de l'alcool ; on a ainsi un matériel toujours prêt pour l'usage; il faut en outre quelques réactifs colorants, un bec de Bunsen ou une lampe à alcool, de l'éther, du xylol et du baume du Canada.

Pour les prélèvements, outre les divers instruments qu'on emploie en clinique pour retirer les liquides de l'organisme (seringues, sondes, ventouses, etc.), on utilise beaucoup les pipettes effilées, pour recueillir les produits à examiner, soit pendant les interventions, soit dans les vases qui les contiennent. Ces pipettes se font au moyen de tubes de verre de 30 centimètres de long sur 5 à 10 millimètres de diamètre, fermés à leurs deux extrémités par un petit tampon d'ouate ; ces tubes sont stérilisés au four à flamber. A l'aide d'une soufflerie on fait sur ces tubes deux étranglements situés à 2 ou 3 centimètres de chacune des extrémités, en ayant soin de ne pas brûler l'ouate. Puis on chauffe le centre du tube et on l'étire jusqu'à ce qu'il se soit allongé et soit devenu très mince à ce niveau ; on casse au milieu et on ferme à la lampe. On a ainsi deux pipettes parfaitement stériles et de même calibre (fig. 126). Au moment de les utiliser on casse l'extrémité fermée à la lampe et on aspire, par le bout fermé à l'ouate, le liquide à examiner. Si on ne veut pas employer immédiatement celui-ci, il suffit de refermer l'extrémité à la lampe.

Le mode de prélèvement des produits dont on veut faire une coloration directe diffère suivant la nature même de ces produits.

Les microbes sont presque tous visibles au microscope sans coloration ; mais, à part quelques rares exceptions, il est impossible de différencier nettement ainsi leurs formes exactes à cause de leur réfringence. On a donc recours à des réactifs colorants pour mettre ces formes en évidence.

La coloration des microbes a de nombreux avantages sur leur culture au point de vue clinique. Tout d'abord, elle est beaucoup plus simple, demande un outillage beaucoup moins compliqué et peut être effectuée par tout praticien possédant un microscope.

De plus, elle donne des résultats plus rapides et souvent même plus exácts que la culture. En effet, en colorant directement les microbes contenus dans un produit pathologique, on leur conserve leurs rapports numériques les uns par rapport aux autres, tandis que, dans les cultures, par le fait des différences de milieu et de température optima propres à chaque espèce microbienne. le développement de chaque espèce ne se fait pas dans les mêmes conditions; leurs rapports numériques originels ne sont donc pas conservés.

I. **Examen des crachats.** — Il faut se procurer des expectorations fraîchement émises ; celles du matin, après le sommeil, contiennent le plus de bactéries. On les recueille dans un récipient propre ne contenant aucun liquide.

Pour faire la préparation, on prélève, avec des aiguilles à dissociation, une parcelle du crachat un peu épaisse et consistante ; pour faciliter ce prélèvement, on peut placer les crachats dans une soucoupe dont le fond a été noirci ou dans un cristallisoir de verre placé sur du papier noir ; le crachat ressort mieux ainsi et il est plus facile de choisir une parcelle solide et épaisse.

On agite la petite quantité prélevée, qui ne doit pas dépasser le volume d'une grosse tête d'épingle, dans un peu d'eau stérilisée, afin de la débarrasser du mucus qui l'entoure et des germes de sa surface qui proviennent de l'extérieur.

Après l'avoir agitée fortement pendant quelques minutes, on la place sur une lame de verre bien propre. Pour l'étaler également sur toute la surface de la lame, on applique, sur celle-ci, une seconde lame de manière à écraser le crachat, puis tenant une lame de chaque main entre le pouce et l'index, on fait exécuter à chacune un mouvement de va-et-vient, tout en les laissant bien appliquées l'une contre l'autre. Petit à petit la parcelle de crachat s'étale en une couche mince, adhérente à chaque lame sur toute sa surface.

On peut procéder de même en écrasant la parcelle de crachat entre deux lamelles au lieu de deux lames, mais celles-ci, trop flexibles, ne permettent pas un étalement aussi mince ; de plus on les casse trop facilement.

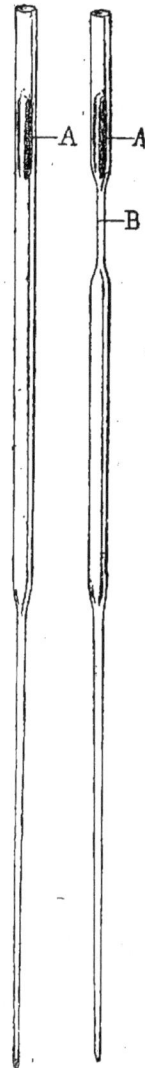

Fig. 126. Pipettes de verre.

Les préparations sur lames, quoique moins élégantes que les préparations sur lamelles, ont le grand avantage de présenter un champ de recherches beaucoup plus considérable.

Il arrive quelquefois, en faisant l'étalement du crachat entre les deux lames, que la quantité de crachat n'est pas suffisante pour s'étaler entièrement entre elles, celles-ci adhèrent alors très fortement l'une à l'autre ; dans ce cas, il faut se garder de les séparer trop brusquement, ce qui détériorerait les éléments ; il suffit d'introduire un peu d'eau entre les deux lames, pour qu'elles se séparent facilement.

Les préparations ainsi obtenues sont séchées à l'air où à l'exsiccateur.

La recherche des microbes dans les *crachats* par simple coloration est très employée en clinique où elle rend de grands services, particulièrement pour la recherche des bacilles dans la tuberculose pulmonaire.

. **Bacilles de la tuberculose.** — L'importance de la constatation des bacilles de la tuberculose est suffisamment connue pour que nous nous dispensions d'insister. Rappelons seulement que leur recherche par les méthodes de coloration ne fournit pas toujours des données suffisantes. Si, en effet, un résultat positif a une grande importance, un résultat négatif ne suffit pas pour faire rejeter le diagnostic de tuberculose. Il faut toujours, dans les cas douteux, avoir recours à d'autres moyens, en particulier à l'inoculation. Celle-ci est spécialement nécessaire dans les cas où l'on se propose de vérifier la réalité de la guérison apparente d'une tuberculose dans laquelle la présence des bacilles avait été constatée antérieurement.

Avant d'affirmer l'absence des bacilles, il est nécessaire d'examiner un assez grand nombre de préparations, car il faut quelquefois en examiner 20 et plus avant de trouver 1 bacille. En pratique il est bon de faire toujours en même temps deux préparations. En cas de résultat négatif, le mieux est d'attendre un jour ou deux et d'examiner de nouveaux crachats. Si le résultat est encore négatif on peut recourir la troisième fois à l'un des procédés d'homogénéisation que nous décrivons plus loin.

Il est toujours bon, en tout cas, de parcourir la préparation dans toute son étendue aussi bien lorsqu'on ne trouve pas de bacilles au premier abord, que lorsqu'on veut se rendre compte de leur degré d'abondance et qu'on désire employer à cet effet un procédé de numération. Pour atteindre ce but, la platine mobile rend les plus grands services, car elle permet d'examiner toute la préparation d'un bout à l'autre, sans s'exposer à compter deux fois les mêmes bacilles.

Dans les sérosités et dans le sang, les bacilles ne se trouvent jamais qu'en très petite quantité.

Dans les crachats, il y a lieu de tenir compte dans une certaine mesure de l'abondance des bacilles. C'est en vertu de cette notion que Gaffky a proposé une échelle qui comprend des degrés allant de I à X, fixés d'après le nombre de bacilles trouvés dans un champ microscopique :

I. 1 à 4 bacilles seulement dans toute la préparation.
II. 1 bacille seulement dans plusieurs champs microscopiques.

III. 1 — en moyenne dans chaque champ.
IV. 2-3 bacilles ' — —
V. 4-6 — — —
VI. 7-12 — — —
VII. Bacilles assez nombreux —
VIII. — nombreux —
IX. — très nombreux —
X. Énorme quantité de bacilles —

Les champs microscopiques considérés sont ceux donnés par la combinaison d'une immersion homogène 1/12 et d'un oculaire II.

On a proposé aussi une formule dans laquelle le numérateur est représenté par le nombre des bacilles, et le dénominateur par le nombre des champs microscopiques parcourus ; ainsi 1/6 signifie qu'on a trouvé 1 bacille dans 6 champs. Ce procédé est au fond moins pratique qu'il ne paraît à première vue. Ce qu'on cherche, en effet, c'est d'obtenir des résultats facilement comparables ; or, si l'on trouve, par exemple, une fois 4/7 et l'autre fois 7/22, il faudra faire un calcul assez compliqué pour comparer exactement les deux cas.

Il est bon, dans l'emploi des procédés ci-dessus, de choisir dans les crachats plusieurs particules purulentes et de les étaler sur une même lame, de façon à obtenir par leur réunion une sorte de moyenne.

Quel que soit le procédé de numération employé, il faut toujours se rappeler que les chiffres obtenus n'ont rien d'absolu :

D'une part, les crachats ne forment pas une masse homogène ; à côté de points purulents contenant une masse de bacilles, on en trouve d'autres plus ou moins muqueux, pauvres en germes pathogènes ;

D'autre part, le pronostic ne dépend pas uniquement du nombre des bacilles ; entre autres facteurs il importerait de tenir compte de leur virulence.

En pratique, il suffit généralement de savoir si les bacilles sont très rares, peu nombreux ou très nombreux.

L'aspect des bacilles dans les crachats n'est, d'ailleurs, pas toujours le même. Depuis longtemps on a attribué une signification relativement favorable aux bacilles granuleux et mal colorables. Avec Piéry et Mandoul on peut distinguer : des bacilles homogènes courts et des diplo-bacilles, des bacilles homogènes longs, des bacilles moniliformes courts, des bacilles moniliformes longs et des paramoniliformes. Ces différents aspects ne seraient pas dus à des artifices de préparations, mais seraient en rapport avec les formes cliniques de la tuberculose : les premiers types de bacilles appartiennent aux formes graves de la maladie et les derniers aux formes bénignes.

Bacilles acido-résistants saprophytes. — Les bacilles acido-résistants saprophytes peuvent se rencontrer chez l'homme. Ils sont surtout intéressants à cause de la confusion avec les bacilles tuberculeux à laquelle ils peuvent donner lieu.

Chez l'homme sain, on en a trouvé dans le smegma du prépuce, le cérumen, le mucus, l'urine, etc.

Chez l'homme malade, on en a signalé dans les crachats de la gangrène pulmonaire.

Si toute cette question est du plus haut intérêt au point de vue théorique, puisque l'on peut, par des moyens artificiels, faire perdre au bacille tuberculeux presque tous ses caractères distinctifs, il n'en reste pas moins établi actuellement que, pratiquement, le bacille tel qu'on le rencontre chez l'homme tuberculeux peut être différencié des acido-résistants saprophytes de l'organisme par les caractères suivants :

Le bacille des tuberculeux est celui qui résiste le plus à l'action des acides ;

Il ne pousse que difficilement, lentement, et sur milieux spéciaux ;

De plus les bacilles acido-résistants saprophytes inoculés au cobaye ne produisent pas les lésions typiques qu'engendrent les bacilles des tuberculeux ;

Enfin, les bacilles acido-résistants ne sont ni agglutinogènes ni agglutinables pour les sérums tuberculeux (P. Courmont et Descos).

Microcoques. — La recherche dans les crachats du pneumocoque, dans la pneumonie ou dans les complications de cette maladie, ainsi que celle du bacille de la grippe, peuvent avoir un intérêt clinique pour la pathogénie de l'affection et par là donner des indications pour le traitement.

Enfin la coloration des crachats peut renseigner sur l'existence d'infections microbiennes mixtes ; c'est ainsi que dans la tuberculose on peut rencontrer des pneumocoques ou des streptocoques avec les bacilles ordinaires. Ces associations jouent un certain rôle dans l'évolution de la maladie et peuvent être justiciables de certaines médications (sérums antistreptococciques par exemple).

II. *Examen du pus.*

— Le pus est prélevé soit au moyen d'une seringue, par ponction de la collection purulente, soit à l'aide d'une pipette effilée, au moment de l'ouverture de cette collection. Il est évident que la seringue doit être soigneusement stérilisée avant d'être employée et qu'elle ne doit contenir aucun liquide.

On met, sur 5 ou 6 lames, une goutte du pus ainsi recueilli, qu'on étale en couche mince, en se servant soit du procédé d'étalement qui sera indiqué pour le sang (fig. 127, page 527), soit de celui employé pour les crachats. On peut aussi laisser tomber une goutte du pus sur une lamelle qu'on recouvre d'une autre ; on les sépare ensuite et on obtient ainsi des préparations très minces.

Pour les surfaces muqueuses sécrétant du pus, comme par exemple dans les vaginites, bartholinites, etc., il suffit d'appliquer une lame bien propre sur la surface enflammée ; on procède ensuite comme ci-dessus.

Pour le pus urétral de l'homme, on procède de la façon suivante : tenant de la main droite entre le pouce et l'index une lame par une de ses extrémités, on l'approche de très près de l'extrémité du gland, sans le toucher ; de la main gauche on masse le canal d'arrière en avant, jusqu'à ce qu'on ait réussi à faire sourdre une goutte de pus par le méat. En approchant alors la lame de verre, on recueille cette goutte qu'on étale comme on l'a vu plus haut. Pour faire cette recherche il faut que le malade ait du pus dans son canal, et pour cela qu'il y ait assez longtemps qu'il n'ait pas uriné.

Les *pus* sont, en général, très riches en microbes, leur coloration est donc un moyen rapide de diagnostic de l'agent pathogène et peut donner ainsi des indications thérapeutiques.

On rencontre parfois des pus qui ne contiennent pas de microbes, ce sont le plus souvent des *pus graisseux*, c'est-à-dire dont les globules ont subi la dégénescence graisseuse. Ils sont toujours en rapport avec des inflammations très chroniques, durant depuis plusieurs semaines ou plusieurs mois ; à l'examen direct, ils ne contiennent plus de microbes, ce sont des *pus stériles*.

Certains liquides peuvent présenter les caractères extérieurs du pus sans contenir de véritables globules de pus ni de microorganismes. Ils se caractérisent en général par une formule histologique particulière (voy. Examens histologiques). Ce sont les liquides *puriformes aseptiques*.

Les *pus septiques*, au contraire, contiennent toujours beaucoup de micro-organismes. L'examen par la simple coloration permet d'y reconnaître certaines espèces microbiennes, dont la présence éclaire la pathogénie du cas ; on y trouve le plus souvent, et par ordre de fréquence, des staphylocoques, des streptocoques, des pneumocoques, des colibacilles, des gonocoques, etc.

La présence de streptocoques en abondance dans le pus d'une ponction de la plèvre, ou dans une vomique provenant d'une pleurésie interlobaire, implique la nécessité de certaines mesures thérapeutiques, telles que l'ouverture large de la plèvre, tandis que la présence de staphylocoques et surtout de pneumocoques peut permettre parfois de simples thoracentèses.

Le *pus tuberculeux* contient peu de bacilles, il faut avoir recours à la centrifugation ou à des procédés spéciaux pour les y déceler par la simple coloration.

Le *pus actinomycosique* doit être examiné d'une façon spéciale pour pouvoir y retrouver l'organisme spécifique (voy. p. 477).

III. *Examen des exsudats des muqueuses*. — La coloration des microbes dans les mucosités, ou dans les fausses membranes qui se trouvent sur les muqueuses, a une grande importance clinique.

Pour faire le prélèvement, s'il s'agit de mucosités, on peut se servir d'une lame ou d'une anse de platine qu'on promène sur la muqueuse à examiner ; s'il existe des fausses membranes, on cherche à en détacher une parcelle avec un fil de platine.

Il est préférable, surtout chez les enfants qui bougent beaucoup, d'utiliser un instrument moins pointu. On se sert à cet effet du petit dispositif suivant que l'on trouve dans tous les laboratoires, tout stérilisé et tout prêt : il consiste en un simple fil de fer dont l'extrémité inférieure est entourée d'ouate de manière à former un tampon étroit mais allongé ; l'extrémité supérieure du fil est tordue en boucle et forme manche ; le fil de fer ainsi préparé est placé dans un tube à essai, bouché à l'ouate et stérilisé au four à flamber. C'est ce qu'on appelle un *écouvillon*.

Pour l'utiliser, on le retire aseptiquement du tube à essai et on le promène, en appuyant un peu fortement, sur la muqueuse à examiner.

On emploie un instrument semblable, mais recourbé à son extrémité, pour l'examen du mucus rhino-pharyngé.

La substance prélevée, soit à l'anse de platine, soit avec l'écouvillon, est alors délayée dans une goutte d'eau stérilisée, qu'on a déposée au centre d'une lamelle tenue par une pince appropriée. On voit la goutte d'eau se troubler et on l'étale sur toute la surface de la lamelle.

Si l'on a affaire à un débris de fausse membrane, recueilli sur les amygdales, par exemple, il est quelquefois très difficile de le délayer suffisamment pour obtenir une préparation mince. Deguy et Patry ont proposé un procédé permettant cet étalement par la destruction de la fibrine qui compose la fausse membrane, tout en gardant aux microbes leur place respective dans cette dernière.

Pour cela, on prélève un petit fragment de fausse membrane de 1 millimètre à $1^{mm},5$ de diamètre, aussi mince que possible. On le lave en l'agitant dans de l'eau stérilisée pour le débarrasser des impuretés de surface. On le place ensuite sur une lame avec quelques gouttes d'une solution de bleu alcalin (voy. p. 423). Au bout de 10 à 15 minutes, on lave à l'eau distillée ; on enlève l'excès d'eau à l'aide de papier buvard et on met 1 goutte d'une solution de potasse à 1/20, qu'on laisse agir pendant 20 à 30 minutes. On enlève l'excès de potasse au papier buvard et on verse sur la préparation une goutte de silicate de potasse liquide ; on recouvre d'une lamelle, en évitant avec soin les bulles d'air ; on écrase légèrement la préparation en pressant un peu sur la lamelle et on met le tout à l'étuve jusqu'à dessiccation complète.

Si la préparation est bien réussie, elle doit avoir une belle coloration violette ; la fibrine est entièrement dissoute et les bactéries ont conservé leurs places respectives.

L'examen par la coloration directe des *exsudats des muqueuses*, mucosités ou fausses membranes, a une très grande importance clinique, surtout lorsqu'il s'agit de fausses membranes provenant de la gorge.

Cet examen direct indique souvent mieux que les cultures, lorsqu'il y a association, la vraie flore microbienne ; il donne surtout des renseignements plus exacts sur le degré d'abondance des microbes et sur le rapport numérique des espèces les unes par rapport aux autres.

Il est aussi permis de penser que la constatation de microbes sur les frottis a pratiquement plus de valeur que dans les cultures, parce qu'elle indique non seulement comme ces dernières leur simple présence, mais encore leur abondance et leur pullulation spontanées.

Il faut avoir recours à l'examen direct par la coloration du mucus ou des fausses membranes dans tous les cas d'*angine,* concurremment et parallèlement avec les cultures, pour pouvoir attribuer la pathogénie de l'affection au microbe le plus abondant.

Dans les angines simples, on rencontre le plus souvent, en association ou à l'état de pureté, le streptocoque, le staphylocoque ou le pneumocoque.

Les angines diphtériques sont caractérisées par la présence du bacille qui leur est spécial, dans l'une de ses trois variétés, court, moyen ou long. Il peut être pur ou associé à d'autres espèces microbiennes (streptocoque, staphylocoque, pneumocoque, bacterium coli, etc.). L'association avec le streptocoque paraît être la plus grave, elle peut donner lieu à de vraies septicémies.

Il faut se rappeler que le bacille diphtérique peut exister dans la gorge en donnant lieu à une simple inflammation sans fausses membranes ; il est donc indispensable, dans les milieux suspects, de faire l'examen direct du mucus de l'arrière-gorge et des amygdales, même lorsqu'elles sont simplement enflammées.

Le bacille de la diphtérie peut persister, surtout sur la muqueuse nasale, très longtemps après la disparition des accidents locaux. Ce fait est généralement considéré comme ayant une grande importance au point de vue de la prophylaxie et de la transmission de la diphtérie. A tort ou à raison, on admet qu'un malade ne doit être considéré comme ayant cessé d'être contagieux que lorsque ses mucosités, buccales, pharyngiennes et nasales, ne contiennent plus de bacilles diphtériques.

Enfin, l'examen des exsudats des muqueuses permet la distinction des fausses membranes diphtériques d'avec les autres affections de la gorge qui peuvent les simuler (noma et muguet par exemple).

IV. **Examen des sérosités.** — Pour les sérosités normales et pathologiques, y compris le liquide céphalo-rachidien, on procède comme pour l'examen cytologique (voy. p. 357). Il faut toujours opérer sur des quantités un peu considérables de liquide et avoir soin de défibriner les sérosités coagulables. On fait plusieurs préparations comme pour la cytologie.

Les sérosités des épanchements contiennent, en général, très peu de microbes, leur recherche par la coloration est donc très ardue ; d'où la nécessité de procédés spéciaux que nous décrirons plus loin.

Pour le liquide céphalo-rachidien, il faut centrifuger, aussitôt après la ponction, le liquide placé dans un tube à bout effilé, recueillir le culot, en faire des frottis. On peut aussi laisser reposer le liquide à l'abri des poussières de l'air dans un verre de montre pendant vingt-quatre à quarante-huit heures ; au bout de ce laps de temps, il s'est souvent formé, dans le cas de méningite, un petit flocon fibrineux. C'est celui-ci qu'on étale sur lame et qu'on examine.

V. *Examen des urines.* — L'urine doit être fraîchement émise ou retirée par la sonde. La pullulation des germes s'y faisant très rapidement, l'attente peut changer les rapports de nombre des diverses espèces microbiennes que le liquide contient. On peut remédier à cet inconvénient en ajoutant à l'urine, comme on l'a vu pour la sédimentation (p. 224) et dans les mêmes proportions, une solution de thymol.

On centrifuge l'urine ; la centrifugation doit être rapide et continuée longtemps, en décantant la partie supérieure et en rajoutant successivement du liquide, jusqu'à ce qu'on obtienne un petit culot blanchâtre. Le culot, recueilli avec une pipette effilée, est étalé sur des lames et desséché à l'air, ou mieux à l'exsiccateur, à l'abri des poussières de l'air.

On peut aussi centrifuger l'urine, décanter le liquide clair qu'on remplace par de l'eau distillée, centrifuger de nouveau, décanter, laver et centrifuger encore ; de cette façon on se débarrasse des sels dissous dans l'urine, qui se déposeraient lorsqu'on sèche la préparation.

On a recours aussi quelquefois à une sorte de collage du liquide ; à cet effet, on dilue de l'albumine de l'œuf dans quatre fois son volume d'eau distillée ; après avoir agité, on recueille le liquide opalescent qui surnage ; on ajoute 10 centimètres cubes de ce liquide à l'urine à examiner, on agite ; on chauffe doucement au bain-marie, il se forme des flocons dans lesquels on découvre les bacilles.

La coloration des microbes dans l'*urine* est surtout utilisée en clinique pour rechercher l'élément pathogène (gonocoque, staphylocoque, streptocoque, colibacille, bacille typhique, pneumocoque, etc.), lorsque l'urine est déjà purulente, à un degré plus ou moins marqué, dans les *cystites* ou les *pyélonéphrites*. Mais c'est surtout la constatation du bacille tuberculeux qui est importante. Sa présence est pathognomonique de la *tuberculose*, au moins dans certaines conditions, tandis que tous les autres microbes peuvent ne se trouver dans l'urine qu'à titre d'infection secondaire.

On sait depuis plusieurs années que certaines maladies infectieuses, dont et surtout la *fièvre typhoïde*, peuvent s'accompagner d'élimination de leur bacille pathogène par les urines. Cette élimination se fait par décharges plus ou moins intenses et souvent très persistantes. Ces bactéries de l'urine, plus fréquentes en cas de lésion des reins, peuvent cependant provenir soit de l'infection générale sans inflammation rénale, soit d'une simple pullulation microbienne dans la vessie, même sans inflammation locale.

La constatation de ces décharges de microbes, appelées *bactériuries*, qui est chose facile par la simple coloration du dépôt urinaire, peut avoir une certaine importance clinique pour le pronostic.

VI. *Examen du sang.*

— Le sang recueilli par piqûre aseptique d'un doigt, ou par ponction d'une veine, est étalé en couche mince sur une lame ou entre deux lamelles. La couche de sang doit être très uniforme et très mince.

Pour cela, on laisse tomber une goutte de sang sur une des extrémités d'une lame ; puis avec le bord d'une lamelle rodée, formant un angle de 45° avec la surface de la lame, et tenue entre le pouce et l'index de la main droite, tandis que la

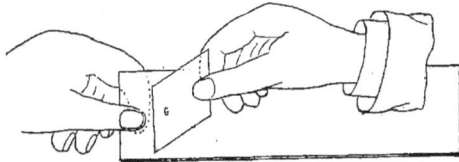

Fig. 127. — Étalement du sang.

main gauche tient solidement et horizontalement la lame, on étend en couche mince et régulière la goutte de sang, en faisant glisser la lamelle sur la lame (fig. 127).

Ou bien, on laisse tomber une goutte de sang sur une lamelle, on applique immédiatement dessus une autre lamelle, on comprime légèrement entre le pouce et l'index et on sépare les deux lamelles en les tirant doucement et parallèlement en sens contraire ; il est bon de ne pas les superposer exactement au début de façon à pouvoir les saisir par leurs angles.

Pour faire une recherche de microbes dans le sang par coloration, il faut toujours faire un grand nombre de préparations, pour avoir des chances suffisantes de rencontrer les germes. Le sang ne contient, en effet, sauf dans quelques cas particuliers, que très peu de microbes dans les diverses maladies infectieuses où l'on peut en rencontrer, il est, par suite, presque toujours nécessaire pour les trouver d'avoir recours aux procédés spéciaux ou aux cultures.

La recherche des microbes dans le *sang* par simple coloration ne convient qu'à certaines maladies dans lesquelles ce milieu est riche en micro-organismes ; telles sont : la *fièvre récurrente,* où l'on trouve dans le sang du malade, pendant l'accès seulement, les spirilles caractéristiques, et le *charbon* avec la bactéridie charbonneuse.

Nous ne faisons que rappeler ici qu'on peut retrouver dans le sang des protozoaires, filaires, etc. (voy. p. 462).

VII. *Examen des selles.* — On choisit dans les selles une parcelle solide qu'on écrase et qu'on étend en couche mince sur une lamelle ; ou bien avec une anse de platine on prélève un peu de selle liquide et on l'étale sur la lamelle. On laisse sécher et on fixe.

Dans certains cas, pour la recherche des bacilles tuberculeux notamment, on recommande de constiper le malade au préalable, en lui donnant du bismuth. On fait alors la recherche des bacilles sur la croûte noire consistante qui entoure la selle. Cette croûte, ayant été en contact intime avec les ulcérations intestinales, a plus de chance de contenir des bacilles que l'intérieur des fèces.

On peut encore délayer une petite quantité de matières dans quelques centimètres cubes d'eau, séparer grossièrement les parties les plus volumineuses par une centrifugation rapide, recueillir le liquide qui surnage et le diluer dans de l'alcool, centrifuger de nouveau et examiner le culot. Si ce culot est volumineux, on peut traiter par l'antiformine (voir p. 533).

De Nabias procède autrement : il délaie une assez grande quantité de matières fécales dans un récipient avec de l'alcool à 40° jusqu'à désagrégation complète. On ajoute ensuite une légère couche d'éther ; on remue un instant, puis on laisse reposer. La couche d'éther surnage ; celui-ci s'évapore assez rapidement ; il se forme à la surface un léger voile. C'est dans celui-ci qu'on recherche les bacilles.

Pour différencier dans les selles les microbes saccharolytes des protéolytes, on broie dans un mortier une petite quantité de fèces avec un peu d'eau. On centrifuge. Le liquide trouble surnageant est décanté, puis dilué avec 2 fois son volume d'alcool à 96°. On centrifuge de nouveau, on décante le liquide et on fait un frottis avec le culot, en étalant une petite quantité de celui-ci entre deux porte-objet.

Pour la coloration, on emploie les réactifs suivants :

1° On fait bouillir 2 grammes de violet de gentiane dans 200 centimètres cubes d'eau distillée pendant une demi-heure ; on filtre (la solution se conserve longtemps).

2° On mélange 11 centimètres cubes d'alcool absolu avec 3 centimètres cubes d'aniline (se conserve longtemps).

3° Solution de Lugol (1 gramme d'iode, 2 grammes d'iodure de potassium dans 60 centimètres cubes d'eau).

4° Aniline et xylol à parties égales.

5° Xylol pur.

On mélange la solution 1 et la solution 2 dans la proportion de 8 1/2 à 1 1/2 (ne se conserve que 2 à 3 semaines) ; on colore 1/2 minute avec ce mélange, puis on enlève l'excès de colorant au moyen de papier filtre ; on fait agir la solution 3 ; on enlève de nouveau l'excès au papier filtre.

On laisse ensuite couler goutte à goutte le mélange aniline-xylol sur la préparation jusqu'à ce que le liquide ne dissolve plus la couleur. Pour terminer, on lave une fois au xylol, puis on sèche. On colore le fond avec une solution diluée de fuchsine phéniquée.

En suivant cette technique, les micro-organismes saccharolytes seraient colorés en rouge, les protéolytes en bleu.

L'examen bactériologique des *selles* par coloration directe a une grande importance clinique pour le diagnostic des diarrhées infantiles ; suivant l'espèce microbienne rencontrée, la thérapeutique variera : ainsi les simples diarrhées dyspeptiques avec du bactérium coli seront traitées autrement que les entérites à streptocoques ou à bacilles typhiques.

Cet examen sert aussi pour le diagnostic du choléra.

Il rend encore de grands services pour distinguer les entérites chroniques simples de la dysenterie microbienne, dans laquelle on trouve le bacille décrit par Chantemesse et Widal.

Par contre, chez les tuberculeux, les bacilles dans les selles pouvant provenir de la déglutition des crachats, leur présence n'aura de valeur pour le diagnostic des ulcérations tuberculeuses de l'intestin que dans les cas où les crachats en seraient eux-mêmes indemnes.

Chez les enfants, ou chez certains malades qui ne savent pas expectorer leurs crachats, la recherche des bacilles dans les selles peut suppléer à leur recherche dans les crachats.

VIII. **Examens de tissus.** — 1. **Sur frottis.** — On peut vouloir examiner la flore microbienne de divers tissus, sans qu'il y ait besoin de conserver aux microbes leurs places respectives. Dans ce cas, après avoir recueilli avec les précautions d'asepsie convenables le fragment de tissu qu'on doit examiner, on fait dans son intérieur une coupe fraîche avec un scalpel stérile et on applique directement la surface de coupe sur une lame bien propre. On la frotte sur toute la longueur de la lame en pressant un peu le fragment de manière à faire sourdre du liquide. On obtient ainsi une couche suffisamment mince.

2. **Sur coupes.** — On a recours à des coupes histologiques colorées quand il y a lieu d'étudier la répartition exacte des microbes dans les organes.

Les pièces à couper, qu'elles proviennent d'opérations chirurgicales, de biopsies ou d'autopsies, doivent être recueillies le plus vite possible après leur prélèvement, avec toutes les précautions d'asepsie désirables. Coupées en fragments cubiques de 1 centimètre de côté environ, elles sont placées dans un liquide fixateur.

On emploie, le plus souvent, le sublimé acétique (p. 420) ou le mélange chromo-acétique (p. 421), ou encore la solution suivante :

Sublimé à saturation dans l'eau. . . . . 500 grammes.
Acide chromique, solution à 1 pour 100. . . . 500 —
— osmique . . . . 1 —
— acétique glacial . . . . 100 —

Après un séjour de 12 heures dans le liquide fixateur, suivi de lavage, le fragment est déshydraté trois fois par des passages successifs dans des alcools à des taux progressifs de concentration, allant de 60° à 100°, pendant 24 heures dans chaque alcool. L'inclusion se fait à la paraffine, après un passage de 24 heures dans le xylol, par les procédés histologiques ordinaires.

Le morceau doit être débité en coupes très minces et très égales ; pour qu'on puisse bien voir les microbes elles ne doivent pas avoir plus de 7 μ d'épaisseur.

La coupe est placée bien étalée sur une lame, recouverte d'une couche mince d'un mélange à parties égales de blanc d'œuf et de glycérine. On met le tout à l'étuve ; l'albumine se coagule et fixe intimement la coupe à la lame dont elle ne doit plus pouvoir se décoller. On déparaffine au xylol, on lave à l'alcool et on traite la coupe comme un frottis, avec quelques modifications que nous verrons plus loin.

La recherche par coloration des microbes *dans les tissus* a une certaine importance en clinique. Lorsqu'on veut conserver aux microorganismes cherchés leurs places respectives par rapport aux régions ou par rapport aux cellules, il est indispensable d'avoir recours aux coupes sériées et non aux frottis.

Les fragments de tissus à examiner ne proviennent pas uniquement d'opérations, de biopsies ou d'autopsies ; on peut avoir aussi à examiner des débris de tumeurs, évacués par la bouche ou par le rectum.

On peut faire le diagnostic du lupus d'avec le farcin par la recherche des bacilles tuberculeux dans le fragment enlevé par une biopsie.

Lorsqu'il s'agit de pièces recueillies à l'autopsie, il faut se rappeler que les pullulations qui se font après la mort peuvent fausser complètement les résultats ; il faut donc, lorsqu'on veut faire un examen bactériologique, procéder à l'autopsie le plus tôt possible après le décès.

C'est surtout dans l'expérimentation sur les animaux, que l'examen des tissus est important pour y rechercher aussitôt après la mort le microbe inoculé. C'est ainsi qu'on fera des coupes, ou des frottis, des organes des animaux inoculés avec des produits pathologiques, pour y chercher le pneumocoque, le bacille de la tuberculose, ceux du tétanos ou du charbon.

Dans certains modes d'inoculation, la méthode des coupes peut permettre de préciser la voie suivie par les bacilles.

II. — PROCÉDÉS SPÉCIAUX

Lorsqu'il s'agit de rechercher les microbes par coloration dans un liquide coagulable, tel que le sang et les épanchements séro-fibrineux, on est gêné par le coagulum qui, en se formant, emprisonne dans ses mailles les micro-organismes.

Il est indiqué alors, ou bien d'empêcher la formation du caillot au moyen d'une substance anti-coagulante, ou bien de dissoudre le coagulum fibrineux de façon à obtenir un liquide homogène qu'on puisse centrifuger ou laisser déposer. D'autre part, dans des liquides non coagulables, comme les crachats ou le pus, la grande quantité des éléments histologiques, le mucus, etc. rendent la recherche des germes fort difficile. Aussi est-il nécessaire de procéder à la liquéfaction des parties coagulées de ces liquides, par l'un des procédés spéciaux dont la description va suivre.

Causes d'erreur. — La plupart de ces procédés sont longs

et compliqués. Ils exigent tous, pour éviter les erreurs, de prélever le sang ou les sérosités selon les règles d'une asepsie parfaite.

On a prétendu aussi que certains des réactifs employés modifiaient les caractères morphologiques des bacilles et leur réceptivité pour les couleurs; mais, en fait, les diverses critiques formulées à ce point de vue s'adressent plutôt aux procédés de coloration défectueux employés par certains auteurs, qu'aux méthodes de prélèvement et de concentration elles-mêmes.

1. — Homogénisation.

L'homogénisation a pour but de transformer la substance à examiner (crachats, pus, urines, matières fécales) en un liquide fluide et homogène dans lequel on peut rechercher les bacilles, soit par centrifugation, soit par simple sédimentation.

La question de densité joue un rôle important, la densité du bacille de la tuberculose oscille en effet entre 1 010 et 1 080, tandis que la densité des crachats homogénisés par les diverses méthodes varie de 1 000 à 1 120 et même davantage.

C'est la densité du produit à homogéniser qui commande le procédé de collection : si la densité est inférieure à 1 010, centrifugation et recherche des bacilles dans le culot ; si elle est supérieure à 1 080, centrifugation et recherche des bacilles à la partie supérieure du tube, ou collection par des substances de densité légère : éther, ligroïne, etc.

a. **Par la soude ou la potasse.** — On additionne les crachats à examiner de 6 à 8 fois leur volume d'une solution à 1 ou 2 pour 100 de potasse ou de soude caustique ou, ce qui revient au même, on ajoute à une cuillerée à soupe de crachats deux cuillerées à soupe d'eau additionnées de 8 à 10 gouttes de lessive de soude. On porte le mélange à l'ébullition dans une capsule de porcelaine jusqu'à obtention d'une masse homogène; on ajoute encore une certaine quantité d'eau, on centrifuge ensuite ou on laisse déposer. On recherche les bacilles dans le sédiment.

Bezançon et Philibert ajoutent à 10 centimètres cubes de crachats (de pus, ou de matières fécales) 100 centimètres cubes d'eau et 10 gouttes de lessive de soude ; on porte à l'ébullition pendant 10 minutes dans une capsule de porcelaine ; si la densité est de 1 000, on centrifuge directement ;

si elle est supérieure à 1 000, on la ramène à ce chiffre, par addition d'alcool à 50°, puis on centrifuge. Les bacilles sont réunis dans le culot.

b. **Par l'antiformine.** — L'antiformine, employée dans l'industrie, contient environ 6 pour 100 d'hypochlorite de soude et 7,4 pour 100 de lessive de soude ; on emploie une solution à 20 pour 100. A 1 volume de crachats, on ajoute 4 à 6 volumes de cette solution, suivant la consistance des crachats.

On introduit le mélange dans une éprouvette cylindrique de 100 centimètres cubes qu'on bouche soigneusement. On agite énergiquement et fréquemment. Au bout de 1 à 3 heures, l'homogénisation est achevée. Le liquide présente alors une coloration jaune grisâtre. Il ne reste plus qu'à centrifuger et à chercher les bacilles dans le culot.

Le poids spécifique relativement élevé du mélange gêne parfois la centrifugation. Dans ce cas, on peut ajouter au liquide une certaine quantité d'alcool. Pour dissoudre les cristaux, on lave le culot à l'eau distillée et, le cas échéant, on ajoute 2 à 3 gouttes d'acide acétique.

Il est plus simple d'ajouter au liquide homogénisé 1 à 3 centimètres cubes de *ligroïne* ; celle-ci, obtenue par distillation de l'huile minérale, se rapproche de l'éther de pétrole ; elle a une densité de 0,73 et un point d'ébullition de 100 à 120°. Les bacilles tuberculeux, à cause de leur enveloppe cireuse, adhèrent plus fortement aux substances hydrocarbonées dissolvantes des graisses qu'aux milieux aqueux.

Après avoir ajouté la ligroïne au liquide, on agite énergiquement. La ligroïne, en raison de sa faible densité, remonte à la surface du liquide. Pour hâter cette séparation, on porte le récipient à 60 ou 65° au bain-marie pendant une demi-heure. Au bout de ce laps de temps, la ligroïne s'est rassemblée en couche mince à la surface ; immédiatement au-dessous d'elle, à la limite de séparation, s'est formée une couche grisâtre, qu'on prélève au moyen d'une spatule flambée et qu'on étale sur lames. Les bacilles tuberculeux se trouvent seuls dans cette couche, les autres bactéries qui ne possèdent pas d'enveloppe cireuse restant au fond du récipient.

c. **Par l'ammoniaque.** — On prend 5 à 10 centimètres cubes de crachats auxquels on ajoute quelques gouttes d'ammoniaque pour obtenir un liquide homogène ; on mélange avec une quantité égale de solution de chlorure de sodium à

25 pour 100, puis on centrifuge. Les bacilles se concentrent dans les couches supérieures du liquide.

d. **Par l'eau oxygénée** (Sorgo). — On agite énergiquement dans un tube 5 à 10 centimètres cubes de crachats, de façon à obtenir une masse aussi homogène que possible ; puis on ajoute une certaine quantité d'eau oxygénée qui produit une forte effervescence. On dissout alors dans l'alcool l'écume qui s'est formée et l'on centrifuge énergiquement. Les bacilles sont tous réunis dans le culot.

e. **Par le carbonate de soude et la soude caustique.** — 1 volume de crachats est additionné de 1/2 volume de carbonate de soude à 0,6 pour 100 ; le tout est introduit dans un vase cylindrique bouché et laissé à l'étuve à 37° pendant vingt-quatre heures (auto-digestion).

On jette la plus grande partie du liquide qui surnage, pour ne traiter que le dépôt, qui est centrifugé ; le liquide clair est rejeté. A 1 volume du culot on ajoute 4 volumes de soude caustique à 0,25 pour 100. On porte à l'ébullition en agitant soigneusement, puis on centrifuge.

Par ce procédé les bacilles seraient 20 à 30 fois plus nombreux que par l'examen direct des crachats.

On aurait pu penser que l'homogénisation par ces divers agents pourrait enlever aux bacilles leurs réactions colorantes par dissolution de la coque qui les entoure. L'expérience a prouvé qu'il n'en était rien. Comme l'ont montré Sabrazés et Matthys, les bacilles tuberculeux sont encore parfaitement colorables après un séjour de vingt-quatre heures en présence de lessive de soude ou d'ammoniaque.

2. — Digestion.

a. **Par la pancréatine.** — 5 à 10 centimètres cubes de crachats, placés dans un vase conique, sont additionnés d'environ 10 fois leur volume d'une solution à 2 pour 100 de soude, additionnée de 50 centigrammes de pancréatine du commerce ; on mélange le tout et l'on porte à l'étuve à 38°-40° pendant 24 heures. Au bout de ce laps de temps, les crachats sont digérés et les bacilles se trouvent dans le résidu au fond du verre. Lorsqu'on craint d'être gêné pour le traitement ultérieur par l'alcalinité du milieu, on peut, après décantation, laver à l'eau distillée et centrifuger.

Lorsqu'on cherche, par ce procédé, des bactéries autres que le bacille tuberculeux il suffit d'ajouter au mélange, pour éviter la pullulation des germes ou l'introduction des micro-organismes du dehors, quelques gouttes d'un antiseptique, par exemple d'une solution alcoolique saturée d'acide salicylique ou de thymol ; on peut aussi étendre le mélange de 1/5e de son volume d'eau chloroformée saturée.

On rejettera pour cet usage celles des pancréatines du commerce qui contiennent du carbonate de chaux ou d'autres substances insolubles.

b. **Par la pepsine** : Inoscopie (A. Jousset). — La technique est un peu différente selon qu'il s'agit de sang ou de liquide d'épanchement séro-fibrineux.

Sang. — 30 centimètres cubes de sang, recueillis aseptiquement par ponction veineuse, sont laqués dans 150 à 200 grammes d'eau distillée stérilisée. Au bout de deux ou trois heures, on filtre sur une compresse bouillie dans l'eau alcaline. On lave à l'eau distillée sur la compresse jusqu'à obtention d'une fibrine à teinte blanc rosé.

On peut aussi recueillir le sang au moyen de ventouses scarifiées. On le laisse alors se coaguler spontanément, puis on procède comme ci-dessus.

Épanchements. — Pour les liquides séro-fibrineux, on recueille aseptiquement au moins 100 centimètres cubes de liquide, on attend la coagulation, on filtre sur une compresse et on lave comme pour le sang.

Pour les liquides qui ne contiennent pas de fibrine, on procède de la manière suivante : le liquide est additionné de 1 à 3 volumes d'eau ; on ajoute 30 à 40 grammes de plasma salé (composé de plasma de cheval et d'eau salée). Lorsque la coagulation s'est produite, on procède comme ci-dessus.

Le lavage de la fibrine achevé, on recueille les flocons sur la compresse au moyen d'une spatule flambée. On les place dans un flacon à large goulot bouché à l'émeri ; on verse dans le flacon, suivant l'importance du caillot, 10 à 30 centimètres cubes de suc gastrique artificiel dont la composition est la suivante :

Pepsine en paillettes du Codex . .	1 à 3 grammes.
Glycérine pure	} āā 10 centimètres cubes.
Acide chlorhydrique à 22° Baumé. .	}
Fluorure de sodium.	3 grammes.
Eau distillée	1 000 —

Le flacon est placé à l'étuve entre 38° et 45° ; il doit être agité toutes les demi-heures environ. La digestion est achevée en deux ou trois heures. On centrifuge, puis on cherche les bacilles dans le culot. Pour la coloration des bacilles tuberculeux, Jousset conseille la fuchsine phéniquée et le bleu de méthylène (p. 534).

3. — Hémolyse.

1. Hémolyse par l'eau (Nattan-Larrier et Bergeron). — On prélève aseptiquement, au moyen d'une seringue stérilisée, 10 centimètres cubes de sang par ponction veineuse. Le sang est projeté directement dans un flacon contenant 200 grammes d'eau distillée stérilisée ; on agite le mélange pendant 3 ou 4 minutes. Le liquide obtenu, couleur sirop de groseilles, est réparti dans 8 tubes à centrifuger ; on centrifuge pendant un quart d'heure, on réunit ensuite, dans 2 tubes à bout effilé, le culot des 8 premiers tubes : on centrifuge de nouveau.

Le culot obtenu est étalé sur lame, fixé et coloré par les méthodes ordinaires.

2. Hémolyse par l'alcool (Loeper et Louste). — La technique est un peu différente : d'une part, selon qu'on recueille le sang par la piqûre du doigt ou par ponction d'une veine ou d'un foyer hémorragique ; d'autre part, selon que le sang est pur ou mélangé à des liquides tels que l'urine ou les sérosités.

Pour le sang à recueillir par la piqûre du doigt, après avoir pris les précautions habituelles d'asepsie, on le laisse couler directement dans un tube à centrifuger stérilisé, contenant 15 centimètres cubes d'*alcool au tiers* (composé de 1 partie d'alcool à 90° et 2 parties d'eau distillée stérilisée). On laisse tomber ainsi 15 gouttes de sang dans le liquide. Après chaque goutte on agite, pour éviter la formation d'un caillot et assurer la dissolution des hématies. Après avoir agité une dernière fois, on centrifuge pendant 3 à 5 minutes.

Pour retirer le sang d'une veine ou d'un foyer hémorragique, on emploie une seringue de 20 centimètres cubes, stérilisée, dans laquelle on a aspiré 19 centimètres cubes d'alcool au 1/3. Après asepsie de la région, on ponctionne avec la seringue et on aspire 1 centimètre cube de sang. On agite, puis on centrifuge dans deux tubes.

Pour les liquides hémorragiques, on les centrifuge dans des

tubes coniques ; lorsqu'ils sont déjà coagulés, il est nécessaire de les défibriner au préalable. On les recueille ensuite
en décantant le liquide clair, qu'on remplace par de l'alcool au
1/3 et on centrifuge de nouveau.

Le culot, étalé sur lames, est fixé et coloré par les méthodes ordinaires. Ce procédé présente le grand avantage de ne
pas altérer les éléments figurés autres que les globules rouges.

4. — Anticoagulants.

1. **Fluorure de sodium.** — Dans un récipient stérilisé, on
introduit 300 à 500 centimètres cubes d'une solution de fluorure de sodium à 1 pour 100. On laisse ensuite s'écouler dans
le récipient une quantité égale du liquide séro-fibrineux à
examiner. On agite le contenu du récipient de façon à obtenir
un mélange uniforme. On verse le liquide dans un vase conique. On laisse au repos et au frais pendant 24 heures. Le dépôt qui s'est formé au fond du vase est réparti dans les tubes
d'un centrifugeur.

Pour la coloration des bacilles tuberculeux il est recommandé de pousser très loin la décoloration.

2. **Procédé de la sangsue** (Lesieur). — Après avoir nettoyé
et aseptisé la région choisie, on applique trois ou quatre
grosses sangsues vierges lavées à l'eau bouillie. Au bout de
30 à 40 minutes, les sangsues gorgées de sang se détachent
d'elles-mêmes. On saisit alors avec la main enveloppée d'un
linge l'extrémité postérieure de chacune d'elles, on sectionne la
tête de l'animal, puis on exprime le sang par pression d'arrière
en avant. On en obtient ainsi environ 20 à 25 centimètres
cubes. Ce sang, incoagulable, est recueilli dans un tube à centrifuger stérilisé. On centrifuge pendant 15 à 20 minutes. La
partie la plus profonde du culot, aspirée au moyen d'une pipette capillaire stérilisée, est étalée sur lames, fixée et colorée.

On peut aussi ne placer qu'une sangsue et, lorsque celle-ci
commence à se gorger, on la sectionne par le milieu ; elle
continue néanmoins à sucer le sang et celui-ci s'écoule indé-
finiment, ce qui permet d'en recueillir autant qu'on le désire ;
Weill et Lesieur donnent à ce procédé le nom de *sangsue en
fontaine.*

Les procédés ci-dessus ont pour objet commun d'écarter ou de détruire
les substances organiques qui gênent la recherche des bacilles, de

façon à pouvoir concentrer ceux-ci dans un petit volume de liquide ;
ils sont destinés à mettre en évidence, dans les différents produits de
l'organisme, des bacilles peu abondants. En fait ils s'appliquent surtout
à la recherche du bacille tuberculeux. Pour les autres espèces, en effet,
qui poussent facilement, il est plus simple de recourir à la culture.

Comme tous ces procédés aboutissent à la coloration des germes, il
en résulte qu'ils ne peuvent différencier une espèce que par ses affinités
colorantes. Or, les réactions colorantes ne constituent qu'un des caractères des bactéries. Ainsi, pour la recherche du bacille tuberculeux,
ces procédés permettent de reconnaître l'existence de bacilles résistant
à la décoloration par les acides, mais ils ne permettent pas de distinguer le bacille de la tuberculose des espèces saprophytiques possédant les mêmes réactions tinctoriales. Pour cette différenciation, le
seul procédé sûr est l'inoculation ; malheureusement celle-ci ne donne
que des résultats tardifs.

Dans la pratique, pour rechercher par coloration dans les divers produits de l'organisme les bacilles rares ou lentement cultivables, on
procédera de la manière suivante :

Crachats. — Examen direct ; puis, si le résultat est négatif, homogénisation et sédimentation par un des procédés ci-dessus.

Urine. — Recueillir l'urine de préférence par cathétérisme ; centrifuger, examiner le culot ; au besoin, si l'urine est très purulente,
homogénisation du dépôt.

Matières fécales. — Lorsque les selles sont moulées, on peut rechercher les bacilles par prélèvement direct à leur surface ou par homogénisation des mucosités qui entourent les fèces.

Sang. — Employer l'hémolyse ou pratiquer la digestion de la fibrine.

Liquides séro-fibrineux. — Recueillir une grande quantité de liquide
(200-300 centimètres cubes), empêcher la formation du caillot par
addition de fluorure de sodium ou pratiquer l'inoscopie.

Pus. — Examen direct, puis, si le résultat est négatif, homogénisation.

CHAPITRE II

COLORATIONS

I. — PROCÉDÉS GÉNÉRAUX

I. *Dessiccation*. — Les préparations faites comme on
l'a vu plus haut sont d'abord desséchées. Pour cela, on peut
employer plusieurs procédés :

a. Par l'air. — On laisse la préparation sécher simplement à
l'air, en ayant soin de la placer à l'abri des poussières, sous une
cloche de verre dont on empêche la fermeture hermétique,
par exemple en mettant quelques morceaux d'allumettes sous

son bord. Pour aller plus vite, on peut souffler de l'air avec une poire (voir *Cytologie*).

b. **Par l'exsiccateur.** — Pour activer la dessiccation, on se sert de l'exsiccateur. Il consiste en un récipient de verre, fermé hermétiquement par un couvercle de verre, contenant à sa partie inférieure un petit cristallisoir, dans lequel on place un corps hygroscopique quelconque, acide sulfurique ou chlorure de calcium. Au-dessus de ce cristallisoir, se trouve un chevalet sur lequel repose la préparation à dessécher. Un séjour de 5 à 10 minutes suffit pour sécher entièrement toutes les préparations ; il faut avoir soin de renouveler de temps à autre la substance hygroscopique.

c. **Par la chaleur.** — On porte la préparation à la température de 37°, jusqu'à ce qu'elle soit entièrement sèche, soit en la mettant à l'étuve, soit en la plaçant sur une plaque chauffante.

Pour aller vite et lorsqu'on ne craint pas d'altérer un peu les éléments histologiques, on peut chauffer directement la préparation sur la flamme d'un bec de Bunsen ou d'une lampe à alcool ; on contrôle la température en appliquant de temps en temps la lame sur le dos de la main ; dès qu'on a la sensation de brûlure, on cesse de chauffer.

Pour éviter une chaleur trop vive, on peut aussi mettre sous la lame préparée une autre lame, ce qui empêche une chaleur trop brusque et trop élevée.

II. *Fixation.* — La fixation a deux buts : assurer l'adhérence à la lame du produit étalé, et coaguler l'albumine des éléments de la préparation pour fixer leurs formes.

Les éléments microbiens et cellulaires doivent conserver leurs formes exactes si la fixation a été bien faite. Il est indispensable pour les divers actes de la coloration que l'adhérence du produit avec la lame soit très intime.

La fixation, qui demande beaucoup de soins en cytologie, peut être faite plus sommairement en bactériologie où, en général, la forme cellulaire importe peu ; les microbes sont plus résistants que les cellules et ne se déforment pas ou presque pas.

a. **Par la chaleur.** — Pour fixer par la chaleur ; il suffit de passer lentement la lamelle dans la flamme bleue d'un bec de Bunsen, trois fois de suite, le côté enduit de la préparation tourné en haut. La chaleur subie ainsi est d'environ 120°, la fixation obtenue est très suffisante pour les microbes.

Les préparations sur lames doivent être chauffées plus long-temps à cause de l'épaisseur du verre, ou fixées par un autre procédé.

b. **Par les fixateurs chimiques.** — On peut employer tous les fixateurs utilisés en cytologie. Le plus pratique est l'alcool-éther (parties égales); il suffit d'en verser quelques gouttes sur la préparation et de laisser évaporer. Il donne de très bons résultats pour le sang, le pus et les frottis, mais il est infé-rieur aux autres fixateurs chimiques lorsqu'on veut étudier les rapports des microbes de la préparation avec les éléments cellulaires.

Les préparations faites avec des cultures sur milieu glycé-riné sont quelquefois très difficiles à fixer.

La fixation rapide par la chaleur est très suffisante dans presque tous les cas où l'examen des produits pathologiques et des cultures est fait au moyen de la coloration directe; elle donne de bons résul-tats tant qu'il n'est pas nécessaire d'obtenir la conservation des proto-plasmas cellulaires. Pour les coupes, les frottis, le sang, lorsqu'on veut voir les noyaux cellulaires en même temps que les microbes, la fixation au thermostat à une température constante ou la fixation par les agents chimiques deviennent indispensables.

III. *Solutions colorantes.* — La coloration est néces-saire pour faire ressortir les formes microbiennes ; la réfrin-gence des bacilles ne permet pas de s'en passer pour leur identification.

Nous avons déjà vu aux examens cytologiques (page 423) la division des couleurs d'aniline en couleurs acides et cou-leurs basiques ; tandis que les couleurs basiques se fixent spé-cialement sur les noyaux des cellules, les couleurs acides teintent uniformément la préparation sans élection spéciale pour aucun élément; les microbes étant des cellules dans les-quelles le noyau occupe la plus grande place, ce sont les couleurs basiques d'aniline qui les colorent le mieux.

On se sert donc en bactériologie des colorants basiques pour les microbes qu'on veut étudier. Lorsqu'on fait une dou-ble coloration, on réserve les colorants acides pour les germes accessoires, qui ne sont qu'associés à ceux qu'on veut spé-cialement étudier, ainsi que pour le fond de la préparation. Par exception cependant certains micro-organismes ne se colorent bien que par les colorants acides.

Les couleurs d'aniline employées doivent être parfaitement

pures, et de préférence de même provenance, pour éviter les inégalités de leur pouvoir colorant. Il faut les conserver toujours à l'abri de la lumière et de l'humidité.

Les solutions colorantes ne doivent jamais être préparées en grandes quantités à la fois ; elles doivent être parfaitement claires, limpides et conservées dans des flacons de verre de couleur bien bouchés.

On emploie soit des solutions aqueuses, soit des solutions alcooliques, soit, le plus souvent, des solutions hydro-alcooliques, contenant 10 parties d'eau pour une d'alcool. Les solutions aqueuses, bons milieux de culture, se couvrent très vite de moisissures ; les solutions alcooliques se conservent mieux, mais se concentrent toujours un peu par l'évaporation de l'alcool.

Mordançage. — Pour activer l'action des colorants, on utilise le procédé qui est employé en teinturerie ; certaines substances, désignées sous le nom de *mordants*, ont la propriété de se combiner à la fois avec l'élément cellulaire et avec la substance colorante ; elles déterminent ainsi une combinaison plus rapide et plus solide entre la couleur et le microbe.

Les mordants les plus usités sont : les acides acétique, oxalique, phénique à 5 pour 100 ; la créosote ; le tanin à 25 pour 100 ; l'iode en solution iodo-iodurée ; le bichlorure de mercure à 1 pour 1 000 ; la potasse caustique à 1 pour 1 000 ; l'ammoniaque, l'huile d'aniline, etc.

Les mordants peuvent être mélangés à la solution colorante, leur action se manifeste alors en même temps que la coloration ; on les emploie aussi après la solution colorante, en ayant soin de ne pas laver la préparation avant leur emploi.

Outre le bleu alcalin (voy. p. 423), très employé, les solutions colorantes suivantes suffisent amplement pour toutes les colorations ordinaires.

1° *Solution de thionine phéniquée.*

Solution saturée de thionine dans l'alcool à 90°. . . . . 10 centimètres cubes.
Eau phéniquée à 1 pour 100 . . . . 100 —

2° *Bleu de méthylène.*

Bleu de méthylène 1ᵍʳ,50
Alcool absolu . . . . 10 grammes.
Eau phéniquée à 5 pour 100. . . . . . . 100 —

3° *Solution anilinée.*

Solution alcoolique saturée de violet
de gentiane . . . .   1 centimètre cube.
Eau anilinée . . . .   10 centimètres cubes.

4° *Violet phéniqué.*

Violet de gentiane . . . .   1 gramme.
Alcool. . . . .   10 centimètres cubes.
Eau phéniquée à 1 pour 100. . . .   90   —

5° *Violet ammoniacal.*

Ammoniaque liquide . . . .   50 centigrammes.
Alcool absolu. . . . .   10 grammes.
Eau distillée.   100   —
Violet de gentiane ou de fuchsine   . . .   quantité suffisante.

6° *Bleu de Roux.*

A. Violet dalhia. . . . .   1 gramme.
Alcool absolu. . . . .   10 grammes.
Eau distillée, q. s. pour.   100   —

B. Vert de méthyle. . . . .   2 grammes.
Alcool absolu   20   —
Eau distillée, q. s. pour.   200   —

Les deux solutions sont préparées séparément, on les laisse reposer pendant vingt-quatre heures. On les mélange et on filtre.

IV. *Modes d'emploi.* — Deux procédés différents sont employés pour les colorations.

L'un consiste à laisser tomber sur la lame ou sur la lamelle, tenue par une pince, quelques gouttes du colorant filtré.

L'autre consiste à immerger la préparation, le côté enduit dirigé en bas, dans un récipient (verre de montre) contenant le colorant.

Il suffit, en général, de laisser agir le colorant pendant 2 à 10 minutes ; dans quelques cas spéciaux, on est obligé de laisser la coloration se faire pendant vingt-quatre heures ; dans ces cas on évitera l'évaporation en couvrant les lames d'une cloche, ou en les plaçant dans des godets spéciaux à couvercle.

On peut souvent éviter les colorations prolongées, nécessitées par certaines espèces bacillaires ou par des colorants peu actifs, en chauffant doucement le bain colorant sur la flamme d'un bec de Bunsen, en évitant l'ébullition du liquide.

Lavage. — Le lavage doit se faire largement, soit en agitant la préparation dans de l'eau distillée, soit en faisant couler un petit jet de ce liquide sur la préparation. Il faut éviter de laver le côté enduit de la lame ou de la lamelle avec un jet trop énergique qui pourrait détacher la préparation.

Si la coloration a été trop intense, on peut faire un lavage rapide à l'alcool pour enlever l'excès de colorant.

1. **Préparations extemporanées.** — *a.* Si la préparation a été faite sur lamelle, il suffit de la sécher rapidement après le lavage, en la faisant passer entre plusieurs doubles de papier filtre et en appuyant légèrement sur elle sans frotter. On dépose ensuite une goutte d'eau distillée sur une lame et on place la lamelle retournée, le coté enduit en bas, sur cette goutte d'eau. L'excès d'eau est enlevé au papier buvard.

Lorsque la préparation est très mince, il est quelquefois difficile de reconnaître le côté enduit de la préparation; pour le retrouver, il suffit de regarder la lame à jour frisant, le côté préparé paraît dépoli, tandis que l'autre face est brillante; on peut aussi gratter légèrement le bord de la préparation avec une aiguille à dissocier.

b. Si la préparation a été faite sur lame, il suffit de la sécher très complètement au papier filtre ou à la poire; on peut l'utiliser ensuite telle quelle pour l'examen microscopique.

2. **Préparations à conserver.** — Si l'on veut conserver les préparations, sur lame ou sur lamelle, il faut les sécher le plus complètement possible, les passer rapidement à l'alcool pour les déshydrater complètement sans les décolorer, et au xylol pour les éclaircir; on peut aussi employer l'huile de cèdre, mais il faut éviter l'essence de girofle, qui décolore les microbes. On enlève l'excès de xylol, on dépose sur la lame une goutte de baume du Canada, et on recouvre d'une lamelle.

Il faut éviter de faire des préparations à la glycérine, car cette dernière dissout à la longue les couleurs d'aniline.

Les préparations doivent être tenues à l'abri de l'air et de la lumière et, même dans ces conditions, elles se décolorent au bout d'un certain temps. Elles doivent être soigneusement étiquetées.

V. *Doubles colorations.* — On a quelquefois besoin, pour faire bien ressortir les microbes et les détacher des autres éléments de la préparation, de pratiquer des doubles colorations.

1. **Doubles colorations successives.** — La première coloration faite, on lave rapidement à l'eau et on recolore avec une couleur tranchant nettement sur la première ; on associe ainsi : la fuchsine avec le vert de méthyle ou le bleu de méthylène ; le violet de gentiane avec la vésuvine ; l'éosine avec le bleu de méthylène, etc. On aura soin de toujours faire agir le colorant nucléaire basique avant l'autre.

2. **Doubles colorations électives.** — On s'adresse à un colorant unique, ayant des propriétés électives pour certains éléments de la préparation et leur donnant ainsi une coloration qui les différencie de tout le reste. C'est ainsi que le vert de méthyle colore en vert les microbes et les noyaux des cellules et en violet la substance amyloïde ; le violet de méthyle colore en violet les protoplasmas nucléaires et en rouge la substance amyloïde. On les emploie surtout pour les examens de tissus.

Solutions. — Pour les colorations successives, on emploie :

1° Solution saturée de violet de gentiane
dans l'alcool à 95°. . . . . 10 centimètres cubes.
Eau phéniquée à 100. . . . . . . 100 —

Ou bien : Solution aqueuse concentrée de bleu de méthylène. Puis on lave à l'eau et on recolore avec :

2° Solution saturée d'éosine dans l'alcool
à 95°. . . . . 50 centimètres cubes.
Alcool à 95°. . . . . 100 —

Les noyaux sont colorés en violet ainsi que les microbes, et le reste de la préparation en rose.

On peut aussi employer la solution d'éosine ci-dessus, puis laver et recolorer avec la solution de bleu de méthylène (p. 541) ou encore avec une solution hydro-alcoolique de vésuvine.

Les microbes sont colorés en bleu ou en brun et le reste en rose.

3. **Coloration du Spirochæta pallidum.** — Pour rechercher les spirochètes, il est nécessaire d'avoir recours à une technique spéciale de double coloration.

a. *Frottis.* — Les frottis, séchés à l'air libre, sont ensuite fixés par l'alcool absolu (à peu près 10 minutes), puis colorés pendant 12 heures à l'étuve à 37°, dans la solution d'azur-éosine telle qu'on la trouve dans le commerce, mais étendue de 20 fois son volume d'eau, au moment de s'en servir. Au sortir du colorant les préparations sont lavées à l'eau distillée, séchées et montées dans l'huile de cèdre.

Les frottis peuvent aussi être fixés, avant leur dessiccation, par les vapeurs d'acide osmique qui ne gênent pas cette coloration.

On peut aussi employer une technique plus rapide : après fixation par l'alcool absolu (10 à 15 minutes) on emploie de l'eau distillée, additionnée de 5 à 10 gouttes d'une solution de carbonate de potassium à 1 pour 1 000, puis on ajoute, en remuant, une goutte du liquide colorant pour 1 centimètre cube de cette solution, L'immersion dans ce liquide doit être prolongée de 1/4 d'heure à 1 heure, puis on lave à l'eau distillée. Les spirochètes prennent une teinte rosée, les noyaux des cellules et des leucocytes sont d'un rouge noirâtre.

Un autre procédé consiste à mordancer à chaud, en renouvelant souvent le liquide, par la solution suivante :

Solution de tannin à 25 pour 100. . . . . 10 grammes.
   —   saturée à froid de sulfate ferreux . . . 5   —
   —   alcoolique saturée de fuchsine 1   —

on colore ensuite par la fuchsine chaude. Ce procédé donne de très bons résultats, les spirochètes sont grossis et leurs cils apparaissent nettement.

b. *Coupes*. — La coloration dans les coupes peut se faire par différents procédés. Celui de Levaditi donne de très bons résultats : de petits fragments d'organes sont fixés dans du formol à 10 pour 100, puis durcis dans l'alcool à 95°.

Après avoir été lavés quelques minutes dans l'eau distillée, ils sont imprégnés dans une solution aqueuse de nitrate d'argent à 1,5 pour 100. Cette imprégnation doit durer de 2 à 3 jours à la température de 38°, puis la réduction se fait en plongeant la pièce pendant 24 heures, à la température ordinaire, dans la solution suivante : acide pyrogallique : 2 grammes ; formol : 5 centimètres cubes ; eau distillée : 100 grammes.

Après lavage à l'eau, la pièce est déshydratée et incluse dans la paraffine. Les coupes, aussi minces que possible, sont colorées par la solution d'azur-éosine non diluée pendant 3 ou

4 minutes ; on éclaircit dans un mélange d'alcool absolu et d'essence de girofle, on passe par les alcools, le xylol et l'on monte au baume.

Les spirochètes apparaissent en noir, sur un fond jaunâtre formé par le tissu conjonctif, tandis que les noyaux des cellules sont d'un bleu verdâtre.

Les doubles colorations électives sont surtout employées pour les coupes histologiques.

Les colorations successives sont très utiles toutes les fois qu'on doit faire l'examen d'un pus, d'un sang ou d'un frottis. Les microbes s'y voient beaucoup mieux, sur un fond qui tranche nettement avec eux par sa couleur, que sur un fond de même couleur ou incolore.

On a recours à elles, notamment, pour la recherche du gonocoque dans le pus urétral ou celle du bacille du chancre mou dans les produits de raclage. Pour cela on fait une première coloration à la vésuvine et on colore ensuite à l'éosine. On peut aussi colorer au bleu de méthylène, puis à l'éosine, mais il faut alors avoir soin de prolonger longtemps la coloration au bleu. Les gonocoques ou les bacilles du chancre mou ressortent ainsi très nettement sur un fond rouge, en brun dans le premier cas et en bleu dans le second.

VI. *Coloration du fond.*

— Au lieu de colorer les germes eux-mêmes, on peut colorer le fond de la préparation (Burri). A cet effet, on mélange sur un porte-objet une goutte d'encre de Chine et une goutte du liquide à examiner. On fait un étalement comme pour les examens du sang. On laisse sécher à l'air et on examine directement. Les micro-organismes se détachent en blanc sur fond noir.

Cette méthode a été surtout employée pour la recherche des spirochètes et des trypanosomes dans le sang ou dans les sérosités, mais elle peut aussi être utilisée pour la mise en évidence de toutes les bactéries, dans les milieux de culture liquides plus spécialement.

VII. *Coloration de parties spéciales.*

— Certains éléments ou certaines régions des microbes exigent pour être mis en évidence des précautions ou des méthodes particulières, tel est le cas pour les capsules, les cils et les spores.

a. *Capsules.* — Certains microbes sont entourés d'une capsule, plus ou moins épaisse, difficilement colorable par les procédés ordinaires. On emploie pour la mettre en évidence, des procédés destinés à vaincre la résistance des capsules aux colorants. Pour cela il existe plusieurs méthodes :

1° On colore pendant 4 à 6 secondes à la solution de violet

de gentiane phéniquée, on lave, on passe très rapidement à l'alcool-acétone au 1/3, on lave de nouveau et on recolore à l'éosine.

2° On colore pendant 2 minutes avec la solution de fuchsine, on lave, on passe à l'eau acidulée (une goutte d'acide acétique dans 3 centimètres cubes d'eau), on lave de nouveau et on recolore au bleu alcalin.

3° On colore la préparation pendant une minute dans la solution suivante : solution alcoolique de violet de gentiane : 5 centimètres cubes; acide acétique : 1 gramme; eau distillée : 100 centimètres cubes. On lave à l'eau et on recolore à l'éosine pour le fond.

Dans ces conditions le microbe apparaît fortement coloré, enttouré d'une capsule plus claire, de même couleur, tranchant nettement sur le fond de la préparation, qui prend une couleur différente.

C'est surtout pour identifier le pneumocoque et le pneumobacille que les colorations des capsules peuvent être intéressantes en clinique. Ces microbes présentent tous les deux des capsules nettes et distinctes dans les crachats des pneumoniques.

Pour avoir de très belles préparations de ces capsules, il faut inoculer des crachats pneumoniques à la souris blanche et faire une coloration de son sang par les procédés ci-dessus ; les capsules y sont très nettes et se colorent très facilement.

b. *Cils.* — Toutes les espèces microbiennes mobiles possèdent des cils vibratiles ou des flagella plus ou moins nombreux, prolongements protoplasmiques du microbe lui-même. Ils sont toujours très fins, difficiles à voir et ne se colorent pas par les méthodes ordinaires. Il existe des procédés très nombreux pour les mettre en évidence, mais ils sont trop compliqués pour que nous puissions les exposer ici en détail.

En règle générale, pour faire une coloration de cils, il faut prendre une culture sur milieu solide, très jeune, de quelques heures seulement. On en prélève une petite quantité qu'on dilue dans un verre de montre rempli d'eau ordinaire, de manière à obtenir un trouble bien homogène. On en dépose quelques gouttes sur une lame bien propre, débarrassée de toute trace de graisse.

On laisse sécher à l'abri des poussières, car la moindre poussière ou trace de graisse sur la lame gâte complètement la préparation.

Pour la coloration, on emploie un colorant associé à un mordant très énergique, en général l'acide osmique ou l'acide gallique.

Ces procédés sont fort peu employés en clinique, où d'ailleurs ils n'ont pas d'utilisation bien précise. On avait voulu établir entre le bacille typhique et le bactérium coli une distinction basée sur le plus grand nombre de cils que possèderait le premier, mais des recherches plus approfondies ont montré que cette différence n'est pas constante.

c. *Spores*. — Avec les méthodes ordinaires, les spores restent incolores, sous forme de petites taches, à l'intérieur ou à l'extrémité des bacilles colorés, car elles sont très résistantes à la coloration. Pour les colorer, il existe plusieurs méthodes :

1° Méthode de chauffage préalable. Elle consiste à chauffer la préparation avant de la colorer.

On chauffe la lamelle, bien séchée, pendant une heure à l'étuve à 100°. On colore ensuite au violet de gentiane phéniqué pendant 15 à 20 minutes. Les spores sont ainsi très bien colorées, mais les microbes le sont moins bien.

2° Méthode de coloration à chaud. On colore à chaud pendant une heure dans la solution de fuchsine ; puis on plonge la préparation pendant 1 à 2 minutes dans la solution suivante, qui décolore partiellement et laisse persister une double coloration :

Acide acétique glacial	20	centimètres cubes.
Eau distillée	30	—
Alcool à 90°	50	—
Solution aqueuse concentrée de bleu de		
méthylène.	60	—

Les spores sont colorées en rouge et les bacilles en bleu.

3° Méthode de coloration à la fuchsine phéniquée. La plupart des auteurs estiment que le meilleur agent de coloration des spores est la fuchsine phéniquée, employée pour les bacilles acido-résistants (voy. p. 554).

On n'a guère l'occasion en clinique de faire des colorations de spores puisque celles-ci n'existent que dans les cultures. On peut être cependant obligé de recourir à ce procédé pour identifier une espèce après l'avoir cultivée.

Les espèces microbiennes dont on peut avoir besoin de colorer les spores sont surtout le bacille du charbon et celui du tétanos.

II. — PROCÉDÉS SPÉCIAUX

I. *Résistance à la décoloration*. — On a vu plus haut que les colorants basiques se fixent sur le protoplasme nucléaire microbien, en formant avec lui une combinaison plus ou moins stable. On a basé, sur l'intensité de cette combinaison et sur sa résistance aux agents décolorants, plusieurs procédés destinés à différencier les espèces microbiennes les unes des autres. Selon que la coloration persiste ou disparaît après l'action d'un décolorant pendant un temps donné, on a affaire à des espèces différentes.

Il est évident qu'avec ces procédés, pour que l'action du décolorant puisse prendre une valeur diagnostique, elle doit se montrer toujours la même pour un même temps d'action ; la résistance à la décoloration du microbe coloré doit aussi être toujours égale pour une même espèce.

Ces procédés se résument à faire agir pendant un temps donné une solution colorante sur la préparation, avec ou sans mordant, puis à faire agir un décolorant pendant un certain temps fixe, ou jusqu'à la décoloration totale de la lame, apparente à l'œil nu. Au microscope certains éléments microbiens sont restés colorés, tandis que les autres et toutes les cellules sont décolorés. On peut saisir ainsi au premier coup d'œil les espèces qui ont résisté à la décoloration. Il est préférable cependant de faire de plus une coloration dite de fond, avec une solution tranchant nettement sur la première, pour faire ressortir les germes restés colorés par elle et permettre ainsi de mieux distinguer ceux qui s'étaient décolorés. On obtient par cette méthode de très belles doubles colorations.

Agents décolorants. — Suivant les résultats à obtenir et les procédés employés, on utilise comme décolorants :

a. L'alcool à 90°, l'alcool-acétone (alcool 1 partie, acétone 2 parties), la glycérine, l'essence de girofle, l'huile d'aniline, qui agissent par simple affinité pour le colorant, affinité plus grande que celle du protoplasma de certains microbes ;

b. Certains acides, qui se combinent avec la couleur d'aniline pour former des sels presque incolores ; ces sels étant très solubles dans l'eau, le lavage restaure la coloration primitive de la couleur restée intacte dans certains microbes. La décoloration a lieu lorsque l'acide employé est plus fort que l'acidité du protoplasma coloré.

On emploie surtout dans ce but l'acide acétique de 0,5 à 1 pour 100 ; l'acide chlorhydrique, 10 gouttes pour 500 centimètres cubes d'eau ; l'acide nitrique, 25 parties pour 75 d'eau ; l'acide sulfurique, 25 parties pour 75 à 100 d'eau.

Plusieurs méthodes différentes sont basées sur ces procédés de décoloration.

Méthode de Gram. — Cette méthode, trouvée par Gram en 1884, est très employée en bactériologie clinique ; son application facilite beaucoup la détermination des microbes.

Elle est basée sur la propriété que possède l'iode de former avec les couleurs de pararosaniline en solution phéniquée ou anilinée un nouveau composé, ayant une affinité spéciale pour le protoplasme de certains microbes et leur communiquant une coloration qui résiste mieux aux agents décolorants.

Procédé primitif de Gram. — On colore la préparation pendant une demi à 2 minutes avec la solution de violet de gentiane aniliné, puis, *sans laver,* on fait agir la *solution de Lugol :*

Iode métallique	1 gramme.
Iodure de potassium.	2 grammes.
Eau distillée.	300 —

pendant 20 à 60 secondes, jusqu'à ce que la préparation prenne une coloration brunâtre, couleur jus de pruneaux.

On lave ensuite à l'eau, puis à l'alcool absolu, jusqu'à ce que la décoloration soit complète en apparence, c'est-à-dire que la préparation ait pris une teinte grisâtre. Ce dernier temps, la décoloration à l'alcool absolu, dure en moyenne 20 à 60 secondes.

Les microbes qui restent colorés après cette action sont dits *gardant le Gram.* On peut colorer le fond de la préparation à l'éosine ou à la fuchsine.

Modification de Nicolle. — Nicolle a simplifié cette technique et l'a rendue plus rapide, en employant comme colorant le violet phéniqué : solution saturée de violet de gentiane dans l'alcool à 95° : 10 centimètres cubes ; eau phéniquée à 1 pour 100 : 100 centimètres cubes.

Tous les microbes sont colorés en 30 secondes avec cette

solution. On fait ensuite agir pendant 4 à 6 secondes, sans laver, la solution de Lugol forte :

Iode métallique	1 gramme.
Iodure de potassium.	2 grammes.
Eau distillée.	200 —

qu'on renouvelle deux ou trois fois jusqu'à coloration brunâtre. On lave, puis on décolore par l'acétone-alcool : acétone : 1 partie; alcool absolu : 2 parties, jusqu'à ce que la préparation prenne une teinte grisâtre.

On lave largement à l'eau ; s'il y a encore des parties colorées, on repasse à l'acétone-alcool et on lave à nouveau. On colore le fond à l'éosine, ou avec la solution de fuchsine suivante : solution saturée de fuchsine dans l'alcool à 95° : 5 centimètres cubes ; eau distillée : 100 centimètres cubes.

Cette modification de la méthode de Gram est actuellement la plus employée ; elle est plus rapide et donne de meilleurs résultats que la méthode initiale.

Modification de Claudius. — Claudius a proposé une modification du Gram dans laquelle il substitue à la solution de Lugol, comme mordant, une solution d'acide picrique : solution saturée d'acide picrique : 1 volume; eau distillée : 1 volume.

On fait agir cette solution pendant une minute, puis on l'enlève avec un morceau de papier-filtre. On décolore au chloroforme ou à l'essence de girofle, jusqu'à ce que le réactif ne se colore plus en bleu. Ce procédé est surtout employé pour les coupes.

La méthode de Gram ou ses dérivées sont très employées en clinique. On a recours à elles toutes les fois que l'on veut faire un examen bactériologique extemporané et rapide d'un produit pathologique quelconque. Elle permet de faire une première détermination des bacilles, en attendant les autres éléments de diagnostic.

On l'utilise pour la recherche des microbes dans le sang, les épanchements, le pus, les crachats, les frottis, etc.; mais c'est surtout pour l'examen des exsudats des muqueuses et de la gorge que ce procédé est employé.

Un frottis du mucus ou d'un débris de fausse membrane renseigne tout de suite le médecin sur l'agent pathogène de l'angine, avant le résultat de la culture. On peut même juger ainsi de la prédominance numérique d'une espèce microbienne plus aisément que dans une culture ou une coloration ordinaire.

Les frottis de tissus, obtenus par biopsie ou par autopsie d'animaux en expérience, renseignent de même plus rapidement que les cultures.

La détermination de la résistance à la décoloration, par la méthode de Gram ou ses modifications, permet une division des diverses espèces microbiennes en microbes *prenant* ou *gardant le Gram* et en microbes *ne prenant pas* ou *perdant le Gram,* selon qu'ils restent colorés ou se décolorent par cette méthode.

Voici cette division pour les principales espèces pathogènes.

Microbes qui gardent le Gram.	*Microbes qui perdent le Gram.*
Staphylocoque pyogène.	Bacterium coli.
Streptocoque.	Bacille de la fièvre typhoïde.
Pneumocoque.	Gonocoque.
Bacille charbonneux.	Vibrion cholérique.
— diphtérique.	Bacille de la morve.
— tétanique.	— de l'influenza.
— tuberculeux.	— du chancre mou.
Vibrion septique.	Méningocoque.
	Micrococcus melitensis.

II. *Acido-résistance.* — Un certain nombre de bacilles possèdent la propriété de résister à la décoloration par les acides après avoir été colorés par les couleurs d'aniline. Cette propriété est commune au bacille tuberculeux, au bacille de la lèpre, au bacille de la verruga, et à diverses espèces saprophytiques, dont la plus connue est représentée par le bacille du smegma (Alvarez et Tavel).

La bactérie de beaucoup la plus importante de ce groupe est le bacille de la tuberculose. C'est lui que nous prendrons comme type de notre description. Nous examinerons plus loin les caractères différentiels qui permettent de le distinguer des autres espèces du même groupe.

1. **Coloration du bacille tuberculeux.** — Les deux procédés les plus employés sont les suivants :

A. — On place les préparations pendant une demi-heure au moins à froid, ou pendant 5 à 10 minutes à chaud, dans la solution ci-dessous. Ne pas chauffer jusqu'à l'ébullition, mais seulement jusqu'au dégagement de vapeurs :

Solution alcoolique saturée de fuchsine
  ou de violet de gentiane . . . . . 11 centimètres cubes.
Eau d'aniline. 100   —

L'eau d'aniline se prépare de la façon suivante : on mélange une partie d'huile d'aniline à 20 parties d'eau distillée, on agite ce mélange, on laisse reposer 5 à 10 minutes, puis on filtre sur papier Joseph.

La solution doit être préparée extemporanément.

La préparation une fois colorée, on la retire du bain : on la plonge dans une solution d'acide nitrique au 1/3 ; on agite quelques instants, on lave à l'eau ; la coloration reparaît en partie ; on plonge de nouveau dans le bain acide, puis dans

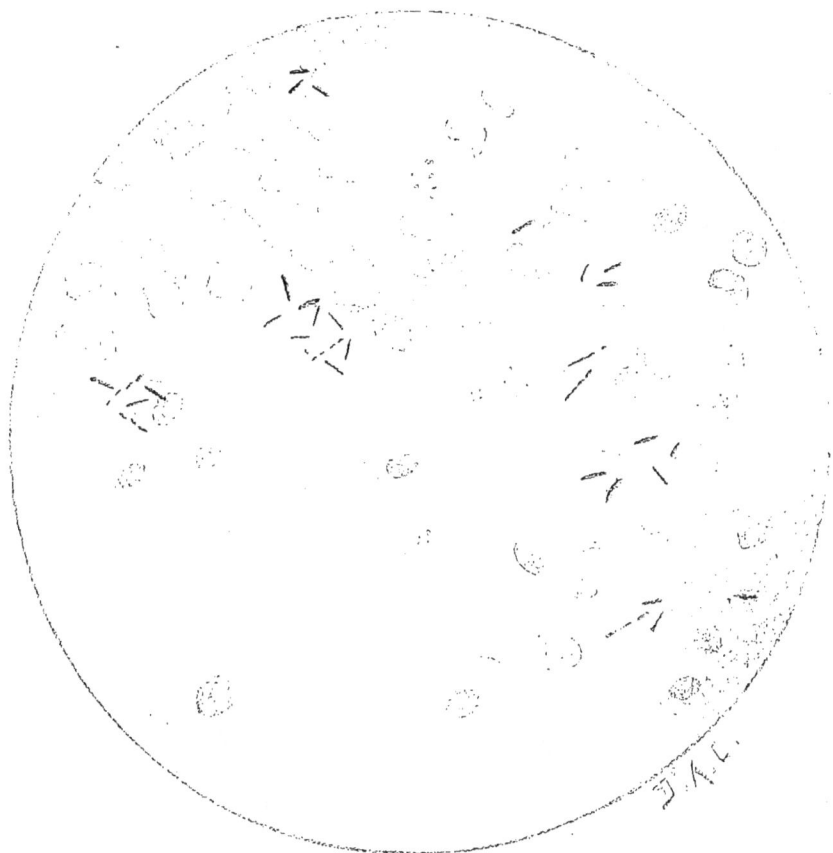

Fig. 128. — Bacilles tuberculeux dans les crachats.

l'eau jusqu'à ce que la préparation ne présente plus qu'une coloration jaune. On lave ensuite à l'alcool à 60°.

Généralement on colore le fond de la préparation par une solution de bleu de méthylène après emploi de la fuchsine, ou par une solution de fuchsine après coloration des bacilles par le violet de gentiane. Les bacilles apparaissent alors sous forme de bâtonnets, rouges dans le premier cas (fig. 128), violets dans le second.

B. — La technique est la même que pour le procédé précédent, mais la solution a la formule suivante :

Fuchsine	1 gramme.
Acide phénique	5 grammes.
Alcool absolu	10 —
Eau distillée	100 —

Triturer dans un mortier la fuchsine et l'alcool ; ajouter l'acide phénique ; mélanger ; ajouter peu à peu, en remuant, les deux tiers de l'eau ; verser dans un flacon ; rincer le mortier avec le reste de l'eau puis réunir les liquides. Laisser en contact pendant 24 heures ; filtrer, puis introduire dans un flacon bouché à l'émeri. Cette solution a, sur la précédente, le grand avantage de se conserver très longtemps.

La coloration achevée, on décolore de la même façon que ci-dessus dans une solution d'acide sulfurique au 1/4. Puis on recolore généralement le fond de la préparation au bleu de méthylène.

C. — On a préconisé, en outre, divers procédés utilisant la même méthode de coloration, mais employant un autre agent décolorant ; nous ne ferons que les énumérer :

a. On décolore dans une solution de chlorhydrate d'aniline à 2 pour 100, puis on plonge dans l'alcool.

b. On décolore dans une solution alcoolique d'acide lactique à 2 pour 100.

c. On colore par la solution de fuchsine phéniquée, pendant deux à dix minutes, puis on plonge la préparation dans la solution ci-dessous : bleu de méthylène : 1 à 2 grammes ; solution aqueuse d'acide sulfurique au 1/4 : 100 grammes.

On y laisse les préparations de 30 à 60 secondes, jusqu'à ce qu'elles ne présentent plus macroscopiquement de coloration rouge. Ce procédé a l'avantage de permettre la décoloration du fond et sa recoloration en un seul temps.

d. Après avoir coloré par la solution de fuchsine phéniquée, on décolore et on recolore en même temps le fond dans la solution suivante :

Alcool à 90°.	50 grammes.
Eau.	30 —
Acide nitrique pur	20 —
Bleu de méthylène	en excès.
(Filtrer la solution.)	

D. — On emploie pour la coloration lé mélange de deux solutions préparées séparément :

Solution I : Solution à 1 pour 100 de carbonate d'ammonium dans l'eau distillée.

Solution II : Solution à 3 pour 100 de cristal violet ou de violet de méthyle dans l'alcool à 90°.

Pour colorer, on mélange 3 gouttes de la solution I, qui sert de mordant, avec une goutte de la solution II. On colore pendant une minute à la chaleur (chauffer jusqu'à dégagement de vapeurs). Pour décolorer on emploie de l'alcool à 95° contenant 10 pour 100 d'acide nitrique.

Ce procédé convient particulièrement pour la recherche des bacilles tuberculeux dans les coupes (Borrel). On étale les coupes sur un porte-objet, on laisse sécher et on colore comme pour les préparations sèches. On sèche les coupes sur le bain-marie et on monte au baume du Canada sans traiter par le xylol.

2. Coloration des granulations. — Outre les bacilles typiques acido-résistants ordinaires, quelques auteurs rattachent à la tuberculose des bacilles grêles, non acido-résistants, se colorant seulement par la méthode de Gram, ainsi que des granulations, colorables de même par la méthode de Gram, soit isolées, soit réunies en amas.

Ils attachent une importance particulière à cette dernière forme qu'ils nomment forme granuleuse du virus tuberculeux. Ces granulations se rencontrent soit dans certains cas de tuberculose pulmonaire, soit dans le pus d'abcès froids. On aurait même réussi à transformer *in vitro* des bacilles acido-résistants en granulations gardant le Gram.

Pour rechercher ces granulations, on recommande un des des trois procédés suivants :

1° Violet de gentiane dans l'eau anilinée. Solution de Lugol. Décoloration dans l'alcool absolu et l'essence de girofle.

2° Violet de méthyle 10 centimètres cubes de solution alcoolique saturée dans 100 centimètres cubes d'eau phéniquée à 2 pour 100. Solution iodo-iodurée, 1 à 5 minutes. Acide nitrique à 5 pour 100, 1 minute. Acide chlorhydrique à 3 pour 100, 10 secondes. Alcool-acétone (àà).

3° Violet de méthyle comme ci-dessus. Iodure de potassium et eau oxygénée (5 grammes d'iodure de potassium et 100 centimètres cubes d'eau oxygénée) à 2 pour 100 jusqu'à 2 minutes. Alcool absolu.

La solution colorante doit être laissée au contact de la préparation pendant 24 à 48 heures à 37°, ou bien portée à l'ébullition sur la flamme pendant un quart d'heure au moins.

D'après notre expérience, ce procédé est nettement inférieur à l'emploi de la fuchsine phéniquée; il expose à de nombreuses causes d'erreur. Telle est aussi l'opinion de Dumarest et Murard.

3. **Choix du procédé.** — Nous recommandons sans réserve la *coloration* par la fuchsine phéniquée.

Quant au procédé de *décoloration*, il doit varier suivant le but à atteindre. Nous déconseillons la décoloration par l'acide nitrique, parce que celui-ci contient fréquemment de l'acide nitreux qui décolore tout. Pour l'usage clinique courant, nous recommandons la décoloration par l'acide sulfurique au 1/4. L'emploi de l'acide lactique en solution alcoolique nous a aussi donné de bons résultats. Il présente cet avantage appréciable de ne pas décolorer les bacilles, même après un bain d'une demi-heure.

Quant au procédé en un seul temps, nous ne l'employons pas très volontiers, car il est préférable de décolorer et de recolorer en deux temps ; on voit, ainsi, mieux ce qu'on fait.

La décoloration au chlorhydrate d'aniline est très recommandable toutes les fois qu'on tient à conserver les éléments cellulaires aussi peu altérés que possible. C'est ainsi que pour les coupes nous employons généralement la coloration lente, à froid, et la décoloration par l'aniline chlorhydrique.

Causes d'erreur. — Ces procédés de recherche reposant tous sur la propriété des bacilles de résister aux acides, il s'ensuit qu'on se trouve en présence de deux causes d'erreur opposées: ou bien la décoloration est trop forte, ou bien elle n'est pas suffisante. Dans le premier cas, les bacilles ne se distinguent plus du fond de la préparation ; dans le second, d'autres bacilles peuvent avoir gardé la couleur distinctive des acido-résistants.

Pour éviter ces causes d'erreur, il n'y a malheureusement pas de règles très précises et l'habitude est le meilleur guide. La décoloration, avons-nous dit, doit être poussée jusqu'au point où l'on ne distingue plus à l'œil nu de particules colorées, mais pas plus loin. Lorsqu'on constatera au microscope que des éléments autres que les bacilles ont gardé la coloration première, on recommencera la décoloration.

Il arrive, lorsqu'on emploie une solution colorante mal préparée ou trop ancienne, ou lorsqu'on chauffe trop fort, qu'il se dépose sur la préparation de fins cristaux de matières colorantes qui peuvent simuler des amas de bacilles. En opérant comme nous le recommandons, on évitera la formation de ces cristaux ; en tout cas, s'il s'en trouvait sur les préparations, un examen attentif permettrait de les distinguer des bacilles.

4. **Caractères des bacilles pathogènes.** — Le bacille de la tuberculose et celui de la lèpre ont de nombreux caractères. histo-chimiques communs, mais on a signalé entre les deux espèces un certain nombre de caractères différentiels dont les principaux sont les suivants :

1° Le bacille de la lèpre se colore plus facilement que celui. de la tuberculose par la solution aqueuse de bleu alcalin ;

2° Il se colore beaucoup plus facilement par les solutions. aqueuses des couleurs basiques d'aniline ;

3° Il se colore beaucoup plus facilement par la méthode de Gram ;

4° Coloré pendant 5 minutes par le violet aniliné, il résiste à la décoloration par une solution alcoolique d'acide nitrique au $1/10^e$.

5. **Caractères des bacilles saprophytes.** — Un certain nombre de bacilles saprophytes partagent la propriété des bacilles pathogènes ci-dessus énumérés de résister à la décoloration par les acides. Les premiers qui ont été décrits sont le bacille du **Smegma** et le bacille du **Cerumen**.

Leur forme et leur coloration ne permettent pas de les distinguer par *les procédés usuels* du bacille tuberculeux.

Un bon nombre d'acido-résistants diffèrent du bacille tuberculeux par une résistance moindre aux acides. Mais ce n'est là qu'une différence de degré, parfois difficile à apprécier.

Pour les différencier, on a préconisé divers moyens spéciaux :

1° Les bacilles du smegma se décolorent lorsqu'on lave la préparation pendant 5 à 10 minutes dans l'alcool chlorhydrique (acide chlorhydrique pur 3 centimètres cubes, alcool absolu 100 centimètres cubes) alors que les bacilles tuberculeux restent colorés ;

2° Ils se décolorent lorsqu'après simple lavage on fait agir sur eux une solution alcoolique concentrée de bleu de méthylène ; dans les mêmes conditions les bacilles tuberculeux restent colorés en rouge ;

3° Après coloration par la fuchsine phéniquée, on plonge 3 ou 4 fois la préparation dans une solution alcoolique à 1 pour 100 de coralline (acide benzolique), contenant du bleu de méthylène à saturation et 1/5e de son volume de glycérine. On lave ensuite la préparation à l'eau. Avec ce procédé les bacilles tuberculeux restent colorés en rouge, le bacille du smegma est coloré en bleu.

4° Lorsqu'on chauffe la préparation en la passant une dizaine de fois dans la flamme, les bacilles tuberculeux prennent un aspect granuleux qui les fait ressembler à des strepto-coques, ce qui n'est pas le cas pour les bacilles du smegma ;

5° En outre, la propriété acido-résistante de certains d'entre eux disparaît si, avant la décoloration, on traite la prépara-tion par l'éther sulfurique, le chloroforme ou l'eau chaude.

Tous les caractères différentiels basés sur les variations de résistance à la décoloration ne réussissent en somme à mettre en relief que des différences de degré, aussi leur valeur est-elle loin d'être absolue. Dans les cas douteux, il est nécessaire, comme nous le verrons plus loin, de recourir à d'autres mé-thodes (cultures, inoculations).

TROISIÈME SECTION

RECHERCHE DES MICROBES PAR CULTURES

CHAPITRE PREMIER

INSTRUMENTATION

I. — MATÉRIEL DE LABORATOIRE

La culture des microbes demande une instrumentation plus complète que leur coloration. Tout ce qui touche le produit à examiner doit être absolument aseptique, l'air lui-même doit être purifié avant qu'il arrive à son contact.

Il est préférable de ne faire des cultures que dans un local spécialement réservé à cet effet, le laboratoire ; il faut, en effet, éviter soit la contamination de la culture elle-même, soit celle de la pièce où l'on travaille. Cette condition est indispensable lorsqu'on étudie des produits provenant des maladies très contagieuses, telles que la peste, le tétanos, le choléra, etc. Les murs et le plancher du laboratoire doivent être facilement désinfectables.

La table de travail doit être bien éclairée, suffisamment grande, recouverte d'ue sub- stance facile à entretenir propre et aseptique (verre, marbre, lave). Il faut toujours avoir, à côté de soi, une lampe à alcool ou un bec de Bunsen allumé pour pouvoir stériliser im- médiatement par la chaleur tous les instru- ments. Enfin, il est bon d'avoir à sa portée un récipient contenant un liquide antisep- tique, dans lequel on pourra jeter les produits pathologiques immédiatement après le prélè- vement pour l'ensemencement.

Les substances à ensemencer ne doivent être touchées qu'avec des instruments parfai- tement aseptiques ; on n'en prélève le plus souvent que de très petites quantités ; on utilise dans ce but des anses et des fils de platine, montés sur des tiges métalliques ou des tiges de verre, facilement stérilisables par la chaleur.

Ces anses de platine sont formées de fils de platine qu'on recourbe en boucles plus ou moins grandes suivant les besoins (fig. 129). Les fils de platine sont droits ou légèrement aplatis en palette à leur extrémité. Les anses servent à prélever de petites quantités du liquide à examiner, tandis que les fils ser- vent pour les substances solides ou pour le repiquage des colonies. On utilise souvent aussi pour les cultures les pipettes décrites plus haut (fig. 126).

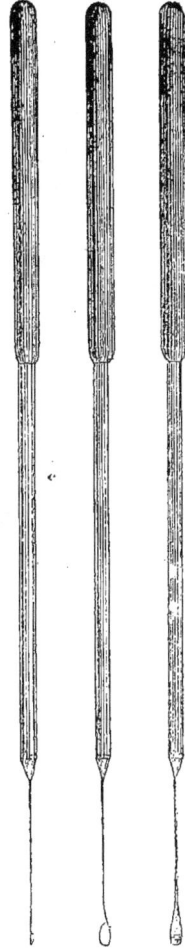

Fig. 129. — Fils et anses de platine.

Les milieux de cultures sont placés dans des récipients divers ; le plus souvent ce sont des éprouvettes de verre, telles

que celles qu'on utilise en chimie, pouvant supporter une chaleur élevée ; leur bord doit être droit ; elles mesurent de 20 à
30 centimètres de longueur sur 1,5 à 2 centimètres de diamètre. Ces éprouvettes sont bouchées avec un tampon d'ouate
dont l'extrémité en dépasse légèrement le bord pour qu'il
puisse être facilement enlevé.

Pour les milieux solides, on recouvre le bouchon d'ouate
d'un capuchon de caoutchouc pour empêcher l'évaporation.

On utilise aussi de petits ballons de verre à fond plat, bouchés de même, ou avec du papier filtre, ce qui évite la chute
de filaments d'ouate dans le milieu.

Les *flacons*, de forme conique (fig. 130), sont aussi utilisés
pour certaines cultures en milieu solide.

Les *boîtes de Petri* (fig. 131) sont constituées par deux cristallisoirs ronds à petits bords, se recouvrant l'un l'autre et

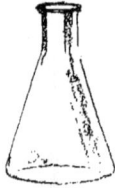

FIG. 130.
Flacon pour cultures.

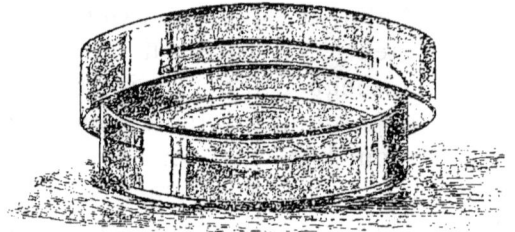

FIG. 131.
Boîte de Petri.

fermant hermétiquement. On les utilise surtout pour la numé-
tion des germes sur milieu solide.

Pour les cultures d'anaérobies, on utilise des tubes et des
récipients spéciaux qui seront indiqués plus loin.

II. — STÉRILISATION

La stérilisation d'un objet consiste à détruire tous les microbes qu'il peut présenter à sa surface ou dans sa profondeur ; il en est de même qu'il s'agisse d'un corps solide, d'un
liquide ou d'un gaz. L'air atmosphérique contient toujours
des poussières et des microbes, qui se déposent partout ; il
serait donc impossible, sans les procédés de stérilisation,
d'obtenir des cultures pures, sans germes étrangers.

Le produit à cultiver doit être recueilli *aseptiquement,* mais ne doit pas être stérilisé, sous peine de détruire les microbes qu'il contient et qu'on veut étudier ; au contraire tous les objets avec lesquels il entre en contact, instruments, récipients, milieux de culture, doivent être soigneusement débarrassés des microbes qu'ils peuvent contenir : ils doivent être *stérilisés.*

La stérilisation d'un objet quelconque peut être obtenue par des procédés physiques ou chimiques. Nous décrirons sommairement les principaux procédés et appareils utilisés en clinique.

I. Stérilisation par la chaleur. — Tous les microbes sont tués par un chauffage à 100 degrés pendant 20 minutes ; mais, par contre, les spores de certaines espèces microbiennes peuvent supporter cette température sans être détruites. Pour avoir une stérilisation absolue, après laquelle les spores elles-mêmes soient tuées, il faut donc chauffer au-dessus de 100 degrés pendant un temps plus long.

Ce chauffage peut être obtenu par la chaleur sèche ou par la chaleur humide, c'est-à-dire avec ou sans vapeur d'eau.

1. Chaleur sèche. — Elle comprend plusieurs modes d'application.

a. *Flambage.* — Le flambage est le procédé le plus simple de stérilisation ; il rend de grands services en bactériologie pour les petits objets ou les instruments. Il consiste à passer 3 ou 4 fois l'objet à stériliser dans la partie bleue de la flamme d'un bec de Bunsen ou d'une lampe à alcool. D'après les expériences faites, la température à la surface de l'objet atteindrait par ce procédé 300 degrés.

On utilise le flambage surtout pour stériliser les instruments en métal (bistouris, pinces, ciseaux, etc.). Il a l'avantage sur les autres procédés de ne détremper l'acier qu'à la longue et de lui conserver son tranchant.

On l'utilise aussi pour ouvrir et fermer les tubes et les ballons de culture, afin d'éviter les contaminations par les germes qui se déposent sur leurs orifices ou à la surface des bouchons d'ouate ou de papier ; de même pour les pipettes, avant de les ouvrir, pour débarrasser leur surface de tous les microbes.

Théoriquement on peut aussi se servir du flambage pour stériliser la peau de l'animal à inoculer ou même les doigts de l'opérateur ; on a montré, en effet, que cette élévation de la température n'influence pas l'épiderme, quand elle est très rapide et très courte.

Il faut avoir soin de laisser refroidir les instruments flambés, à l'abri des poussières, pendant quelques minutes avant de les utiliser.

b. *Chauffage au rouge.* — Le chauffage au rouge consiste à chauffer un objet métallique dans la flamme bleue d'un bec de Bunsen jusqu'à ce qu'il devienne rouge blanc. Ce procédé est surtout employé pour les fils et les anses de platine qui servent pour les ensemencements des milieux. Ils doivent être portés au rouge blanc, mais refroidis avant d'être utilisés, et traités de même, après usage, pour éviter les contaminations ultérieures.

Les bougies servant à la filtration des cultures peuvent être stérilisées par le même procédé dans des fours spéciaux.

c. *Air surchauffé.* — L'emploi de l'air surchauffé consiste à élever à 180 degrés la température de l'air d'un récipient métallique,

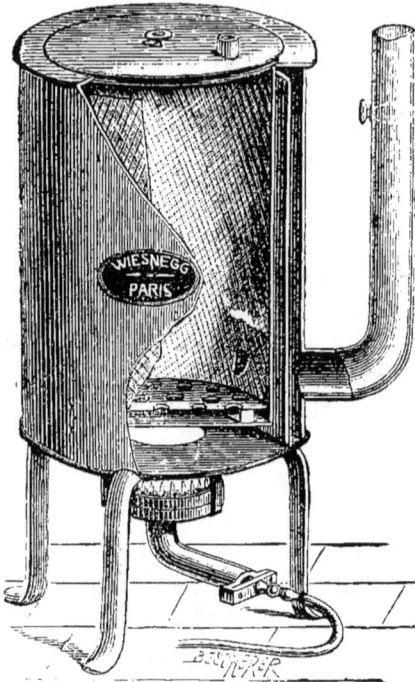

Fig. 132. — Four à flamber, de Pasteur.

dans lequel sont placés les objets à stériliser, pendant une durée de 20 minutes à une heure, suivant le but à obtenir.

L'appareil le plus employé est le *four à flamber,* de Pasteur (fig. 132). Il se compose d'un cylindre de tôle, à doubles parois latérales et inférieures, portant latéralement une cheminée servant au dégagement des gaz. Il est fermé par un couvercle percé d'un trou laissant passer un thermomètre plongeant à l'intérieur. Le chauffage est obtenu par une couronne de becs de gaz placée sous le fond.

A l'intérieur se trouve un panier métallique, muni d'une anse, destiné à contenir les objets à stériliser Il est bon,

pour éviter la casse des objets en verre, de placer au fond
de l'appareil une ou deux briques réfractaires.

On ouvre le robinet du gaz, puis on allume les becs et on
laisse la température monter lentement à 180 degrés ; à ce
moment, à l'aide du robinet d'arrivée du gaz, on en règle le débit
de telle sorte que la température reste à peu près fixe. Après
une demi-heure de chauffage, on éteint et on laisse les objets
refroidir dans le four ; en les sortant brusquement on risquerait de faire éclater les objets de verre.

Pendant le chauffage à 180 degrés, le coton et le papier,
qui ferment les tubes et les ballons, de blancs qu'ils étaient
doivent prendre une teinte jaune paille ; ce changement de
teinte est l'indice d'une bonne et suffisante stérilisation. Il
faut éviter qu'ils deviennent bruns, par une chaleur trop
élevée, car alors ils se laissent désagréger trop facilement
par les manipulations ultérieures.

Toute la verrerie peut être stérilisée par ce procédé ; les
tubes et les ballons sont bouchés à l'ouate, les boîtes de Petri
et les instruments métalliques sont enveloppés dans du papier
pour éviter le contact de l'air, et les pipettes graduées sont
placées dans des boîtes métalliques spéciales.

Il est indispensable que tous les objets de verre soient
absolument secs avant d'être passés au four à flamber, car la
moindre trace d'humidité à leur intérieur les ferait éclater
pendant le chauffage.

2. Chaleur humide. — La stérilisation par la chaleur
humide consiste à faire bouillir les instruments, ou objets à
stériliser, dans un récipient contenant un liquide. On peut
utiliser l'eau, mais on emploie de préférence une solution de
borax à 4 pour 100 ou de l'huile, qui ont tous les deux l'avantage de ne pas rouiller les instruments.

Pour être efficace, la stérilisation par ébullition doit être
continuée pendant un quart d'heure au moins. Ce procédé très
pratique est facilement réalisable, mais il a l'inconvénient de
laisser les ustensiles humides, ce qui n'est pas toujours
bon.

Au lieu de placer les objets à stériliser dans le liquide lui-
même, on peut les placer au-dessus de lui ; ils sont alors
mouillés par la vapeur qu'il dégage ; c'est la stérilisation par
la *vapeur sans pression*. Dans ce cas il faut chauffer plus longtemps, trois heures, pour avoir une bonne stérilisation. La

vapeur ne dépasse pas 100 degrés, mais pénètre mieux les objets que la chaleur sèche.

Ce procédé ne demande pas d'appareils spéciaux, une simple marmite peut suffire, dans laquelle on fait bouillir de l'eau, et au-dessus de laquelle on place les objets à stériliser.

Il est évident que les objets qui ne doivent pas être mouillés ne peuvent pas être stérilisés par ce procédé (tubes de cultures, boîtes de Pétri, etc.).

3. **Vapeur sous pression.** — La stérilisation par la vapeur sous pression est indispensable pour stériliser les milieux de cultures liquides et évaporables ; il est, en effet, impossible d'avoir recours pour eux à la chaleur sèche, qui les dessécherait complètement ; de plus la chaleur humide de 100° n'est pas suffisante pour détruire les spores qu'ils pourraient contenir ; il faut atteindre pour cela la température de 120°.

On se sert à cet effet des *autoclaves* (fig. 133), qui ne sont que des marmites de Papin, transformées pour les appliquer au but qu'on se propose. Ils se composent d'une marmite de métal cylindrique, munie d'un couvercle très solide en bronze, fermant hermétiquement par l'interposition entre lui et la marmite d'une rondelle de caoutchouc ; il est solidement amarré par une série d'écrous mobiles, qu'on peut serrer à volonté. Le couvercle porte, en outre : un manomètre (M) indiquant la pression à l'intérieur et par suite la température ; un robinet (R) permettant l'échappement de l'air et une soupape de sûreté (S) pour éviter les explosions. Sous le fond de la marmite se trouve une double couronne de becs de gaz (Gg). On place les objets à stériliser à l'intérieur de l'autoclave dans un panier métallique (P), maintenu par des pieds à une petite distance du fond de l'appareil.

On commence par mettre une couche d'eau dans la marmite, de manière à ce que l'eau ne dépasse pas le fond du panier, puis on introduit dans celui-ci les objets à stériliser. On place la rondelle de caoutchouc. On assujettit bien le couvercle, en serrant tous les écrous, le plus également possible, pour éviter les déformations du couvercle qui se produisent très facilement. On ouvre le robinet de vapeur du couvercle, puis le robinet du gaz. Il faut avoir soin, pour éviter une explosion, de présenter l'allumette au brûleur avant d'ouvrir le robinet. On n'allume pour commencer qu'une seule des deux couronnes. Lorsque l'eau commence à bouillir il s'échappe par intervalles de la vapeur et de l'air par le robinet. Lorsque ce dernier ne laisse plus passer que de la vapeur pure, on le ferme et on laisse monter la pression. Lorsque le manomètre

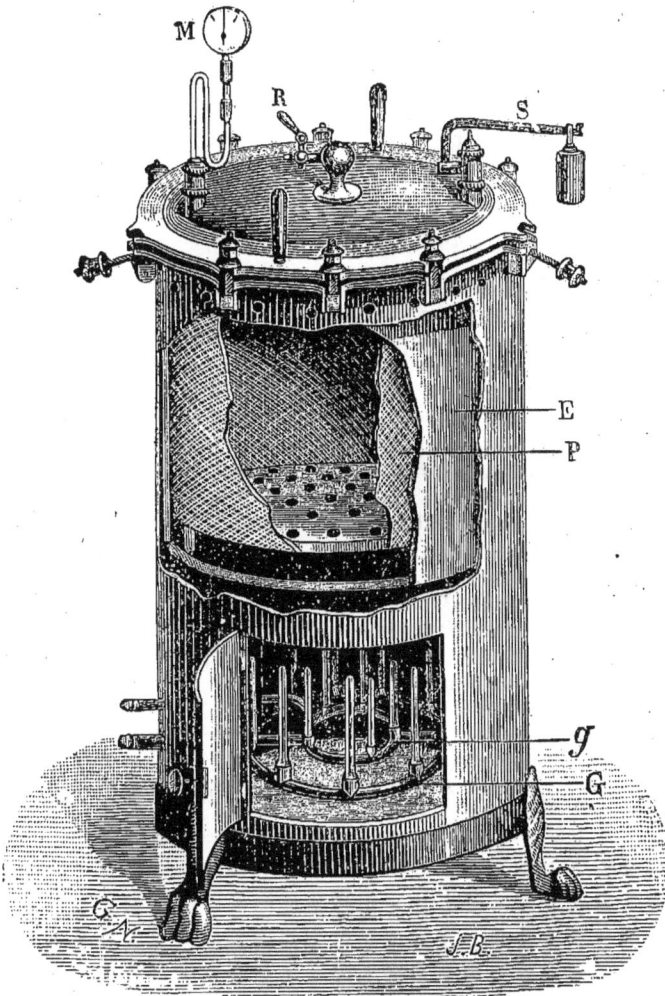

FIG. 133. — Autoclave.

marque 1 atmosphère 1/2, on règle l'arrivée du gaz de manière à rester à cette pression 20 à 30 minutes. Au bout de ce temps la stérilisation est suffisante, on éteint le gaz et on attend que la pression soit revenue à 0. On ouvre le robinet, l'air rentre avec bruit. Il ne reste plus alors qu'à dévisser les écrous et à retirer les objets du panier.

Tous les instruments, toute la verrerie et tous les liquides peuvent être stérilisés par ce procédé. Son seul inconvénient est que les objets sortent mouillés de l'autoclave. Il faut avoir soin de les laisser sécher à l'abri de la poussière avant de les utiliser.

4. Stérilisation par le chauffage discontinu au-dessous de 100° : Méthode de Tyndall. — Ce procédé est utilisé pour les milieux de culture qui ne supportent pas une température de 100°, comme la gélatine commune, le sérum sanguin, etc. Il consiste à chauffer ces liquides plusieurs jours de suite à 80° pendant deux heures chaque fois.

Les microbes sont détruits à cette température ; les spores, qui résistent, germent ensuite et sont stérilisées sous forme de microbes par le chauffage du lendemain, et ainsi de suite. Pour être efficace, le chauffage doit être répété pendant quatre ou cinq jours.

Ce procédé doit être employé pour la gélatine commune, qui, chauffée de 100° à 105°, perd la propriété de se coaguler. On peut d'ailleurs employer une gélatine spéciale, dite extra-fine, qui supporte une température de 110° à 115° sans perdre la propriété de se coaguler.

Pour le sérum sanguin, qui se trouble au-dessus de 70°, on se sert d'étuves spéciales (fig. 134), qui sont réglées automatiquement. On les chauffe sept à huit jours de suite, au-dessous de 70° (59° à 65°), chaque fois pendant deux heures ; pour faire coaguler le sérum, il suffit de chauffer ensuite une dernière fois pendant deux heures à 80°, il est coagulé tout en restant parfaitement transparent et stérile (voy. p. 587).

II. *Stérilisation par filtration.* — Elle est employée pour l'air et pour les liquides.

1° *Air*. — On a reconnu qu'il suffisait de faire traverser à l'air une épaisseur suffisante d'ouate, un peu serrée, pour l'aseptiser et lui enlever tous ses microbes. On se sert de ce procédé pour isoler de l'air ambiant tous les milieux de culture, au moyen d'un bouchon d'ouate, un peu serré, introduit dans l'extrémité supérieure du tube. L'extrémité du bouchon doit dépasser un peu le tube et être légèrement tordue pour qu'on puisse l'enlever facilement. L'air ne peut ainsi pénétrer dans le tube qu'à travers la couche d'ouate, à laquelle il abandonne tous ses microbes.

Il est évident que le bouchon doit être stérilisé en même

temps que le tube et que, chaque fois qu'on l'enlève, il faut le flamber pour le débarrasser des germes de la surface.

Lorsqu'on a besoin d'air stérile, pour les injections sous-cutanées par exemple, il suffit, pour l'aseptiser, d'intercaler

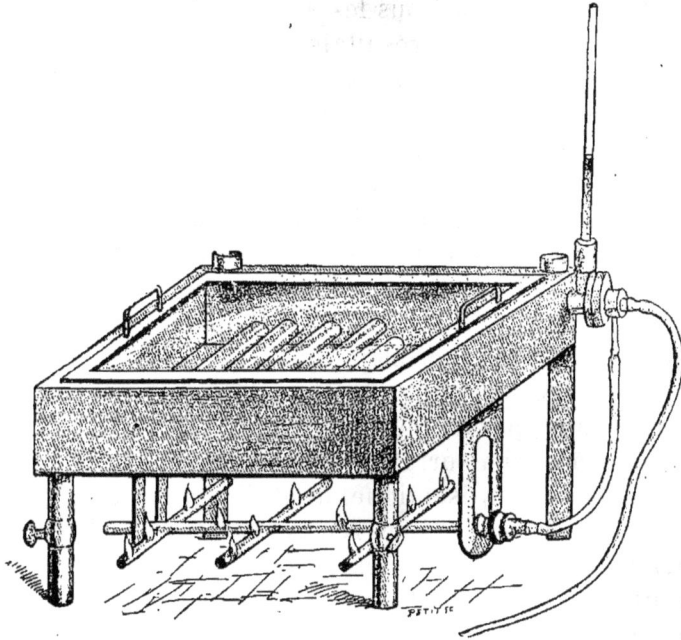

Fig. 134. — Étuve à stérilisation discontinue.

entre l'injecteur et l'aiguille un tube de verre contenant de l'ouate stérilisée au four Pasteur.

2° *Liquides.* — La filtration des liquides est peu employée en clinique. Elle se fait sur un filtre, soit en amiante, soit en porcelaine, à pores très étroits. Pour activer la filtration, toujours lente, on peut faire un refoulement au-dessus du liquide ou une aspiration au-dessous du filtre avec une trompe à eau.

La stérilisation obtenue par la filtration est très exacte, à la condition que le filtre lui-même soit suffisamment dense et souvent stérilisé. On ne doit pas se servir trop longtemps du même filtre, car il a été démontré qu'il devient à la longue, parfois assez vite, perméable aux microbes.

On se sert de la stérilisation par filtration pour préparer de l'eau stérilisée, pour stériliser certains milieux qu'on ne peut pas chauffer et surtout pour séparer dans les cultures les corps microbiens de leurs toxines.

III. *Stérilisation chimique*. — Les procédés chimiques de stérilisation sont basés sur l'usage des antiseptiques. On utilise le plus souvent le sublimé à 1 ou 2 pour 1 000. l'acide phénique à 5 pour 100, le lysol, la créoline, le lysoforme, le thymol, etc. Tous les antiseptiques sont trop infidèles pour donner des résultats certains ; de plus, il peut toujours en rester des traces sur les objets à désinfecter, traces susceptibles d'empêcher le développement des bactéries qu'on se propose de cultiver.

On a recours à la stérilisation chimique surtout pour la désinfection des parois du laboratoire, des tubes de cultures à détruire, des cages d'animaux, des bouchons de caoutchouc, ainsi que des tuyaux de même substance. On s'en sert de même pour aseptiser les mains de l'opérateur et le champ opératoire dans les expérimentations.

On peut aussi les employer pour désinfecter les récipients de verre, quand, par leur forme ou leur volume, ils ne peuvent être soumis à la chaleur. Pour cela, on les lave avec une solution très forte d'antiseptique, dont il est nécessaire de les débarrasser par des lavages répétés à l'eau stérilisée, puis à l'alcool et à l'éther pour les sécher.

On utilise ce procédé surtout pour aseptiser les bocaux de verre qui servent à recueillir le sang des animaux destiné à la préparation du sérum.

Les vapeurs de formol peuvent aussi être utilisées pour aseptiser la surface des objets ; elles ne pénètrent pas dans leur intérieur, mais tuent tous les microbes qui sont à leur surface. Les objets sont placés dans un récipient clos, au-dessus d'une couche de formaline à 40 pour 100, pendant vingt-quatre ou quarante-huit heures.

Ce procédé est excellent pour la stérilisation de certains caoutchoucs, qui ne peuvent pas être chauffés sans devenir cassants. Il peut servir également pour la désinfection des laboratoires, à l'aide d'instruments spéciaux projetant les vapeurs de formol dans la pièce.

Roux a préconisé l'emploi des essences (de girofle, de cèdre, etc.) dans lesquelles on immerge les objets à stériliser : après la stérilisation on les débarrasse de l'excès d'essence, en l'évaporant dans le vide ou à température peu élevée (37°).

III. — ÉTUVES.

La plupart des espèces microbiennes peuvent se développer dans les milieux de culture à la température du laboratoire, entre 15 et 20°, mais leur développement est alors peu abondant, ils ne font que végéter. De plus la température du laboratoire change constamment, tant suivant les saisons que suivant les heures. En outre, la température optima de leur développement peut donner certaines bases pour l'identification de certains microbes. Il est donc indispensable, pour avoir des cultures régulières et comparables entre elles, de les obtenir toujours à la même température. C'est ce qu'on réalise dans les *étuves,* espaces clos dans lesquels on entretient une température constante et fixe, au moyen d'un combustible dont le débit est réglé automatiquement.

I. *Corps de l'étuve.* — Les étuves sont de dimensions extrêmement variables suivant les conditions qu'elles doivent remplir, depuis la chambre-étuve de plusieurs mètres cubes, employée dans les grands laboratoires, jusqu'à celle de quelques centimètres cubes, qui peut être placée dans un appartement.

Les parois de l'étuve sont recouvertes par un corps mauvais conducteur de la chaleur, feutre ou bois, qui forme une double paroi isolante. L'étuve doit être placée à l'abri des courants d'air, et si possible contre un mur intérieur, pour éviter les pertes trop considérables de chaleur.

Pour que la température se répartisse également dans toute l'étuve, le chauffage ne doit pas se faire directement sur le fond. On chauffe, soit de l'huile, soit de l'eau, soit de l'air, qui, répartis tout autour de l'étuve dans des doubles parois, lui donnent une chaleur égale en tous ses points. C'est ce fluide qu'on appelle le *volant de chaleur.* Toute étuve est, en outre, munie à l'intérieur d'un thermomètre qui, si elle est bien réglée, ne doit pas varier de plus d'un demi-degré.

On peut distinguer 3 types d'étuves :

1° Les *petites étuves* ne mesurent que quelques centimètres, 30 en général de hauteur sur 20 de largeur et 20 de profondeur ; celle de d'Arsonval (fig. 135) se compose d'un cube à double paroi de métal recouverte d'un corps isolant, feutre ou plâtre. Entre les deux parois se trouve le volant de chaleur, air ou eau. Pour éviter l'évaporation de l'eau, on verse à sa surface une petite quantité d'huile. La paroi supérieure est percée d'un trou par lequel on fait pénétrer le thermomètre dans l'étuve même.

Un rayon métallique, pouvant se déplacer à volonté dans l'étuve, supporte les objets pour qu'ils ne reposent pas directement sur le fond. Cette étuve peut être employée sans régulateur, avec une veilleuse à gaz ou même à huile, en réglant la température par l'éloignement de la flamme chauffante.

2° Les *étuves-placards* pour laboratoire sont plus grandes, elles consistent en des armoires de bois (fig. 136), qui mesurent en général $1^m,15$ de hauteur, $0^m,70$ de largeur et $0^m,40$ de profondeur. Elles sont à double paroi, et se ferment par une porte à deux battants doublement vitrés et garnis de papier noir pour éviter la lumière. Elles sont chauffées par une rampe de becs de gaz située sous le fond ; les produits de combustion sont recueillis par des cheminées placées au-dessus de chaque bec et par des tubulures métalliques

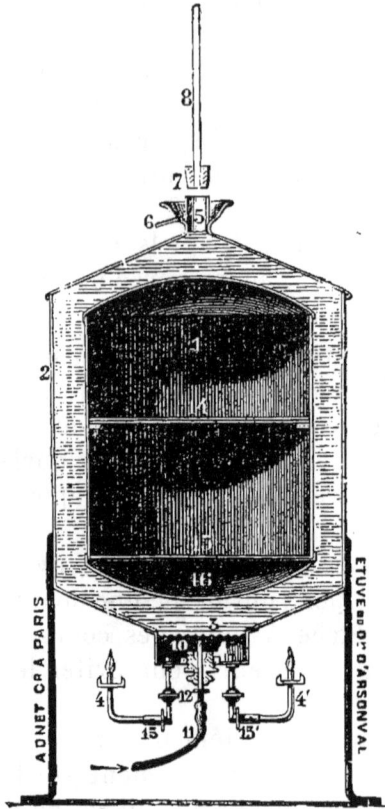

Fig. 135. — Petite étuve de d'Arsonval.

appliquées contre la paroi intérieure de l'étuve, ils arrivent ainsi jusqu'à la paroi supérieure où se trouve une cheminée qui les amène à l'extérieur. Dans l'intérieur de l'étuve se trouvent des rayons en bois sur lesquels on peut placer les tubes ou les ballons ensemencés.

Enfin un thermomètre est placé au centre de l'étuve, mais de façon à pouvoir être facilement contrôlé de l'extérieur.

Le volant de chaleur est constitué par l'air chaud situé

entre les doubles parois. Les régulateurs les plus employés pour ces étuves sont les régulateurs métalliques, mais des régulateurs électriques peuvent aussi leur être appliqués.

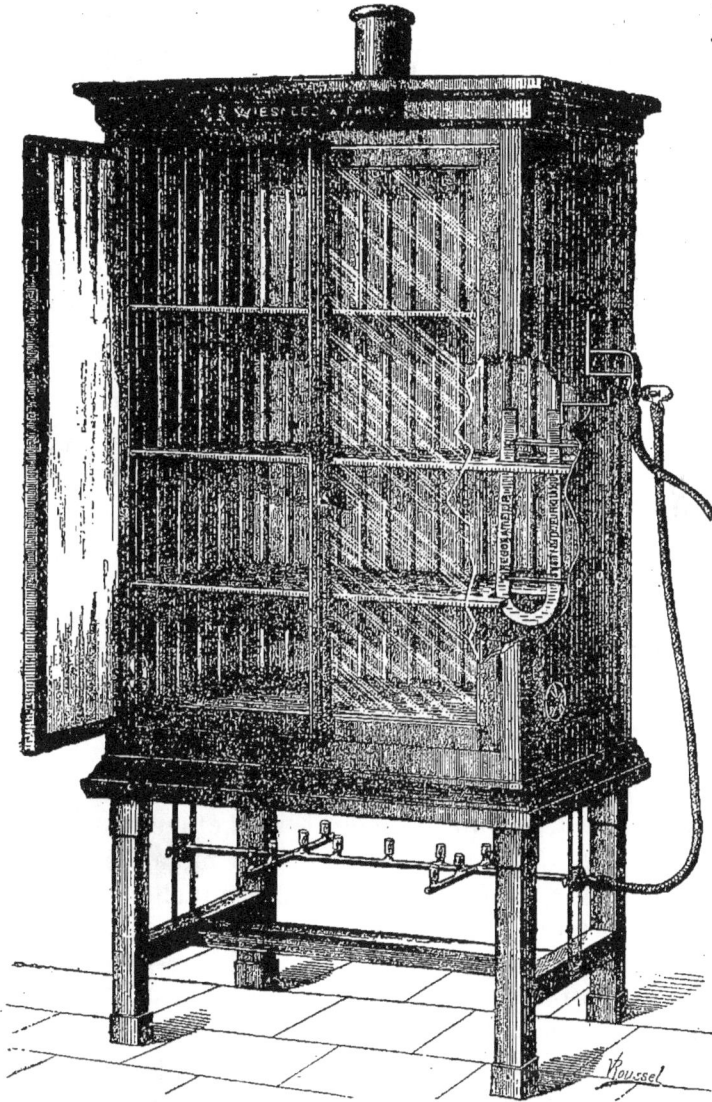

FIG. 136. — Étuve-placard à gaz (type Roux).

3° Les *chambres-étuves* ne se font que dans les grands laboratoires et sont construites suivant des modèles très divers. L'important est d'avoir un espace clos très bien isolé, à doubles parois et à double porte ; l'air doit cependant y circuler pour s'y renouveler. Les cultures sont placées sur des rayons de verre supportés par des consoles de fonte. L'air arrivant dans la pièce par une cheminée est filtré à travers de l'ouate et sort par aspiration par une autre cheminée.

Divers procédés de régulation ont été employés pour ces chambres-étuves, ils sont trop compliqués pour que leur description prenne place ici.

Les étuves doivent toujours être tenues très propres à l'intérieur, il est bon de laver les parois et les rayons de temps en temps avec une solution antiseptique.

II. *Régulateurs*. — Ils sont destinés à modifier automatiquement la quantité du calorique employé, d'après la température atteinte dans l'étuve. Ils sont placés à l'intérieur de celle-ci et agissent sur le producteur de calorique qui se trouve à l'extérieur.

Ils sont tous basés sur la dilatation des corps par la chaleur : le corps chauffé se dilate et son augmentation de volume diminue l'intensité du chauffage par des dispositifs appropriés ; en se refroidissant, il se rétracte et laisse ainsi revenir le chauffage à son point initial. On peut employer pour cela des liquides, des gaz ou des métaux solides.

1. **Régulateurs liquides**. — Ces régulateurs sont directs, lorsque le volant de chaleur agit directement sur l'arrivée du gaz, ou indirects, quand ils exigent l'intermédiaire d'un liquide indépendant de ce volant.

1° *Régulateurs directs*. — Dans ces régulateurs, le volant de chaleur agit, en un des points de l'étuve, sur une membrane élastique, de caoutchouc ou de métal mince, placée au-dessus d'une petite chambre, dans laquelle vient aboutir le tuyau d'arrivée du gaz et de laquelle part celui qui se rend aux brûleurs. La membrane est maintenue plus ou moins tendue par un ressort qu'on peut régler à l'aide d'une vis. Le volant de chaleur, chauffé, presse sur la membrane élastique, qui bombe plus ou moins dans la petite chambre et la rétrécit, le gaz y arrive alors moins facilement, par suite il en passe moins dans les brûleurs. Quand, par le fait de la diminution de chaleur par la déperdition, le volant se refroidit, la membrane se redresse et le gaz passe en plus grande quantité ; il est possible de régler l'étuve à la température voulue en serrant ou en desserrant la vis du ressort, qui tend plus ou moins la membrane et par suite modifie son degré de résistance.

2° *Régulateurs indirects*. — Ces régulateurs sont mobiles et peuvent être adaptés à toutes les étuves. Ils consistent en un récipient contenant un liquide dilatable, qui agit directement sur l'arrivée du gaz en fermant plus ou moins l'orifice de débit ; on emploie surtout le mercure pour ces instruments.

Le type le plus simple consiste en un tube contenant du mercure, fermé à une de ses extrémités et effilé en capillaire en son milieu. Il porte en outre, à son centre, une dérivation latérale fermée par une vis, qui agit sur le mercure en le refoulant plus ou moins haut dans la partie capillaire du tube. Dans ce tube, en pénètre un autre divisé en deux branches se réunissant en une chambre à air terminée par un capillaire en pointe. C'est là qu'arrive et d'où part le gaz pour les brûleurs.

Suivant sa dilatation, et suivant la pression exercée par la vis latérale, le mercure monte plus ou moins haut dans la chambre d'arrivée et laisse passer plus ou moins de gaz. Il suffit, pour obtenir un réglage exact, de faire tourner plus ou moins la vis latérale.

Le régulateur doit être placé de manière à plonger par sa partie inférieure soit dans le volant de chaleur, soit dans la cavité même de l'étuve.

2. **Régulateurs à gaz.** — Le corps dilatable est un gaz.

1° *Régulateurs à air*. — L'air, enfermé dans un tube de verre en U, refoule par sa dilatation un index de mercure, qui ferme plus ou moins le débit du gaz à travers un conduit taillé en bec de flûte.

2° *Régulateurs à vapeurs sous tension*. — Ils sont basés sur la dilatation des vapeurs d'éther, qui, en refoulant une colonne de mercure, ferment plus ou moins l'arrivée ou le débit du gaz. La rapide évaporation de l'éther rend ces instruments peu utilisables pour une longue durée.

3. **Régulateurs métalliques.** — Ils sont très employés pour les grandes étuves-placards de laboratoire ; ils sont très simples et ne se détériorent pas facilement. Ils sont basés sur l'inégalité de dilatation pour la même température de deux métaux différents.

a. Le *régulateur de Roux* est formé de deux lames, l'une en acier, l'autre en zinc, soudées ensemble et recourbées en U ; le zinc, plus dilatable, doit être en dehors. Toute élévation de température tendra donc à rapprocher les deux branches de l'U, tandis que tout abaissement les écartera. Une des branches de l'U est fixée dans l'étuve contre la paroi ; l'autre sort de l'étuve ; à son extrémité libre vient se fixer à angle droit une pièce métallique, qui suit tous les mouvements que lui communique la branche intérieure. La partie moyenne de cette dernière branche est fixée à la paroi de l'étuve par une vis qui peut être arrêtée par un écrou. L'extrémité de cette vis est amenée en contact avec une soupape, qui règle l'arrivée du gaz aux brûleurs. Cette soupape est un obturateur conique s'enfonçant plus ou moins dans la chambre d'arrivée et de départ du gaz. Un ressort métallique la maintient de manière que l'ouverture d'échappement du gaz soit naturellement fermée.

Dès qu'on commence à chauffer, le zinc se dilate, les branches de l'U s'écartent, la branche intérieure presse sur la vis qui, agissant sur le ressort, ouvre la sortie du gaz.

Pour régler, on n'a qu'à fixer la position de la vis au moyen de l'écrou qui la commande, en tâtonnant, suivant la température que l'on veut obtenir.

Ce dispositif ne peut être utilisé que pour les hautes températures.

b. Le *régulateur de Lépine* n'est qu'une modification du précédent, appliqué aux températures plus basses.

Il est basé sur la dilatation d'un tube métallique, placé dans l'étuve, dont on totalise l'action, pour ne pas avoir d'effet contraire, à une seule de ses extrémités. Pour cela, dans un tube métallique en zinc, fermé à une de ses extrémités, on introduit une tige de nickel dont la dilatation est à peu près nulle. De cette façon, la dilatation totale du tube est indiquée sur la tige de nickel. Pour amplifier les mouvements de cette tige, on la fait appuyer contre une plaque d'acier très rigide, fixée par une seule de ses extrémités ; l'autre extrémité suit et amplifie les mouvements que lui communique la tige de nickel par son extrémité libre ; la plaque d'acier est en relation avec un obturateur, qui ferme plus ou moins l'arrivée du gaz.

Le réglage s'obtient par une vis, qui modère plus ou moins les mouvements de la plaque d'acier. Ces régulateurs peuvent servir pour toutes les températures et sont très robustes.

4. **Régulateurs de la pression du gaz.** — Le gaz a l'inconvénient de présenter de grandes variations de pression, sui-

vant les gazomètres et les heures de la journée, ce qui cause beaucoup de difficultés pour arriver à régler exactement les étuves chauffées par le gaz.

On a proposé plusieurs instruments destinés à régulariser, dans la mesure du possible, les pressions variables des canalisations. Ils évitent non seulement les inégalités de température, mais aussi l'extinction complète des brûleurs, qui se produit quelquefois quand la température s'élève trop haut pour la pression existante : extinction qui entraîne l'échappement ultérieur du gaz dans les locaux quand l'étuve se refroidit ou que la pression du gaz monte de nouveau.

Le régulateur de pression le plus employé consiste en deux manomètres, placés l'un à l'entrée, l'autre à la sortie du gaz, dans une chambre à moitié pleine de glycérine disposée sur la canalisation qui accède à l'étuve ; au-dessus de cette chambre se trouve un dispositif spécial permettant d'effectuer dans la chambre à gaz une pression régulière, facile à constater sur le manomètre de sortie du gaz ; on règle la pression dans la chambre à gaz, de manière à y obtenir une pression un peu inférieure. On évite ainsi les à-coups brusques et les extinctions toujours dangereuses.

Des brûleurs spéciaux peuvent éviter les extinctions ; ils sont formés par deux lames métalliques, disposées en spirales, fixées par une de leurs extrémités à la base d'un bec de Bunsen et par leur autre extrémité commandant un robinet sur le tuyau du gaz. Les lames, en se dilatant par la chaleur, ouvrent le robinet ; en se refroidissant, elles le ferment. Le gaz peut alors s'échapper s'il arrive en trop grande quantité ou, au contraire, s'il n'a que peu de pression, arriver en quantité plus grande.

5. **Régulateurs électriques.** — Le régulateur électrophysique de Regaud et Fouilland se compose d'un tube en U, dont une des branches est très grosse, courte, et a la forme d'un récipient large à parois très minces ; la base de l'U et la grande branche ont un faible diamètre et des parois très épaisses. A la partie inférieure de la branche-récipient se trouve une poche latérale. Au début de la courbe de l'U se trouve de chaque côté un fil de platine pénétrant dans le tube ; celui du côté de la branche-récipient est légèrement recourbé vers la base de l'U, l'autre est horizontal. Toute la branche-récipient est remplie d'hydrogène sous pression,

faisant équilibre au mercure, qui remplit toute l'autre branche et est surmonté par le vide barométrique.

L'instrument est suspendu dans l'étuve de manière à pouvoir osciller autour de son centre, suivant un axe passant par le milieu de sa hauteur. Un dispositif spécial, manœuvré de l'extérieur de l'étuve, permet de l'incliner plus ou moins et de le fixer dans la position choisie.

Les deux fils de platine se continuent avec le fil de chauffe, qui passe dans des résistances métalliques, disposées tout autour de l'étuve à l'intérieur de ses parois, et très bien isolées pour éviter les pertes de chaleur.

Les fils de platine sont reliés au fil de chauffe de telle sorte que le courant ne peut y passer que lorsque le mercure touche l'extrémité coudée du fil de platine dans la branche-récipient. Par conséquent, pour une position fixe du régulateur les interruptions du courant dépendent des variations de la température qui, en dilatant ou en rétractant l'hydrogène, font toucher ou abandonner par le mercure le fil coudé. La température continue à monter tant que le régulateur est maintenu vertical, puisque le mercure touche constamment le fil dans cette position.

L'ampoule adaptée latéralement à la branche-récipient permet d'y faire passer une quantité variable du mercure de la grande branche, de façon à augmenter ou à diminuer à volonté la hauteur de la colonne mercurielle que l'hydrogène doit refouler; cette disposition permet de modifier ainsi l'échelle des températures qu'on peut obtenir avec un même régulateur.

La forme de ces régulateurs varie beaucoup suivant les modèles d'étuves, le principe restant le même.

Pour régler l'étuve il suffit d'établir le courant, le régulateur placé verticalement, et, lorsqu'on est arrivé à la température voulue, de l'incliner suffisamment pour que le mercure ne touche plus le fil coudé et, par conséquent, que le courant ne passe plus dans les résistances ; on contrôle le passage ou l'interruption du courant en allumant une petite lampe rhéoscopique intercalée dans le circuit à l'intérieur de l'étuve.

Les étuves électriques sont de modèles très différents, depuis la petite étuve à la paraffine jusqu'à la grande étuve-placard.

Elles ont l'avantage d'être très propres, de rester réglées

après leur extinction, d'atteindre très rapidement la température fixée lorsqu'on les remet en marche. La petite étuve à paraffine est parfaitement stable à la température choisie ;

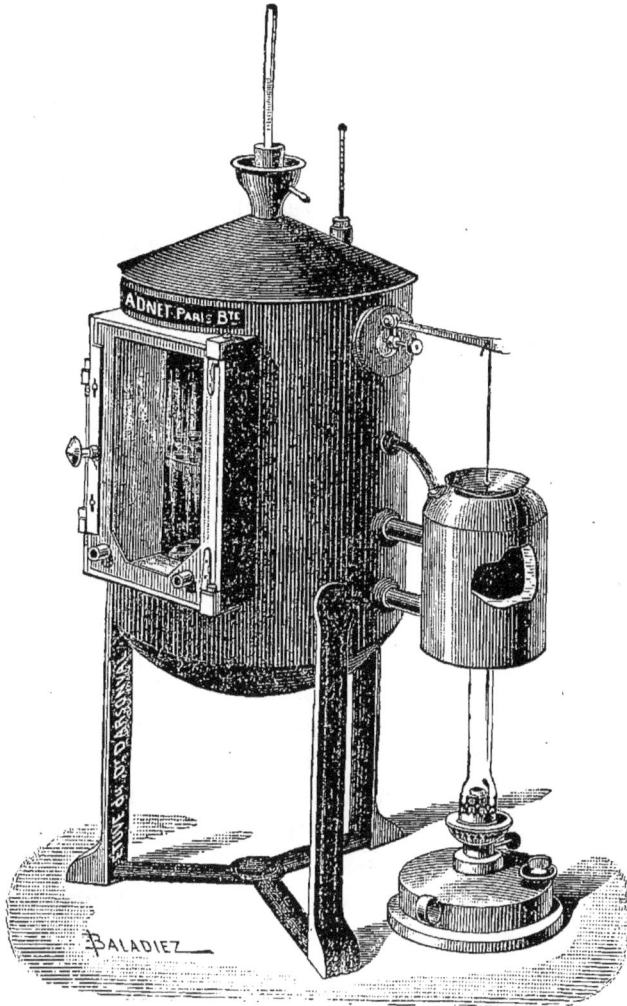

FIG. 137. — Étuve à pétrole.

les grandes étuves sont plus sensibles aux influences ambiantes et leur bonne marche est plus difficile à assurer.

III. **Choix d'une étuve.** — Les grandes étuves, chambres ou placards, sont réservées pour les grands laboratoires.

Pour les petits laboratoires ou les installations particulières, on se contente de modèles plus restreints. On a même construit une petite étuve qui peut fonctionner avec une lampe à pétrole (fig. 137). Son régulateur est actionné par l'air intérieur, volant de chaleur, par l'intermédiaire d'une lame métallique élastique. Cette lame soulève, par des leviers, le couvercle d'un récipient d'air chaud, qui se trouve au-dessus de la lampe, ce soulèvement laisse ainsi rentrer l'air froid dans l'étuve. En se contractant, la lame métallique fait refermer le récipient d'air chaud et le chauffage reprend son intensité précédente. Cette étuve est suffisante pour faire des cultures, mais seulement dans les cas où elles n'ont pas besoin que la température présente une grande fixité.

Les étuves à gaz sont toujours longues à régler, quel que soit le régulateur, et plus elles sont petites, plus l'opération est longue à cause de la déperdition de chaleur par les parois. De plus le réglage doit être recommencé chaque fois que les brûleurs se sont éteints. Pour être bien réglées et dépenser le minimum de gaz, elles doivent être continuellement en activité. Elles sont donc inutilisables lorsqu'on ne veut s'en servir que pour des temps courts.

Les étuves électriques sont beaucoup plus vite chaudes et se règlent une fois pour toutes. En 20 à 25 minutes elles ont atteint automatiquement leur température fixe. Elles n'ont pas d'odeur et sont facilement transportables. Leurs inconvénients sont : leur prix élevé, leur dépense assez grande en force électrique et la grande fragilité des régulateurs.

Elles sont particulièrement utiles pour un usage irrégulier ; elles sont alors moins dispendieuses que les autres puisqu'on ne les fait marcher que juste le temps nécessaire ; par là elles constituent l'étuve de l'avenir pour le praticien.

CHAPITRE II

PRÉPARATION DES MILIEUX

Les microbes, comme toutes les cellules vivantes, ont besoin, pour se développer, de carbone, d'oxygène, d'hydrogène et d'azote.

Un milieu favorable à leur développement doit donc contenir à la fois des corps hydrocarbonés : sucres, cellulose ou substances amylacées, et des corps albuminoïdes, contenant de l'azote et de l'eau. Les corps albuminoïdes rendent la préparation des milieux de culture difficile et compliquée, par le fait de leur coagulabilité.

Le milieu de culture doit en outre être privé par la stérilisation de tous les germes qu'il contient.

On peut employer comme milieux de culture des substances naturelles ou artificielles, liquides ou solides.

I. — MILIEUX ARTIFICIELS LIQUIDES

I. **Bouillon de viande.** — On se sert de viande de veau ou de bœuf, à laquelle on ajoute de la peptone pour augmenter sa valeur nutritive.

On prend 500 grammes de viande débarrassée de la graisse et des tendons et hachée finement. On la met macérer dans un récipient avec un litre d'eau distillée, pendant 24 heures dans un endroit frais ; pour activer cette macération, on peut la remplacer par un séjour à l'étuve à 50° pendant 1/2 heure. Au bout de ce temps on passe le liquide à travers un linge mouillé et on presse fortement la viande, en tordant le linge à ses deux extrémités, de manière à en extraire tout le suc. On ajoute 20 grammes de peptone pure (de préférence la peptone Chapotaut, plus active) et 10 grammes de chlorure de sodium. On a aussi proposé d'ajouter 1 gramme de phosphate de soude, mais cette addition n'est pas nécessaire. On fait bouillir le tout, pendant 20 à 30 minutes, sur un feu doux ; il se produit une abondante coagulation de matières albuminoïdes ; on filtre à chaud sur papier Chardin.

Le liquide ainsi obtenu a une couleur jaunâtre et est nettement acide. Il faut le neutraliser ; pour cela, on ajoute avec précaution une solution normale de soude jusqu'à ce que le liquide bien agité soit neutre ou très légèrement alcalin ; en effet, s'il est acide, même très légèrement, les microbes s'y développent mal, à part quelques espèces spéciales.

Le bouillon ainsi préparé est stérilisé à l'autoclave à 120° pendant 5 minutes. On le laisse refroidir et, s'il est trouble, on le filtre de nouveau. Il se forme assez souvent un abondant précipité après refroidissement. Le liquide clair, filtré, est ramené au volume de 1 000 centimètres cubes par addition d'eau distillée. Le bouillon est alors distribué dans des tubes et des ballons, stérilisés d'avance et bouchés à l'ouate ou au papier. Puis tubes et ballons sont encore passés à l'autoclave à 115° pendant 20 minutes. La température de la deuxième chauffe ne doit pas atteindre celle de la première ; autrement le bouillon resterait trouble.

Le bouillon ainsi préparé doit avoir une belle coloration jaune foncé, il doit être absolument transparent et limpide sans aucun dépôt ; s'il persiste un trouble, si léger soit-il, il est préférable de ne pas l'employer, pour ne pas faire de confusion avec le trouble provenant des cultures microbiennes.

Lorsque, malgré toutes les précautions prises, le bouillon reste un peu trouble, on peut essayer de le clarifier au blanc d'œuf. Pour cela on prend 2 ou 3 blancs d'œufs qu'on agite avec le bouillon froid. Après un mélange intime, on chauffe le tout pendant 10 minutes à 80°, le blanc d'œuf se coagule en emprisonnant dans ses mailles toutes les impuretés. Il ne reste plus qu'à filtrer au papier Chardin ; le bouillon devient alors en général tout à fait clair.

II. Bouillons composés. — Au bouillon, préparé comme on l'a vu ci-dessus, on peut ajouter diverses substances qui favorisent la culture de certaines espèces microbiennes :

Bouillon glycosé. — En même temps que la peptone et le sel, on ajoute au bouillon ordinaire 2 à 4 pour 100 de glycose.

Bouillon lactosé. — On ajoute dans les mêmes conditions 2 à 4 pour 100 de lactose. On procède de même pour le sucre de canne, la maltose, la lévulose, la mannite, la dulcite, etc.

Bouillon glycériné. — Avant la répartition en tubes, on ajoute au bouillon 5 ou 10 pour 100 de glycérine.

Ces bouillons ne devant pas être chauffés au-dessus de 110°, pour ne pas altérer les substances incorporées, on stérilisera un peu plus longtemps à 105°, pendant 45 minutes.

Bouillon lactosé tournesolé. — On l'obtient en ajoutant au bouillon quelques gouttes de teinture bleue de tournesol.

Bouillon de Martin. — On prend 500 grammes de viande de veau hachée qu'on fait macérer pendant 24 heures avec 1 litre d'eau distillée et qu'on porte à l'étuve à 37° pour la faire putréfier. Cette putréfaction a pour but de détruire le sucre contenu dans la viande. On prépare d'autre part 200 grammes d'estomac de porc haché qu'on place pendant 24 heures, à 50°, dans un litre d'eau additionné de 10 centimètres cubes d'acide chlorhydrique. On filtre les deux liquides et on les sale à 5 pour 100. On mélange et on alcalinise à 7 pour 100 avec la solution normale de soude. On chauffe de 115° à 117° pendant 5 minutes à l'autoclave. On filtre au papier Chardin ; on répartit dans les tubes et les ballons, qu'on stérilise à l'autoclave de 110 à 115° pendant 20 minutes.

Bouillon de Massol. — On emploie la viande de veau faisandée : 500 grammes pour 1 litre d'eau, additionnée de 20 grammes de peptone.

On neutralise à la soude caustique à 40 pour 1000 et on ajoute en plus 6 à 7 centimètres cubes de la solution normale de soude caustique pour alcaniser très fortement. On filtre. On chauffe à 120° et on distribue dans les ballons et les tubes,

Ces deux derniers bouillons sont surtout employés pour les cultures de diphtérie.

Bouillon-ascite sucré tournesolé. — On mélange à parties égales du bouillon ordinaire et du liquide d'ascite. A 100 centimètres cubes du mélange, on ajoute 15 centimètres cubes de solution à 10 pour 100 de différents sucres (maltose, glycose, lévulose, lactose, galactose, saccharose, mannite, dulcite, inuline) et 15 centimètres cubes de tournesol. On répartit dans des tubes stériles.

III. **Milieux liquides spéciaux.** — Au lieu de bouillon de viande, on peut employer le mélange suivant :

Milieu de Pasteur :

Eau distillée.	100 grammes.
Sucre candi	10 —
Tartrate d'ammoniaque	10 centigrammes.
Cendres de levure de bière.	0 gr. 075.

On mélange le tout et on stérilise.

P. Courmont recommande, pour les cultures du bacille de la fièvre typhoïde en vue de l'agglutination, le milieu suivant :

Peptone	2 grammes.
Glycose	1 gramme.
Eau.	100 grammes.

On alcalinise au carbonate de potasse.

On a recommandé aussi d'employer des macérations d'organes animaux ou même de végétaux, mais ces milieux ne sont pas utilisés en clinique.

II. — MILIEUX ARTIFICIELS SOLIDES

Pour obtenir ces milieux, on se contente de solidifier les milieux liquides artificiels que nous avons indiqués plus haut en leur ajoutant une substance coagulable : la gélatine ou la gélose.

I. **Gélatine**. — La gélatine est employée comme milieu de culture depuis longtemps. Pour la rendre plus nutritive, on l'emploie mélangée à du bouillon de viande peptoné, préparé comme on l'a vu plus haut.

A 1 litre de bouillon, on ajoute 100 grammes de gélatine blanche, dite *extra-fine*, que l'on trouve dans le commerce. Pour cela on la coupe en petits morceaux qu'on lave plusieurs fois dans de l'eau distillée. La quantité de gélatine à ajouter varie selon la saison : en hiver 8 pour 100 suffisent ; en été, il faut en employer de 10 à 15 pour 100. On fait chauffer le bouillon doucement au bain-marie, au-dessous de 100°, dans un récipient de tôle émaillée, pendant 10 minutes environ, et on ajoute petit à petit la gélatine, en remuant constamment jusqu'à ce qu'elle soit bien fondue. On neutralise avec la solution normale de soude et on chauffe encore quelques secondes au-dessous de 100°. Le mélange ainsi obtenu est filtré à chaud sur papier Chardin.

La filtration est quelquefois très lente, par le fait de la viscosité du mélange et de sa coagulation qui augmente à mesure que la température s'abaisse ; pour faciliter la filtration, on emploie des entonnoirs bain-marie spéciaux qui permettent de maintenir le mélange à une température fixe ; ou bien, ce qui est plus simple, on met le filtre et le récipient dans l'autoclave ouvert, qu'on continue à chauffer jusqu'à ce que la filtration soit terminée.

La gélatine ainsi filtrée doit être absolument claire et transparente et avoir une coloration jaune pâle. Si ce n'est pas le cas, il faut la refondre et la clarifier au blanc d'œuf, comme on l'a vu pour le bouillon.

La gélatine, ainsi préparée, est fondue et distribuée dans les tubes stérilisés. On en prépare des tubes droits, des tubes inclinés comme pour le sérum sanguin, et des tubes contenant très peu de gélatine (2 centimètres cubes) destinée à être étalée sur les parois par enroulement.

Les tubes bouchés à l'ouate sont portés à l'autoclave à 110° pendant 20 minutes, en se gardant d'atteindre 115°.

Les tubes doivent être recouverts d'un capuchon de caoutchouc pour éviter l'évaporation, qui sans cela se fait très rapidement et amène le fendillement du milieu. Ils ne doivent pas être conservés trop longtemps, car ils perdent assez vite leur valeur nutritive.

Les tubes de gélatine ne peuvent pas être mis à l'étuve à 37°, car ils se liquéfient à cette température ; les cultures doivent se faire de 20° à 25°.

II. **Gélatines composées.** — En se servant, au lieu de bouillon simple, de bouillons glycosé, glycériné ou lactosé, on obtient, en suivant exactement la même technique, des *gélatines glycosée, glycérinée* et *lactosée*.

La *gélatine phéniquée* est de la gélatine à laquelle on a ajouté, avant la filtration, pour 10 centimètres cubes de gélatine, 4 à 5 gouttes d'une solution phéniquée au 1/20°.

Gélatine aux pommes de terre. — Elle se prépare ainsi : on râpe 500 grammes de pommes de terre qu'on fait macérer pendant 4 heures dans un litre d'eau, à l'étuve à 37°. On laisse déposer pendant 12 heures. On décante le liquide qui surnage, et on ajoute 150 à 200 grammes de gélatine. Le milieu est très nettement acide ; on neutralise avec une solution de soude jusqu'à ce que la réaction soit encore nettement mais très légèrement acide. On stérilise, on filtre et on répartit dans des ballons de 100 grammes. Au moment de l'utiliser, on chauffe légèrement pour liquéfier, on ajoute à chaque ballon 1 gramme d'iodure de potassium et on répartit dans des tubes stérilisés.

Gélatine au tournesol. — On ajoute à de la gélatine ordinaire quelques gouttes de teinture de tournesol jusqu'à ce qu'elle ait pris une belle coloration bleue. Elle a l'inconvénient de se décolorer très rapidement; il faut donc la préparer au moment de s'en servir.

III. **Gélose.** — La gélose, ou agar-agar, ou varech corné, est une algue des mers des Indes, le Gélidium spiriforme (famille des Floridées). On la trouve dans le commerce en paquets sous forme de longs filaments. Elle donne, après ébullition dans de l'eau, une gelée semblable à la cellulose, qui se solidifie par le refroidissement. Elle peut solidifier 50 à 60 fois son poids d'eau et a le grand avantage de pouvoir être chauffée à 115 degrés sans perdre sa capacité de solidification. Elle est très peu nutritive par elle-même ; c'est pourquoi on la mélange à du bouillon ordinaire.

On fait macérer, pendant une heure ou deux, 10 à 15 grammes de gélose, coupée en petits morceaux, dans un 1/2 litre d'eau. On agite souvent. On exprime sur un linge.

La gélose ainsi préparée est alors mélangée à 500 grammes de bouillon peptoné, maintenu à l'ébullition au bain-marie. On fait bouillir le mélange, en agitant continuellement avec une baguette de verre pour éviter que le liquide ne s'attache aux parois du récipient. Au bout de 30 minutes tout est fondu. La réaction du liquide doit être neutre ou faiblement alcaline, la gélose se transformant en sucre quand elle est chauffée en milieu acide. On laisse refroidir à 55° ou 60°, puis on ajoute un jaune d'œuf battu dans 50 centimètres cubes d'eau. On porte le mélange à 120° pendant 1 heure. L'albumine se coagule en entraînant les impuretés. Au sortir de l'autoclave, on filtre à chaud sur papier Chardin. Pour activer la filtration, on se sert de l'entonnoir bain-marie, ou on met le tout à l'autoclave. La filtration terminée, on distribue la gélose dans les tubes et on stérilise à l'autoclave à 115° pendant 20 minutes. On laisse ensuite les tubes se solidifier, soit droits, soit inclinés comme pour la gélatine. Puis on recouvre le bouchon d'ouate d'un capuchon de caoutchouc.

On met les tubes à l'étuve à 37° avant de les employer, assez longtemps pour éprouver leur stérilité.

Pour conserver les tubes, il faut avoir soin de les tenir verticalement à cause de l'eau de condensation, qui se forme au fond du tube et qui pourrait venir mouiller le bouchon d'ouate.

IV. **Géloses composées.** — En se servant, au lieu de bouillon ordinaire, de bouillons glycériné, glycosé ou lactosé, on prépare des *géloses glycérinée, glycosée* ou *lactosée*.

Gélose sanglante. — On peut la préparer très simplement en étalant, à la surface d'un tube de gélose, quelques gouttes de sang prises aseptiquement par ponction d'une veine chez un homme ou chez un animal. On prépare ainsi plusieurs tubes qu'on met à l'étuve ; les uns s'y contaminent, d'autres restent stériles ; on n'utilisera que ceux qui sont restés intacts à l'étuve pendant au moins trois jours.

On peut aussi ajouter à des tubes de gélose, fondue à 40°, une petite quantité de sang prélevé par ponction. On le mélange, en évitant la formation de bulles d'air, et on laisse solidifier en position inclinée.

Gélose sanglante glycérinée (Bezançon et Griffon). — On prépare une série de tubes ou de flacons contenant environ le 1/4 de leur volume de bouillon, additionné de 2 pour 100 de gélose et de 6 pour 100 de glycérine. On place les tubes au bain-marie pour liquéfier la gélose. Dans chaque tube on reçoit aseptiquement, au sortir de l'artère, du sang de lapin. Le mélange doit se faire dans la proportion de 1 partie de sang pour 3 parties de bouillon gélosé. On mélange sans secouer, pour éviter la formation de bulles d'air, en inclinant et en relevant alternativement le tube.

Le mélange effectué, on dépose les tubes sur un plan incliné et on les laisse se solidifier. On les capuchonne ensuite et on les place dans une chambre humide, pour éviter la dessiccation, jusqu'au moment du besoin.

En ensemençant sur ce milieu le bacille tuberculeux, les colonies peuvent être visibles à l'œil nu au bout d'une dizaine de jours.

Gélose-ascite. — On fait fondre au bain-marie des tubes de gélose neutre à 2,5 ou 3 pour 100 ; on les laisse refroidir ; quand ils sont à une température d'environ 60° on ajoute 1/3 de liquide ascitique. On mélange en agitant doucement. Pour conserver le liquide d'ascite sans qu'il s'infecte, on peut sans inconvénient ajouter au flacon quelques gouttes de chloroforme.

Au lieu de la gélose habituelle qui ne contient que 1 pour 100 de peptone, on peut employer de la gélose fortement peptonisée, contenant 3 pour 100 de peptone Chapotaut. Ce milieu constitue le « chapasgar » (Chapotaut-ascite-agar) de Simmons et Wilson. L'addition de nutrose à 2 ou 3 pour 100 est très favorable, on a ainsi le « nasgar » (nutrose-ascite-agar) des mêmes auteurs américains.

Gélose-ascite sucrée tournesolée. — On fait une solution au 1/10ᵉ, dans de l'eau tournesolée, de différents sucres (maltose, glucose, lévulose, lactose, etc.). On stérilise 10 centimètres cubes de chacune de ces solutions en les portant 2 minutes au bain-marie à 100° (ne pas chauffer à l'autoclave pour éviter la caramélisation). Après refroidissement, on ajoute 0,5 centimètre cubes d'une solution normale de soude ; 1,5 centimètre cube de liquide ainsi préparé est ajouté à 13 centimètres cubes de gélose-ascite au tiers, maintenue liquide. Le mélange bien effectué, on coule en boîtes de Pétri.

Gélose-ascite sucrée au rouge neutre. — On prend 75 centimètres cubes de gélose à 3 pour 100 légèrement alcaline ; on ajoute 1 gramme de l'un des différents sucres, on stérilise, puis on ajoute 35 centimètres cubes de liquide d'ascite et 1 centimètre cube d'une solution stérile de rouge neutre à 1 pour 100. Le milieu prend une teinte orangée. On maintient le mélange au bain-marie à 60° pendant 1 heure environ, jusqu'à ce qu'il se forme un fin précipité grâce auquel la réaction colorante est beaucoup plus nette. On agite et on coule en boîtes de Pétri.

Gélose-sérum. — C'est un mélange d'une partie de sérum sanguin humain avec deux parties de gélose ordinaire.

Gélose de Chantemesse. — On fait bouillir 10 grammes de gélose dans 500 grammes d'eau peptonée à 3 pour 100. On ajoute ensuite 10 grammes de lactose. On filtre, on stérilise à 120° et, au moment de s'en servir, on ajoute à 10 centimètres cubes du mélange, 4 gouttes de solution phéniquée à 3 pour 100 et 1 centimètre cube de teinture de tournesol bleue très sensible.

Gélose au plomb. — A 5 centimètres cubes de gélose ordinaire, fondue et très chaude, on ajoute 0,10 centigrammes d'une solution au 1/10ᵉ de sous-acétate de plomb ; on mélange intimement ; on stérilise 20 minutes à 115°.

III. — MILIEUX NATURELS

Les liquides naturels sont recueillis aseptiquement et distribués dans des tubes et des ballons stérilisés. Pour détruire tous les germes qu'ils peuvent contenir, tout en évitant la coagulation des matières albuminoïdes, on a recours à la stérilisation discontinue.

I. **Lait.** — Le lait doit être recueilli aseptiquement du pis de la vache, préalablement désinfecté. On le distribue dans des tubes et des ballons stérilisés ; il doit être alcalin ; s'il ne l'est pas, on l'additionne de quelques gouttes de solution de carbonate de soude. Le lait supporte la stérilisation par la chaleur humide à l'autoclave à 110 ou 120° pendant un quart d'heure, mais alors ses parties grasses restent à la surface ; la stérilisation discontinue est préférable.

II. **Sérosités.** — On peut utiliser toutes les sérosités normales ou pathologiques de l'homme ou des animaux. On les recueille au moyen d'un appareil de Potain stérilisé, avec lequel on les distribue dans des tubes et des ballons stériles ; on les soumet ensuite à la stérilisation discontinue.

III. **Sang.** — Il est recueilli par ponction ou par saignée aseptique et déposé dans des vases stériles.

a. Pour l'employer en nature, on le défibrine par battage ou par agitation avec des perles de verre. On a essayé d'éviter la défibrination, longue et mal commode, en la remplaçant par l'addition au sang de substances anticoagulantes : extrait de têtes de sangsues, citrate de soude, etc., mais les résultats n'ont pas été satisfaisants. Le sang ainsi préparé est distribué dans les tubes et stérilisé par la méthode discontinue, au-dessous de 70° pour éviter la coagulation.

b. Sérum sanguin liquide. — Le sang est recueilli à la sortie de la veine dans des vases stérilisés ; on le laisse coaguler au frais, et lorsque, 24 heures après, le sérum a bien transsudé, on le recueille avec une pipette effilée en ayant soin d'éviter de toucher le caillot rouge. Le sérum obtenu doit être clair et ne contenir que le moins possible d'hémoglobine dissoute. On le distribue dans des tubes et des ballons stériles et on l'aseptise par la méthode de Tyndall.

c. Sérum sanguin solidifié. — C'est, en général, du sérum de bœuf ou de cheval qu'on solidifie. On l'emploie pur ou, de préférence, additionné de 1/3 de son volume de bouillon de viande ordinaire.

On recueille le sang comme il a été dit plus haut et on prélève le sérum bien clair avec des pipettes stérilisées. On met 10 centimètres cubes environ de sérum pur, ou mélangé de bouillon de viande, dans des tubes stérilisés et bouchés à l'ouate, en ayant soin que le liquide ne coule pas le long des parois pour ne pas les tacher. Les tubes sont alors placés dans l'étuve spéciale pour la stérilisation discontinue (fig. 134), inclinés de manière que le liquide présente la plus grande surface plane possible, mais sans qu'il vienne toucher le bouchon d'ouate.

On chauffe pendant 3 heures entre 58° et 60°, 5 à 6 jours

de suite, puis on fait monter la température à 80°, pendant une 1/2 heure à 1 heure pour obtenir la coagulation du sérum. Ce dernier temps doit être très attentivement surveillé, car, si le sérum est chauffé trop longtemps, il devient opaque et ne permet plus de bien distinguer les colonies à sa surface. Bien réussis, les tubes de sérum solidifié doivent avoir une belle couleur ambrée et être à demi transparents.

On les bouche par-dessus le tampon d'ouate avec un capuchon de caoutchouc, pour éviter l'évaporation, et on les place à l'étuve à 37°, pour constater leur stérilité.

IV. **Bile**. — La bile de bœuf est utilisée comme bouillon de culture dans certains cas :

a. *Bile pure*. — Pour préparer ce milieu, il faut prendre plusieurs vésicules biliaires de bœuf fraîches ; on choisit celles qui contiennent de la bile claire, d'un beau vert. On filtre la bile à la fois sur coton et papier filtre. On la répartit ensuite en tubes à essais, en mettant environ 5 centimètres cubes par tube. On stérilise trois fois par chauffage à 100° pendant une heure. Il ne faut pas chauffer à 115°.

Ces milieux ne se conservent pas longtemps.

b. *Bouillon glycosé additionné de bile* (Orticoni). — Du bouillon de viande ordinaire est additionné de glycose, dans la proportion de 2,50 pour 100. On stérilise une demi-heure à 105° et on répartit dans des ballons de 100 grammes. Au moment de l'emploi on ajoute dans chaque ballon 2 à 3 centimètres cubes de bile de bœuf filtrée et stérilisée.

c. *Milieu panse-foie* (L. Martin). — Il est composé de la manière suivante :

Estomac de porc haché.	200 grammes.
Foie de bœuf ou de porc..	200 —
HCl du commerce.	20 —
Eau.	2 litres.

Ce mélange doit être placé à 50° dans une marmite de terre pendant 24 heures. Au bout de ce temps, on fait bouillir, puis on laisse refroidir pendant 24 heures ; on chauffe à 70° et on alcalinise à la soude. On siphone la partie claire du liquide, on le répartit dans des ballons, en mettant 50 centimètres cubes par récipient, et on stérilise à l'autoclave à 120° pendant 15 minutes.

V. **Pommes de terre**. — La pomme de terre est un très bon milieu de culture.

Pour la préparer on emploie le plus souvent la méthode de Roux. On se sert de tubes à cultures spéciaux (fig. 138) de 25 centimètres de long, d'un diamètre de 2,15 centimètres et qui portent à leur 1/4 inférieur un étranglement, pour empêcher le morceau de pomme de terre de tomber au fond du tube et permettre à l'eau de condensation de séjourner au dessous d'elle. Des pommes de terre jeunes sont pelées et coupées au couteau ou à l'emporte-pièce, en forme de cubes

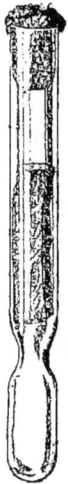

Fig. 138. — Tube à pomme de terre.

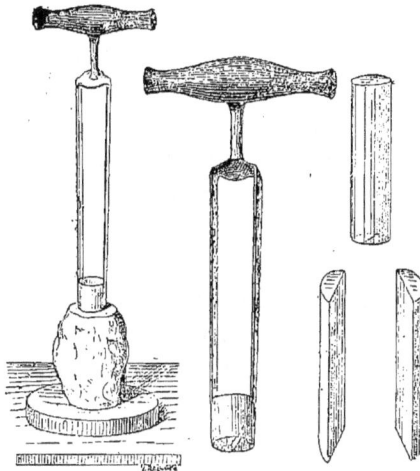

Fig. 139. — Préparation des fragments de pomme de terre.

rectangulaires ou en forme de coins présentant une surface plane aussi grande que possible (fig. 139). On les lave à l'eau salée et on en introduit un morceau dans chaque tube. On bouche avec un tampon d'ouate et on stérilise pendant 20 à 30 minutes à 120°. On recouvre le tampon d'ouate d'un capuchon de caoutchouc, pour éviter l'évaporation.

Dans certains cas, pour que la pomme de terre reste très humide, on remplit la partie inférieure du tube, de telle façon que le bord inférieur de la pomme de terre touche le liquide, soit d'eau pure soit d'un mélange d'eau et de glycérine à 15 pour 100. La stérilisation se fait de la même façon.

Pour éviter que la pomme de terre ne se recourbe, on place les tubes sur un plan légèrement incliné, la surface plane de la pomme de terre dirigée en bas. On peut aussi, pour fixer la pomme de terre dans le tube et l'empêcher de ballotter, couler dans celui-ci une certaine quantité de gélose.

Un procédé plus simple donne une surface d'ensemencement plus grande, mais plus difficile à conserver stérile : une pomme de terre cuite à l'eau est coupée par le milieu avec un couteau flambé ; on place chaque moitié, la surface de section en haut, entre deux cristallisoirs renversés l'un sur l'autre, qui ont été stérilisés par des lavages au sublimé et rincés à l'eau stérilisée. On peut ensemencer toute la surface, mais il faut ouvrir le cristallisoir le moins possible et avec de grandes précautions.

VI. Œufs. — On peut employer l'œuf entier ou seulement l'une de ses parties :

1° *OEuf entier.* — On agite violemment un œuf bien frais, pour mélanger intimement le blanc et le jaune, sans le casser ; on flambe légèrement sa surface au niveau de la grosse extrémité où se trouve la chambre à air ; on ponctionne la coque à ce niveau avec une aiguille fine ; par l'ouverture on fait pénétrer le produit à ensemencer et on ferme hermétiquement la petite ouverture avec du collodion. La stérilisation est inutile puisqu'on peut agir aseptiquement.

2° *Blanc d'œuf.* — On retire directement le blanc de l'œuf avec une pipette, par une ouverture faite dans la coque comme il a été indiqué précédemment ; ou bien, on casse l'œuf dans un récipient stérile, on sépare le blanc et le jaune, et le blanc, distribué dans des tubes stériles, est stérilisé par le chauffage discontinu.

3° *Jaune d'œuf.* — Il est le plus souvent employé d'après la formule suivante :

Jaunes d'œufs	100 centimètres cubes.
Eau distillée.	1 000 —
Solution de soude à 10 pour 100 . .	5 —

On stérilise par la stérilisation discontinue.

Choix des milieux de culture. — Presque tous les microbes se développent bien dans le *bouillon de viande*, mais ils ne s'y cultivent pas tous de la même manière.

Les uns produisent en végétant un trouble uniforme, plus ou moins intense, réparti également dans tout le milieu (staphylocoque, bacterium coli, bacille de la fièvre typhoïde, etc.).

D'autres ne se développent qu'à la surface du bouillon en formant un voile flottant ; à mesure que la culture vieillit, le reste du liquide se trouble peu à peu et le voile se désagrège lentement (bacillus subtilis bacille tuberculeux, bacille diphtérique, etc.).

D'autres enfin forment des amas, flottant comme des flocons dans le liquide et donnant un dépôt plus ou moins épais au fond du tube, alors que le liquide lui-même reste transparent (streptocoque, bacille de la peste, etc.).

Le bouillon de viande est particulièrement utile pour faire les dilutions de produits pathologiques, en vue de l'isolement d'une espèce microbienne par les cultures. C'est un milieu très nutritif, facile à préparer et à aseptiser.

Les *bouillons glycosés et glycérinés* servent surtout pour la culture du bacille tuberculeux.

Les *bouillons au tournesol* sont employés pour le diagnostic entre le bacterium coli et le bacille de la fièvre typhoïde.

Les *bouillons sucrés tournesolés* sont employés pour l'identification du méningocoque, qui, ensemencé sur ces milieux, fait fermenter maltose et glucose et reste sans action sur les autres sucres. On s'aperçoit que le sucre a fermenté au fait que les acides formés font virer au rouge la couleur violette.

Le *bouillon Martin* et le *bouillon Massol* sont utilisés pour le bacille de la diphtérie, qui y donne des cultures très abondantes et virulentes.

La *gélatine* est un très bon milieu de culture à cause de sa limpidité et de sa transparence parfaites, qui laissent apercevoir les plus petites colonies ; mais elle a l'inconvénient de ne permettre de cultiver que les espèces microbiennes qui se développent au-dessous de 25°, car elle se liquéfie au-dessus de cette température. Il est vrai que cet inconvénient peut devenir un avantage lorsqu'on veut déterminer l'optimum de température du développement d'une espèce. On n'emploie d'ordinaire la gélatine que pour étudier les caractères d'espèces déjà isolées et végétant à 21 ou 22°. Les cultures sur gélatine ne sont jamais très abondantes.

Sous l'influence de certaines sécrétions des cultures microbiennes, la gélatine est liquéfiée et ne peut plus se solidifier par le refroidissement. Cette *liquéfaction* de la gélatine est un signe caractéristique de certains microbes : ainsi les cultures de staphylocoques liquéfient la gélatine au bout de trois ou quatre jours, tandis que celles de streptocoques ne la liquéfient jamais.

La *gélatine phéniquée* sert pour isoler le bacille typhique et le bacterium coli des autres microbes, qui ne peuvent s'y développer.

La *gélatine aux pommes de terre* permet de distinguer le bacille typhique du bacterium coli.

La *gélatine glycérinée* est spécialement réservée au bacille tuberculeux ainsi que la *gélatine glycosée glycérinée*.

La *gélatine au tournesol* sert à étudier les réactions des produits des cultures, surtout pour le coli et le bacille typhique.

La *gélose* est plus utilisable en clinique que la gélatine, car elle donne des colonies plus abondantes et plus rapides parce qu'on peut la maintenir à 37°. Par contre, comme elle est moins limpide et moins transparente, les colonies sont moins facilement visibles.

Presque tous les microbes se développent bien sur la gélose : les uns, comme les staphylocoques, y donnent d'épais amas blanchâtres, se colorant en jaune à la longue ; d'autres, comme les streptocoques, donnent de petites colonies blanches à demi transparentes ; les pneumocoques se caractérisent par de petites colonies incolores, transparentes, en gouttes de rosée; le bacille diphtérique, par de petites colonies blanches étalées en surface; le bacterium coli et le typhique donnent tous deux sur gélose un dépôt blanc plus ou moins abondant.

Aucune espèce microbienne ne liquéfie la gélose.

Les *géloses glycérinée, glycosée* et *lactosée* sont employées comme les gélatines correspondantes.

La *gélose sanglante* est employée pour cultiver le méningocoque, le gonocoque et le bacille de l'influenza, qui ne se développent pas sur les milieux ordinaires.

La *gélose ascite* est le milieu de choix pour la culture du méningocoque.

La *gélose-sérum* est utilisée pour la culture du gonocoque et du bacille du chancre mou.

La *gélose colorée à la teinture de tournesol* sert pour la distinction du bacille typhique et du bacterium coli.

La *gélose sucrée et tournesolée* est utile pour la déterminaison du méningocoque comme le bouillon correspondant; les cultures présentent alors une couleur rouge carmin, due à la fermentation du sucre, qui contraste avec la teinte orangée du milieu. Il n'en est ainsi toutefois que si le sucre employé était de la maltose ou de la glucose, le microbe étant sans action sur les autres sucres.

Le *sérum solidifié* de cheval rend de grands services en clinique pour le diagnostic de la diphtérie. Le bacille caractéristique s'y développe mieux et plus vite que tous les autres microbes qu'on peut rencontrer sur les muqueuses de la gorge et du nez.

Lorsqu'après avoir fait sur sérum un ensemencement du produit de raclage d'une gorge, on voit sur la surface ensemencée, après douze heures de séjour à l'étuve à 37°, de nombreuses petites colonies blanches, opaques, on peut être presque sûr, même sans examen microscopique, qu'il s'agit de dipthérie; seul le bacille diphtérique peut donner en si peu de temps d'abondantes colonies sur sérum.

Les autres microbes s'y développent, mais beaucoup plus lentement, en vingt-quatre ou quarante-huit heures. Les staphylocoques y forment de grandes traînées blanches ou jaunâtres, luisantes à la surface; le streptocoque, de toutes petites colonies blanches; le pneumocoque, des colonies transparentes huileuses, ayant l'apparence de gouttes de rosée.

La *pomme de terre* est surtout employée pour étudier les caractères macroscopiques de forme et de couleur des colonies. Certaines espèces microbiennes donnent sur ce milieu des cultures très abondantes, prenant une coloration spéciale caractéristique, qui peut aider au diagnostic. Ainsi le bacille de la fièvre typhoïde donne sur pomme de terre une culture peu abondante, à peine visible; le bacterium coli, au contraire, donne une épaisse traînée blanchâtre. Le bacille de la morve donne une colonie, qui prend au bout de quelques jours une coloration brune très caractéristique. Les staphylocoques produisent des colorations très variables dans leurs cultures; on a même voulu baser sur ces couleurs une division de leurs différentes espèces: les uns donnent une simple couleur blanche (staphylococcus albus), d'autres une couleur jaune d'or (staphylococcus aureus ou citreus), etc.

Presque tous les microbes peuvent se développer dans le *lait*; ils y produisent certaines modifications qui servent même de bases pour caractériser certaines espèces :

Le lait peut être rendu *acide* par la pullulation de certains bacilles, ainsi le bacterium coli l'acidifie fortement, tandis que le bacille de la fièvre typhoïde ne change pas sa réaction. Pour pouvoir reconnaître facilement le changement de réaction du lait, on a recommandé d'ajouter au milieu quelques gouttes d'une solution de teinture de tournesol ; le lait étant alcalin prend une coloration bleue ; s'il prend une coloration rouge après culture d'une espèce microbienne, c'est que cette dernière produit une réaction acide.

Une autre modification du lait par les cultures est sa *coagulation* ; elle est beaucoup plus importante et donne des caractères très distinctifs entre les espèces. Les microbes qui coagulent le lait sont très nombreux (voy. tableau, p. 512). Cette coagulation peut être massive et très rapide, ou se faire en grumeaux après un temps de culture plus ou moins long.

Les *sérosités* sont plus employées mélangées à des milieux artificiels solides, que liquides et en nature.

Le sang est employé liquide, surtout pour le bacille de l'influenza, le gonocoque, le bacille du chancre mou, mais on l'emploie plus fréquemment étendu en couche mince sur des milieux solides.

Le *sérum* est utilisé *liquide,* pour conserver la virulence de certains microbes et pour certaines réactions agglutinantes (streptocoques et pneumocoques). On a pu cultiver le gonocoque dans ce milieu.

Le sérum est d'ailleurs plus employé après coagulation comme milieu solide.

La *bile* est employée spécialement pour la différenciation du bacille typhique. Il en est de même des milieux additionnés de bile.

Le vibrion septique et le vibrion cholérique se développent très bien dans l'*œuf entier*. On a pu cultiver le gonocoque dans le jaune, préparé comme on l'a vu plus haut.

CHAPITRE III

CULTURES

Les cultures microbiennes ont pour but de mettre les germes dans les meilleures conditions possibles pour leur reproduction. Il ne suffit pas pour cela de leur fournir un milieu nutritif convenable, exempt de microbes étrangers, et de les maintenir à une température fixe et constante ; certaines précautions sont encore indispensables pour le prélèvement des produits à cultiver et pour l'ensemencement, c'est-à-dire pour la répartition du produit dans les milieux.

On a recours en clinique aux cultures dans trois cas :

1° Lorsque les microbes sont trop peu nombreux dans le produit à examiner pour y être décelés par la simple coloration ;

2° Pour déterminer une espèce microbienne par les caractères de ses cultures, lorsqu'elle ne l'est pas suffisamment par la coloration de ses éléments ;

3° En vue de rechercher consécutivement par l'expérimentation la virulence d'une espèce.

Dans ces deux derniers cas, il est indispensable d'obtenir une espèce microbienne pure et isolée, ce qui n'est possible que par des cultures successives.

I. — PRÉLÈVEMENTS

Ce qui a été dit pour les prélèvements en vue de la coloration des bacilles peut s'appliquer aussi en général à ceux qui sont faits en vue des cultures ; mais il est indispensable d'observer de plus, pour les prélèvements en vue des cultures, des règles d'asepsie très strictes pour éviter d'introduire dans les milieux des germes étrangers. Les nombreux germes de l'air, des doigts de l'opérateur, des instruments et des objets qui l'entourent, peuvent venir contaminer le produit à examiner sans que cela ait d'importance pour la simple coloration, puisque les microbes étrangers n'ont pas le temps de pulluler avant la fixation des préparations ; par contre dans les cultures, ils peuvent se développer parfois plus rapidement que les germes propres et arriver alors à les masquer plus ou moins complètement.

Tous les instruments, seringues, pipettes, aiguilles à dissocier, fils de platine, qui doivent toucher le produit à examiner, doivent être soigneusement stérilisés, soit à l'autoclave, soit au four à flamber, soit encore à la flamme d'un bec de Bunsen, immédiatement avant l'usage. Les tubes ou récipients destinés à recevoir les liquides doivent être absolument stériles et fermés par un tampon d'ouate pour éviter la contamination par les germes de l'air.

I. Sang. — Le sang doit toujours être prélevé par ponction aseptique d'une veine. En effet, il est impossible d'aseptiser suffisamment la peau pour pouvoir prendre le sang par piqûre du doigt, à moins d'employer des antiseptiques très énergiques, qui risqueraient fort d'entraver les cultures ultérieures.

La ponction de la veine est très simple ; bien faite elle ne présente aucun danger et aucune douleur pour le malade, et elle a le grand avantage de permettre de prendre rapidement une quantité de sang beaucoup plus abondante que par la piqûre du doigt.

Pour faire cette ponction on fait un premier lavage énergique de la région choisie, au savon et à la brosse ; on lave ensuite à plusieurs reprises avec une solution de sublimé à 1 pour 1 000, dont on enlève l'excès avec un tampon d'ouate. On passe en dernier lieu un tampon d'ouate imbibé d'éther pour sécher et dégraisser. Ou bien, après lavage à l'eau et au savon, on fait un badigeonnage de teinture d'iode fraîche, puis on lave à l'alcool. On peut encore appliquer une pointe de feu au niveau du point où l'on enfoncera l'aiguille.

On place alors un lien élastique, tube ou bande de caoutchouc, au-dessus du champ préparé.

Lorsque la veine choisie est bien gonflée par le sang et forme une saillie bleue au-dessous de la peau, on la ponctionne avec l'aiguille de la seringue, qui vient d'être stérilisée et est encore un peu chaude. Pour cela, il faut piquer perpendiculairement sur la veine elle-même en ayant soin de maintenir la peau pour qu'elle ne glisse pas sur le vaisseau. Lorsqu'on croit que la pointe de l'aiguille a pénétré dans la veine, on incline doucement la seringue vers la peau, parallèlement à son axe, la pointe de l'aiguille étant dirigée vers la périphérie. Si on a bien pénétré dans la veine, le sang monte très facilement dans le corps de la seringue sans faire de bulles, à mesure qu'on retire le piston. Lorsque la seringue est pleine, on retire vivement l'aiguille, tout en comprimant légèrement la veine et en faisant enlever le lien élastique par un aide. La rapidité du prélèvement est très importante pour éviter la coagulation du sang. On fait un pansement antiseptique et légèrement compressif. Il faut agir ainsi pour éviter les infections et l'introduction d'air dans la veine.

On choisit, en général, la veine céphalique du coude, parce qu'elle est la plus accessible et la plus commode, mais on peut tout aussi bien en prendre une autre, lorsque la première n'est pas visible ou n'est pas suffisamment grosse, comme cela arrive chez certains anémiques et chez les obèses.

La quantité de sang à prélever pour une culture varie suivant les cas pathologiques. Le plus souvent 1 à 5 centimètres cubes suffisent ; dans certains cas particuliers on a besoin de 5 à 10 centimètres cubes.

Le sang doit être immédiatement ensemencé, avant sa coagulation, qui se produit très rapidement dans l'aiguille, et qui empêcherait sa répartition dans les tubes. S'il n'est pas possible de faire l'ensemencement immédiat, il faut avoir recours à la défibrination ; on emploie le même procédé que nous avons déjà décrit (p. 359), mais en se servant d'un récipient bouché avec un tampon de coton et de perles de verre qui aient été soigneusement stérilisés à l'autoclave ou au four à flamber.

Ce procédé ne peut être employé que lorsqu'on suppose que le sang est très riche en micro-organismes, car la fibrine, en se coagulant, englobe toujours dans ses mailles un nombre considérable de microbes. Pour éviter cette cause d'erreur, on peut employer un liquide anticoagulant, comme le citrate de soude (1 goutte de solution au cinquième par centimètre cube de sang).

Sang de la rate. — Pour l'obtenir, il faut, après avoir délimité la matité de la rate, le plus exactement possible, par les moyens cliniques, ponctionner au centre de cette matité avec une seringue munie d'une aiguille un peu longue. On doit pénétrer à 4 centimètres environ de profondeur et avancer en faisant le vide ; on sent très nettement un petit ressaut quand l'aiguille pénètre dans la rate. Le sang ne vient pas aussi facilement que par la ponction veineuse, il faut aspirer très lentement.

Les ponctions de la rate ne sont pas tout à fait inoffensives : elles peuvent déterminer des infections du péritoine ou même quelquefois des hémorragies considérables. On n'y a recours que dans quelques cas rares où il est plus facile de rencontrer la rate par le fait de son hypertrophie (charbon, fièvre typhoïde).

Les milieux ensemencés avec le sang sont placés à l'étuve. S'il ne s'est produit aucun trouble au bout de 24 heures, on agite le ballon pour favoriser le développement des microbes et on examine encore les jours suivants. Le développement de certains germes peut ne commencer que le troisième ou le quatrième jour.

Pour la recherche des bacilles typhique et paratyphiques, au lieu d'ensemencer le sang en bouillon, on peut l'ensemencer dans de la *bile* de bœuf stérilisée (30 gouttes de sang pour 5 centimètres cubes de bile). La bile constitue en effet un milieu de choix pour ces bacilles ; elle a en outre l'avantage de rendre le sang incoagulable et d'entraver son action bactéricide.

En clinique, on a recours aux cultures de *sang*, toutes les fois qu'on le suppose infecté ; la plupart des microbes n'y sont jamais assez nombreux, en effet, pour y être décelés par la simple coloration ; aussi, est-il en général nécessaire pour les trouver de faire des cultures, sauf pour le bacille tuberculeux qui se cultive difficilement.

C'est surtout dans les fièvres continues sans cause connue, dans les *septicémies cryptogéniques*, dans les *endocardites ulcéreuses*, que les cultures peuvent rendre de grands services. La découverte d'un microorganisme dans le sang peut éclairer le diagnostic et aider à la thérapeutique. On y rencontre souvent le streptocoque ou le staphylocoque pyogène ; le pneumocoque est plus rare, ainsi que le bacterium coli.

D'autre part, lorsqu'il existe un foyer d'infection localisé, la culture du sang peut indiquer s'il y a généralisation, et par conséquent fournir un premier indice pour le pronostic ; dans la fièvre puerpérale la présence de streptocoques pyogènes est ainsi d'un très mauvais pronostic.

Les cultures du sang peuvent encore aider au diagnostic de la fièvre typhoïde avant l'apparition des autres signes ; en pareil cas il faut employer une quantité assez considérable de bouillon (3 ou 400 centimètres cubes), pour diluer les agglutinines que le sang peut contenir, et qui s'opposent à la germination du bacille.

La recherche du bacille typhique dans la rate ou dans les taches rosées n'est plus utilisée actuellement.

II. Urine.

— Les urines recueillies en vue d'une culture doivent être retirées par cathétérisme ; la miction n'est pas assez régulière, l'intégrité de l'urètre n'est pas assez sûre pour permettre le prélèvement direct. La sonde préalablement stérilisée et refroidie est introduite dans le méat, soigneusement aseptisé par des lavages répétés à l'eau boriquée. A la sortie de la sonde, l'urine est recueillie dans des tubes ou des ballons stérilisés bouchés à l'ouate, qu'on débouche le plus rapidement et le moins longtemps possible.

Si on a des raisons de penser que l'urine n'est pas riche en micro-organismes, il faut la centrifuger dans les tubes stériles ; on ensemence alors le culot, qui, lorsque la centrifugation a été continuée assez longtemps, contient presque toutes les bactéries.

Si, au contraire, l'urine contient beaucoup de germes, on se contente d'en ensemencer une quantité proportionnée à sa richesse microbienne.

C'est surtout dans les cas de cystites ou de pyélonéphrites qu'on a recours, en clinique, aux *cultures de l'urine*, mais la présence fréquente, même à l'état physiologique, du bacterium coli dans la vessie trouble souvent les résultats; malgré sa présence, il ne faut pas toujours lui attribuer la pathogénie de l'affection.

On utilise aussi les cultures de l'urine pour constater et suivre la *bactériurie*, c'est-à-dire les décharges microbiennes qui se produisent souvent au cours des maladies infectieuses, surtout dans la fièvre typhoïde.

Les microbes qu'on rencontre le plus souvent dans les urines pathologiques sont : le bacterium coli, le bacille typhique, le staphylocoque, le streptocoque et quelquefois le pneumocoque.

Quant au gonocoque et au bacille tuberculeux qui s'y rencontrent souvent, leurs procédés de cultures sont trop compliqués pour pouvoir être employés en clinique. Leur recherche par d'autres procédés est d'ailleurs plus rapide et plus sûre.

III. Sérosités. — Les sérosités normales ou pathologiques sont retirées aseptiquement avec des seringues ou des trocarts stérilisés. On les reçoit dans des tubes à centrifuger, également stérilisés et bouchés à l'ouate. On centrifuge et on ensemence le culot.

Il faut, surtout avec les liquides très fibrineux, que la centrifugation soit faite très rapidement après le prélèvement pour éviter la coagulation; si cela n'est pas possible, on a recours à la défibrination, qui a l'inconvénient, comme on l'a vu pour le sang, d'enlever un nombre considérable de microbes, par emprisonnement dans les mailles de la fibrine.

Pour le *liquide céphalo-rachidien,* il vaut mieux procéder de la manière suivante : on fait fondre au bain-marie un tube de gélose ; lorsque le milieu est un peu refroidi, mais non encore solidifié, on ajoute à l'agar un tiers de son volume de liquide céphalo-rachidien ; on mélange en évitant la formation de bulles d'air, on incline le tube et on le laisse solidifier.

Dans les cas de méningite, lorsque le liquide céphalo-rachidien contient de l'albumine, le milieu ainsi préparé est éminemment favorable au développement du pneumocoque et du méningocoque.

C'est surtout pour le diagnostic des méningites que les cultures du *liquide céphalo-rachidien* sont utilisées en clinique ; on y rencontre souvent le méningocoque, dont les cultures sont caractéristiques sur certains milieux. On peut y retrouver le bacille tuberculeux dans certaines méningites tuberculeuses.

Les *épanchements séreux* des grandes cavités, quoique peu riches en micro-organismes, donnent cependant parfois des cultures plus ou moins abondantes et virulentes, qui peuvent fournir des indications pour le diagnostic et le pronostic. Il ne faut cependant pas ajouter trop de foi aux résultats négatifs, car ils proviennent tantôt de ce que le liquide est trop pauvre en microbes, tantôt de ce qu'il est d'origine tuberculeuse.

Les *liquides des kystes ovariques* ou *échinococciques* sont toujours clairs, lorsqu'ils sont aseptiques ; cependant lorsqu'ils sont troubles ou d'aspect purulent, il ne faut pas oublier que ce trouble est produit souvent par l'abondance des cellules desquamées et par la présence de graisse et non toujours par du vrai pus microbien.

Les cultures sont très utiles pour différencier ces deux ordres de cas et peuvent, par conséquent, prendre alors une valeur pronostique importante.

IV. **Crachats.** — Pour faire une culture, il faut prendre de préférence les premiers crachats du matin. On recommande au malade de se laver soigneusement les dents et la bouche avec un liquide légèrement antiseptique (eau boriquée, thymol). On le fait ensuite cracher à deux ou trois reprises dans un récipient stérilisé (boîte de Pétri). Il ne faut ouvrir le récipient que juste le temps nécessaire pour recevoir l'expectoration et le refermer le plus rapidement possible.

Si le malade ne peut pas ou ne sait pas cracher, comme cela arrive souvent chez les enfants, on peut, le matin à jeun, lui donner un léger vomitif ou lui faire un lavage d'estomac. On recueille aseptiquement les premières parties évacuées par le vomissement ou par la sonde. Les crachats ainsi obtenus sont lavés à plusieurs reprises, en les agitant dans des tubes successifs d'eau stérilisée, pour les débarrasser des germes de surface ; à l'aide d'un fil de platine, ou d'aiguilles à dissocier stérilisées, on en prélève ensuite une parcelle qu'on ensemence sur les divers milieux.

On peut encore prélever un crachat épais au moyen d'un fil de platine et le flamber sur la flamme d'un bec de Bunsen, de façon à détruire les germes des couches extérieures.

Les *crachats* contiennent, en général, assez de microbes pour que la simple coloration les mette en évidence ; on peut cependant avoir besoin de faire des cultures, soit pour isoler certaines espèces, soit pour étudier leur virulence.

V. Pus. — Le pus est prélevé soit par ponction avec une seringue stérile, soit à l'ouverture aseptique de la collection purulente, à l'aide d'une pipette stérilisée, dont on flambe l'extrémité. L'ensemencement doit se faire le plus tôt possible après le prélèvement du liquide. On peut cependant le conserver quelques heures dans les pipettes, si l'on a soin de les fermer hermétiquement à la lampe.

Pour recueillir du pus à la surface des muqueuses, il suffit de promener sur la surface de la muqueuse malade une anse de platine flambée et de faire avec elle l'ensemencement direct du milieu. On se sert de ce procédé surtout pour le pus conjonctival et le pus vaginal. Pour le pus urétral on agit de même, en ayant soin de masser graduellement le canal d'arrière en avant pour faire sourdre une goutte de pus, que l'on recueille sur l'anse de platine.

Les cultures de *pus* permettent non seulement de découvrir l'agent pathogène mais aussi, ce qui est encore plus important, d'en étudier la virulence ; de plus, dans les cas d'associations microbiennes, on peut séparer les différentes espèces les unes des autres pour les étudier isolément. Tous ou presque tous les microbes sont susceptibles de devenir pyogènes, soit seuls, soit en associations. On peut donc rencontrer dans le pus presque toutes les espèces microbiennes ; les plus fréquentes sont : le staphylocoque, le streptocoque, le pneumocoque, le gonocoque, le bacterium coli, le bacille typhique.

Les cultures de pus provenant de la plèvre sont souvent utiles pour fixer la thérapeutique. Suivant le microbe rencontré, on a recours soit à la ponction évacuatrice, ou même à l'expectative, soit à l'empyème, simple ou avec résection costale : si l'on trouve des pneumocoques, la ponction au Potain peut parfois être suffisante ; au contraire, si ce sont des staphylocoques ou surtout des streptocoques, on incise largement la plaie pour donner une issue suffisante au pus, avec ou sans résection costale suivant les conditions cliniques. Enfin si la culture est stérile, il faut penser à la tuberculose ou à un épanchement puriforme aseptique et se garder d'intervenir. Il faut cependant se souvenir que les pleurésies purulentes très anciennes peuvent devenir stériles et prendre l'aspect d'empyèmes graisseux (voy. p. 367).

Pyoculture. — On emploie cette désignation pour l'autoculture du pus, sans milieu artificiel. Le pus, recueilli en pipettes stériles, est mis à l'étuve pendant quelques heures et examiné.

Delbet a proposé ce procédé pour établir le pronostic des plaies purulentes de guerre. La méthode est basée sur la comparaison de la richesse microbienne, d'une part, de l'examen direct sur lame du pus frais, d'autre part, de sa culture en bouillon et enfin de nouveau du pus lui-même après la pyoculture.

Technique. — A l'aide d'une pipette on aspire du pus ou de la sérosité de la plaie à examiner. Avec ce pus on fait : 1° une préparation sur une lame, bien étalée, séchée et colorée au Gram ou au violet de gentiane ; 2° Une culture en bouillon ; 3° On referme la pipette à la lampe, en ayant soin de ne chauffer celle-ci que le strict nécessaire pour la fermer, de manière à ne pas stériliser le pus.

Cela fait on met la pipette à l'étuve pendant 24 heures. Au bout de ce temps, on coupe le bout de la pipette à la lime, et on refait une préparation sur lame, autant que possible de même étendue et de même épaisseur que la première préparation. On sèche, on fixe et on colore comme ci-dessus.

On fait aussi de même une préparation sèche et colorée du bouillon de culture.

Il suffit alors de comparer l'abondance des éléments microbiens dans les 3 préparations ; d'après les résultats de cette comparaison on établit l'une des conclusions suivantes :

1° *La pyoculture est positive.* — Lorsque, la première préparation directe du pus fourmillant déjà en général de bacilles et de cocci divers, celle de l'autoculture du pus montre néanmoins des microbres encore plus nombreux : les chaînes de streptocoques y étant plus longues, les grappes de staphylocoques plus volumineuses, les vibrions s'y montrant sous forme de longues tiges filamenteuses.

La culture en bouillon peut être également abondante en pareil cas, mais la pyoculture est surtout dite positive lorsque la pullulation microbienne est plus abondante dans le pus cultivé que dans le bouillon.

2° *La pyoculture est nulle.* — Lorsque les microbes ne se sont pas développés dans le pus et que leur pullulation a cependant été abondante dans le bouillon.

3° *La pyoculture est négative.* — Lorsque le nombre des microbes dans le pus, non seulement n'a pas augmenté par la pyoculture, mais a même diminué. La culture en bouillon est alors peu abondante.

Causes d'erreurs. — Pozzi et Agasse-Lafont ont relevé dans la technique de ce procédé un certain nombre de causes d'erreur qu'il importe de préciser pour les éviter avec soin :

a. — Le prélèvement du pus doit être pratiqué en plusieurs points de la plaie ; il faut même le recueillir dans plusieurs pipettes à des profondeurs diverses ; car les microbes ne sont pas uniformément répartis dans la plaie. D'autre part les conditions ne sont pas les mêmes suivant que le pus est stagnant, ou qu'il s'écoule librement.

b. — Si la colonne de pus dans la pipette n'est pas assez élevée, ou si elle contient des bulles d'air, le développement des microbes aérobies et anaérobies ne se fait pas régulièrement.

c. — Le chauffage de l'extrémité de la pipette pour sa fermeture doit se faire avec grand soin pour ne pas stériliser le pus.

d. — La culture en bouillon seul n'est pas suffisante, car tous les microbes ne s'y développent pas également vite et également bien. Certains s'y développent si abondamment qu'ils étouffent les autres.

e. — Il est indispensable d'examiner le pus, dans la pipette qui a servi à la pyoculture, à diverses hauteurs en la cassant en divers points, car les conditions d'oxygénation du milieu sont variables en chaque partie.

f. — Enfin, il se fait toujours, puisque la pipette est placée verticalement à l'étuve, une sédimentation leucocytaire à la pointe alors que la partie séreuse du pus remonte à la partie supérieure en entraînant les microbes.

D'après Delbet, lorsque la *pyoculture est positive*, c'est-à-dire lorsque le pus est un bon milieu de culture, le malade abandonné à ses propres forces ne résisterait pas ; un débridement large avec ablation des parties malades et désinfection abondante s'impose dans le plus bref délai.

Lorsque la *pyoculture est nulle*, l'organisme lutte lui-même utilement ; la thérapeutique doit se borner à aider cette lutte sans l'entraver.

Une *pyoculture négative* indique que les humeurs sont non seulement bactéricides mais encore bactériolytiques ; le blessé guérit tout seul, il faut s'abstenir d'intervenir.

Ces conclusions thérapeutiques ont été fortement discutées par Carrel, Policard, Whright, Pozzi et Agasse-Lafont.

VI. **Selles.** — Les selles à cultiver sont recueillies dans des récipients aseptisés à cet effet. Le vase doit être lavé avec des liquides antiseptiques (sublimé ou thymol), dont on le débarrasse ensuite par des lavages abondants à l'eau distillée et stérilisée, puis on le sèche à l'éther.

On choisit dans la selle une partie molle au centre d'une

portion plus grosse : on la dilue dans un tube d'eau stérilisée et on ensemence cette dilution.

Si la selle est entièrement liquide, il suffit d'en prélever quelques gouttes.

Procédé de Chantemesse. — On dilue une petite quantité de matières fécales dans de l'eau stérilisée. D'autre part, on prépare des boîtes de Pétri contenant de la gélose phéniquée, tournesolée et lactosée, préparée selon la formule suivante :

Peptone.	3 grammes.	
Lactose.	ãa 2	—
Gélose		
Eau distillée	100	—

Au moment de l'emploi on ajoute, à 10 centimètres cubes de ce milieu, IV gouttes d'une solution aqueuse d'acide phénique à 5 pour 100 et 1 centimètre cube de teinture de tournesol. Les boîtes de Pétri ne doivent contenir qu'une couche mince de gélose (1 à 2 millimètres).

A la surface de 6 boîtes de Pétri, on promène successivement, et sans le recharger, un fin pinceau de blaireau stérilisé et trempé dans la dilution des matières fécales.

Au bout de 12 à 15 heures d'étuve à 37° apparaissent de nombreuses colonies. Celles du bacille typhique sont blanches ; celles du colibacille, roses.

Procédé de Drigalski et Conradi. — On prépare d'abord deux solutions :

Solution I. — Faire macérer, pendant 10 heures, 1 500 grammes de viande de bœuf hachée dans 2 litres d'eau. Cuire une heure, filtrer, ramener à 2 litres par addition d'eau, ajouter : Peptone et nutrose, de chaque 20 grammes ; sel marin, 10 grammes.

On cuit une heure, on filtre, puis on ajoute 60 grammes de gélose. On chauffe une heure à l'autoclave, on alcalinise légèrement, on filtre, puis on stérilise une demi-heure à 115°.

Solution II. — Teinture de tournesol, 260 grammes ; on chauffe pendant 10 minutes à 100°, puis on ajoute 30 grammes de lactose pure. On cuit pendant un quart d'heure, on mélange et on agite. On alcalinise avec 4 centimètres cubes de solution de soude au 1/10e.

On mélange les solutions I et II et on leur ajoute 200 centimètres cubes d'une solution fraîche stérilisée de krystal violet au 1/100ᵉ. On coule en boîtes de Pétri cette troisième solution.

Le krystal-violet empêche le développement des germes autres que le bacille typhique et le coli. Les bacilles typhiques, qui ne font pas fermenter la lactose, donnent des colonies violettes et transparentes ; les coli-bacilles, qui la font fermenter, des colonies rouges et opaques.

La culture des *selles* a quatre applications bien nettes en clinique :

1° Pour faire le diagnostic entre la fièvre typhoïde et le botulisme ou l'embarras gastrique fébrile. La présence du bacille typhique, mise en lumière par des méthodes spéciales (voy. p. 499), permet d'affirmer la fièvre typhoïde, pour autant toutefois que l'on parvient à distinguer avec certitude le bacille typhique des paratyphiques et du coli-bacille.

Le bacille typhique peut se rencontrer dans les matières fécales des typhiques dès le troisième jour de la maladie. On le trouve encore quelquefois après la guérison.

2° Pour différencier les diverses espèces de diarrhées infantiles. Outre le bacterium coli qui y est constant, on peut rencontrer dans les entérites aiguës des staphylocoques et des streptocoques, voire le bacille spécial, prenant le Gram, dans lequel on a voulu voir l'agent pathogène de la diarrhée verte des nourrissons.

3ᵉ Pour faire le diagnostic du choléra asiatique d'avec le choléra nostras. La présence du vibrion cholérique affirme la gravité du pronostic.

4° Pour différencier les diverses formes de dysenterie. Si la recherche microscopique directe dans les selles a été négative pour l'*anguilula stercoralis* de Normand, ou pour l'*amœba coli,* on aura recours aux cultures pour y rechercher le bacille de Chantemesse et Widal ; caractérisé par une culture abondante et riche sur pomme de terre, il ne prend pas le Gram et se colore mal par les couleurs d'aniline.

VII. Exsudats des muqueuses.

— Les cultures des exsudats des muqueuses sont très utilisées en clinique, surtout pour la muqueuse rétro-buccale.

A l'hôpital, on se contente de promener une anse de platine, préalablement stérilisée à la flamme et refroidie ensuite, sur le dépôt ou les fausses membranes qui recouvrent les amygdales ; on cherche à en détacher une parcelle, ou on remplit l'anse du mucus qui s'y trouve. On ensemence directement dans les divers milieux de culture.

Dans la clientèle privée ou en l'absence de laboratoire, on utilise les *écouvillons* que nous avons déjà décrits (p. 524). Pour s'en servir, on débouche l'éprouvette contenant l'écouvillon et on promène le tampon d'ouate sur toute la surface de la muqueuse malade, puis on le remet dans l'éprouvette qu'on rebouche avec soin. Le tampon est mis ainsi à l'abri des contaminations et peut se conserver intact assez longtemps pour être envoyé au laboratoire.

Pour l'examen du rhino-pharynx et en particulier pour la recherche du méningocoque dans le mucus, on emploie un écouvillon de coton stérile monté sur une tige coudée. La langue étant abaissée par une spatule, on fait pénétrer l'écouvillon aussi profondément que possible, derrière le voile du palais.

Lorsqu'on veut faire l'ensemencement, il suffit de retirer l'écouvillon de l'éprouvette et de le mettre en contact avec les milieux de culture, avec les précautions d'asepsie d'usage.

Enfin, si on n'a aucun des instruments ci-dessus à sa disposition, le moyen le plus simple consiste à prélever, avec un instrument quelconque stérilisé (pince, ciseaux), un petit morceau de fausse membrane. Ce fragment est placé, tel quel, dans de la gutta-percha ou simplement dans un morceau de papier glacé et envoyé au laboratoire. Il suffit ensuite de l'humecter avec de l'eau stérilisée avant de faire les ensemencements.

C'est surtout pour le diagnostic de la diphtérie que l'examen des exsudats de la *muqueuse de la gorge* a une grande importance clinique.

Les cultures de ces exsudats permettent de mettre en évidence les bacilles diphtériques, lorsqu'ils sont rares, mieux que la simple coloration, qui ne porte que sur une très petite quantité d'exsudat ; mais cet avantage a l'inconvénient correspondant de donner la même importance à la seule présence des bacilles qu'à leur abondance. La simple coloration des frottis renseigne mieux sur le nombre de ces bacilles par rapport aux autres, tandis que les cultures indiquent avec plus de sûreté s'il existe ou non des bacilles diphtériques.

Il ne faut pas se contenter de faire des cultures uniquement lorsqu'il y a des fausses membranes, car la diphtérie peut très bien exister sans elles et ne provoquer qu'une inflammation simple de la muqueuse.

Il est très important de répéter souvent les cultures des exsudats de la gorge pendant la convalescence de la diphtérie, pour savoir si le bacille disparaît. On sait, en effet, que le bacille diphtérique peut persister très longtemps, sans signes cliniques, sur les muqueuses buccales et nasales, et on admet que le porteur de ces bacilles, même peu virulents, peut être un agent de contagion : la règle officielle est de ne laisser reprendre sa vie habituelle à un convalescent de diphtérie que lorsqu'il ne porte plus sur ses muqueuses de bacilles suspects.

Il faut cependant se rappeler que ces microbes peuvent se rencontrer dans la gorge de l'homme sain ; pour pouvoir leur attribuer une valeur pathogène, il faudrait s'assurer de leur virulence ; aussi lorsqu'on a retrouvé le bacille diphtérique dans les cultures des exsudats, il est souvent important de l'isoler et d'étudier expérimentalement sa virulence.

Outre le bacille diphtérique, les exsudats des muqueuses peuvent contenir des streptocoques, des staphylocoques, des pneumocoques, des colibacilles, etc. Ces microbes peuvent être à l'état de pureté ou associés aux bacilles diphtériques.

Le méningocoque se trouve fréquemment dans le rhino-pharynx des méningitiques, surtout au début de la maladie (78 pour 100 des cas dans la première semaine d'après Netter). Il disparaît promptement, ne se trouvant plus que dans 25 pour 100 des cas pendant la 4e semaine.

Dans l'entourage des malades, on trouve près de 25 pour 100 de porteurs de germes (Netter).

VIII. Fragments de tissus. — Ces fragments, prélevés au cours d'une opération, ou obtenus sur le vivant par biopsie, ou recueillis à l'autopsie, sont placés dans des vases stérilisés avec toutes les précautions d'asepsie d'usage. A l'aide d'instruments stériles, on en prélève une petite parcelle au centre d'un morceau plus gros ; on lave ce petit morceau dans de l'eau distillée et stérilisée, en le divisant un peu et en cherchant à en faire une émulsion ; c'est cette émulsion qu'on ensemence.

Lorsque les micro-organismes sont très rares dans le tissu à examiner, on peut employer un procédé spécial dit de *culture autogène*. Il consiste à recueillir le morceau de tissu dans un tube stérilisé et bouché à l'ouate et à le mettre ensuite à l'étuve à 37° pendant un temps plus ou moins long. Les microbes s'y développent très bien, il devient alors plus facile de les y déceler par la culture, et parfois même par la simple coloration.

Les cultures des *fragments tissulaires* sont peu utilisées en clinique ; on les emploie surtout dans l'expérimentation sur les animaux. Elles rendraient cependant de grands services au cours des autopsies, si ces dernières pouvaient être faites assez tôt pour éviter les infections par les microbes de la putréfaction.

On les a employées après les opérations chirurgicales pour rechercher les divers bacilles attribués si facilement au cancer.

II. — ENSEMENCEMENTS

Les produits pathologiques, prélevés comme il a été dit plus haut, doivent être distribués dans les milieux de culture. Il peut se présenter deux cas différents : ou bien le produit à ensemencer ne contient qu'une seule espèce microbienne ; ou bien il contient un mélange de deux ou de plusieurs espèces. On peut avoir déjà une présomption à ce sujet d'après la provenance ou les signes cliniques, mieux encore d'après les résultats de la coloration, qui doit toujours précéder l'ensemencement d'un produit quelconque.

Si le produit ne contient que peu de microbes différents, une seule ou deux espèces au plus, on peut l'ensemencer directement ; sinon, il faut employer des méthodes particulières pour séparer les espèces.

I. *Ensemencements simples.*

— Pour pratiquer les ensemencements des liquides dont il est nécessaire d'ensemencer une certaine quantité, on emploie des pipettes effilées, stérilisées, bouchées à l'ouate. Pour les liquides plus riches en microorganismes, on utilise des anses de platine.

Pour les particules solides, on se sert de fils de platine. Les uns sont terminés en pointe, ils servent surtout pour les ensemencements en milieu liquide ou pour repiquer les colonies ; les autres sont aplatis en spatule à leur extrémité, ils sont utilisés pour les ensemencements en stries sur les milieux solides en tubes inclinés.

1. Ensemencements en milieux liquides. — A l'aide d'une pipette ou d'une anse de platine, soigneusement flambée sur toute sa longueur et refroidie ensuite, on prélève une petite quantité du produit à ensemencer, recueilli comme on l'a vu plus haut. Tenant de la main gauche le tube ou le ballon contenant le milieu nutritif, on retire avec la main droite le bouchon d'ouate qui le ferme, bouchon qu'on saisit entre l'auriculaire et le bord cubital de la main, de façon à avoir les autres doigts libres. Aussitôt ouvert, le tube ou le ballon doit toujours être tenu aussi incliné que possible, de telle sorte que son ouverture ne soit jamais dirigée en haut jusqu'au moment où il sera rebouché, pour éviter l'introduction de poussières et de germes de l'air dans le milieu. L'ouverture est passée dans la flamme d'un bec de Bunsen pour en stériliser le pourtour.

On introduit alors l'anse de platine ou la pipette, pleine de liquide, directement jusque dans le milieu de culture, en évitant de toucher les bords du récipient soit avec l'extrémité, soit avec la tige. On agite légèrement l'anse dans le milieu, ou on chasse le liquide de la pipette en soufflant doucement par son extrémité supérieure. On retire l'instrument avec les mêmes précautions que pour son entrée. On repasse l'ouverture du tube dans la flamme, on flambe légèrement le bouchon d'ouate pour stériliser sa surface et on rebouche le récipient.

Après usage, la pipette doit être détruite ou jetée dans un liquide antiseptique ; l'anse de platine doit être flambée très soigneusement.

Si le prélèvement a été fait avec un écouvillon pour la gorge, il suffit de le retirer du tube où il se trouve avec les précautions aseptiques nécessaires, de le plonger directement dans le tube de bouillon à ensemencer et de l'y agiter un peu.

2. **Ensemencement sur milieux solides.** — Ce mode d'ensemencement est employé, soit pour isoler les différentes

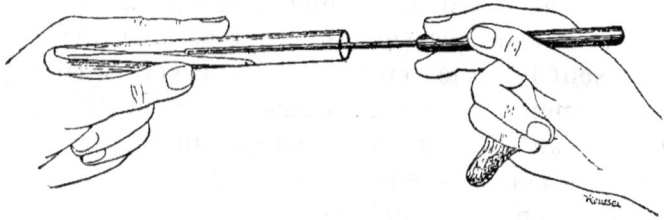

FIG. 140. — Ensemencement en stries.

espèces microbiennes d'un produit, soit surtout pour repiquer des colonies déjà pures qu'on veut étudier spécialement.

Pour ensemencer les milieux solides, on se sert d'une aiguille de platine stérilisée par le chauffage au rouge dans la flamme d'un bec de Bunsen. L'aiguille, ainsi préparée, est chargée, après refroidissement, du produit à examiner ; si ce dernier est liquide, il suffit de l'y plonger une fois ; s'il est solide, on en prélève une parcelle avec l'extrémité de l'aiguille.

Il ne reste plus qu'à porter l'aiguille de platine dans le milieu choisi, pour pratiquer l'un des trois modes suivants :

1° *Ensemencement en stries.* — On utilise les *tubes à milieux solides inclinés,* parce qu'ils présentent une grande surface pour le développement des microbes. On emploie surtout à cet effet la gélose, mais le sérum solidifié et la gélatine sont aussi utilisés. Les tubes de pommes de terre sont toujours ensemencés par ce procédé.

Le tube est tenu de la main gauche légèrement incliné (fig. 140), on enlève le capuchon et on retire à moitié le bouchon d'ouate pour s'assurer qu'il n'est pas adhérent aux parois. Tenant l'aiguille de platine avec les trois premiers doigts de la main droite, on débouche le tube comme il est indiqué ci-dessus, on passe son extrémité ouverte dans la flamme d'un bec de Bunsen, puis on introduit rapidement l'aiguille dans le tube jusqu'au fond, en évitant de toucher les parois et le milieu ; on retire alors l'aiguille lentement, en la passant sur la surface du milieu, *légèrement* pour ne pas y creuser de sillons. Pour les bacilles de la tuberculose, il est nécessaire d'appuyer un peu plus fort, de façon à écorcher légèrement la surface du milieu.

On peut faire plusieurs stries parallèles ou bien une ligne sinueuse. On flambe le pourtour du tube et on remet le bouchon d'ouate.

Sur *pomme de terre* l'ensemencement se fait de la même manière en surface, mais il faut noter avec soin le côté ensemencé, car certaines cultures sont très peu apparentes à l'œil.

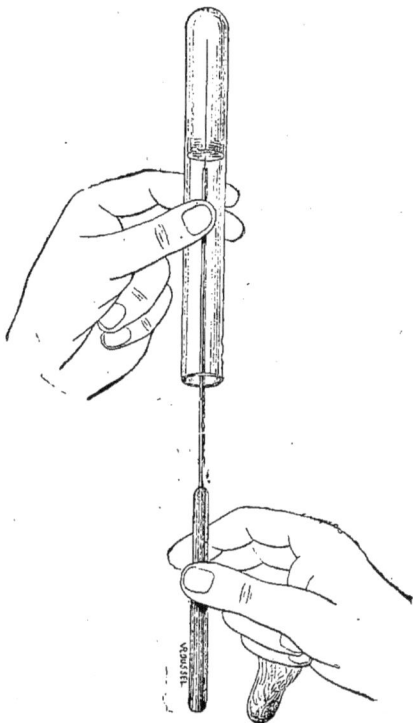

FIG. 141. — Ensemencement en piqûre.

2° *Ensemencement en piqûre.* — On utilise les *tubes droits* de gélatine ou de gélose ; ceux de gélatine sont préférables, car ils sont plus transparents.

Le tube ayant été débouché avec les mêmes précautions que ci-dessus, on le retourne verticalement, l'ouverture dirigée en bas (fig. 141) ; on introduit de bas en haut le fil de platine chargé, on le pique dans la gélatine bien au milieu du tube et on le retire en suivant le même trajet. Les colonies se développent le long du passage de l'aiguille.

3° *Ensemencement en tubes enroulés.* — Dans des tubes à essai, de diamètre un peu grand, on met 1 centimètre cube de gélatine ou de gélose nutritives. On bouche à l'ouate et on

stérilise. Au moment de s'en servir, on fait fondre à la plus
basse température possible, on ensemence avec l'aiguille de
platine. On incline le tube jusqu'à ce que le liquide qu'il
contient vienne presque toucher le bouchon d'ouate ; on imprime alors au tube un mouvement rapide de rotation horizontale. Le milieu s'étale en couche mince contre les parois et s'y
solidifie.

On peut hâter le refroidissement en pratiquant la rotation
du tube sous un robinet d'eau froide.

Les colonies sont ainsi faciles à voir et à repiquer. De plus
il est plus facile qu'avec les boites de Pétri de conserver le
milieu stérile et de préserver la culture des contaminations
accidentelles.

II. *Ensemencements séparatifs*. — Des méthodes
particulières sont nécessaires pour séparer dans les cultures
les espèces microbiennes qui coexistent dans un même produit pathologique ; cette séparation exige d'abord l'isolement
de ces espèces, ensuite et le plus souvent la détermination
plus exacte des espèces isolées; celle-ci s'obtient par le
réensemencement des cultures pures dans les milieux appropriés à cette détermination.

1. Isolement des espèces. — Pour l'obtenir, on a le choix
entre plusieurs méthodes :

1° *Méthode des dilutions*. — Cette méthode consiste à
diluer une parcelle du produit à examiner dans du bouillon
ou de l'eau stérilisée ; de cette première dilution on en fait
une 2ᵉ, avec une gouttelette du premier liquide recueillie
par une anse de platine et introduite dans un deuxième
tube ; on continue de même plusieurs fois, en série ; le nombre
des dilutions à faire varie suivant le nombre des espèces
microbiennes contenues dans le produit. C'est la dernière
dilution qu'on ensemence largement, à l'aide d'une pipette,
sur un tube contenant un milieu solide incliné.

2° *Méthode directe*. — Une anse de platine chargée du
produit pathologique est introduite directement et agitée dans
l'eau de condensation d'un tube contenant un milieu solide
incliné, sans toucher la surface de ce milieu ; puis on l'introduit de même, successivement, sans la recharger, dans
l'eau de condensation de 3 à 5 autres tubes. On rebouche les
tubes et après les avoir agités en les inclinant lentement, on
fait couler l'eau de condensation ensemencée sur la surface

du milieu ; les microbes, séparés les uns des autres par l'agitation préalable du liquide, se déposent sur cette surface. Les 3 ou 4 premiers tubes présentent des colonies confluentes ; dans les derniers seulement, on obtient des colonies isolées les unes des autres.

On peut encore, avec l'anse de platine chargée, ensemencer la surface de plusieurs tubes de milieux solides inclinés ou de boîtes de Pétri, sans recharger l'anse entre les tubes, en faisant sur chaque surface une série de stries longitudinales et parallèles. Les premiers tubes sont en général inutilisables, les colonies sont trop rapprochées les unes des autres, seuls les derniers tubes présentent des colonies espacées.

3° *Méthode des plaques.* — On stérilise au four à flamber des *boîtes de Pétri* enveloppées de papier, et qu'on n'ouvre qu'au moment de s'en servir. On fait fondre des tubes de gélose à 42°, ou de gélatine à 25°, et on les ensemence avec une anse de la dilution du liquide à examiner. On mélange intimement en évitant la formation de bulles d'air ; pour cela il suffit de rouler le tube entre les deux mains.

On verse la gélose ou la gélatine ainsi préparée dans la boîte de Pétri en ayant soin d'ouvrir le moins longtemps possible le couvercle. On place la plaque dans un endroit frais jusqu'à ce que le milieu se soit solidifié, puis on met à l'étuve. On obtient ainsi des colonies bien séparées.

Au lieu des boîtes de Pétri, on peut employer des flacons à fond plat. On peut aussi utiliser les *tubes de Roux.*

Cette méthode, combinée avec celle des dilutions, permet de faire des *numérations* de microbes dans un produit pathologique. Pour cela, on prélève une quantité connue de ce produit qu'on dilue en proportion connue dans un milieu liquide. ; de cette dilution, on prépare une série de boîtes de Pétri ensemencées avec des quantités connues et croissantes. Après un séjour d'un temps fixe à l'étuve, il ne reste plus qu'à compter les colonies qui se sont développées et à rapporter ce chiffre, en tenant compte des dilutions successives, à la quantité initiale du produit examiné.

4° *Méthode des tubes enroulés.* — Enfin on peut employer l'ensemencement en tubes enroulés, tel qu'il a été décrit plus haut, mais en ayant soin de ne pratiquer l'ensemencement qu'avec une culture en bouillon déjà très diluée.

2. Réensemencement des colonies sur milieux solides.

— Lorsqu'on veut réensemencer, pour les étudier à part, les colonies d'un mélange microbien qu'on a pu isoler sur un milieu solide, on choisit une colonie bien isolée et séparée des autres. Puis, à l'aide d'un fil de platine à extrémité pointue, flambée, on va toucher directement cette colonie seule, en évitant de toucher tant le milieu lui-même que les parois du tube. Le fil de platine ainsi chargé est porté sur le milieu à ensemencer.

Sur les *milieux inclinés,* on fait, avec les précautions d'asepsie nécessaires, des lignes parallèles, ou une ligne sinueuse, occupant toute la surface du milieu ; à cet effet on promène légèrement l'extrémité du fil de platine sur cette surface, en évitant d'entamer le milieu de culture, ce qui gênerait l'observation ultérieure.

Sur les *tubes droits,* employés surtout avec la gélatine, on fait l'ensemencement en *piqûre.*

III. — CULTURE DES ANAÉROBIES

Certaines espèces microbiennes ne se développent qu'à l'abri de l'oxygène[1]. Pour priver de leur air les milieux de culture, il existe plusieurs procédés.

1° *Milieux solides privés d'air.* — Les milieux qu'on veut utiliser sont portés à l'ébullition pendant 20 minutes à 1/2 heure pour chasser tout l'air dissous qu'ils peuvent contenir ; puis, après refroidissement à 40°, on les ensemence avec le produit à examiner et on les solidifie.

Après avoir ainsi préparé le milieu, il faut encore empêcher l'air d'agir sur sa surface. Pour cela on peut sceller simplement le tube à la lampe au-dessus du niveau supérieur du milieu de culture ; la petite quantité d'air conservée n'a pas d'influence. Ou bien, on recouvre la surface du milieu d'une couche de deux centimètres d'huile ou de pétrole. Ou bien encore on aspire le milieu ensemencé, quand il est encore liquide, dans de très longues pipettes à étranglement (fig. 142).

---

1. Diverses recherches semblent prouver que l'oxygène n'exerce pas son influence nuisible sur les anaérobies d'une façon directe, mais que sa présence empêche les milieux de culture de fournir les substances nutritives indispensables à la vie anaérobique ; c'est pourquoi on peut cultiver les anaérobies en présence de l'air, à condition d'ajouter aux milieux de culture des fragments de tissus animaux ou une substance réductrice.

Une fois le réservoir de la pipette rempli, on ferme le tube
à la lampe au niveau de son extré-
mité, ainsi qu'au niveau de son étranglement.

Les tubes ainsi préparés sont portés
à l'étuve. Pour examiner les colonies
qui se sont développées on est obligé
de casser les tubes et de sectionner le
milieu.

2° *Milieux additionnés, ou mis en
présence, de substances oxydantes.*
— On peut additionner les milieux
ordinaires de substances oxydantes
n'ayant pas d'action sur les anaérobies ; on emploie surtout, à cet effet,
le sulfindigotate de potasse ou de
soude, le pyrogallol, la résorcine,
l'hydroquinone, etc.

Le milieu le plus employé est composé de 1 000 centimètres cubes de
gélose ordinaire, 20 grammes de glycérine et 1 gramme de sulfindigotate
de soude.

On peut aussi employer la gélose
ordinaire à laquelle on ajoute 0,5
gramme pour 100 de formiate de
soude et 2 pour 100 de glycose.

Au lieu d'ajouter la substance oxy-
dante au milieu, ce qui gêne toujours
un peu le développement microbien,
on peut placer le tube de culture ensemencé, soutenu par un trépied
métallique, dans un tube plus gros,
au fond duquel on met un mélange
de 1 gramme d'acide pyrogallique et
de 10 grammes de solution de potasse
caustique au 1/6°.

On bouche hermétiquement le tube,
de suite après y avoir fait le mélange,

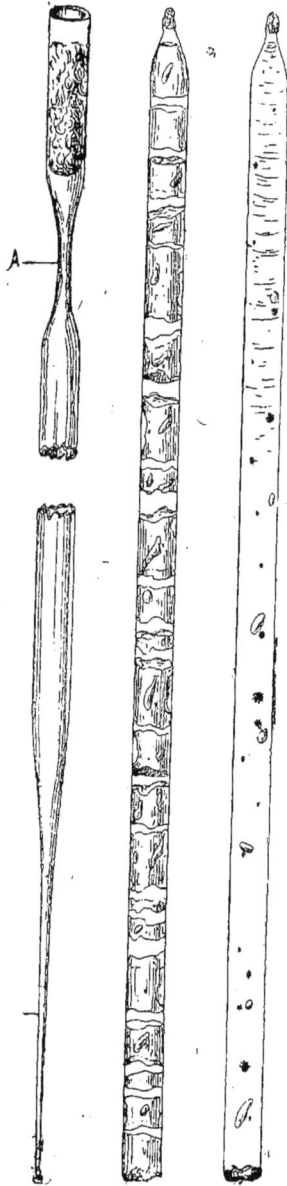

Fig. 142. — Tubes de Vignal
pour la culture des anaé-
robies.

avec un bouchon de caoutchouc, dont on fixe le pourtour avec
de la paraffine. Le tout est mis à l'étuve. La solution pyrogallique absorbe l'oxygène et prend une teinte brune.

3° *Milieux où l'air est remplacé par un gaz inerte.* — On emploie des milieux liquides dans lesquels on fait barbotter du gaz d'éclairage ou, de préférence, de l'hydrogène, certains composants du gaz d'éclairage ayant des propriétés nocives à l'égard des germes ; lorsque tout l'air a été chassé, on ensemence et on scelle à la lampe.

La présence d'anaérobies dans les tubes à milieux solides, après un certain temps de séjour à l'étuve à 37°, se manifeste par la production de gaz au niveau des colonies, production qui provoque des éclatements du milieu.

C'est surtout pour la recherche du vibrion septique et celle du tétanos que la culture des anaérobies est utilisée en clinique. Le vibrion septique se trouve dans la sérosité et dans le pus des septicémies gazeuses, où il est fréquemment associé à d'autres microbes aérobies (streptocoques). Le vibrion tétanique ne séjourne que peu de temps au point d'inoculation ; les recherches en vue de sa culture anaérobie doivent donc se faire le plus vite possible après l'infection.

On retrouve souvent des anaérobies dans les épanchements purulents et putrides des grandes séreuses ; on leur attribue un rôle prépondérant dans la formation de l'odeur caractéristique de ces épanchements. Les diverses espèces anaérobies agissant dans ce sens sont encore trop mal connues pour que leur recherche ait déjà une valeur clinique.

Il en est de même des espèces anaérobies auxquelles Massol attribuait un rôle prépondérant dans la genèse des appendicites.

IV. — EXAMEN DES CULTURES

Les caractères macroscopiques des cultures suffisent rarement pour caractériser une espèce microbienne, il faut examiner au microscope les colonies obtenues.

I. *Examen direct.* — 1° Entre lame et lamelle. — Cet examen consiste, s'il s'agit d'une culture en milieu liquide, à prélever, à l'aide d'une pipette, une goutte de liquide qu'on dépose au centre d'une lame bien propre ; on recouvre d'une lamelle et on examine au microscope. S'il s'agit d'une culture sur milieu solide, on va toucher à l'aide d'un fil de platine la colonie qu'on désire examiner, on en prélève une parcelle qu'on dilue dans une goutte d'eau distillée placée sur un porte-objet et on recouvre d'une lamelle.

Ce procédé n'est suffisant que pour vérifier rapidement l'homogénéité d'une culture que l'on suppose pure. Il est, en effet, très difficile de juger exactement des formes des bacilles avec cette seule méthode ; les courants liquidiens, qui entraînent rapidement les éléments dans la préparation, rendent l'identification des bacilles très difficile. Ce procédé peut cependant rendre des services pour constater la mobilité propre de certains microbes.

Il est très utilisé pour vérifier l'état des cultures préparées pour la séro-réaction typhique ; on peut ainsi rapidement et facilement voir si la culture est suffisamment jeune (pas de formes microbiennes trop longues), si les bacilles sont bien mobiles et s'il n'existe pas d'amas spontanés.

2° **En goutte pendante.** — On prépare sur une lamelle bien propre une goutte de la culture, ou une goutte d'eau distillée, dans laquelle on délaie une trace de la colonie à examiner. On retourne alors le verrelet sur une lame à cellule, de telle sorte que la goutte se trouve bien au centre de la cellule. Si la préparation doit servir à un examen prolongé, il faut avoir soin d'enduire la lame, tout autour de la cellule, d'un corps gras (huile, vaseline) pour faciliter l'adhérence de la lamelle et empêcher l'évaporation. On crée ainsi une véritable chambre humide dans laquelle les microbes se conservent vivants pendant plusieurs heures.

La mise au point de la goutte pendante est quelquefois un peu difficile. Il faut tout d'abord la centrer exactement avec un objectif faible en recherchant un des bords de la goutte ; cette recherche doit être faite en diaphragmant beaucoup à cause de la réfringence. Une fois la goutte bien au centre, on tourne le revolver et on abaisse l'objectif à immersion dans la goutte d'huile de cèdre placée au préalable sur la lamelle.

C'est par ce procédé qu'on peut juger le mieux de la mobilité des bacilles ; il a l'avantage de permettre un examen très prolongé.

L'examen des préparations obtenues par ces procédés peut également se faire à l'*ultra-microscope* ; mais, avec cet instrument, les contours des microbes sont toujours peu nets, par le fait de leur luminosité et de leurs mouvements, propres ou communiqués. On utilisera donc l'ultra-microscope pour juger de la mobilité des bactéries, pour voir si elles possèdent des cils, plutôt que pour préciser des détails de morphologie.

On a proposé pour faciliter l'examen direct des cultures l'emploi de l'*encre de Chine*. On dépose sur une lamelle une goutte d'encre de Chine stérilisée. On y délaie une trace de la culture à examiner, à l'aide d'un fil de platine ou d'une pipette.

Ainsi préparée, la lamelle peut être retournée, ou simplement sur une lame ordinaire, ou sur une lame à cellule pour avoir une goutte pendante. Sur ces préparations, les bactéries se présentent sous forme de petits corps blancs, réfringents, se détachant très bien sur un fond noir.

Ce procédé peut rendre des services, surtout pour la recherche du spirochœta pallidum dans les produits pathologiques. Le spirochète se détache très bien sur le fond noir ; en goutte pendante, on peut observer et suivre facilement et longtemps ses mouvements.

II. *Préparations colorées.* — L'examen des cultures à l'état frais ne suffit généralement pas. Il peut renseigner sur la mobilité, l'homogénéité et la pureté d'une culture, mais il ne permet pas l'étude morphologique des bactéries dont la réfringence empêche de bien voir les formes. Il faut les colorer.

Pour cela, si la culture ne doit pas être conservée après l'examen, il suffit de prélever avec un fil ou une anse de platine, sans précautions spéciales, une parcelle de la colonie ou du milieu liquide à examiner, pour en faire des préparations colorées ; on procède comme pour l'examen direct d'un produit quelconque. La coloration se fait par les colorants usuels.

Si, au contraire, la culture doit être conservée sans contamination pour des recherches ultérieures, il faut faire le prélèvement avec les mêmes précautions d'asepsie que pour un ensemencement, afin d'éviter l'introduction de germes étrangers dans la culture.

En règle générale, pour l'examen d'une culture, il faut faire deux préparations : on colore l'une par un colorant basique simple ; pour l'autre on emploie la méthode de Gram. On facilite ainsi le diagnostic en permettant d'identifier tout de suite le microbe.

On peut aussi colorer les microbes *par imprégnation*, directement *in situ* dans les colonies ; pour cela on applique sur la colonie à examiner une lamelle bien propre ; on appuie légèrement sur elle, puis on la soulève, la colonie reste adhérente au verre. On n'a plus qu'à traiter et à colorer la préparation par les procédés usuels.

CINQUIÈME PARTIE

ÉPREUVES EXPÉRIMENTALES

PREMIÈRE SECTION

RECHERCHES DE VIRULENCE

Les épreuves expérimentales, basées sur les inoculations aux animaux, ont pour objectif commun la recherche et l'appréciation de la virulence des produits pathologiques ou des cultures microbiennes.

Suivant la substance pathologique en cause, les inoculations ont pour but : soit de révéler l'existence de bactéries peu abondantes qui échappent aux recherches microscopiques directes, soit d'isoler par l'organisme de l'animal le microbe pathogène de ceux qui l'accompagnent dans une infection mixte, soit encore de déterminer le degré de virulence d'un microbe donné déjà isolé et cultivé au préalable.

I. — TECHNIQUE GÉNÉRALE DES INOCULATIONS

I. *Prélèvements.* — La substance à injecter, quelle qu'elle soit, doit toujours être recueillie aussi aseptiquement que possible. Il est bon de faire l'inoculation immédiatement après le prélèvement.

Les **liquides coagulables** (sang, sérosités pathologiques) sont injectés aussitôt que possible, de préférence avant la coagulation. Le mieux est d'inoculer directement à l'animal le contenu de la seringue qui a servi au prélèvement. Lorsqu'on ne peut pas faire immédiatement l'injection, on peut recueillir 1 partie de sang dans 4 parties du mélange anticoagulant suivant : eau 1 000 grammes, chlorure de sodium 8, citrate de soude 15.

Lorsque le liquide à inoculer est déjà coagulé, il faut broyer le tout, caillot et sérum, dans un mortier stérilisé.

Pour les **liquides non coagulables** (urine, liquide céphalo-rachidien) on peut injecter directement soit une assez grande quantité de liquide, soit le culot de centrifugation.

Les **substances solides** peuvent être délayées dans de l'eau distillée en les broyant dans un mortier stérilisé, ou bien être introduites directement sous la peau, en procédant comme il sera indiqué plus loin.

Pour les **cultures**, s'il s'agit de cultures sur milieux *solides*, on en prélève une certaine quantité qu'on dilue ou qu'on broie (tuberculose) dans du bouillon ou de l'eau salée ; lorsqu'il s'agit de cultures en milieux *liquides*, on en prélève directement la quantité voulue.

La *dose à injecter* varie, suivant les cas, de quelques gouttes à plusieurs centimètres cubes. Il est impossible de formuler à cet égard de règle générale ; nous indiquerons, à propos de chaque cas particulier, quelle est la quantité de substance qu'il convient d'injecter.

Les instruments qui doivent servir à l'inoculation sont stérilisés, soit à l'autoclave (seringues, aiguilles), soit à la flamme (pipettes, anse de platine). Pour stériliser une seringue, on l'introduit pleine d'eau, munie de son aiguille, dans un grand tube de verre bouché à l'ouate ; on passe ensuite le tout à l'autoclave.

II. *Choix et préparation de l'animal*. — Les animaux les plus fréquemment utilisés sont : le cobaye, le lapin, le chien, la souris, la poule. On emploie plus rarement le pigeon et le moineau.

Le choix est dicté par la nature du virus à inoculer.

Les animaux de choix sont :

Pour la *tuberculose des mammifères*.	Le cobaye, le lapin.
— *aviaire*	La poule, le lapin.
Pour le *pneumocoque*.	La souris, le lapin.
— la *diphtérie*	Le cobaye.
— la *morve*	Le cobaye mâle, l'âne.
— le *streptocoque pyogène* et le *staphylocoque pyogène*	Le lapin.
— le *charbon*, la *peste* et le *tétanos*.	La souris, le cobaye.
— le *méningocoque*	Le cobaye jeune, la souris.

L'animal choisi doit être, en règle générale, bien portant

et adulte. Dans certains cas spéciaux, il convient au contraire de choisir des sujets jeunes.

On ne doit inoculer que des animaux neufs, c'est-à-dire n'ayant pas subi d'inoculation antérieure. Il ne faut employer que des sujets élevés à l'abri de tout contact infectieux.

Ayant de procéder à l'inoculation, il est souvent utile de peser l'animal dans un panier taré au préalable. Il est quelquefois nécessaire de prendre la température de l'animal ; on introduit à cet effet dans le rectum un thermomètre coudé enduit de vaseline.

Lorsqu'on a plusieurs animaux en expérience en même temps, il faut pouvoir distinguer et reconnaître facilement chacun d'eux. Pour y arriver, le plus simple est de placer chaque animal dans une cage numérotée, le plus sûr est de lui fixer à l'oreille un bouton numéroté.

Le numéro, le poids, éventuellement la température, sont inscrits dans un registre spécial ; en regard, on note le moment de l'injection, le genre de substance injectée, sa quantité, la voie d'introduction. On ménage une place libre pour les annotations ultérieures, et pour le résultat de l'autopsie.

Contention. — Lorsqu'on a affaire à de petits animaux, cobaye, lapin, il n'est généralement pas nécessaire d'employer pour l'immobilisation un appareil de contention ; il suffit de les faire maintenir par un aide, qui les saisit en arrière de la tête et par les pattes postérieures. Pour le cobaye, on peut utiliser un cylindre métallique, muni de fentes latérales, dans lequel on engage la partie antérieure de l'animal.

Les chiens doivent être muselés et fixés sur un appareil de contention.

Les souris et les rats blancs sont introduits la tête en bas dans un bocal de verre ; on maintient le corps de l'animal au moyen du couvercle renversé ; on tire la queue au dehors.

Les rats gris sont maintenus au moyen d'une pince spéciale.

La région choisie pour l'inoculation est désinfectée avec soin ; la peau est rasée, savonnée, lavée au sublimé, à l'alcool et à l'éther, ou badigeonnée à la teinture d'iode puis lavée à l'alcool. Pour plus de sûreté, on peut encore cautériser la peau au point d'inoculation au moyen d'une tige de métal rougie à la flamme.

III. *Modes d'inoculation.* — Le choix de la porte d'entrée et du mode d'inoculation dépend de la nature du virus. Nous exposerons, à propos de chaque cas particulier, les avantages et les inconvénients des diverses voies d'introduction.

1. **Inoculation épidermique.** — La peau, rasée et désinfectée, est scarifiée au bistouri. Sur la région ainsi préparée on promène une anse de platine chargée de liquide virulent ou un tampon de coton imbibé de ce liquide.

Il est bon de pratiquer l'inoculation sur une région du corps que l'animal ne puisse atteindre ni avec son museau ni avec ses pattes. Chez la souris, cette scarification se pratique sur la peau du dos, au voisinage de la queue.

L'inoculation à la surface des muqueuses se pratique de la même façon.

2. **Inoculation sous-cutanée.** — Chez le lapin et le cobaye elle se fait de préférence à la face interne de la cuisse, assez loin du pli de l'aine pour éviter une péritonite de voisinage. Chez le rat et la souris, elle se fait au voisinage de la queue ; chez le lapin, à la base de l'oreille ; chez le chien, sous la peau du dos.

On fait avec la main gauche un pli à la peau. Saisissant la seringue de la main droite, on enfonce l'aiguille suivant le grand axe de ce pli, en évitant à la fois de le traverser de part en part et de s'arrêter dans l'une de ses parois dermiques. Lorsque l'injection est bien faite comme elle doit l'être, on voit apparaître une boule d'œdème, au-dessous du derme, dans le tissu cellulaire sous-cutané.

On peut aussi faire l'inoculation au moyen d'une pipette à bout effilé avec laquelle on traverse la peau ; on injecte ensuite son contenu simplement en soufflant.

Lorsqu'on veut inoculer une substance solide sous la peau, on incise celle-ci au bistouri, on creuse un tunnel sous-cutané au moyen d'une sonde cannelée, puis on introduit avec une pince le fragment solide au fond de ce tunnel ; on rapproche les lèvres de la plaie par un point de suture, et on l'obture avec une goutte de collodion.

3. **Inoculation intra-péritonéale.** — L'animal étant maintenu sur le dos par un aide, on peut enfoncer simplement l'aiguille au niveau de la ligne blanche, perpendiculairement à la peau ; on peut encore saisir avec la main gauche la paroi abdominale dans toute son épaisseur, on fait ainsi un pli qu'on traverse de part en part avec l'aiguille, on enlève la main

gauche et on ramène la pointe de l'aiguille dans la cavité péritonéale. L'injection faite, on peut cautériser l'orifice d'entrée de l'aiguille avec une tige de métal portée au rouge.

Lorsqu'il s'agit de fragments solides, on les abandonne simplement dans la cavité abdominale après laparotomie. La plus grande asepsie est de rigueur.

4. **Inoculation intra-pleurale.** — On enfonce l'aiguille obliquement, et de bas en haut, dans le 6e ou le 7e espace intercostal. Il est préférable d'inciser d'abord au bistouri la peau, le tissu cellulaire et le muscle intercostal externe, puis de perforer la plèvre pariétale, au moyen d'une aiguille à extrémité mousse, portant un œil latéral et reliée à la seringue par un tube en caoutchouc.

5. **Inoculation intra-veineuse.** — Elle n'est applicable qu'aux liquides ou aux émulsions fines. La veine à choisir n'est pas la même chez les différents animaux.

Chez le *lapin,* cette inoculation est très facile ; elle se fait dans la *veine marginale externe de l'oreille.*

On découvre la veine en coupant les poils avec des ciseaux courbes. L'animal est maintenu sur ses pattes par un aide. Celui-ci comprime la base de l'oreille pour faire gonfler le vaisseau. La peau est soigneusement désinfectée. On enfonce ensuite l'aiguille dans la veine en évitant de la transfixer ; on maintient l'aiguille en place au moyen du pouce gauche.

On pousse alors lentement l'injection. Lorsque la pointe de l'aiguille n'est pas dans la veine on s'en aperçoit immédiatement par l'apparition d'une boule d'œdème sous-cutané.

L'injection terminée, on retire l'aiguille en maintenant le pouce gauche en place pour éviter l'hémorragie. On obture l'orifice avec du collodion ou bien on cautérise avec une tige de métal rougie.

Chez le *chien,* on pratique l'injection dans la *veine saphène.* On découvre le vaisseau sur la face externe de la patte postérieure, au-dessus du jarret, sur une longueur de 2 centimètres environ. La veine est chargée sur deux fils. L'injection faite, on pratique une double ligature et l'on suture la peau.

Chez le *cobaye,* et chez le *rat,* on injecte dans la *jugulaire externe,* qu'on découvre par une incision parallèle à la trachée ; on opère ensuite comme ci-dessus.

Chez les *oiseaux,* on injecte, sans inciser la peau, dans la *veine axillaire,* qu'on découvre en arrachant les plumes à la base de l'aile.

6. **Inoculation intra-oculaire.** — On lave l'œil à l'eau stérilisée, puis on instille quelques gouttes d'une solution de cocaïne à 2 pour 100 ; on attend 4 ou 5 minutes. On fixe alors le globe oculaire entre le pouce et l'index de la main gauche ; on cautérise légèrement un point de la circonférence de la cornée et on enfonce l'aiguille perpendiculairement à l'axe de l'œil. On aspire un peu d'humeur aqueuse, puis on pousse l'injection. Lorsque l'inoculation est bien faite, on voit se produire un trouble opalescent derrière la cornée.

7. **Inoculations rares.** — On peut encore pratiquer, dans certains cas spéciaux, l'inoculation intra-rachidienne, intra-crânienne, intra-carotidienne, intra-trachéale.

L'inoculation par ingestion et l'inoculation par inhalation sont rarement employées pour les recherches cliniques.

IV. *Observation de l'animal.* — L'animal inoculé doit être isolé, c'est-à-dire mis dans une cage à part et observé jour par jour. Lorsqu'il survit un certain temps, il est bon de le peser tous les jours ou au moins deux fois par semaine.

Il est quelquefois utile de prendre sa température matin et soir.

Suivant les cas, on attend la mort du sujet, ou on le sacrifie au bout d'un laps de temps déterminé.

Dans tous les cas, il faut pratiquer l'autopsie et cela aussitôt que possible après la mort. Le cadavre est attaché par les 4 pattes sur un plateau de zinc ou, pour les petits animaux, fixé sur une planchette de liège. On incise méthodiquement les téguments, puis les plans plus profonds, en examinant attentivement chaque organe, qu'on conserve au besoin pour un examen microscopique ultérieur.

Il y a souvent lieu de prélever certaines substances (sang, pus, caséum) pour l'examen bactériologique direct, pour l'ensemencement ou pour la réinoculation.

Causes d'erreur. — Il peut arriver, surtout en cas d'épidémie dans le chenil, qu'on inocule un *animal déjà malade.* Dans ce cas, l'expérience est à recommencer.

Lorsqu'on inocule des produits contenant des germes multiples, il se produit parfois une *septicémie,* qui tue l'animal en quelques heures, avant qu'aient pu se produire les lésions considérées comme caractéristiques ; il faut alors pratiquer une nouvelle inoculation.

II. — **TUBERCULOSE**

I. *Prélèvements.* — D'une manière générale, l'asepsie peut être moins rigoureuse que pour les autres germes.

Pour les liquides de l'organisme, pas de règles spéciales. Pour les liquides séro-fibrineux, on injecte au moins 10 à 20 centimètres cubes ; pour l'urine, le culot de centrifugation de la plus grande quantité possible ; pour le liquide céphalo-rachidien, le culot de centrifugation de tout le liquide retiré par ponction ou la totalité du liquide tel quel.

Les crachats doivent être recueillis dans un récipient propre, ne contenant aucun liquide. On les injecte, soit tels quels, soit, lorsqu'ils sont trop épais ou trop visqueux, après les avoir émulsionnés dans un volume égal d'eau stérilisée. On en injecte de 1 à 5 centimètres cubes.

II. *Choix de l'animal.* — Le *cobaye* est l'animal de choix, à cause de sa grande réceptivité. Le *lapin* est plus résistant à l'infection tuberculeuse par le bacille humain, par contre il est plus sensible à l'inoculation du bacille bovin ou du bacille aviaire. On a même voulu baser sur le seul résultat de l'inoculation à cet animal la distinction du bacille bovin et du bacille humain.

Pour le *diagnostic,* on emploie généralement le cobaye, d'autant plus que chez cet animal la tuberculose évolue plus rapidement.

Pour le *pronostic,* lorsqu'on veut juger du degré de virulence d'un produit tuberculeux, le mieux est d'injecter à la fois, comme le conseillait Arloing, un cobaye et un lapin. Si le produit contient des bacilles, le cobaye devient sûrement tuberculeux ; si le lapin subit le même sort, on peut en conclure que les bacilles sont très virulents. Au cas contraire, ils seraient jugés peu virulents.

III. *Modes d'inoculation.* — Diverses considérations doivent entrer en ligne de compte pour le choix de la voie à adopter.

L'*inoculation intra-péritonéale* a l'avantage de produire un effet rapide et de permettre l'introduction de grandes quantités de liquide ; malheureusement, on ne peut pas l'employer pour les produits contenant d'autres germes virulents, sous peine de voir l'animal mourir de péritonite septique dans les 48 heures.

On a proposé, pour obvier à cet inconvénient, de chauffer le produit septique à 54° pendant une demi-heure deux jours de suite, afin de détruire les germes autres que le bacille de la tuberculose ; mais c'est là un procédé peu recommandable.

Il est plus simple, en pareil cas, de recourir à l'*injection sous-cutanée*. Lorsque la quantité de liquide est trop considérable pour cela, on inocule seulement le culot de centrifugation ou bien l'on répartit la dose à injecter sur plusieurs animaux.

Lorsque les substances à injecter, les crachats et l'urine surtout, contiennent d'autres germes très virulents, l'animal meurt parfois de septicémie, même avec l'injection sous-cutanée. Pour éviter cet inconvénient, on a proposé de recourir à l'*inoculation épidermique* : pour cela, on rase la peau de la région inguinale ; on promène sur la région rasée un tampon d'ouate hydrophile trempé dans les crachats ou dans le culot de centrifugation de l'urine.

L'*inoculation intra-veineuse* n'est guère employée pour les liquides de l'organisme ; on y a recours surtout pour les cultures.

Les indications de l'emploi de l'inoculation dans la *chambre antérieure de l'œil* sont rares en clinique.

Quelle que soit la voie d'introduction choisie, il est toujours bon d'injecter à la fois deux ou plusieurs animaux. Si l'un d'entre eux périt accidentellement, on n'a pas à recommencer l'expérience. En outre, lorsqu'on dispose de plusieurs animaux, on peut parfois obtenir plus vite le résultat cherché, en en sacrifiant un premier au bout d'un laps de temps plus court que d'ordinaire, quitte à en sacrifier un autre au bout de quelques jours, si les lésions n'étaient pas encore suffisamment caractéristiques chez le premier.

L'évolution des lésions doit être envisagée séparément chez le cobaye et chez le lapin.

IV. *Évolution chez le cobaye.* — Elle diffère suivant la voie d'introduction.

1. Injection sous-cutanée. — Lorsque l'injection a été pratiquée, comme c'est le cas le plus fréquent, à la racine de la cuisse, il se produit dans les cas positifs un *empâtement* au point d'inoculation, puis un *abcès* qui s'ouvre au dehors. Il

se forme ensuite une ulcération, un chancre tuberculeux, qui ne se cicatrise que lentement.

Les *ganglions* inguinaux du côté inoculé se tuméfient du 12ᵉ au 15ᵉ jour; on sent, par la palpation, de petites masses du volume d'un pois qui roulent sous les doigts.

La *rate* est envahie à partir du 20ᵉ jour, quelquefois plus tôt. Ce n'est guère qu'au bout du 2ᵉ mois que les ganglions inguinaux du côté opposé se tuméfient à leur tour.

Les organes abdominaux se tuberculisent toujours avant les poumons.

La date de la *mort* est très variable : quelquefois l'animal succombe 3 semaines après l'inoculation; d'autres fois, il survit pendant 8 à 9 mois. Le plus souvent, il meurt au bout de 6 semaines à deux mois.

Lorsque l'injection a été faite à la base de l'oreille, les ganglions auriculaires, puis les ganglions cervicaux se tuméfient. La tuberculose envahit alors les poumons avant les organes abdominaux.

Appréciation du résultat. — On affirme ordinairement que tout cobaye, inoculé sous la peau de la cuisse, qui présente 12 à 15 jours plus tard une induration marquée et unilatérale des ganglions inguinaux correspondants, est tuberculeux.

Cette assertion est certainement exacte dans la grande majorité des cas. Cependant, il est toujours préférable de ne se prononcer d'une façon définitive qu'après avoir pratiqué l'autopsie de l'animal,

Il y a naturellement intérêt à ce que cette vérification soit faite aussitôt que possible. Pour avoir un résultat certain, il ne faut pas sacrifier l'animal moins de *trois semaines* après l'inoculation sous-cutanée. En le sacrifiant avant ce délai, on risque de ne pas trouver de lésion caractéristique. Lorsqu'on a inoculé plusieurs animaux à la fois, on peut sacrifier le premier au bout de 15 à 18 jours déjà, et les suivants à 3 ou 4 jours d'intervalle les uns des autres, si le résultat de la première autopsie paraît douteux.

Lorsque le résultat est positif (fig. 143), on trouve les ganglions remplis d'une masse caséeuse. La rate, augmentée de volume, est farcie de granulations. Le foie contient souvent des tubercules. Quand la tuberculose a évolué lentement et plus longtemps, on trouve, outre les lésions ci-dessus, une infiltration des poumons.

Lorsqu'on sacrifie les animaux avant les délais habituels, l'examen histologique de la rate et des poumons, plus tôt encore la recherche des bacilles sur des coupes des ganglions voisins du point d'inoculation, peuvent permettre de constater le succès de l'inoculation ; mais, en pareil cas, un résultat négatif laisserait place au doute.

Pour abréger la période d'attente, on a proposé d'utiliser les réactions thermiques du cobaye. Dans ce but, on injecte de la tuberculine au cobaye qui a reçu l'inoculation du produit suspect, dès que l'effet de celle-ci commence à se produire, c'est-à-dire quelques jours déjà après cette inoculation. Si le produit en expérience est bacillaire, on observe vers la 8e ou la 10e heure une élévation de température de 2 ou 3 degrés.

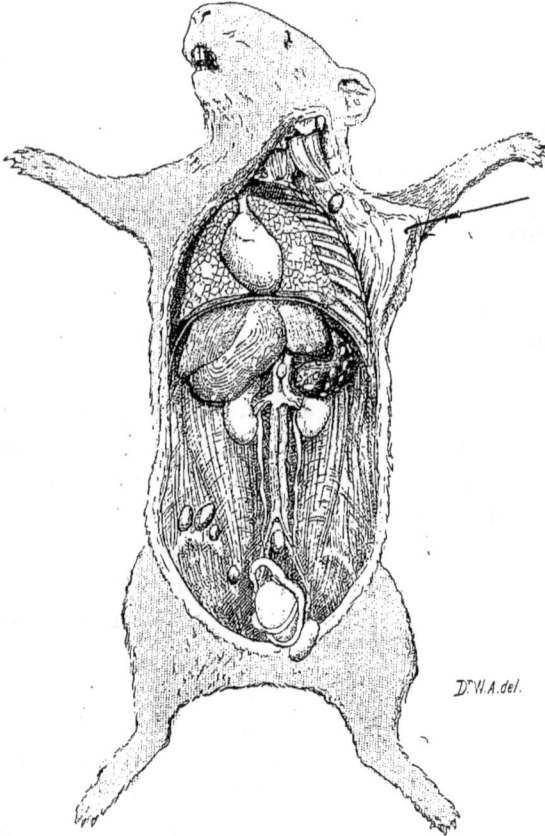

Fig. 143. — Tuberculose expérimentale du cobaye.

On peut encore injecter le produit suspect à un cobaye tuberculisé antérieurement par l'injection d'une culture de bacille virulent. Si le liquide injecté est bacillaire, il se produit une forte élévation thermique.

Ces procédés, très intéressants en théorie, ne peuvent pas être employés en toute sécurité, car, comme on le sait, la température du cobaye est instable et présente spontanément, d'un jour à l'autre, des variations considérables.

2. **Injection intra-péritonéale.** — Au bout d'une quinzaine
de jours, il se produit une granulie généralisée du péritoine.
Les organes abdominaux sont semés de granulations. L'animal meurt de la 4ᵉ à la 6ᵉ semaine.

On peut sacrifier l'animal au bout de 15 à 18 jours ; on
trouve le péritoine et les organes abdominaux parsemés de
fines granulations. En général, les lésions macroscopiques
sont suffisamment caractéristiques. En cas de doute, cependant, on peut chercher les bacilles sur des frottis des masses
caséeuses.

3. **Inoculation dans la mamelle.** — Les deux procédés
ci-dessus ont l'inconvénient commun d'un résultat tardif ;
Nattan-Larrier a proposé d'employer l'inoculation intra-
mammaire susceptible de fournir une réponse plus rapide.

On choisit une femelle cobaye en pleine lactation, moins de
25 jours après qu'elle a mis bas. L'animal étant maintenu sur
le dos, les cuisses écartées, on saisit la glande de la main
gauche, et on la soulève au-dessus du plan musculaire. On
enfonce alors doucement, suivant l'axe de l'organe, un peu en
dedans du mamelon, une aiguille d'acier stérilisée, à laquelle
on adapte une seringue stérilisée contenant le liquide à
injecter. On pousse lentement l'injection ; on retire peu à
peu l'aiguille à mesure que la glande se distend.

Du 5ᵉ au 10ᵉ jour après l'inoculation, les bacilles commencent
à apparaître *dans le lait*. Pour faire l'examen de ce lait,
on place l'animal sur le dos et, saisissant et comprimant la
mamelle de la main gauche, on fait sourdre une goutte de
liquide par le mamelon. On recueille cette goutte sur une
lame de verre ; on l'étale, on la fixe, et on recherche les bacilles par les méthodes habituelles.

Le pus, les urines, le liquide céphalo-rachidien peuvent
être inoculés directement. Quant aux crachats, il est nécessaire
de les diluer dans du sérum artificiel, puis de tuer les germes
autres que le bacille tuberculeux par chauffage discontinu
à 54°, pendant une heure le premier jour, 20 minutes le second.

Pour le sang, il faut employer d'abord l'hydrohémolyse,
puis inoculer le culot de centrifugation.

V. *Evolution chez le lapin.* — L'inoculation de produits tuberculeux au lapin est beaucoup moins fréquemment
pratiquée que l'injection au cobaye. On sait, en effet, qu'un

liquide contenant des bacilles peu virulents peut parfaitement ne pas tuberculiser le lapin, ou ne provoquer chez lui qu'une lésion locale qui guérit souvent spontanément.

1. **Inoculation sous-cutanée.** — L'inoculation sous-cutanée ne produit pas de tuméfaction ganglionnaire. On constate seulement la formation d'un abcès froid ; l'infection se porte directement sur le poumon. Cette tuberculose pulmonaire ne devient guère apparente qu'au bout de 6 semaines à 2 mois ; c'est au bout de ce laps de temps seulement qu'on peut sacrifier l'animal. La *mort* spontanée ne survient guère qu'au bout de 3 ou 4 mois, souvent davantage.

2. **Inoculation intra-péritonéale.** — L'inoculation intra-péritonéale produit au bout d'un mois environ une péritonite généralisée, avec semis de granulations dans les viscères abdominaux. La mort ne survient qu'au bout de 6 semaines à 2 mois, quelquefois davantage.

Appréciation du résultat. — On n'attend généralement pas la mort de l'animal. Si le lapin a été inoculé par voie sous-cutanée, on ne le sacrifie pas avant le délai de 2 mois ; si l'on a pratiqué une inoculation intra-péritonéale, on attend un mois au minimum avant de sacrifier l'animal.

Les lésions sont en général suffisamment caractéristiques pour permettre de faire un diagnostic macroscopique.

Causes d'erreur. — On admet que le cobaye et le lapin ne deviennent pas tuberculeux spontanément, mais il se produit parfois chez ces animaux de véritables épidémies de *pseudo-tuberculoses*, dont les lésions macroscopiques et même histologiques sont identiques à celles de la tuberculose vraie. L'agent microbien seul diffère. La recherche systématique du bacille spécifique dans les lésions lèvera tous les doutes.

En outre, on pourra toujours recourir à la culture, les divers agents des pseudo-tuberculoses poussant en quelques heures sur les milieux usuels.

Enfin, on peut pratiquer les réinoculations en série.

L'inoculation à l'animal constitue le procédé de choix pour mettre en évidence des bacilles peu abondants, étant données la difficulté et la lenteur des cultures. Elle doit être pratiquée dans tous les cas où l'on suppose avoir affaire à un produit tuberculeux, lorsque la recherche des bacilles par l'examen direct a donné un résultat négatif.

Pour les crachats, il arrive assez souvent que la seule coloration ne permette pas de constater la présence de bacilles, alors que l'inoculation donne un résultat positif.

Pour le liquide céphalo-rachidien et les liquides séro-fibrineux, les bacilles sont généralement si peu nombreux que l'inoculation reste le procédé le plus sensible et le plus fidèle.

Pour l'urine, la seule constatation de bacilles acidö-résistants ne suffit pas. L'inoculation seule permet d'affirmer qu'on a bien affaire à des bacilles de la tuberculose.

En outre, comme nous l'avons dit, l'inoculation permet seule de juger de la virulence d'un bacille; nous avons vu l'avantage que présente à ce point de vue la règle d'injecter simultanément un cobaye et un lapin.

III. — SUPPURATIONS

1. — Streptocoque.

I. *Prélèvements*. — On n'inocule que des cultures liquides pures, obtenues par le réensemencement de colonies isolées sur milieu solide. Ces cultures doivent être jeunes, âgées de 48 heures au plus, car la virulence des streptocoques s'atténue très rapidement dans les milieux ordinaires.

Pour éviter cette perte de la virulence, Marmorek a conseillé de faire la culture dans l'un des milieux suivants :

Bouillon peptoné . . . . } aā 1 partie.
Sérum de sang humain. . . . . }

ou : Bouillon peptoné. . . . . } aa 1 partie.
Sérum d'ascite ou de pleurésie. . . . . . }

ou : Bouillon peptoné . . . . 1 partie.
Sérum. . . . . 2 parties.

Le streptocoque se développe dans ces milieux comme dans le bouillon ordinaire, mais il y garde sa virulence antérieure, il peut même la récupérer en partie lorsqu'il l'avait perdue.

II. *Choix de l'animal*. — Le *lapin* est le réactif de choix pour l'inoculation du streptocoque ; la marche de l'infection dépend à la fois de la virulence de la culture et du mode d'inoculation choisi; elle suit un cours très caractéristique.

La *souris* est presque aussi sensible que le lapin, mais elle succombe plus rapidement, sans lésions caractéristiques, à la septicémie ou à la pyohémie. Le *rat blanc* résiste à tous les modes d'inoculation. Le *cobaye* est peu sensible ; il fait au point d'inoculation un petit abcès curable.

L'*âne* et le *cheval* suppurent beaucoup et très facilement. Enfin le mouton, le chien et les oiseaux sont tout à fait réfractaires.

III. *Modes d'inoculation.* — On peut utiliser à volonté l'injection sous-cutanée, l'injection intra-veineuse et l'inoculation intra-péritonéale.

1. **Injection sous-cutanée.** — L'inoculation type consiste à injecter, sous la peau de la base de l'oreille du lapin, une quantité de culture, qui varie de deux à trois gouttes à 2 centimètres cubes, suivant la virulence du streptocoque. Il suffit même parfois de faire quelques scarifications avec une lancette trempée dans la culture.

Si le streptocoque est très virulent, avec une très petite dose on obtient un véritable *érysipèle,* très caractéristique : 24 heures après l'inoculation, l'oreille inoculée est tombante, contrastant avec l'autre qui est restée droite ; elle est très rouge, tuméfiée autour du point d'inoculation et présente, comme l'érysipèle, un bourrelet qui limite la zone inflammatoire. Au bout de 48 heures l'oreille est énorme et traîne à terre, l'animal est triste, fébrile et ne mange plus.

L'érysipèle devient ensuite *phlegmoneux* ; il se forme une couche de pus sous la peau ; bientôt celle-ci s'ulcère ; plus tard, elle se recouvre d'une croûte et, dans la règle, l'animal finit par guérir.

Si la virulence est très faible, l'érysipèle se réduit à une simple *rougeur* de l'oreille, diffuse et fugace, et tout rentre dans l'ordre.

Un streptocoque de virulence moyenne, à la dose de 1 centimètre cube de culture liquide, donne un érysipèle net mais curable. En cas de virulence plus grande ou de dose plus forte, l'érysipèle peut s'accompagner d'autres manifestations (néphrite, arthrites suppurées, etc.) et amener la mort de l'animal.

On peut donc faire varier les effets suivant la virulence, et suivant les doses injectées.

L'érysipèle obtenu par l'inoculation d'un streptocoque est spécifique, sans être cependant tout à fait caractéristique, car on a pu aussi en obtenir la production avec le staphylocoque, le pneumocoque et même le bactérium coli.

Il importe de plus de savoir que l'érysipèle cesse de se produire à un second passage; injecté sous la peau, ou sur tout autre point du corps, chez le lapin ou un autre animal sensible, le streptocoque provenant du premier sujet donne lieu à un abcès presque toujours curable; s'il est très virulent, il peut donner lieu à une septicémie, mais jamais il ne produit d'érysipèle.

2. **Injection intra-veineuse.** — L'injection intra-veineuse d'une culture très virulente peut amener la mort en six heures. Avec une virulence moyenne, à la dose de 1 centimètre cube, la mort arrive en 36 à 48 heures. L'animal a de la diarrhée et de la dyspnée, il tombe bientôt dans le coma.

A l'*autopsie* on ne retrouve aucune lésion, si ce n'est une augmentation de volume plus ou moins marquée de la rate, et de la congestion de tous les organes ; le sang est très fluide et contient beaucoup de streptocoques très virulents.

Les streptocoques isolés du sang des animaux inoculés sont beaucoup plus virulents que ceux que l'on a injectés; on peut se servir de ce moyen, c'est-à-dire utiliser les inoculations intra-veineuses au lapin, pour rendre à de vieilles cultures la virulence qu'elles ont perdue. En combinant les passages successifs chez les animaux avec les milieux spéciaux que nous avons indiqués plus haut, on peut exalter beaucoup la virulence des cultures.

Si on injecte de plus petites doses, ou un streptocoque moins virulent, de manière à ce que le lapin présente une survie de 20 à 30 jours, il meurt, en général, porteur de 4 ou 5 *arthrites* purulentes volumineuses et d'*abcès* dans les reins. On a pu obtenir aussi des endocardites et des péricardites par le même mode d'inoculation.

Courmont et Jaboulay ont réussi, par l'inoculation chez de jeunes lapins, à réaliser une *ostéomyélite juxta-épiphysaire* qui, contrairement à celle produite par les staphylocoques, est plus médullaire que périostique.

3. **Injection intra-péritonéale.** — Elle tue presque aussi rapidement le lapin que l'injection intra-veineuse si la culture est très virulente. Si la virulence est moyenne, il y a production d'une péritonite purulente à fausses membranes, sans ascite, qui guérit quelquefois.

L'inoculation de cultures de streptocoques a pour but, comme celle de staphylocoques, de distinguer les cas dans lesquels cet hôte, presque habituel de la peau et des muqueuses à l'état normal, joue réellement un rôle pathogène. Ce n'est qu'après l'avoir isolé de tous les autres microbes qui l'accompagnent qu'on peut juger, par la dose qui se montre efficace, du degré de virulence qu'il possède. Lorsqu'il n'en a aucune ou qu'il n'en possède qu'une très atténuée, son rôle dans la pathogénie de l'affection doit être fortement mis en doute.

En particulier, l'inoculation d'une culture de streptocoques retirés du sang, dans les cas de septicémie ou de fièvre puerpérale, permet d'établir le pronostic d'après le degré de virulence constaté. Dans les septicémies à localisations purulentes diverses et successives, on a recours aux inoculations pour suivre les changements et les variations de la virulence, ce qui peut donner certaines indications pour établir le pronostic et pour diriger le traitement par le sérum antistreptococcique.

2. — Staphylocoque pyogène.

I. *Prélèvements.* — L'injection directe des produits pathologiques ne donne pas de bons résultats, car le staphylocoque est trop souvent associé à d'autres espèces microbiennes.

Il faut toujours inoculer une culture liquide pure, provenant d'une colonie obtenue par l'isolement, sur milieu solide, des divers microbes du produit pathologique examiné.

II. *Choix de l'animal.* — Tous les animaux de laboratoire réagissent à l'inoculation, mais le *lapin* est l'animal de choix. Il réagit d'une façon parfaitement systématique, en rapport avec la virulence du microbe et avec le mode d'inoculation choisi. Le staphylococcus albus et l'aureus provoquent des symptômes absolument semblables, le citreus est en général moins virulent que les deux autres.

La réceptivité du lapin peut être facilement modifiée. Ainsi, en diluant la culture à inoculer dans une solution de glycose à 25 pour 100, on obtient des abcès avec des doses beaucoup moins fortes. On peut d'ailleurs obtenir le même résultat en injectant la culture pure dans la veine et la solution de glycose dans la vessie. D'autres substances jouissent de la même propriété ; il en est ainsi de la vaseline, du sublimé et de l'acide phénique.

Les autres animaux de laboratoire sont tous sensibles au staphylocoque, mais à un moindre degré. Le *cobaye* présente les mêmes lésions, mais à la condition d'employer des doses plus fortes. Le *chien*, la *souris* et le *rat* réagissent assez bien à l'injection intra-péritonéale ; l'abcès obtenu par injection sous-cutanée chez ces animaux, guérit presque toujours sans amener d'infection ou de septicémie.

III. **Modes d'inoculation.** — On peut utiliser les divers modes habituels, mais ils présentent de très grandes inégalités d'action.

1. **Injection intra-veineuse.** — C'est le mode le plus sûr et le plus caractéristique ; 2 gouttes d'une culture en milieu liquide, injectées dans la veine marginale de l'oreille du lapin, tuent cet animal à coup sûr.

Si la culture est très virulente, la mort se produit au bout de quelques heures à deux jours, par *septicémie* sans localisation. A l'*autopsie,* les organes sont très congestionnés, surtout les reins ; le sang fourmille de staphylocoques.

Si la virulence est moins grande, ou la dose plus faible, l'animal peut survivre 20 à 30 jours ; il succombe en présentant des *suppurations* locales sans lésions viscérales caractéristiques : on a vu souvent des lésions articulaires, des endocardites ou même des myélites.

La dose qui réalise l'infection la plus typique est celle qui laisse survivre l'animal une trentaine de jours. Le lendemain de l'injection, le lapin est triste, le poil hérissé, il est fébrile (40° à 41°) et le reste jusqu'à la mort. Les urines sont rares, albumineuses et contiennent des cylindres. La mort arrive par pyohémie.

A l'*autopsie,* on trouve constamment des abcès des reins, qui constituent souvent la seule lésion constatable. Ils sont disséminés en bouquets à la surface de l'organe dans la substance corticale. Sur les coupes, ils présentent une forme conique, dont la base est à la périphérie ; ils ont l'aspect d'infarctus suppurés. Les vaisseaux de la zone médullaire sont bourrés de staphylocoques, tandis que les parties suppurées en contiennent très peu.

Ces mêmes petits abcès peuvent se retrouver à la surface du foie ou du poumon et même dans les muscles. Ils sont très fréquents à la pointe du cœur, dans le myocarde. La rate est en général indemne. Le sang contient de très nombreux staphylocoques.

Chez les animaux jeunes, Rodet a pu reproduire l'*ostéomyélite* à staphylocoques ; il suffit pour cela d'injecter une dose faible de culture, permettant une survie d'au moins 8 jours, à un jeune lapin de 2 mois en voie de croissance. Au bout de 10 jours, on trouve des lésions purulentes de toutes les articulations et des abcès sous-périostés des os longs. Il y a nécrose de la substance osseuse de l'os, tandis que, dans les mêmes conditions, avec le streptocoque, il y a au contraire nécrose de la substance médullaire.

2. Injection sous-cutanée. — L'injection sous-cutanée est très peu active ; il faut injecter au moins 1 centimètre cube pour obtenir quelquefois un abcès sous-cutané, qui guérit presque toujours.

Il n'y a jamais infection généralisée mortelle.

3. Injection intra-péritonéale. — Elle est également peu active. L'animal résiste à des doses 20 fois plus fortes que celle qui le tue par voie intra-veineuse.

Si la virulence est suffisante, on obtient une péritonite fibrino-purulente et la mort en quelques jours ; on trouve beaucoup de staphylocoques dans le sang et les viscères.

4. Injection intra-pleurale. — A la dose d'un quart de centimètre cube elle provoque une pleurésie purulente, rarement mortelle.

5. Injection sous-arachnoïdienne. — Elle donne lieu à une méningite purulente amenant souvent la mort.

6. Injection dans la chambre antérieure de l'œil. — Avec de très petites quantités de culture, on obtient une suppuration énorme de la chambre antérieure, qui amène souvent la fonte purulente de l'organe.

L'inoculation du staphylocoque est nécessaire pour permettre de lui attribuer un rôle pathogène réel, dans les cas où on le rencontre chez les malades. Il se trouve en effet constamment, à l'état de saprophyte non virulent, sur la peau et les muqueuses digestives ; ce n'est que dans certaines conditions qu'il peut devenir virulent ou pyogène, et par conséquent pathogène.

De plus, les chances de contamination des prélèvements par les staphylocoques de la peau sont telles qu'elles ne permettent pas d'affirmer avec certitude son origine sanguine, même quand on l'obtient à l'état pur par l'ensemencement du sang.

Il importe, pour se mettre à l'abri de cette cause d'erreur, de dénuder la veine avant de la ponctionner, ou bien de cautériser légèrement la peau au niveau de l'endroit où l'on veut piquer. Même en agissant ainsi, en cas d'hémoculture positive, il faut avoir constaté des staphylocoques dans le sang par des prises successives, et en avoir déterminé chaque fois la virulence, pour pouvoir leur attribuer avec une suffisante probabilité la pathogénie de l'affection étudiée.

3. — Sporotrichum.

I. **Prélèvements**. — On utilise soit le pus, soit les produits de curettage des gommes sporotrichosiques. On emploie aussi une émulsion de culture jeune dans du sérum physiologique.

II. **Choix de l'animal.** — Le sporotrichum est pathogène pour le *singe*, le *chat*, le *lapin*, le *rat* et la *souris*. Le rat et la souris sont les animaux les plus sensibles à l'inoculation ; le cobaye est réfractaire.

III. **Mode d'inoculation.** 1. — L'injection sous-cutanée de pus sporotrichosique ou de débris de curettage à la souris la tue en deux mois, avec tous les signes d'une infection généralisée à tous les organes. On voit se développer, au bout de 8 à 10 jours, au point d'inoculation, un abcès qui se ramollit et s'ulcère, puis il se produit toute une série de gommes sous-cutanées. Les accidents infectieux généraux n'arrivent qu'ensuite.

2. L'injection intra-péritonéale d'une culture émulsionnée à un rat mâle est caractéristique. Elle donne lieu très rapidement à une péritonite purulente généralisée, plus tard à une *orchite* manifeste. Cette lésion serait tout à fait caractéristique. La mort arrive ensuite par infection généralisée.

L'inoculation du sporotrichum n'est employée en clinique que pour confirmer le diagnostic fait par les cultures. Sa lente évolution l'empêche d'être utilisée pour un diagnostic rapide. La constatation d'une virulence manifeste du sporotrichum examiné permet de lui attribuer à coup sûr la lésion dans laquelle on le trouve. L'inoculation permet de plus de constater ou d'éliminer la tuberculose, qui est parfois combinée à la sporotrichose.

4. — Pneumocoque.

1. **Prélèvements.** — Les crachats sont recueillis dans un flacon ou dans une boîte de Pétri stérilisés.

Le pus, les liquides d'exsudats, prélevés aseptiquement, sont inoculés aussitôt que possible. Dans certains cas, on inocule directement le produit à examiner, dans d'autres on inocule une culture de ce produit.

II. **Choix de l'animal.** — Le choix de l'animal dépend

du but à atteindre. Lorsqu'on veut simplement mettre en évidence des microbes peu abondants, on s'adresse à la *souris*. C'est encore le procédé de choix, lorsqu'on veut isoler le pneumocoque d'un produit pathologique qui contient plusieurs espèces bactériennes.

Lorsqu'on veut au contraire déterminer le degré de virulence d'un pneumocoque on inocule un *lapin,* animal moins sensible que la souris.

III. *Modes d'inoculation.* — 1. Pour inoculer une *souris* on **scarifie** légèrement la peau du dos, au voisinage de la queue. On promène sur la surface scarifiée une aiguille de platine trempée dans le liquide à injecter.

Lorsque le liquide contient du pneumocoque, l'animal succombe à une septicémie dans l'espace de douze à trente heures.

A l'*autopsie*, on constate un peu d'œdème local. Pas de lésion pulmonaire. La rate est augmentée de volume. Le sang du cœur contient un grand nombre de pneumocoques encapsulés en culture pure.

2. Pour le *lapin,* on emploie l'**inoculation sous-cutanée** ou l'inoculation **intra péritonéale** de 1 centimètre cube de culture.

Lorsque celle-ci contient en grande quantité du pneumocoque virulent, elle amène la mort de l'animal en un à trois jours, par septicémie, A l'*autopsie,* on constate des suffusions hémorragiques sur le gros intestin, les poumons, les reins ; la rate est augmentée de volume. Dans le sang du cœur fourmillent les pneumocoques.

Lorsque le pneumocoque est peu virulent, la mort survient plus lentement, en cinq à six jours. Il se produit au point d'inoculation des fausses membranes épaisses. On trouve quelquefois de la pleurésie ou de la péricardite, rarement de la pneumonie.

Le *rat* est peu sensible au pneumocoque. Même avec une dose de 1 centimètre cube en injection sous-cutanée ou intrapéritonéale, il arrive que l'animal ne succombe pas lorsque le microbe est peu virulent. Lorsqu'il succombe au bout de cinq à six jours, on constate à l'autopsie surtout des lésions locales : œdème très accusé au point d'inoculation, pneumonie lobaire. Les pneumocoques sont rares dans le sang.

Le *cobaye* est presque réfractaire au pneumocoque. Pour

tuer l'animal, il faut un microbe très virulent et employer l'inoculation intra-péritonéale. On peut ainsi déterminer de la septicémie ; lorsque le germe est moins virulent on observe des abcès, de la péricardite et de la pleurésie.

3. Le *mouton* et le *chien* sont très peu sensibles au pneumocoque. Par inoculation dans la trachée de ces animaux, on a pu reproduire la pneumonie expérimentale.

Il peut arriver que l'animal succombe à une septicémie produite par des agents bactériens autres que le pneumocoque. Cela ne se produit pas lorsqu'on utilise la souris. Chez cet animal, en effet, les autres germes sont retenus au point d'inoculation ; le pneumocoque seul passe dans le sang. En tout cas, l'examen du sang du cœur de l'animal lèvera tous les doutes.

En somme, les animaux très réceptifs présentent une septicémie pneumococcique ; la pneumonie se présente chez les animaux moins réceptifs. La gravité de l'infection est en raison inverse de l'importance de la lésion locale.

La recherche du pneumocoque dans les crachats se fait surtout par examen direct après coloration sur lames. Ce microorganisme a des caractères morphologiques suffisamment typiques pour être facilement reconnaissable. Il n'y a pas lieu de recourir à l'inoculation pour le mettre en évidence par crainte qu'il soit trop rare dans les crachats, attendu que déjà chez les individus sains on trouve le pneumocoque dans la salive au moins une fois sur cinq (Netter).

Pour la recherche du pneumocoque dans le pus, les exsudats, le sang, etc., on a recours à la culture lorsque l'examen direct a donné un résultat négatif.

La déterminaison du degré de virulence des crachats pneumoniques n'a pas fourni jusqu'à présent de résultats utilisables en clinique. La constatation de pneumocoques dans le sang des pneumoniques n'a pas non plus une grande importance pronostique.

Par contre l'hémoculture permet de reconnaître chez l'homme l'existence de pneumococcies sans localisation pulmonaire, ou avec localisation pulmonaire tardive.

En somme la déterminaison du degré de virulence des divers liquides contenant des pneumonocoques peut être intéressante, mais elle n'a pas acquis une véritable importance clinique.

5. — Méningocoque.

I. *Prélèvements*. — On inocule le plus fréquemment le liquide céphalo-rachidien lui-même, recueilli aseptiquement. On a rarement recours à l'inoculation des cultures, car le méningocoque perd rapidement sa virulence, même sur les milieux de choix.

II. **Choix de l'animal.** — Le méningocoque a une action très inconstante sur les animaux de laboratoire.

L'animal de choix est le *cobaye jeune* dont le poids oscille autour de 200 grammes. En inoculant une quantité suffisante, on obtient presque toujours la mort de l'animal. Le cobaye adulte est beaucoup plus résistant.

La *souris blanche* supporte parfois sans en souffrir des doses considérables de méningocoque. Avec cet animal, les résultats sont inconstants.

Le *singe* est en général très sensible à l'injection intra-rachidienne.

Le lapin, le rat et le pigeon sont très résistants.

III. **Modes d'inoculation.** — Les résultats sont très différents suivant la voie choisie.

1. **Injection intra-péritonéale.** — C'est, chez le cobaye jeune, le mode le plus sûr et le plus rapide. La mort survient en général au bout de 4 à 6 jours. L'animal présente de l'hypothermie, son ventre se ballonne, son poils se hérisse, le poids diminue.

A l'*autopsie*, on trouve une péritonite visqueuse, avec des hémorragies surrénales et de l'œdème pancréatico-mésentérique. On voit quelques fausses membranes blanches, fibrineuses. Le liquide est visqueux, transparent, peu abondant. Sur les frottis faits avec cet exsudat, on trouve de nombreux méningocoques.

2. **Injection sous-cutanée.** — Elle ne constitue pas un procédé favorable ; dans certains cas elle ne produit aucun trouble pathologique, dans d'autres elle amène la mort en quelques jours, sans lésion appréciable.

3. **Injection intra-rachidienne.** — Chez le singe, elle amène souvent la mort en 18 à 20 heures (Netter).

A l'*autopsie*, on constate de l'hyperémie des méninges, avec parfois des extravasats hémorragiques ; au microscope, on peut constater une infiltration puriforme des gaines vasculaires et nerveuses. On trouve le méningocoque dans les espaces arachnoïdo-pie-mériens. On peut le trouver aussi dans le sang du cœur et au niveau de la muqueuse rhino-pharyngée.

La recherche et l'identification du méningocoque se font surtout par examens sur frottis et par culture sur les milieux appropriés.

L'inoculation a surtout été pratiquée pour l'étude de l'action du sérum antiméningococcique.

Il ne paraît exister aucun rapport constant entre la nocivité du mé‧ningocoque chez l'homme et sa virulence pour l'animal (Netter) : ainsi l'injection d'une quantité appréciable de méningocoques issus du liquide céphalorachidien, dans un cas mortel de méningite, peut fort bien ne déterminer aucun trouble chez le cobaye ni chez le singe.

6. — Morve.

I. **Prélèvements.** — Le prélèvement du pus ou des mucosités est fait aseptiquement et surtout avec les plus grandes précautions de la part de l'opérateur. Le bacille de la morve est en effet très dangereux à manier.

II. **Choix de l'animal.** — L'*âne* est, de tous les animaux, le plus sensible au bacille de la morve. En pratique cependant, on utilise, cela va sans dire, beaucoup plus fréquemment le *cobaye mâle*.

Le *chat*, la *souris*, le *mouton*, la *chèvre* sont très sensibles à la morve. Le *mulet* et le *cheval* sont moins sensibles que l'âne. Le lapin et le chien sont très peu sensibles. Le porc et le rat sont réfractaires.

III. **Modes d'inoculation.** — 1. Scarification. — Chez l'*âne* on scarifie la peau du front ; on promène la matière morveuse sur la surface scarifiée. Il se produit de l'œdème local, des ulcérations, des adénites, du jetage. La température atteint 40° à 41°. L'animal meurt en dix à seize jours.

A l'*autopsie*, on trouve des papules, souvent ulcérées, sur la muqueuse du nez et du pharynx, des lésions disséminées ressemblant à celles de la granulie, des abcès dans le poumon, quelquefois dans le foie.

Chez le *cobaye*, on scarifie la peau du dos ; la mort survient au bout de quarante jours environ. Il se produit une *ulcération locale*; les ganglions se tuméfient. A l'autopsie, on trouve les viscères et les ganglions farcis de tubercules morveux.

2. Inoculation sous-cutanée. — Chez l'*âne*, elle produit, en trois ou quatre jours, un ulcère étendu couvert de nombreux bacilles. La mort survient au bout de cinq à vingt jours. A l'*autopsie*, on trouve les mêmes lésions que ci-dessus.

Chez le *cobaye*, l'inoculation sous-cutanée donne lieu à

un chancre local, suivi d'une ulcération à bords nets, taillés à pic. Les ganglions s'engorgent et peuvent s'ulcérer. Il se produit quelquefois de l'orchite. L'animal succombe au bout d'un mois environ.

A l'*autopsie,* même lésions que ci-dessus.

3. **Injection intra-péritonéale.** — Elle est le meilleur procédé chez le *cobaye mâle.* On ne peut malheureusement l'utiliser que lorsque le produit à injecter ne contient pas d'autres germes. Lorsqu'il y a infection secondaire, comme c'est le cas le plus fréquent en clinique, il faut recourir à la scarification ou à l'inoculation sous-cutanée.

Lorsqu'on a isolé les bacilles morveux ou lorsqu'on a affaire d'emblée à un produit pur, on peut pratiquer l'inoculation intra-péritonéale chez le cobaye mâle. Le résultat est beaucoup plus rapide et plus net.

Au bout de deux ou trois jours, on constate des symptômes d'*orchite* ou, plus exactement, de *sarcocèle* : saillie des testicules, tuméfaction du scrotum. La mort survient du 6e au 15e jour. A l'*autopsie,* on voit que la vaginale est couverte de nodules morveux ; la séreuse renferme du pus épais contenant de nombreux bacilles. Le testicule lui-même n'est pas altéré.

Causes d'erreur. — Quelles que soient la marche de l'affection expérimentale et la nature des lésions provoquées, il est nécessaire, avant de se prononcer, de faire un frottis du pus et une culture sur pomme de terre pour rechercher les caractères du bacille (coloration brun-chocolat de la pomme de terre). La vaginalite morveuse, regardée autrefois comme absolument caractéristique, ne l'est pas en réalité à ce degré, d'autres bactéries pouvant produire une lésion semblable (Nocard).

L'inoculation est le procédé de choix dans les cas de diagnostic douteux, lorsqu'on a à examiner des produits contenant d'autres germes. C'est le meilleur procédé pour isoler le bacille.

Lorsqu'on a affaire à un produit pur, on peut se contenter de la culture. L'inoculation ne sert alors qu'à préciser l'action pathogène du bacille.

7. — Peste.

I. *Prélèvements.* — Le maniement de produits pesteux, ou de cultures du bacille de la peste, doit se faire avec de très grandes précautions ; l'expérimentateur et ses aides courent de grands risques d'infection. Les recherches avec ce bacille ne peuvent se faire que dans des locaux spécialement aménagés dans ce but et ne doivent pas être entreprises dans les laboratoires ordinaires.

On utilise, pour l'inoculation, soit l'*exsudat* ou les *crachats* de la peste pneumonique, soit le *pus* du bubon pesteux. On peut aussi injecter les cultures pures, mais seulement quand elles sont encore jeunes.

II. *Choix de l'animal.* — Le *rat* et la *souris* sont les animaux les plus sensibles ; le *cobaye* l'est un peu moins, mais réagit d'une façon très caractéristique. Le *lapin* exige de plus fortes doses. Le chien, le chat, le bœuf et le mouton sont très peu sensibles ; les oiseaux sont réfractaires.

III. *Modes d'inoculation.* — Tous les modes ordinaires sont utilisables.

1. L'injection sous-cutanée est très rapidement mortelle pour le rat et la souris. Il suffit de déposer, par simple piqûre d'aiguille enduite du produit pesteux, quelques bacilles sous la peau de l'animal pour provoquer une vraie peste bubonique et amener la mort en 24 à 72 heures. Les ganglions sont tuméfiés et suppurés et, si la survie a été assez longue, on retrouve dans le foie et la rate une véritable éruption de petits tubercules pesteux miliaires ; le sang, présentant une mononucléose marquée, fourmille de bacilles.

Chez le cobaye, l'injection sous-cutanée donne des résultats schématiques : Il se forme en quelques heures un œdème local très marqué, les ganglions de la région se tuméfient et la mort survient au bout de 24 heures avec des crises convulsives.

A l'*autopsie*, on ...ouve un fort œdème tout autour du point d'inoculation et du ganglion tuméfié. Tous les viscères sont très congestionnés. La rate est molle, très grosse et montre à sa surface des granulations miliaires. Il y a un peu de liquide louche dans le péritoine. Les bacilles sont très nombreux dans le sang et dans tous les viscères.

2. L'inoculation épidermique se pratique chez le cobaye, en frictionnant avec le produit pesteux la surface de la peau rasée. Il se produit une phlyctène, puis l'infection évolue comme ci-dessus.

3. L'injection intra-veineuse est plus rapidement mortelle avec les mêmes symptômes.

4. L'injection intra-péritonéale donne lieu à une péritonite purulente mortelle.

5. **L'injection** intra-nasale, sous la muqueuse d'une des narines, détermine une pneumonie pesteuse.

6. **L'inhalation** simple de produits pesteux serait quelquefois suffisante, chez le rat et la souris, pour donner une pneumonie.

7. **L'ingestion** de ces produits n'est pathogène pour aucun animal.

Il faut faire l'inoculation à l'animal toutes les fois que les cultures des produits pesteux ne se sont pas montrées suffisamment caractéristiques.

Le mieux est de faire la ponction du *bubon*, ponction qui ne présente aucune gravité, toutes les fois que sa nature pesteuse peut être soupçonnée. Avec une partie du pus recueilli on fait des cultures, et, avec le reste, des inoculations aux animaux.

L'inoculation du *sang* du malade ne donne de résultats positifs que dans la peste à forme septicémique.

Dans la peste pneumonique, l'injection des *crachats* donne des résultats peu certains, à cause des associations microbiennes. Il est indispensable, dans ce dernier cas, de n'expérimenter ni sur le rat, ni surtout sur la souris, qui sont très sensibles au pneumocoque ; on utilise alors le cobaye.

L'inoculation épidermique au cobaye est surtout utilisée pour la recherche du bacille dans des produits impurs. C'est le procédé qu'on emploie pour rechercher le bacille dans les *fèces*, les *cadavres en putréfaction*, etc.

L'intensité de la virulence pour les animaux n'est pas du tout en rapport avec la gravité du pronostic de la maladie chez l'homme.

IV. — SEPTICÉMIES

1. — Vibrion septique.

I. *Prélèvements.* — On recueille aseptiquement de la sérosité de gangrène gazeuse avec une pipette ou une seringue. Le liquide doit être injecté le plus tôt possible après son prélèvement. On peut aussi injecter des cultures pures en milieux liquides anaérobies.

Pour obtenir des vibrions septiques, il suffit d'ailleurs d'inoculer à des cobayes de la terre de jardin, celle-ci contenant toujours beaucoup de ces bacilles.

II. *Choix de l'animal.* — Le *cobaye* est l'animal de laboratoire le plus sensible ; viennent ensuite, dans l'ordre décroissant : le rat blanc, le lapin, la souris, le poulet et le canard. Le cheval, l'âne, le mouton, le porc, le chien et le chat sont aussi de bons réactifs dans l'ordre indiqué. Les bovidés sont absolument réfractaires.

Tous les animaux sensibles présentent à peu près les mêmes symptômes.

III. *Modes d'inoculation.* — Tous ne sont pas également utilisables, comme il résulte des détails qui vont suivre. Le vibrion étant un anaérobie strict, il ne se développe pas dans le sang, ni dans les plaies superficielles. Il faut donc l'inoculer profondément, sous la peau, dans les muscles ou dans la cavité péritonéale.

1. L'injection sous-cutanée au cobaye de 1/10ᵉ de centimètre cube de sérosité de gangrène gazeuse produit très rapidement, en quelques heures, au point d'inoculation, un œdème crépitant, très volumineux et étendu.

L'animal fuit la lumière, hérisse son poil et crie dès qu'on le touche ; le ventre est très douloureux ; puis apparaissent des mouvements convulsifs. La mort arrive après 12 à 15 heures, avec hypothermie. L'œdème est d'autant plus volumineux que la mort a été plus lente.

A l'*autopsie*, le cadavre présente une odeur infecte, les poils tombent et la peau s'en va en lambeaux dès qu'on la touche. Sous la peau, il y a un œdème crépitant s'étendant très loin tout autour du point d'inoculation, surtout au ventre, aux aines et aux aisselles. Il s'en écoule une sérosité roussâtre, spumeuse, mélangée de gaz fétides ; les muscles voisins en sont infiltrés. Le péritoine, la plèvre et le péricarde en contiennent aussi. Le foie est décoloré, la rate volumineuse, molle et diffluente.

Le liquide de l'œdème contient peu de vibrions au moment de la mort, il en est de même pour le sang, mais si on les met à l'étuve pendant quelques heures, il s'en développe beaucoup. On peut aussi mettre le cadavre entier quelque temps à l'étuve, le sang et le liquide fourmillent alors de vibrions.

2. L'injection intra-veineuse ne donne de résultat chez aucun animal. Elle conférerait même une certaine immunité.

3. L'ingestion et l'inhalation constituent deux modes d'inoculation qui sont aussi absolument négatifs.

Les cultures du vibrion septique, qui est strictement anaérobie, étant très difficiles et très longues à obtenir, on préfère en clinique recourir à l'expérimentation pour la recherche et l'identification de ce microbe. Le résultat de l'inoculation, avec ses symptômes si caractéristiques, est en effet plus sûr et plus rapide que celui des cultures.

Il suffit d'injecter à un cobaye une petite quantité de la sérosité de la gangrène gazeuse ; s'il présente les symptômes typiques et meurt dans les 15 heures, et que, après séjour du cadavre à l'étuve, on retrouve des vibrions dans le sang ou le liquide d'œdème, on peut être absolument certain du rôle pathogène de ce bacille, puisqu'il ne se rencontre jamais à l'état saprophytique.

2. — Charbon.

I. **Prélèvements.** — On peut utiliser directement le sang ou les organes d'animaux morts du charbon ; c'est du reste par ces détritus que se propagent les épidémies (champs maudits). Le plus souvent, on se sert de cultures jeunes, de deux ou trois jours.

II. *Choix de l'animal.* — L'animal le plus sensible est le *mouton*.

Parmi les animaux de laboratoire, le *cobaye*, le *lapin*, la *souris* succombent très rapidement. Le *rat* est moins sensible ; le chien, le chat et le porc sont tout à fait réfractaires.

Le *pigeon* n'est réceptif que lorsqu'il est jeune, et la *poule* que si, avant l'inoculation, on a soin de la refroidir (Pasteur). Ce phénomène serait dû à des propriétés bactéricides spéciales du sérum sanguin de ces animaux, propriétés que certaines circonstances pourraient faire disparaître.

III. *Modes d'inoculation.* — Les modes à choisir diffèrent suivant l'animal employé comme réactif.

1. Ingestion. — Le *mouton* est très sensible à l'ingestion de produits charbonneux ou de cultures pures mélangées à sa nourriture. Les bacilles pénètrent dans le sang par de petites érosions de la bouche et donnent lieu à une septicémie généralisée extrêmement intense.

A l'*autopsie*, les lésions sont celles d'une septicémie, c'est-à-dire que tous les organes sont très fortement congestionnés ; la rate est très grosse, molle et diffluente ; les organes et le sang fourmillent de bacilles.

Les *bovidés* sont aussi très sensibles à l'ingestion, tandis que les équidés le sont moins ; les animaux de laboratoire, le cobaye surtout, sont réfractaires à ce mode d'inoculation.

2. Injection sous-cutanée. — Le *cobaye,* par contre, réagit d'une façon caractéristique à l'injection sous-cutanée d'une petite quantité de produits charbonneux, ou d'une culture liquide jeune. De 15 à 20 heures après l'injection, il se produit un gonflement localisé à l'endroit de la piqûre, avec augmentation de volume des ganglions voisins. La fièvre s'allume et reste très élevée. Après 24 heures, l'œdème local a considérablement augmenté ; l'animal a de la dyspnée, de l'hypothermie (30 à 34°) ; il tombe dans le coma et succombe en 24 ou 36 heures.

A l'*autopsie,* on trouve un œdème local gélatineux sanguinolent ; tous les ganglions voisins sont fortement tuméfiés ; tous les organes sont congestionnés : on ne trouve dans la vessie qu'un peu d'urine hématique. Le sang est noir, épais, poisseux ; les globules rouges sont déformés, il existe une forte leucocytose polynucléaire ; les bacilles y sont très abondants ainsi que dans le liquide de l'œdème. La rate est très grosse, molle et friable. Tous les organes fourmillent de bacilles. C'est une septicémie intense et généralisée.

On utilise les cobayes jeunes pour mesurer la virulence d'une culture. On dit alors qu'une culture tue, *à telle dose, en tant d'heures, un cobaye d'un jour* ou *de deux jours*, etc.

3. **Injection intra-veineuse.** — On a recours à l'injection dans la veine de l'oreille chez le *lapin,* lorsqu'on suppose que le produit à inoculer peut contenir du vibrion septique, car celui-ci, très pathogène pour le cobaye, ne l'est pas pour le lapin en injection intra-veineuse. Les lésions sont les mêmes qu'avec l'injection sous-cutanée, moins l'œdème local.

L'expérimentation s'impose lorsqu'on a à examiner des débris d'organes d'animaux ; en effet, certains bacilles de la putréfaction peuvent induire en erreur, en simulant parfois des bacilles du charbon, tant par leur morphologie sur les préparations que par leurs cultures.

Chez l'homme, on rencontre le charbon sous ses trois formes : la pustule maligne ou charbon cutané, le charbon gastro-intestinal et le charbon pulmonaire ; on fait l'inoculation de *produits de raclage*, de *crachats* ou de *selles*.

3. — Micrococcus melitensis.

I. **Prélèvements.** — On n'injecte que des cultures pures.

Les cultures sont peu pathogènes pour l'animal ; on a réussi cependant à exalter leur virulence par des passages successifs sur l'animal, en ayant recours à des injections intra-cérébrales en série.

II. Choix de l'animal. — Les animaux de laboratoire : lapins, cobayes, rats, souris, sont réfractaires ; mais chez tous, à la suite d'une *injection sous-cutanée*, sans symptômes morbides, le sérum sanguin présente la séroréaction agglutinante spécifique.

Le *singe* est l'animal de choix. L'injection sous-cutanée, l'inhalation de poussières virulentes, l'ingestion de lait de chèvres contaminées peuvent provoquer chez lui des symptômes analogues à ceux observés chez l'homme ; tout au moins, à la suite de ces contaminations, voit-on se développer dans le sang des animaux en expérience un pouvoir agglutinatif marqué pour le micrococcus melitensis.

La *poule* est très sensible à l'inoculation sous-cutanée, qui lui communique une affection déterminant de l'amaigrissement, la perte des plumes et la mort.

On a signalé plusieurs cas, dont quelques-uns mortels, d'infection de l'homme par le maniement des cultures au laboratoire.

V. — INFECTIONS LOCALISÉES

1. — Diphtérie.

I. **Prélèvements.** — Les produits diphtériques ne peuvent être directement injectés, les associations microbiennes étant trop fréquentes pour que les résultats soient exacts. On utilise une culture liquide, faite par repiquage d'une colonie pure sur sérum solidifié, âgée de trois ou quatre jours.

II. **Choix de l'animal.** — L'animal le plus sensible est le *cobaye* ; puis viennent, par ordre décroissant, le *lapin*, le *pigeon* et le *chien* ; les autres animaux sont réfractaires.

III. **Modes d'inoculation.** — On peut utiliser, suivant les cas, les diverses voies habituelles des inoculations expérimentales.

1. Injection sous-cutanée. — Le *cobaye* y est très sensible et réagit d'une façon caractéristique. La mort se produit en 24 à 72 heures, selon le degré de virulence de la culture. Une culture de virulence moyenne tue un cobaye de 500 grammes en 24 heures à la dose de 1 centimètre cube, tandis qu'une

culture très virulente le tue à la dose de 1/20ᵉ de centimètre cube. Ces doses, parfaitement étudiées, sont très importantes pour les recherches sérothérapiques de la diphtérie.

Tout de suite après l'injection sous-cutanée de la culture, il se produit, tout autour du point d'inoculation, un œdème mou très marqué, de la fièvre et de la dyspnée. L'animal est abattu, ne mange plus, son poil est hérissé ; puis arrivent le coma et la mort sans convulsions.

A l'*autopsie,* on constate un œdème très étendu autour du point d'inoculation, rouge, sanguinolent. Il est parfois très adhérent à la peau d'une part, et aux muscles d'autre part. Cet œdème peut être quelquefois remplacé par une vraie *fausse membrane* fibrineuse. Les vaisseaux sont dilatés, les ganglions tuméfiés, tous les organes abdominaux très congestionnés. Les capsules surrénales sont très grosses et gorgées de sang ; cette injection, localisée surtout à la substance médullaire de ces organes, serait pathognomonique pour la diphtérie.

L'urine est albumineuse et les reins sont très congestionnés ; on y constate histologiquement une abondante desquamation de l'épithélium des tubuli contorti et de la nécrose de l'épithélium des capsules glomérulaires.

Il existe presque toujours une pleurésie double assez abondante, avec épanchement sanguinolent, qui est très riche en lymphocytes (Courmont, Widal et Ravaut). On peut encore rencontrer de petites ulcérations gastriques.

Les bacilles manquent en général dans le sang des viscères et dans l'épanchement pleural ; on n'en retrouve plus guère que dans l'œdème au point d'inoculation.

Le *lapin* est moins sensible que le cobaye, il faut lui injecter 1 centimètre cube d'une culture très virulente pour qu'il meure au bout de 4 à 5 jours. L'œdème local est peu marqué, les viscères sont très congestionnés, le foie présente de la dégénérescence graisseuse. Ce sont surtout les reins qui sont atteints et qui présentent les lésions indiquées ci-dessus.

Les *chiens* meurent avec un ictère souvent très intense.

Si la culture est assez peu virulente, ou inoculée à doses suffisamment faibles pour permettre la survie, les animaux peuvent présenter des *paralysies caractéristiques*: Le lapin a une paraplégie flasque de tout l'arrière-train ; les *pigeons* marchent les jambes écartées et ne peuvent se remettre sur leurs pattes lorsqu'on les a couchés.

2. **Injection intra-veineuse.** — La mort est plus rapide que par l'injection sous-cutanée et s'accompagne des mêmes lésions, moins l'œdème local. On retrouve des bacilles en petit nombre dans le sang.

3. **Injection intra-péritonéale.** — Elle donne lieu à une péritonite avec ascite et fausses membranes, mais elle est moins active que l'injection sous-cutanée.

4. **Inoculation sur la peau et sur les muqueuses.** — Elle ne réussit que s'il y a de petites ulcérations, qu'on peut d'ailleurs provoquer, en appliquant par exemple un vésicatoire sur la peau de l'oreille du lapin. On badigeonne ensuite avec la culture. On obtient ainsi de belles fausses membranes.

5. **Inoculation dans le larynx et la trachée.** — Pratiquée sur le *pigeon* ou le *lapin* après trachéotomie, elle donne lieu à un croup avec fausses membranes.

La virulence d'une culture de bacille diphtérique, recueilli sur une angine, n'a pas de valeur pronostique pour cette angine. En effet, le même bacille, très virulent pour l'animal, peut donner lieu chez l'homme à une angine simple, avec rougeur de la gorge comme seul symptôme, aussi bien qu'à une angine à fausses membranes épaisses ou à un croup. L'inoculation n'a donc pas de valeur pronostique en clinique. Cependant, elle permet de différencier les variétés que l'on qualifie de *bacilles pseudo-diphtériques* ou bacilles courts, des *bacilles vrais,* les moyens et les longs (voy. p. 506). Les bacilles courts ou bacilles pseudo-diphtériques, en effet, ne sont pas virulents pour le cobaye. La virulence, d'après Roux et Yersin, ne constituerait cependant pas un caractère fixe.

Le degré de virulence des bacilles, qui persistent parfois si longtemps dans la gorge ou le nez des anciens diphtériques, permettrait, par sa constatation au moyen de l'inoculation, de juger de la nécessité et de la durée de la séquestration qu'on doit faire subir aux patients. Si les bacilles ne sont plus du tout virulents, l'isolement peut se relâcher un peu sans crainte de propagation de la maladie, tout au moins si les délais habituels d'isolement ont été déjà dépassés.

Enfin, dans les cas de paralysies diphtériques, la constatation de quelques bacilles, rares mais encore virulents, dans la gorge ou le nez des malades peut mettre sur la piste du diagnostic rétrospectif, et aider à la thérapeutique.

2. — Tétanos.

I. *Prélèvements.* — On inocule à l'animal choisi, en

général la souris, un petit morceau de la plaie anfractueuse qu'on suppose avoir été la porte d'entrée du tétanos. C'est le procédé de choix pour le diagnostic ; il est plus sûr que la recherche directe du bacille par coloration ou par culture.

On peut employer aussi les cultures liquides jeunes. Mais il ne faut pas oublier que c'est la toxine sécrétée par les bacilles qui agit et non les bacilles eux-mêmes ou leurs spores. Il suffit, en effet, pour qu'une culture très virulente devienne inoffensive, de la chauffer à 80° pendant trois heures ; on détruit ainsi les bacilles et la toxine, tout en laissant les spores intactes.

Les substances qui, en empêchant la phagocytose de se produire, protègent les spores, favorisent par là même l'intoxication tétanique par les cultures ; c'est ainsi que, si on injecte, en même temps qu'une culture peu virulente, de l'acide lactique, qui est doué d'un pouvoir chimiotaxique négatif, la dose mortelle de cette culture sera beaucoup moins élevée.

De même, si on injecte avec la culture tétanique une culture d'un autre microbe inoffensif, le micrococcus prodigiosus par exemple, sa virulence en sera beaucoup augmentée ; les leucocytes, éloignés par les substances à chimiotaxie négative, ou occupés ailleurs par la capture de l'autre microbe, n'englobent pas et ne détruisent plus les spores tétaniques, ce qui permet à ces dernières de se développer et de sécréter leur toxine.

Ces faits expérimentaux, qui montrent le rôle et parfois même la nécessité d'une infection mixte dans beaucoup de cas de tétanos, contribuent à expliquer pourquoi le tétanos est contracté par certains individus alors qu'il ne l'est pas par d'autres dans les mêmes circonstances.

Une culture virulente broyée avec de la substance cérébrale perd très rapidement sa virulence ; il s'agit alors d'un phénomène de fixation de la toxine tétanique par les éléments nerveux.

La nécessité du développement des spores en bacilles, avant toute sécrétion de la toxine, ainsi que la phagocytose à laquelle les spores doivent résister, expliquent que le temps d'incubation du tétanos soit relativement long.

II. *Choix de l'animal.* — Presque tous les animaux sont sensibles à l'inoculation du tétanos. Le plus sensible est la *souris blanche*, puis viennent dans l'ordre : le *cobaye*, le *lapin*, la *grenouille*, les *solipèdes*, le *chien*, la *chèvre*, le *pigeon* et la *poule*.

Une même culture tuera, sous la peau, la souris à 1/1000000ᵉ de centimètre cube, le cobaye à 1/10000ᵉ, le lapin à 1/8ᵉ, la grenouille à 1/2, le cheval à 2 centimètres cubes, le chien à 4, la poule à 10.

L'homme paraît devoir être placé en tête de la liste, même avant la souris, au point de vue de la réceptivité brute.

Si on compare, par contre, la sensibilité des animaux par rapport à leur poids, cet ordre change, c'est le cheval qui devient le plus sensible. Il faut 13 fois plus de culture pour tuer 1 gramme de souris et 2000 fois plus pour tuer 1 gramme de lapin que pour tuer 1 gramme de cheval.

III. **Modes d'inoculation.** — Tous les modes d'inoculation peuvent être employés.

1. **L'inoculation sous-cutanée** de la dose mortelle de culture est toujours suivie d'une période d'incubation, variable suivant la virulence de la culture et la réceptivité de l'animal.

Le temps d'incubation pour chaque espèce ne peut être abaissé au-dessous d'un certain minimum, ni par l'exaltation de la virulence, ni par l'augmentation des doses. Voici quelques-uns de ces minima : souris blanche, 12 heures ; cobaye, 13 à 18 ; lapin, 18 à 36 ; chien, 36 à 48 ; poule, 4 jours ; cheval, 5 jours ; grenouille, 6 jours.

Le tétanos débute, après la période d'incubation, dans les muscles voisins du point d'inoculation, par des contractures qui, très vite, se généralisent à tout le corps. La mort arrive au bout de deux à dix jours, selon la virulence du produit inoculé.

En général, la maladie est d'autant plus grave et plus rapide que la période d'incubation a été moins longue.

A l'*autopsie*, on ne trouve aucune lésion au point d'inoculation ; il y a parfois un peu d'œdème, dans le liquide duquel on ne retrouve aucun microbe. Les organes viscéraux présentent de la congestion due à l'asphyxie terminale. On n retrouve nulle part ni le bacille ni ses spores ; ce n'est qu dans des cas exceptionnels qu'on en a rencontré quelques-un dans le sang, le foie, la rate et le cerveau.

La maladie est due à la toxine qui, elle, existe dans pre que tous les organes. On peut démontrer son existence e inoculant ces organes à d'autres animaux qui contracteront l maladie.

2. **L'injection intra-veineuse** et l'injection intra-périt

néale donnent les mêmes résultats. L'incubation n'est pas
plus courte que par l'injection sous-cutanée.

3. **L'injection intra-crânienne** donne une forme de tétanos
spéciale, se caractérisant par des convulsions intermittentes,
presque continues, avec excitation, troubles moteurs et
polyurie. Le lapin et le rat y sont plus sensibles.

4. **L'ingestion** ne réussit chez aucun animal.

Le diagnostic clinique du tétanos est assez facile chez l'homme
pour qu'on n'ait pas besoin d'y aider par les recherches de laboratoire.
Cependant, si on doit y recourir, l'expérimentation sur l'animal est
préférable à la culture ; c'est elle qui donne les meilleurs résultats.

On inocule à la souris ou au cobaye soit le pus de la plaie, soit un
fragment de tissu de cette plaie.

On peut aussi faire une ponction lombaire au malade et injecter
à l'animal le liquide retiré.

3. — Rage.

I. **Prélèvements.** — Le plus souvent on inocule un fragment de bulbe recueilli à l'autopsie. On a encore inoculé des
parcelles de glandes salivaires ou de troncs nerveux périphériques, de la salive, du liquide céphalo-rachidien.

En pratique, c'est presque toujours à des fragments de
bulbe qu'on a affaire. Il est bon, pour éviter la mort de l'animal par septicémie, de ne pas inoculer le bulbe tel quel,
surtout s'il n'est pas très frais, mais de le laisser séjourner
pendant 24 à 48 heures dans de la glycérine stérilisée. Il est
bon aussi d'inoculer par précaution deux animaux.

II. **Choix de l'animal.** — Les animaux de choix sont le
lapin et le *cobaye*. On peut aussi inoculer le chien.

III. **Modes d'inoculation.** — 1. Chez le *lapin*, on inocule le
virus à la surface du cerveau après trépanation, ou dans la
chambre antérieure de l'œil.

Vers le 6ᵉ ou le 7ᵉ jour, on observe de la parésie du train
postérieur. L'animal est abattu, il a perdu l'appétit. Du 9ᵉ au
11ᵉ jour, on constate de la paraplégie, L'animal reste couché
sur le flanc, il bave et mâchonne. On constate de la dyspnée,
des contractions fibrillaires. La mort survient vers le 13ᵉ ou
le 14ᵉ jour par asphyxie ; on constate une forte rigidité cada-
vérique.

2. Chez le *cobaye*, on inocule de préférence dans les *muscles*

de la nuque. On observe d'abord de l'excitation pendant une dizaine de jours. Puis survient une période paralytique. La mort arrive en général du 15ᵉ au 20ᵉ jour.

3. Chez le *chien*, l'inoculation se pratique soit par voie intra-crânienne, soit par voie oculaire. L'animal présente des symptômes de rage tranqu' le et meurt vers le 15ᵉ jour.

L'inoculation est le procédé le plus sûr pour confirmer les données cliniques ou pour établir le diagnostic rétrospectif de la rage. Son défaut est qu'elle ne donne que des renseignements tardifs. C'est pour cette raison qu'on a cherché à obtenir des renseignements plus précoces par l'examen histologique du bulbe et des ganglions rachidiens; on y est arrivé par la découverte de la valeur que prend à ce point de vue la constitution, dans ces organes, d'infiltration nucléaire interstitielle et de chromatolyse des noyaux cellulaires.

VI. — CHAMPIGNONS PARASITES

I. **Teignes.** — Les inoculations expérimentales peuvent se faire de plusieurs façons : la plus simple consiste à frotter, avec une culture bien vivace, le dos d'un animal épilé et scarifié. On peut aussi déposer la culture dans une phlyctène de brûlure au deuxième degré.

Avec les teignes pyogènes, l'injection sous-cutanée d'une dilution de culture produit un abcès, qui s'ouvre spontanément et dont le pus contamine les poils voisins.

Il est parfois nécessaire d'employer plusieurs méthodes d'inoculation, avec la même culture, avant de pouvoir obtenir la contamination de l'animal ; celle-ci ne présente, en somme, d'utilité que pour ramener à son type primitif une espèce déviée par le pléomorphisme.

II. **Muguet.** — L'inoculation d'une culture pure sous la peau produit, au bout d'une quinzaine de jours, un abcès avec du pus blanc épais, crémeux, contenant le parasite en grande quantité.

L'inoculation de la culture dans la veine auriculaire d lapin produit une mycose généralisée, amenant la mort d l'animal en 3 ou 4 jours, avec de la fièvre et des symptôme de paraplégie.

DEUXIÈME SECTION

MESURES DE TOXICITÉ

Les mesures expérimentales de toxicité ne portent, en clinique, que sur les produits susceptibles de renfermer des toxines d'origine interne, et plus particulièrement sur les urines.

Originellement la recherche de la toxicité vraie consistait à injecter à une série d'animaux des quantités variées du liquide à examiner. Comme pour les médicaments, on notait les effets produits et l'on déterminait la dose mortelle. On a dû renoncer à cette méthode à cause de multiples inconvénients : nécessité d'une grande quantité de liquide ainsi que d'animaux nombreux, inconstance et lenteur des résultats.

On doit à Bouchard un moyen détourné, qui donne des résultats beaucoup plus rapides, la détermination de la toxicité expérimentale par injection intra-veineuse.

1. — Injections intra-veineuses.

I. **Prélèvements.** — Les URINES des 24 heures sont recueillies dans un bocal stérilisé, au fond duquel on place quelques centigrammes de naphtol. La fermentation ammoniacale est ainsi entravée, sans que la toxicité soit modifiée (Roger).

Il importe, malgré tout, de procéder à l'injection dès qu'on a fini de recueillir l'urine. Le vieillissement augmente en effet la toxicité dans de notables proportions (Bouchard).

L'urine est ensuite filtrée sur papier Joseph ; on peut l'injecter aussitôt. Il n'est pas nécessaire de la porter à la température de l'animal ni de la neutraliser, la température et l'acidité ne modifiant pas la toxicité.

Par contre, le chauffage à 57° abaisse la toxicité de 30 pour 100, sans que le point de congélation soit changé.

Le SANG est recueilli de préférence par ponction d'une veine ; on peut aussi l'obtenir par saignée ou par application de ventouses sacrifiées. Quel que soit le procédé employé, il est nécessaire d'observer toutes les précautions d'asepsie au cours des diverses manipulations ; à cet égard, c'est aussi la ponction veineuse qui donne le plus de sécurité.

Le sang, recueilli dans un vase stérilisé, est placé dans un endroit frais pendant 24 heures.

On peut employer l'un des nombreux modèles de récipiénts utilisés en bactériologie pour la récolte du sérum. Le plus simple est de recueillir le sang dans un ballon muni d'un bouchon d'ouate. On incline le récipient en l'appuyant sur un bloc de bois. Au bout de 24 heures, lorsque le caillot s'est bien rétracté, on redresse le ballon et le sérum clair se rassemble au fond du vase. On le décante facilement au moyen d'une pipette.

On peut au besoin attendre plus de 24 heures, mais il importe de ne pas dépasser 4 jours, la toxicité s'atténuant au bout de ce laps de temps (Dumarest).

En clinique on dose toujours la *toxicité du sérum* et non celle du sang total.

Les SÉROSITÉS PATHOLOGIQUES retirées par ponction sont recueillies dans un vase stérilisé et laissées, comme le sang, dans un endroit frais pendant 24 heures, jusqu'à formation du coagulum. On décante alors le liquide clair.

On peut aussi recueillir le liquide dans un flacon stérilisé contenant des perles de verre et procéder à la défibrination immédiate.

La SUEUR est recueillie dans le tissu d'une flanelle : on l'extrait par des lavages à l'eau distillée, dont on mesure la quantité employée ; on ramène ensuite la solution aqueuse par évaporation au volume initial de la sueur.

On peut aussi soumettre les sujets nus à l'action d'un cou rant d'air chaud (55 à 60°) dans un appareil *ad hoc.* En 1. à 20 minutes on peut ainsi recueillir 120 à 150 grammes d sueur. Ces deux procédés ont été surtout employés pa S. Arloing.

On peut encore recueillir la sueur en faisant porter u vêtement caoutchouté fermant hermétiquement aux chevill et aux poignets. La sueur s'accumule dans les parties déclive

Les MATIÈRES FÉCALES sont recueillies dans un vase propr on en prélève 20 à 30 centimètres cubes, qu'on délaie dâ un tiers de leur volume d'eau salée ; après avoir agité mélange, on le centrifuge. Le liquide surnageant est décanté, puis filtré sur papier. On l'injecte ensuite comme l'urine.

II. **Choix de l'animal.** — Le *lapin* est l'animal de choix pour ces expériences. On pousse généralement l'injection dans la *veine marginale de l'oreille*. Cette veine présente l'avantage d'être superficielle, facilement accessible, et assez volumineuse pour permettre l'introduction de l'aiguille.

Quelques auteurs font l'injection dans la veine jugulaire.
Plus rarement on emploie le *chien* ; on injecte alors le liquide dans la veine saphène.

III. **Appareils à injection.**

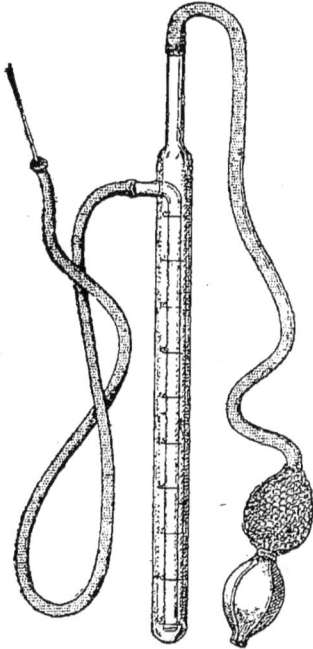

Fig. 144. — Appareil pour injection intra-veineuse. (Modèle Guyon.)

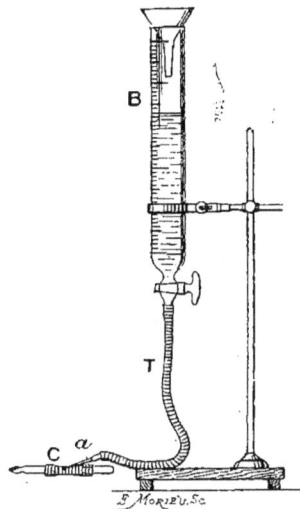

Fig. 145. — Dispositif d'Arloing pour les injections intra-veineuses.

— Au début on se servait d'une seringue. On ne tarda pas à abandonner ce dispositif par trop primitif, pour recourir à des appareils spéciaux permettant d'obtenir une *vitesse d'écoulement* constante et uniforme.

Avec l'appareil de Roger le liquide est chassé par l'air comprimé ; Guinard, Hallion, Lesné ont imaginé des appareils plus ou moins compliqués, tous destinés à soumettre le liquide à une *pression constante*.

Un appareil simple (fig. 144) se compose d'une éprouvette de verre graduée, parcourue suivant son axe par un

tube de verre qui débouche latéralement près de son extré
mité supérieure ; cette éprouvette se termine en haut par
une extrémité de faible calibre à laquelle s'ajuste le tube
d'une poire à insufflation.

On adapte au tube latéral un tuyau de caoutchouc portant à
l'autre extrémité une aiguille à injection.

Le dispositif d'Arloing, encore plus simple (fig. 145), parait
réaliser tous les desiderata. Le liquide à injecter est introduit
dans une burette à robinet B, maintenue par un support vertical. A l'extrémité inférieure de la burette est fixé un tuyau
de caoutchouc T, qui porte à son extrémité libre une aiguille
ordinaire a. Cette aiguille n'est pas destinée à être introduite
directement dans la veine.

L'instrument qu'on place dans la veine est constitué par
une petite canule C, prolongée par un tuyau de caoutchouc
fermé par un fragment d'agitateur. La canule et le tube de
caoutchouc sont remplis d'une solution de chlorure de sodium
à 9 pour 1 000. Une fois l'instrument en place, on enfonce
simplement l'aiguille dans le tube de caoutchouc.

Pour obtenir une pression aussi constante que possible, on
emploie le vase de Mariotte.

IV. **Marche de l'expérience.** — L'animal est d'abord pesé,
puis attaché sur une planchette ou sur l'appareil de contention.

Le liquide est introduit dans l'appareil ; on en laisse d'abord
écouler quelques gouttes, de façon à chasser complètement
les bulles d'air. On introduit alors l'aiguille dans la veine, et
on l'y maintient au moyen d'une pince à forcipressure.

Il importe, comme nous l'avons déjà dit, d'obtenir une
vitesse de pénétration aussi uniforme et aussi constante que
possible ; la difficulté vient de ce qu'une même pression ne
produit pas toujours une même vitesse d'écoulement. Au cours
de l'expérience, en effet, l'animal réagit et ses réactions modifient d'une façon considérable la vitesse d'écoulement du
liquide. Lorsqu'on emploie le vase de Mariotte, ou d'autres appareils construits sur le même principe, la pression reste bien
constante, mais la vitesse n'en varie pas moins pour cela.

En pratique, il est bon de maintenir une vitesse moyenne,
et, pour l'obtenir, de modifier la pression d'après les réactions
de l'animal. En d'autres termes, il faut « obtenir un jeu
oscillant entre la constance de la vitesse et celle de la pres-

sion et subordonné aux phénomènes présentés par l'animal »
(Léon Bernard).

La vitesse moyenne recommandée varie un peu selon
les auteurs. On tend actuellement à admettre qu'il ne faut
généralement pas dépasser une vitesse d'écoulement de 5 centimètres cubes par minute.

Au cours de l'opération, l'animal présente une série de
phénomènes, variables selon la nature du liquide injecté, et
qu'il importe d'observer. Il faut tenir compte, en particulier,
de la quantité d'urine émise par l'animal pendant la durée
de l'expérience. On continue l'injection jusqu'au moment où
les mouvements respiratoires cessent. On note alors la
quantité totale du liquide qui a été introduite jusqu'à ce moment dans le système circulatoire.

On détermine ensuite, par un calcul, la quantité du liquide
qui est nécessaire pour tuer un kilogramme de poids vif,
quantité prise pour unité en vue de permettre la comparaison des cas. En effet, avec les deux facteurs connus, quantité
de liquide injecté, N, et poids de l'animal, P, on détermine
facilement l'unité de toxicité, ou *toxie*, d'après la formule :

$$\frac{N \times 1\,000}{P}.$$

Il faut, dans tous les cas, faire l'autopsie de l'animal
aussitôt après la mort. Cet examen permet de constater s'il
s'est produit ou non des coagulations intra-cardiaques, de
s'assurer qu'on n'a pas introduit de l'air dans les vaisseaux,
enfin de vérifier s'il existe des lésions quelconques produites
par l'injection dont l'effet aurait pu fausser les résultats.

V. **Causes d'erreur.** — La méthode qui précède comporte
malheureusement un nombre considérable de causes d'erreur.

Tout d'abord, pour avoir des résultats comparables, il est
nécessaire d'employer toujours la même technique. Les conclusions dissemblables, et souvent contradictoires, établies par
différents auteurs le prouvent suffisamment. Il y a en outre
des fautes opératoires dont il faut soigneusement se garer.

1° L'INTRODUCTION DE BULLES D'AIR DANS LA VEINE est l'une des
plus importantes des causes d'erreur ; ces bulles d'air produisent des embolies aériennes qui peuvent changer complètement les résultats. Malgré la précaution de faire écouler
une certaine quantité de liquide avant d'introduire l'aiguille,

il arrive en effet quelquefois qu'une petite quantité d'air pénètre dans le tube lorsqu'on met l'aiguille en place, surtout si l'introduction ne réussit pas du premier coup. Le dispositif d'Arloing réduit cette cause d'erreur au minimum.

2° Nous avons déjà vu qu'il importait d'obtenir une VITESSE MOYENNE FIXE et de ne pas la dépasser. Il arrive malheureusement parfois que, en cherchant à régler cette vitesse, on détermine des *à-coups de pression*, qui précipitent les événements et modifient complètement les résultats.

3° Enfin, malgré toutes les précautions, on détermine assez fréquemment, surtout avec certains liquides, des COAGULATIONS DU SANG, soit à l'intérieur du cœur, soit dans l'artère pulmonaire. Certains auteurs ont même prétendu que la mort était toujours due à ce mécanisme, mais il y a là une exagération manifeste. En pratiquant l'autopsie de l'animal dès que les mouvements respiratoires ont cessé, on peut toujours s'assurer qu'il n'y avait pas de coagulation intra-vasculaire ; dans le cas contraire, il est plus prudent de recommencer l'expérience.

Pour éviter cette cause d'erreur, on peut rendre le sang incoagulable par l'injection préalable à l'animal, ou par l'addition au liquide que l'on se propose d'injecter, d'une petite quantité d'extrait de têtes de sangsues (Joffroy et Serveaux). A cet effet on emploie une macération de trois têtes de sangsues dans 120 grammes d'eau salée à 8 pour 1000, préparée de la manière suivante : on détache le tiers antérieur des corps des sangsues, on les coupe en très petits morceaux et on les laisse macérer de 4 à 6 heures dans la solution salée. Il ne faut pas couper les sangsues trop loin de la tête, ni trop prolonger la macération, sans quoi le liquide devient un peu visqueux.

Lorsqu'il s'agit de l'injection de sérum sanguin, on peut utiliser la propriété que possède le chlorure de sodium, à la dose de 0,50 centigrammes pour 50 à 60 grammes de sérum, d'enlever à celui-ci son pouvoir de coagulation sans modifier sa toxicité (Lesné).

4° Il est certain que l'action nocive d'un liquide organique quelconque est due à des phénomènes de nature et d'ordre divers. Il est très probable, entre autres, que le DEGRÉ DE TONICITÉ du liquide injecté doit jouer un rôle important. C'est ainsi que l'urine, dont la tension osmotique est très différente de celle du sérum, peut parfaitement provoquer de l'hémolyse chez l'animal. C'est pour cette raison que certains auteurs (Vaquez et Bousquet) ont proposé de ramener, par dilution, le liquide à injecter à l'isotonicité avec le sérum sanguin de l'animal ; que d'autres (Claude et Balthazard) cherchent à faire la part de la toxicité proprement dite et celle de l'*osmonocivité*.

Cette osmonocivité serait due à la destruction par plasmolyse des globules rouges de l'animal. La mort serait alors produite par hémolyse et non par intoxication. L'urine, en pareil cas, agirait plus par ses propriétés globulicides que par ses propriétés toxiques.

5° Enfin on ne peut nier que l'acidité et la densité du liquide ne jouent un rôle dont il faudrait pouvoir tenir compte.

En résumé si l'on veut tirer de cette méthode des renseignements utilisables en clinique, il y a lieu de tenir compte de ces divers facteurs et il paraît rationnel, tant qu'on ne pourra pas faire la part de toutes ces inconnues, de ne pas attacher une valeur trop absolue aux chiffres obtenus.

Si l'on ajoute que cette méthode exige l'emploi d'appareils spéciaux et, il faut bien le reconnaître, un certain tour de main, on ne s'étonnera pas que pour l'usage journalier de la clinique elle cède généralement le pas à d'autres procédés d'investigation.

Toxicité des urines. — Les chiffres donnés par les auteurs pour la TOXICITÉ URINAIRE à l'état normal varient dans des limites considérables, comme le montrent les chiffres indiquant la valeur admise par chacun d'eux pour l'unité de toxicité à l'état physiologique : celle-ci serait, en effet, d'après Bouchard, de 45 centimètres cubes ; d'après Guinard, de 132 ; d'après Mairet et Bosc, de 67 ; d'après L. Bernard, de 30 à 50.

Il résulte de ces chiffres qu'il est nécessaire, avant d'étudier des cas pathologiques, de se faire une moyenne à soi, avec une technique bien déterminée, moyenne portant sur un certain nombre de cas normaux.

Pour l'urine, il ne suffit pas de connaître la « toxie », c'est-à-dire de savoir quelle est la quantité d'urine nécessaire pour tuer 1 kilogramme d'animal ; il faut encore déterminer la quantité d'urotoxies éliminées par le sujet en vingt-quatre heures. Ce calcul se fait très simplement d'après la formule $\frac{Q}{T}$ dans laquelle Q = quantité d'urine éliminée en un nyctémère, T = le chiffre de toxicité.

Bouchard appelle COEFFICIENT UROTOXIQUE le rapport de la quantité d'urotoxies éliminées par l'individu en vingt-quatre heures avec son poids corporel. Si l'on représente par P le poids de l'individu, par U la quantité d'urotoxies éliminées en vingt-quatre heures, le coefficient urotoxique est représenté par la formule $\frac{P}{U}$.

Bouchard veut tenir compte, pour établir cette formule, uniquement de ce qui vit et fabrique des poisons dans le corps humain, c'est-à-dire de la matière protéique constitutive des tissus, qu'il désigne sous le nom d'*albumine fixe* ; il admet qu'un kilogramme d'homme normal renferme en moyenne 148 grammes d'albumine fixe.

Les substances toxiques de l'urine ont des origines différentes : Les unes proviennent de la désassimilation des tissus, d'autres des fermentations du tube digestif, d'autres enfin des aliments ingérés.

D'après Bouchard, la détermination de la toxicité urinaire permet de juger de la perfection de cette destruction, c'est-à-dire de la régularité avec laquelle la matière qui se détruit parcourt toutes les phases de sa métamorphose régressive, pour arriver à être aussi complètement détruite que peut l'être la matière excrémentitielle.

On a signalé une *diminution* de la toxicité urinaire dans certaines néphrites, dans l'épilepsie ; une *augmentation* de cette toxicité dans les troubles de la nutrition.

La toxicité urinaire, même si elle renseignait d'une façon exacte sur la teneur de l'urine en poisons, ne saurait cependant indiquer à elle seule l'état fonctionnel du rein. C'est tout au plus si l'on peut conclure avec certitude à une diminution de perméabilité lorsqu'on trouve des chiffres de toxicité excessivement bas.

On a cherché à utiliser pour la mesure de la perméabilité rénale le rapport entre la toxicité du sérum et celle de l'urine. Théoriquement, lorsque le rein est peu perméable, les produits toxiques doivent rester dans le sang ; le sérum devrait donc être alors plus toxique qu'à l'état normal. L'expérience n'a pas confirmé complètement ces données ; en réalité, lorsque le rein est imperméable, le sang ne reste pas chargé de tous les principes toxiques, mais il les déverse, au moins en partie, dans le tissu interstitiel des différents organes.

Lorsqu'il y a altération de nombreuses cellules hépatiques, le pouvoir antitoxique du foie est diminué, le coefficient urotoxique est de ce fait augmenté ; au contraire, lorsque la cellule hépatique est longtemps épargnée, la toxicité urinaire reste normale.

La constatation de l'hypertoxicité urinaire peut être attribuée à bien d'autres causes que l'insuffisance hépatique, mais, faite au cours d'une affection du foie, elle peut donner des indications sur l'état de la cellule hépatique.

Toxicité du sang. — Les chiffres de toxicité du sérum humain varient suivant les auteurs. On a indiqué, comme chiffres extrêmes, 10 à 26 centimètres cubes par kilogramme d'animal.

La toxicité a été trouvée augmentée dans diverses maladies infectieuses, ainsi que dans l'éclampsie. Dans les néphrites interstitielles chroniques le sérum est hypertoxique, dans les néphrites épithéliales aiguës il est hypotoxique.

Toxicité des humeurs. — La toxicité expérimentale des sérosités pathologiques est presque toujours bien inférieure à celle du sérum humain normal ; dans certains cas, elle est cinq à six fois plus faible (Paul Courmont). La toxicité des exsudats tuberculeux est souvent moins élevée que celle des exsudats d'autre nature, sans qu'on puisse établir à cet égard de règle absolue.

Les épanchements chroniques cancéreux ont une toxicité à peu près égale à celle des épanchements aigus (Mme Girard-Mangin); par contre, les épanchements tuberculeux sont peu toxiques. Pour la pleurésie, un liquide cancéreux serait toxique à la dose de 15 centimètres cubes par kilogramme d'animal, tandis que 30 à 50 centimètres cubes par kilogramme d'un liquide tuberculeux n'amèneraient pas la mort de l'animal. Il en est de même pour les liquides ascitiques et kystiques.

Pour la sueur, chez l'homme sain, la dose toxique est de 20 à 25 centimètres cubes par kilogramme de lapin d'après Arloing, de 65 à 75 d'après Charrin et Mavrojannis. La fatigue augmente toujours la toxicité de la sueur.

2. — Injections intra-cérébrales.

Les liquides à expérimenter, sérum, urine, liquide céphalorachidien, sont recueillis aseptiquement et filtrés.

On peut employer le *cobaye* ou le *lapin*; c'est le premier qui est l'animal de choix, le lapin étant trop résistant.

On choisit un animal de 500 à 600 grammes. Au moyen d'un foret on pratique une ouverture dans les os du crâne en prenant garde de blesser la dure-mère. Le lieu d'élection est près de la partie moyenne de la suture longitudinale, un peu en avant de la ligne bi-auriculaire, un peu en dehors de la ligne médiane pour ne pas atteindre le sinus.

On enfonce l'aiguille de la seringue en pleine substance cérébrale, à 1/2 centimètre de profondeur; on peut, pour marquer le trajet, tremper au préalable l'aiguille dans l'encre de Chine. L'injection doit être poussée lentement, par gouttes.

Pour déterminer la toxicité, on recherche non seulement la dose mortelle, mais encore la dose minima capable de produire des accidents; toutefois, comme l'injection intra-cérébrale d'eau distillée détermine elle-même des accidents, même à dose peu élevée, il s'ensuit qu'on ne peut attacher d'importance, avec ce procédé, qu'à des différences considérables des phénomènes observés; par suite, on ne peut décéler ainsi que de très fortes différences de toxicité.

En outre, le lieu de l'injection, sa profondeur, assez difficiles à localiser exactement, ont une grande influence sur la production des phénomènes morbides.

Ce procédé est peu utilisé en clinique, autant à cause de la facilité des erreurs que du fait de la faible valeur des écarts qu'on relève.

Il est inutilisable pour l'*urine*. Il est à peine applicable au sérum sanguin, car le *sérum* de l'homme normal est convulsivant pour le cobaye à la dose de 1/4 de centimètre cube et tue ainsi l'animal 3 fois sur 12 (Lesné).

On a cependant révélé ainsi une augmentation de toxicité du sérum dans l'épilepsie et dans les maladies infectieuses.

Toxicité du liquide céphalo-rachidien. — Les injections intra-cérébrales ont été utilisées surtout pour le *liquide céphalo-rachidien,* pour le double motif que ce liquide est à l'état normal pauvre en substances toxiques et qu'on ne dispose en général que d'une faible quantité de liquide.

La toxicité du liquide céphalo-rachidien serait, en effet, nulle à l'état normal, alors qu'on a trouvé cette toxicité augmentée dans l'urémie, dans l'épilepsie, dans la méningite tuberculeuse.

Malgré ces quelques faits positifs, il semble bien que, même à l'état pathologique, le liquide céphalo-rachidien n'est qu'exceptionnellement toxique, tout au moins en injection intra-cérébrale (Widal et Sicard).

3. — Épreuves sur les poissons.

On a d'abord utilisé les poissons pour la détermination de la toxicité des alcools ; s'inspirant de ces expériences, Lesieur a proposé de rechercher d'une manière approximative la toxicité d'une urine en y immergeant quelques poissons. On observe alors quels sont les phénomènes présentés par ces animaux et quelle est la durée de leur survie.

Une urine convulsivante pour le lapin en injection intraveineuse serait aussi convulsivante pour les poissons qui y sont immergés. Une urine paralysante produirait chez ces animaux une perte rapide de l'équilibre

Les urines alcalines sont hypertoxiques, ce qui oblige à expérimenter sur des urines fraîches. Il faut cependant qu'elles soient refroidies au préalable ; l'hypertoxicité des urines chaudes semble tenir surtout aux conditions biologiques du poisson.

Pour avoir des résultats comparables, il faut opérer sur des urines présentant la même température (15 à 20°) ; il faut en outre choisir des poissons de même taille.

On place l'urine en quantité suffisante (150 centimètres cubes) dans un bocal en verre, on y introduit les poissons et on observe les réactions qu'ils présentent. Il est bon d'expérimenter simultanément sur deux ou trois sujets.

1. Goujons. — L'urine de toxicité moyenne, tuant le kilogramme de lapin à 50 centimètres cubes, tue le goujon en 5 à 7 minutes.

L'urine hypertoxique pour le lapin, tuant le kilogramme à 15 centimètres cubes, tue le goujon en 1, 2 et 3 minutes.

L'urine hypotoxique, tuant 1 kilogramme de lapin à 80,

100, 150 centimètres cubes, tue le goujon en 1/4 d'heure, 1/2 heure, 1 heure au plus.

2. **Cat-fish**. — Oltramare a eu l'idée d'employer pour ces expériences le cat-fish ou poisson-chat, qui se montre beaucoup plus résistant que le goujon.

Immergé dans l'urine, il ne semble pas d'abord s'apercevoir du changement de milieu ; ses mouvements ne sont ni accélérés ni désordonnés. Ce n'est qu'au bout d'un temps plus ou moins long, variable pour chaque urine, qu'il commence à présenter des marques d'agitation, puis des phénomènes franchement convulsifs.

On choisit de préférence des animaux de 4 à 5 centimètres de longueur.

Dans les urines normales, acides, il survit pendant des heures, parfois un jour entier. Dans les urines hypertoxiques, le cat-fish ne meurt qu'au bout de 14 minutes.

Un mélange de chlorure de sodium et d'urée, aux concentrations moyennes de l'urine, ne tue le cat-fish qu'au bout de 3 à 8 heures ; il faut donc admettre que, dans une urine tuant l'animal en 14 minutes, il existe des produits toxiques spéciaux.

L'avantage principal de ce procédé est sa grande simplicité ; de ce fait il serait à souhaiter que sa valeur pratique fût confirmée par des observations méthodiques.

SIXIÈME PARTIE

SÉRO-RÉACTIONS

Lorsqu'un corps organique étranger (cellule, globule du sang, bactérie, toxine microbienne), ou une substance albuminoïde dérivant directement d'un organisme vivant (sérum du sang, émulsion d'organe), est introduit par injection ou inoculation dans un autre organisme, il se manifeste dans les humeurs de ce dernier des propriétés spéciales, propriétés antixéniques spécifiques, selon l'heureuse expression de Grasset; on explique ces propriétés par la formation d'*anticops*. Ces corps étrangers, cellules ou dérivés cellulaires, ont reçu le nom général d'*antigènes,* parce qu'ils provoquent la formation d'anticorps.

Les anticorps seraient des substances solubles, analogues aux toxines et aux diastases. Ils ont pour mission de détruire (action antimicrobienne : substances bactéricides, bactériolysines, cytolysines, hémolysines), de précipiter (action précipitante : précipitines), d'agglutiner (action agglutinante : agglutinines), ou de neutraliser (action antitoxique : antitoxines) les corps étrangers antigènes introduits dans l'organisme.

A l'état normal, le sang contient un anticorps banal, non spécifique, qui a reçu les noms divers de *complément, alexine* ou *cytase.* Cette substance hypothétique est *thermolabile,* c'est-à-dire qu'elle est détruite par le chauffage à 56 degrés.

Elle a une action bactéricide ou cytolytique, mais qu'elle n'exerce avec activité sur les cellules ou les microbes, que lorsqu'ils ont été au préalable préparés à son action, c'est-à-dire *sensibilisés,* par la présence d'un autre anticorps, celui-ci spécial à l'antigène qui en a provoqué la formation ; cet anticorps est spécifique, *thermo-stabile,* résistant au chauffage à 56 degrés, se détruisant seulement à 60 ou 65 degrés. Ces anticorps spécifiques ont reçu de Levaditi le nom d'*ambo cepteurs* ; d'autres auteurs les désignent sous les noms de sensibilisatrices, fixateurs, corps intermédiaires. Ils agissent comme le mordant des teinturiers qui permet aux tissus de fixer la couleur.

Ces différentes propriétés des humeurs ont été utilisées pour le diagnostic ou le pronostic d'un certain nombre de maladies.

Tout en employant, pour sa commodité, la terminologie usuelle sur le mode d'action des différents anticorps, spécifiques ou non, il convient de faire les plus expresses réserves. sur l'existence réelle de *corps* différenciés, correspondant respectivement à chacune des propriétés des humeurs normales. ou pathologiques que nous venons d'énumérer.

PREMIÈRE SECTION

ACTION HÉMOLYTIQUE

Lorsque les globules rouges sont placés dans un milieu hypotonique, l'hémoglobine sort du protoplasme et colore le milieu ambiant, les globules étant détruits par l'*osmonocivité* du milieu (voir p. 658). Ces deux phénomènes, diffusion de l'hémoglobine et globulolyse proprement dite par action hypotonique, ne sont pas nécessairement parallèles ; certaines substances, comme la saponine, l'agaricine, la solanine, la digitaline, possèdent la propriété de détruire les globules rouges, même lorsque ceux-ci se trouvent en milieu isotonique. Il en est de même de certaines substances bactériennes, la staphylolysine, la tétanolysine, etc., ainsi que des venins de certains serpents (cobra). Toutes ces substances. agissent comme de véritables poisons globulaires.

Nous n'envisageons à cette place que cette *action globulicide* proprement dite.

On sait depuis longtemps que le sérum ou le sang d'un animal peut détruire, *in vitro* ou *in vivo*, les globules rouges d'un animal d'une autre espèce ; en général, un sérum est d'autant plus hémolysant pour des globules rouges que ceux-ci appartiennent à une espèce animale plus éloignée.

Cette action hémolytique serait due à une substance particulière, que détruit le chauffage à 56 degrés, qui est donc analogue au complément normal.

Ce pouvoir hémolytique peut être naturel ou acquis ; en outre, lorqu'il est faible, il peut être accru artificiellement.

Si l'on fait à un lapin, par exemple, des injections répétées de globules rouges de mouton lavés, quelle que soit la voie d'introduction, sous-cutanée, intra-veineuse ou intra-péritonéale, le sérum de ce lapin acquiert la propriété d'agglutiner, puis de détruire les globules de mouton. On dit alors que le sérum de l'animal, qui a été ainsi *préparé*, est devenu *hémolytique anti-mouton*.

La préparation de l'animal oriente le pouvoir hémolytique dans un sens spécifique ; mais cette spécificité n'est pas absolue, l'action hémolytique s'exerçant aussi sur les globules qui proviennent d'espèces voisines de celle qui a servi à la préparation.

On donne à l'anticorps qui explique l'action hémolytique du sérum ou des humeurs vis-à-vis des globules d'un sujet d'une autre espèce le nom d'*hétérolysine*, celui d'*isolysine* au corps qui agit sur les globules d'animaux de même espèce, enfin celui d'*autolysine* à l'anticorps qui est hémolytique pour les globules rouges du porteur lui-même.

La première action est une propriété des humeurs qui existe à l'état normal, tout au moins à l'égard des globules des animaux d'espèces éloignées ; les deux autres actions n'apparaissent qu'à l'état pathologique.

I. **Hétérolysines.** — On les recherche en mettant en présence d'une émulsion de globules d'animal lavés une certaine quantité de sérum humain. Au bout d'une heure de séjour à l'étuve, on juge les résultats d'après la destruction plus ou moins grande des globules, mesurée par la quantité correspondante de l'hémoglobine diffusée dans le liquide.

Kelling ayant constaté que le sérum des cancéreux hémolyse rapidedement les hématies d'embryon de poulet, alors que le sérum des individus normaux reste sans action, a cherché à utiliser cette propriét pour le diagnostic du cancer ; on ne décelerait pas cette différenc d'action en faisant, par contre, agir le sérum sur les hématies de lapin de cobaye ou de porc.

Ce caractère spécifique ne serait fonction ni du siège du cancer ni d sa structure histologique, cependant il n'existerait pas dans les cas qualifiés de sarcôme ; il diminuerait après l'ablation du néoplasme. L'injection de sucs cancéreux aux animaux conférerait à leur sérum cette même spécificité.

D'après Kelling, ce caractère se trouverait dans 93 p. 100 des cas chez les sujets cancéreux, dans 3 p. 100 seulement chez les non-cancéreux.

Cobra-hémolyse. — Il faut rapprocher de l'hétérolyse l'hémolyse par le venin de cobra.

Ce venin est sans action hémolytique sur les globules rouges de certaines espèces animales (bœuf, chèvre). L'addition de sérum normal chauffé ne lui donne pas ce pouvoir. Par contre, le sérum d'homme ou de bœuf tuberculeux chauffé le rend hémolytique pour ces mêmes globules.

Cette réaction n'est malheureusement pas spécifique comme on l'avait admis au début. Elle est le plus souvent négative chez l'homme sain, le plus souvent positive chez l'homme gravement malade.

Chez les tuberculeux et les syphilitiques, il y a presque autant de réactions positives que de réactions négatives.

Chez les nouveau-nés, elle est presque toujours négative ; par contre elle est presque toujours positive avec le sang rétro-placentaire de la mère. La réaction ne peut donc pas servir au diagnostic précoce de la tuberculose comme on l'avait espéré.

Psycho-réactions. — Si certains sérums activent le pouvoir hémolytique du venin de cobra, d'autres, au contraire, empêchent cette hémolyse : tandis que les globules rouges humains, lavés à plusieurs reprises dans une solution de chlorure de sodium à 8,5 pour 1 000, sont détruits par le venin de cobra et que le sérum d'homme normal n'empêche pas cette hémolyse, le sérum d'individus atteints de démence précoce, de manie dépressive, de paralysie générale, l'empêche par contre plus ou moins complètement.

La plupart des auteurs qui ont étudié la psycho-réaction arrivent à la conclusion qu'on ne peut pas en faire un moyen de diagnostic précoce de la démence, cette réaction n'apparaissant que dans les phases avancées de la maladie.

La résistance des globules vis-à-vis du venin de cobra serait augmentée, non seulement dans les maladies mentales, mais encore et surtout d'après Weil dans la syphilis secondaire et tertiaire. Ce caractère permettrait d'après lui de diagnostiquer la syphilis plus sûrement que les réactions de fixation du complément.

II. Isolysines. — Pour rechercher les isolysines, le sang est prélevé au moyen d'une seringue de verre d'une contenance de 10 centimètres cubes, préalablement vaselinée.

On introduit 2 centimètres cubes de sang dans 6 centimètres cubes d'une solution anticoagulante ainsi composée :
chlorure de sodium 0 gr. 40, citrate de soude 0 gr. 40, eau distillée 100 centimètres cubes.

Le reste du sang est introduit dans un ou deux tubes de
verre, que l'on place très obliquement, pour obtenir une coagulation en surface large. Le sérum en est réparti ensuite
dans de petits tubes.

Le sang, recueilli dans la solution anticoagulante, est lavé
et centrifugé à plusieurs reprises, jusqu'à ce que les hématies
soient bien déplasmatisées ; le culot est émulsionné dans une
solution de chlorure de sodium à 8,5 pour 1 000.

Le sérum à examiner est mis au contact de 3 échantillons
d'hématies de sujets cancéreux et de 3 échantillons d'hématies
de non cancéreux, dans la proportion de 1/2 centimètre cube
de sérum pour 1/10e de centimètre cube d'émulsion d'hématies.
On fait, de plus, un mélange de contrôle identique avec du
sérum artificiel au lieu de sérum cancéreux. Le tout est mis
pendant 2 heures à l'étuve et placé ensuite pendant 12 heures
à la glacière.

Cette réaction serait positive chez 90 pour 100 des cancéreux et
seulement chez 4,6 pour 100 des non-cancéreux suivant les uns, chez 25
pour 100 suivant les autres.

Le sérum des cancéreux serait hémolytique pour les hématies de
individus normaux dans près des 3/4 des cas (72 pour 100). Le mêm
sérum le serait beaucoup moins pour les hématies des malades dont i
provient ou pour celles d'autres cancéreux.

On a également constaté la présence d'isolysines dans le sérum d'in
dividus atteints de néoplasies malignes.

Elles manqueraient dans les épithéliomes cutanés, dans les sarcome
et dans les cas avancés (Alessandri).

Le sérum des tuberculeux peut également contenir des isolysines.

Il faut rapprocher de la recherche des isolysines dans l
sérum l'expérience qui consiste à injecter, sous la peau d
sujets qu'on suppose atteints de cancer, une émulsion de gl
bules rouges normaux. En cas de cancer, il se produirait
point d'injection une ecchymose plus ou moins étendue, d
à l'hémolyse locale des globules injectés.

III. *Autolysines.* — La technique de la recherche d
autolysines a déjà été exposée antérieurement (p. 257).

Divers auteurs ont signalé la production d'ambocepteurs hémol
ques à la suite d'hémorragies locales. Guillaire et Guy-Laroche ad

tent que l'hémorragie spontanée dans le liquide céphalo-rachidien chez l'homme réalise une véritable expérience, analogue aux expériences d'injection du sang d'un animal à un autre animal de même espèce. L'organisme répond à sa propre hémorragie par la création d'anticorps, assimilables aux anticorps créés par l'injection des toxines ou des virus.

IV. **Cytolysines**[1]. — D'après certains auteurs, le sérum humain de sujet sain contiendrait des cytolysines capables de détruire les cellules cancéreuses.

Pour s'en assurer, on prépare une émulsion de cellules cancéreuses ; on en fait la numération avec l'un des appareils utilisés pour la numération des globules du sang ; ensuite on ajoute à cette émulsion du sérum normal : au bout de 24 heuresd'étuve, les cellules ont disparu ou sont devenues moins nombreuses ; le liquide est devenu clair. Au contraire, après addition de sérum de sujet cancéreux, dans les mêmes conditions, les cellules seraient conservées et le liquide resterait louche. Cette réaction appelle encore de nouvelles recherches.

DEUXIÈME SECTION

ACTION AGGLUTINANTE

Le sérum sanguin peut posséder naturellement ou acquérir la propriété d'agglutiner, c'est-à-dire de réunir en amas, des bactéries ou des cellules. C'est ainsi que le sérum de certains animaux agglutine spontanément les globules rouges des animaux d'une autre espèce. Le sérum de cobaye, par exemple, agglutine les globules rouges du lapin ; le sérum de chèvre agglutine les hématies de l'homme. D'autre part, on peut accroître le pouvoir agglutinant en préparant l'animal, c'est-à-dire en l'inoculant avec une émulsion des globules contre lesquels on veut développer cette action.

---

1. Bien que l'action cytolytique ne relève pas à proprement parler du pouvoir hémolytique, on considère les deux phénomènes comme analogues ; en rapprochant leur description nous nous conformons à cet usage.

En règle générale, le sérum d'un animal sain n'agglutine pas les globules d'un autre animal de même espèce ; mais, par contre, le sérum d'un sujet malade peut posséder la propriété d'agglutiner les globules d'un autre sujet de même espèce. Le fait a été constaté chez l'homme dans la chlorose, dans le paludisme, la tuberculose, la fièvre typhoïde, etc.

L'agglutination des globules ou des cellules en suspension, bien qu'elle présente un intérêt théorique considérable, n'a pas trouvé jusqu'à présent d'applications cliniques certaines. Il en est tout autrement de l'agglutination des bactéries.

La recherche de ce pouvoir agglutinant du sérum est utilisée surtout pour reconnaître la *nature de la maladie,* d'après l'action du sérum du malade sur une culture microbienne déterminée.

On l'emploie aussi pour l'*identification des germes eux-mêmes*; dans ce cas, on cherche si le sérum d'un animal, préparé par injection d'un microbe déterminé, agglutine l'échantillon que l'on veut identifier.

Comme la plupart des séro-réactions, le pouvoir agglutinant n'est pas *qualitativement spécifique,* il l'est seulement *quantitativement.* C'est-à-dire que le sérum d'un animal préparé, ou d'un homme malade, peut agglutiner aussi des germes d'une espèce voisine de celle du microbe qui cause l'infection, mais habituellement à un degré toujours moindre que pour celui-ci.

On réserve d'ordinaire, à tort, le nom de séro-diagnostic au seul agglutino-diagnostic et c'est là une expression consacrée par l'usage. Le terme de séro-diagnostic est cependant plus général et devrait s'appliquer aussi bien au précipitodiagnostic, au diagnostic par fixation du complément, etc.

Les recherches faites dans le but d'employer la séro-réaction pour le diagnostic des infections à coli-bacille n'ont pas donné jusqu'à maintenant de résultats utilisables : en effet, l'agglutination ne se produit généralement que vis-à-vis du microbe retiré des selles du malade lui même ; d'autre part, elle n'existe pas dans tous les cas d'infection colibacillaire ; enfin le sérum des individus sains agglutine le coli-bacille dans des proportions très variables.

Pour le diagnostic du choléra, la séro-réaction n'a pas beaucoup d valeur non plus, parce que le pouvoir agglutinant d'un même séru varie dans de trop larges limites vis-à-vis des divers échantillons d vibrions cholériques ; en outre le sérum de sujet normal peut auss agglutiner le vibrion cholérique.

Signalons encore que le sérum d'individus atteints de diphtérie pe agglutiner le bacille diphtérique, et que le sérum antipesteux agglutine le bacille de la peste.

I. — SÉRO-DIAGNOSTIC DE LA FIÈVRE-TYPHOÏDE.

Le séro-diagnostic de la fièvre typhoïde est basé sur le fait que, par l'addition de sérum sanguin de typhique, les bacilles en culture dans les milieux liquides perdent leur mobilité, se réunissent en amas et s'agglutinent.

1. Prise du sang. — On recueille dans un tube un peu de sang prélevé par piqûre du bout du doigt. Quelques gouttes peuvent suffire ; dans la pratique, et autant que faire se peut, on en recueille un à deux centimètres cubes, soit une trentaine de gouttes.

Le malade place sa main dans une position déclive. Avec une lancette, ou au besoin une plume d'acier passée à la flamme, on fait une petite piqûre à l'un des doigts, au préalable nettoyé à l'éther, puis séché. Nous trouvons préférable de piquer non pas la pulpe du doigt, mais la face latérale, au voisinage du sillon unguéal. Le sang s'écoule ainsi plus rapidement et plus abondamment. Pour avoir un écoulement plus facile, on peut placer au besoin un lien de caoutchouc à la racine du doigt.

Après le bain froid, il se produit souvent une vaso-constriction énergique ; le doigt paraît exsangue ; dans ce cas, avant de faire les piqûres, il faut immerger le doigt pendant quelques minutes dans de l'eau tiède.

Chez les jeunes enfants, on pique de préférence le gros orteil.

Pour la prise du sang on a proposé divers instruments permettant de régler la profondeur de la piqûre ; il est préférable de se servir toujours de la lancette, car il est difficile de déterminer à l'avance l'épaisseur de la peau du malade.

Le séro-diagnostic peut se faire, soit avec le sang défibriné, soit avec le sérum, soit encore avec le sang laqué, c'est-à-dire mélangé à une proportion déterminée d'eau distillée. Il est préférable d'employer le sérum, car des globules rouges trop nombreux empêchent de bien voir les bacilles.

On peut du reste recueillir le sang de n'importe quelle façon. Il n'est nullement nécessaire, en effet, que le sang

recueilli soit aseptique ; il peut rester plusieurs jours exposé
à l'air, s'infecter même, sans que pour cela ses propriétés
agglutinantes soient sensiblement modifiées, aussi peut-on
employer le sang de ventouses scarifiées, ou même utiliser la
sérosité de vésicatoire.

Pour séparer le sérum, on peut avoir recours à la centrifugation ; mais celle-ci n'est pas nécessaire ; il suffit d'attendre
que le caillot se soit formé et suffisamment rétracté. Si la
séparation tarde à se faire, on décolle le caillot des parois du
tube avec une aiguille.

Envoi à distance. — Pour envoyer le sang à distance, on
le recueille dans un petit tube de verre qu'on bouche soigneusement, soit avec un bouchon de liège ou de caoutchouc, soit
avec un tampon de coton paraffiné.

Sang desséché. — Le sang desséché conserve ses propriétés agglutinantes, on peut donc au besoin envoyer sous enveloppe du sang simplement desséché sur une feuille de papier
ou mieux sur une lame de verre ; dans le premier cas, il suffit ensuite de découper la partie tachée qu'on immerge pendant
quelques minutes dans une solution d'eau salée physiologique. Il va de soi que c'est là un procédé d'exception, les
résultats étant moins certains qu'avec le sang frais ou le
sérum ; on a pu cependant l'utiliser en médecine légale pour
établir l'existence d'une fièvre typhoïde par l'examen de taches
de sang.

2. **Préparation des cultures.** — Dans la règle, on emploie
pour le séro-diagnostic une *culture en bouillon*, récemment
ensemencée à cet effet, et dont l'âge doit dépendre des qualités connues de la souche bacillaire utilisée ; en tout cas, elle
ne doit pas être âgée de plus de 24 heures, car il arrive généralement qu'au bout de ce laps de temps on observe déjà de
petits amas de bacilles qui se forment spontanément et qui
pourraient faire croire à une agglutination provoquée. Pour
se mettre à l'abri de la cause d'erreur qui résulte de cultures
trop vieilles, il faut, dans tous les cas, avant de faire le
mélange de culture et de sérum, examiner une goutte de la
culture pure. Si l'on constate la présence d'amas de bacilles,
on réensemence la culture.

Cependant, d'après Paul Courmont, en utilisant un bouillon
composé de : eau 100, peptone 2, sucre 1, on pourrait employer
sans crainte des cultures de 6 et même de 10 jours.

On peut entretenir les cultures soit en bouillon, soit sur gélose ; dans le premier cas, il faut les réensemencer tous les trois ou quatre jours ; dans le second, tous les mois seulement. Les cultures seront toujours placées à l'étuve à 37°.

Dilution de culture sur gélose. — Lorsqu'on n'a pas à sa disposition de culture fraîche en bouillon et qu'on ne peut pas attendre 12 à 24 heures, on délaie dans du bouillon vierge une culture sur gélose. Ce procédé ne doit être employé que dans les cas exceptionnels où la réponse ne peut être différée de quelques heures.

Cultures mortes. — On peut employer pour le séro-diagnostic des cultures mortes. A cet effet, une culture âgée de 12 à 24 heures, dont on a vérifié l'état au miscroscope, est tuée par addition de formol du commerce en solution à 1 pour 150, et répartie dans des ampoules scellées. Une telle culture resterait propre au séro-diagnostic pendant des années.

On peut encore tuer la culture par chauffage de 58 à 60° pendant une heure. Une culture traitée de cette façon garde ses propriétés pendant au moins 3 mois.

On comprend aisément les avantages qu'offre l'emploi des bacilles morts : conservation pendant plusieurs semaines, facilité de transport, nécessité moins absolue de précautions aseptiques dans le maniement des cultures, etc.

3. **Choix du bacille.** — Pour certains auteurs (Widal et Sicard), le choix du bacille aurait peu d'importance, l'agglutinabilité variant peu d'un bacille à l'autre. Pour d'autres auteurs, au contraire (Rodet, Bancel), cette agglutinabilité varierait dans d'assez larges limites. Il semble bien, en général, que le bacille se laisse d'autant plus facilement agglutiner qu'il est plus ancien et mieux accoutumé aux milieux de laboratoire.

En tout cas il convient de ne se servir que d'un échantillon de bacille typhique dont les propriétés agglutinatives ont été éprouvées. Lorsque, pour une raison ou pour une autre, on voudra employer un bacille de souche nouvelle, on fera d'abord une série d'essais comparatifs avec un bacille dont les propriétés agglutinatives sont connues.

4. **Épreuve microscopique.** — On compte, avec deux pipettes de même calibre, deux pipettes jumelles par exemple, dix gouttes de culture et une goutte de sérum, on les mélange dans un verre de montre et on en prélève une goutte que l'on place entre lame et lamelle.

L'examen se fait avec un objectif à sec de fort grossissement, sans condensateur. Après avoir diaphragmé fortement,
on met au point sur les globules rouges. Un oculaire n° 3 et
un objectif n° 6 ou 8 conviennent parfaitement ; avec un objec--
tif à immersion, la mise au point est plus difficile et, d'autre
part, la lamelle adhère à la lentille.

Lorsque la réaction est positive, on voit des amas de bacilles
agglutinés et, entre ces amas, des bacilles mobiles et libres en
plus ou moins grand nombre. Ces bacilles isolés ne tardent
pas à être attirés à leur tour et à se joindre aux îlots déjà
formés, de sorte qu'au bout d'un certain temps on n'aperçoit
plus dans le champ du microscope que des îlots plus ou
moins rapprochés (fig. 146).

Cependant, dans certains cas, alors même que la réaction
est très positive, on voit encore, entre les amas, quelques bacilles isolés plus ou moins mobiles, comme si la substance
agglutinante avait été accaparée par les bacilles déjà réunis
en amas (Widal).

Pour colorer la préparation, dans le but de la conserver et de
l'observer ultérieurement, on peut la dessécher lentement, la
fixer par l'alcool-éther, la colorer à la fuchsine phéniquée
diluée, laver, sécher et monter à l'huile de cèdre.

5. **Épreuve macroscopique.** — Pour constater macroscopiquement la réaction on peut utiliser deux procédés :

1° A une culture en bouillon déjà développée, âgée de 12 à
24 heures, on ajoute une proportion déterminée de sérum ; on
fait le mélange dans des tubes de verre de faible diamètre.
Ces tubes sont laissés à la température de la pièce ou mis à
l'étuve à 37°. Au bout d'une heure ou deux on voit le mélange
perdre son aspect trouble uniforme ; il se forme des flocons
qui deviennent de plus en plus volumineux et gagnent le fond
du tube ; la partie supérieure du liquide devient parfaitement
claire.

2° On mélange en proportion déterminée le sérum recueilli
aseptiquement à du bouillon vierge ; on ensemence le mélang
avec du bacille typhique et on place les tubes à l'étuve à 37°
Il est bon de préparer un tube témoin avec du bouillon no
additionné du sérum. Au bout de 12 à 24 heures on constat
que, contrairement à ce qui arrive avec les cultures ordinaires
les bacilles sont réunis en flocons au fond du tube et que l
bouillon est resté clair ; de ce fait la culture ressemble à un

culture de streptocoque. Il est bon de compléter la recherche par un examen microscopique.

6. Mesure du pouvoir agglutinant. — Il ne suffit pas de constater qu'un sérum possède le pouvoir agglutinant, il faut encore mesurer ce pouvoir. Cette mesure est donnée tout à la fois par le chiffre de la dilution qui agglutine et par le temps qui est nécessaire pour cette agglutination.

A cet effet on fera d'abord, pour s'orienter, un examen à 1/10 ; on jugera ainsi approximativement de l'intensité du pouvoir agglutinant. Si le pouvoir agglutinant est faible ou moyen, on fait deux dilutions, une à 1 pour 50, l'autre à 1 pour 100, c'est-à-dire qu'à une goutte du mélange à 1/10 on ajoute 4 et 9 gouttes de bouillon (Widal). On peut encore diluer le sérum au 1/10ᵉ, ou au 1/100ᵉ dans de l'eau salée physiologique et faire un mélange de

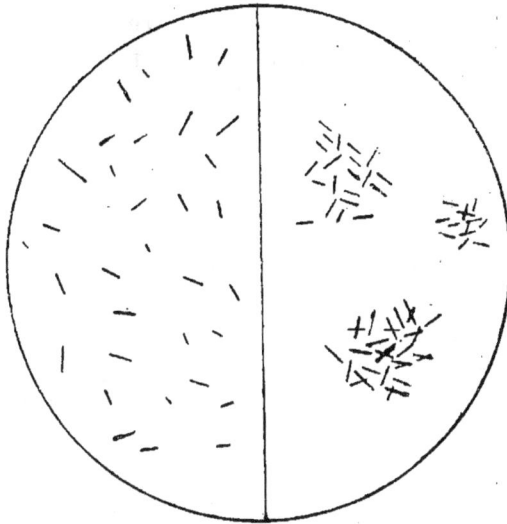

Fig. 146. — Moitié gauche : bacilles typhiques séparés et mobiles ; moitié droite : mêmes bacilles agglutinés.

la culture avec ce sérum dilué. Comme il arrive assez fréquemment qu'un sérum normal agglutine au 1/10ᵉ les bacilles typhiques et paratyphiques, certains auteurs recommandent de commencer par une dilution au 1/50ᵉ.

Pour que les gouttes soient de même volume on peut utiliser le procédé suivant (Widal) : on coupe des tubes de verre de 20 à 25 centimètres de longueur, on les bouche avec de l'ouate à leurs deux extrémités, on les stérilise. On étire un des tubes en son milieu, on brise la partie médiane de l'effilure et on obtient ainsi deux pipettes jumelles dont les extrémités ont un calibre égal.

On peut au besoin se servir d'une seule pipette si l'on a soin de la laver et de la flamber après chaque opération.

Lorsque, au bout d'une demi-heure, le mélange à 1/50 ne présente pas d'agglutination, on fait des dilutions plus faibles, à 1/40, 1/30. Si, au contraire, la dilution à 1/50 agglutine, alors que celle à 1/100 n'agglutine pas, on fait des mélanges intermédiaires, à 1/60, 1/80, etc.

Si l'agglutination est encore nette à 1/100, on prépare successivement des dilutions plus fortes, à 1/200, 1/300, etc. Dans les cas où le pouvoir agglutinant est élevé, on pourra se contenter d'ajouter chaque fois à une goutte du mélange précédent 9 gouttes de culture, de sorte qu'on aura approximativement des mélanges à 1/10, 1/100, 1/1000, etc.

La limite sera atteinte lorsqu'on ne verra plus se former d'amas dans une dilution faite depuis deux heures (Widal).

On énonce la mesure du pouvoir agglutinant en indiquant à la fois le chiffre de la dilution la plus élevée qui exerce encore une action et le temps au bout duquel l'effet a atteint son maximum ; par exemple : le sérum agglutine à 1/50 en une heure.

Dans quelques cas, on voit dans le mélange de culture et de sérum les bacilles former de petits amas peu volumineux, discrets, alors que la majorité d'entre eux restent mobiles et libres entre les îlots. Il s'agit alors de *réaction incomplète* ; de pareilles réactions ne doivent pas être tenues pour positives.

7. **Identification du bacille.** — On se procure un sérum de typhique, agglutinant nettement à 1/100, et on le met en présence d'une quantité déterminée de la culture en bouillon du bacille à identifier.

Lorsque l'agglutination est négative, on peut encore employer le procédé suivant ; pendant 15 jours, on injecte tou les 2 jours à un cobaye 2 centimètres cubes d'une cultur en bouillon du bacille à identifier, âgée de 48 heures. Or pourrait affirmer qu'on a affaire à un bacille typhique lorsqu le sang du cobaye ainsi préparé agglutine un bacille typhiqu authentique au moins à 1 pour 40.

Causes d'erreur. — On peut rencontrer des bacilles authe tiques non agglutinables par le sérum de typhiques.

D'autre part les érum de typhiques peut agglutiner aussi l espèces voisines, le bacille paratyphique et, même, quoique un moindre degré, le coli-bacille.

On peut affirmer qu'un malade, dont le sérum agglutine le bacill 1/50 en quelques minutes ou même en une demi-heure, a ou a eu fièvre typhoïde ou une infection typhique extra-intestinale. Une réaction à 1/10 seulement, surtout si elle est longue à se produire, n'a pas de signification absolue, car le sérum de certains individus non typhiques agglutine à ce taux-là. Widal et Sicard considèrent le pouvoir agglutinatif comme très faible lorsqu'il est inférieur à 1/100 ; il est regardé comme faible de 1/100 à 1/200 ; comme moyen de 1/200 à 1/500 ; comme intense de 1/500 à 1/2000 ; et comme très intense lorsqu'il est supérieur à 1/2000.

L'absence d'agglutination ne permet pas de rejeter formellement le diagnostic de fièvre typhoïde, d'une part parce que son apparition peut être parfois très retardée, d'autre part parce qu'elle peut manquer jusqu'au bout dans certains cas, d'ailleurs très rares.

En général on observe l'apparition de la séro-réaction à partir du début du second septénaire. Cependant elle peut être plus précoce et commencer le troisième ou même le deuxième jour de la maladie. D'autre part, elle peut être retardée, n'apparaître qu'à partir du 4° septénaire ou même seulement au moment de la convalescence.

Au cours de la maladie, le taux de la réaction agglutinante varie souvent dans des proportions considérables d'un jour à l'autre ; il est assez rare qu'il dépasse 1/2000, mais dans les cas extrêmes il peut atteindre 1/12000.

Le séro-diagnostic peut rester positif pendant plusieurs mois, et même plusieurs années, après la guérison de la dothiénentérie. Il était encore positif à 1/8000 chez un individu guéri depuis huit ans observé par Widal et Sicard. C'est là un fait qu'il faut avoir présent à la mémoire pour éviter des erreurs de diagnostic.

De tous les liquides de l'organisme, le sang est celui qui possède le pouvoir agglutinant le plus élevé. La sérosité du vésicatoire agglutine aussi très fortement.

On a constaté encore la réaction agglutinante avec les sérosités de la plèvre, du péricarde, du péritoine, et avec le pus ; l'urine agglutine en général faiblement. On a trouvé aussi un certain degré d'agglutination avec le lait, la bile, etc. Avec le liquide céphalo-rachidien, on n'a obtenu que des résultats négatifs.

Le pouvoir agglutinant peut passer de la mère au fœtus.

D'autre part, on a prétendu que l'on pouvait observer un séro-diagnostic positif dans des affections autres que la dothiénentérie, dans l'ictère en particulier. Nous avons examiné à ce point de vue de nombreux cas d'ictère et nous n'avons jamais trouvé de séro-diagnostic positif au-dessus de 1/10.

Séro-pronostic. — Paul Courmont a cherché à tirer de l'étude du pouvoir agglutinant des indications pronostiques. D'une manière générale, un pouvoir agglutinant élevé serait un élément de pronostic favorable, tandis qu'un pouvoir peu élevé comporterait un mauvais pronostic. Les rechutes seraient fréquentes lorsque le taux de l'agglutination est faible ou lorsque la réaction est tardive.

8. Typho-agglutinomètre macroscopique de Chantemesse et Rodriguez. — On trouve dans le commerce une petite trousse, fabriquée par Adnet sur les indications de ces auteurs,

qui contient tout ce qui est nécessaire pour faire une séro-réaction. Elle comprend : un support avec 4 tubes jaugés, 2 tubes à essais, une pipette, un flacon d'une émulsion de bacilles typhiques titrée (1 milliard de bacilles typhiques morts par centimètre cube) ; le tout renfermé dans une boîte portative.

Technique. — Après avoir agité le flacon contenant l'émulsion microbienne, on verse de cette émulsion dans les 4 tubes (A, B, C, D) jusqu'au trait de jauge. Puis, avec la pipette calibrée, on fait tomber, dans un tube à essais, 7 gouttes d'eau ordinaire ; avec la même pipette on ajoute à ces gouttes 1 goutte du sérum à examiner et l'on mélange soigneusement. On aspire ce sérum dilué dans la pipette et l'on en verse : 4 gouttes dans le tube B, 2 dans le tube C, 1 dans le tube D ; ceux-ci reçoivent ainsi respectivement $1/12^e$, $1/8^e$ et $1/4$ de goutte de sérum, de sorte que l'on a préparé ainsi, trois dilutions différentes de sérum dans la culture, : à 1/30 dans le tube B, à 1/90 dans le tube C et à 1/160 dans le tube D.

En cas de réaction positive, on voit apparaître au bout de quelques minutes de fins flocons qui tombent au fond des tubes, en B d'abord, en C et D ensuite, pendant que, au contraire, le liquide du tube témoin A reste uniformément trouble.

S'il ne survient aucun changement dans le liquide au bout de 5 à 6 heures, la réaction doit être considérée comme négative. La rapidité d'apparition du trouble dans les divers tubes peut servir de mesure à l'intensité de la réaction dans les cas positifs.

L'avantage de cet appareil est qu'il met à la disposition du médecin, loin du laboratoire, une culture toujours prête.

L'utilisation clinique est la même que celle des cultures fraîches ; d'après notre expérience personnelle, ce nécessaire de Chantemesse donne des résultats très satisfaisants.

II. — SÉRO-DIAGNOSTIC DE LA FIÈVRE DE MALTE

1. **Prise du sang.** — Elle se pratique comme pour la séro-réaction typhique.

2. **Cultures.** — On choisit une culture pure, vérifiée microscopiquement, de micrococcus melitensis sur gélose de 3 à 5 jours. On peut aussi employer des cultures plus âgées ou même des cultures tuées par le formol. On ajoute à cette cul-

ture quelques centimètres cubes de bouillon ou de sérum physiologique et on agite le tube de manière à émulsionner la culture dans le liquide. Cette émulsion est suffisamment riche lorsqu'elle présente un trouble équivalent à celui d'une culture en bouillon de 3 jours.

3. **Dilutions.** — Les dilutions peuvent se faire comme pour la fièvre typhoïde, mais il est préférable d'employer une des méthodes suivantes :

Une goutte du sérum à examiner est mélangée à 3 gouttes de sérum physiologique ; à 2 gouttes de ce mélange on ajoute, respectivement, 8 et 23 gouttes d'émulsion de bacilles ; on a donc ainsi un mélange à 1/20 et un à 1/50.

On peut aussi employer la méthode de Glardon, qui est préférable pour les recherches en séries : on dilue le sérum à étudier au 1/10e, en mélangeant une goutte de sérum avec 9 gouttes de sérum physiologique ; puis on introduit une goutte de cette dilution dans une série de tubes, dans lesquels on a mis respectivement 2, 9, 19, 29, etc., gouttes d'émulsion microbienne ; on obtient ainsi des taux de dilution de 1/30, 1/100, 1/200, 1/300, etc.

Ces deux méthodes ont l'avantage de réduire au minimum la quantité de sérum nécessaire ainsi que la perte de temps pour le décompte des gouttes.

4. **Épreuves.** — La séro-réaction pour la fièvre de Malte doit toujours être pratiquée macroscopiquement et microscopiquement, les deux épreuves se contrôlant réciproquement.

La réaction macroscopique au 1/20e se manifeste déjà au bout de 1 à 4 heures par l'éclaircissement presque complet du liquide, avec production d'un dépôt comme du sable au fond du tube. Mais ce n'est qu'au bout de 24 heures qu'on peut affirmer le résultat, en le comparant à un tube témoin contenant de l'émulsion, additionnée ou non de sérum normal.

La réaction microscopique est nettement positive au 1/30e en une 1/2 ou 1 heure.

La séro-réaction de la fièvre de Malte est spécifique de cette affection d'après tous les auteurs. Elle apparaît au 5e jour, souvent plus tôt, quelquefois plus tard. Elle existe aussi bien pendant les périodes fébriles que pendant les périodes apyrétiques.

Elle peut varier d'intensité au cours de la maladie et même disparaître complètement pendant certaines périodes. Enfin elle peut persister très longtemps après la guérison.

Son taux, toujours au-dessus de 1/30, peut atteindre 1/200 ou 1/300 ;

il est cependant moins élevé en général que celui de la fièvre typhoïde.
L'affirmation ne peut être formelle qu'au-dessus de 1/300, et cependant il est fréquent qu'elle ne dépasse pas 1/30. Le chauffage à 56 degrés
pendant une demi-heure supprimerait l'agent de l'agglutination banale
et laisserait persister celui de la spécifique. D'après Wright, si la
réaction est faible d'une façon persistante, ou si d'un taux élevé elle
tombe brusquement à 0, le pronostic serait mauvais.

III. — SÉRO-DIAGNOSTIC DE LA TUBERCULOSE

Le séro-diagnostic de la tuberculose est basé sur l'agglutination d'une *culture homogène* de bacilles tuberculeux par le
sérum de malades atteints de tuberculose. La méthode a été
créée par S. Arloing et P. Courmont.

1. **Prise du sang.** — Ce que nous avons dit à propos de
l'obtention du sérum pour le séro-diagnostic de la fièvre
typhoïde s'applique également au séro-diagnostic de la tuber-
lose. Toutefois, et c'est là un point important sur lequel nous
insistons, le sérum devra être aussi clair que possible, ne pas
contenir de globules rouges et n'être pas laqué, car la moindre
coloration du sérum pourrait gêner l'appréciation du résultat.

2. **Préparation des cultures homogènes.** — L'obtention
de cultures liquides homogènes demande du temps et de la
persévérance. On part d'une culture de tuberculose humaine
sur pomme de terre ; on l'acclimate d'abord aux milieux
liquides : pour cela on ensemence la culture en bouillon de
bœuf ou de veau, peptoné à 1 ou 2 pour 100 et glycériné à
6 pour 100. Ceci fait, on cherche à la rendre homogène : Par
l'agitation fréquente des matras, on combat la tendance des
bacilles à végéter en grumeaux ou en voile. On emploie
de préférence des ballons à long col, à fond plat (fig. 147),
cette forme s'opposant à l'ascension des colonies.

Pour conserver à la culture son caractère homogène, il faut
la réensemencer chaque mois, assez abondamment, dans des
ballons de 50 centimètres cubes, à moitié remplis de bouillon
glycériné. Il importe, pour avoir des résultats comparables,
d'ensemencer chaque fois la même quantité de culture.

La nouvelle culture est mise à l'étuve à 38°, et agitée une
fois par jour.

Pour éviter les erreurs qui résultent des modifications spontanées de l'agglutinabilité des cultures, on a employé, au
début, des *cultures jeunes*. C'était là un procédé délicat.

auquel on a actuellement renoncé dans la pratique, en raison d'inconvénients multiples : difficulté d'apprécier le moment où la culture est agglutinable, difficulté de conservation, réensemencement compliqué, etc.

Il est beaucoup plus commode de laisser les *cultures vieillir* à l'étuve pendant 30 à 40 jours. Au bout de ce laps de temps, elles ne sont pas suffisamment agglutinables, mais pour les ramener à un taux convenable d'agglutinabilité, il suffit de les diluer dans une certaine quantité d'eau salée stérilisée à 7,5 pour 1000. Plus la culture est vieille, plus elle doit être diluée. La culture diluée devenue propre à l'agglutination a une teinte bleutée spéciale, bien appréciable à l'éclairage oblique.

Pour amener la culture diluée au degré convenable, on doit toujours recourir à l'emploi d'un sérum-étalon possédant un pouvoir agglutinant fixe et bien déterminé. On choisit à cet effet, soit une sérosité pleurale, soit un sérum animal agglutinant à 1/10, 1/15 ou 1/20. Ce sérum doit être conservé aseptiquement, à une température basse ou à la glacière, et à l'obscurité. Il garde ainsi pendant un temps fort long le même pouvoir agglutinant.

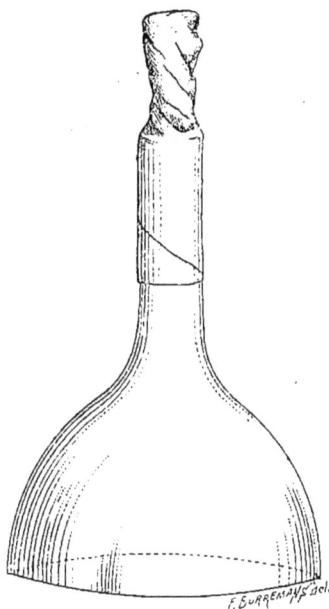

Fig. 147. — Ballon à fond plat et à long col pour cultures homogènes.

3. **Conservation de la matière agglutinable.** — Les cultures diluées peuvent être conservées pendant longtemps, soit par le froid, soit par addition de formol.

Pour les conserver par le froid, il suffit de les mettre à la glacière ou à une température inférieure à 10°. Il est plus simple de les conserver par addition de 5 à 10 pour 1000 de formol du commerce.

Dans ce cas, on placera encore la culture à une température peu élevée, pour éviter sa contamination ou la diminution de l'agglutinabilité. Au bout de 10 à 15 jours, le pouvoir agglutinant des cultures formolées baisse sensiblement. Il est donc prudent de ne pas conserver les cultures au delà de ce laps de temps.

La matière agglutinable est répartie dans des petits flacons, bouchés par des bouchons paraffinés pour éviter l'évaporation.

Dans tous les cas, on agite l'émulsion de bacilles avant de s'en servir, étant donné qu'au bout d'un certain temps il se forme un dépôt au fond des flacons. De la sorte, on peut expédier à de grandes distances et conserver longtemps des provisions de matière agglutinable.

4. **Préparation des dilutions.** — La culture, bien agitée au préalable, est répartie dans de petits tubes de verre de 7 millimètres de diamètre environ, placés verticalement sur des porte-tubes.

Pour chaque sérum, on fait trois mélanges de culture et de sérum dans les proportions suivantes : 1 pour 5, 1 pour 10 et 1 pour 15 ; c'est-à-dire, pour avoir une colonne de liquide assez haute, 2 gouttes de sérum pour 10 gouttes de culture, 1 goutte de sérum pour 10 de culture, 1 goutte de sérum pour 15 de culture.

Pour faire la répartition des gouttes, on se sert d'une pipette Pasteur stérilisée. La même pipette doit servir pour la culture et pour les divers sérums ; on a soin de la laver à l'eau distillée et de la flamber entre chaque opération et surtout après chaque sérum.

La répartition faite, chaque tube est agité fortement pour assurer le mélange intime du sérum à la culture, puis abandonné au repos à la température de la pièce.

A chaque séance de séro-diagnostic, on prépare une agglutination aux mêmes titres avec le sérum-étalon et en outre un tube témoin (culture sans sérum), pour s'assurer que la culture n'agglutine pas spontanément.

5. **Appréciation de l'agglutination.** — Pour apprécier les résultats, il faut tenir compte à la fois du degré de l'agglutination et du temps que celle-ci met à se produire. La richesse en matière agglutinable n'entre pas en ligne de compte, puisqu'elle est toujours ramenée au même taux par la dilution.

Le temps au bout duquel on doit noter les résultats varie un peu suivant les auteurs. « Le sérum-étalon est encore le meilleur guide : on note les résultats donnés par les sérums au bout du temps nécessaire pour l'agglutination-limite par le sérum-étalon à la dilution maxima. » (Arloing et Courmont.)

Dans la pratique, on tient compte des résultats obtenus au bout de 2 et de 4 heures. Au delà de ce temps, les modifications qui se produisent dans les tubes sont négligeables.

Seront seules considérées comme positives les agglutinations complètes à l'œil nu, c'est-à-dire caractérisées par la formation de flocons bien visibles et par la clarification du liquide.

Lorsque la réaction est négative, le liquide reste trouble comme dans le tube témoin, sans flocons, ni dépôt.

Une *réaction incomplète,* avec dépôt dans le fond du tube, mais persistance d'un trouble plus ou moins accusé au-dessus, ne peut servir que d'indication.

La technique que nous venons d'exposer est celle d'Arloing et Courmont. D'autres auteurs ont employé des procédés plus compliqués et plus délicats ; ils ont tenté de remplacer l'emploi des cultures liquides homogènes par celui des cultures solides broyées et diluées. On a aussi employé une émulsion obtenue par saponification ou une émulsion dans l'eau salée phénolée. Les résultats obtenus en suivant ces techniques sont contradictoires.

Les causes d'erreurs tenant aux difficultés d'obtenir les premières cultures homogènes convenables peuvent être évitées, puisque les auteurs de la méthode envoient sur demande un échantillon de leur bacille en culture liquide.

D'autre part, la variabilité de la culture, dans son aptitude à se laisser agglutiner, n'entre plus en ligne de compte, grâce à l'emploi du sérum-étalon.

L'application de la méthode en clinique réclame une période de tâtonnements et d'éducation pour chaque observateur (Arloing et Courmont). Le séro-diagnostic de la tuberculose est moins facile que le séro-diagnostic de la fièvre typhoïde : d'une part, l'entretien et le maniement des cultures demandent des soins constants ; d'autre part, le pouvoir agglutinant des sérums humains tuberculeux étant peu élevé (il dépasse rarement 1 pour 20), il faut, pour apprécier exactement une séro-réaction, tenir compte de différences souvent minimes.

Sérum du sang. — L'agglutination n'a pas ou n'a que peu de signification pratique dans un mélange dont le titre est égal ou inférieur à 1 pour 5, le sérum des sujets normaux pouvant agglutiner à ce taux. Elle a d'autant plus de valeur que l'agglutination se fait à une dilution plus élevée.

Chez les enfants, en raison de l'absence totale de pouvoir agglutinant chez les jeunes sujets normaux, on peut et on doit tenir compte, et cela d'autant plus que le malade est plus jeune, des agglutinations faibles, des agglutinations incomplètes et même des agglutinations dites retardées (Descos).

La réaction est surtout nette dans les formes chroniques à évolution lente, et dans les cas de tuberculose au début. Dans les formes graves d'emblée et dans les cas très avancés, elle est faible et peut même manquer complètement. On trouve cependant une séro-réaction positive dans certains cas de granulie (Humbert).

Dans la majorité des cas de tuberculose chirurgicale la séro-réaction est positive (Clément).

Liquides des épanchements. — Les épanchements pleuraux et péritonéaux tuberculeux donnent le plus souvent des réactions positives (Paul Courmont, Widal et Ravaut) ; les liquides d'hydarthrose et d'hydrocèle agglutinent moins fréquemment.

Le pouvoir agglutinant des sérosités n'est pas toujours égal à celui du sang. Il peut être ou plus ou moins élevé, il peut aussi exister en l'absence de celui du sang ou réciproquement (Paul Courmont).

Un certain nombre de liquides séreux d'origine tuberculeuse peuvent ne pas donner une séro-réaction positive, même à 1 pour 5. En général, ces derniers faits concernent des cas graves ou mortels, à lésions spécialement virulentes ou évoluant chez des tuberculeux à la dernière période (Paul Courmont).

Liquide céphalo-rachidien. — Pour le liquide céphalo-rachidien, même dans les cas de méningite tuberculeuse, la réaction paraît être le plus souvent négative ; il semble donc que la séro-réaction tuberculeuse ne pourra pas être d'un grand secours dans le diagnostic des méningites (P. Courmont).

Causes d'erreur. — Le sérum des typhiques agglutine la plupart du temps le bacille tuberculeux (75 pour 100 des cas d'après Arloing et Courmont), et cela au même titre que le sérum des tuberculeux.

Le sérum des malades soumis au traitement mercuriel acquiert la propriété d'agglutiner le bacille tuberculeux, comme nous nous en sommes assurés.

Expérimentalement chez l'animal le gaïacol, la créosote, l'eucalyptol peuvent conférer au sérum un pouvoir agglutinant; mais aux doses thérapeutiques ordinaires ces médicaments ne donnent pas de pouvoir agglutinant au sérum humain.

En somme, on peut dire que, si le séro-diagnostic tuberculeux présente quelques difficultés et demande une certaine habitude, l'importance du but à atteindre est assez grande pour que ce procédé prenne place parmi les méthodes d'investigation clinique les plus précieuses.

Séro-pronostic. — Il ne peut pas être établi avec le sang, mais la séro-réaction pratiquée avec le liquide pleural pourrait donner quelques indications pronostiques : un pleurétique dont le liquide agglutine au moins à 1/5 guérirait environ 3 fois sur 4, celui dont le liquide n'agglutine pas même à 1/5 ne guérirait qu'environ 1 fois sur 4 (Paul Courmont).

IV. — SÉRO-DIAGNOSTIC DE LA MÉNINGITE CÉRÉBRO-SPINALE

Le séro-diagnostic du méningocoque sert, tantôt à reconnaître directement la nature de la maladie, lorsqu'il porte sur le sérum du malade, tantôt à identifier à l'aide d'un sérum expérimental le germe retiré par ponction lombaire.

La réaction se fait avec une culture en milieu solide qu'on émulsionne au moment du besoin.

1. **Prise du sang.** — Elle se fait comme pour le séro-diagnostic de la fièvre typhoïde. Le sérum doit être clair, non laqué ; il doit être recueilli aseptiquement.

2. **Préparation des cultures.** — Les méningocoques des différentes souches présentant des variations assez considérables, il est préférable d'employer des cultures de germes provenant du même foyer épidémique. Il faut en tout cas employer une culture jeune, de 12 à 26 heures, provenant d'un ensemencement direct ou à la rigueur d'un premier ou d'un deuxième repiquage (Netter) Ces cultures sont faites sur un des milieux de choix (voir p. 490).

3. **Préparation des dilutions.** — On prépare une série de petits tubes stérilisés, dans lesquels on introduit un centimètre cube de dilution du sérum à examiner à 1/10, 1/50, 1/100, 1/200, 1/400, 1/800 dans de l'eau salée stérilisée (à 7 pour 1 000). Dans chacun de ces tubes, on émulsionne une anse de culture.

Cette émulsion doit être préparée très soigneusement. On dépose contre le verre du tube, un peu au-dessus du liquide, une petite parcelle de la culture qu'on frotte avec un fil de platine, de façon à la dissocier aussi complètement que possible; à ce moment seulement, on fait affleurer avec précaution le niveau de l'eau jusqu'à la tache visqueuse et on émulsionne. On procède ainsi, parcelle par parcelle, avec toute l'anse de culture, et on ne cesse d'émulsionner que lorsqu'il ne reste plus aucun grumeau dans le liquide. (Netter).

On prépare parallèlement des tubes témoins, contenant simplement de l'eau salée sans sérum, ou une même dilution de sérum d'individu sain. On place pendant 24 heures à l'étuve à 55° les tubes ainsi préparés.

4. **Appréciation du résultat.** — Au bout de ce laps de temps, on retire les tubes de l'étuve; on les tient fortement

inclinés, presque horizontaux, et on les regarde de bas en haut, sur un fond clair d'abord, puis sur un fond obscur, en les agitant doucement. Lorsque la réaction est positive, le trouble n'est plus homogène, mais on distingue une série de petits grumeaux dans un liquide clair. Parfois les cocci se sont sédimentés au fond du tube; on agite alors fortement : lorsque l'agglutination s'est produite, l'agitation mobilise les grumeaux sans les dissocier; au cas contraire, le liquide reprend un aspect homogène (Netter).

Pour l'identification des germes, on procède de la même façon. On recherche si le microbe à identifier se laisse agglutiner par un sérum sûrement agglutinant. On emploie pour cela soit du sérum antiméningococcique polyvalent de cheval, soit du sérum de lapin jeune, préparé spécialement à cet effet, par inoculation répétée deux ou trois fois, à quelques jours d'intervalle, d'un méningocoque de même souche.

Causes d'erreur. — Lorsque l'émulsion est mal faite, il peut rester un certain nombre de grumeaux en suspension, mais, dans ce cas, les tubes témoins présentent aussi le même aspect.

Pour que la réaction ait une valeur diagnostique, il faut qu'elle se produise au moins à 1/100, le sérum d'individus normaux agglutinant parfois à 1/25 et même à 1/50.

La réaction d'agglutination ne serait positive que dans la moitié des cas pour certains auteurs ; d'après Netter, ce chiffre serait cependant sensiblement plus élevé. Les résultats trop faibles seraient dus surtout au fait que, la réaction étant rare dans les deux ou trois premiers jours de la maladie, et disparaissant assez vite, en général, après quelques jours de convalescence, il ne faudrait tenir compte que des examens faits à la période favorable.

La recherche de l'agglutination est surtout utile dans les formes abortives, frustes et atténuées. Elle donne généralement un résultat négatif dans les formes foudroyantes.

L'agglutination est également fort utile pour identifier le méningocoque. Le germe typique est toujours agglutiné par le sérum spécifique. Pour que l'agglutination ait une certaine valeur, il faut qu'elle se produise au moins à 1/100, le sérum d'animal non préparé agglutinant parfois à 1/25 et même à 1/50 comme le sérum humain.

V. — SÉRO-DIAGNOSTIC DES INFECTIONS PNEUMOCOCCIQUES

Le sérum des malades atteints d'infection pneumococcique possède la propriété d'agglutiner le pneumocoque (Bezançon et Griffon). Pour mettre cette réaction en évidence, il est nécessaire de cultiver le pneumocoque dans le sérum même du malade.

1. **Prise du sang.** — Il faut recueillir une quantité de sang plus grande que pour les autres séro-diagnostics. Il doit être prélevé aseptiquement, soit par ponction d'une veine, soit au moyen de ventouses scarifiées.

Ce sang est transvasé dans un ballon stérilisé, soigneusement bouché, puis laissé au repos dans un endroit frais. Le caillot une fois rétracté, le sérum est réparti dans de petits tubes à essai. Il doit être parfaitement clair, dépourvu d'hématies et d'hémoglobine.

2. **Cultures.** — Les tubes de sérum sont ensemencés avec une trace de culture de pneumocoque et placés ensuite à l'étuve à 37°.

Choix du pneumocoque. — On ne peut pas employer un pneumocoque quelconque, comme on peut presque toujours utiliser un bacille typhique quelconque pour le séro-diagnostic de Widal. Il arrive souvent, en effet, comme l'ont montré Besançon et Griffon, que le sérum d'un pneumonique n'agglutine pas le pneumocoque du laboratoire, mais agglutine le pneumocoque isolé de la bouche du malade. Il convient donc, lorque la réaction est négative avec le pneumocoque du laboratoire, de répéter l'expérience avec un pneumocoque provenant de la bouche du malade.

3. **Appréciation de l'agglutination.** — Au bout de 15 à 16 heures de séjour à l'étuve, les cultures sont examinées d'abord à l'œil nu, puis ensuite, le cas échéant, au microscope.

Lorsque la réaction est nettement positive, le liquide est limpide à l'*examen à l'œil nu* ; au fond du tube, on voit quelques petits amas floconneux.

D'autres fois, le liquide paraît uniformément trouble; il est alors nécessaire de pratiquer l'*examen microscopique.* Cet examen se pratique après fixation et coloration.

On étale et on fixe une goutte de culture qu'on colore au bleu phéniqué. Lorsque le résultat est positif, on voit que les pneumocoques, au lieu d'être isolés, sont, au contraire, réunis en chaînettes, enchevêtrés ou groupés en amas, dans l'intervalle desquels on n'aperçoit pas d'éléments isolés.

Causes d'erreur. — Il est parfois difficile de distinguer une réaction négative d'une réaction faiblement positive. Il arrive en effet parfois que, lorsque le séro-diagnostic est négatif à l'œil nu, on voit néanmoins au microscope un certain nombre de pneumocoques réunis en amas ou en chaînettes, alors que dans l'intervalle d'autres restent isolés. On se trouve alors embarrassé pour interpréter le résultat.

La réaction agglutinante existe généralement au cours de la pneumonie ; elle est surtout marquée au moment de la défervescence.

On l'a observée en outre dans les cas d'infection sanguine généralisée à pneumocoques, dans la broncho-pneumonie, dans la péricardite, dans les arthrites, dans la pleurésie purulente à pneumocoques.

Le séro-diagnostic des infections à pneumocoques est loin d'avoir en clinique la valeur du séro-diagnostic de la fièvre typhoïde et même de celui de la tuberculose. En outre, il a l'inconvénient d'exiger une assez grande quantité de sang, et surtout il est compliqué, puisqu'il faut souvent isoler et cultiver au préalable le pneumocoque retiré de la bouche du malade.

VI. — SÉRO-RÉACTION DE LA SPOROTRICHOSE

Cette séro-réaction a été créée par Widal et Abrami.

1. **Prise du sang.** — La prise de sang et la préparation du sérum se font comme pour les autres séro-réactions.

2. **Cultures.** — On utilise une culture sur gélose d'environ un mois. Avec une spatule on recueille les colonies et on les broie dans un mortier avec du sérum physiologique. On obtient ainsi une émulsion de spores et de débris mycéliens ; pour éliminer le mycélium qui gêne la réaction, il suffit de filtrer le mélange sur un filtre de papier préalablement humecté avec de l'eau. Les débris de mycélium sont arrêtés par le filtre, les spores passent seules.

3. **Dilutions.** — On ajoute une goutte du sérum à examiner à des quantités variées de gouttes de l'émulsion de spores, de façon à préparer des mélanges au 1/100e, 1/300e, 1/500e, 1/800e.

4. **Appréciation.** — Au bout de quelques minutes, si la réaction est positive, on voit, au microscope, les spores se réunir en amas.

La réaction macroscopique est déjà manifeste au bout de 5 à 6 heures. Il se fait un dépôt au fond du tube, tandis que la partie supérieure du liquide s'éclaircit. Le tube témoin contenant l'émulsion pure ne présente pendant ce temps aucun dépôt.

Il est très important d'établir exactement le maximum du pouvoir agglutinant du sérum examiné.

Le taux de l'agglutination est toujours très élevé dans la sporotrichose; il oscille en général entre 1/10 et 1/300, il peut atteindre 1/800. Il faut toujours rechercher le maximum du taux de la réaction, car le sérum d'un sporotrichosique peut être agglutinant aussi, quoique à des taux plus faibles, pour d'autres agents pathogènes appartenant à des espèces voisines ; il en est ainsi notamment pour le muguet et l'actinomycose. Le sérum d'un malade atteint de muguet peut, en effet, agglutiner le sporotrichum et *vice versa*, mais toujours à des taux inférieurs, c'est pourquoi il est très important pour le diagnostic de la sporotrichose de déterminer la valeur maximale du taux agglutinatif.

TROISIÈME SECTION

ACTION PRÉCIPITANTE

Lorsqu'on mélange un sérum spécifique au bouillon filtré d'une culture bactérienne correspondante, il se produit un *précipité* ; on admet qu'il s'agit là d'une réaction spécifique, comparable à l'agglutination ; on l'attribue à la présence de précipitines dans le sérum.

Ce phénomène ne s'observe pas uniquement avec les cultures bactériennes ; si l'on injecte à un lapin du sérum d'anguille ou de cheval, le sérum du lapin ainsi préparé précipite *in vitro* le sérum d'anguille ou de cheval. Ce phénomène est général, il s'applique à tous les sérums injectés à un animal d'une autre espèce. L'action précipitante est spécifique pour le sérum par lequel l'animal a été préparé (Bordet).

Certaines substances albuminoïdes (sérum, globuline) injectées à l'animal donnent de même à son sérum la propriété de précipiter les solutions de la substance qui a été injectée (Nolf).

Les précipitines se divisent en *séro-précipitines* et *albumino-précipitines* : les premières déterminées par l'injection à un animal du sérum ou des humeurs d'un autre animal ; les secondes produites par l'injection de substances chimiques albuminoïdes.

I. — SÉRO-PRÉCIPITINES

I. **Sang humain normal**. — On prépare un lapin par injection de sang humain ; on saigne ensuite l'animal, on laisse rétracter le caillot et on décante le sérum.

D'autre part on dilue, dans de l'eau salée, le sérum ou les taches de sang à examiner.

Lorsqu'on obtient un précipité en mélangeant le liquide de dilution et le sérum de l'animal préparé, on peut en conclure, sous quelques réserves, qu'il s'agit de sang humain.

Cause d'erreur. — Ici encore, comme pour l'action agglutinante, la réaction n'est pas qualitativement spécifique, elle ne l'est que quantitativement. En d'autres termes, le sérum de l'animal préparé précipite non seulement le sérum de l'animal par lequel il a été préparé, mais encore, bien qu'à un degré beaucoup moindre, le sérum d'autres animaux, surtout d'espèces voisines. Il en résulte que, pour que la réaction ait de la valeur, il faut qu'elle se produise à des taux de dilution assez élevés.

Papier précipitine. — On peut préparer à l'avance un papier réactif en imprégnant du papier absorbant Chardin de sérum précipitant, par imbitions et dessiccations successives à l'air. Il suffit ensuite, soit de triturer le papier au moment de s'en servir, soit de le laisser macérer pendant quelques minutes dans une quantité déterminée d'eau distillée. Par centrifugation dans le premier cas, par décantation simple dans le second, on obtient un liquide jaunâtre limpide. Il suffit d'en verser quelques gouttes dans un tube mince et de les mettre en présence d'une petite quantité du sérum correspondant pour obtenir la réaction précipitante.

Le papier préparé par l'auteur du procédé, avec du sérum de lapin anti-cheval, contient suffisamment de précipitine pour qu'on obtienne une réaction très nette en triturant, dans 5 à 6 gouttes d'eau, un fragment de papier de 5 millimètres carrés et en ajoutant à la solution ainsi obtenue une dilution à 1 pour 3 000 du sérum antigène, c'est-à-dire dans le cas particulier de sérum de cheval.

Ce procédé, dû à Weil-Hallé, a l'avantage de permettre d'avoir toujours sous la main des précipitines toutes préparées. Grâce à son emploi, on est à même de mettre en évidence dans le sang, les humeurs ou l'urine, des traces de l'albumine correspondante. Il peut également rendre des services en médecine légale ; la recherche des séro-précipitines a été, en effet, utilisée pour la détermination de l'origine humaine ou animale de taches de sang.

Par le même procédé, on peut reconnaître l'origine d'un *lait* (Bordet), le sérum d'un animal inoculé avec du lait de vache précipitant celui-ci.

Dans un cas d'albuminurie orthostatique, Linossier et Lemoine ont même pu reconnaître que l'albumine provenait du lait ingéré. Cette albumine avait gardé la marque de son origine bovine et était précipitée dans l'urine par le sérum d'un lapin injecté avec du sérum de génisse.

Enfin, le sérum d'un lapin préparé par le sang d'un animal d'une autre espèce donnant avec un extrait aqueux de la *viande* de cet animal le même précipité qu'avec son sérum, on peut de cette façon reconnaître aussi l'origine d'une viande.

II. *Méningite cérébro-spinale.* — Le liquide céphalo-rachidien à examiner est éclairci par centrifugation. Comme sérum précipitant, on emploie le sérum d'un animal préparé spécialement dans ce but par des injections répétées de macérations de méningocoques dans l'eau distillée. Il faut employer des microbes d'origines et de races aussi nombreuses que possible afin d'obtenir un sérum *polyvalent.*

On se sert, pour la réaction, de tubes à essai stérilisés, d'un diamètre de 16 millimètres environ ; les tubes plus étroits ne permettent pas toujours de voir l'opalescence produite, en raison de la trop faible épaisseur du liquide.

Technique. — Dans un premier tube, on introduit 100 gouttes de liquide céphalo-rachidien et de 2 à 6 gouttes de sérum ; dans un tube témoin on introduit le liquide céphalo-rachidien seul. On place les deux tubes à l'étuve, de 50 à 55 degrés, pendant 10 à 16 heures. Au bout de ce laps de temps, on examine les deux tubes à une certaine distance de l'œil sur un fond noir.

S'il s'agit d'une méningite cérébro-spinale à méningocoques, le tube contenant le mélange montre une opalescence plus ou moins forte ; le tube témoin doit rester clair. Parfois cependant, surtout lorsque le liquide céphalo-rachidien est un peu ancien, il se trouble spontanément à l'étuve. Dans ce cas, on ne doit pas tenir compte des résultats de l'épreuve.

Cette réaction, proposée par Vincent, est surtout utile au début de la maladie, alors que le liquide ne contient pas encore d'éléments figurés. Elle peut être positive déjà avec le liquide céphalo-rachidien recueilli de 6 à 10 heures après le début des symptômes morbides.

D'autre part elle peut être utile dans les formes frustes, principalement dans la méningite cérébro-spinale à liquide céphalo-rachidien clair, ne contenant presque pas d'éléments figurés et ne donnant pas de culture positive.

III. **Tuberculose.** — On mélange le sérum à examiner avec des extraits de bacilles de la tuberculose ou des extraits d'organes tuberculeux. Dans les cas de tuberculose, il se produirait un précipité plus ou moins abondant (Bonome). Cette réaction permettrait même de différencier une infection par bacille bovin d'une infection par bacille humain.

Bezançon et de Serbonnes ont trouvé cette réaction dénuée de toute valeur diagnostique ; d'après eux presque tous les malades, tuberculeux ou non, donneraient des précipitations. La réaction précipitante est alors d'autant plus marquée qu'il s'agit d'infections plus aiguës et plus brutales telles que la fièvre typhoïde ou la pneumonie.

Vincent et Combe ont trouvé des anticorps précipitants dans la méningite tuberculeuse, en mélangeant le liquide céphalo-rachidien avec de la tuberculine brute.

IV. **Echinococcose.** — Si l'on met le sérum d'un malade atteint d'échinococcose en présence d'un liquide hydatique d'origine humaine, il se produit un précipité floconneux.

Le sang est recueilli par ponction veineuse dans un tube stérilisé. Après coagulation, on décolle le caillot et on centrifuge pendant une demi-heure. Il faut que le sérum soit parfaitement limpide.

Le liquide hydatique doit également être parfaitement limpide. On le recueille par exemple au cours d'une laparotomie, dans un flacon stérilisé. Après l'avoir laissé reposer pendant 24 heures, on le répartit dans des ampoules scellées, de 5 ou 10 centimètres cubes ; le liquide peut rester parfaitement actif pendant deux ans.

Tous les liquides hydatiques n'ont pas la même aptitude à être précipités par un sérum actif. C'est pourquoi il est bon d'avoir à sa disposition des échantillons de plusieurs liquides.

Technique. — Dans de petits tubes de verre stérilisés, semblables à ceux qu'on emploie pour la séro-agglutination, on introduit 1 centimètre cube de liquide hydatique et de 12 à 14 gouttes du sérum à examiner. On mélange intime-

ment les deux liquides, en retournant 4 à 5 fois les tubes et
on les porte à l'étuve entre 40° et 50°. On prépare en même
temps un tube témoin, contenant la même quantité de liquide
hydatique et de 12 à 14 gouttes de sérum d'un sujet sain.

Lorsque la réaction est positive, il se forme au bout de
7 à 10 heures, en moyenne, au bout de 16 heures au plus,
un précipité floconneux. Les flocons qui le constituent sont
d'abord en suspension dans le liquide ou adhérents aux parois
du tube ; peu à peu ils se tassent au fond de celui-ci, en un
dépôt qui se désagrège facilement par agitation du tube.

Il ne faut pas confondre ce précipité floconneux avec le précipité pulvérulent qui peut se produire dans le tube témoin.

La précipito-réaction donne des résultats positifs dans les quatre cinquièmes des cas de kystes hydatiques (Fleig et Lisbonne) ; elle serait
toujours négative en dehors de l'échinococcose.
Outre sa valeur diagnostique, elle aurait aussi une signification
pronostique après les opérations : le pouvoir précipitant du sérum
diminuant graduellement après une intervention chirurgicale complète,
persistant au contraire dans les cas d'intervention incomplète ou de
greffe secondaire.
Dans certains cas, par contre, la réaction, qui était jusque-là négative
devient positive après l'opération ; le fait s'explique alors par l'absorption d'antigène par la plaie au cours de l'opération elle-même (Chauffard).

V. *Syphilis.* — On a utilisé pour le diagnostic les pro-
priétés précipitantes des sérums de syphilitiques vis-à-vis de
certaines substances, de nature lipoïde pour la plupart.

a. *Lécithine.* — On mélange 0,2 centimètre cube du sérum
à examiner avec une égale quantité d'émulsion aqueuse de
lécithine à 1 pour 100 : on ajoute 0,8 centimètre cube de
solution physiologique de chlorure de sodium. On place le
mélange à l'étuve à 37° pendant 5 heures, puis on le laisse à
la température du laboratoire pendant 24 heures.

Lorsque la réaction est positive, il se produit un précipité
plus ou moins abondant.

b. *Glycocholate de soude.* — On mélange 0,2 centimètre
cube du sérum suspect, inactivé par chauffage à 56°, avec une
égale quantité de solution aqueuse de glycocholate de soude
à 1 pour 100. On agite le mélange, puis on le laisse à la température du laboratoire pendant 24 heures.

La réaction est considérée comme positive lorsqu'il s'est
produit un précipité appréciable.

c. *Eau distillée.* — A 0,2 centimètre cube de sérum non
chauffé, on ajoute 0,8 centimètre cube d'eau distillée ; on laisse
le mélange à la température du laboratoire pendant 24 heures.

Dans les cas positifs, il se forme un léger précipité blanchâtre.

d. *Perchlorure de fer.* — On prépare une solution composée de : phénol 0,5 gramme, solution de perchlorure de fer à
5 pour 100 : 0,62 gramme, eau distillée 34,5 grammes.

A 0,5 centimètre cube de sérum on ajoute une goutte de
perhydrol, puis 0,5 centimètre cube de la solution ci-dessus.

Lorsque la réaction est positive, le liquide devient brun
foncé, opaque.

e. *Sérum étranger syphilitique.* — Fornet et Scheres-
chewsky admettent qu'il existe, chez les syphilitiques récents,
un précipitinogène syphilitique et, chez les vieux syphilitiques
tels que les paralytiques généraux, une précipitine syphilitique. L'action du précipitinogène sur la précipitine donne un
précipité.

On introduit lentement le sérum d'un paralytique général
ou d'un tabétique dans un tube contenant le sérum d'un
syphilitique récent, de la même manière que lorsqu'on veut
rechercher l'albumine par l'acide azotique. A la surface de
contact des deux liquides, il se produit un mince anneau
blanchâtre. De la sorte, on pourrait, au moyen d'un sérum
de paralytique général certain, reconnaître un sérum syphilitique d'infection récente ou *vice versa*.

Aucune de ces réactions n'est spécifique et elles sont loin d'avoir
toutes la même valeur ; alors que celles par l'eau distillée ou le perchlorure de fer sont souvent négatives chez des syphilitiques avérés et fréquemment positives dans d'autres maladies, la précipitation par le
glycocholate de soude paraît donner des renseignements plus exacts.
En se basant sur l'observation clinique seule, on reconnaît qu'elle est
fréquente chez les syphilitiques, plus rare chez les non syphilitiques.
Employée concurremment avec la réaction de Bordet et Gengou, elle
donne cependant souvent des résultats différents.

VI. **Cancer.** — On prépare un extrait cancéreux dont la
substance active, thermostabile, doit être débarrassée des
albuminoïdes, d'abord par ébullition en présence d'acide acétique, puis par dialyse. Cet extrait dilué est mélangé au sérum
à examiner ; la formation d'un précipité serait presque constante dans le cancer.

Cette réaction est loin de donner des résultats certains; des recherches complémentaires sont encore nécessaires pour juger de sa valeur.

II. — ALBUMINO-PRÉCIPITINES

On a admis d'abord que les albumino-précipitines étaient spécifiques pour la variété d'albumine correspondante, c'est-à-dire, par exemple, que la sérine injectée au lapin donnait au sérum une action précipitante sur les solutions de sérine et non sur celles de globuline et *vice versa*. On a cherché ensuite à appliquer ces données à la détermination de la variété d'albumine à laquelle on avait affaire.

Actuellement, il ne semble pas cependant que la détermination de la nature chimique d'une albuminurie soit possible avec certitude par ce procédé (Linossier et Lemoine, Faloise).

QUATRIÈME SECTION

DÉVIATION DU COMPLEMENT

Comme nous l'avons vu, lorsqu'on prépare un animal en lui faisant une série d'injections, intra-péritonéales, sous-cutanées ou intra-veineuses, de globules rouges provenant d'un sujet d'espèce étrangère, le sérum de cet animal acquiert des propriétés hémolytiques à l'égard des globules rouges de cette espèce. Un lapin, par exemple, préparé par des globules de mouton devient hémolytique anti-mouton.

On admet que ce pouvoir hémolytique est dû à l'action simultanée du *complément* non spécifique, thermolabile, préexistant, et de l'*ambocepteur* spécifique, thermostabile, produit par les injections.

Si l'on chauffe le sérum du lapin préparé, pendant une demi-heure à 56°, le complément est détruit, et l'ambocepteur resté seul ne peut détruire les globules rouges de mouton ; on dit alors que le sérum a été *inactivé* par le chauffage.

Si on rend du complément à ce sérum inactivé en lui ajoutant du sérum d'un animal neuf, par exemple d'un cobaye, il est *réactivé*, c'est-à-dire qu'il recouvre son pouvoir hémolytique vis-à-vis des globules de mouton.

Le mélange : complément, ambocepteur, et globules rouges correspondants, porte le nom de *système hémolytique*.

Si on laisse des globules rouges de mouton en contact pendant plusieurs heures avec du sérum hémolytique inactivé, qu'on lave ensuite les globules à plusieurs reprises à l'eau physiologique et qu'on leur ajoute du sérum neuf, l'hémolyse se produit. Il semble donc que l'ambocepteur s'est fixé sur les globules, à la façon du mordant d'une teinture. On dit alors que les globules ont été *sensibilisés* à l'action du sérum neuf.

Lorsqu'on met ces globules rouges sensibilisés en présence d'un sérum neuf, l'hémolyse se produit ; mais lorsqu'on reprend ensuite ce même sérum déjà utilisé et qu'on le met de nouveau en contact avec d'autres globules sensibilisés, l'hémolyse ne se produit plus. Le complément s'est *fixé* à son tour aux permiers globules par l'intermédiaire de l'ambocepteur.

De même, lorsqu'on met en présence un antigène, l'anticorps correspondant et un complément, ce complément est *fixé* ; c'est donc que le mélange antigène et anticorps absorbe ou *dévie* le complément. Ce phénomène, connu en effet sous le nom de fixation ou de déviation du complément, a été décrit par Bordet et Gengou en 1901.

Pour constater que le complément a bien été fixé dans ce mélange, il suffit de lui ajouter du sérum hémolytique de lapin inactivé et des globules de mouton ; on constate alors que l'hémolyse ne se produit plus.

Pour prendre un exemple concret, si l'on fait agir sur du sérum de cobaye frais un mélange de culture de vibrion cholérique et de sérum d'un cholérique chauffé, le complément de ce sérum de cobaye est fixé. Ajoute-t-on maintenant à ce mélange du sérum hémolytique de lapin anti-mouton inactivé et des globules rouges de mouton, il ne se produit aucune hémolyse, le complément ayant été fixé par le premier mélange et l'ambocepteur du sérum de lapin étant incapable de déterminer à lui seul l'hémolyse.

En résumé, le principe de la méthode est donc le suivant : un mélange préparé, antigène plus anticorps correspondant, absorbe le complément du sérum frais qui lui est ajouté et, par suite, l'empêche de produire l'hémolyse dans un second mélange également préparé, globules rouges plus sérum hémolytique correspondant.

Ce phénomène a des degrés, en ce sens que, lorsque le complément est totalement fixé, il ne se produit aucune hémolyse, tandis que, si le complément n'est fixé qu'en partie, il se produit une hémolyse partielle. Dans l'exemple ci-dessus, le sérum cholérique contenant lui-même du complément qui s'ajoute à celui du sérum de cobaye, il y aurait excès de complément et une partie de celui-ci risquerait de n'être pas fixée, si l'on ne prenait soin d'inactiver au préalable le sérum de cholérique par chauffage d'une demi-heure à 56°.

I. — MÉTHODE COMPLÈTE

I. — Préparation des réactifs.

La mise en œuvre de la séro-réaction par déviation du complément nécessite l'emploi de cinq éléments : l'ambocepteur, le complément, les globules rouges, l'antigène et le sérum à examiner.

1. Ambocepteur. — On emploie généralement un *sérum de lapin anti-mouton*; on l'obtient en préparant un lapin par injections intra-péritonéales répétées de globules de mouton.

1. *Préparation du sang à injecter.* — Le sang de mouton est recueilli, soit par ponction d'une veine de l'oreille ou de la jugulaire, soit à l'abattoir au moment où l'on saigne l'animal. On le reçoit dans un flacon stérilisé contenant des perles de verre ; on défibrine par agitation. Le sang défibriné est centrifugé, le sérum enlevé au moyen d'une pipette ; on lave ensuite dans de l'eau physiologique stérile, puis on centrifuge ; on procède ainsi à trois reprises ; on ajoute enfin au culot de globules une quantité d'eau salée physiologique équivalente à la quantité de sérum enlevé.

2. *Préparation de l'animal.* —On injecte dans le péritoine de l'animal, avec les précautions usuelles d'asepsie, des quantités croissantes, de 2 à 20 centimètres cubes de cette émulsion de globules, à des intervalles de 3 à 7 jours. Si les globules n'avaient pas été bien lavés, l'animal pourrait succomber à des accidents d'anaphylaxie.

On peut après 5 ou 6 injections, si on veut se rendre compte du résultat déjà obtenu, titrer le pouvoir hémolytique du sérum du lapin ainsi préparé. Dans ce but, on prélève au moyen d'une pipette de verre 3 à 4 centimètres cubes de sang dans une veine de l'oreille.

Il est bon de reprendre et de continuer les injections jusqu'à ce que le sérum atteigne un pouvoir hémolytique élevé ; par exemple, au moins, jusqu'à ce qu'une quantité de 0,001 centimètre cube de sérum inactivé dissolve, en présence de 0,05 centimètre cube de complément, une quantité de 0,05 centimètre cube de l'émulsion de globules de mouton, dans une solution de chlorure de sodium à 0,85 pour 100, en 1 heure de séjour à l'étuve à 37°.

Au lieu de lapin anti-mouton, certains auteurs préparent des lapins anti-cheval, anti-bœuf, anti-chèvre, anti-humain, voire même des chèvres à sérum anti-humain.

3. *Préparation du sérum.* — Lorsque le sérum a atteint un titre suffisant, 8 jours après la dernière injection, on saigne l'animal à blanc par ponction de la carotide, ou bien on se contente de prélever 10 à 15 centimètres cubes de sang par ponction du cœur ou par ponction d'une veine marginale de l'oreille. Il faut avoir soin, pour éviter d'obtenir un sérum lactescent, de laisser l'animal à jeun pendant 3 ou 4 heures avant la saignée.

Le sang recueilli dans un ou plusieurs tubes stérilisés est laissé dans l'obscurité, à la température de la chambre, pendant 12 à 18 heures. Au bout de 3 à 4 heures, il faut décoller le caillot au moyen d'un fil de platine stérilisé. Lorsque le caillot s'est bien rétracté, on décante le sérum.

Lorsqu'on défibrine le sang au moyen de perles de verre et qu'on centrifuge ensuite, le sérum est généralement un peu laqué.

Le sérum décanté est réparti dans de petites ampoules de verre stérilisées qu'on scelle à la flamme. Il est inactivé immédiatement, par chauffage à 56° pendant une demi-heure et dès lors il peut servir d'ambocepteur.

Le sérum ainsi préparé se conserve, sans grand changement de titre, pendant 6 à 12 mois. Pour prévenir l'infection éventuelle, on peut l'additionner de phénol à 0,5 pour 100.

Le sérum ne doit pas être dilué avant le moment de l'emploi, car, lorsqu'on le dilue à l'avance, il perd souvent en quelques heures une grande partie de son pouvoir hémolytique.

On trouve aussi, dans le commerce, des *papiers absorbants* *imprégnés d'ambocepteur.* Au moment de l'emploi, on immerge pendant 15 minutes une surface déterminée de ce papier dans une certaine quantité de solution physiologique de chlorure de sodium.

2. **Complément.** — Il est fourni par du sérum frais de cobaye. Le sang est recueilli soit par ponction du cœur, soit par ponction d'une carotide. Nous recourons généralement à la ponction du cœur, facile à pratiquer chez le cobaye et qui permet de recueillir 5 centimètres cubes de sang sans sacrifier l'animal.

On peut, ou bien défibriner le sang avec des perles de verre puis centrifuger, ou bien le laisser se coaguler et attendre la rétraction du caillot. Le sérum de cobaye est souvent coloré, ce qui ne gêne nullement les recherches ultérieures, étant donné que ce sérum sera fortement dilué.

Il importe en tout cas d'employer le sérum frais, c'est-à-dire de ne pas le laisser vieillir plus de 12 heures. Le plus simple est de prélever le sang le soir du jour qui précède celui où l'on veut faire la réaction. Certains auteurs ont conseillé d'employer un sérum vieux de 8 à 10 jours (Nicolle et Pozerski). Cette manière de faire n'est pas recommandable, diverses recherches ayant prouvé que non seulement le complément perd par vieillissement son pouvoir réactivant, mais encore qu'il se laisse plus difficilement fixer.

Il est très important de déterminer la *dose à employer.* En effet, si le complément est ajouté en excès au mélange antigène-anticorps, une partie n'est pas fixée; cette portion libre peut hémolyser les hématies, au moins en partie, dans la recherche définitive. Pour déterminer la dose à employer, on peut procéder au dosage du complément (voir plus loin); celui-ci est surtout utile lorsqu'on veut avoir un résultat quantitatif. En pratique, on emploie généralement une quantité de 0.05 centimètre cube de sérum de cobaye, de nombreux essais ayant prouvé que c'était là la dose dissolvante minima moyenne. Au début, on employait une quantité double, 0,1 centimètre cube.

3. **Globules rouges.** — On emploie les globules du sang d'un animal de la même espèce que celui dont on a employé le sang pour préparer le lapin; c'est donc en général du sang de mouton. Le sang est recueilli, soit par ponction d'une veine auriculaire, soit à l'abattoir, au moment où l'on saigne l'animal,

dans un flacon contenant des perles de verre. Dans ce dernier cas, il faut éviter le contact du col du ballon avec la peau de l'animal.

Le sang est immédiatement défibriné par agitation pendant 5 à 10 minutes. On centrifuge, on décante le sérum, et on lave 3 fois de suite les globules dans de l'eau salée à 0,85 pour 100. On prépare ensuite une émulsion à 5 pour 100 dans de l'eau salée au même titre. Les globules doivent être utilisés le jour même où ils ont été recueillis.

Le mouton ne doit pas être saigné chaque jour ; si on agissait ainsi ses globules rouges pourraient se détruire spontanément.

Dans certains procédés, on emploie, avec l'ambocepteur anti-humain des globules rouges humains, ou, avec l'ambocepteur naturel du sérum humain des hématies de lapin. L'émulsion se prépare de la même manière que pour les globules de mouton.

4. Antigène. — En principe on emploie des substances organiques choisies d'après la maladie pour laquelle on entreprend la réaction. Le plus souvent il s'agit d'extraits d'organes recueillis à l'autopsie.

a. L'*extrait aqueux* se prépare de la manière suivante : l'organe est broyé dans un broyeur à viande ; pour 1 gramme d'organe, on ajoute 4 à 5 centimètres cubes de solution saline physiologique contenant 0,5 pour 100 de phénol. Le mélange est agité pendant 24 heures à la machine, puis légèrement centrifugé ou décanté.

b. Actuellement, on emploie le plus souvent un *extrait alcoolique de foie* qu'on prépare ainsi : l'organe est broyé, desséché dans le vide, sous une cloche reliée d'une part à une trompe à eau, d'autre part à deux flacons contenant l'un de l'acide sulfurique, l'autre du chlorure de calcium ; il est ensuite réduit en poudre. On met 1 partie de cette poudre au contact de 50 parties d'alcool absolu, on place le tout dans la machine à agiter pendant 3 heures, puis de nouveau pendant 3 heures à l'étuve à 37° et enfin pendant 12 heures à la température du laboratoire. L'extrait est ensuite filtré. Il se présente sous forme de liquide clair, légèrement coloré.

c. On emploie beaucoup actuellement les *extraits alcooliques de cœur* (cœur humain, cœur de cobaye ou de bœuf). Cet extrait peut être préparé de la même façon que l'extrait alcoolique de foie. Plus simplement, on procède de la manière suivante, d'après Sabrazès : on broie 20 grammes de cœur, débarrassé de sang, dans 100 centimètres cubes d'alcool absolu. On chauffe le tout au bain-marie dans un ballon pendant 2 heures à 60°. On laisse à la température du laboratoire pendant 2 heures, puis on décante. L'extrait est conservé dans un flacon de couleur, bouché à l'émeri.

Dosage de l'antigène. — Quel que soit l'antigène choisi, il faut, avant de l'employer, doser son activité. Ce dosage ne peut se faire que par comparaison avec un autre extrait connu, en présence d'un système hémolytique et de quantités variées de sérum provenant d'un sujet atteint sûrement de la maladie considérée.

Avant de procéder à ces essais comparatifs il faut tout d'abord s'assurer de la dose à laquelle l'antigène fixe à lui seul le complément. On y parvient en mettant en présence, pendant une heure à l'étuve, des quantités variées d'antigène (0,1, 0,2, 0,3, 0,4, 0,5 centimètre cube, etc.) et une quantité fixe de c :. lément :: 0,5 centimètre cube. Au bout de ce temps, on ajoute le mélange ambocepteur et globules ; on prépare en même temps un tube témoin contenant les mêmes éléments moins l'antigène (système hémolytique). On reporte à l'étuve à 37°.

Lorsque le tube témoin est hémolysé, on lit les résultats. Dans les tubes où l'antigène a fixé à lui seul une partie du complément, l'hémolyse est incomplète. On emploiera donc pour les examens ultérieurs une dose inférieure à celle qui empêche l'hémolyse. Il faudra en outre s'assurer que l'antigène, sans complément ni ambocepteur, ne détruit pas à lui seul les globules rouges en raison d'un pouvoir hémotoxique propre.

5. Sérum. — Une quantité de sang de 1 à 2 centimètres cubes peut suffire. Il est bon de le prélever en dehors des périodes de digestion, pour ne pas avoir un sérum opalescent contenant des particules graisseuses.

On recueille généralement le sang par ponction d'une veine au pli du coude. La technique est la même que pour la prise de sang en vue de l'hémoculture. Il faut avoir soin de ne pas trop serrer le lien élastique ; il est préférable de ne pas employer de seringue, de recueillir simplement le sang dans un tube stérilisé, directement à sa sortie de l'aiguille, ceci pour obtenir un caillot qui se rétracte bien et qui laisse un sérum clair, non laqué. Il importe de laver au préalable l'aiguille et le tube au sérum physiologique.

On a proposé un grand nombre de modèles d'aiguilles à ponction veineuse. Le plus simple est d'employer une aiguille ordinaire de seringue de Roux par exemple, à biseau court pour éviter de blesser la paroi opposée de la veine, d'un diamètre suffisant (1 millimètre) pour avoir un débit rapide, pas trop longue (pas plus de 5 centimètres) pour éviter une trop facile coagulation. L'aiguille doit être stérilisée dans une solution d'eau salée à 8,5 pour 1 000.

Le tube contenant le sang, bouché par un tampon de coton stérilisé, est conservé dans l'obscurité à la température du laboratoire, le caillot se rétractant mal à la glacière. Au bout de quelques heures, on décolle le caillot.

On peut aussi prélever le sang au moyen de ventouses scarifiées, ce qui, dans la plupart des cas, ne présente aucun avantage, mais rend l'asepsie plus difficile.

Une fois le caillot bien rétracté, au bout de 24 heures en général, on décante le sérum au moyen d'une pipette stérile et on l'introduit dans un petit tube également stérile. On l'inactive aussitôt en le chauffant pendant une demi-heure à 56°, puis on le place à la glacière. Il ne faut jamais conserver le sérum avant de l'avoir chauffé, car, d'une part, les sérums syphilitiques peuvent perdre leur pouvoir de réactif; d'autre part, des corps empêchant l'hémolyse peuvent se développer dans les sérums normaux. Le sérum inactivé peut parfaitement se conserver par contre pendant une semaine ou plus. Aussi est-il recommandable, pour réaliser une économie de temps et de réactifs, d'attendre d'avoir une série de réactions à faire pour les faire toutes en même temps.

On peut aussi, au moyen de la déviation du complément, chercher la présence d'anticorps dans les autres humeurs : dans le liquide céphalo-rachidien, dans les liquides de pleurésie, d'ascite, dans la sérosité du vésicatoire.

II. — Mesure du pouvoir du système hémolytique.

Le pouvoir du système hémolytique dépend de deux éléments, l'activité de l'ambocepteur et celle du complément.

1. Dosage de l'ambocepteur. — La détermination du pouvoir du système hémolytique a d'abord pour but d'établir la dose dissolvante minima de l'ambocepteur, c'est-à-dire la plus faible

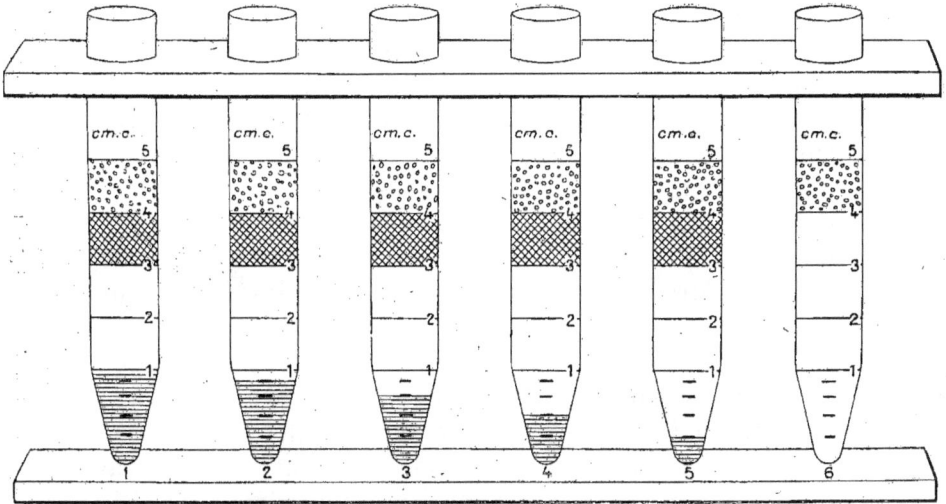

Fig. 148. — Dosage du pouvoir du système hémolytique.

quantité de sérum hémolytique qui, en présence de 0,05 de
complément, est capable de dissoudre complètement, en
1 heure de séjour à l'étuve à 37°, 1 centimètre cube de l'émulsion à 5 pour 100 de globules de mouton.

Un examen préalable a renseigné sur le pouvoir hémolytique du sérum de lapin. Supposons par exemple qu'on ait constaté une quantité dissolvante minima de 0,0006 centimètre
cube. On dilue alors le sérum inactivé dans l'eau salée à
8,5 pour 1000 et on introduit, dans 5 tubes, des quantités
décroissantes d'ambocepteur 0,001, 0,0008, 0,0006, 0,0004,
0,0002 (fig. 148).

Les tubes (tubes à centrifuger ordinaires, d'une capacité
de 10 à 15 centimètres cubes, de préférence gradués) ont été
stérilisés à l'avance dans le four à flamber. On a préparé de
même un certain nombre de pipettes, graduées au 1/10° de
centimètre cube, et deux ou trois autres graduées au 1/100° de
centimètre cube, ainsi que deux ou trois éprouvettes graduées.
On ramène chaque tube au volume de 3 centimètres cubes
par addition d'eau physiologique à 8,5 pour 1000. On ajoute
dans chaque tube 1 centimètre cube de dilution de complément au 1/20° dans de l'eau salée au titre ci-dessus, puis
1 centimètre cube d'émulsion de globules de mouton à 5
pour 1000.

En même temps, on prépare un tube contenant 4 centimètres cubes d'eau salée et 1 centimètre cube d'émulsion globulaire (tube 6), pour s'assurer que les globules sont en bon
état et n'hémolysent pas spontanément. Certains auteurs
préparent encore un septième tube, contenant : 3 centimètres
cubes d'eau salée, 1 centimètre cube de dilution de complément au 1/20° et 1 centimètre cube d'émulsion globulaire à 5
pour 100, dans le but de s'assurer que le complément à lui
seul n'a aucune action hémolytique. Ce tube peut être préparé
au moment de la recherche définitive.

On place tous les tubes à l'étuve à 37° pendant 1 heure. Au
bout de ce laps de temps, on apprécie le résultat. Supposons,
par exemple, que l'hémolyse soit totale dans les trois premiers tubes, incomplète dans les deux suivants : on dira que
la dose dissolvante minima est de 0,0006. Pour la recherche
définitive, on emploie une dose *3 fois plus forte*, soit 0,0018.

2. **Dosage du complément.** — Certains auteurs le recommandent ; toutefois, ce dosage n'est généralement pas nécessaire, la

quantité de complément variant peu dans le sérum frais du cobaye.

Pour pratiquer ce dosage, on prépare une série de 6 à 7 tubes contenant des dilutions décroissantes de 0,07 à 0,01 de complément ; à chaque tube, on ajoute la dose d'ambocepteur qu'on emploiera pour la recherche définitive : 0,0018 par exemple ; on ajoute de l'eau salée jusqu'à 4 centimètres cubes, puis 1 centimètre cube d'émulsion globulaire. On place les tubes à l'étuve à 37°, puis on cherche quelle est la plus faible dilution qui donne une hémolyse totale.

Le dosage du complément est inutile si on emploie le sérum dans les deux ou trois heures qui suivent la saignée.

II — DIAGNOSTIC DE LA SYPHILIS

L'application au diagnostic des maladies humaines de la découverte, par Bordet et Gengou, du phénomène de la fixation du complément, a commencé par la syphilis et c'est pour cette affection que son importance est restée la plus grande.

La méthode en usage a été créée peu à peu par des modifications successives apportées par de nombreux auteurs à celle proposée initialement par Wassermann. Chacun la pratique un peu à sa manière, et les détails varient avec chaque auteur ; il nous a paru suffisant d'indiquer les traits généraux qui la constituent, sans décrire en détail les nombreuses variantes dont elle a été l'objet.

Des cinq éléments qui sont nécessaires pour une séro-réaction, trois sont indépendants du diagnostic à envisager, ce sont l'ambocepteur, le complément et les globules rouges du système hémolytique ; le sérum à examiner est recueilli sur le malade dont on veut établir le diagnostic.

L'antigène est seul spécial.

1. — Méthode spécifique.

1. Choix de l'antigène. — Comme antigène, on employait au début, et certains auteurs emploient encore actuellement, un extrait *aqueux de foie de fœtus hérédo-syphilitique*. On avait admis d'abord qu'il ne fallait utiliser qu'un foie contenant des spirochètes, mais on a reconnu ensuite qu'il n'y avait pas parallélisme entre la teneur en antigène de l'extrait et la présence ou l'absence de spirochètes.

L'activité de *l'extrait de cœur humain* de sujet normal serait parfaitement constante et ne varierait pas d'un cœur à l'autre. On pourrait dès lors employer toujours une même dose de 0,20 centimètre cube. Ce fait serait dû à la richesse du cœur humain en substances extractives, richesse telle que l'extrait en est une solution saturée.

L'extrait alcoolique de foie hérédo-syphilitique est stable; il se conserve pendant des mois. L'extrait de cœur humain serait moins inaltérable; il ne faudrait pas le conserver plus de quelques semaines. Nombre d'expérimentateurs préfèrent néanmoins l'extrait de cœur sain à l'extrait de foie hérédo-syphilitique, parce qu'il est infiniment plus facile de se procurer un cœur humain qu'un foie de fœtus syphilitique.

Ces deux antigènes sont préparés de la manière déjà indiquée dans la méthode générale.

2. **Marche de l'épreuve.** — On peut se contenter d'un résultat *qualitatif*, c'est-à-dire mettre en présence une quantité fixe d'antigène et une quantité fixe de sérum à examiner (0,10 centimètre cube de chacun, par exemple).

Il est bien préférable, cependant, de faire une recherche *quantitative*; on y parvient, soit en faisant varier la dose de sérum mise en présence d'une quantité fixe d'antigène, soit en faisant varier la dose d'antigène mise en présence d'une quantité fixe de sérum. C'est la première manière de procéder que l'on adopte habituellement.

Il est absolument nécessaire, pour obtenir des résultats comparables, d'avoir la même quantité totale de liquide dans chacun des tubes. Cette quantité doit être relativement élevée (5 centimètres cubes) lorsqu'on emploie comme antigène un extrait alcoolique, l'alcool pouvant par lui-même fausser les résultats lorsque la quantité totale de liquide est trop faible. Les dilutions de chaque élément de la réaction doivent être préparées à l'avance, de telle façon que la quantité nécessaire soit contenue dans 1 centimètre cube.

On prépare sur un porte-tubes une série de 12 tubes à réactions stérilisés (fig. 149). On a à sa disposition un certain nombre de pipettes, des tubes gradués pour effectuer les mélanges et de l'eau salée à 8,5 pour 1 000.

On commence par préparer une dilution d'antigène au 1/10ᵉ.

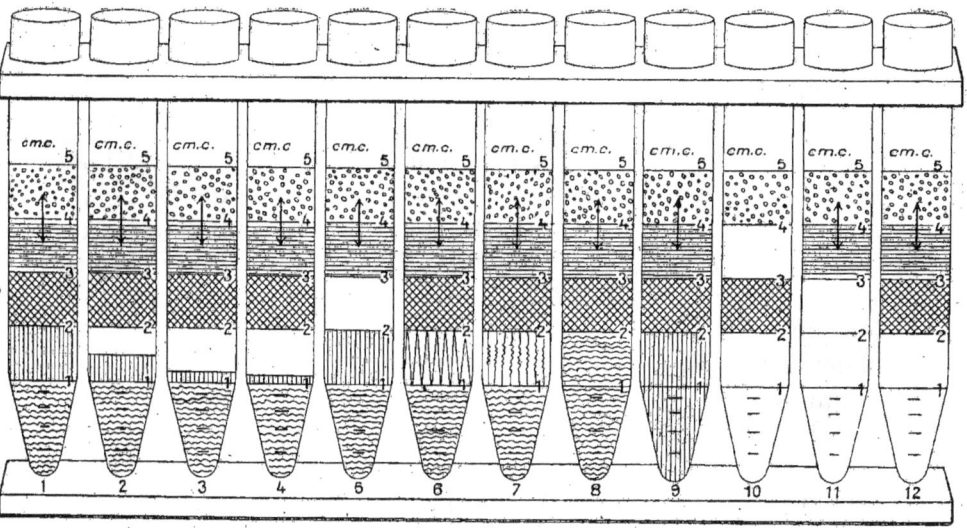

Antigène	Sérum de cobaye 1/20	Sérum du malade 1/10	Sérum syphilitique 1/10
Emulsion globulaire 5%	Sérum de lapin hémolytique	Sérum normal 1/10	Sérum physiologiq. 8 1/2 ‰

Fig. 149. — Séro-réaction pour le diagnostic de la syphilis.

Sachant qu'on a besoin, dans ce but, de 9 doses (une dans chacun des sept premiers tubes à réactions, deux dans le dernier), on prélève avec la pipette graduée 1 centimètre cube d'extrait qu'on introduit dans un tube gradué ; on ramène à 10 centimètres cubes au moyen d'eau salée. On introduit alors dans chacun des sept premiers tubes 1 centimètre cube de la dilution ainsi préparée et 2 centimètres cubes dans le 8e.

Lorsqu'on emploie l'extrait de cœur humain, on prépare de la même façon la dilution, en général au 1/20e.

Ceci fait, avec une seconde pipette, on prépare dans un second tube gradué 5 centimètres cubes de dilution au 1/10e du sérum à examiner. A cet effet, on prélève 0,50 centimètre cube de sérum qu'on introduit dans le tube ; on ramène à 5 centimètres cubes avec de l'eau salée. On porte ensuite 1 centimètre cube de la dilution dans le tube 1, une même quantité dans le tube 5 et une quantité double dans le tube 9. Le centimètre cube qui reste est additionné de la même quantité d'eau salée. On porte 1 centimètre cube de cette solution à 1/20 (0,05) dans le tube 2. Le centimètre cube qui reste est de même additionné d'une quantité égale d'eau salée ; on porte 1 centimètre cube de cette dilution à 1/40 (0,025) dans le tube 3. Le centimètre cube restant est à son tour additionné de 1,5 centimètre cube d'eau salée ; on porte 1 centimètre cube de cette dilution à 1/100 (0,01) dans le tube 4.

Dans un autre tube à mélange, on dilue, dans 0,90 centimètre cube d'eau salée 0,10 centimètre cube d'un sérum certainement non syphilitique déjà éprouvé par des recherches antérieures. On porte ce sérum dilué dans le tube 6.

On procéde de la même façon avec un sérum sûrement syphilitique dont on connaît l'action par des recherches précédentes ; la dilution est introduite dans le tube 7.

Enfin, dans un dernier tube à mélange, on dilue 0,50 centimètre cube de complément (sérum de cobaye) dans 9,5 centimètres cubes d'eau salée. On en porte 1 centimètre cube dans chacun des tubes à réactions, à l'exception des nos 5 et 11. Les deux derniers tubes sont ramenés à un contenu égal à celui des autres (3 centimètres cubes) au moyen d'eau salée.

Les mélanges antigène-anticorps-complément étant ainsi préparés, on place les tubes à l'étuve à 37° pendant 1 heure après les avoir agités. Pendant ce temps, le complément a la latitude de se fixer. Au bout d'une demi-heure, on commence à préparer la dilution d'ambocepteur. On calcule qu'on a besoin de 11 doses, soit 11 fois 0,0018 de la dose dissolvante triple. Pour faciliter les mensurations, on prépare 15 doses, soit $0,0018 \times 15 = 0,027$.

On prépare dans un tube gradué 10 centimètres cubes de dilution d'ambocepteur à 1 pour 100. On prélève 2,7 centimètres cubes de cette dilution qu'on porte dans un tube gradué. On ramène à 15 centimètres cubes avec de l'eau salée. Chaque centimètre cube de cette dilution contient ainsi 0,0018 d'ambocepteur.

Un quart d'heure avant de retirer les tubes de l'étuve, on mélange 11 centimètres cubes d'ambocepteur dilué avec 11 centimètres cubes d'émulsion de globules de mouton à 5 pour 100. Un centimètre cube d'émulsion est dilué dans une égale quantité d'eau salée.

L'heure écoulée, on retire les tubes de l'étuve ; on ajoute à chacun d'eux 2 centimètres cubes du mélange ambocepteur-émulsion globulaire, sauf au tube 10 qui reçoit l'émulsion diluée de moitié dans l'eau salée.

On agite les tubes et on les replace à l'étuve pendant 1 heure.

Les tubes 1, 2, 3, 4 sont donc les tubes de recherche proprement dits, les huit autres sont des témoins.

Le tube 5 ne contient pas de complément de cobaye. Il est destiné à prouver que le sérum à examiner a été suffisamment inactivé, c'est-à-dire qu'il ne contient plus de complément naturel. Dans ce tube l'hémolyse doit être nulle.

Le tube 6 contient, au lieu du sérum à examiner, une quantité de sérum sain, vérifié par des recherches antérieures, à la même dose (0,1 centimètre cube) que le tube n° 1. Le résultat doit être négatif (hémolyse totale).

Dans le tube 7, on a fait le même mélange avec un sérum sûrement syphilitique déjà connu. Le résultat doit être franchement positif (hémolyse nulle).

Le tube 8, qui contient une double dose d'antigène, est destiné à constater que celui-ci ne dévie pas à lui seul le complément. L'hémolyse doit par conséquent être totale.

Le tube 9, qui contient double dose de sérum, doit prouver également que celui-ci ne fixe pas le complément à lui seul. Même hémolyse totale.

Le tube 10 est destiné à montrer que le sérum de cobaye

n'est pas spontanément hémolytique pour les globules de mouton.

Le tube 11, ambocepteur avec globules de mouton, montre si le sérum de lapin a été bien inactivé, c'est-à-dire s'il ne contient plus de complément.

Le tube 12 enfin doit prouver que le système hémolytique est bien actif.

Dans de nombreux laboratoires, on préfère employer l'antigène en quantité décroissante et le sérum du malade en quantité fixe. Dans ce cas, on le dilue en général au 1/10e.

3. **Appréciation des résultats.** — A bout d'une heure on retire les tubes de l'étuve. A ce moment, le contenu des tubes de contrôle doit être dissous. Si tel n'était pas le cas, on replacerait les tubes à l'étuve pendant 1 heure. On les laisse ensuite quelques heures à la température de la chambre pour laisser sédimenter les globules, ou bien on centrifuge. On peut contrôler les résultats au bout de 12 heures.

Les tubes 6, 8, 9 et 12 doivent être nettement hémolysés : complément présent et libre. Par contre les tubes 5, 7, 10 et 11 ne doivent pas présenter d'hémolyse : complément fixé ou absent.

Quel que soit le sérum à examiner il est fort rare que le résultat soit absolument positif, c'est-à-dire avec hémolyse *nulle* dans les quatre tubes. La réaction est dite *positive* déjà lorsque l'hémolyse est nulle dans le premier de ces tubes ; elle est *fortement positive* lorsque l'hémolyse est nulle dans les deux premiers tubes ; *très fortement positive* lorsque l'hémolyse est nulle dans les trois premiers tubes ou, à plus forte raison, dans les quatre tubes. Lorsque l'hémolyse est complète dans les quatre tubes, le résultat est *franchement négatif*.

Lorsqu'on n'examine le sérum du malade qu'à une seule dilution, 0,10, par exemple, et que le résultat est positif. on ne sait pas s'il le serait aussi avec une dilution plus faible (0,05, 0,025). C'est pour cette raison qu'il est bon d'employer plusieurs dilutions afin de faire ainsi une sorte de dosage. Le moyen le plus simple d'en exprimer les résultats est d'indiquer, par exemple, que la réaction est positive à 0,10 ou à 0,025 centimètre cube, en choisissant le chiffre de la plus faible dilution de sérum qui est encore capable de dévier le complément.

Il arrive parfois que le premier tube présente une hémolyse qui est incomplète : coloration du liquide, dépôt plus ou moins volumineux dans le fond. Certains auteurs ont proposé de doser alors l'hémoglobine dissoute ; il est beaucoup plus simple et généralement suffisant de comparer la couleur du liquide à celle d'un tube témoin complètement hémolysé. Dans ce cas, on qualifie la réaction de faiblement positive, ou d'*incomplète*.

Causes d'erreur. — Lorsqu'on procède comme nous venons de l'indiquer, c'est-à-dire avec une quantité élevée de liquide (5 centimètres cubes) et avec un nombre considérable de tubes de contrôle, les causes d'erreur sont réduites au minimum. Nous insistons sur le fait qu'il est nécessaire d'employer de fortes doses d'ambocepteur et de faibles doses d'antigène.

Le point délicat est de savoir où commence le résultat positif et où s'arrête le négatif. A cet égard, la meilleure règle à suivre est de ne déclarer positive qu'une réaction dans laquelle l'hémolyse est complètement nulle dans le premier tube et, négative, celle dans laquelle l'hémolyse y est totale. Dans les autres cas (hémolyse incomplète) on déclarera simplement les résultats incomplets.

Un premier fait se dégage des nombreuses statistiques publiées au cours de ces dernières années, c'est que la réaction de déviation du complément est très fréquemment positive dans la *syphilis :* dans 70 à 90 pour 100 des cas. Cette réaction n'est cependant pas strictement spécifique puisqu'on l'obtient avec des antigènes banals, et puisqu'on la rencontre dans des affections non syphilitiques, bien qu'avec un moindre degré de fréquence.

A la période *primaire*, avant l'apparition de la roséole, elle ne se rencontre guère que dans 50 pour 100 des cas. Wassermann, qui se montre plus difficile dans l'appréciation des résultats, ne trouve même la réaction positive à cette phase que dans 8 pour 100 des cas. Les anticorps spécifiques n'apparaissent guère, en effet, dans le sérum avant le 15e jour après l'infection.

Dans la *syphilis secondaire*, surtout chez les malades non traités, le résultat est le plus souvent positif (75 à 100 pour 100 des cas). Ici encore Wassermann ne trouve que 27 pour 100 de cas positifs.

Dans les *accidents tertiaires*, la réaction est positive en moyenne dans 80 pour 100 des cas (22 pour 100 d'après Wassermann).

Dans la *syphilis congénitale*, la réaction positive est aussi fréquente que dans la syphilis acquise ; elle serait même plus fortement positive au point de vue quantitatif.

Dans le *tabès*, on trouve 70 à 80 pour 100 de résultats positifs. Même proportion dans la *paralysie générale*.

Dans la *syphilis latente*, on trouve une moyenne de 50 pour 100 de résultats positifs. Dans les affections chroniques de l'aorte, dans l'anévrysme en particulier, la réaction se montre fréquemment positive.

Le *liquide céphalo-rachidien* donne souvent une déviation du complément dans les syphilis nerveuses et les accidents para-syphilitiques ; en pareil cas la recherche dans ce liquide est plus importante que la recherche dans le sang.

Dans la *scarlatine*, on a d'abord admis que la réaction était positive dans 40 pour 100 des cas, mais on employait alors de trop fortes doses de sérum (0,4 à 0,3 cc.). Avec des doses plus basses la réaction n'est guère positive que dans 7 à 8 pour 100 des cas de scarlatine.

Dans la *lèpre* on a trouvé fréquemment des résultats positifs. Il faut distinguer la lèpre tubéreuse, dans laquelle la réaction est assez fréquente quoique un peu moins fréquente que dans la syphilis, et la lèpre anesthésique, dans laquelle au contraire elle est rare.

La réaction est également positive dans un certain nombre de cas de *tumeurs malignes* (10 à 15 pour 100 des cas).

Après l'*anesthésie,* à l'éther ou au chloroforme, on trouve quelquefois une réaction positive.

En outre, on a obtenu un faible pourcentage de résultats positifs dans les *spirilloses*, la *malaria*, l'*ictère,* le *diabète,* la *pneumonie*, la *tuberculose pulmonaire*, etc.

2. — Méthodes simplifiées.

La méthode spécifique étant quelque peu compliquée, longue à préparer, nécessitant l'emploi de 5 éléments différents, de nombreux auteurs se sont efforcés de la modifier. Il faudrait un volume pour décrire en détail tous ces procédés; aussi nous contenterons-nous d'en indiquer les principes.

On a cherché à simplifier la réaction en supprimant l'un ou l'autre et quelquefois deux des éléments qu'elle exige. Pour comprendre cette manière de faire, il faut se rappeler que le sang du malade à examiner contient un complément naturel, un ambocepteur (anti-mouton ou anti-lapin), et des globules rouges qui peuvent être utilisés pour la réaction.

1° **Procédés utilisant le complément naturel du sérum à examiner.** — On procède comme dans la méthode complète, mais sans utiliser le sérum de cobaye; à cet effet, le sérum à examiner n'est pas chauffé, il fournit donc le complément. Il ne faut employer alors que de très faibles doses d'antigène.

On peut utiliser également le complément naturel du sérum, tout en employant, comme ambocepteur, du sérum de lapin anti-humain et des globules rouges humains lavés.

2° **Procédés utilisant l'ambocepteur naturel du sérum.** — *Bauer* emploie un sérum chauffé, donc privé de son complément, mais contenant de l'ambocepteur naturel contre les globules de mouton.

Foix procède de la même manière, mais il se sert de globules de lapin au lieu de globules de mouton.

3° Procédés utilisant les globules du malade. — Un certain nombre d'auteurs ont préconisé l'emploi de globules humains, mais ils les utilisent émulsionnés dans de l'eau salée, comme les globules de mouton.

On peut employer le sang défibriné du malade, contenant à la fois le sérum et les globules. Comme ambocepteur, on emploie alors du sérum de chèvre anti-humain et, comme complément, du papier imprégné de sérum de cobaye.

4° Procédés utilisant à la fois le complément et l'ambocepteur naturel du sérum. — *Bénard* et *Jollrain* emploient le sérum non chauffé, contenant à la fois le complément et l'ambocepteur naturel vis-à-vis des globules de mouton. La réaction ne se pratique donc qu'avec 3 éléments : antigène, sérum à examiner et globules de mouton.

5° Autres modifications. — Le procédé de *Noguchi* utilise 5 éléments, mais le sérum, employé à très petites doses, n'est pas chauffé. On emploie un sérum de lapin anti-humain et des hématies humaines. L'ambocepteur et l'antigène sont représentés par des bandes de papier imprégné.

On a aussi employé, comme ambocepteur, du sérum de lapin anti-bœuf, du sérum de lapin anti-cheval ; comme complément, du sérum de porc normal.

3. — Méthodes chimiques.

Réaction par l'iode métallique. — Lorsqu'on ajoute à un sérum normal de l'huile de vaseline iodée, celui-ci prend une belle coloration rouge jaune qu'il conserve pendant long temps ; si au contraire on opère avec un sérum syphilitique, la coloration disparaît rapidement. Pour mettre en lumière des réactions faibles, il suffit d'ajouter quelques gouttes d'eau amidonnée : le sérum normal se colore en bleu sombre, le sérum syphilitique demeure incolore.

Ayant constaté l'inconstance de la composition de l'huile de vaseline, Landau a perfectionné la méthode en employant pour dissoudre l'iode métallique, le méthane tétrachloré (C. Cl^4) en solution à 1 pour 100. La technique est la suivante: à 0,20 cm^3 de sérum à examiner, on ajoute 0,20 cm^3 du réactif qu'on a eu soin de préparer extemporanément. Le sérum employé doit être absolument limpide. On mélange le sérum et le réactif dans une éprouvette d'un diamètre de 1 centimètre environ. On laisse le mélange reposer pendant 4 heures à la température du laboratoire, sans l'agiter ; puis on lit les résultats : les sérums normaux sont gris blancs ou opaques, jamais rouges ; les sérums syphilitiques sont jaunes clairs, transparents, décolorés.

London emploie simplement l'iode métallique et l'empois d'amidon.

On a aussi utilisé d'autres méthodes chimiques : le chlorate de potasse à 1/150, l'or colloïdal, etc.

4. — Méthodes physiques.

1. **Réfractométrie des sérums.** — MM. Widal et R. Bénard ont montré que la présence dans un sérum d'un indice réfractométrique très élevé permet de soupçonner la syphilis.

La technique est très simple : il suffit de déposer une goutte du sérum à examiner sur le prisme du réfractomètre et de lire sur l'échelle graduée le chiffre correspondant à l'ombre. Il ne reste plus qu'à se rapporter à la table, qui donne, en regard des quantités d'albumine, l'index réfractométrique.

Dans les syphilis primaires et secondaires, cet index peut s'élever jusqu'à 66 (normal = 57 à 59).

Dans les syphilis anciennes et latentes, il est en général un peu moins haut ; Widal l'a cependant vu atteindre 67.

2. **Méiostagmine-reaction.** — La méiostagmine-réaction (de μείων, plus petit, et σταζω, couler goutte à goutte) a été découverte par Ascoli et Izar. Cette réaction, très différente des précédentes, est basée sur la tension superficielle des liquides (voir p. 242). On mesure celle-ci, à l'aide d'un stalagmomètre, par le nombre de gouttes fourni sous pression constante par un volume donné de liquide.

Le nombre de gouttes obtenu dans ces conditions d'expérience, avec un mélange d'un antigène et d'un sérum spécifique. c'est-à-dire contenant des anti-corps pour cet antigène, serait toujours supérieur à celui obtenu avec le mélange du même antigène et d'un sérum indifférent, c'est-à-dire ne contenant pas d'anti-corps spécifiques. La tension superficielle serait donc abaissée lorsqu'un antigène se trouve en présence de son anti-corps. La réaction est par suite positive lorsque le nombre de gouttes est plus grand avec le sérum spécifique qu'avec le sérum indifférent.

Technique. — On peut utiliser tous les stalagmomètres suffisamment exacts avec lesquels on peut opérer sous pression constante.

Le *stalagmomètre* le meilleur consiste en un tube de verre coudé deux fois, dont la partie verticale porte une dilatation ampullaire, maintenue dans l'eau à température constante et contenant un volume fixe de liquide. Au-dessus et au-dessous de l'ampoule sont deux traits gravés servant de repères. Les deux autres branches sont constituées par des tubes capillaires, dont le diamètre intérieur est tel que la formation d'une goutte dure quelques secondes. Le tube peut s'adapter par ses deux extrémités soit à un appareil de compression, soit à un appareil pour l'aspiration muni d'un robinet.

Pour préciser le nombre de gouttes donné par un volume déterminé de liquide, on aspire ce dernier jusqu'à ce qu'il dépasse un peu le repère supérieur de l'ampoule ; on met ensuite le tube en communication avec l'appareil à compression. Les gouttes s'écoulent. Il suffit alors de compter très exactement les gouttes qui tombent, depuis le moment où le ménisque de la surface du liquide passe devant le repère supérieur jusqu'à celui où il passe devant l'inférieur. Il importe que cette détermination soit exacte à 1 ou $2/10^{es}$ près.

On prépare les *antigènes* comme pour les diverses réactions de fixation, mais on les dilue avec de l'eau salée physiologique, au millième ou même plus suivant les cas.

Le *sérum*, spécifique ou indifférent, est dilué au $1/10^e$ ou au $1/20^e$.

On fait une première détermination stalagmométrique avec le sérum à examiner dilué au $1/10^e$. Puis on mélange 1 partie de la dilution d'antigène à 9 parties du sérum dilué ; on place ce mélange à l'étuve pendant deux heures à 37°, ou pendant une heure à 50° ; on laisse refroidir à la température normale et on détermine le nombre de gouttes qu'il fournit.

On refait la même expérience, comme contrôle, avec un sérum normal ou avec un sérum non spécifique pour l'antigène envisagé. On peut aussi contrôler le résultat en refaisant la réaction avec le sérum à examiner mais en changeant d'antigène, bien entendu avec un antigène indifférent.

Le stalagmomètre donne avec le sérum dilué pur environ LVI gouttes ; ce même sérum dilué, mis en présence de l'antigène spécifique, donne un nombre de gouttes nettement supérieur.

Cette réaction ne s'applique pas exclusivement à la syphilis ; elle n'a, d'ailleurs, pas encore donné des résultats très concluants, elle mérite cependant des recherches ultérieures. Ascoli l'a trouvée positive dans la fièvre typhoïde, donnant alors toujours III gouttes de plus ; Izar l'a constatée dans la syphilis, donnant très nettement de II à V gouttes ; elle serait négative dans la lèpre.

Ascoli et Izar ont montré que cette réaction était très positive, et d'une manière très constante, dans tous les cas de tumeurs malignes ; au contraire elle est toujours négative lorsque la nature cancéreuse de l'affection ne peut être envisagée ; l'antigène préparé avec des cancers humains doit être très fortement dilué, au 1/10 000e.

La méiostagmine-réaction serait encore positive dans l'ankylostomasie, l'échinococcose et la tuberculose.

III. — DIAGNOSTIC DE L'ÉCHINOCOCCOSE

Découvert par Ghedini, le procédé a été perfectionné par la suite. Comme *antigène,* on emploie le liquide de kyste hydatique recueilli aseptiquement. Ce liquide peut se conserver pendant des mois à la glacière dans des tubes capuchonnés. On peut employer le liquide de kyste hydatique de mouton, de porc, de bœuf ou d'homme, mais le liquide de kyste hydatique de foie de mouton ou de porc est celui qui donne les meilleurs résultats.

Le titrage de l'antigène doit être fait avec un sérum humain contenant des anticorps hydatiques. Ce sérum inactivé et mis en tubes scellés conserve très longtemps ses propriétés.

Pour faire la réaction, on emploie la plus forte quantité de sérum qui soit indifférente par elle-même, c'est-à-dire 0,3 centimètre cube. On fait varier la quantité d'antigène.

On emploie un sérum hémolytique de lapin anti-mouton et des globules de mouton. Les globules sont sensibilisés au préalable par addition d'ambocepteur, en quantité suffisante pour produire l'hémolyse avec la quantité de complément employée.

On prépare une série de 9 tubes stérilisés. Les trois premiers servent à la recherche proprement dite, les six autres sont des témoins. Dans les trois premiers tubes, on introduit 0,3 centimètre cube du sérum à examiner, avec des quantités croissantes d'antigène : 0,2 dans le premier, 0,3 dans le second, 0,4 dans le troisième. Le premier tube témoin reçoit 0,3 de sérum, mais point d'antigène. Les trois suivants reçoivent 0,4, 0,6 et 0,8 d'antigène, mais point de sérum. Dans chacun des neuf tubes, sauf dans le dernier, on introduit 0,1 de complément (sérum de cobaye). Ensuite on ramène à 2 centimètres cubes au moyen d'eau salée à 8,5 pour 1 000. Le dernier tube ne contient que de l'eau salée. On place les tubes ainsi préparés à l'étuve à 37 degrés pendant une heure.

On retire les tubes de l'étuve et l'on ajoute à chacun d'eux 1 centimètre cube d'une émulsion à 5 pour 100 de globules de mouton sensibilisés ; on reporte de nouveau à l'étuve jusqu'au moment où tous les tubes témoins, sauf le dernier (eau salée et globules sensibilisés), sont hémolysés.

IV. — MALADIES DIVERSES

Widal et Le Sourd sont les premiers à avoir utilisé la méthode de Bordet et Gengou pour le diagnostic clinique de la *fièvre typhoïde*. Ils ont obtenu des résultats positifs, en employant comme antigène une émulsion de bacilles typhiques.

Dans la *sporotrichose,* Widal, Abrami, Joltrain et Weil ont montré qu'on obtenait presque constamment des résultats positifs, en employant comme antigène une culture de sporotrichum Beurmanni.

Gaucher, Brin et Joltrain ont obtenu des résultats semblables dans le *mycosis fongoïde,* en employant comme antigène un extrait alcoolo-éthéro-acétonique d'une tumeur mycosique.

Dans la *tuberculose,* on a obtenu des résultats positifs en employant la tuberculine comme antigène, mais la réaction n'est pas assez habituelle pour qu'on puisse l'utiliser dans un but diagnostique. La méthode de fixation du complément montre, en effet, que la proportion d'anticorps dans le sang varie chez les tuberculeux suivant un certain rythme (F. Bezançon et de Serbonnes).

Marmorek a proposé un moyen de diagnostic de la tuberculose basé sur la déviation du complément réalisée au moyen des

urines, en employant d'autre part son sérum anti-tuberculeux.
Bergeron n'a trouvé cette méthode en désaccord avec la clinique que dans 3,7 pour 100 des cas. D'après Citron, il ne
s'agirait là que d'une réaction due à des lipoïdes.

On a utilisé encore la méthode de déviation du complément
pour le diagnostic de la *lèpre*, de l'*angine diphtérique*, de la
peste, de la *dysenterie*, de la *coqueluche*, etc.

CINQUIÈME SECTION

ACTION OPSONIQUE

Les *opsonines* (de ὀψονέω, je prépare, j'apprête) sont des substances solubles, contenues tant dans les sérums normaux que
dans les immunsérums, qui servent d'intermédiaires entre les
phagocytes et les microbes, et qui interviennent dans l'acte
de la phagocytose, pour l'exagérer et la rendre plus efficace.

Le mot opsonine, employé pour la première fois par Wright
et Douglas en 1902, est l'équivalent de plusieurs autres termes
employés pour désigner ces mêmes substances : bactériotro-
pines, substances favorisantes, stimulines, philocytases.

Ces substances, qui existent normalement dans le sérum,
s'interposent entre les phagocytes et les bactéries et favorisent
l'englobement de celles-ci par ceux-là. En faisant subir aux
bacilles une sorte de mordançage, elles les préparent à être
absorbés par les leucocytes. Les opsonines se rapprochent
beaucoup, au point de vue de leur origine et de leur nature
intime, des anticorps bactériolytiques.

Les opsonines normales, c'est-à-dire celles qui existent dans
les sérums normaux, sont très fragiles, perdent rapidement
leur action par le chauffage et sont détruites à 60° ; elles sont
donc *thermolabiles*, analogues en cela au complément.

Par contre celles qui existent dans les sérums immunisés,
que l'immunisation soit naturelle ou artificielle, sont très
solides, résistent au chauffage à 60° ; elles sont donc *thermo-*

stabiles ; elles sont de plus très actives et surtout *spécifiques* pour le bacille immunisant.

Cette spécificité a une valeur diagnostique ; si, en effet, par une série d'expériences préalables, on connait le maximum du pouvoir phagocytaire d'une opsonine donnée pour tel ou tel microbe, on peut, à l'aide de ce dernier, déterminer la nature de cette opsonine et, par conséquent, l'affection ou l'immunisation qui est en cause.

Wright a donné un procédé pour mesurer la force de ces opsonines d'après le *pouvoir phagocytaire*, c'est-à-dire par la mesure de la force d'englobement des microbes par les leucocytes, lorsqu'ils sont mis les uns et les autres en présence du sérum qui contient ces opsonines.

Après avoir déterminé successivement le pouvoir phagocytaire d'un sérum donné et celui d'un sérum normal, on peut établir l'*indice opsonique* du premier sérum ; cet indice est donné par le rapport de ces deux pouvoirs.

I. **Pouvoir phagocytaire.** — Pour faire une détermination du pouvoir phagocytaire, il faut d'abord préparer : 1° un sérum normal, 2° le sérum à examiner, 3° une émulsion de microbes, 4° des leucocytes, et observer ensuite certains effets de leur mélange.

1° *Préparation du sérum normal.* — On recueille le sang dans un tube à centrifuger par piqûre du doigt d'un homme sain, on centrifuge, et on décante le sérum avec une pipette effilée. Wright emploie pour prendre le sang de petits tubes spéciaux, à extrémité capillaire recourbée, chauffés et scellés à la lampe ; le sang y est plus facilement attiré par la raréfaction de l'air.

2° *Préparation du sérum à examiner.* — On le prélève comme le sérum normal.

Les sérums à comparer doivent être prélevés à la même heure et utilisés le plus tôt possible. Le pouvoir opsonique varie en effet avec les périodes digestives ; de plus il s'affaiblit rapidement au bout de deux à trois heures.

3° *Préparation de l'émulsion microbienne.* — Il faut se servir de cultures jeunes de 24 heures sur milieux solides.

On prélève une anse de platine de culture et on la délaie soigneusement dans 2 centimètres cubes d'eau salée à 8,5 pour 1 000, stérilisée, en cherchant à obtenir une émulsion aussi homogène que possible ; examinée par transparence celle-ci doit présenter un aspect légèrement louche et ne montrer au microscope ni grumeaux ni amas. Une émulsion trop riche donne lieu à une phagocytose exagérée, qui gêne la numération.

Pour contrôler la richesse de l'émulsion, Wright recommande le procédé suivant : on mélange parties égales de sang et d'émulsion bactérienne et, avec ce mélange, on fait des préparations colorées. La suspension microbienne aura le degré voulu de concentration lorsque le nombre des bactéries dans un champ microscopique (calculé sur la moyenne d'un certain nombre de champs) sera sensiblement égal à celui des globules rouges.

4° *Préparation des leucocytes.* — La préparation des leucocytes est délicate. On recueille, par piqûre du doigt d'un homme sain, 30 à 40 gouttes de sang, dans un tube à centrifuger contenant de 4 à 5 centimètres cubes d'une solution à 1,5 pour 100 de citrate de soude pour empêcher la coagulation. On agite le mélange et on centrifuge 15 minutes, à 2 500 tours par minute.

On enlève le liquide clair qui surnage avec une pipette effilée munie d'un tube de caoutchouc, en ayant soin de ne pas toucher au culot. On remplace ce liquide par une petite couche de sérum physiologique. On agite le mélange ; on centrifuge ; on enlève le liquide surnageant et on recommence trois fois cette opération.

La dernière fois, on prélève le liquide avec de grandes précautions, sans toucher le culot et le plus entièrement possible, puis on laisse le tube au repos légèrement incliné ; on ne l'utilisera qu'après une demi-heure, pour laisser déposer complètement les globules. Les leucocytes, mélangés à quelques globules rouges, forment une couche blanchâtre à la surface du culot rouge. Ils se conservent intacts pendant plusieurs heures.

Lorsqu'on veut se procurer des globules blancs d'animaux, il suffit d'injecter dans la cavité péritonéale du cobaye quelques centimètres cubes de bouillon ou de sérum physiologique. Au bout de quelques heures, il se forme un exsudat très riche en leucocytes, qu'on peut facilement aspirer avec une pipette ou une seringue.

5° *Préparation du mélange.* — On prépare une pipette par étirement d'un tube de 4 à 5 millimètres de diamètre. A 2 centimètres environ de son extrémité, on marque à la lime un trait sur la partie effilée et on place, à l'autre extrémité du tube, une petite tétine en caoutchouc assez solide pour faire l'aspiration.

On place devant soi le sérum à examiner, l'émulsion microbienne et les leucocytes. On aspire des leucocytes jusqu'à la hauteur du trait marqué et on laisse pénétrer une petite bulle d'air. On aspire immédiadement après un même volume de sérum, jusqu'au trait marqué, on laisse de nouveau entrer une bulle d'air et on aspire enfin un troisième volume de même longueur d'émulsion microbienne. Ces trois aspirations se font par une seule pression sur la tétine de caoutchouc.

On chasse alors, en comprimant fortement à plusieurs reprises la tétine, les trois colonnes de liquide sur une lame de verre bien propre. On effectue un mélange intime et on aspire à nouveau le mélange dans la pipette, en ayant soin, cette fois, d'éviter les bulles d'air. On ferme alors la pipette à la lampe et on la place à l'étuve à 37° pendant quinze minutes.

Au bout de ce temps, on casse l'extrémité de la pipette ; on mélange de nouveau le contenu par des pressions successives sur la tétine.

6° *Préparations colorées.* — Ces préparations doivent se faire sur des lames de verre légèrement dépolies, par ébullition dans la potasse ou par friction au papier d'émeri.

On laisse tomber de la pipette une goutte du mélange sur 3 ou 4 de ces lames ; on étale avec une lamelle comme pour le sang. On sèche rapidement par agitation, on fixe, à l'alcooléther ou par la chaleur, et on colore par la thionine phéniquée de Borrel ou le violet de gentiane ; si on a affaire à des bacilles tuberculeux, par la fuchsine phéniquée.

7° *Numération des microbes phagocytés.* — Sur les préparations ainsi colorées on compte, avec un objectif à immersion, les microbes englobés dans 50 ou 100 globules blancs.

Cette numération doit être faite en commençant par la partie mince de la préparation et en remontant vers la place où a été déposée la goutte ; on compte tout ce qu'on rencontre, sans exception. C'est surtout dans les parties latérales, offrant un aspect dendritique, que les leucocytes sont les plus nombreux.

En divisant le nombre de bacilles comptés par le nombre de globules blancs examinés, on obtient le *pouvoir* ou *coefficient phagocytaire* du sérum donné.

II. **Indice opsonique.** — Les résultats obtenus par la détermination du pouvoir phagocytaire d'un sérum n'ont rien d'absolu, car le nombre des microbes phagocytés varie suivant la richesse de l'émulsion microbienne, alors qu'il est impossible d'obtenir des émulsions microbiennes de concentrations toujours égales. Dès lors ces résultats ne prennent de valeur que par leur comparaison avec le pouvoir phagocytaire d'un sérum normal examiné avec la même émulsion. Ils ne sont établis que pour arriver à la détermination de l'indice opsonique, que l'on obtient en divisant le pouvoir phagocytaire du sérum à examiner par celui du sérum normal, déterminés dans les mêmes conditions et avec la même émulsion.

Il faut donc faire toujours deux recherches parallèles, l'une avec le sérum pathologique, l'autre avec le sérum normal.

Si, par exemple, on a compté 135 microbes dans 50 leucocytes en présence d'un sérum suspect, le *pouvoir phacocylaire de ce sérum pathologique* est de $\frac{135}{50} = 2,7$. D'autre part, si avec le sérum normal on a compté 115 microbes dans 50 globules, le *pouvoir phagocylaire de ce sérum normal* est de $\frac{115}{50} = 2,3$. L'*indice opsonique* du sérum pathologique examiné est alors de $\frac{2,7}{2,3} = 1,17$.

Causes d'erreur. — Elles sont nombreuses ; car les résultats sont influencés par de nombreux éléments en rapport avec divers facteurs :

Les matériaux servant à l'expérience présentent des différences qui peuvent jouer un rôle : ainsi la nature ou la qualité des leucocytes peut être variable, car, malgré tous les soins, les globules blancs sont parfois déformés ou altérés. La quantité et la qualité des bacilles employés pour l'émulsion peuvent aussi influencer la réaction. Certaines propriétés du sérum : alcalinité, acidité, présence de bactériolysines ou d'agglutinines ; certaines conditions de l'expérience : durée, froid, chaleur, peuvent jouer dans le phénomène de l'opsonisation un rôle qu'il est impossible d'éliminer.

De plus, les opsonines varient d'un individu à l'autre, et chez le même individu, suivant diverses conditions physiologiques : le jeûne, la digestion, l'âge, certains états constitutionnels, la grossesse, etc.

Ces constatations ne condamnent pas la méthode, mais elles montrent qu'il s'agit d'une réaction complexe, qu'il ne faut pas dès lors attribuer aux chiffres obtenus une valeur rigoureuse ; on doit les considérer uniquement comme une simple évaluation relative des phénomènes d'opsonisation.

III. **Vaccins.** — Les émulsions microbiennes, préparées comme il a été indiqué plus haut, peuvent servir de vaccins thérapeutiques ; pour cela elles doivent provenir de cultures de vingt-quatre heures sur gélose, fixées par chauffage à 60° pendant une demi-heure et émulsionnées dans de l'eau salée isotonique. Les microbes doivent le plus possible provenir du sujet à vacciner lui-même.

La richesse de l'émulsion doit être connue en *nombre de microbes*.

Pour faire cette détermination, assez délicate, on prépare un mélange d'un volume déterminé de sang avec un volume déterminé d'émulsion microbienne. On fait des préparations par étalement de ce mélange et on les colore. Il suffit de compter dans plusieurs champs microscopiques le nombre des globules rouges et le nombre des microbes.

Connaissant la quantité de sang employée et le nombre des globules rouges par millimètre cube que le sang contient, on calcule par un simple rapport le nombre des globules qui existent dans l'émulsion. Le rapport du nombre des globules rouges à celui des bactéries, comptés l'un et l'autre sur la préparation, est égal au rapport des nombres de globules et de bactéries existant dans l'émulsion elle-même. Le nombre des microbes une fois déterminé par cette comparaison, il est facile de diluer plus ou moins l'émulsion et d'en préparer des ampoules stérilisées.

Cette préparation un peu délicate devant être faite avec beaucoup de soin, il est le plus souvent préférable de s'adresser aux laboratoires de bactériologie qui en préparent spéciale-ment. Les doses des émulsions employées pour les staphyloco-ques sont de 100 à 500 millions ; pour les pneumocoques, les streptocoques et les gonocoques, de 5 à 10 millions.

L'action opsonique peut être utilisée pour le diagnostic, le pronostic et la thérapeutique.

Diagnostic. — La recherche de l'indice opsonique peut d'abord être faite dans un but *diagnostique*. Dans ce cas, on recherche l'indice opso-nique avec des émulsions de bacilles divers. L'indice le plus élevé indique l'espèce microbienne qui a donné lieu à l'infection ou à l'im-munisation.

Pour permettre d'affirmer le diagnostic cette recherche doit être renou-velée et donner chaque fois le même résultat, à plusieurs reprises.

D'après Wright : 1° si l'indice opsonique est normal d'une façon durable par rapport aux germes d'une maladie infectieuse déterminée, le sujetn'est pas atteint de cette maladie ;

2° Si l'indice est hyponormal, le malade est en puissance d'une infec-tion circonscrite ou latente due au germe en question ;

3° S'il est hypernormal ou s'il présente des oscillations, il s'agit d'une infection généralisée par ce germe.

Les oscillations de l'indice seraient dues à des auto-intoxications vaccinales, déterminant des surproductions d'opsonines.

Dans la *fièvre typhoïde*, au début, l'indice opsonique est toujours supé-rieur à 1,70 ; il s'élève à 3,50 ou 4 pendant la période d'état ; il baisse un peu, présente quelques oscillations pendant la lysis et s'élève de nou-veau à la convalescence. Il tombe très bas et très rapidement en cas de perforation intestinale, de recrudescence ou de rechute.

Dans la *tuberculose,* un pouvoir opsonique faible (0,3 à 0,8), constaté à plusieurs reprises, indique presque à coup sûr une tuberculose locale. Un indice oscillant, haut et bas alternativement, correspond à une tuberculose en pleine marche active. Un indice très élevé et continu est souvent en rapport avec une tuberculose ancienne guérie.

Dans la *méningite cérébro-spinale,* il y a presque toujours un indice opsonique élevé, mais un indice normal n'exclut pas ce diagnostic.

Pronostic. — La marche du pouvoir opsonique peut donner quelques indications au point de vue du *pronostic.*

C'est surtout dans la tuberculose que Wright l'a étudiée à ce point de vue :

La stabilité de l'indice opsonique, quelle que soit sa valeur, indique un arrêt dans la marche de l'affection, une tendance à la localisation ;

Les variations et les oscillations sont d'un très mauvais pronostic et indiquent une tuberculose en pleine activité ;

Une courbe régulière de l'indice pendant une durée prolongée est d'un bon pronostic ; un tuberculeux qui guérit fixe son indice au voisinage de 0,8.

Thérapeutique. — C'est surtout pour diriger l'action thérapeutique, au cours de l'application de sa méthode de vaccination, que Whrigt uti-lise la détermination de l'indice opsonique ; les doses et les temps de l'injection vaccinale doivent être réglées suivant les variations de ce dernier.

Pour Whrigt, les vaccins sont des substances qui, introduites dans l'organisme, provoquent la formation d'opsonines, substances protec-trices. Immédiatement à la suite d'une injection de vaccin survient une période pendant laquelle l'indice opsonique diminue ; c'est la *phase néga-tive*. Puis, très vite, l'indice augmente parallèlement à la production de substances protectrices, c'est la *phase positive.*

D'après Whrigt, il est très important de tenir compte de ces deux phases : une nouvelle injection pratiquée pendant la phase négative aura pour action de prolonger cette période sans provoquer la forma-tion de substances protectrices ; tandis que, dans la phase positive, cette injection augmentera et prolongera cette phase, les effets étant cumulatifs. C'est donc la détermination de l'indice opsonique qui indique à quel moment l'injection doit être faite.

Les doses des vaccins sont aussi très importantes à déterminer :

En effet, une dose trop faible provoque une phase négative courte, presque nulle, et une phase positive sans importance, de courte durée avec chute rapide ;

Une dose trop forte provoque une phase négative très accentuée et prolongée, suivie d'une phase positive nulle ou très peu marquée.

Dans les deux cas on aggrave l'état du sujet, surtout si on lui fait une série d'inoculations, car on accumule des effets négatifs.

La méthode de vaccination de Wright, contrôlée par la détermination de l'indice opsonique, a été employée pour le traitement de la tuberculose par les tuberculines, pour celui de la furonculose et de l'acné suppuré par les émulsions de staphylocoques (de 50 à 400 millions) et pour celui de la gonococcie par les émulsions de gonocoques (5 à 50 millions).

SEPTIÈME PARTIE

ÉPREUVES FONCTIONNELLES

PREMIÈRE SECTION

ESTOMAC

CHAPITRE PREMIER

CHIMISME GASTRIQUE

1. — Lavage et pompage de l'estomac.

L'analyse du suc gastrique doit porter sur le produit de digestion d'un repas d'épreuve. Avant de faire ingérer ce repas au patient, il faut être assuré que l'estomac est vide. De là la nécessité habituelle d'un lavage préalable. Ce lavage se fait de préférence la veille au soir, ou, en cas de besoin, une heure au moins avant le repas d'épreuve.

On peut aussi, à la rigueur, lorsqu'il est difficile de faire un lavage préalable et qu'il n'y a pas présomption de forte rétention, se contenter de laisser le patient à jeun pendant les douze heures qui précèdent le repas d'épreuve.

Instruments. — Le lavage de l'estomac exige une instrumentation spéciale (fig. 150) composée de :

1° Une *sonde* molle A de 10 à 11 millimètres de diamètre, à extrémité mousse percée d'un large orifice et munie d'un œil latéral ;

2° Un *entonnoir* en verre B d'une contenance de 1 litre ;

3° Un *tuyau de caoutchouc* C pouvant s'adapter à l'entonnoir, muni à l'une de ses extrémités d'un ajutage en verre D, qu'on mettra en communication au moment voulu avec l'extrémité libre de la sonde;

4° Il est bon d'avoir aussi à sa disposition une poire à insufflation E.

Marche de l'opération. — Le patient est assis sur une chaise ou dans son lit; on lui passe une toile cirée ou une serviette autour du cou; en lui expliquant la marche de l'opération, on insiste sur ce qu'elle me présente aucun danger. On lui recommande de tenir la bouche ouverte, de respirer régulièrement et profondément.

Il ne faut jamais, même chez les sujets pusillanimes, recourir à l'anesthésie par la cocaïne, car cette anesthésie, en supprimant les efforts de vomissement, empêche l'ouverture large de l'œsophage.

Technique. — L'opérateur se place à la droite du malade. Il maintient la tête avec le bras gauche; de la main droite, il manœuvre la sonde, préalablement trempée dans l'eau pour en faciliter le glissement.

On introduit l'extrémité de la sonde en arrière et en bas, dans la direction de la base de la langue, en maintenant l'extrémité de la sonde sur la ligne médiane. Si l'on dévie latéralement, on risque en effet de voir la

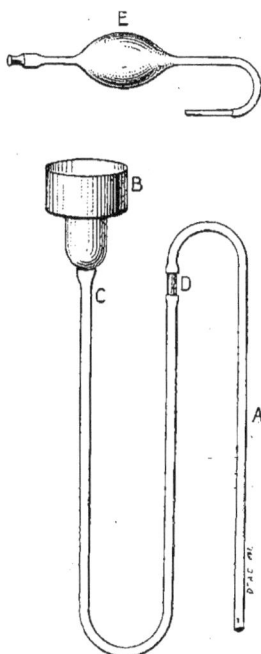

Fig. 150. — Dispositif pour le lavage d'estomac.

sonde s'enrouler dans le pharynx; elle est alors expulsée brusquement et l'opération est à recommencer. Lorsqu'on éprouve une sensation de résistance, on recommande au malade de faire un mouvement de déglutition qui engage la sonde dans l'œsophage. Il ne reste plus ensuite qu'à la pousser rapidement jusque dans l'estomac.

Lorsque l'estomac n'est pas vide, du liquide s'échappe de la sonde dès qu'elle a franchi le cardia. Quand il est vide, on s'aperçoit que le but est atteint à une sensation de résistance spéciale.

La plupart des sondes portent du reste un index à 50 centimètres au-dessus de leur extrémité inférieure ; lorsque cet index atteint l'arcade dentaire, l'extrémité inférieure a pénétré dans l'estomac.

Il arrive quelquefois qu'une certaine quantité de liquide s'échappe dès que la sonde a été introduite, mais que l'écoulement s'arrête ensuite ; il suffit alors de retirer légèrement l'instrument pour que l'écoulement recommence. On recueille dans un récipient le liquide ou la bouillie qui s'écoulent ainsi spontanément, pour les examiner à part, s'il y a lieu.

Lorsque l'écoulement a cessé, on adapte à l'orifice de la sonde le tube de verre qui termine le tuyau de caoutchouc relié à l'entonnoir. On remplit d'eau cet entonnoir ; en l'élevant à une certaine hauteur, on fait pénétrer le liquide dans l'estomac. Lorsque l'entonnoir est à peu près vide, on l'abaisse et on le retourne au-dessus d'un seau ; on siphonne ainsi le liquide qui a passé dans l'estomac. On recommence l'opération jusqu'à ce que le liquide ressorte parfaitement clair.

Lorsque l'écoulement cesse, pour achever de vider l'estomac, on retire légèrement la sonde, puis on l'enfonce de nouveau. On provoque ainsi quelques contractions gastriques qui finissent d'expulser le liquide.

2. — Repas d'épreuve.

I. *Composition des repas.* — Après avoir ainsi lavé l'estomac, et au plus tôt une heure après ce lavage, on fait ingérer au malade un des *repas d'épreuve* suivants, en lui recommandant de bien mastiquer le pain ainsi que les autres aliments solides.

Le plus souvent cette ingestion a lieu le matin. Dans quelques cas, particulièrement avec les repas un peu copieux, on préfère l'heure habituelle du repas du milieu du jour.

Repas léger. — 60 grammes de pain ; 300 centimètres cubes de thé léger non sucré ou d'eau pure. — L'extraction se fait une heure après le début du repas.

Repas de viande. — 1 assiette de bouillon de viande ; 1 beefsteak de 150 à 200 grammes ; purée de pommes de terre, 50 grammes; 1 petit pain. — Extraction au bout de quatre à cinq heures.

Repas de lait. — 1/2 litre de lait et 2 petits pains. — Extraction deux heures après.

Repas de Germain Sée. — Viande hachée : 60 à 80 grammes ; pain 100 à 150 grammes ; 1 grand verre d'eau. — Extraction au bout d'une heure et demie ou deux heures.

Repas de Bourget. — Bouillon, 200 centimètres cubes cubes ; viande hachée, 50 grammes ; pain grillé, 20 grammes. — Extraction trois heures après.

Ou encore : 1 morceau de pain ; 1 blanc d'œuf cuit, coupé menu, assaisonné de poivre et de sel; 200 grammes de thé léger et chaud, non sucré, alcoolisé par 20 grammes de rhum ou de cognac. — Extraction au bout d'une heure et demie.

Repas d'Albert Robin. — 1 œuf, un peu de pain, une tasse de thé. — Extraction au bout d'une heure.

Le repas d'épreuve que nous employons le plus générale-ment est le premier ; on le donne de préférence le matin à l'heure habituelle du premier déjeuner ; il présente l'avan-tage d'être facile à préparer et facile à ingérer. En outre, les résidus alimentaires bouchent moins facilement la sonde qu'avec les repas plus copieux.

II. *Extraction.* —Pour retirer le chyme après le repas d'épreuve, on emploie les mêmes instruments que pour le lavage. De plus, on prépare, d'une part, deux vases gradués d'une contenance de 500 centimètres cubes ; on prépare, d'autre part, pour en disposer au moment voulu, une quantité donnée, 100, 200 ou 300 centimètres cubes d'eau pure ; l'eau distillée n'est pas nécessaire.

Technique. — La sonde introduite dans l'estomac, comme il est dit plus haut, on recueille le chyme qui s'écoule dans l'un des récipients vides. Lorsque, la sonde étant en place, il ne s'écoule rien, on recommande au malade de faire un effort de vomissement, de tousser ou de pousser comme s'il allait à la selle. Si le résultat est encore négatif, ce qui arrive surtout lorsque des débris alimentaires obstruent l'orifice, on adapte à l'extrémité libre de la sonde une poire en caoutchouc à soupape et l'on insuffle une certaine quantité d'air pour débou-cher la sonde et pour provoquer des contractions. Il est bon aussi d'imprimer à la sonde des mouvements d'enfoncement et de retrait pour exciter l'estomac.

Il est généralement inutile de vider l'estomac par *expression*, c'est-à-dire en exerçant sur lui une pression avec la main. L'*aspiration*, employée par quelques auteurs, n'est pas sans inconvénients.

Le chyme une fois retiré et mis à part, on adapte à la sonde le tube de verre relié à l'entonnoir par l'intermédiaire du tuyau de caoutchouc. On introduit dans l'entonnoir le volume d'eau préparé à l'avance ; on élève l'entonnoir ; lors-

qu'il est à peu près vide, on l'abaisse, mais *sans le renverser*;
il se remplit alors de nouveau par siphonnage. On l'élève
encore, puis on recommence ainsi jusqu'à ce que le contenu
de l'entonnoir ait passé trois ou quatre fois dans l'estomac,
de façon à obtenir un mélange, aussi parfait que possible, de
l'eau introduite et du reliquat qui se trouvait encore dans
l'organe. On renverse enfin l'entonnoir et on l'abaisse sur le
second récipient gradué, encore vide. On mesure exactement la
quantité du chyme et du produit du lavage, qui serviront ultérieurement pour le calcul de la quantité stomacale primitive.

Sahli emploie une sonde spéciale, du calibre des sondes
ordinaires, mais portant une série de trous sur une longueur
de 30 centimètres environ. On l'introduit à une profondeur
telle que la plus grande partie de la zone perforée soit arrivée
dans l'estomac. Le malade étant couché sur le côté gauche, on
laisse écouler ainsi le chyme. Au moment où l'écoulement cesse,
on fait pencher le malade sur le bord gauche du lit ou de la
table, en le soutenant par les épaules, de telle façon que
l'extrémité libre de la sonde se trouve plus bas que l'épigastre.

Bourget adaptait l'extrémité libre de la sonde stomacale
à la tubulure latérale d'un flacon, portant à son ouverture
supérieure une poire en caoutchouc dont la manœuvre faisait
un vide relatif à l'intérieur du flacon.

Le plus souvent, une seule extraction du chyme suffit pour
permettre d'établir un diagnostic. Cependant, il est quelquefois nécessaire d'étudier l'évolution des troubles digestifs et,
pour cela, de faire plusieurs analyses à différentes périodes de
la digestion. On peut employer dans ce but deux procédés
différents : l'examen en série interrompue et l'examen en
série continue (Hayem).

Dans le premier procédé, on extrait le chyme à des jours
différents, successifs, et chaque fois à des moments de plus en
plus éloignés de celui de l'ingestion du repas d'épreuve.

Pour l'examen en série continue, on extrait à plusieurs
reprises, à la suite d'un seul et même repas d'épreuve, mais à
des moments de plus en plus éloignés de celui-ci, chaque fois
une quantité de chyme suffisante pour une analyse.

III. **Examen du chyme** — Avant de procéder à l'analyse chimique, il est bon de faire un examen sommaire du
chyme. On note la quantité retirée, son aspect, son odeur, la
présence de particules non digérées.

L'analyse doit toujours être faite aussitôt que possible après l'extraction. Si l'on attend plus d'une heure ou deux, on court le risque de trouver pour l'acide chlorhydrique libre des chiffres trop faibles.

L'analyse chimique du chyme doit, pour être complète, porter sur les éléments suivants :

1° Dosage de l'acidité totale ;

2° Recherche et dosage de l'acide chlorhydrique, tant de l'acide libre que de l'acide combiné, séparément ;

3° Recherche et dosage des acides organiques : lactique, butyrique, acétique ;

4° Recherche et dosage des ferments : pepsine, ferment lab ;

5° Recherche des produits de digestion : dextrine, acidalbumine, peptones.

L'analyse du chyme dilué par le liquide de lavage, recueilli en second lieu, se borne au dosage de l'acidité totale.

Quelques auteurs conseillent d'analyser le *liquide filtré*. Il est cependant préférable de doser l'acidité totale et l'acide chlorhydrique libre dans le chyme brut ; les résultats sont alors plus exacts, car, au cours de la filtration, une partie de l'acide reste fixée sur le résidu. En outre, on économise le temps qu'exige la filtration ; enfin on peut opérer sur une plus petite quantité de chyme.

Lorsque le chyme ne forme pas une bouillie homogène, il est nécessaire de le broyer au préalable dans un mortier.

3. — Recherche et dosage des acides.

I. *Acidité totale.* — Le dosage se fait au moyen de la burette de Mohr selon la technique usuelle. On opère généralement sur 5 ou sur 10 centimètres cubes. Comme indicateur, on emploie habituellement la phénolphtaléine.

On exprime généralement cette acidité totale directement en valeur de HCl ; il n'y a aucun avantage à l'exprimer, comme le font certaines écoles, par le nombre des centimètres cubes de solution déci-normale de soude qui ont été nécessaires pour la neutralisation.

II. *Acide chlorhydrique libre.* — Suivant les cas, on procède à son dosage ou l'on se contente de sa recherche qualitative.

1. Recherche qualitative. — Pour cette recherche on emploie l'un des réactifs suivants :

Phloroglucine..	2 grammes.
Vaniline..	1 gramme.
Alcool absolu.	30 grammes.
Résorcine pure.	1 gramme.
Sucre blanc.	3 grammes.
Alcool dilué.	100 grammes.

Ces deux réactifs s'emploient de la même façon :

On dépose dans le fond d'une capsule de porcelaine 4 ou 5 gouttes de suc gastrique et une quantité égale du réactif. On chauffe, sur la flamme d'un bec de Bunsen, lentement et doucement pour éviter la carbonisation. Si le liquide contient de l'acide chlorhydrique libre, il se produit une belle coloration rouge vermillon, au moment ou l'évaporation est complète.

Ces deux réactifs sont les meilleurs, car ils ne sont influencés que par l'acide chlorhydrique libre. Les autres substances utilisées dans le même but sont moins fidèles, car elles indiquent non seulement l'acide chlorhydrique libre, mais encore l'acide chlorhydrique combiné aux matières albuminoïdes et même, quoique beaucoup plus faiblement, les acides organiques.

Il en est ainsi notamment : du *vert brillant* (Lépine), qui, en solution à 2 pour 100, a une coloration bleue et qui devient vert ou même jaune en présence de l'acide chlorhydrique ; de la *tropéoline* en solution alcoolique concentrée, qui vire du jaune au rouge ; du *violet de méthyle* qui passe au bleu ; du *rouge Congo* qui passe au bleu sombre, etc.

2. Dosage. — Le procédé le plus généralement employé est basé sur le fait que, lorsqu'un liquide, comme le suc gastrique, contient à la fois de l'acide chlorhydrique, libre et combiné, des acides organiques et des sels acides, la soude neutralise en premier lieu l'acide chlorhydrique libre.

On verse dans un flacon de verre à expérience, de forme cylindrique haute, 10 centimètres cubes du liquide à examiner. On fait tomber goutte à goutte de la burette de Mohr la solution déci-normale de soude, jusqu'à ce que la réaction caractéristique cesse de se produire. Pour saisir ce moment précis, on prélève de temps à autre, avec une baguette de verre, une goutte du suc gastrique qu'on dépose dans le fond d'une capsule de porcelaine; on ajoute une goutte de réactif et on chauffe doucement. Au moment où la réaction cesse de se produire, on note le nombre de centimètres cubes de solution déci-normale de soude employés et on calcule le chiffre d'acidité correspondant.

La seule cause d'erreur est qu'on enlève à chaque essai une petite quantité de suc gastrique, mais lorsqu'on opère sur 10 centimètres cubes, ces soustractions sont assez minimes pour être négligeables.

Lorsqu'on n'a qu'une petite quantité de suc gastrique à sa disposition, on peut du reste doser l'acide chlorhydrique libre et l'acidité totale sur le même échantillon :

Après avoir dosé l'acide chlorhydrique libre, comme il est dit ci-dessus, lorsqu'on a atteint le point où la réaction ne se produit plus, on ajoute au liquide quelques gouttes de solution de phénolphtaléine et un peu d'eau distillée, puis on laisse couler de nouveau la solution de soude jusqu'à obtention de la teinte rose qui indique la neutralisation totale.

Il est plus simple encore d'employer dans ce but le réactif double de Linossier, qui permet de même de doser l'acide chlorhydrique libre et l'acidité totale sur un seul échantillon ; ce réactif a la composition suivante :

Diméthylaminoazobenzol . . . . 25 centigrammes.
Phénolphtaléine.. . . . . . . 2 grammes.
Alcool. . . . . 100 centimètres cubes.

On introduit dans un verre 5 centimètres cubes de suc gastrique auquel on ajoute une ou deux gouttes du réactif. Si la coloration reste jaune, c'est qu'il n'y a pas d'acide chlorhydrique libre. S'il y en a, la coloration devient rose par le virage de l'un des réactifs.

On laisse alors tomber de la burette de Mohr dans le verre la solution déci-normale de soude, en agitant constamment, jusqu'à disparition de la coloration rose. A ce moment on a neutralisé tout l'acide chlorhydrique libre, on note le nombre de centimètres cubes de la solution de soude employés ; puis on continue jusqu'à la réapparition d'une autre coloration rose, due au virage de l'autre réactif ; on note également le nombre total de centimètres cubes de la solution de soude employés à ce moment là. Le premier chiffre, multiplié par le coefficient de l'acide chlorhydrique, donne l'acide chlorhydrique libre, le second indique l'acidité totale.

II'. *Acide chlorhydrique total.* — Plusieurs méthodes ont été proposées et peuvent être employées :

1. — On verse dans un verre 10 centimètres cubes de suc gastrique auquel on ajoute quelques gouttes de phénolphtaléine. On neutralise exactement avec la solution déci-normale de soude dont on note la quantité employée. Tous les acides libres, et même l'acide chlorhydrique combiné aux albuminoïdes, sont transformés en sels de soude. Il se forme du chlorure de sodium, des lactates de soude, des acétates, etc..

On verse le liquide neutralisé dans une capsule de platine, on évapore à siccité, puis on calcine jusqu'à obtention de cendres blanches. La calcination transforme les sels organiques en carbonates.

On dissout les cendres dans 10 à 20 centimètres cubes d'eau distillée. On ajoute à cette solution une quantité d'acide chlorhydrique deci-normal, correspondant à la quantité de soude notée plus haut. Une partie de cet acide se combine à la soude des carbonates, formant des chlorures.. On ajoute au liquide quelques gouttes de phénolphtaléine et on dose l'acide restant. Cette quantité correspond à l'acidité de l'acide chlorhydrique libre et combiné.

Le seul désavantage de ce procédé, c'est qu'il compte comme HCl les phosphates acides, qui se comportent comme des acides minéraux pendant la calcination. Cet inconvénient n'a, du reste, pas d'importance pratique.

La différence entre la quantité d'acide chlorhydrique total et celle de l'acide chlorhydrique libre, dosé d'autre part, indique l'*acide chlorhydrique combiné.*

2. Un second procédé est basé sur le fait que, si l'on sature les acides du suc gastrique par le carbonate de baryum, il se forme du chlorure de baryum et des sels organiques de baryum. Par calcination on détruit les sels organiques. Seul le chlorure reste intact ; on le dose par le bichromate de potasse.

3. — On utilise la propriété que possède le carbonate de chaux sec pulvérisé de neutraliser, à la température ordinaire, un liquide dont l'acidité est due à un acide libre, tandis qu'il ne modifie pas la réaction d'une solution dont l'acidité provient des phosphates acides de soude et de potasse.

IV. *Chlorométrie : Méthode de Hayem et Winter.* — Elle repose sur la séparation et le dosage distinct des trois combinaisons différentes que le *chlore* peut former dans le suc gastrique : acide chlorhydrique libre, acide chlorhydrique combiné aux albuminoïdes, acide chlorhydrique combiné aux bases minérales.

Pour séparer ces trois groupes, l'acide chlorhydrique libre est chassé par une évaporation à 100 degrés ; l'acide chlorhydrique combiné aux albuminoïdes est détruit par une calcination modérée (rouge sombre), à laquelle résiste l'acide chlorhydrique combiné aux bases minérales.

A cet effet, on verse 5 centimètres cubes de suc gastrique filtré, également dans trois petites capsules de porcelaine blanche. Dans l'une des capsules, qui sera la capsule *a*, on ajoute un excès de carbonate de soude pur et sec, qui transforme tous les éléments chlorés acides en chlorure de sodium. On porte les trois capsules à l'étuve à 100 degrés ou au bain-marie et on les évapore à siccité.

1° *Dosage du chlore total.* — Dans la capsule *a* tout le chlore est à l'état de chlorures fixes ; c'est dans cette capsule qu'on va doser le chlore total. Pour cela, on la porte lentement et prudemment, en évitant les projections, au rouge sombre naissant. Pour hâter la destruction des matières organiques on agite avec une baguette de verre. La calcination est suffisante au moment où la masse devient pâteuse et où elle ne présente plus de points en ignition.

On reprend alors le résidu par l'eau distillée ; la solution doit être incolore. Après refroidissement, on ajoute de l'eau distillée et de l'acide nitrique pur en excès ; on chasse l'acide carbonique par ébullition ; on ajoute du carbonate de soude pur de façon à alcaliniser légèrement. On chauffe ; les sels calcaires précipitent en entraînant le charbon. On filtre sur papier Berzélius, on lave le résidu à l'eau bouillante. On réunit toutes les liqueurs.

Le chlore est dosé par la solution déci-normale de nitrate d'argent en présence du chromate neutre de potasse (voy. p. 17). La quantité de chlore total est exprimée en HCl.

2° *Dosage du chlore de HCl libre.* — Les deux autres capsules ont perdu tout leur HCl libre par évaporation, mais conservent tout le chlore combiné aux albuminoïdes et aux bases minérales. Dans l'une d'elles, capsule *b*, on ajoute un excès de carbonate de soude ; on fixe ainsi tout le chlore restant et on dose ce chlore comme dans la capsule *a*.

La différence entre le chiffre obtenu et celui de l'opération précédente, qui représentait le chlore total, donne le chlore de l'acide chlohydrique libre.

3° *Dosage du chlore minéral.* — Enfin, la troisième capsule, *c*, est calcinée comme la capsule *b*, mais sans addition de carbonate de soude ; le chlore combiné aux albuminoïdes n'étant pas fixé est chassé par la calcination. Il faut éviter toute surchauffe. On hâte la calcination en écrasant le charbon avec un agitateur. On cesse l'opération dès que le charbon est sec et friable. Le résidu ne contient plus alors que les chlorures fixes, qu'on dose à leur tour par la même méthode.

Le dosage de la capsule *a* représentant le chlore total (T) ; celui de la capsule *b* le chlore total moins l'acide chlorhydrique libre, c'est-dire le chlore combiné aux albuminoïdes et celui combiné aux bases minérales (C) ; enfin, celui de la capsule *c* représentant le chlore total moins l'acide chlorhydrique libre et l'acide combiné aux albuminoïdes, c'est-à-dire le seul chlore des chlorures fixes (F), on en déduit par les différences des capsules les valeurs séparées de HCl libre : $H = a - b$ et de HCl combiné : $C = b - c$.

V. **Total des acides organiques.** — On peut le déterminer soit par différence soit par recherche directe.

1. On obtient facilement la quantité de l'ensemble des acides organiques, en retranchant du chiffre de l'acidité totale le chiffre de l'acidité due à l'acide chlorhydrique, libre et combiné, déterminé par l'une des méthodes indiquées plus haut.

2. On arrive au même résultat directement par le procédé de *séparation par l'éther* :

On agite à plusieurs reprises, dans un entonnoir à séparation, 5 centimètres cubes de suc gastrique avec un excès d'éther ; les acides organiques sont dissous par celui-ci ; les acides minéraux et leurs composés restent dans le suc. On laisse reposer ; les deux liquides se séparent.

On évapore lentement la liqueur éthérée ; le résidu est dissous dans l'eau ; on dose l'acidité en présence de phénolphtaléine. On a ainsi la quantité des acides organiques.

En dosant de la même façon l'acidité du liquide épuisé par l'éther, le chiffre obtenu représente les acides minéraux.

Les chiffres obtenus ainsi ne sont cependant jamais absodument exacts, car l'éther ne s'empare pas de la totalité des acides organiques.

VI. *Acide lactique*. — On se contente le plus souvent de sa recherche qualitative, quelquefois cependant on en pratique le dosage.

1. **Recherche qualitative.** — On emploie habituellement le réactif suivant :

Solution aqueuse d'acide phénique à 4 pour 100.   10 centimètres cubes.
Eau distillée.   20   —
Solution concentrée de perchlorure de fer. . .   1 goutte.

Cette solution a une couleur bleu améthyste. Elle doit être préparée au moment de l'emploi. Lorsque le suc gastrique contient de l'acide lactique, la solution vire au jaune citron ou au jaune serin. Cette réaction se manifeste déjà avec une solution d'acide lactique à 0,1 pour 100.

On peut encore employer le perchlorure de fer seul, en solution étendue (Bourget) : On prépare une solution très diluée de perchlorure de fer, telle que l'eau prenne une teinte jaune à peine perceptible ; on verse cette solution dans deux éprouvettes. On prend une troisième éprouvette contenant de l'eau distillée. On ajoute à la première et à la troisième éprouvette un nombre égal de gouttes de suc gastrique. L'acide lactique manifeste sa présence dans la première éprouvette par l'apparition d'une teinte allant du jaune serin au jaune brun : les deux autres servent de termes de comparaison.

La réaction se produit de même en présence des lactates en excès ; par contre elle est entravée par l'acide chlorhydrique en excès lorsque la quantité de ce dernier est six fois plus grande que celle de l'acide lactique. C'est pourquoi il est préférable, dans les cas douteux, d'extraire les acides organiques par l'éther. A cet effet, on agite 5 centimètres cubes de suc en présence de 10 centimètres cubes d'éther ; on décante, on évapore et on reprend le résidu par l'eau. On procède ensuite comme ci-dessus.

Pour obtenir des résultats plus exacts, on peut employer une *burette* à séparation qui porte deux traits, marquant, l'inférieur : 5, le supérieur : 25 centimètres cubes. On verse le suc gastrique jusqu'au trait 5, de l'éther jusqu'au trait 25 ; on agite énergiquement, à plusieurs reprises, puis on laisse reposer. En ouvrant le robinet, on laisse écouler le suc épuisé, puis on le remplace par de l'eau jusqu'au trait 25 ; on ajoute 2 gouttes de solution de perchlorure de fer au 1/10ᵉ, et on agite fortement. L'eau prend une coloration jaune vert.

2. **Dosage.** — En pratique, on se contente généralement de déterminer approximativement la quantité de l'acide lactique d'après l'intensité de la réaction qualitative.

Pour le doser plus exactement, on peut employer le procédé suivant :

On ajoute à une quantité déterminée de suc gastrique filtré quelques gouttes d'une solution étendue d'acide sulfurique ; on titre l'acidité, puis on chauffe, de façon à coaguler les albumines. Après filtration, on évapore au bain-marie jusqu'à consistance sirupeuse ; on ramène au volume primitif par addition d'eau distillée ; on titre. La différence entre l'acidité totale initiale et le second chiffre obtenu correspond à l'acidité des acides volatils.

D'autre part, on traite par l'éther 10 centimètres cubes de suc gastrique, on évapore l'éther, on dissout le résidu dans l'eau distillée et on dose l'acidité de cette solution. On a ainsi l'acidité des acides gras et de l'acide lactique en bloc.

Si le liquide ne renferme pas d'autres acides organiques que l'acide lactique, le chiffre obtenu indique la quantité de ce dernier. Si le liquide contient des acides volatils, on retranche de ce chiffre celui qui a été obtenu par l'opération précédente ; leur différence est l'acidité lactique.

VII. *Acide butyrique.* — Il se reconnaît en général suffisamment à son odeur de beurre rance.

On peut le rechercher en ajoutant au suc gastrique une quantité égale d'alcool absolu et quelques gouttes d'acide sulfurique concentré ; on chauffe prudemment dans une éprouvette ; il se dégage une odeur de fraise.

On peut encore traiter le suc gastrique par l'éther, puis évaporer ; le résidu repris par l'eau est additionné de quelques petits fragments de chlorure de calcium ; on voit surnager des gouttelettes graisseuses à odeur caractéristique.

VIII. *Acide acétique.* — Il se reconnaît facilement aussi à son odeur caractéristique.

Pour le mettre en évidence, on peut procéder de la manière suivante : on traite le liquide par l'éther, on évapore, on reprend par l'eau ; le résidu aqueux est neutralisé par le carbonate de soude. On ajoute quelques gouttes d'une solution neutre de

perchlorure de fer ; il se produit une coloration rouge. Si l'on
porte à l'ébullition, il se forme un précipité ocreux d'acétate.
ferrique ; cette réaction est commune aux acétates et à l'acide
formique.

4. — Recherche et dosage des ferments.

I. **Pepsine.** — On évalue la quantité de pepsine par la
méthode des digestions artificielles.

La recherche du ferment doit toujours se faire sur le chyme
brut et non sur le liquide filtré, car la pepsine a une forte
tendance à se fixer sur les substances insolubles avec lesquelles elle reste sur le filtre.

1. **Procédé approximatif.** — Pour rechercher le pouvoir
digestif d'un liquide, on introduit quelques fragments de fibrine,
ou d'albumine colorées dans une quantité déterminée de suc
gastrique et l'on place le tout à l'étuve à 37°. On juge de la
quantité de pepsine d'après l'intensité de la coloration du liquide
au bout d'une heure ou deux, intensité qui dépend de la quantité de la fibrine ou de l'albumine qui a été dissoute.

On procède de la même façon qu'il s'agisse de fibrine ou
d'albumine colorées, mais il faut tenir compte de ce que la
digestion de l'albumine est environ 10 fois plus longue que
celle de la fibrine.

On prépare ces deux substances par les procédés suivants :

a. *Fibrine colorée.* — On obtient la fibrine par battage de
sang de bœuf avec un balai de chiendent. On la lave à grande
eau jusqu'à ce qu'elle soit complètement décolorée. On la
coupe ensuite avec des ciseaux en petits fragments de grosseur égale. Ces morceaux sont placés pendant un jour ou deux
dans l'alcool. On les plonge ensuite pendant 48 heures dans
une solution concentrée neutre de carmin ; on les lave à l'eau
jusqu'à ce que l'eau de lavage ne soit plus colorée ; on les
exprime alors et on les conserve jusqu'au moment de l'usage
dans de la glycérine carminée. Avant l'emploi, on les retire de
la glycérine et on les lave à l'eau de nouveau jusqu'à ce que
celle-ci ne soit plus colorée.

b. *Albumine colorée.* — On introduit 4 ou 5 blancs d'œufs
dans un flacon carré, avec 15 ou 20 centimètres cubes de solution de carmin ammoniacal. On agite jusqu'à ce que la masse
soit uniformément colorée ; on plonge le flacon dans l'eau et

on chauffe jusqu'à coagulation complète de l'albumine. Après refroidissement, on casse le flacon et on coupe l'albumine en tranches de 1 centimètre carré et de 1 millimètre d'épaisseur.

2. **Procédé des tubes** (Mett). — On prend des tubes de verre mince, comme les tubes à vaccin, de 20 à 30 centimètres de longueur et de 1 à 2 millimètres de diamètre. On aspire dans ces tubes la partie fluide d'un blanc d'œuf frais. On bouche l'extrémité supérieure du tube avec le doigt, pour empêcher l'écoulement de l'albumine; on l'immerge ensuite dans l'eau bouillante pendant 5 minutes. On essuie le tube et l'on plonge les deux extrémités dans de la paraffine fondue pour éviter la dessiccation. Le tube est d'abord rempli de petites bulles d'air; mais celles-ci disparaissent peu à peu; au bout de deux jours, le tube peut être employé. On peut conserver dans la glycérine les tubes préparés à l'avance.

Au moment de l'emploi, on découpe avec un couteau à verre des fragments de tubes de 1 centimètre de longueur; on jette les fragments dans lesquels l'albumine ne paraît pas homogène ou n'est pas adhérente au tube.

Les tubes étant ainsi préparés, on prend 5 centimètres cubes de chyme gastrique, qu'on additionne de 50 centimètres cubes d'acide chlorhydrique à 2 pour 1000. On place dans ce mélange deux ou trois des fragments de tubes de 1 centimètre de longueur; on porte le tout à l'étuve à 35° pendant 24 heures. Au bout de ce laps de temps, on mesure aux deux extrémités des tubes la longueur d'albumine qui a été dissoute.

Pour ce faire il suffit de prendre, comme le conseille Linossier, une réglette de bois ordinaire divisée en demi-millimètres, sur laquelle on colle avec du baume du Canada, et de manière qu'elle déborde de quelques millimètres, une lame ordinaire de microscope. Le tube à mesurer est posé dans la rainure formée par l'accolement de la lame de verre et de la réglette; en l'examinant au microscope avec un très faible grossissement, on apprécie facilement la longueur d'albumine dissoute, à $1/10^e$ de millimètre près.

Toutes choses égales d'ailleurs, les longueurs d'albumine digérée croissent comme les racines carrées des quantités de pepsine contenues dans le liquide examiné. Pour exprimer la quantité de pepsine il suffit donc d'élever au carré la longueur de l'albumine dissoute.

3. **Procédé des dilutions.** — On prépare une solution d'al-

bumine à 1 pour 100 additionnée d'acide chlorhydrique à 0,4 pour 100. On place dans deux tubes 10 centimètres cubes de cette solution. Au premier tube on ajoute 6 centimètres cubes d'eau, au second la même quantité de suc gastrique. On porte les tubes à l'étuve pendant une heure. On dose alors l'albumine dans chaque tube par le réactif picro-citrique.

La différence de hauteur entre les deux précipités indique la quantité d'albumine digérée. Pour avoir approximativement la quantité de pepsine, il faut élever ce chiffre au carré.

4. **Digestion artificielle de la ricine.** — On prépare une solution de ricine, substance albuminoïde retirée du ricin, dans de l'eau salée, avec de l'acide chlorhydrique : ricine, 50 centigrammes ; solution déci-normale d'acide chlorhydrique, 50 centigrammes ; eau salée à 5 pour 100, 50 centimètres cubes. Cette solution présente un trouble manifeste.

Dans 5 éprouvettes on verse également 2 centimètres cubes de cette solution. Dans le tube I, on ajoute 1 centimètre cube du suc stomacal à examiner, qu'on a fait cuire pendant quelques minutes ; dans le tube II, 0,9 centimètre cube de suc cuit et 0,1 centimètre cube de suc stomacal frais dilué au 1/100e ; dans le tube III, 0,8 centimètre cube de suc cuit et 0,2 centimètre cube de suc frais au 1/100e ; dans le tube IV, 0,5 centimètre cube de suc cuit et 0,5 centimètre cube de suc frais au 1/100e ; dans le tube V, 1 centimètre cube de suc frais au 1/100e. Les tubes ainsi préparés sont placés à l'étuve, de 37° à 40°, pendant 3 heures.

Les tubes qui se sont éclaircis sont les tubes digérés. On dit qu'un suc stomacal a 100 unités digestives pour la pepsine, lorsqu'un centimètre cube de suc éclaircit complètement, en 3 heures, à l'étuve à 37°, 2 centimètres cubes de la solution de ricine. A l'état normal, le suc stomacal a de 100 à 200 unités ; dans l'hypo- ou l'apepsie ce chiffre tombe à 10 ou 20, tandis que dans l'hyperpepsie il peut monter jusqu'à 500.

5. **Digestion artificielle de la caséine.** — On fait prendre au patient 5 biscuits secs sans liquide. Trois quarts d'heure après, on retire le suc stomacal avec la sonde.

Pour le dosage on prépare la solution de caséine suivante : caséine, 1 gramme ; solution à 25 pour 100 d'acide chlorhydrique (poids spécifique 1123), 16 centimètres cubes ; eau, 1 litre. Pour préparer cette solution, il faut dissoudre à chaud, au bain-marie, pendant une heure, la caséine dans la solution acide et ajouter ensuite l'eau. On verse 10 centimètres cubes de cette solution dans une série d'éprouvettes et on y ajoute des quantités croissantes du suc stomacal à examiner. Les tubes sont mis à l'étuve à 40° pendant un quart d'heure.

On ajoute alors à chaque tube quelques gouttes d'une solution aqueuse concentrée d'acétate de soude. Il se forme un abondant précipité dans les tubes où la caséine n'a pas été digérée. A l'état normal 0, 02 à 0,03 centimètre cube de suc suffisent pour digérer 10 centimètres cubes de la solution de caséine.

Le dosage de la pepsine, par le procédé de la ricine ou par celui de la caséine, simultanément dans le suc stomacal et dans l'urine des malades, a été utilisé dans le diagnostic des maladies de l'estomac. Lorsqu'il existe une très grande diminution ou un manque complet de pepsine dans le suc stomacal, et qu'on en trouve une quantité supérieure à la normale dans les urines, il s'agit probablement d'un cancer de l'estomac, le fait ne se retrouvant pas dans l'achylie gastrique simple.

6. **Dosage réfractométrique.** — A 40 centimètres cubes environ d'une solution aqueuse d'ovoalbumine, au titre de 0,62 pour 100, on ajoute 4 centimètres cubes de solution décinormale d'acide chlorhydrique et 0,1 centimètre cube du suc stomacal à examiner ; on complète à 50 centimètres cubes avec la même solution d'albumine.

On détermine immédiatement la réfraction avec le réfractomètre sur 10 centimètres cubes de ce mélange. Les 40 autres centimètres cubes sont mis à l'étuve à 38° pendant 24 heures. On en prélève alors 20 centimètres cubes, auxquels on ajoute 1 ou 2 gouttes d'une solution aqueuse d'azolitamine pour servir d'indicateur de la réaction ; on neutralise jusqu'à coloration bleue bien nette avec la solution déci-normale de soude. On ajoute ensuite 1 ou 2 gouttes d'une solution à 5 pour 100 d'acide chlorhydrique, jusqu'à ce que le liquide devienne nettement rouge. On chauffe directement sur la flamme d'un bec de Bunsen dans un flacon à fond plat ; si le liquide ne conserve pas pendant le chauffage sa couleur rouge, on ajoute avec un agitateur une trace de la solution d'acide chlorhydrique. Pendant le chauffage il se produit un précipité floconneux ; après refroidissement on filtre et on ramène avec de l'eau à 20 centimètres cubes. On fait alors une nouvelle détermination réfractométrique.

La différence entre les deux déterminations réfractométriques mesure l'albumine qui n'a pas été digérée ; la comparaison de celle-ci avec la quantité initiale d'albumine mesure le pouvoir protéolytique du suc stomacal examiné.

II. **Ferment-lab.** — 1. Recherche qualitative. — On ajoute à 5 centimètres cubes de lait frais, cru, neutre ou amphotère, 3 à 5 gouttes de suc gastrique; on porte à l'étuve. S'il y a une quantité normale de ferment-lab, la coagulation est obtenue en 10 à 15 minntes.

2. **Dosage.** — *a.* On dilue au 1/10e, au 1/100e, au 1/500e etc., le suc gastrique neutralisé; on prépare un mélange de chacune des dilutions avec une quantité égale de lait et on observe à quelle dilution se produit encore la coagulation.

b. On ajoute à du lait frais quelques gouttes d'essence de moutarde pour empêcher les fermentations, et 2 pour 100 de solution normale d'acide chlorbydrique. On agite le mélange.

On prépare d'autre part une solution au 1/10e et une solution au 1/100e du suc stomacal à examiner.

Dans 3 séries de 9 tubes chacune, on met:

Série 1 : de 0,9 à 0,1 centimètre cube de suc pur;

Série 2 : de 0,9 à 0,1 centimètre cube de suc dilué au 1/10e;

Série 3: de 0,9 à 0,1 centimètre cube de suc dilué au 1/100e.

On ajoute à chaque tube 10 centimètres cubes de lait acidifié. On met tous les tubes à la glacière pendant une heure, puis pendant trois heures au bain-marie à 40°. Au bout de ce temps on constate dans quels tubes la coagulation s'est effectuée.

A l'état normal, la coagulation se fait jusqu'au milieu de la série 3 : dans l'achylie vraie il n'y a aucune coagulation.

III. **Labzymogène.** — On se contente de la recherche qualitative par l'un des deux procédés suivants:

1. — On alcalinise faiblement le suc avec une solution de soude à 1 pour 100, qui détruit le lab-ferment, mais respecte le zymogène. On ajoute 2 à 3 centimètres cubes de solution de chlorure de calcium à 1 pour 100; on mélange le tout avec une égale quantité de lait. La coagulation se produit en quelques minutes à l'étuve.

2. — D'après quelques auteurs le labzymogène n'existerait pas dans les sucs stomacaux contenant de l'acide cblorhydrique libre. Pour rechercher ce ferment dans les sucs qui ne contiennent pas de cet acide, il faut faire un premier dosage du lab. Puis on acidifie le suc en ajoutant de l'acide cblorhydrique jusqu'à réaction nette au papier Congo ; on agite et on laisse

reposer quelques heures. On neutralise ensuite à la soude et on fait un nouveau dosage du labferment. Si on obtient un chiffre supérieur, c'est qu'il existait du labzymogène.

IV. *Recherche des produits de digestion.* —

Il faut distinguer l'effet de la digestion pepsique et celui de la digestion salivaire.

1. Digestion pepsique. — On sait que les substances albuminoïdes sont transformées en peptones sous l'influence de la pepsine. La transformation peut s'arrêter à une étape intermédiaire et donner de l'acidalbumine, de la syntonine ou des propeptones.

On peut rechercher chacune de ces substances à l'aide de réactions spéciales, mais cette recherche n'offre pas grand intérêt pratiquement; on peut se contenter d'apprécier approximativement l'état de digestion des albuminoïdes, en procédant de la façon suivante :

On mélange 5 centimètres cubes de suc gastrique avec une égale quantité de réactif picro-citrique, qui précipite toutes les albumines. Le mélange est réparti dans 3 éprouvettes :

a. La première, dont le dépôt comprend l'*ensemble des substances albuminoïdes,* sert de terme de comparaison.

b. On ajoute de l'acide nitrique à la seconde ; les peptones seules sont redissoutes. Le dépôt est alors constitué par les *albumines non peptonisées* et les *propeptones.*

c. On chauffe la troisième jusqu'à l'ébullition ; les peptones et les propeptones se redissolvent. Les *albumines non peptonisées* restent précipitées et forment seules le dépôt.

La différence de *a* et de *b* indique les *peptones* seules ; la différence de *b* et de *c* les *propeptones.*

2. Digestion salivaire. — On sait que sous l'action de la salive l'amidon se transforme d'abord en *amido-dextrine,* amiduline ou amidon soluble, qui donne avec l'iode une coloration violette ; puis, en *érythro-dextrine,* qui donne dans les mêmes conditions une coloration rouge ; enfin en *achroo-dextrine* et en *maltose,* qui ne donnent pas de coloration avec l'iode.

Pour rechercher auquel de ces états est arrivée la dextrine, on ajoute à 1 ou 2 centimètres cubes de suc gastrique filtré 1 à 2 gouttes de solution de Lugol très diluée (jaune clair). Il faut n'ajouter qu'une très petite quantité d'iode parce que le suc filtré contient presque toujours de l'amidon soluble ; or l'iode a la propriété de se fixer d'abord sur l'achroo-dextrine et seulement ensuite sur l'amidon.

Si la couleur du liquide ne change pas ou devient seulement jaunâtre, c'est que l'amidon est transformé en *achroo-dextrine*. Une coloration rouge violet indique la présence d'*érythro-dextrine,* une coloration bleue la présence d'*amido-dextrine*.

La *maltose* réduit la liqueur de Fehling.

Le dosage de la *glycose* dans le suc gastrique n'a pas jusqu'ici de signification certaine.

V. *Recherche des produits étrangers*. — On peut avoir à rechercher dans le suc gastrique la BILE ou le SANG.

L'addition d'acide nitrique nitreux, pour la première substance, celle de teinture de gaïac et d'essence de térébenthine pour la seconde, donnent des résultats suffisamment exacts.

L'examen microscopique des résidus alimentaires n'offre pas d'intérêt précis.

La recherche des ÉLÉMENTS CELLULAIRES et des MICRO-ORGANISMES se fait surtout dans le suc extrait à jeun.

5. — Quantité stomacale primitive.

Il est fort utile de connaître la quantité totale de chyme que contenait l'estomac avant le début de l'extraction ; or, on ne peut mesurer directement cette quantité, parce qu'il est impossible de vider l'estomac d'une manière absolument parfaite. Pour la déterminer, il faut donc avoir recours à un artifice.

Procédé de Mathieu et Rémond. — Nous connaissons par les méthodes précédentes : la quantité de chyme retiré en premier lieu qu'on a eu soin de mesurer exactement, A ; son acidité totale, a ; l'acidité totale du liquide retiré en second lieu, après l'introduction d'eau, b; la quantité d'eau distillée introduite dans l'estomac après la prise du chyme, q.

L'acidité du liquide de lavage, b, est toujours plus basse que l'acidité du chyme recueilli initialement, a, par le fait de la quantité d'eau qui a été introduite dans l'estomac après l'extraction de ce dernier, et dans la mesure même où cette addition a dilué le chyme restant. Par suite, le rapport des deux acidités a et b est précisément inverse de celui des quantités respectives des deux liquides auxquels elles appartiennent : l'une de ces quantités est le chyme restant après l'extraction, qui est inconnue et que nous désignerons par x, l'autre est cette même quantité x plus l'eau ajoutée q.

De là la formule $\dfrac{a}{b} = \dfrac{x+q}{x}$, qui devient successivement :

$$ax = bx + bq \; ; \quad ax - bx = bq \; ; \quad (a - b)\, x = bq \; ;$$

d'où l'on tire la valeur de x par la formule ; $x = \dfrac{bq}{a-b}$.

Or, la quantité stomacale primitive V n'est autre que le chyme retiré A, plus le chyme restant x, elle est donc fournie par la formule $V = A + x$ qui, par la substitution de la valeur de x, devient : $V = A + \dfrac{bq}{a-b}$, dans laquelle n'entrent plus que des quantités connues.

Causes d'erreur. — Théoriquement le procédé est rigoureusement exact; pratiquement il paraît très suffisamment juste, bien qu'il comporte plusieurs causes d'erreur : d'abord le fait qu'il peut s'échapper une certaine quantité de liquide par le pylore, entre le moment de l'introduction de l'eau distillée et celui de l'extraction du liquide de lavage; en second lieu, le fait que du suc gastrique est sécrété pendant ce laps de temps; enfin et surtout l'absence d'homogénéité parfaite du mélange de ces divers éléments.

D'après Laboulay et Goiffon, on obtiendrait des résultats plus précis en employant pour la dilution une solution de phosphate de soude rigoureusement neutre à 1 pour 1 000, ou toute autre solution titrée, et en dosant le titre de la dilution produite. Le mélange se ferait mieux. Si l'on avait employé le phosphate dans le repas d'épreuve, on aurait recours au sulfate dans le liquide de lavage.

Dans le même but, Léon Meunier emploie une suspension de kaolin, qu'on dose par pesées après incinération.

Dans le cas ou le liquide présente une acidité très faible, on peut employer de la même façon pour la dilution, au lieu d'eau distillée, une solution d'acide chlorhydrique à 1 ou 2 pour 1 000. Connaissant, d'autre part, l'hypoacidité du liquide A, il est facile de calculer la quantité stomacale restante, d'après le degré de la dilution subie par la solution d'acide chlorhydrique qu'on a introduite en quantité déterminée, de la même façon que l'eau pure dans la méthode ordinaire.

A l'état normal chez un individu bien portant, on trouve en moyenne, après le repas léger, les chiffres suivants :

Acide chlorhydrique libre. . . . 0,5 à 0,9 pour 1 000.
   —   total. . . . 1,5 à 2,2   —
Acidité totale. . . . . 1,8 à 2,3   —
Acides de fermentation.   0
Ferments. . . . . Toujours présents.
Produits de digestion. . . . . . Médiocrement abondants.
Quantité stomacale primitive. . . 75 à 150 centimètres cubes.

Avec le procédé chlorométrique de Hayem et Winter, on trouve à l'état normal :

Chlore total. . . . . T = 3,21 pour 1 000.
Chlorures fixes. . . . . F = 1,09   —
HCl libre. . . . . H = 0,44   —
HCl combiné aux matières organiques. . . . . C = 1,68   —
Acidité totale. . . . . A = 1,39   —

L'analyse du suc gastrique est fréquemment employée en clinique pour le diagnostic du cancer, de l'ulcère et des troubles fonctionnels de l'estomac. Les conclusions reposent surtout sur la constatation de l'*hyperchlorhydrie*, de l'*hypochlorhydrie* ou de l'*anachlorhydrie*, c'est-à-dire sur les variations de quantité de l'acide chlorhydrique libre ou plus exactement libre et combiné.

L'hyperchlorhydrie, pouvant atteindre ou même dépasser 3 pour 1 000 d'acidité totale, et 1,50 d'HCl libre, appartient à l'*ulcère simple* et à l'*hypersécrétion permanente*. L'hypochlorydrie allant jusqu'à 0 d'HCl libre, mais avec conservation relative de l'acidité totale, est surtout le fait du *cancer*. L'anachlorhydrie complète avec acidité totale très basse, voisine de 0,10 pour 1 000, appartient plutôt à l'*achylie essentielle* ou à l'achylie symptomatique des *anémies pernicieuses*.

La détermination de la quantité stomacale primitive permet de reconnaître les cas de rétention et d'hypersécrétion en rapport avec les *sténoses pyloriques* ; la quantité stomacale primitive atteint alors au moins 200 ou 300 grammes et peut dépasser très largement ces chiffres. Ces fortes rétentions se révèlent d'ailleurs déjà, au cours du lavage préparatoire, par le volume et les souillures du contenu de l'estomac ainsi que par la présence des résidus alimentaires.

La recherche des *ferments* est peu employée ; elle n'a guère d'importance pour le diagnostic et le pronostic que dans certains cas d'anachlorhydrie, en permettant de distinguer l'anachlorhydrie simple de l'achylie vraie.

6. — Quantité et acidité réelle du suc sécrété.

Le procédé de Mathieu et Rémond pour le calcul de la quantité stomacale primitive ne permet pas de juger de la quantité de suc qui a été sécrétée. Le chyme extrait, mesuré directement, de même que le chyme restant, calculé, est en effet composé de deux éléments : le résidu des aliments ingérés et le suc sécrété par l'estomac. Or, pour connaître la part qui revient à chacun de ces éléments, lorsque la quantité stomacale primitive est augmentée, il faudrait pouvoir distinguer la part de la sécrétion et celle de la stase alimentaire.

De même le dosage de l'acidité du chyme ne fournit pas la valeur exacte de l'acidité originelle du suc sécrété, puisque celui-ci est dilué dans le chyme par le repas ingéré ; or, il peut être utile de déterminer l'acidité réelle de ce suc.

C'est pour élucider ces questions qu'ont été institués divers procédés, tous basés sur l'addition au repas de substances spéciales, non absorbables par l'estomac et susceptibles d'être dosées dans le chyme extrait après le repas.

I. *Méthode de détermination.* — Quelle que soit la substance employée pour cette mesure, la méthode générale reste la même.

1. **Quantité du suc.** — De même que la quantité stomacale primitive est le total du chyme extrait par le premier sondage, mesuré directement et du chyme restant après ce sondage, calculé par le procédé de Mathieu et Rémond par la dilution avant le second sondage, de même la quantité totale de suc sécrété est le total du suc qu'on retrouve dans l'estomac au moment des sondages et de celui qui a franchi le pylore, entre le début de la sécrétion immédiatement après le repas et le moment de l'exploration par la sonde.

Les procédés dont la description va suivre permettent de déterminer, avec quelque approximation, ces deux parties constituantes de la quantité totale du suc sécrété ; assez exactement le suc restant, très approximativement il faut le reconnaître le suc ayant déjà franchi le pylore.

Le dosage chimique de la substance fixe ajoutée au repas détermine la quantité de cette substance et par suite la fraction correspondante du repas d'épreuve qui sont restées dans l'estomac, et, par différence avec la quantité stomacale primitive, la quantité de suc que celle-ci contient. Si, par exemple, on a constaté, par le dosage de cette substance, que sur 300 grammes de la solution ingérée 200 grammes sont restés dans l'estomac, et si la quantité stomacale primitive totale est de 350 grammes, c'est évidemment que 150 grammes de suc se sont ajoutés au repas, sous la réserve de l'homogénéité réelle du mélange.

Les auteurs qui emploient ce procédé d'exploration considèrent en général ce chiffre comme représentant la quantité de suc sécrété ; en réalité il est trop faible puisqu'il ne comprend pas le suc déjà évacué. Aucune donnée précise ne permet de calculer ce dernier, mais, si l'on admet par hypothèse que l'évacuation par le pylore a été à peu près proportionnelle pour les deux éléments du contenu de l'estomac, on peut calculer en quelque mesure la quantité de suc évacué, par comparaison avec la quantité du repas qui a été évacuée et qui elle peut être déterminée ; celle-ci ressort, en effet, de la différence relevée entre le volume connu de ce repas et le volume de ce qui en est resté dans l'estomac. Par exemple, dans le cas signalé plus haut, 100 grammes du repas ont été évacués soit 1/3 de son total ; si l'on admet que 1/3 du suc sécrété a été de même évacué parallèlement, on en conclura que, au lieu d'admettre le chiffre de 150 grammes comme la mesure du suc sécrété, il faudra porter ce chiffre à 225 grammes pour établir le chiffre réel de la sécrétion totale.

Il est certain, d'autre part, que cette majoration doit être trop forte, car la sécrétion du suc étant continue et sa quantité progressive, alors que le repas est ingéré en une seule fois, l'évacuation par le pylore ne peut pas être réellement proportionnelle pour les deux éléments. La réalité est donc placée entre ces deux chiffres également extrêmes de 225 et de 150 : peut-être conviendrait-il d'en prendre la moyenne et de fixer au voisinage de 180 grammes la quantité probable de suc sécrété.

2. **Acidité réelle du suc.** — L'acidité du chyme étant tout entière le fait du suc sécrété, puisque le repas est de réaction à peu près neutre, il en résulte que l'acidité constatée est notablement au-dessous de l'acidité réelle du suc. Un calcul très simple permet d'établir le chiffre réel de cette acidité, dès que l'on connait la part réciproque du repas et de la sécrétion dans le mélange analysé. Pour ce calcul toutefois, il n'est pas aussi nécessaire de tenir compte, comme pour le précédent, du suc évacué par le pylore, puisque une quantité correspondante du repas a été évacuée avec lui.

Si le dosage chimique a montré, par exemple, que la quantité stomacale primitive, d'une acidité de 1 pour 1 000, contient 1/3 de suc et 2/3 de repas neutre, il est évident que l'acidité du suc seul doit être de 3 pour 1 000.

En rapprochant ce pourcentage d'acidité de la quantité totale de suc sécrété, calculée comme il est indiqué plus haut,

ou pourra calculer encore la quantité pondérale totale d'acide
sécrété par l'estomac.

Il importe toutefois de remarquer que l'acidité du chyme,
à envisager dans ce calcul, ne doit pas être son *acidité totale*
mais uniquement son *acidité chlorhydrique* totale (acide
chlorhydrique libre et combiné) puisqu'elle est la seule à provenir du suc, les acides organiques surajoutés provenant au
contraire de la fermentation et de la stase alimentaire.

II. *Technique des procédés*. — De nombreuses sub-

stances ont été proposées, de multiples procédés ont été employés, par les divers auteurs qui se sont occupés de la question.

1. Procédé de l'huile (Mathieu et Halot). — On donne le
repas léger comprenant 60 grammes de pain et 400 grammes
de thé légèrement sucré. Au thé on incorpore 16 grammes
d'huile d'amandes douces, aussi finement émulsionnée que possible à l'aide de la gomme arabique.

Huile d'amandes douces. . . .	16 grammes.
Gomme arabique.	5 —
Sirop simple.	30 —
Thé léger, Q. S. pour.	400 centimètres cubes.

Au bout d'une heure, on extrait un échantillon de liquide
gastrique pur, puis on introduit 100 centimètres cubes d'eau
distillée et l'on retire un second échantillon. On calcule la
quantité stomacale primitive d'après le procédé de Mathieu et
Rémond.

Pour doser l'huile que la première prise de chyme a ramenée
on triture une certaine quantité du liquide gastrique dans
un mortier; on en prélève une quantité connue qu'on met
à évaporer sur du sable fin. Le sable est ensuite traité
par l'éther anhydre dans un appareil à déplacement; on
lui enlève ainsi toute l'huile qu'il contient. L'éther est reçu
dans une capsule préalablement tarée. Une fois l'éther évaporé,
on pèse; la différence des deux pesées donne la quantité d'huile
contenue dans le liquide analysé.

La quantité stomacale primitive étant déjà connue, on calcule facilement la quantité totale d'huile restant dans l'estomac au moment de l'extraction du chyme. On sait, d'autre
part, qu'il y avait 100 grammes de thé pour 4 grammes d'huile;
il est donc facile de déterminer à quelle quantité de thé correspond la quantité d'huile contenue dans l'estomac; il suffit
de multiplier par 25 le chiffre trouvé pour l'huile.

La différence, entre le chiffre indiquant la quantité stomacale primitive et le chiffre indiquant la quantité du liquide ingéré restant, représente le chiffre du suc gastrique sécrété et resté dans l'estomac.

Toutes les conclusions ci-dessus reposent toutefois sur l'admission *a priori* que le mélange de l'huile, du repas et du suc sécrété, a été d'une homogénéité parfaite, ce qui est loin d'être absolument exact; néanmoins l'idée initiale était heureuse et permettait de combler une lacune.

2. **Procédé de la soupe à la graisse.** (Sahli). — On fait rôtir dans une casserole en fer ou en nickel 25 grammes de farine avec 15 grammes de beurre cuit, jusqu'à obtention d'une coloration brune. On ajoute ensuite lentement et en remuant constamment environ 350 grammes d'eau, puis on laisse cuire le mélange pendant 1 à 2 minutes ; enfin on ajoute un peu de sel; pendant la préparation de la soupe, on doit prendre garde qu'il ne se forme pas de grumeaux et que le mélange reste bien homogène.

Après lavage préalable de l'estomac le malade prend 300 grammes de cette soupe; on en garde 50 grammes pour le dosage comparatif de la graisse.

Après l'ingestion du repas, pour éviter la sédimentation de la graisse, il faut que le malade change de position toutes les 5 minutes, se plaçant tantôt sur le dos, tantôt sur le côté gauche. Le pompage se fait au bout d'une heure.

Il est bon, pour diminuer la cause d'erreur tenant à la sédimentation de la graisse, de retirer avec la sonde, en faisant varier la profondeur de son introduction, deux portions différentes de chyme, prises l'une dans la couche supérieure et l'autre dans la couche inférieure du contenu de l'estomac. En outre il faut choisir, pour le dosage, des échantillons ne contenant pas de mucus.

Le liquide est d'abord soumis aux examens chimiques usuels et la quantité stomacale primitive est calculée par le procédé de Mathieu et Rémond.

On dose ensuite comparativement la graisse, par un procédé chimique quelconque, d'une part dans l'échantillon de soupe conservé à cet effet, et d'autre part dans le chyme retiré par le pompage. Sahli effectue ce dosage par la centrifugation au moyen d'un butyromètre spécial (fig. 151).

3. **Procédé du sulfate ferrique** (Meunier). — A la fin du

repas, on fait prendre 30 centimètres cubes d'une solution ferrique contenant 1 milligramme de fer par centimètre cube, ce qui représente, en tenant compte de l'eau du pain, 30 milligrammes de fer pour 300 centimètres cubes de solution ou 1 milligramme pour 10 centimètres cubes.

Le repas est extrait au bout d'une heure. On détermine la quantité stomacale primitive par le procédé de Mathieu et Rémond. Avant la filtration, le liquide extrait est divisé en deux parties : la première servant à l'analyse usuelle, la deuxième au dosage du fer par un procédé colorimétrique.

Causes d'erreur. — Ce procédé comporte les causes d'erreur inhérentes aux méthodes de dosage colorimétrique.

En outre, une certaine quantité de fer peut être retenue par la muqueuse gastrique. Enfin, comme on doit opérer sur le suc filtré, on ne tient pas compte du fer qui peut rester sur le filtre avec les résidus solides.

4. **Procédé du phosphate de soude** (Roux et Laboulais). — On fait ingérer au malade un repas d'épreuve composé de 60 grammes de pain et d'une quantité déterminée de solution faible de phosphate disodique.

Pompage au bout d'une heure. Pour le calcul, on procède comme avec les procédés ci-dessus.

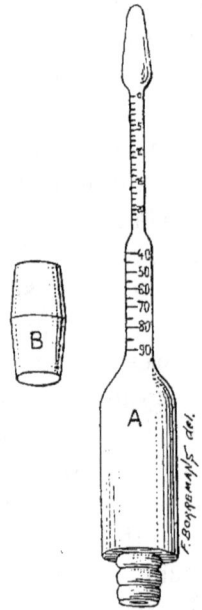

Fig. 151.
Butyromètre.

Cause d'erreur. — Ce procédé comporte une cause d'erreur qui le rend peu utilisable en clinique. Le suc gastrique contient toujours une certaine quantité, d'ailleurs variable, de phosphate acide ; comme, d'autre part, on ne peut employer une solution forte, à cause de l'absorption possible, le procédé est infidèle.

5. **Procédé de l'iodure** (Sahli). — On prépare un bouillon au jaune d'œuf de la manière suivante : On mélange dans une tasse deux jaunes d'œuf avec environ une cuillerée à soupe d'eau et on les bat avec une cuiller jusqu'à ce que le mélange soit homogène. D'autre part on fait cuire sur un bec de gaz ou une lampe à alcool, dans une casserole en émail, un cube de bouillon dans 315 centimètres cubes d'eau.

Au moment où le liquide commence à bouillir, on en verse une petite quantité dans l'émulsion de jaune d'œuf pour la diluer encore et la chauffer un peu. On verse ensuite d'un seul coup l'émulsion dans le bouillon, en remuant constamment. L'ébullition s'arrête pour reprendre au bout d'un instant. On retire alors le bouillon du feu, on ajoute 5 centigrammes d'iodure de potassium ; on prélève 300 centimètres cubes dans un cylindre gradué, le reste est conservé dans un ballon comme témoin.

Une heure après l'ingestion de 300 centimètres cubes de l'émulsion ainsi préparée, on retire le chyme au moyen de la sonde à trous multiples.

Dans deux éprouvettes semblables on introduit : dans l'une 10 centimètres cubes du bouillon étalon, dans l'autre 10 centimètres cubes du chyme. Dans les deux on précipite l'albumine par addition de 10 centimètres cubes d'acide trichloroacétique au 1/10e, puis par le sulfate de magnésie à saturation. On filtre ; on ajoute au filtrat la même quantité de nitrite de soude puis de chloroforme. Celui-ci se colore en rose.

La comparaison entre les deux éprouvettes montre que le chloroforme est plus coloré dans le tube contenant le filtrat du chyme. On ramène à l'égalité de teinte, par addition de chloroforme dans l'éprouvette la moins colorée. Un simple calcul montre par quelle quantité de suc gastrique le bouillon a été dilué.

6. **Procédé de la chlorophylle.** — On fait prendre au malade 400 centimètres cubes d'eau additionnée de 1 gramme de chlorophylle. Pompage au bout d'une demi-heure.

On évalue par la méthode colorimétrique la quantité de liquide qui reste dans l'estomac au bout de ce laps de temps. A l'état normal, on ne doit plus trouver dans l'estomac, au bout d'une demi-heure, que 50 à 60 centimètres cubes du liquide ingéré.

7. **Procédé du repas sec** (Gross). — On donne un repas constitué uniquement de 5 biscuits, sans aucun liquide. Extraction au bout de 3/4 d'heure.

La quantité restante et l'acidité réelle du suc gastrique sont ainsi obtenues directement, mais il n'est pas certain que la sécrétion ne soit pas modifiée par cette absence de liquide ingéré.

8. **Repas fictif** (Carnot). — On fait mastiquer au malade un

repas d'épreuve, mais sans lui permettre de l'avaler. On retire ainsi du suc gastrique pur, mais il n'est pas certain que ce suc soit l'équivalent de celui qui est sécrété dans les conditions normales.

Quel que soit le procédé employé, on peut déterminer :

1º Le *quotient de motricité,* par le rapport entre le volume de la partie du repas qui, ayant franchi le pylore, ne se trouve plus dans l'estomac, et le volume total du repas ingéré.

Chez les sujets normaux, ce quotient varierait entre 0,75 et 0.90 ; au-dessous de 0,75, on pourrait considérer l'estomac comme atteint d'insuffisance motrice.

2º Le *quotient de sécrétion,* par le rapport entre le volume de suc gastrique pur et le volume du repas d'épreuve qui se trouvent réunis dans l'estomac, c'est-à-dire en somme le rapport entre la quantité du suc et la quantité du repas restées l'une et l'autre dans l'estomac.

Chez les sujets normaux, ce rapport varierait de 1,2 à 1,5. Au-dessus ou au-dessous de ces chiffres, on pourrait considérer un estomac comme atteint d'hyper- ou d'hyposécrétion.

7. — Recherche de la rétention.

I. **Rétention du chyme.** — On peut se rendre compte du degré de rétention du chyme par les procédés que nous venons d'énumérer.

On peut aussi avoir recours à un procédé plus simple : réunir tous les résidus alimentaires contenus dans l'estomac et obtenus par le lavage, et peser le résidu sec.

On peut encore répartir les liquides extraits dans des cylindres gradués, laisser déposer 24 heures et lire au bout de ce laps de temps le volume du résidu solide. Après repas léger et extraction au bout d'une heure, le volume de ce dépôt ne doit pas dépasser 100 centimètres cubes.

Le plus souvent, on se contente de faire ingérer le soir au malade un repas normal, composé par exemple de :

Soupe. . . . .   200 centimètres cubes.
Viande de bœuf. . . . . .   150-200 grammes.
Purée de pommes de terre. . .   50   —
1 petit pain blanc.

Le lendemain matin, au bout de 8 à 10 heures, on procède au lavage. Si l'estomac contient des débris alimentaires, c'est qu'il y a rétention.

II. **Rétention des particules solides.** — La rétention peut être due soit à la perte de la motricité gastrique, soit à l'obstacle apporté par un rétrécissement pylorique. Pour apprécier la part de ce dernier il est bon de faire ingérer au malade, avec son repas du soir, des raisins de Corinthe ou des pruneaux secs cuits, et avalés entiers. Le péricarpe de ces fruits n'est pas altéré par le suc gastrique ; leur évacuation est lente et difficile ; de plus, ils sont facilement reconnaissables dans le liquide de lavage. Si, au bout de 10 heures, l'estomac contient encore ces fruits, on pourrait affirmer qu'il y a rétention par rétrécissement pylorique.

Le repas recommandé par *Bourget* à cet effet se compose de 200 centimètres cubes de soupe, 100 grammes de viande, 50 grammes de pain, 6 pruneaux secs cuits.

On a aussi recommandé de le composer de 200 centimètres cubes de bouillie d'avoine, 50 grammes de viande de bœuf hachée et cuite, 2 morceaux de pain blanc avec beurre, 8 pruneaux secs cuits et une petite cuillerée de compote d'airelles rouges.

On peut distinguer 3 degrés de rétention :

1. La *grande rétention,* qui comprend les cas dans lesquels l'estomac contient encore des aliments abondants à un moment où, normalement, l'évacuation complète aurait dû avoir lieu, soit 5 h. environ, avec un repas normal comme ceux indiqués ci-dessus. Cette grande rétention indique un trouble de la motricité de l'estomac, une insuffisance motrice, absolue ou relative, causée le plus souvent par un rétrécissement pylorique.

2. La *petite rétention,* où l'on trouve une toute petite quantité de résidus dans l'estomac à jeun (petits restes de péricarpe de pruneaux, quelques grains d'airelles). On la constate souvent lorsqu'il existe une lésion anatomique de la muqueuse même minime (ulcère, cancer, gastrite).

3. Enfin, la simple *rétention microscopique,* caractérisée par le fait qu'on trouve des résidus microscopiques (grains d'amidon par exemple) dans l'estomac à jeun. Certains auteurs lui attribuent la même signification et la même importance qu'à la petite rétention.

8. — Examen de la sécrétion à jeun.

I. *Suc pur.* — On fait le soir un lavage aussi soigneux que possible. On recommande au malade de ne rien ingérer du tout pendant la nuit, ni solides, ni liquides. On procède au pompage le lendemain matin.

1. **Quantité sécrétée.** — La recherche de la quantité de suc contenue dans l'estomac à jeun a pour but principal la distinction de l'hyperchlorhydrie simple d'avec l'hypersécrétion permanente.

Chez les sujets normaux, on ne trouve pas de liquide ou on n'en trouve qu'une très petite quantité. On peut admettre qu'il y a hypersécrétion permanente lorsque l'estomac à jeun contient plus de 100 centimètres cubes de liquide.

2. **Examen chimique.** — Le suc gastrique trouvé à jeun à l'état pathologique est acide. Son acidité est en moyenne de 1 à 1,5 ; sa densité de 1,004 à 1,005.

Il ne contient pas toujours de l'HCl libre.

Pas d'acide lactique. Pas de produits de la digestion.

3. **Examen cytologique.** — On trouve souvent dans le liquide extrait des cellules épithéliales desquamées, d'autres fois de petits fragments de muqueuse provenant du cathétérisme, quelquefois enfin des fragments cancéreux.

Il faut être toujours très prudent avant d'affirmer alors l'existence d'un cancer, surtout lorsque l'examen porte sur un petit fragment. Il faut, en tout cas, pratiquer des coupes après durcissement de la pièce et ne pas se contenter de la dissocier.

4. **Examen bactériologique.** — L'étude de la flore bactérienne par la méthode des cultures n'offre pas d'intérêt.

A l'examen direct, on trouve toujours beaucoup moins de bacilles dans le suc à jeun que dans les liquides de stase ; mais leur recherche est facilitée par l'absence de résidus alimentaires.

On trouve fréquemment : des sarcines groupées sous forme de ballots de marchandises ; quelquefois des bacilles lactiques longs, dont on a voulu faire à un moment donné un micro-organisme spécifique du cancer ; on trouve encore le bacillus mesentericus, l'entérocoque, le bactérium coli commune, etc.

Les levures se rencontrent assez souvent dans les liquides de stase. Exceptionnellement, on peut trouver dans l'estomac des micro-organismes pathogènes : bacille tuberculeux, bacille typhique, etc.

En somme, l'examen bactériologique du contenu de l'estomac ne fournit pas d'indication diagnostique importante, bien que la présence, abondante, de bacilles longs et touffus de fermentation lactique, constitue une certaine présomption en faveur du cancer.

II. — *Liquide de lavage.* — Le lavage de l'estomac à jeun peut fournir certains renseignements sur l'état de la muqueuse par l'examen du liquide de lavages.

1. **Recherche de l'albumine.** — Dans les cas de cancer gas-

trique ulcéré ou d'ulcère simple en activité, il se mêle au suc gastrique une sécrétion séreuse qu'on met en évidence par la recherche de l'albumine dans le liquide de lavage.

Technique. — La veille de l'examen, le malade ne reçoit que des aliments dépourvus d'albuminoïdes. Le soir, on lave l'estomac jusqu'à ce que l'eau de lavage ressorte absolument claire.

Le lendemain à jeun, on introduit dans l'estomac 400 centimètres cubes de sérum physiologique ; on le retire ensuite en entier par la sonde, sans employer l'aspiration, pour éviter de produire des érosions. On recherche l'albumine dans le liquide retiré, soit par le procédé d'Esbach, soit pour plus d'exactitude par la méthode pondérale. On peut aussi avoir recours au dosage de l'azote.

Dans les *gastrites chroniques*, la quantité d'albumine est très petite ; il en est de même dans les cas d'*ulcère cicatrisé*. Dans les *ulcères en activité* la quantité est plus élevée.

Dans le *cancer de l'estomac*, le taux de l'albumine est plus élevé encore ; il atteint fréquemment 50 centigrammes à 1 gramme pour 1 000.

2. **Examen cytologique.** — Récemment, Lœper et Binet ont établi un cyto-diagnostic de la manière suivante : après avoir retiré, le cas échéant, le liquide résiduel, on fait un lavage à l'eau suivi de lavage au sérum artificiel. Ce dernier liquide évacué est centrifugé et le culot étalé sur lames.

Le cyto-diagnostic permet de constater que, *à l'état normal*, on ne trouve qu'un petit nombre de cellules épithéliales. Il en est de même dans les *dyspepsies inorganiques*. Dans les cas de *gastrite*, on trouve surtout des cellules épithéliales altérées et des leucocytes. Dans le *cancer*, on trouve des cellules volumineuses, trapues, bien colorables, souvent réunies en amas, donnant parfois la réaction glycogénique ; on constate en outre la présence d'hématies et de quelques leucocytes.

9. — Recherche des ulcérations.

Pour cette recherche, on emploie le *fil d'Einhorn.* A un petit godet de métal doré se fixe un cordonnet de soie tressée, qui porte une marque à la distance de 75 centimètres du godet. On fait avaler le godet au malade le soir. L'extrémité du cordonnet de soie est attachée derrière l'oreille ou fixée à la joue au moyen d'un morceau de leucoplaste. On le laisse en place pendant toute la nuit, en recommandant au malade de n'absorber aucun aliment, ni solide, ni liquide.

Lorsqu'on retire le godet le matin, on s'aperçoit, en cas
d'ulcère, que le fil de soie porte une tache plus ou moins étendue, colorée en noir ou en brun plus ou moins foncé. On
mesure la distance qui sépare cette tache de l'extrémité distale
du fil au niveau des arcades dentaires.

Suivant cette distance, on peut présumer que le siège de la
plaie est gastrique ou duodénal. Lorsque la tache siège à 40
centimètres environ des lèvres,
on peut admettre qu'il s'agit d'un
ulcère du cardia ; de 44 à 54 centimètres, d'un ulcère de la petite
courbure : de 56 à 58 centimètres,
d'un ulcère du pylore ; à 59 centimètres ou au-dessous, d'un
ulcère du duodénum.

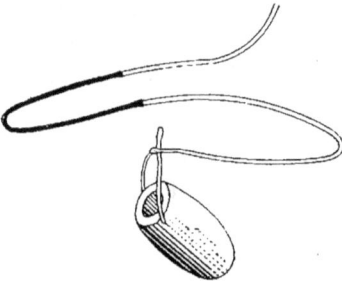

Fig. 152. — Fil et godet d'Einhorn.

Le simple fil ne donnant pas de
bons résultats pour les ulcérations du fond ou de la grande
courbure de l'estomac, Einhorn
a cherché à rendre ce procédé « d'imprégnation » applicable aux
régions inaccessibles au cordonnet de soie. Dans ce but, il
introduit dans l'estomac vide, au moyen d'une sonde œsopha-
gienne munie d'un robinet, un ballon de caoutchouc de la
forme d'un estomac normal, entouré d'un sac de gaze de soie.
On insuffle de l'air dans le ballon, de manière à lui faire
prendre contact avec les parois de l'estomac. On ferme le robinet et on laisse l'appareil en place pendant une demi-heure.
On laisse échapper l'air et on retire l'appareil.

Le ballon est insufflé de nouveau au dehors et laissé à sécher
pendant quelques heures. S'il porte des taches sanguinolentes,
on peut déterminer, par la place qu'elles occupent sur le
ballon, le siège de l'ulcération dont elles proviennent.

CHAPITRE II

INSUFFLATION DE L'ESTOMAC

1. L'insufflation peut se pratiquer simplement par administration de poudres effervescentes. On fait ingérer successi-

vement au patient d'abord 4 à 5 grammes d'acide tartrique dissous dans un verre d'eau et ensuite une quantité égale de bicarbonate de soude. L'acide carbonique mis en liberté distend les parois de l'estomac.

En employant une quantité connue de solutions exactement dosées, on peut connaitre en même temps la quantité de gaz dégagée. Tel est le cas avec les solutions suivantes :

a. Bicarbonate de soude, 50 grammes ; sirop simple, 50 grammes ; eau distillée q. s. pour 250 centimètres cubes.

b. Acide citrique, 66.5 ; sirop de limon. 65.0 ; eau distillée q. s. pour 250 centimètres cubes.

L'ingestion de 40 centimètres cubes de chacune de ces solutions dégage 889 centimètres cubes de gaz.

Ce procédé simple est facilement accepté par les malades. Malheureusement, il ne permet pas de graduer à volonté la distension.

L'acide carbonique excite la muqueuse et provoque la contraction de l'estomac ; par là même elle met sa *forme* en évidence, tant à l'inspection qu'à la palpation.

2. Un autre procédé consiste à insuffler de l'air directement par la sonde introduite dans l'estomac, soit avec la bouche à l'aide d'un tube de verre adapté a l'extrémité libre de la sonde, soit à l'aide d'une poire d'insufflateur.

Connaissant la quantité d'air contenue dans la poire il est facile, en comptant les coups donnés, de connaître le volume d'air que l'on insuffle. L'inconvénient est qu'on ne connaît pas exactement la pression subie par l'air contenu dans l'estomac.

3. Si l'on désire obtenir une mesure exacte du volume, tout en tenant compte de la pression, on emploiera le dispositif de Jaworsky (fig. 153).

Il se compose de deux flacons en verre, d'une contenance de 3 à 4 litres. L'un deux, A, porte une graduation ; il est muni d'une tubulure, T, à la partie inférieure. L'autre, B, a un large goulot fermé par un bouchon de caoutchouc à trois ouvertures. Par deux des ouvertures passe un tube coudé. L'un, à branche intérieure courte (*b*), est muni d'un tuyau de caoutchouc qui le met en relation avec la sonde stomacale. L'autre (*a*), à branche intérieure longue, communique par un tuyau de caoutchouc, qu'on peut fermer avec une pince, avec la tubulure du flacon A. Par le troisième orifice passe un tube vertical C, plongeant jusqu'au fond du flacon et servant à mesurer la pression de l'air qu'il contient et qui communique avec celui de l'estomac.

Lorsqu'on veut employer l'appareil, on remplit d'eau le flacon A, le flacon B restant vide. Le premier est placé sur un support plus élevé de 50 centimètres que le second. La sonde en place, et la communication établie, on ouvre la pince *d*.

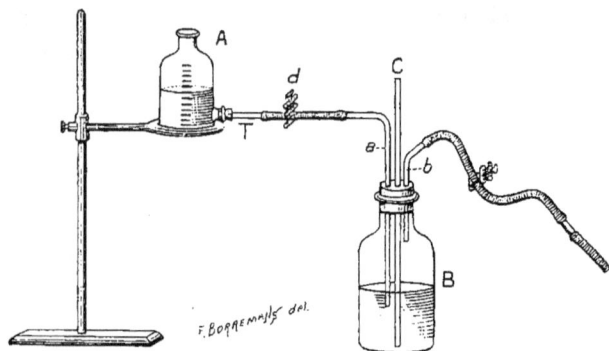

Fig. 153. — Dispositif de Jaworsky pour l'insufflation de l'estomac.

L'eau du flacon supérieur A coule dans l'inférieur B en chasde l'air dans l'estomac ; l'élévation de l'eau dans le tube C indique la pression atteinte. Lorsqu'on est arrivé à un degré de distension suffisant, on serre la pince et l'écoulement s'arrête. On lit sur le flacon A la quantité d'eau qui s'est écoulée et qui correspond à la quantité de l'air introduit par déplacement dans l'estomac.

Chez l'adulte normal, on ne peut guère introduire dans l'estomac plus de 700 à 1 000 cc. d'air. Lorsque l'organe est très dilaté et les parois atones, il en tolère jusqu'à 4 et 5 litres.

CHAPITRE III

EXPLORATION SANS LE SECOURS DE LA SONDE

1. — Activité du suc gastrique,

On a préconisé d'abord l'administration de substances facilement décelables, telles que l'iodure de potassium, enfermées dans un sachet de fibrine ou dans une membrane de caoutchouc nouée au moyen d'un filament de fibrine. Lorsque le suc gastrique est suffisamment actif, l'iode apparaît dans la salive 3 à 4 heures après l'ingestion du sachet. Lorsque son chimisme est insuffisant, en particulier lorsque l'acide chlorhydrique libre manque, l'iode peut n'apparaître qu'au bout de 12 heures, ou plus.

Ces procédés sont abandonnés à l'heure actuelle, car ils présentaient une série de causes d'erreur, dont la plus grave est que, le suc pancréatique agissant au moins aussi fortement sur la fibrine que le suc gastrique, on ne pouvait pas savoir si la dissolution s'était opérée dans l'estomac ou dans l'intestin.

I. **Desmoïde-réaction.** — Dans ce procédé, dû à Sahli, la fibrine est remplacée par un fil de catgut inattaquable par les sucs intestinaux. Son application demande un certain nombre de précautions qu'il est nécessaire d'exposer en détail.

On commence par mettre tremper un fil de catgut 00, long de 20 centimètres, dans un verre contenant de l'eau froide, jusqu'à ce qu'il soit devenu parfaitement souple.

Ceci fait, on confectionne un sachet, au moyen d'une lamelle de caoutchouc épaisse de 2 millimètres et taillée en carré de 4 centimètres de côté. Après en avoir saupoudré de talc la face supérieure, pour éviter l'accolement ultérieur des points en contact, on dépose au milieu la pilule indicatrice bien sè-

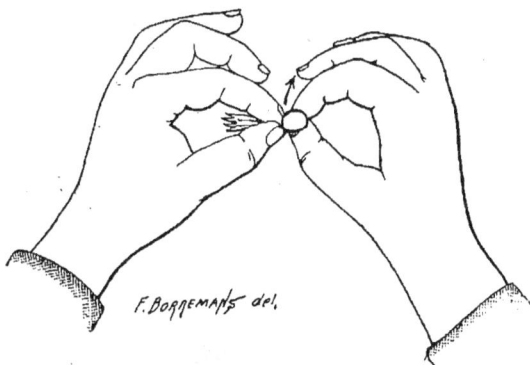

Fig. 154. — Desmoïde-réaction : confection du sachet.

che, contenant, outre 4 centigrammes d'extrait et de poudre de réglisse, 10 centigrammes d'iodoforme, ou 5 centigrammes de bleu de méthylène, ou ces deux substances à la fois. On réunit entre le pouce et l'index de la main gauche les quatre coins de la lamelle de caoutchouc que l'on tord ensuite en spirale, comme l'indique la figure 154, jusqu'à ce que la membrane s'applique bien de toutes parts sur la pilule ; lorsqu'il en est ainsi, le caoutchouc prend un reflet mat particulier.

La *ligature* du sac demande une certaine habitude. Comme l'indique la figure 155, on saisit le sachet entre le pouce et l'index gauches, un des chefs du fil placé entre le pouce et le sachet. Avec la main droite restée libre, en enroule le fil dans le sens où l'on a tordu le sachet ; on fait trois circulaires, en s'éloignant à chaque tour de la pilule, car si l'on faisait un seul tour, le fil se creuserait dans le caoutchouc un sillon au fond duquel il resterait soustrait à l'action du suc gastrique. On noue ensuite les deux chefs par un double nœud sur le même côté, comme l'indique la figure 156 A, et non sur deux côtés différents comme en B.

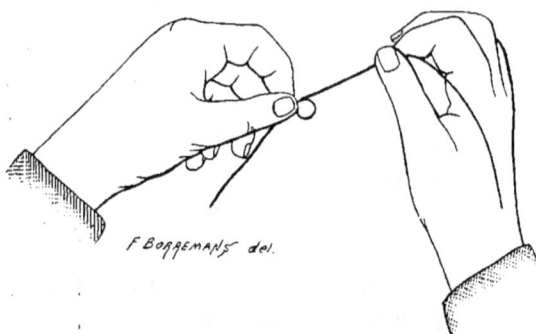

F. Borremans del.

Fig. 155. — Ligature du sachet.

Les bouts du fil de catgut sont ensuite coupés à 3 ou 4 millimètres de la ligature. On doit découper la membrane de caoutchouc circulairement et non d'un seul coup de ciseaux, car, par ce dernier

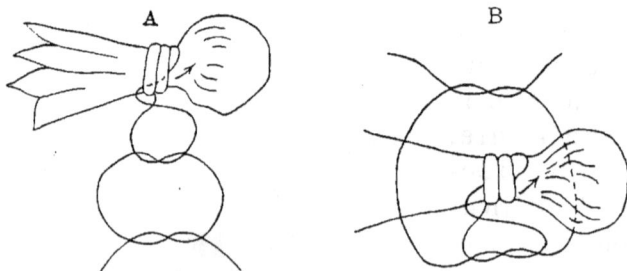

Fig. 156. — Manière de faire le double nœud.
A, nœud correctement fait. — B, nœud .fl œmiat.

mode, les bords du sachet pourraient adhérer entre eux et rester accolés malgré la dissolution du catgut, la pilule ne pourrait pas alors entrer en contact avec le suc gastrique. Il faut prendre garde de ne pas laisser d'air dans le sachet, ni trop de caoutchouc dépassant le sachet, car de cette façon celui-ci pourrait flotter sur le liquide et franchir le pylore avec les premiers aliments.

Jusqu'à ce qu'on ait une certaine expérience du procédé, on fera bien de s'assurer, en l'immergeant dans un verre d'eau, que le sachet une fois préparé tombe bien au fond du liquide. De même, pour s'assurer que la fermeture est parfaite, on peut laisser le sachet dans un verre d'eau à l'étuve à 37 degrés pendant vingt-quatre heures. Au bout de ce laps de temps, on voit si la substance indicatrice a diffusé ou non.

Le sachet ainsi préparé est administré au patient immédiatement après le repas de midi. On l'avale, comme une pilule, avec une gorgée d'eau.

La vessie doit être chaque fois complètement vidée au préalable; l'urine est ensuite recueillie le soir à 5 et à 7 heures et le lendemain matin. Si le malade est forcé d'uriner avant 5 heures, il doit conserver l'urine émise.

Si l'urine ne présente pas de coloration bleue, on recherche le chromogène. L'expérience est positive si le bleu, son chromogène, ou l'iode, sont décelables dans l'urine du soir même ou au moins dans celle du lendemain matin; au cas contraire, l'expérience est négative.

Pour avoir une appréciation plus exacte du temps qu'à exigé l'ouverture du sachet, on peut rechercher l'iode dans la salive qu'on peut recueillir à plus courts intervalles. Pour faciliter la salivation, on peut humecter la langue avec de l'acide acétique dilué.

Causes d'erreur. — Pour le bleu de méthylène, la perméabilité rénale pourrait modifier les résultats si l'on tenait compte de différences faibles, mais il n'en est pas ainsi lorsqu'on examine seulement l'urine du soir ou celle du lendemain matin. Au reste, en cas de doute de ce côté, il est toujours préférable de rechercher l'iode dans la salive.

Dans quelques cas exceptionnels, le bleu peut être détruit dans l'organisme.

Schmidt a fait observer que le catgut n'est pas constitué par du tissu conjonctif pur, tissu qui n'est en effet digéré que par le suc gastrique, mais qu'il contient aussi du tissu musculaire, susceptible d'être digéré par le suc pancréatique.

On a signalé également deux autres causes d'erreur, exceptionnelles il est vrai, mais qu'il faut connaître pour pouvoir les éviter:

a. Chez les grands hyperchlorhydriques, la recherche du bleu dans les urines est souvent négative sans qu'il y ait d'insuffisance du suc gastrique; non seulement le bleu paraît faire défaut, mais la recherche du chromogène paraît au premier abord elle-même également négative. Toutefois si on a soin de chauffer pendant longtemps l'urine acidifiée, le chromogène finit par apparaître, à condition de maintenir l'ébullition pendant 2 ou 3 minutes au moins. Le fait est dû à l'alcalinité très marquée des urines des hyperchlorhydriques pendant les périodes digestives.

b. Dans les cas d'ictère marqué, la recherche de l'iode, soit dans la salive, soit surtout dans les urines, est toujours plus ou moins masquée par la présence des pigments biliaires; ceux-ci diffusent dans le chloroforme après l'addition de l'acide nitrique nitreux et empêchent la constatation de la couleur rose due à l'iode.

Pour éviter cette cause d'erreur, on peut avoir recours à la défécation de l'urine par le noir animal; mais il est plus simple et plus facile d'examiner alors surtout la salive, qui est en général moins colorée, et de se servir d'acide chlorhydrique au lieu d'acide nitrique nitreux. On ajoute au mélange quelques gouttes d'eau chlorée. L'iode est alors chassé de toutes ses combinaisons par le chlore et diffuse dans le chloroforme beaucoup plus rapidement que les pigments biliaires.

Dans les cas d'ictère, il est du reste encore préférable de rechercher l'iode dans la salive ou dans l'urine au moyen d'un empois d'amidon ou de papier amidonné.

En général, un résultat positif coïncide avec la présence d'HCl libre, mais ce n'est pas toujours le cas; d'une part, il peut se produire en son absence; d'autre part, il arrive que l'épreuve soit négative et que le suc contienne cependant de l'HCl libre.

La motricité exagérée n'est pas une cause d'erreur absolue; car, si les aliments restent trop peu de temps dans l'estomac et que, par conséquent, le sachet passe dans l'intestin avant d'être digéré, c'est évidemment que la digestion est insuffisante.

La recherche peut être aussi négative après la gastro-entérostomie, ou quand il existe une fistule gastro-côlique (fait personnel).

Lorsqu'il y a rétention, l'épreuve peut être tardivement positive, c'est-à-dire que la coloration peut apparaître seulement dans la nuit.

Cette épreuve renseigne sur la puissance digestive de l'estomac plutôt que sur le chimisme proprement dit; elle montre comment s'opère la digestion du repas ordinaire avec lequel le sachet a été ingéré, sans faire la part des divers éléments actifs du suc gastrique.

Elle est positive dans l'hyperchlorhydrie comme à l'état normal, et par suite elle ne peut servir qu'indirectement au diagnostic de cette affection, en montrant simplement l'absence d'anachlorhydrie

Bien qu'elle ne soit pas toujours fidèle, cette méthode est cependant précieuse par la possibilité de son emploi dans les cas où l'usage de la sonde est contre-indiqué ou refusé par les malades.

De plus, dans quelques cas, elle peut avoir une utilité propre, même après les procédés ordinaires d'analyse. C'est ainsi que la desmoïde-réaction est particulièrement importante, dans les faits où l'on ne trouve pas d'HCl libre avec le repas d'épreuve, pour distinguer les cas légers où cette absence d'HCl n'a pas d'importance particulière, des cas graves dus surtout à l'anémie pernicieuse ou au cancer. Dans les cas du premier groupe, la recherche peut être positive; elle est toujours négative dans ceux du second.

II. Procédé du fil de soie coloré au rouge Congo. — On plonge un fil de soie n° 5, de 75 centimètres de long, dans une solution de rouge Congo jusqu'à ce qu'il soit bien coloré et on le fait sécher. On le fixe alors fortement par une de ses extrémités à la capsule métallique de l'explorateur pour le duodénum de Einhorn (v. fig 152, page 758).

Technique. — On fait prendre au malade un repas d'épreuve le matin à jeun; une heure après, on lui fait avaler la capsule métallique entraînant le fil, dont on fixe l'extrémité supérieure à l'oreille. Le malade doit alors rester dans la position assise; 20 à 25 minutes après, on retire la capsule en tirant sur le fil et on examine ce dernier.

Si le suc stomacal est *hyperacide,* le fil est coloré en noir, si l'acidité est *normale,* il a une couleur noir violet; si il y a *hypo* ou *anachlorhydrie,* il reste rouge.

Causes d'erreur. — Le virage de la couleur peut être dû à des acides organiques comme à l'acide chlorhydrique lui-même. Pour distinguer la coloration noire, due à l'acidité de l'acide lactique, de celle provoquée par l'acide chlorhydrique en excès, il suffit de plonger le fil dans l'éther; il reprend sa coloration rouge si la coloration noire était due à l'acide lactique et reste noir s'il y a hyperchlorhydrie.

Lorsque le fil est resté rouge, il est bon de s'assurer par la radioscopie que la capsule n'est pas restée dans l'œsophage.

Le procédé présente certains avantages : il donne des renseignements très rapides ; il ne demande pas d'instrumentation compliquée et est facilement accepté par les malades.

Il donne des résultats très précis dans les hyperchlorhydries de même que dans les hypochlorhydries nettes et bien marquées; par contre, dans les cas intermédiaires sa précision n'est pas constante. Il est évident qu'on ne peut attribuer la même valeur diagnostique à ce procédé qu'au chimisme gastrique avec la sonde; mais il peut néanmoins rendre de réels services dans certains cas particuliers.

2. — Motricité de l'estomac.

Tous les procédés d'exploration de la motricité reposent sur le mélange aux repas de substances que la digestion gastrique ne modifie pas, et dont l'absorption ne commence que lorsqu'elles ont subi dans l'intestin une dissociation, capable de donner naissance à un élément susceptible d'absorption et d'élimination ultérieure par l'urine ou la salive.

1. Procédé du salol. — On administre au malade 1 gramme de salol trois quarts d'heure après l'ingestion d'un repas d'épreuve. On recueille ensuite l'urine toutes les heures. Dans ces divers échantillons, on recherche l'acide salicylurique au moyen du perchlorure de fer.

Chez l'individu normal, l'acide salicylurique apparaît dans l'urine de 45 à 75 minutes après l'ingestion du salol. Quand il y a insuffisance motrice la réaction tarde à apparaître.

Au lieu de chercher simplement le moment de l'apparition de l'acide salicylurique dans l'urine, on peut déterminer aussi la *durée de son élimination*. Cette modification de l'épreuve a été inspirée par la pensée que l'élimination durait d'autant plus longtemps que le salol était évacué plus tardivement de l'estomac dans l'intestin.

Chez l'individu normal, cette élimination dure de 26 à 27 heures. Il suffirait donc d'examiner l'urine 28 heures après l'ingestion du salol, pour savoir s'il y a ou non insuffisance motrice ; le malade ayant uriné une demi-heure auparavant, de façon à expulser de la vessie l'urine sécrétée antérieurement.

Causes d'erreur. — Il n'est pas prouvé que le dédoublement du salol ne puisse jamais s'opérer dans l'estomac lui-même.

Les sucs intestinaux sont d'activité variable, ils décomposent plus ou moins rapidement le salol ; de plus la muqueuse intestinale absorbe plus ou moins vite l'acide produit.

Enfin les différences de perméabilité rénale modifient les résultats d'une façon très marquée, fait qui enlève au procédé une grande partie de sa valeur.

2. Procédé de l'iodipine. — Au lieu de salol, on administre au malade, un quart d'heure ou une demi-heure après le déjeuner, une cuillerée à café d'iodipine.

On recherche l'iode dans l'urine, ou mieux dans la salive de quart d'heure en quart d'heure. Chez les sujets normaux, la réaction apparaît au bout de 60 à 75 minutes.

3. **Procédé de l'iodoforme.** — On donne au malade, au moment du repas d'épreuve, 0 gr. 10 d'iodoforme dans une capsule de gélatine.

On recherche l'iode dans l'urine ou dans la salive. Chez les sujets normaux, la réaction est positive au bout d'une heure trois quarts au plus.

4. **Association du bleu de méthylène et de l'iodoforme.** — Nous avons montré qu'il est bon d'associer le bleu de méthylène (5 centigrammes) et l'iodoforme dans la même capsule ; ils sont mis en liberté tous les deux dans l'estomac ; le bleu est absorbé directement et se retrouve dans l'urine, il sert de contrôle pour la dissolution de la capsule ; l'iodoforme passe dans l'intestin, il n'y est absorbé qu'après s'être dédoublé et est éliminé sous forme d'iode, par la salive, dans laquelle son apparition est plus ou moins retardée, suivant que son passage dans l'intestin a été lui-même plus ou moins rapide.

Il en résulte qu'en administrant ces deux substances à la fois, dans un sachet de desmoïde-réaction, on peut obtenir par une seule expérience des renseignements portant à la fois sur la motricité et sur le chimisme stomacal. La dissolution plus ou moins rapide du catgut fermant le sachet, révélée par l'apparition du bleu dans l'urine, indique la présence ou l'absence d'action digestive, tandis que le moment de l'apparition de l'iode dans la salive mesure la rapidité du transit stomacal.

3. — Pouvoir d'absorption de l'estomac.

Pour apprécier le pouvoir d'absorption de la muqueuse gastrique, on fait ingérer au malade, avec un repas d'épreuve, une capsule de gélatine renfermant 0 gr. 10 d'iodure de potassium. On recueille la salive de 5 en 5 minutes dans des verres numérotés. On recherche l'iode dans la salive par les procédés usuels.

Chez l'individu sain, l'iode apparaît dans la salive de 5 à 25 minutes après l'ingestion de la capsule. Lorsque le pouvoir d'absorption de la muqueuse gastrique est diminué, l'iode apparaîtrait beaucoup plus tard.

L'utilisation clinique de ce procédé est incertaine, car

les expériences chez l'animal montrent que l'iodure de potassium peut n'être pas encore résorbé dans l'estomac au bout de 1 à 2 heures. Il est possible que cette résorption s'opère seulement dans l'intestin.

DEUXIÈME SECTION

INTESTIN

CHAPITRE PREMIER

CHIMISME DUODÉNAL

1. — Recherche du suc pancréatique dans le contenu de l'estomac.

A l'état normal, il se produit fréquemment un **reflux spontané** du suc duodénal dans l'estomac. De même le chyme gastrique présente souvent une coloration jaune due aux pigments biliaires. On a constaté, chez l'animal, que ce reflux se produit surtout lorsque l'estomac contient des aliments gras.

Pour rechercher le **reflux provoqué**, on emploie la technique suivante : Au moyen de la sonde, on introduit dans l'estomac à jeun 200 grammes d'huile d'olive. On retire le chyme au bout d'une demi-heure. Celui-ci se sépare en deux couches : la supérieure formée par l'huile colorée en vert par la bile, l'inférieure qui contient le suc pancréatique.

Pour éviter la destruction de la trypsine par la pepsine, il faut alcaliniser le liquide aussitôt après son extraction. On peut aussi, dans ce but, introduire dans l'estomac, en même temps que l'huile, un gramme de magnésie calcinée.

Le reflux provoqué ne se produit que dans 80 pour 100 des cas chez les sujets normaux.

On recherche la bile dans la couche supérieure du liquide. Le suc pancréatique est décelé dans la couche inférieure par la recherche du pouvoir amylolytique et du pouvoir stéatolytique.

La recherche est généralement négative dans les cas de sténose pylorique serrée et dans ceux d'estomac en sablier.

2. — Examen direct du suc duodénal.

I. *Pompage.* — Pour obtenir le suc duodénal, on emploie la *pompe duodénale d'Einhorn* (fig. 157), qui se compose d'une capsule métallique perforée et à pas de vis, d'une longueur

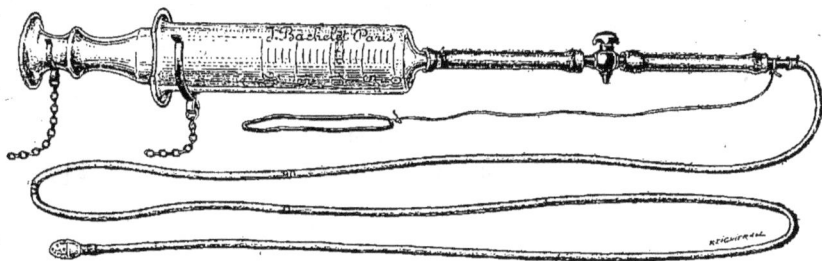

FIG. 157. — Pompe duodénale d'Einhorn.

de 14 millimètres et d'une circonférence de 23 millimètres, reliée à un tube de caoutchouc long et mince (1 mètre de longueur et 8 millimètres de circonférence). Ce tube porte 4 marques : l'une à 40 centimètres de la capsule (cardia), l'autre à 56 (pylore), les autres à 70 et 80 centimètres. A l'extrémité du tube peut s'adapter une seringue.

Le jour du pompage, le patient doit rester à la diète liquide. On lui fait prendre une tasse de thé sucré une demi-heure avant l'examen.

On humecte la capsule et le tube à l'eau chaude et on les introduit dans le pharynx. On fait avaler une ou deux gorgées d'eau au patient et l'appareil descend dans l'estomac.

Pour s'assurer qu'on est bien arrivé dans l'estomac, on retire une seringue de chyme ; on fait ensuite passer à travers l'instrument une seringue d'eau, puis une d'air pour le débarrasser du chyme restant.

L'extrémité libre du tube est fixée à l'oreille du patient par l'intermédiaire d'un fil de soie. On laisse l'appareil en place pendant une heure, en recommandant au patient de ne pas fermer la bouche trop fortement pour ne pas entraver la pénétration spontanée du tube ; le décubitus latéral droit favorise la pénétration.

Au bout d'une heure, on examine si le trait marqué 3 a atteint l'arcade dentaire ou s'il l'a dépassée. Si tel est le cas, on aspire doucement au moyen de la seringue; dans le cas contraire il faut prolonger le temps d'attente.

Lorsque la capsule a pénétré dans le duodénum, le liquide retiré est alcalin, visqueux, généralement jaune d'or. Si elle est restée dans l'estomac, par le fait de l'enroulement du tube, le liquide est acide et généralement peu coloré. Dans ce dernier cas, on retire le tube jusqu'au trait 2 ; après avoir introduit de nouveau une seringue d'eau et une d'air, on laisse redescendre le tube pendant une demi-heure à une heure, puis on recommence. Il faut quelquefois attendre 3 ou 4 heures pour obtenir un résultat favorable. Dans les cas de sténose pylorique bien marquée, la capsule ne parvient pas à pénétrer dans le duodénum.

Pour s'assurer que la capsule est bien dans le duodénum, on peut faire avaler deux ou trois gorgées de lait au patient. Lorsque la capsule a franchi le pylore, le liquide retiré ne contient pas de lait ; lorsqu'elle est restée dans l'estomac, on reconnaît le lait dans le liquide aspiré. Dans la plupart des cas, du reste, il suffit de constater si la réaction du liquide est acide ou alcaline.

Pour les diverses recherches, une dizaine de centimètres cubes sont nécessaires.

II. *Analyse.* — Le suc duodénal s'altère très rapidement, aussi est-il nécessaire de procéder à son analyse aussitôt après son extraction.

Le simple examen renseigne d'abord sur la quantité totale de liquide retiré, sur sa consistance, son odeur, sa coloration, son poids spécifique.

L'analyse chimique doit porter d'abord sur la *réaction* du liquide. Parfois, un liquide peut se révéler alcalin au tournesol et acide à la phénolphtaléine.

On recherche ensuite les *pigments biliaires* par les réactions habituelles.

On peut déterminer par la solution de Lugol l'état de la *dextrine* : érythrodextrine ou achroodextrine (voir p. 744).

Enfin, on peut rechercher et, le cas échéant, doser le sucre et l'albumine par les procédés usuels.

La partie la plus importante de l'examen est la recherche des *ferments actifs*.

1. **Amylopsine.** — a. On mélange une petite quantité de suc duodénal avec une égale quantité de solution d'amidon bouilli, ou bien on introduit dans le suc un morceau de papier d'amidon. On laisse à l'étuve à 37° pendant une demi-heure à une heure.

Au bout de ce laps de temps, on cherche, au moyen d'une solution iodée faible, si le liquide ou le papier contient encore de l'amidon ou si celui-ci a été transformé : on obtient une coloration bleue, lorsqu'il persiste de l'amidon non transformé, une coloration rouge lorsqu'il y a de l'érythrodextrine, une simple coloration brune lorsque l'amidon est complètement transformé.

b. Une quantité suffisante de solution d'amidon soluble à 1 pour 100 est chauffée à l'étuve à 55°, en même temps qu'un tube à essai vide. Cinq centimètres cubes de cette solution chauffée sont introduits dans le tube chauffé. On ajoute 4 gouttes de suc duodénal et on agite énergiquement pendant une minute. On ajoute ensuite 1/2 centimètre cube d'une solution normale d'iode à 1/250.

Si le suc ne contient pas d'amylopsine, la solution devient bleu de ciel ou verte par la bile ; s'il en contient des traces, elle devient bleu violet ; s'il en contient davantage, elle devient rouge violet. Si, à cette solution, on ajoute une quantité suffisante de la solution alcaline de Fehling, il y a toujours décoloration.

L'addition ultérieure de solution cuivrique de Fehling et l'ébullition montrent si l'amidon s'est, au moins en partie, transformé en sucre.

2. **Stéapsine.** — a. On introduit dans un petit tube 1 goutte de lait neutre, 2 gouttes d'eau distillée et 2 à 3 gouttes de suc duodénal (neutralisé s'il est acide). On place dans le tube un petit morceau de papier bleu de tournesol. On porte le tube à l'étuve à 37°.

Lorsque le suc contient de la trypsine, le papier prend une coloration rouge au bout de 20 à 30 minutes, par développement d'acides gras.

b. On fait fondre une certaine quantité de beurre frais. On prend le liquide clair qu'on mélange avec une petite quantité de solution aqueuse de carbonate de potassium à 0,1 pour 100,

additionnée de phénolphtaléine. On agite, puis on titre par la
solution de soude déci-normale jusqu'à persistance d'une coloration rouge nette. On porte la solution à l'étuve à 55° en même
temps qu'un tube vide. On introduit 5 centimètres cubes de
celle-ci dans le tube chauffé, on ajoute 5 gouttes de suc
duodénal, puis on agite.

Lorsque le tube contient une quantité normale de stéapsine,
la couleur rouge disparaît au bout de 2 à 5 minutes. D'après
la rapidité de la décoloration, on peut évaluer approximativement la quantité de stéapsine.

3. **Trypsine.** — a. On introduit dans le suc à examiner
(neutralisé en cas de réaction acide) un petit morceau de
blanc d'œuf cuit dur. On laisse pendant quelques heures à
l'étuve à 37°. Lorsque le suc contient de la trypsine, le blanc
d'œuf est digéré.

b. Une solution à 0,07 pour 100 de sulfate de cuivre et 0,1
pour 100 de carbonate de soude est mélangée avec quelques
gouttes de la solution alcaline de Fehling et 1 pour 1 000 de
caséine. On chauffe à l'étuve à 55°. Dans un tube préalablement chauffé, on agite 5 centimètres cubes du mélange avec
5 gouttes de suc duodénal.

La coloration est d'abord bleue (ou verte par la bile). Suivant
la quantité de trypsine présente, la coloration tire au rouge
violet ou même au rose au bout de quelques minutes.

CHAPITRE II

MOTRICITÉ DE L'INTESTIN

On administre au malade, au commencement et à la fin
d'un repas normal, un cachet contenant une *substance colorante,* insoluble et inoffensive, par exemple de 0 gr. 25 à 0.50
de poudre de carmin, ou 1 gramme de charbon végétal pulvérisé. Il est bon que le repas contienne à la fois des graisses, des
hydrates de carbone et des albuminoïdes ; par exemple : pain,
200 grammes ; viande, 60 grammes ; beurre, 30 grammes
(Gaultier).

On note le temps qui s'écoule entre l'ingestion de la substance colorante et son apparition dans les selles. Chez

l'individu sain, ce laps de temps varie entre 26 et 40 heures. Il est bon de noter aussi le moment de la disparition de la coloration, qui ne dépasse pas quarante-huit heures à l'état normal.

L'épreuve de la *traversée digestive* ne renseigne pas sur le transit intestinal seul, mais sur la traversée du tube digestif tout entier. Le retard peut donc provenir d'une insuffisance motrice de l'estomac. Par suite, dans les cas douteux, il est nécessaire de déterminer au préalable l'état de la motricité gastrique par les procédés qui lui sont spéciaux.

L'épreuve de la traversée digestive renseigne cependant sur la motricité intestinale d'une façon plus exacte que la simple constatation de diarrhée ou de constipation.

L'allongement de la traversée digestive indique une insuffisance motrice de l'intestin. D'après Gaultier, il s'observerait aussi lorsque la sécrétion biliaire manque ou est très diminuée.

Le raccourcissement de la traversée digestive est l'indice d'une motricité exagérée. On le rencontrerait aussi lorsque la sécrétion pancréatique fait défaut ou lorsque l'absorption intestinale est insuffisante (Gaultier).

Lorsque le raccourcissement est très marqué, que la traversée digestive ne dure que de deux à quatre heures, on est en droit de soupçonner l'existence d'une fistule gastro-côlique.

Enfin, d'après Gaultier, une traversée digestive prolongée, avec réaction acide des matières fécales, indiquerait un défaut de motricité de l'intestin grêle ; avec une réaction alcaline, elle serait l'indice d'un défaut de motricité du gros intestin.

Nous avons montré que la coexistence d'une traversée digestive prolongée avec de la diarrhée peut faire distinguer la *pollakicoprose* de la diarrhée vraie, et permettre ainsi le diagnostic du mégarectum ; nous avons proposé ce terme de pollakicoprose pour désigner une fréquence anormale des selles, en rapport avec l'évacuation fragmentaire des matières fécales

CHAPITRE III

DIGESTION INTESTINALE

1. — Délimitation des matières à analyser.

Pour apprécier l'activité de la digestion intestinale, on détermine quelle est la quantité de telle ou telle substance que l'intestin normal est capable d'utiliser. Pour ce faire, il faut connaître la quantité ingérée et déterminer la quantité éliminée par les fèces. La différence entre les deux chiffres indique la quantité utilisée.

Pour connaître exactement la quantité qui a été ingérée de la substance dont on se propose d'étudier l'utilisation, il faut mettre le malade à un *régime* déterminé ou, tout au moins, lui faire prendre un *repas d'épreuve,* qui varient suivant la substance dont on veut étudier l'absorption.

Quel que soit le mode adopté, il est nécessaire de déterminer à quel moment les matières ingérées considérées commencent à s'éliminer par l'intestin et à quel moment cette élimination cesse. En d'autres termes, il faut *délimiter les fèces.*

1. **Avec régime d'épreuve.** — Dans les cas où l'on a recours au régime d'épreuve, on peut se contenter de délimiter les fèces par la coloration que leur donnent certains aliments. C'est ainsi, par exemple, qu'on peut intercaler le régime d'épreuve entre deux régimes lactés. La disparition et la réapparition de la coloration grisâtre indiquent le commencement et la fin de l'élimination du régime d'épreuve.

Ce procédé a, entre autres inconvénients, celui d'être inapplicable dans les cas d'absence de sécrétion biliaire, les matières étant alors uniformément argileuses.

Aussi est-il plus exact et plus sûr de faire prendre au malade, au commencement et à la fin du régime, c'est-à-dire avec le premier et avec le dernier repas de celui-ci, un cachet de poudre de carmin ou de poudre de charbon végétal.

2. **Avec repas d'épreuve.** — Lorsqu'on ne peut soumettre le malade à un régime spécial, on se contente d'un repas d'épreuve unique. On administre alors, au commencement, au milieu et à la fin de ce repas, trois cachets de carmin. Dans ce cas, on ne recueille, pour les soumettre à l'examen, que les matières fécales qui présentent la coloration rose caractéristique.

Le régime doit, du reste, être toujours préféré au repas d'épreuve. Dans les cas de diarrhée, spécialement, il est difficile avec un repas unique de déterminer la portion colorée des selles et de la recueillir séparément.

2. — Analyse et dosages.

I. *Digestion des graisses.* — Le *régime d'épreuve* peut être quelconque, pourvu qu'il ne comporte pas une quantité de graisse plus élevée que celle qui correspond à 350 grammes de beurre. Le régime lacté absolu peut parfaitement être utilisé ; 3 litres de lait contiennent environ 110 grammes de graisse.

Le *repas d'épreuve* doit être pris, le matin, à jeun : 40 à 50 grammes de viande froide maigre et deux tartines de pain, beurrées avec 30 à 50 grammes de beurre ; le tout arrosé de thé léger ou d'eau de Vichy.

La graisse est dosée dans les selles par les procédés usuels.

Il est utile de doser non seulement la quantité totale de graisse éliminée, mais encore la quantité des diverses sortes de graisses : graisses neutres, acides gras et savons (voy. p. 87).

Chez les individus normaux, on ne retrouve dans les selles que 4 à 5 pour 100 des graisses ingérées ; 95 à 96 pour 100 sont donc absorbées.

Les quantités de graisses neutres, d'acides gras et de savons sont respectivement de 24,2, 38,8 et 37 environ pour 100 parties de graisses excrétées ; ce qui revient à dire que 75 pour 100 des graisses excrétées ont été dédoublées et étaient, par conséquent, facilement absorbables.

La recherche du degré de l'absorption des graisses ne renseigne sur l'absorption intestinale que lorsqu'on est sûr que le foie et le pancréas fonctionnent bien. L'absence de bile et de suc pancréatique, en effet, a pour résultat d'empêcher l'utilisation des graisses.

En cas de doute sur le fonctionnement du foie ou du pancréas, la comparaison de la quantité totale de graisses non utilisées et de la quantité de graisses dédoublées qu'elle comprend donne des indications utiles.

En effet, lorsque la bile est absente, les graisses excrétées représentent 33 pour 100 des graisses ingérées et le tiers seulement de ces graisses est dédoublé.

Lorsqu'il y a à la fois absence de bile et de suc pancréatique, les graisses excrétées sont de 87 pour 100 environ et le cinquième seulement est dédoublé.

Par contre, lorsqu'il s'agit uniquement de troubles de la résorption intestinale, la quantité des graisses excrétées est de 27 pour 100 environ, mais les trois quarts sont dédoublés.

II. *Digestion des hydrates de carbone.* — On ne peut pas procéder ici de la même manière que pour les graisses, c'est-à-dire doser en bloc les hydrates de carbone dans les ingesta d'abord et dans les excreta ensuite ; il est indispensable en effet de distinguer entre leurs diverses espèces.

Le *sucre* est toujours résorbé, quelle que soit la quantité ingérée, sauf dans les cas de diarrhée.

La *cellulose* est difficilement attaquable par les sucs digestifs, alors qu'elle est transformée par les bactéries de l'intestin.

Les *substances amylacées* sont les seuls aliments du groupe-

des hydrocarbones capables d'être transformés par les sucs digestifs, les seuls dont il soit utile, par conséquent, d'étudier les transformations digestives pour déterminer la valeur physiologique de ces sucs.

Pour étudier la transformation digestive des substances amylacées, il est nécessaire de soumettre les sujets à un régime rigoureusement déterminé, dont on connaisse l'effet sur les selles tant à l'état normal qu'à l'état pathologique.

Le régime doit être suivi pendant 3 jours au moins, aussi longtemps en tout cas qu'on n'a pas obtenu de selles qui en proviennent sûrement.

Il n'est ordinairement pas nécessaire d'administrer au patient une poudre colorée, la selle provenant du régime se reconnaissant en général à sa consistance homogène et à sa teinte claire. Dans les cas de melœna ou de selles acholiques, on peut administrer, au commencement et à la fin du régime, un cachet contenant 30 centigrammes de carmin pulvérisé.

1. **Composition du régime..** — Nous n'indiquerons que le régime conseillé par Roux et Riva :

Matin : un potage préparé de la manière suivante : Prendre deux cuillerées à soupe rasées au couteau, mais bien pleines, de farine de gruau d'avoine; les délayer dans 1/4 de litre d'eau et verser le tout dans 1/4 de litre de lait bouillant. Laisser cuire 10 minutes. Ajouter 10 grammes de beurre. Sucrer ou saler à volonté.

Midi : 125 grammes de viande de bœuf finement hachée ; la manger crue, en boulettes ; ou, après avoir réuni la viande hachée en gâteau aplati, la faire frire dans 20 grammes de beurre fondu très chaud pendant une minute à peine ; l'intérieur de la viande doit être rouge ; 250 grammes de purée de pommes de terre au lait, avec 10 grammes de beurre ; biscotte, 50 grammes ; 1/2 litre de lait en boisson.

Soir : A 7 heures : un potage de farine de gruau d'avoine, comme le matin ; 2 œufs à la coque à peine cuits ; biscotte, 50 grammes ; 1/2 litre de lait en boisson.

2. **Epreuve de la fermentation.** — Au bout de 3 à 4 jours de régime, on peut commencer la recherche de l'état des selles par l'épreuve de leur fermentation.

Dans ce but, on prend 5 grammes de fèces de consistance moyenne ; 8 à 10 grammes si elles sont liquides, 3 à 4 grammes si elles sont très dures ; on mélange bien avec de l'eau au moyen d'une spatule en bois jusqu'à consistance molle ; on introduit le mélange dans le récipient inférieur de l'appareil A, qui contient environ 30 centimètres cubes (fig. 158) ; on bouche avec un bouchon de caoutchouc percé d'un orifice, en évitant la formation de bulles d'air. Par l'orifice passe un tube de verre C qui porte à son extrémité un bouchon en caoutchouc plus petit D. Sur celui-ci s'adapte un tube rempli d'eau E. Le bouchon porte un second orifice par lequel passe un tube de verre en U, F. Celui-ci porte à l'autre extrémité un bouchon G, sur lequel s'adapte un second tube H pareil au premier. Ce dernier reste vide ; il porte à son extrémité supérieure un trou, du diamètre d'une aiguille à tricoter.

L'appareil est placé à l'étuve à 37°, pendant vingt-quatre heures. S'il y a eu fermentation, le gaz s'est réuni, au bout de ce laps de temps, dans le premier tube ; une quantité d'eau d'égal volume a passé dans le second tube. On considère que l'épreuve est positive quand la moitié de l'eau du premier tube a passé dans le second.

On note la hauteur de la colonne d'eau dans le tube H, on débouche le flacon et on examine la réaction du contenu au papier de tournesol, en la comparant à la réaction du début.

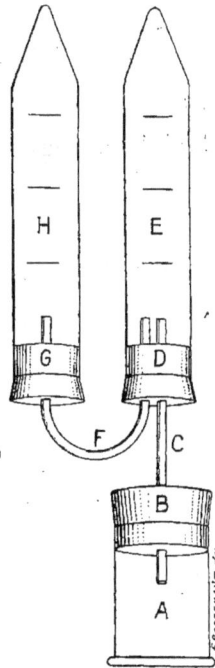

Fig. 158. — Appareil pour l'épreuve de la fermentation des selles.

Dans le cas de *fermentation des hydrocarbones*, la réaction des fèces doit être franchement acide ; le flacon exhale une odeur d'acide butyrique. Dans d'autres cas, on observe, outre la formation de gaz, une réaction alcaline, avec odeur fétide intense ; en pareil cas il y a non pas fermentation, mais *putréfaction des albuminoïdes* ; alors les fèces ont généralement une coloration foncée ; on y trouve des cristaux de phosphate ammoniaco-magnésien. En général la formation de gaz est plus précoce lorsqu'il s'agit de fermentation des hydrocarbones (réaction précoce), plus tardive lorsqu'il s'agit de putréfaction des albuminoïdes (réaction tardive).

Une partie de l'acide carbonique est absorbée par l'eau ; cette cause d'erreur n'est pas grave, car l'eau ne peut absorber qu'une très petite quantité, d'ailleurs fixe, d'acide carbonique.

La base de la recherche repose sur la donnée que les substances amylacées, qui sont encore contenues dans les selles, subissent dans l'appareil une fermentation en présence des sucs intestinaux, sous l'influence des microbes pour lesquels elles constituent un milieu nutritif approprié. Les gaz dégagés par cette fermentation peuvent ainsi donner une *mesure de la quantité des amylacés qui ont échappé à la digestion*, et par conséquent, en tenant compte du régime suivi, une mesure du degré de déficit de la digestion intestinale dans l'intestin grêle et la partie supérieure du gros intestin.

Avec le régime indiqué, à l'état normal, il y a très peu ou pas de production de gaz et la réaction initiale des fèces ne se modifie guère.

Un production de gaz abondante révèle un déficit digestif des hydrates de carbone ; celui-ci indique un trouble fonctionnel ou une lésion de l'intestin grêle ; il ne constitue pas par lui-même un trouble grave.

Dans les cas où il s'agit de lésions organiques de l'intestin, la fermentation est beaucoup plus forte que lorsqu'il ne s'agit que de troubles fonctionnels, alors même que les symptômes directs sont parfois beaucoup moins accusés que dans ces derniers (Habel).

III. *Digestion des albuminoïdes.* — Le dosage comparatif de l'azote total dans les aliments et dans les fèces ne peut pas renseigner exactement sur le fonctionnement de l'intestin, d'autant plus que le 30 pour 100 de l'azote excrété peut provenir de la sécrétion propre de l'intestin.

En pratique, on se contente de chercher dans les fèces, après les avoir diluées dans l'eau, l'albumine ou les peptones ; il n'est pas nécessaire de mettre, pour cela, le malade à un régime particulier, car les fèces ne devant à l'état normal contenir ni albumine ni peptones, la seule présence de ces derniers est déjà anormale.

Quand il en existe, si l'on veut les doser, pour apprécier le degré du déficit digestif qui les concerne, on peut employer le procédé spécial de digestion secondaire proposé par Schmidt, mais alors seulement après avoir tout d'abord mis le malade au régime indiqué plus haut.

Au bout de deux ou trois jours de ce régime, on prélève dix grammes de fèces qu'on broie dans un mortier ; puis on les mélange avec de l'eau, et l'on centrifuge ; on les reprend ensuite par l'eau à plusieurs reprises.

Le culot de centrifugation est traité par l'acide chlorhydrique à 4 pour 100 et par l'éther, qui dissolvent les sels et les graisses ; on centrifuge de nouveau à plusieurs reprises, en lavant chaque fois à l'acide chlorhydrique et à l'éther. Enfin, le culot, qui ne contient plus que des débris de cellulose et d'albuminoïdes non digérés, est soumis à la digestion artificielle de 8 centimètres cubes d'une solution de suc gastrique, obtenue par la macération d'une muqueuse d'estomac de porc, hachée menu dans 5 litres de solution chlorhydrique à 2 pour 1000 et conservée par addition de 0 gr. 50 de thymol par litre.

Le tube à essai est placé pendant vingt-quatre heures à l'étuve à 37°. La diminution du volume du dépôt indique quel est l'effet de la digestion artificielle, et, par là, quelle quantité d'albumine il contenait.

La constatation d'albumine par l'épreuve de la digestion artificielle dans les selles doit faire songer à une lésion organique de l'intestin (entérite, ulcérations).

La constatation nette d'une putréfaction d'albumines par l'épreuve de la fermentation à l'étuve est l'indice de troubles digestifs plus sérieux ; ces troubles sont généralement dus à des lésions anatomiques de la muqueuse intestinale.

IV. *Absorption des liquides.* — Pour estimer le pouvoir d'absorption ou de transsudation de l'intestin pour l'eau, on examine les matières provenant d'un repas d'épreuve de composition analogue à celle du repas qu'on donne pour la traversée digestive.

On prélève une petite quantité de ces matières qu'on pèse exactement dans une capsule de porcelaine préalablement tarée. On obtient ainsi le poids des substances fraîches à examiner.

On procède ensuite à la dessiccation de ces matières.

Pour obtenir une dessiccation parfaite, il faut éviter de prendre une trop grande quantité de matières car autrement il se forme à la surface une sorte de croûte qui gêne l'opération.

Lorsque les matières sont très riches en graisses, on peut les triturer d'abord avec du sable, de façon à bien exposer à l'air toutes les parties constituantes des matières ; il est bon, en outre, de remuer de temps à autre. Le sable doit avoir été lavé à l'acide chlorhydrique, puis à l'eau, et séché.

La dessiccation des matières doit se faire lentement, à l'étuve, dans une capsule maintenue au bain-marie à 96° ou 97°. Lorsqu'on juge la dessiccation terminée, on pèse de nouveau la capsule ; pour être sûr que la dessiccation est tout à fait complète, on reporte la capsule à l'étuve, puis on pèse à nouveau, et cela jusqu'à ce que le chiffre obtenu reste constant. On obtient ainsi le poids des substances sèches.

La différence entre les deux poids, avant et après dessiccation, exprime la quantité d'eau contenue dans les matières fécales.

Chez l'individu normal, les fèces contiennent environ 78 pour 100 d'eau.

La quantité d'eau est *augmentée* lorsqu'il existe des troubles de l'absorption intestinale ou des augmentations des sécrétions glandulaires ; elle peut être *diminuée* lorsqu'il existe des anomalies de transsudations séreuses, comme, par exemple, dans le diabète.

TROISIÈME SECTION

PANCRÉAS

CHAPITRE PREMIER

ACTIVITÉ DU SUC

I. — RECHERCHE DIRECTE DES FERMENTS

Des trois ferments sécrétés par le pancréas, on ne recherche dans les matières fécales que l'amylase et la trypsine, la recherche de la lipase présentant des difficultés particulières.

Il est nécessaire d'opérer toujours sur des matières fécales obtenues par purgation, car, chez les sujets normaux, le pouvoir amylolytique des fèces spontanées est très différent, au minimum le 1/20e, au maximum le 1/6e, du pouvoir amylolytique des fèces obtenues par purgation.

1. — Amylase.

1. **Dosage par la quantité de glucose produite** (*Procédé d'Enriquez, Amblard et Binet*). — Le malade est mis au régime lacté la veille de l'examen. Le jour de la recherche, on lui administre 3/4 de litre de lait ; une heure après, on lui fait prendre 20 grammes d'eau-de-vie allemande et 20 grammes de sirop de nerprun ; une demi-heure après le purgatif, ingestion de 250 centimètres cubes d'eau de Vichy.

Toutes les matières obtenues par la purgation sont réunies dans un même vase. Les parties solides, qui ne contiennent presque pas d'amylase, sont enlevées. Par dilutions successives, les matières sont étendues au volume total de 20 litres. Pour éviter la destruction du ferment « in vitro », on place dans le vase où le sujet émet ses déjections un bloc de glace de un kilogramme.

Pour l'analyse, on prélève une quantité de 1 centimètre cube du liquide dilué à 20 litres. Pour que la recherche ait de la valeur, il faut opérer toujours dans des conditions identiques de température et de réaction chimique. Ce dernier facteur a une importance capitale lorsqu'on opère sur un ferment dilué.

Pour déterminer quel est le degré d'acidité favorable, il n'y a qu'à se servir comme réactif de l'activité du ferment lui-même. Pour cela on fait, avec de l'amidon et une eau de composition sensiblement constante, un empois qu'on répartit à volume égal dans une série de tubes. On ajoute à ces différents échantillons des quantités croissantes d'acide chlorhydrique. Après avoir ajouté à chaque tube une égale quantité d'amylase, on fait digérer à l'étuve, pendant un même temps. On constate alors que les quantités de sucre obtenues croissent, à partir de l'échantillon non acidifié, jusqu'à un maximum correspondant à l'*acidification optima,* et décroissent ensuite bien que l'acidification continue à augmenter. Cette recherche peut être effectuée une fois pour toutes.

Après cette détermination, on procède de la manière suivante : on prépare un empois d'amidon de 1 pour 100, acidifié avec de l'acide chlorhydrique au degré de la réaction optima. On prélève 50 centimètres cubes de cet empois qu'on met en présence de 1 centimètre cube du liquide à examiner. On agite, puis on place au thermostat à eau à 39° pendant une demi-heure. Au bout de ce laps de temps, la digestion est arrêtée par adjonction de 3 gouttes de solution de soude concentrée. On dose alors par la liqueur de Fehling la quantité de sucre formée, quantité qui est proportionnelle à l'activité de l'amylase.

On adopte comme mesure l'unité sucre-gramme-heure, c'est-à-dire le poids de sucre susceptible d'être formé en une heure par la totalité du ferment considéré. Pour prendre un exemple, supposons que, dans 10 centimètres cubes du mélange d'empois d'amidon et de suc dilué dans les proportions ci-dessus (55 cc. + 1 cc.), l'amylase ait produit 1 centigramme de sucre en une demi-heure ; il en résulte que 1 centimètre cube de fèces diluées aurait produit dans le même laps de temps 51 milligrammes de sucre, donc 102 milligrammes en une heure. La totalité des matières fécales ayant été diluée à 20 litres, les 20 000 centimètres cubes auraient donc donné, dans les mêmes conditions, $20\,000 \times 0,102 = 2\,040$ gr. de sucre. La totalité des fèces représente donc 2 040 unités d'amylase.

Avec le lait, ou le sirop de sucre, on introduit dans le tube digestif des hydrates de carbone, dont l'un, la lactose, réduit la liqueur de Fehling et dont l'autre, le sucre de cannes, la réduira également après inversion par la saccharase intestinale.

La purgation fait passer dans les fèces une notable quantité d'hydrates de carbone réduisant la liqueur de Fehling. Il y a généralement un rapport net entre la quantité de sucre et la quantité d'amylase retrouvée dans les fèces. Chez les sujets normaux cette quantité de sucre atteint en moyenne 5 gr. 25. Pour la correction, il suffit d'ajouter, au taux de l'amylase obtenu directement, environ 200 ou 250 unités pour chaque gramme de sucre trouvé en moins de 5 gr. 25.

En employant cette technique, les auteurs ont trouvé une quantité moyenne de 1 800 unités d'amylase dans les fèces à l'état normal.

Dans les cas de déficit de la sécrétion pancréatique, notamment dans le cancer du pancréas, cette quantité est presque nulle.

2. Dosage par la destruction de l'amidon.

— Le procédé est applicable au dosage de l'amylase dans les urines aussi bien que dans les fèces.

On soumet pendant deux jours le malade à une alimentation pauvre en hydrates de carbone, c'est-à-dire comprenant de la viande, du lait, du bouillon, un œuf, du fromage blanc. On administre un laxatif léger pour obtenir des selles molles.

Pour doser le pouvoir amylolytique, on répartit une solution d'empois d'amidon à 1 pour 100, additionnée de toluol, dans une série de tubes à essai en quantités égales déterminées. On ajoute aux divers tubes des quantités décroissantes d'urine, ou d'extrait aqueux des fèces ; on porte ensuite à l'étuve pendant vingt-quatre heures.

Au bout de ce laps de temps, on laisse tomber dans chacun des tubes une goutte de solution iodée faible et on détermine quel est le premier tube dans lequel la coloration bleue due à l'amidon cesse de se produire ; on admet que dans ce tube tout l'amidon a été transformé en sucre.

Causes d'erreur. — Comme nous l'avons dit, il est nécessaire d'opérer sur des matières obtenues par purgation ; un laxatif léger ne suffit pas.

D'autre part, comme l'a montré Duclaux, l'emploi de la teinture d'iode n'est pas recommandable. Il n'y a pas de relation constante entre la saccharification et les variations de coloration par l'iode, celle-ci tenant à des phénomènes d'ordre physique, celle-là étant essentiellement un phénomène chimique.

Le dosage comparatif de l'amylase dans les matières fécales et dans l'urine est susceptible de fournir des renseignements utiles sur l'état du pancréas.

Dans les cas d'oblitération du canal pancréatique sans destruction du pancréas, la quantité de la diastase est très diminuée dans les matières fécales, alors qu'elle est augmentée dans l'urine et dans le sang.

Durand, utilisant le procédé d'Enriquez, Amblard et Binet, trouve chez l'individu sain une activité amylolytique de l'urine de 14 à 48 unités ; cette activité atteint plus du double dans les cas d'obstruction du canal de Wirsung.

2. — Trypsine.

Digestion Du sérum. — On administre au patient un purgatif composé de calomel et de phénolphtaléine. On prend une goutte de fèces liquides qu'on dépose sur une plaque de sérum solidifié. On place la plaque à l'étuve, de 55 à 60°, pendant six à douze heures. Au bout de ce laps de temps, on constate qu'il s'est formé une dépression, par *digestion du sérum*, à l'endroit où l'on avait déposé la goutte, dépression d'autant plus profonde que la quantité de trypsine est plus grande.

A défaut de plaque de sérum solidifié, on peut utiliser un tube ordinaire de sérum tel que ceux employés pour la culture du bacille diphtérique ; il faut avoir soin d'enlever l'eau de condensation au moyen d'une pipette, pour pouvoir maintenir le tube fortement incliné, de façon que la surface du milieu soit assez horizontale pour que la goutte reste en place.

On peut, par ce procédé, se rendre compte approximativement de la *quantité* de trypsine contenue dans les matières fécales, en diluant celles-ci au 1/10ᵉ, au 1/100ᵉ, etc., jusqu'au degré où la digestion du sérum ne se produit plus.

Causes d'erreur. — Les matières fécales contenant du pus ne doivent pas être utilisées pour cette recherche. Achalme a en effet montré que les leucocytes polynucléaires sécrètent un ferment protéolytique qui se rapproche de la trypsine. Lorsqu'on place une goutte de pus (à l'exception du pus tuberculeux) sur une plaque de sérum, et qu'on la porte à l'étuve, il se forme un godet par digestion du sérum.

De même, mais pour une raison opposée, on ne peut utiliser le procédé pour les matières fécales contenant une notable quantité de sang, parce que le sérum, possédant un pouvoir antitrypsique, pourrait neutraliser l'action de la trypsine et par là même induire en erreur.

II. — EXAMEN DES SELLES

1. **Digestion de la viande.** — On sait que, après l'ingestion de viande suffisamment hachée, les selles normales ne contiennent pas de débris musculaires reconnaissables à l'*examen macroscopique.* L'apparition de ces débris dans les selles prouve un trouble de digestion de l'intestin grêle, ce trouble pouvant tenir d'ailleurs soit à une hyposécrétion du suc pancréatique, soit à l'absence d'entérokinase active ou même simplement à un péristaltisme exagéré.

2. **Epreuve des noyaux.** — L'*examen microscopique* des débris alimentaires permet de s'assurer de la persistance ou de l'absence de noyaux cellulaires reconnaissables.

Pour effectuer cette recherche des noyaux, on procède de la manière suivante (Schmidt) :

On taille de petits cubes de 1/2 centimètre de côté dans un morceau de viande de bœuf fraîche ; on fait durcir ces cubes dans l'alcool. Après durcissement, on les introduit dans de petits sacs de gaze de soie et on les remet dans l'alcool. Avant de les employer, il est nécessaire de les tremper pendant plusieurs heures dans l'eau.

On administre au moment du repas de midi, pendant plusieurs jours consécutifs, un cachet contenant un de ces sachets.

On retrouve les sachets dans les matières fécales en les triturant dans un mortier ou en les filtrant dans les appareils appropriés. Les sachets renferment presque toujours des restes de muscles ; ceux-ci sont lavés à l'eau et examinés à l'état frais, après addition d'acide acétique ou de bleu de méthylène. Dans les cas douteux on recherche les noyaux après durcissement du fragment et coloration sur coupes.

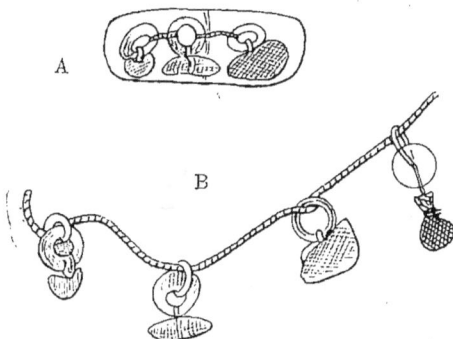

Fig. 159. — Chapelet de substances alimentaires.

Pour que cette recherche ait de la valeur, il faut que la traversée digestive ne soit ni trop courte ni trop longue (de 6 à 30 heures). Dans le premier cas les noyaux, n'ayant pas été assez longtemps en contact avec les sucs digestifs, seraient conservés, même en cas de sécrétion pancréatique suffisante ; dans le second cas, un séjour prolongé dans le gros intestin pourrait produire leur digestion par putréfaction excessive.

Expérimentalement, on constate qu'on ne retrouve jamais de noyaux conservés dans les selles chez les chiens normaux, tandis que chez ceux qui ont subi l'extirpation totale du pancréas, on en trouve constamment. Chez l'homme, lorsque la sécrétion pancréatique est totalement abolie, soit par un trouble fonctionnel, soit par une maladie organique, il y a suppression de la digestion des noyaux. Lorsque la sécrétion pancréatique est seulement diminuée, les noyaux sont plus ou moins digérés ; il peut en être de même en cas d'obstruction du canal de Wirsung, lorsque le canal accessoire est resté perméable.

3. Digestion des divers aliments. — Six petits anneaux de verre ou de porcelaine sont réunis en chapelet par un fil de soie. A chacun de ces anneaux on fixe les substances suivantes : catgut, arête de poisson, viande, pomme de terre, graisse de mouton, thymus (B, fig. 159). Le tout est enfermé dans une capsule de gélatine (A, fig. 159). Le malade absorbe la capsule avec un repas ordinaire. On recherche les anneaux dans les matières fécales (Einhorn).

L'examen microscopique montre l'état particulier de digestion de chacune de ces différentes substances. Le thymus, en particulier, perd la plupart de ses noyaux sous l'action du suc pancréatique.

III. — PROCÉDÉ DES CAPSULES DE GLUTOIDE

On fait avaler au malade une substance rapidement absorbable par la muqueuse intestinale, et facilement reconnaissable dans les urines ou dans la salive, mais enrobée dans une matière qui n'est pas attaquable par le suc gastrique et ne se dissout que dans le suc pancréatique.

Technique. — On utilise pour cela le *glutoïde*, c'est-à-dire une gélatine traitée pendant un certain temps par du formol ; cette substance a la propriété de n'être digérée que très lentement *in vitro* par le suc gastrique, tandis qu'elle se dissout presque immédiatement dans le suc pancréatique.

On en fabrique de petites capsules (Sahli), dans lesquelles on met de l'iodoforme (15 centigrammes) ou du salol (25 milligrammes) ou de ces deux substances simultanément (5 centigrammes d'iodoforme et 25 milligrammes de salol) ; lorsqu'on emploie ces dernières capsules, il faut en faire avaler 2 ou 3 au malade. Une capsule d'iodoforme ou deux capsules de salol avalées au moment du premier déjeuner traversent intactes l'estomac, et sont immédiatement dissoutes dans le duodénum ; l'iodoforme est absorbé. A partir de la quatrième heure le malade peut manger.

On recueille l'urine et la salive, dans des récipients numérotés, au bout de 6, 8, 10 et 24 heures.

Pour rechercher l'iode dans la salive, on en prélève 1 à 2 centimètres cubes dans un tube, puis on ajoute 1 centimètre cube d'acide nitrique pur et 1 centimètre cube de chloroforme ; en présence d'iode, le chloroforme se colore en rouge ; on peut aussi se servir de papier amidonné (voy. p. 32).

L'élimination de l'iode par la salive se fait souvent d'une façon irrégulière. C'est pourquoi Sahli conseille de procéder à la recherche de l'iode ou de l'acide salicylique de préférence dans l'urine, et de ne rechercher l'iode dans la salive que dans les cas où l'on ne peut pas avoir d'urine ou dans les cas d'ictère prononcé.

A l'état physiologique, on peut déjà retrouver de l'iode dans la salive au bout d'une heure et demie à deux heures.

A l'état pathologique, cette apparition peut être très retardée, elle peut même manquer complètement; dans ce cas la capsule se retrouve intacte dans les selles suivantes.

Deux causes d'erreur importantes peuvent troubler les résultats de cette épreuve:

La première provient de l'existence de stase gastrique; il est évident que, s'il existe de la dilatation marquée de l'estomac ou des troubles de motilité manifestes, la capsule y restera très longtemps, puisqu'elle n'en sera pas expulsée. Elle pourra cependant s'y dissoudre à la longue, l'iodoforme sera un peu absorbé et l'iode apparaîtra dans la salive après un temps assez long. Dans ce cas le résultat est faussé puisque la capsule s'est ouverte dans l'estomac. Pour éviter cette cause d'erreur il faut donc s'assurer au préalable, par les procédés indiqués plus haut, de l'intégrité de l'estomac et notamment de l'absence de dilatation de cet organe.

La seconde cause d'erreur est l'existence de diarrhée chez le malade au moment de l'expérience. La capsule est alors chassée à travers le tube digestif par les mouvements péristaltiques, trop rapidement pour avoir le temps d'être dissoute par le suc pancréatique. On la retrouve intacte dans les selles. Cette cause d'erreur peut être facilement évitée en choisissant un moment favorable.

CHAPITRE II

SECRÉTION INTERNE

I. — ÉPREUVE DE LA GLYCOLYSE

Grâce à la glycolyse qui se produit dans les tissus au niveau de chaque cellule de l'organisme, une certaine dose de glycose peut être injectée sous la peau, sans donner lieu à de la glycosurie. Par contre, si cette glycolyse vient à faire défaut, par le fait de certaines conditions pathologiques, la même injection donnera naissance à de la glycosurie. L'insuffisance pancréatique est une de ces conditions pathologiques.

Technique. — Après avoir fait uriner le malade, on lui fait une injection intra-musculaire de 20 centimètres cubes d'une solution à 50 pour 100 de glycose, stérilisée par chauffage discontinu. On recueille ensuite séparément toutes les urine-émises pendant les vingt-quatre heures suivantes ; on y rechers che la glycose et on la dose le cas échéant.

Les plus grandes précautions d'asepsie doivent être prises pour cette injection, afin d'éviter les infections, assez fréquentes chez les malades cachectiques, et facilitées par l'excellent milieu de culture qu'est la solution de glycose. L'injection n'est pas très douloureuse si l'on a soin de la pousser très lentement.

A l'état physiologique, dans ces conditions, on ne doit jamais avoir de glycosurie ; on a même pu injecter ainsi jusqu'à 100 grammes de glycose sans en obtenir.

Pratiquement, on se contente souvent d'administrer par la bouche, à jeun, 100 grammes de sucre de raisin ou de sucre de cannes. La constatation de dextrose dans l'urine, dans les heures qui suivent, rend très vraisemblable l'existence d'une insuffisance pancréatique.

L'administration du sucre par la bouche a l'avantage d'être beaucoup mieux tolérée que par l'injection, mais elle a l'inconvénient de faire intervenir d'autres facteurs. L'insuffisance hépatique seule, sans altération du pancréas, peut donner lieu à de la glycosurie dans ces conditions.

Causes d'erreur. — Il est évident qu'il faut s'assurer d'abord, avant d'avoir recours à cette épreuve, d'une part, que le malade n'est pas spontanément glycosurique, même par intermittences, et, d'autre part, que sa perméabilité rénale est normale.

Il faut aussi conserver au frais les diverses émissions d'urine, pour éviter les pullulations microbiennes qui peuvent réaliser la destruction du sucre.

La glycosurie après injection sous-cutanée indique l'insuffisance de la glycolyse tissulaire, c'est-à-dire de la destruction du sucre au niveau des cellules des divers tissus de l'organisme. Cette destruction est, d'après les travaux les plus récents (Lépine, Blumenthal), en relation intime avec la sécrétion interne du pancréas. Lorsque cette dernière fait défaut, ou lorsqu'elle est notablement troublée, la glycolyse tissulaire ne se fait plus normalement.

La glycosurie sous-cutanée peut donc servir à révéler des diabètes latents d'origine pancréatique.

Lorsque l'épreuve est positive, dans des maladies chroniques cachectisantes ou dans des maladies aiguës, elle indique que le pancréas est plus
ou moins lésé; son intensité renseigne sur la gravité de ces lésions.

L'épreuve de la glycosurie sous-cutanée peut quelquefois rendre permanentes des glycosuries intermittentes d'origine hépatique; en pareil
cas, on peut être sûr que la sécrétion interne du pancréas n'est elle-
même pas normale.

II. — SIGNES URINAIRES

1. Ammoniurie. — L'ammoniurie spontanée serait très
marquée et assez constante dans les lésions pancréatiques,
d'après Docq, de même d'ailleurs que dans les affections du
foie et dans le diabète.

2. Aglycuronurie. — L'acide glycuronique est un élément
normal de l'urine, qui fait défaut en cas de lésion grave du
foie. L'absence d'acide glycuronique, qu'on pourrait appeler
aglycuronurie, présente une importance particulière, elle a été
déjà décrite précédemment (v. page 107) et nous ne la signalons ici que pour mémoire.

3. Production de cristaux de phénylglucosazone. — Cette
méthode, instituée par Cammidge, est basée sur l'hypothèse
de la présence d'une pentose dans l'urine des malades atteints
d'affections pancréatiques. Elle consiste en trois réactions,
se contrôlant et se complétant réciproquement, donnant lieu
également toutes les trois à la formation de ces cristaux, dont
la forme et le temps de dissolution dans l'acide sulfurique
doivent être vérifiés au microscope.

Réaction A. — 10 centimètres cubes du mélange de l'urine
des vingt-quatre heures, débarrassés le cas échéant du sucre et
de l'albumine, additionnés de 1 centimètre cube d'acide chlorhydrique, sont introduits dans un ballon dont le col est surmonté d'un entonnoir servant de réfrigérant. On fait bouillir
au bain de sable pendant dix minutes. On ajoute 5 centimètres
cubes d'urine filtrée et 5 centimètres cubes d'eau distillée.
On laisse refroidir. On neutralise l'acide en ajoutant 4 grammes de carbonate de plomb. On filtre; on lave le filtre et le
ballon avec 5 centimètres cubes d'eau distillée. Le filtrat est
additionné de 2 grammes d'acétate de soude et de 75 centigrammes de phénylhydrazine. On laisse refroidir lentement
le liquide dans un tube à essai.

Réaction B. — 20 centimètres cubes d'urine filtrée sont

additionnés de la moitié de leur volume d'une solution concentrée de bichlorure de mercure. On filtre et on ajoute au filtrat 1 centimètre cube d'acide chlorhydrique ; on fait bouillir pendant dix minutes. On ajoute alors à ce liquide 5 centimètres cubes du mélange d'urine,et de solution de bichlorure de mercure et 10 centimètres cubes d'eau distillée. On refroidit, on neutralise l'acide avec 4 grammes de carbonate de plomb. La fin de la réaction est conduite comme pour la réaction A.

Réaction C. — 20 centimètres cubes d'urine filtrée sont bouillis au bain de sable, pendant dix minutes, avec 1 centimètre cube d'acide chlorhydrique au poids spécifique de 1,160. On refroidit et on ramène à 20 centimètres cubes avec de l'eau distillée, on neutralise l'acide avec 4 grammes de carbonate de plomb. On filtre et on ajoute 4 grammes d'acétate tribasique de plomb pulvérisé. On filtre jusqu'à ce que le liquide soit parfaitement clair. On élimine le plomb en excès par 2 grammes de sulfate de soude. On fait bouillir et on filtre à froid. A 10 centimètres cubes du filtrat on ajoute : 8 centimètres cubes d'eau distillée, 80 centigrammes de chlorhydrate de phénylhydrazine, 2 grammes d'acétate de soude et 1 centimètre cube d'acide acétique à 50 pour 100. On fait bouillir dix minutes ; on filtre à chaud et on laisse refroidir dans un tube à essai.

Dans ces trois réactions, en cas de résultat positif, il se forme, dans le fond du tube à essai, après de une à vingt-quatre heures de refroidissement, un dépôt nuageux, jaunâtre. Ce dépôt examiné au microscope, doit être constitué par de grands cristaux de phénylglucosazone, jaunâtres, en aiguilles ou en rosaces (fig. 11, page 93).

Si on fait pénétrer sous la lamelle de la préparation une goutte d'acide sulfurique au 1/4, ces cristaux se dissolvent plus ou moins vite après avoir pris une teinte brunâtre.

L'interprétation à donner à la réaction est basée en partie sur le temps nécessaire pour cette dissolution.

La troisième réaction serait la plus exacte.

D'après Cammidge, il faudrait interpréter les résultats comme suit :
1° Réaction A, B et C négatives : pas d'affection du pancréas.
2° Réaction A positive, B négative, C positive : inflammation grave du pancréas ; nécessité d'une intervention chirurgicale.
a. Dissolution des cristaux dans l'acide sulfurique en 1/2 minute environ : inflammation aiguë du pancréas.
b. Dissolution en 1 à 2 minutes : inflammation chronique du pancréas.
3° Réaction A, B et C positives.

a. Dissolution des cristaux en 3 à 5 minutes : affection maligne du ¡pancréas ; opération inutile.

b. Dissolution en 1 à 2 minutes : pancréatite ancienne.

c. Dissolution en 1 minute : maladie n'intéressant pas le pancréas.

La méthode de Cammidge, et surtout l'interprétation de ses résultats, est très discutable. Certains auteurs ont obtenu des réactions positives dans les conditions les plus diverses, voire même avec des urines normales de sujets sains.

QUATRIÈME SECTION

FOIE

CHAPITRE PREMIER

SIGNES URINAIRES

1. — Modifications de quantité.

A l'état physiologique, la quantité d'urine émise dans la journée est plus abondante que celle émise la nuit, et cette abondance est plus marquée encore pendant la période digestive. On s'en rend facilement compte en faisant uriner un sujet toutes les quatre heures ; on mesure la quantité de chaque émission, et on la divise par le nombre d'heures écoulées entre chacune d'elles : on obtient ainsi un quotient horaire. Ce quotient est beaucoup plus élevé pendant les périodes digestives que pendant les périodes de jeûne et pendant la nuit.

Gilbert et Lereboullet ont montré que, dans certaines affections hépatiques, ce rythme était changé, qu'il y avait ce qu'ils ont appelé **opsiurie**, c'est-à-dire un retard de l'élimination urinaire. Au contraire de l'état physiologique, le quotient horaire est alors plus élevé la nuit et dans les périodes de jeûne que pendant le jour et dans les périodes digestives.

Il est évident qu'il faut, pour que l'opsiurie prenne au point de vue hépatique toute sa valeur, que l'intégrité de la perméabilité rénale ait été reconnue et que le myocarde soit lui-même sain.

Gilbert a trouvé l'opsiurie très marquée surtout dans les cirrhoses biliaires, mais on peut aussi la rencontrer dans les cirrhoses alcooliques, avec ou sans ascite.

Ce signe serait très précieux dans l'hypertension portale au début et pourrait rendre de grands services pour la reconnaître de bonne heure.

2. — Modifications de coloration.

A l'état physiologique, les urines émises après les repas sont claires, celles du jeûne sont foncées, surtout celles du réveil. On peut s'en rendre compte facilement en recueillant séparément chaque émission et en en comparant les teintes.

Ce rythme est changé chez certains hépatiques ; ce sont les urines émises 4 à 5 heures après les repas qui sont le plus foncées, et celles de la nuit ou du réveil qui sont le plus claires (Gilbert et Lereboullet).

Cette inversion du rythme colorant, lorsqu'elle est indépendante des variations d'abondance, serait due à un passage anormal plus marqué de bile ou de pigments anormaux dans le sang, et ensuite dans l'urine, pendant les périodes digestives. On retrouve, en effet, des pigments biliaires ou de l'urobiline en grande quantité dans ces urines plus fortement colorées.

3. — Présence de substances anormales.

Leur signification est subordonnée à l'élimination préalable des autres causes susceptibles de déterminer également leur présence.

I. *Glycosurie spontanée.* — Le foie normal transforme tout le sucre alimentaire en glycogène et il l'emmagasine pour le céder à l'organisme au fur et à mesure de ses besoins ; il a, en outre, la propriété de fabriquer lui-même du sucre avec les aliments hydrocarbonés.

Par suite, deux mécanismes opposés peuvent donner lieu à de la glycosurie d'origine hépatique ;

D'une part, s'il y a perte de la fonction glycogénique du foie, le sucre non retenu passe dans l'urine : *glycosurie anhépatique* ;

D'autre part, si cet organe fabrique trop de sucre, il peut s'en éliminer une partie par les urines : *glycosurie hyperhépatique.*

1. La glycosurie par *diminution de la fonction glycogénique* du foie se manifeste par certains points spéciaux.

Elle est le plus souvent temporaire et passagère ; il faut, pour la constater, examiner isolément chaque miction et non pas seulement l'urine des vingt-quatre heures.

Au début, elle apparaît après les principaux repas, elle disparaît complètement pendant la nuit. Elle peut ensuite devenir constante, mais il y a toujours une augmentation marquée du taux du sucre après les repas et une diminution nette pendant la nuit.

Cette glycosurie est, en général, peu considérable, de 8 à 15 grammes pour 1 000 ; elle ne dépasse jamais 50 grammes pour 1 000 ; elle ne s'accompagne ni de polyphagie, ni de polydypsie ; elle est très rapidement influencée par le régime et lui cède d'ordinaire très facilement.

2. La glycosurie par *hyperfonctionnement du foie* est, au contraire, très stable et permanente ; son taux est beaucoup plus élevé ; elle s'accompagne de polyphagie et de polydypsie et n'est que très peu influencée par les repas ; elle est même souvent plus forte pendant la nuit que dans les mictions qui suivent les repas.

Le régime sans aliments hydrocarbonés modifie cette glycosurie, mais à la longue seulement ; ce n'est que plusieurs jours ou plusieurs semaines après l'institution du régime qu'on en voit baisser le taux.

II. *Urobilinurie.* — Nous avons déjà signalé (p. 130) les diverses significations de l'urobilinurie. Sa présence est spécialement fréquente dans les maladies du foie, mais, pour avoir une valeur réelle au point de vue du fonctionnement des cellules hépatiques, elle doit être constatée dans certaines conditions :

Elle doit être permanente et persistante, c'est-à-dire qu'on doit retrouver de l'urobiline, avec des oscillations de quantité, dans toutes les émissions des vingt-quatre heures ; de plus elle doit persister pendant longtemps, même avec un régime fixe approprié tel que le régime lacté. Il faut enfin s'assurer qu'il n'y a pas d'autres causes pouvant provoquer l'urobilinurie (grandes hémorragies, néphrite, état fébrile).

Dans ces limites, l'urobilinurie est l'indice d'une altération de la cellule hépatique, mais elle n'indique pas l'abolition de toute fonction hépatique, car elle disparaît dans l'acholie.

III. **Substances albuminoïdes.** — L'ALBUMINE peut
être constatée dans l'urine dans beaucoup d'affections hépatiques. Elle y est toujours très peu abondante, elle dépasse
rarement 0^{gr},50 pour 1000. Pour qu'elle prenne une valeur
diagnostique, il faut naturellement avoir reconnu la parfaite
intégrité des reins par tous les moyens possibles.

Les PEPTONES et les ALBUMOSES peuvent apparaître dans l'urine
des hépatiques, mais ce n'est jamais qu'en petites quantités.

La TYROSINE et la LEUCINE se trouvent dans les cas graves
d'insuffisance hépatique. On les met en évidence de la façon
suivante : on concentre un volume donné d'urine, déféquée au
sous-acétate de plomb, en la ramenant par évaporation au 1/10^e
de son volume primitif. On laisse refroidir : la tyrosine et la
leucine se précipitent.

La tyrosine se présente sous l'aspect de fines aiguilles réunies en houppes on en doubles pinceaux (fig. 77); la leucine
apparaît en petites sphères amorphes ou striées, se distinguant
des gouttelettes de graisse par leur solubilité dans l'alcool
bouillant et leur insolubilité dans l'éther.

CHAPITRE II

ELIMINATIONS PROVOQUEES

1. — Glycosurie alimentaire.

Nous avons déjà rappelé qu'à l'état physiologique tout le sucre
ingéré est emmagasiné par le foie et transformé en glycogène, afin d'être cédé au sang au fur et à mesure des besoins
de l'économie. La dose que le foie peut emmagasiner s'abaisse
notablement lorsque cet organe ne fonctionne pas normalement; une partie du sucre ingéré est alors éliminé en nature
par l'urine.

On a basé sur cette donnée un procédé d'exploration du
foie consistant à administrer à un malade une dose fixe de
sucre, inférieure à la dose que peut normalement retenir le
foie physiologique. Si l'urine du malade contient du sucre au
cours de cette épreuve, on en conclut que son foie n'est pas
normal; la quantité du sucre urinaire permettra une estimation du degré d'altération de l'organe.

Le but de la glycosurie alimentaire est donc de déterminer la capacité d'emmagasinement du foie pour le sucre ingéré.

1. Choix du sucre à ingérer. — Le choix du sucre a une grande importance pour cette épreuve.

Au début, on utilisait la SACCHAROSE, sous forme de sirop de sucre ordinaire ; mais les résultats obtenus avec elle ne sont pas très exacts. La saccharose doit, en effet, être intervertie dans l'intestin, sous l'influence des sucs digestifs, et transformée en glycose ; or cette transformation se fait souvent très incomplètement, surtout dans les affections hépatiques, celles-ci s'accompagnant presque toujours de troubles digestifs plus ou moins marqués. Par suite, l'ingestion de saccharose donne lieu, tantôt à de la saccharurie, tantôt à de la glycosurie, ce qui peut fausser complétement les résultats, et cela d'autant plus que la saccharose passe beaucoup plus rapidement dans l'urine que la glycose.

La LÉVULOSE a été considérée comme le genre de sucre dont l'assimilation dépend le plus de l'intégrité du foie. Elle passe dans l'urine après dédoublement, sous forme de lévulose et de dextrose, qui toutes deux donnent la réaction de Fehling. Le seul inconvénient de ce sucre est son prix élevé et la difficulté de se le procurer parfaitement pur dans le commerce. Lépine a proposé pour cette raison de le remplacer par le *miel,* dans lequel il forme 80 p. 100 de la matière sucrée.

On a aussi recommandé la LACTOSE, mais sa transformation en glycose dans l'intestin étant encore plus irrégulière que celle de la saccharose, son absorption est trop inégale pour fournir des résultats exacts.

Actuellement, presque tous les auteurs recommandent l'emploi de la GLYCOSE, qui a l'avantage d'être absorbée en nature sans avoir à subir de transformation intestinale ; de plus, on peut se la procurer pure à peu de frais.

2. Dose à ingérer. — La dose que l'on fait ingérer pour provoquer la glycosurie alimentaire n'est pas indifférente. La limite d'assimilation sans glycosurie, chez l'homme sain, oscille d'ordinaire entre 150 et 200 grammes de glycose pure, mais, d'après Linossier, il existerait pour chaque personne et pour chaque espèce de sucre un coefficient individuel d'utilisation. D'après cet auteur, avec les doses ci-dessus, chez des hommes sains, on aurait de la glycosurie dans 16 p. 100 des cas.

Il est cependant nécessaire de choisir une dose fixe uni-

forme, comme base, quitte, en cas de résultat positif, à refaire
l'expérience à titre de contrôle avec des doses plus petites,
quelques jours plus tard.

3. **Technique**. — On fait prendre au malade, le matin à
jeun, 150 grammes de glycose pure, dissoute dans 300 centimètres cubes d'eau : l'ingestion doit être terminée en moins
d'un quart d'heure.

On avait proposé, pour faciliter cette absorption, d'additionner la solution d'une substance aromatique (menthe, va-
nille, etc.), mais ces subtances peuvent avoir sur la muqueuse
digestive et sur le système nerveux une certaine action qu'il
est préférable d'éviter.

Depuis le moment où l'ingestion est terminée, on recueille
l'urine d'heure en heure, pendant dix heures consécutives,
dans des vases séparés, soigneusement étiquetés. Pendant
tout ce temps, le malade doit être soumis au régime lacté
absolu, ou tout au moins à un régime fixe ne contenant pas de
sucre.

On recherche ensuite le sucre dans les différentes émissions
d'urine, par la liqueur de Fehling ou par tout autre procédé.
Si cette recherche est positive, on note l'heure du début et
celle de la disparition du sucre dans les échantillons prélevés. Puis, pour connaître la quantité totale de glycose éliminée, on réunit toutes les quantités d'urine contenant de la
glycose et on en fait le dosage par la liqueur de Fehling ou
par le polarimètre.

Pendant la saison chaude, lorsque le dosage ne peut pas
être fait immédiatement, il est bon d'additionner chaque
émission d'urine d'une petite quantité d'une solution alcoolique de thymol à 1 p. 100, ou de fluorure de sodium, pour empêcher l'action de la glycolyse microbienne.

Causes d'erreur. — Il est évident qu'il faut s'assurer que le
malade ne présente pas de glycosurie spontanée, même intermittente ; sans cela, l'épreuve de la glycosurie alimentaire
n'aurait qu'une valeur relative.

Cette épreuve perd, en outre, beaucoup de sa signification
lorsqu'il existe des troubles digestifs, diarrhée ou constipation,
ou lorsque l'absorption intestinale elle-même ne se fait plus
normalement, comme c'est souvent le cas dans les affections
hépatiques.

L'intégrité des reins doit être également absolue, car si le sucre qui n'est pas emmagasiné par le foie n'est pas éliminé immédiatement par les reins, l'épreuve perd toute valeur.

En outre, l'insuffisance hépatique n'est pas la seule cause possible de glycosurie alimentaire; en effet, il peut arriver que le foie retienne suffisamment bien le sucre alimentaire, mais que le sucre du sang ne soit pas suffisamment détruit dans les tissus et passe dans l'urine, c'est-à-dire qu'il y ait glycosurie par hyperglycémie. Pour éviter cette cause d'erreur, s'il y a lieu, il faut faire la recherche de l'insuffisance glycolytique des tissus par injection sous-cutanée d'une solution sucrée (voy. p. 787); on écarte ainsi l'action du foie.

Enfin, dans les cas où l'affection hépatique s'accompagne d'ascite, il arrive souvent que, par l'épreuve de la glycosurie alimentaire, l'on ne retrouve pas de glycose dans l'urine parce qu'elle passe presque toute entière par osmose dans le liquide épanché; c'est donc là qu'il faut la rechercher en pareil cas lorsqu'on n'en trouve pas dans l'urine.

Malgré les nombreuses causes d'erreur qu'elle comporte, l'épreuve de la glycosurie alimentaire doit être considérée comme un des bons signes de l'*insuffisance hépatique*. D'après son intensité, on peut se rendre compte de l'altération plus ou moins grande de cet organe. Elle a autant de valeur que la glycosurie spontanée intermittente et permet de mettre celle-ci en évidence lorsqu'elle n'existe qu'à l'état latent; on a même vu des glycosuries intermittentes devenir temporairement permanentes après l'épreuve de la glycosurie alimentaire.

Dans les *cirrhoses atrophiques,* qui s'accompagnent presque toujours de troubles digestifs ou rénaux, cette épreuve donne des résultats très variables.

Dans les *cirrhoses hypertrophiques,* d'après Lereboullet, la glycosurie alimentaire est positive pendant les périodes de crises et négative dans les intervalles; dans certains cas, le foie aurait, au contraire, un pouvoir absorbant exagéré pour la glycose.

Dans l'*atrophie jaune aiguë,* il y a toujours une glycosurie intense. Pendant les *coliques hépatiques,* on a trouvé souvent une glycosurie légère et passagère.

La glycosurie alimentaire ne dépend cependant pas uniquement du foie, on l'a trouvée positive dans presque toutes les fièvres infectieuses, soit par l'effet de leur action sur le foie, soit par celle de leur action sur la glycolyse dans les tissus.

2. — Glycémie expérimentale.

On a proposé récemment de pratiquer une *injection intra- veineuse* de lévulose, après avoir dosé le sucre dans le sang. À l'état normal, le taux du sucre monte alors rapidement pour revenir rapidement aussi à la normale. Dans les cas d'insuffisance hépatique, le retour à la normale serait beaucoup plus lent.

3. — Lipémie alimentaire.

La lipémie alimentaire (A. Lemierre et M. Brulé) est constituée par la constatation à l'ultramicroscope de nombreuses petites granulations graisseuses, *hémoconies*, dans le sang des sujets normaux, pendant la période digestive d'un repas riche en graisse.

Technique. — 1° *Repas préalable.* — Le repas peut être quelconque, à condition qu'il soit très riche en graisse. Il peut être composé de lait, de beurre, d'huile d'olives, d'œufs, de viande grasse de bœuf, de porc ou de mouton.

Ce serait avec les quatre premiers aliments qu'on obtiendrait les plus grosses granulations graisseuses.

Le repas le plus simple consiste à faire prendre au patient 30 grammes de beurre frais avec du pain.

2° *Prise du sang.* — De une à cinq heures après l'ingestion du repas, on prélève par piqûre du doigt une goutte de sang qu'on dépose sur un porte-objet. On recouvre d'une lamelle, sur laquelle on opère une légère pression pour ne pas avoir une préparation trop épaisse.

Si le sang doit être recueilli loin du laboratoire, la préparation doit être soigneusement lutée pour qu'elle ne se dessèche pas ; dans ce cas, si le sang présente un réticulum fibrineux très abondant, l'examen des granulations graisseuses sera très difficile. Il est préférable alors de diluer quelques gouttes de sang dans une petite quantité d'une solution aqueuse d'oxalate de chaux à 2 pour 100, isotonique, qui empêche la coagulation du sang sans entraver l'examen.

Il ne faut employer qu'une très petite quantité de la solution oxalatée, autrement on ferait des erreurs dans l'estimation du nombre des hémoconies.

3° *Examen du sang.* — La préparation faite, on la place sur la platine de l'ultramicroscope. On voit alors apparaître dans les espaces plasmatiques, entre les piles de globules rouges, de petites granulations très brillantes, animées de mouvements browniens très rapides. D'abord fines et petites, ces granulations deviennent toujours plus nombreuses et plus volumineuses, à mesure que le moment de la prise de sang s'éloigne de celui de l'ingestion du repas d'épreuve. Elles restent cependant toujours ultramicroscopiques.

Les hémoconies apparaissent dans le sang une heure ou une heure et demie après le repas de graisse ; elles atteignent leur nombre maximum au bout de deux à cinq heures, ce nombre dépend de la richesse en graisse du repas. On en trouve encore quelques-unes, très rares, douze à quatorze heures après ; elles ne disparaissent complètement qu'au bout de vingt-quatre heures de jeûne complet.

Après un repas pauvre en graisse, il se produit aussi quelques granulations, mais leur nombre diminue très rapidement pendant les heures suivantes.

Lemierre et Brulé ont fait la recherche de la lipémie alimentaire dans plusieurs cas d'ictères divers. D'après leurs travaux, dans tous les cas où l'ictère est dû à une oblitération mécanique des voies biliaires (cancer de la tête du pancréas, cancer de l'ampoule de Vater, oblitération calculeuse du cholédoque, etc.), il y a absence complète d'hémoconies dans le sang. La bile ne pénétrant plus dans l'intestin, l'absorption des graisses ne se fait plus, les granulations graisseuses manquent dans le sang.

L'absence d'hémoconies dans le sang après un repas de graisse ne permet pas cependant de faire à elle seule le diagnostic d'ictère par obstruction, mais leur présence autoriserait à écarter complètement l'hypothèse d'oblitération totale du cholédoque.

Par contre, dans les ictères par altération de la cellule hépatique (ictères hémolytiques, ictères infectieux, cirrhoses), la lipémie alimentaire est tantôt positive, tantôt négative. D'après l'hypothèse de Lemierre et Brulé, ces différences seraient dues à ce que, dans certains ictères, les pigments biliaires seraient seuls retenus dans le sang, tandis que les sels biliaires, seuls utiles pour la digestion des graisses, passeraient dans l'intestin. Dans d'autres ictères, au contraire, les sels biliaires seuls seraient retenus dans le sang, tandis que les pigments s'écouleraient par l'intestin. Il s'agirait donc là d'une véritable *dissociation de la sécrétion biliaire*.

Les auteurs ont réussi à vérifier cette hypothèse en recherchant la présence des sels biliaires, dans le sérum sanguin par la réaction de Pettenkofer (v. page 125) et dans l'urine par celle de la fleur de soufre (p. 243) ; les pigments biliaires étant recherchés par la réaction de l'acide azotique dans le sérum comme dans l'urine. Toutes les fois que la réaction de Pettenkofer était positive dans le sérum, indiquant la rétention des sels biliaires, il n'y avait pas d'hémoconies dans le sang après le repas d'épreuve.

Dans les ictères hémolytiques, la rétention porte au contraire presque uniquement sur les pigments biliaires, tandis que les sels biliaires sont normalement excrétés dans l'intestin : l'absorption des graisses est normale, les hémoconies nombreuses.

Dans d'autres ictères, les ictères infectieux surtout, la réaction de
Pettenkofer est positive dans le sérum malgré une coloration normale
des selles : il y a rétention des sels biliaires, par suite mauvaise absorption des graisses et pas de granulations graisseuses dans le sang après
le repas de graisse.

Il est probable que la recherche de la lipémie alimentaire après un
repas d'épreuve trouvera dans la suite d'autres applications cliniques.
La méthode est encore de date trop récente pour qu'elle ait pu donner
déjà toute la mesure de sa valeur clinique.

4. — Ammoniurie expérimentale.

Cette épreuve est comparable à la glycosurie alimentaire,
tout en se rapportant à une autre catégorie de substances
alimentaires. A l'état physiologique, le foie transforme en urée
toute l'ammoniaque ingérée ou produite par la digestion. S'il
est altéré, il est évident que son pouvoir d'élaboration des
matières azotées pourra être diminué et que, dans ce cas, la
quantité d'ammoniaque qu'on trouve normalement dans les
urines sera augmentée.

L'épreuve consiste donc à faire prendre une dose déterminée d'ammoniaque au malade et à constater si la quantité
d'ammoniaque éliminée par ses urines a augmenté ou non
sous cette influence.

Technique. — On dose, pendant deux ou trois jours consécutifs, la quantité totale d'ammoniaque éliminée dans l'urine
des vingt-quatre heures, le malade étant à un régime fixe. On
prend la moyenne de ces divers dosages. Puis, le jour suivant,
le malade étant maintenu au même régime, on lui fait prendre à jeun, après l'avoir fait uriner, 6 grammes d'acétate d'ammoniaque. On recueille la quantité totale des urines des vingt-
quatre heures suivantes et on fait de nouveau le dosage de
l'ammoniaque.

La différence des résultats du dernier dosage et de la
moyenne des précédents permet d'estimer l'énergie uropoïétique du foie vis-à-vis de l'ammoniaque.

S'il fait chaud, l'urine doit être conservée à la glacière ou
additionnée de thymol pour empêcher les fermentations.

Il est évident que le régime doit être strictement le même
pendant toute l'expérience, puisque des aliments différents
donneraient lieu à des quantités variables d'ammoniaque.

Causes d'erreur. — Comme pour la glycosurie alimentaire,
l'état des voies digestives et celui de la perméabilité rénale

jouent un grand rôle dans cette épreuve, sa valeur dépendant de leur intégrité.

Les applications cliniques de l'ammoniurie expérimentale sont les mêmes que celles de la glycosurie alimentaire, mais la valeur de la première est encore plus discutée que celle de la dernière. Il est probable, d'ailleurs, que certaines lésions ont une action différente sur la fonction glycogénique et sur la fonction uropoïétique, de sorte que les deux épreuves ne sont pas exactement équivalentes. On a prétendu que l'action uropoïétique du foie était si énergique qu'elle serait à peine diminuée même dans les altérations les plus marquées de la cellule hépatique. Nous avons cependant souvent employé cette épreuve et nous estimons que si on retrouve dans l'urine une augmentation notable de l'ammoniaque, après l'ingestion de la dose d'ammoniaque indiquée ci-dessus, on doit conclure à une altération de la cellule hépatique ; par contre, le fait de ne pas trouver d'augmentation n'implique pas l'intégrité de celle-ci. Cette épreuve n'a donc de valeur que lorsqu'elle est positive ; lorsqu'elle est négative, elle n'a pas de signification précise.

5. — Aglycuronurie expérimentale.

L'acide glycuronique est comme l'ammoniaque un élément normal de l'urine, mais, tandis que l'insuffisance hépatique augmente la quantité de la seconde, elle diminue celle du premier. Cette diminution peut aller jusqu'à la disparition complète ; cette disparition prend une valeur beaucoup plus grande, si elle persiste après l'ingestion de camphre, à la dose de 0,75 à 1 gramme, absorbé en même temps qu'un aliment féculent ou sucré (v. p. 108).

6. — Élimination polycyclique du bleu de méthylène.

En dehors de toute altération rénale, l'élimination du bleu de méthylène, injecté sous la peau, est en quelque mesure sous la dépendance du foie.

Technique. — La technique est la même que celle employée pour l'exploration rénale ; les mêmes précautions doivent être prises pour l'injection au malade et pour les prélèvements de l'urine (voy. p. 811). Chauffard a montré que, en cas d'altération manifeste de la cellule hépatique, la courbe d'élimination, établie sur les mêmes bases que pour la perméabilité rénale, montre des intermittences très manifestes, de telle sorte qu'on trouve plusieurs maxima, séparés par des absences complètes de bleu ou de chromogène (2, fig. 160).

La quantité de bleu éliminée importe peu, c'est la « glaucurie intermittente », le rythme avec à-coups, qui a seul une importance au point de vue hépatique.

Les intermittences sont de nombre variable, la durée de chacune varie entre deux et treize heures. Plus les intermittences sont précoces et nombreuses, plus l'insuffisance hépatique est marquée.

Les maxima, qui varient de 1 à 5, peuvent être précoces, de la troisième à la cinquième heure, ou tardifs, jusqu'à la quarante-cinquième heure après l'injection.

D'après Gilbert, l'élimination polycyclique du bleu de méthylène ne serait qu'un moyen de mettre en évidence l'intermittence du rythme colorant des urines chez les hépatiques, déjà signalé plus haut.

Causes d'erreur. — Il est évident que, pour que le rythme de la courbe d'élimination du bleu de méthylène ait une valeur quelconque au point de vue hépatique, il faut que la perméabilité rénale ait été reconnue intacte par les autres procédés d'investigation.

De plus, nous avons constaté à plusieurs reprises que le nervosisme seul, en dehors de tout autre état pathologique, peut donner lieu à une élimination nettement polycyclique; il faut donc, dans l'appréciation des résultats, toujours tenir compte de l'état nerveux du sujet.

Cette épreuve est applicable à tous les cas où l'on soupçonne l'insuffisance hépatique, sans différence d'étiologie ou d'altération histologique. Elle n'a de valeur que lorsqu'elle est positive, c'est-à-dire que lorsqu'elle donne une courbe nettement polycyclique ; négative, elle n'implique pas l'intégrité du foie.

On l'a trouvée positive dans presque toutes les affections hépatiques, mais jamais régulièrement dans aucune d'entre elles. Elle n'a pas de valeur pour le pronostic de l'affection.

CINQUIÈME SECTION

REINS

1. — CRYOSCOPIE URINAIRE.

La simple détermination du point de congélation de l'urine n'a pas à elle seule grande signification.

Dans le cas d'affection d'un seul rein, lorsqu'on recueille séparément l'urine de chaque uretère, la comparaison des deux points cryoscopiques peut fournir des renseignements sur l'état du rein malade. A part ce seul cas, il faut toujours tenir compte parallèlement d'autres signes que la simple détermination du Δ urinaire.

Les méthodes basées sur la cryoscopie que nous allons étudier peuvent donner quelques indications utilisables en clinique; nous ne croyons pas cependant qu'elles puissent permettre à elles seules de déterminer exactement l'activité fonctionnelle du rein. Tous ces procédés ont eu à un moment donné une certaine vogue, mais il ne semble pas qu'ils aient beaucoup résisté à l'épreuve du temps.

I. *Méthode de Koranyi.* — On détermine à la fois la concentration moléculaire de l'urine et sa teneur en chlorure de sodium pour établir le rapport de ces deux valeurs.

Chez les individus normaux, ce rapport varierait entre 1,25 et 1,69.

Cette recherche a pour but de permettre d'apprécier l'activité fonctionnelle du rein sur la base de la théorie suivante : à l'état physiologique, l'urine, pendant la traversée des canalicules, perd des molécules de chlorure de sodium et reçoit en échange des molécules d'autres substances. Lorsque la circulation rénale est ralentie, l'urine séjourne longtemps dans les canalicules et perd plus de chlorure de sodium qu'à l'état normal; inversement, lorsque la circulation est accélérée, l'urine traverse rapidement les canalicules et conserve mieux ses molécules de chlorure de sodium.

Causes d'erreur. — Indépendamment des causes d'erreur tenant aux mesures cryoscopiques elles-mêmes, on peut faire au procédé de Koranyi les reproches suivants :

Tout d'abord, une alimentation plus ou moins riche en chlorure de sodium modifie notablement le rapport envisagé; par exemple, si la quantité des chlorures ingérés est faible, ce rapport augmente, sans qu'il y ait de modification de la circulation rénale.

En outre, pour que ce rapport ait une réelle valeur, il faut que le rein soit sain, c'est-à-dire que les glomérules et l'épithélium fonctionnent comme à l'état normal : or, c'est précisément quand cet organe est plus ou moins lésé que l'on cherche à déterminer l'activité fonctionnelle du rein.

En somme, on peut dire que ce procédé ne renseigne guère que sur la vitesse de sécrétion ; l'état du rein doit être déterminé par d'autres méthodes.

II. ***Méthode de Claude et Balthazard***. — Ces auteurs cherchent à déterminer séparément, d'une part l'activité glomérulaire, d'autre part l'activité des épithéliums urinaires.

Pour cela, ils admettent, par convention, que le « nombre de centièmes de degré dont est abaissé le point de congélation représente le nombre de molécules dissoutes dans 1 centimètre cube d'urine. Par suite de la même convention, dans les formules qui vont suivre, les valeurs de Δ et de δ sont comprises en prenant pour unité le centième de degré, c'est-à-dire que le chiffre cryoscopique indiqué par le thermomètre doit être multiplié par 100; par exemple, si l'abaissement du point de congélation est de $1°,30$, on dira qu'il y a dans cette urine 130 molécules par centimètre cube. »

1° *Diurèse moléculaire totale et activité glomérulaire.* — Pour avoir le nombre total des molécules éliminées, il suffit de multiplier le degré cryoscopique Δ par le volume de l'urine émise en vingt-quatre heures V.

On obtient ensuite le nombre de molécules éliminées par l'unité de poids, c'est-à-dire par un kilogramme du sujet, en divisant le produit de cette multiplication par le poids de l'individu P. Le nombre des molécules par unité de poids du corps est donc indiqué par la formule $\dfrac{V\Delta}{P}$. C'est ce que les auteurs nomment la diurèse moléculaire totale.

Cette diurèse moléculaire totale fournirait la mesure de l'activité glomérulaire.

2° *Diurèse des molécules élaborées et activité des épithé-*

diums. — D'après la théorie de Koranyi, exposée plus haut, l'épithélium des canalicules substitue aux molécules de chlorure de sodium des molécules d'urée, de phosphates, d'acide urique, c'est-à-dire des molécules élaborées (Bouchard).

Pour déterminer l'activité des épithéliums, il faudrait donc connaître le nombre de molécules élaborées contenues dans l'urine, nombre qu'on désignera par δ.

Ce δ est obtenu en déduisant du Δ de l'urine ce qui, dans ce Δ, dépend du chlorure de sodium. Or, une solution aqueuse de NaCl à 1 pour 100 congèle à — 0,605 ; si donc l'on représente par p le nombre de grammes de chlorure de sodium contenus dans l'urine, établi par un dosage chimique, on a la la formule : $\delta = \Delta - (p \times 0,605)$.

La diurèse totale des molécules élaborées sera alors représentée par δV et la diurèse des molécules élaborées par kilogramme d'individu par $\dfrac{\delta V}{P}$. Ce rapport, qui indique le taux des échanges de chlorure de sodium contre les substances élaborées, fournirait la mesure de l'activité des épithéliums.

En somme, il faut tenir compte de trois ordres de données :

1° la diurèse moléculaire totale par kilogramme de poids du corps, $\dfrac{\Delta V}{P}$, mesure de l'activité glomérulaire. Sa valeur, purement conventionnelle bien entendu, varie entre 3 000 et 4 000 à l'état normal chez l'adulte ; chez les enfants elle varie de 5 à 8 000 ;

2° la diurèse des molécules élaborées par la même unité de poids, $\dfrac{\delta V}{P}$, variant à l'état normal chez l'adulte entre 1 500 et 2 800, plus élevée chez les enfants ;

3° le taux même des échanges moléculaires, $\dfrac{\Delta}{\delta}$, qui fournit la mesure du travail utile du rein, variant entre 1,49 et 1,69 chez les sujets normaux.

L'insuffisance rénale est dite *absolue,* quand on constate de faibles valeurs de la diurèse moléculaire totale et de la diurèse des molécules élaborées, alors que le taux des échanges moléculaires est plus élevé qu'il ne devrait l'être par rapport à la diurèse moléculaire totale.

Elle est dite *relative,* quand les valeurs des deux espèces de diurèses sont élevées et le taux des échanges moléculaires relativement plus élevé encore.

Dans l'hypersthénie cardiaque, la diurèse moléculaire totale augmente, atteint 5000 ou 6000. En même temps, les échanges sont moins actifs et le taux des échanges moléculaires augmente, sans être proportionnel à l'élévation de cette diurèse.

Dans l'hyposthénie cardiaque, la diurèse moléculaire totale diminue, mais les échanges sont plus complets, donc le taux des échanges moléculaires diminue.

Les quatre valeurs dont dépendent toutes ces formules sont plus ou moins sujettes à caution. C'est ainsi, notamment, que la quantité des chlorures éliminés par les reins malades présente de grandes variations ; par suite il est prudent de tenir compte uniquement des formules qui mettent en évidence des différences très accusées.

III. *Méthode de Claude et Mauté.* — Elle repose sur les variations cryoscopiques de l'urine consécutives à l'ingestion de doses variables de chlorures.

On soumet d'abord les malades à un régime fixe, pauvre en chlorures. Au bout de deux ou trois jours, on ajoute à l'alimentation, pendant quatre jours, 10 grammes de chlorure de sodium, en cachets ou en solution. On continue les examens d'urine jusqu'à ce que les modifications produites par cette ingestion aient disparu.

A l'aide de cette méthode ces auteurs distinguent quatre variétés de néphrites chroniques :

1° Dans une première variété, on obtient pendant l'ingestion du chlorure une courbe d'insuffisance rénale artificielle : les valeurs de la diurèse moléculaire totale et de la diurèse des molécules élaborées vont s'éloignant l'une de l'autre ; le taux des échanges moléculaires augmente.

2° Dans la deuxième variété, on constate une élévation de la diurèse moléculaire totale. L'élimination du NaCl augmentant, mais, les échanges moléculaires augmentant aussi, la diurèse totale des molécules élaborées s'élève de même, de sorte que le taux des échanges est à peine augmenté.

3° Dans la troisième variété, l'augmentation du NaCl urinaire ne se fait sentir qu'au bout d'un jour ou deux, mais persiste un certain temps. Le taux des échanges moléculaires s'élève, mais il ne redescend pas brusquement comme dans les variétés précédentes ; il ne revient aux chiffres antérieurs qu'au bout de quatre ou cinq jours.

4° Dans la quatrième variété, l'ingestion de NaCl n'augmente pas le taux des chlorures urinaires ; le taux des échanges moléculaires, s'il était trop élevé, se rapproche de la normale.

De l'étude de ces diverses variétés, les auteurs croient pouvoir conclure que dans la dernière le pronostic est fatal à bref délai.

IV. *Méthode de Léon Bernard.* — On détermine à la fois le Δ du sérum sanguin Δs, le Δ de l'urine Δu, et le volume de l'urine des vingt-quatre heures.

Le rapport $\dfrac{\Delta u}{\Delta s}$ permet d'apprécier le rôle de la perméabilité rénale dans les variations de la concentration moléculaire de l'urine. Ce rapport varie chez les normaux entre 2,3 et 3,9.

Mais ce rapport diffère, sans imperméabilité rénale, selon qu'il y a oligurie ou polyurie, aussi est-il nécessaire de le multiplier par le volume de l'urine des vingt-quatre heures. La valeur obtenue, qui représente l'élimination totale, est à l'état normal de 3 000 à 5 000.

Le rapport simple exprime seulement l'activité épithéliale ; le second chiffre indique les effets utiles de cette activité.

Causes d'erreur. — Le Δ urinaire varie dans de larges limites sous de nombreuses influences, alors que le Δ du sérum varie peu, ce qui modifie fortement leur rapport ; aussi l'auteur conseille-t-il d'envisager les valeurs en elles-mêmes, dans certains cas, plutôt que leur rapport.

Pour que cette méthode ait une réelle valeur il faudrait que toutes les substances non éliminées par le rein restassent dans le sérum, alors que l'on sait au contraire que le sérum a une composition remarquablement fixe, parce qu'il cède facilement aux tissus les matériaux qui lui arrivent en excès.

II. — ÉPREUVES ALIMENTAIRES

I. **Chlorurie.** — Elle consiste à établir la comparaison entre la quantité de chlorures ingérée et la quantité de chlorures excrétée, pour juger de la perméabilité du rein aux sels de chlore.

On soumet le malade à un régime fixe pauvre en chlorures, au régime lacté par exemple. Au bout de 3 ou 4 jours de ce régime, lorsqu'on suppose que l'équilibre chloruré est atteint, on procède aux dosages quotidiens des chlorures du régime et des chlorures urinaires.

On peut se contenter de doser ainsi parallèlement les chlorures ingérés et les chlorures excrétés. Ou bien on peut, au bout de 3 ou 4 jours, faire prendre au malade une quantité supplémentaire fixe de chlorure de sodium (10 grammes par exemple), en cachets, ou en potion dans 125 grammes d'eau, à absorber en 3 ou 4 fois dans la journée, pendant un seul jour, ou de préférence pendant 4 jours consécutifs.

A l'état normal, la majeure partie du sel ingéré passe dans l'urine dans les premières 24 heures. Le dosage doit être continué pendant 3 ou 4 jours après la fin de l'ingestion du sel.

Un individu soumis au régime lacté, absorbant en 24 heures 3 litres de lait, qui contiennent au total de 5 à 6 grammes de chlorure de sodium, en élimine normalement une quantité à peu près équivalente par l'urine. Si on lui administre en plus de son lait 10 grammes de chlorure de sodium, on verra, dans les 24 heures qui suivent, la quantité de chlorures urinaires monter à 12 ou 13 grammes.

Il est bien entendu que cette épreuve ne doit pas être faite dans les maladies fébriles, car certaines d'entre elles, la pneumonie principalement, s'accompagnent de rétention chlorurée à la période d'état, suivie de décharge au moment de la crise.

L'étude de la chlorurie alimentaire a pris une grande importance depuis qu'on connaît le rôle que joue ce sel dans la formation des œdèmes.

L'imperméabilité au chlorure de sodium n'est jamais que relative. Elle varie d'un sujet à l'autre et, chez le même sujet, d'une période à l'autre de la maladie (Widal).

Dans les *néphrites épithéliales*, la perméabilité rénale aux chlorures est tantôt normale, tantôt diminuée, suivant les cas et surtout suivant les phases de la maladie.

Dans les *néphrites interstitielles*, on constate en général une diminution permanente de la perméabilité aux chlorures.

Au point de vue pronostique, il est intéressant de connaître le bilan de l'élimination chlorurée. Il faut se rappeler toutefois que le rein ne se comporte pas de la même façon à l'égard de toutes les substances à éliminer. L'épreuve de la chlorurie alimentaire ne renseigne que sur un point : la perméabilité au chlorure de sodium ; on n'est nullement en droit d'en tirer une conclusion quelconque pour la perméabilité à d'autres substances.

C'est ainsi, notamment, que le rein se comporte de façon très différente vis-à-vis de l'urée et du chlorure de sodium (Widal et Javal), les chlorures et l'urée pouvant être retenus simultanément ou isolément au cours de l'insuffisance rénale. Leur accumulation dans l'organisme se fait en effet par des mécanismes différents.

L'étude de la chlorurie alimentaire dans les néphrites permet de prévoir et de prévenir dans certains cas la formation des œdèmes. Le bilan des chlorures donne alors d'utiles indications pour régler la chloruration alimentaire.

Chez les *cardiaques asystoliques*, on constate une diminution manifeste de l'élimination chlorurée. Cette diminution précède même souvent l'asystolie chez les cardiaques; la constatation éventuelle de cette diminution acquiert donc une valeur considérable au point de vue pronostique (Vaquez et Digne).

Dans la néphrite interstitielle chronique, il y a lieu de distinguer, à côté de la rétention chlorurée avec œdème, une *rétention chlorurée sèche* (Ambard et Beaujard).

L'étude de la chlorurie alimentaire, en permettant de régler le degré de chloruration, a fourni, surtout entre les mains de Widal et de ses élèves, d'importantes déductions thérapeutiques sur lesquelles nous n'avons pas à insister ici.

II. *Azoturie*. — La technique est la même que pour la chlorurie, c'est-à-dire qu'on commence par mettre le sujet en état d'équilibre azoté, au moyen d'un régime pauvre en azote. Au bout de 3 ou 4 jours, on commence les dosages de l'urée contenue dans l'urine des 24 heures. Après avoir pratiqué ces dosages pendant quelques jours, on administre 20 grammes d'urée au patient. On cherche ensuite si la quantité d'urée de l'urine s'est élevée d'un chiffre correspondant (Achard et Paisseau).

Chez l'individu sain, une grande quantité de l'urée ingérée passe dans l'urine dans les premières quarante-huit heures.

La perméabilité à l'urée est diminuée dans la néphrite interstitielle et dans l'asystolie.

La dissociation de la perméabilité aux chlorures et à l'urée est fréquente.

III. *Albuminurie provoquée*. — On fait *ingérer* au malade six blancs d'œufs; on recueille ensuite séparément les urines des diverses émissions et l'on recherche si elles contiennent de l'albumine.

Au lieu de faire ingérer l'albumine, on peut *injecter* 2 centimètres cubes de blanc d'œuf dans le tissu cellulaire sous-cutané.

On peut encore recourir à l'administration d'albumine par *voie rectale* (Chiray). Dans ce but on administre le soir au malade un lavement évacuant ou purgatif; le lendemain matin, à jeun, on introduit par le rectum, au moyen d'une sonde enfoncée aussi haut que possible, un lavement composé de 6 blancs d'œufs, battus dans une petite quantité d'eau et additionnés de 10 gouttes de laudanum.

On recherche ensuite l'albumine dans les divers échantillons de l'urine émise pendant les premières 36 heures.

Il va de soi que cette épreuve ne peut être faite qu'après qu'on s'est assuré de l'absence d'albuminurie spontanée, même pendant les périodes digestives et dans le milieu de la journée.

Cette épreuve de l'albuminurie provoquée peut mettre en évidence des altérations latentes du rein. Chez les individus qui, après la guérison apparente d'une néphrite, ne présentent plus d'albuminurie spontanée mais dont l'épithélium rénal est encore débile, on obtient souvent des résultats positifs.

III. — ÉLIMINATIONS PROVOQUÉES

Les éliminations provoquées ont pour but d'expérimenter la valeur fonctionnelle de la sécrétion rénale ; à cet effet, on procède de la manière suivante : une substance déterminée est introduite à dose fixe dans l'organisme ; on étudie ensuite le mode d'élimination de cette substance par l'urine, soit en précisant le rythme de cette élimination, soit en dosant la quantité éliminée en un temps donné.

Depuis 1820 déjà on avait constaté que, chez certains goutteux, ni la térébenthine, ni les asperges, ne communiquaient à l'urine l'odeur caractéristique. On établit ensuite (Beauvais) que le défaut d'élimination des substances odorantes par l'urine est un signe pathognomonique du mal de Bright.

On commença seulement beaucoup plus tard à employer des substances colorées. La première en date est la fuchsine ; on l'administrait en pilules et l'urine de chaque miction était recueillie séparément. Ce n'est que depuis l'emploi du bleu de méthylène en injection sous-cutanée, proposé par Achard et Castaigne en 1897, que l'étude de l'élimination provoquée est devenue une méthode réellement clinique.

La substance dont on veut étudier l'élimination peut être introduite dans l'organisme, soit par la voie buccale, soit par injection sous-cutanée ou intra-musculaire.

Actuellement c'est cette dernière voie qui est presque exclusivement adoptée. On a reconnu, en effet, que les procédés par ingestion comportaient de trop nombreuses causes d'erreur :

L'élimination dépend alors notamment de l'état fonctionnel du tube digestif, car on ne peut déterminer, ni quelle est la quantité de substance absorbée par l'intestin, ni quelle est celle éliminée par les fèces.

De plus, pour certaines substances, il est très important de noter les modalités différentes du début de l'élimination, or ces distinctions ne sauraient être nettement établies lorsque le début de l'élimination peut être retardé par toute une série de facteurs indépendants de l'état du rein.

1. — Bleu de méthylène.

Technique. — On injecte, dans les muscles fessiers, 2 centimètres cubes d'une solution aqueuse de bleu de méthylène à 2,5 pour 100, stérilisée à l'autoclave à 100°.

Il est bon de faire l'injection le matin. Immédiatement avant l'injection, on fait uriner le patient, de façon qu'il ne reste pas dans la vessie d'urine sécrétée antérieurement.

On recueille l'urine au bout d'une demi-heure, puis d'une heure, et ensuite d'heure en heure jusqu'au soir. Au-delà, on peut la recueillir plus rarement. Chaque échantillon doit être recueilli dans un verre séparé et immédiatement étiqueté.

Il n'est pas nécessaire que le malade reste couché pendant toute la durée de l'élimination, bien que l'attitude du sujet puisse exercer une certaine influence sur le mode d'élimination du bleu de méthylène (Linossier et Lemoine).

I. *Rythme d'élimination.* — On apprécie ce rythme par les variations de l'intensité de coloration des émissions successives. A cet effet les divers échantillons d'urine, recueillis dans des verres séparés portant l'indication de l'heure de la miction, sont rangés dans l'ordre de leur émission.

Si l'on veut apprécier la quantité éliminée dans chaque échantillon, il faut recourir au dosage par la méthode colorimétrique, mais ce dosage est long, compliqué, et somme toute peu exact. En pratique, l'inspection suffit, à condition qu'on examine l'urine sous une même épaisseur et qu'on tienne compte, le cas échéant, des trop grandes différences dans les quantités horaires d'urine émise.

Il faut ne tenir compte, à notre avis, que de l'élimination franche du bleu et ne recourir à aucun artifice pour mettre en évidence une coloration douteuse.

L'urine doit être examinée et les résultats enregistrés au fur et à mesure, sans attendre que l'élimination soit complètement terminée, il importe, en effet, que l'appréciation de la couleur ait lieu avant que l'urine ne devienne trouble par fermentation.

On ne considérera l'élimination comme terminée que lorsque l'urine sera restée incolore pendant vingt-quatre heures consécutives. Il arrive parfois, en effet, comme nous le verrons plus loin, que le bleu s'élimine d'une façon irrégulière et qu'il disparaisse pendant plusieurs heures consécutives pour réapparaître plus tard.

Les lois qui régissent l'influence de la station sur l'élimination du bleu ne sont pas encore élucidées d'une façon nette : si elles venaient à être établies, il deviendrait nécessaire dans certains cas, pour avoir des résultats exacts, de laisser les malades au lit.

II. *Dosage de la quantité éliminée.* — Après avoir recueilli et réuni la quantité totale de l'urine des premières vingt-quatre heures, on dose le bleu qu'elle contient par un procédé colorimétrique, bien que ce dosage ne mérite qu'une confiance limitée, par suite des difficultés qui résultent, dans le cas particulier, de la teinte verte due à la superposition du bleu éliminé et du jaune normal de l'urine.

Un autre procédé de dosage repose sur le pouvoir réducteur de la glycose sur le bleu de méthylène, mais ce procédé est compliqué et, par conséquent, peu utilisable en clinique.

III. *Recherche du chromogène.* — Le bleu de méthylène n'est pas toujours éliminé en nature par le rein ; il peut aussi se retrouver dans l'urine sous forme de dérivé incolore, de chromogène. Pour rechercher ce leuco-dérivé, il suffit de verser quelques centimètres cubes d'urine dans une éprouvette et de la chauffer, après y avoir ajouté quelques gouttes d'acide acétique. Lorsque l'urine contient du chromogène, on voit apparaître une coloration bleue.

L'élimination du bleu sous forme de chromogène, bien loin d'être un avantage important, comme l'ont prétendu certains auteurs, est plutôt une cause d'erreur.

Causes d'erreur. — Il peut arriver que le bleu soit complètement détruit dans l'organisme, sans régénération possible dans les urines. Ces cas de destruction complète sont heureusement rares ; on ne peut les attribuer à un état pathologique déterminé.

Dans les cas de cystite ou de pyélo-néphrite dans lesquels l'urine est fermentée, surtout quand elle est alcaline, la matière colorante se détruit partiellement dans les voies urinaires et les résultats de l'élimination du bleu perdent beaucoup de leur valeur.

Rythme d'élimination. — Pour apprécier les résultats de l'élimination du bleu, il importe surtout d'envisager le rythme de cette élimination, en se basant sur les points suivants :

1º Le début de l'apparition franche du bleu ;

2º Le moment du premier maximum d'intensité de la coloration ;

3º Les détails des intermittences et des reprises de la coloration ;

4º La durée totale de l'élimination.

1. *Rythme normal*. (1, fig. 160) — Chez l'individu normal, l'apparition du bleu a lieu entre une demi-heure et une heure après l'injection.

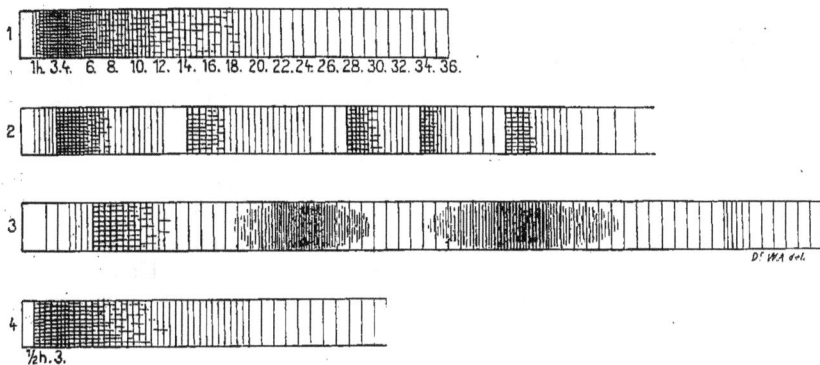

FIG. 160. — Rythmes d'élimination du bleu de méthylène.
Les *hachures* indiquent les variations d'intensité de la coloration ;
les *chiffres* indiquent les heures écoulées depuis l'injection.
1, rythme normal. — 2, rythme polycyclique. — 3, rythme retardé, irrégulier
et prolongé. — 4, rythme accéléré.

Le maximum d'intensité de la coloration se manifeste à la troisième ou à la quatrième heure.

La durée totale de l'élimination varie de trente-cinq à soixante-douze heures.

Le rythme consiste en une courbe rapidement ascendante, puis lentement et progressivement décroissante.

2. *Rythme accéléré* (4, fig. 160). — Dans la *néphrite épithéliale aiguë*, l'élimination du bleu est manifeste dès la première émission, abondante dès le début ; son maximum est précoce et prolongé, sa durée souvent abrégée (Bard).

Dans la *néphrite épithéliale chronique avec gros rein blanc*, la perméabilité rénale est encore augmentée (Bard) ; le début de l'élimination est également précoce, mais le maximum est un peu plus tardif. Dans ces deux cas, la courbe est très analogue à celle des cas normaux, la perméabilité étant normale ou exagérée (Bard et Bonnet).

3. *Rythme prolongé*. (3, fig. 160) — Dans la *néphrite épithéliale chronique avec atrophie secondaire*, le début de l'élimination peut n'être pas retardé ; souvent même l'élimination est précoce, mais moins abondante au début que dans la néphrite aiguë ; de plus elle est prolongée et présente des oscillations irrégulières.

Dans la *néphrite interstitielle*, localisation rénale d'une inflammation interstitielle polyviscérale, dans la *cirrhose du rein* et dans la *néphrite glomérulaire artéritique*, le procédé du bleu indique une diminution plus ou moins accusée de 1 ι perméabilité rénale, caractérisée par le début tardif, le maximum retardé et la longue durée totale.

4. *Rythme polycyclique* (2, fig. 160). — On peut observer une élimination polycyclique, par à-coups, dans les trois catégories suivantes :

1° Néphrite interstitielle ; 2° Affections du foie (sclérose, ictère chronique, foie cardiaque à un degré avancé); 3° Accidents nerveux, émotivité exagérée.

Quantité éliminée. — La plupart des auteurs dosent en bloc dans l'urine la quantité totale de bleu éliminée pendant des périodes déterminées, mais, pour notre part, nous ne pensons pas que ce dosage ait une réelle importance pratique. Le bleu, en effet, peut être détruit en partie dans l'organisme sous des influences indéterminées, chez des sujets sains comme chez des rénaux ; de plus le dosage est loin de donner des chiffres d'une valeur absolue ; enfin, même dans les cas où aucune cause d'erreur n'intervient, le chiffre de la quantité éliminée est loin de fournir des renseignements cliniques de la valeur de ceux que donnent les caractères du rythme d'élimination.

Quoi qu'il en soit, on admet généralement que, sur 50 milligrammes de bleu injecté, il s'en élimine à l'état normal 25 à 30 dans les premières vingt-quatre heures, 35 à 40 pendant la durée totale. Dans les néphrites ces chiffres sont plus ou moins abaissés.

IV. *Élimination du bleu par les deux reins séparément.*

— Dans les cas où l'on soupçonne une lésion unilatérale du rein, on peut, à l'aide des procédés cliniques de séparation des urines que nous n'avons pas à décrire ici, étudier comparativement l'élimination du bleu de chaque côté.

Pour utiliser les différents éléments habituels de l'épreuve, il faudrait pouvoir recueillir isolément chaque urine pendant toute la durée de l'élimination ; malheureusement, cela n'est pas réalisable en pratique. Il faut donc choisir la période où l'élimination est le plus caractéristique, c'est pourquoi on cherche surtout à savoir si l'élimination est retardée; à cet effet on pratique l'injection de bleu trois quarts d'heure avant la récolte de l'urine. On arrive à un résultat suffisant si l'on recueille séparément l'urine pendant deux heures ; on tient compte alors surtout du début de l'élimination et de son intensité.

La séparation de l'urine doit être faite par cathétérisme uretéral plutôt que par cloisonnement vésical, le séparateur étant difficilement toléré pendant deux heures. Pour éviter la cause d'erreur résultant du passage de l'urine entre la sonde et l'uretère, Bazy injecte du bleu par la sonde uretérale après le cathétérisme et s'assure que l'urine venant par la sonde vésicale n'est pas colorée.

Pour avoir des résultats plus rapides, on peut remplacer le bleu de méthylène par du carmin d'indigo ; cette substance peut aussi s'administrer par la bouche, à la dose de 0^{gr},40 ; son élimination est plus rapide, et le cathétérisme n'est pas aussi longtemps nécessaire.

Dans ces conditions, si le rein est sain, on voit la plupart du temps, mais non toujours, que l'urine est déjà teintée lorsqu'on commence à la recueillir ; si ce n'est pas le cas, elle le devient bientôt. Dans la deuxième heure de la récolte d'urine, qui correspond à la troisième heure après l'injection, la coloration bleue est plus forte du côté où le rein est normal (Albarran).

Après l'injection sous-cutanée de carmin d'indigo, l'élimination commence normalement après 7 à 12 minutes et atteint déjà son maximum au bout d'une demi-heure.

2. — Rosaniline.

Technique. — Comme pour le bleu, l'injection doit être faite le matin. On injecte, dans les muscles de la fesse, 1 centimètre cube d'une solution aqueuse à 1 pour 100 de rosaniline trisulfonate de soude. Comme pour le bleu, on fait uriner le malade au moment de l'injection, puis toutes les heures jusqu'à complète disparition du rouge. Les urines de chaque miction sont recueillies dans des vases séparés ; de chaque vase, on prélève une égale quantité d'urine à laquelle on ajoute un même nombre de gouttes d'acide chlorhydrique pour renforcer la coloration rosée.

Mode d'Élimination. — L'élimination du rouge est comparable à celle du bleu. Les différences sont les suivantes :

Le rouge s'élimine plus rapidement que le bleu. La durée totale de l'élimination ne dépasse pas vingt-quatre heures.

Il ne s'élimine pas sous forme de chromogène, de sorte qu'il n'y a pas lieu de rechercher les leuco-dérivés dans l'urine.

Enfin, il ne présente jamais une élimination polycyclique.

Le rouge éliminé a l'inconvénient de se décolorer assez rapidement à l'air et à la lumière, ce qui introduit une importante cause d'erreur, le dosage en étant purement colorimétrique.

En somme, le seul avantage du rouge sur le bleu, c'est qu'il ne s'élimine pas sous forme de chromogène ; toutes les autres différences constituent une infériorité, parce qu'elles suppriment d'importants éléments d'appréciation.

Tandis qu'avec le bleu il faut attacher la signification prépondérante au rythme d'élimination, avec le rouge c'est principalement la quantité éliminée en une période donnée qui doit être prise en considération.

A l'état normal, cette quantité atteint en vingt-quatre heures 80 à 90 pour 100 de la quantité injectée ; elle tombe au-dessous de 75 pour 100 dans les néphrites (Dreyfus).

3. — Phénolsulfophtaléine.

Cette substance est une poudre rouge brillant, cristalline, qui, en solution, a la propriété de s'éliminer par les reins avec une rapidité extraordinaire ; elle donne en quelques heures les résultats qui permettent d'apprécier la valeur fonctionnelle du rein.

Technique. — On fait vider entièrement la vessie du malade, puis on lui injecte dans les muscles de la région sacro-lombaire un centimètre cube de la solution suivante stérilisée : Phénolsulfophtaléine, 0 gr. 30 ; soude caustique à 8 pour 100, 4 gouttes ; sérum physiologique à 7 pour 1 000, 50 centimètres cubes.

On fait uriner le malade 10 à 15 minutes après l'injection, puis après la 1re et après la 2e heure.

Ces 3 échantillons d'urine suffisent parfaitement, car, pratiquement, l'élimination est en grande partie terminée au bout de deux heures.

Les urines sont recueillies séparément dans des récipients propres, lavés à l'eau distillée. On note soigneusement le volume de chaque émission. Si les urines sont troubles il faut les filtrer.

Le dosage de la substance colorante doit être pratiqué le plus vite possible après la récolte de l'urine ; si cela n'est pas possible, on ajoute à l'urine quelques gouttes d'acide acétique ou chlorhydrique ; il ne faut en tous cas pas attendre plus de 24 heures.

Chaque échantillon d'urine est alors alcalinisé avec quelques centimètres cubes d'une solution à 25 pour 100 d'hydrate de soude, jusqu'à la coloration rouge maximale ; puis, par addition d'eau distillée, on dilue jusqu'au volume de un litre.

D'autre part on prépare une solution étalon de comparaison, composée de : Phénolsulfophtaléine, 6 milligrammes ; soude caustique à 8 pour 100, XX gouttes ; eau distillée, 1 000 centimètres cubes.

Cette solution doit être conservée à l'abri de l'air et de la lumière. On en introduit quelques centimètres cubes dans l'un des godets du colorimètre de Dubosq (voir p. 274); dans l'autre godet on introduit l'échantillon d'urine à examiner et on en effectue ainsi le dosage colorimétrique. On fait le même dosage pour chacun des trois échantillons d'urine.

On trouve actuellement dans le commerce (Hynson) un petit appareil spécialement combiné pour ce dosage : Il se compose d'une boite contenant 14 ampoules de verre exactement calibrées ; l'une d'elles est ouverte et est destinée à recevoir l'échantillon d'urine à examiner. Les autres ampoules sont fermées à la lampe et contiennent des dilutions de la solution type de phénolsulfophtaléine, représentant respectivement : 100 pour 100, 80 pour 100, 60 pour 100, 50 pour 100, 45 pour 100, 40 pour 100, 35 pour 100, 30 pour 100, 25 pour 100, 20 pour 100, 15 pour 100, 10 pour 100, 5 pour 100 de substance colorante.

Au centre de la boite se trouve un petit colorimètre, dans lequel on introduit l'ampoule contenant l'échantillon d'urine et, tout à côté, l'une des ampoules test. Il suffit alors de comparer l'intensité colorante des deux ampoules, à travers les ouvertures latérales du colorimètre, pour rechercher ainsi celle des ampoules tests dont la coloration se rapproche le plus de celle de l'urine à examiner.

Si le malade urine peu, il est bon de lui faire ingérer, au moment de l'injection, 3 à 400 centimètres cubes d'eau pour faciliter la diurèse. Si, malgré cela, la quantité de chaque échantillon d'urine recueillie est petite et peu colorée, il est préférable de ne pas la diluer à un litre mais à 500 centimètres cubes seulement ; il suffira ensuite de tenir compte de cette diminution de dilution dans le calcul des résultats.

Causes d'erreur. — Si l'urine à examiner contient du pus ou du sang, il faut la faire bouillir et la filtrer ensuite.

Si elle contient des pigments biliaires, on peut l'en débarrasser par le sous-nitrate de plomb, mais ce sel précipite une certaine proportion de phénolsulfophtaléine (15 pour 100 environ). On peut aussi introduire dans le colorimètre un verre ambré très foncé qui neutralise l'effet des pigments biliaires. Ou encore on peut se servir de l'urine ictérique elle-même pour préparer la solution étalon.

Dans ces conditions, si le rein est sain, l'élimination de la substance colorante débute de 5 à 10 minutes après l'injection. Un bout d'une heure 50 pour 100 de la substance sont éliminés ; pendant la deuxième heure, il s'en élimine encore 25 pour 100.

Le renversement dans la proportion de l'élimination des deux heures consécutives, c'est-à-dire la prédominance de l'élimination dans la seconde heure, indépendamment de ses chiffres absolus, est l'indice le plus important de l'insuffisance de cette élimination.

Dans les *néphrites en général,* cette élimination est plus ou moins diminuée.

Dans la *néphrite aiguë,* la perméabilité à la phénolsulfophtaléine est toujours très diminuée.

Dans la *néphrite parenchymateuse chronique,* l'élimination est presque normale mais l'apparition du rouge dans l'urine est retardée ; dans les cas anciens, la diminution de l'élimination entre en jeu et est d'autant plus marquée que le rein est plus scléreux.

Dans la *néphrite interstitielle,* l'élimination est toujours extrêmement diminuée, d'autant plus que la lésion est plus ancienne ; elle peut tomber à 8 pour 100 et même à 0.

Dans les *affections prostatiques chirurgicales,* une élimination diminuée doit faire penser à des altérations rénales. Il est de règle, dans ces cas, que l'élimination soit égale pendant les deux heures ou plus active pendant la deuxième heure que pendant la première.

4. — Iodure de potassium.

On fait une injection sous-cutanée de $0^{gr},04$ d'iodure de potassium, dissous dans 1 centimètre cube d'eau ; à cette dose, l'injection est peu douloureuse. L'iodure étant très diffusible, l'iode apparaît presque immédiatement dans l'urine.

Le rythme de l'élimination ne donne pas ici de renseignements utilisables. Aussi n'est-il pas nécessaire de recueillir séparément chaque échantillon d'urine ; il suffit de rassembler toute l'urine éliminée dans les premières vingt-quatre heures et de doser en totalité l'iode qu'elle contient.

Cause d'erreur. — Avant de pratiquer l'injection, il faut s'assurer que le malade n'a pas pris d'iode depuis une dizaine de jours au moins.

Chez l'individu normal, l'élimination est rapide et massive, atteignant tout de suite son maximum et se prolongeant pendant quarante-huit heures. Dans les premières vingt-quatre heures, il s'élimine ainsi de 18 à 29 milligrammes d'iodure.

Pour apprécier les résultats, le point important est de déterminer si l'élimination est rapide et excessive, ou si, au contraire, elle se fait d'une manière traînante et prolongée (Bard et Bonnet). Le rythme de l'élimination dépend moins que pour celle du bleu de l'imperméabilité rénale ; il est beaucoup moins utile à connaître que la quantité éliminée dans es premières vingt-quatre heures.

Dans la *néphrite épithéliale*, surtout dans les formes aiguës, la perméabilité à l'iodure est augmentée, c'est-à-dire qu'il s'élimine dans les vingt-quatre premières heures une quantité de sel supérieure à celle de l'état normal.

Dans la *néphrite interstitielle* chronique, la perméabilité est diminuée, c'est-à-dire que la quantité d'iodure éliminée dans les vingt-quatre premières heures est inférieure à la normale.

Dans la *néphrite épithéliale avec atrophie secondaire,* il y a de même diminution marquée de la perméabilité à l'iodure.

Comparée à celle du bleu, l'épreuve de l'iodure a l'inconvénient d'exiger un dosage chimique, par conséquent une technique plus compliquée. De plus elle n'a pas la même sensibilité.

Enfin l'élimination de l'iodure est surtout un acte de filtration, alors que celle du bleu de méthylène est plutôt un acte sécrétoire, par suite la première relève de l'état des glomérules plutôt que de celui des épithéliums.

Il résulte de ce fait que, dans les néphrites, le bleu et l'iodure donneront des renseignements concordants dans les néphrites épithéliales, aiguës et chroniques, sans atrophie (élimination augmentée), et dans les néphrites interstitielles et artérielles (élimination diminuée), et, par contre, des indications différentes dans la néphrite épithéliale avec atrophie secondaire. Dans cette dernière, si l'on emploie l'iodure seulement, l'élimination diminuée et prolongée accentue le diagnostic dans le sens de la néphrite interstitielle primitive ; si l'on recourt au bleu de méthylène, l'élimination de début normal, ou même précoce, éloignera de ce diagnostic et révélera l'origine épithéliale initiale.

Pour pouvoir constater cette opposition entre les résultats des épreuves du bleu et de l'iodure de potassium, dans les néphrites épithéliales avec atrophie secondaire, il est nécessaire, tout en jugeant l'élimination de l'iodure par son dosage, de juger l'élimination du bleu par son rythme, et non par le dosage de la quantité éliminée qui n'a pas la même signification ; c'est pour n'avoir pas tenu compte de cette règle qu'on a pu contester notre opinion sur ce point.

5. — Salicylate de soude.

On pratique une injection intra-musculaire de 1 centimètre cube d'une solution de salicylate de soude à 30 pour 100, à laquelle on peut ajouter $0^{gr},01$ de cocaïne, pour diminuer la douleur assez vive produite par l'injection. On peut aussi faire une injection sous-cutanée de 10 centimètres cubes d'une solution à 3 pour 100.

On recueille ensuite l'urine toutes les heures, jusqu'au moment où l'élimination est complètement terminée, pour doser ultérieurement le salicylate que contiennent les diverses émissions.

Pour apprécier les résultats, il faut prendre en considération la durée totale de l'élimination et la quantité éliminée dans les cinq premières heures.

En somme, le salicylate se comporte comme l'iodure, avec cette différence que la durée d'élimination est plus courte et que la courbe est moins étalée (8 à 12 heures). Le seul avantage qu'il présente, c'est que son dosage est plus rapide et moins compliqué que celui de l'iodure.

La quantité éliminée est très faible par rapport à la quantité injectée, 5 à 8 centigrammes à l'état normal sur les 30 injectés, par suite du grand nombre de voies ouvertes à l'élimination de cette substance.

Les indications données par l'épreuve du salicylate tiennent le milieu entre celles données par le bleu et celles données par l'iodure de potassium, tout en se rapprochant beaucoup plus de ces dernières; son élimination est moins influencée que celle du premier par l'état des éphithéliums, moins dépendante de l'état des glomérules que celle du second.

6. — Lactose.

On prépare une solution de lactose à 10 pour 100. Cette solution ne doit pas être stérilisée à haute température, pour éviter la caramélisation; elle sera pasteurisée par chauffage de 75 à 80 degrés, pendant 4 heures pendant 3 jours consécutifs.

On introduit 20 centimètres cubes de cette solution par injection intraveineuse.

On recueille ensuite l'urine toutes les heures et on recherche le sucre dans chaque échantillon.

Dans ce but, on éclaircit l'urine avec du noir animal, on la filtre, puis on la chauffe avec de l'acide acétique pour éliminer l'albumine. On dose ensuite le sucre au polarimètre. Pour les dernières traces éliminées, on emploie la réaction du bismuth (v. page 92).

A l'état normal, la lactose s'élimine très rapidement. L'élimination est terminée au bout de 4 ou au maximum de 5 heures.

Elle est indépendante de la polyurie et de l'oligurie, de la fièvre, des épanchements. L'asystolie ne produit qu'une faible prolongation.

La néphrite vasculaire donnerait toujours une prolongation de l'élimination de la lactose, la limite inférieure étant d'environ 6 heures tandis que l'élimination de l'iodure de potassium et du chlorure de sodium resterait normale.

Par contre, dans la néphrite tubulaire, l'élimination de la lactose serait normale, alors que l'élimination de l'iodure de potassium serait prolongée.

IV. — EXCITATION DIRECTE DES ÉPITHÉLIUMS

I. Glycosurie phloridzique. — La phloridzine est un glycoside retiré de l'écorce des racines du pommier. L'ingestion ou

l'injection sous-cutanée de cette substance provoque chez l'individu sain une glycosurie transitoire. Il paraît démontré aujourd'hui que cette glycosurie est d'origine rénale ; le rein agit alors comme une véritable glande et non comme un simple filtre.

D'après Teissier et Rebattu, il faut aussi, pour que la glycosurie se produise, que le fonctionnement du foie soit normal, l'épreuve exigeant sans doute un glycogène sanguin de bonne qualité. En cas d'épreuve négative par altération du glycogène de l'organisme, l'injection simultanée de 5 centigrammes de glycogène rendrait le résultat positif.

Après s'être assuré que l'urine du sujet ne contient pas de sucre, même pendant la digestion, on pratique une injection sous-cutanée de 1 centimètre cube de solution aqueuse de phloridzine à 1/200. Pour dissoudre la phloridzine, il convient de chauffer modérément, ou d'ajouter à l'eau distillée un peu de bicarbonate de soude. La solution doit être stérilisée par simple ébullition, car elle s'altère à l'autoclave.

Il ne paraît pas nécessaire de déterminer le rythme d'élimination du sucre. Il suffit de recueillir l'urine émise pendant les trois ou quatre premières heures qui suivent l'injection et de doser la quantité totale de glycose éliminée.

Causes d'erreur. — Pour être active la solution de phloridzine doit être fraîche ; il convient de ne pas employer une dose supérieure à 5 milligrammes, car, si l'on injecte une quantité plus élevée, on s'expose à provoquer une glycosurie marquée, même avec un rein malade.

Chez l'individu sain, la limite inférieure de la glycosurie phloridzique se trouve comprise entre 0gr,50 et 1 gramme de sucre total, sa limite supérieure entre 2 grammes et 2gr,50.

Dans les *néphrites,* on observe tantôt une absence complète de glycosurie, tantôt la présence d'une quantité très faible de glycose.

L'épreuve de la phloridzine renseigne sur l'activité glandulaire du rein plutôt que sur sa perméabilité proprement dite; elle ne peut fournir de données utiles au diagnostic différentiel des espèces de néphrites, parce qu'elle se comporte de la même façon dans toutes les variétés.

L'emploi de ce procédé est indiqué toutes les fois qu'on soupçonne une lésion du rein, sans qu'il y ait d'imperméabilité au bleu, car il peut mettre en évidence une insuffisance des épithéliums sécrétoires.

II. **Glycosurie adrénalinique.** — On a cherché récemment à utiliser dans le même but que la glycosurie phloridzique celle qui est également provoquée par *l'injection d'adrénaline.*

III. Synthèse de l'acide hippurique. — Un autre procédé, tout à fait comparable aux deux précédents, pour déterminer l'activité glandulaire des épithéliums, consisterait à rechercher comment s'opère la synthèse de l'acide hippurique aux dépens de l'acide benzoïque et du glycocolle, synthèse qui s'effectue en effet par l'activité du rein.

Il serait dès lors intéressant de chercher si cette synthèse est entravée dans les cas de lésion rénale. Malheureusement ce procédé n'est pas clinique, car le dosage de l'acide hippurique dans l'urine est compliqué et difficilement exact. D'autre part on n'est pas absolument sûr que ce corps soit formé uniquement par le rein.

SIXIÈME SECTION

SÉREUSES

CHAPITRE PREMIER

PLÈVRES

En cas de pleurésie, il se fait, au niveau de la séreuse, des échanges entre le sang et le liquide épanché, dans les deux sens, c'est-à-dire de dedans en dehors et de dehors en dedans, échanges variables suivant les conditions de l'épanchement. On appelle *pouvoir absorbant* l'activité de ces échanges de dedans en dehors, et *perméabilité* l'activité de ceux qui se produisent de dehors en dedans.

1. — Perméabilité.

Pour étudier la perméabilité de la plèvre on utilise les mêmes procédés que ceux qui sont employés pour l'exploration des fonctions rénales : l'injection sous-cutanée d'une substance non toxique, qui soit facilement reconnaissable à la fois dans le liquide épanché et dans les urines.

Le bleu de méthylène a l'inconvénient de donner avec le liquide pleural une coloration verte, qu'il est souvent difficile de constater et plus encore d'apprécier exactement ; l'iodure de potassium s'absorbe trop rapidement et son dosage est trop difficile dans un liquide aussi albumineux que celui des épanchements. La substance de choix est le *salicylate de soude*.

Technique. — On injecte, sous la peau du malade, 10 centimètres cubes d'une solution à 3 pour 100 de salicylate de soude, qu'on additionne de 1 centigramme de cocaïne pour éviter la douleur.

On peut aussi avoir recours à l'ingestion de 1 gramme de salicylate.

On recueille ensuite les urines d'heure en heure, et, dès que le salicylate y apparaît, on fait une ponction pleurale de 10 centimètres cubes. Dans le liquide retiré, on recherche et l'on dose l'acide salicylique à l'aide des procédés indiqués antérieurement (voir p. 278).

Ordinairement, dans les pleurésies simples, on retrouve de l'acide salicylique dans le liquide de trois à cinq heures après l'injection ou l'ingestion.

2. — Pouvoir absorbant.

On le recherche et on le mesure en injectant dans le liquide épanché une substance non toxique, facilement reconnaissable dans les urines et pouvant y être dosée.

On utilise le *bleu de méthylène* à la dose de 10 centigrammes, l'iodure de potassium à celle de 4 centigrammes, ou le salicylate de soude à celle de 30 centigrammes.

L'injection faite, on recueille les urines de demi-heure en demi-heure, puis d'heure en heure ; on note avec soin le moment du début de l'apparition de la substance injectée ainsi que celui de sa disparition.

On dose également la quantité totale éliminée, suivant les procédés indiqués plus haut.

Toutes ces substances s'éliminent moins rapidement, et d'une façon moins complète, lorsqu'elles sont injectées dans la plèvre que lorsque l'injection en est faite sous la peau.

Le bleu de méthylène n'apparaît que très tardivement dans

l'urine, et son élimination dure quatre ou cinq jours. De plus, malgré toutes les précautions d'asepsie, il peut déterminer parfois la suppuration d'épanchements séreux ; aussi nous ne le recommandons pas.

L'iodure de potassium possède les mêmes inconvénients de lenteur d'élimination que le bleu de méthylène.

Le *salicylate de soude* est, là encore, la substance de choix. Il s'élimine plus rapidement que les deux autres et joue en outre un rôle thérapeutique.

Son élimination est complète en quinze à vingt heures ; la quantité éliminée par les urines est de 19 à 20 centigrammes sur les 30 injectés, soit environ des deux tiers de la dose employée ; le maximum de l'élimination a lieu dans les six premières heures.

Cause d'erreur. — Ces divers procédés étant basés sur l'élimination par les urines d'une substance étrangère, il est indispensable, avant d'avoir recours à eux, de s'assurer de l'intégrité absolue de la perméabilité rénale, de préférence en faisant au préalable une exploration de cette perméabilité avec la même substance que celle que l'on compte utiliser pour la recherche de la perméabilité pleurale.

Il est évident que, lorsque les reins ne sont pas normalement perméables, l'exploration fonctionnelle de la plèvre présente les plus grandes difficultés et ses résultats perdent alors beaucoup de leur valeur.

L'exploration fonctionnelle de la plèvre peut donner des indications pour le diagnostic de la nature de l'épanchement, mais elle renseigne surtout sur le pronostic et sur la conduite thérapeutique à adopter.

Diagnostic. — Dans une *pleurésie séro-fibrineuse*, lorsqu'on constate, à plusieurs reprises, d'une façon permanente, une perméabilité de dehors en dedans augmentée et un pouvoir absorbant diminué, on doit affirmer la *nature tuberculeuse* de l'épanchement ; les pleurésies hémorragiques tuberculeuses en particulier ont un pouvoir absorbant très diminué.

Les *pleurésies cancéreuses*, au contraire, ont un pouvoir absorbant normal ou exagéré et une perméabilité de dehors en dedans diminuée.

Parmi les *pleurésies purulentes chroniques*, les tuberculeuses et les pneumococciques ont un pouvoir absorbant très diminué, celles dues aux streptocoques ont un pouvoir absorbant normal.

Pronostic. — Si, dans un grand épanchement, on constate un pouvoir absorbant normal ou très peu diminué, le pronostic est bon, le liquide peut se résorber ; si, au contraire, le pouvoir absorbant est très diminué et la perméabilité augmentée, le pronostic est moins favorable, le liquide ne se résorbera pas ou ne se résorbera que très tardivement.

Le stade d'évolution de la pleurésie peut aussi être décelé par les résultats de l'exploration pleurale. Lorsque les phénomènes inflammatoires de la plèvre cessent, la perméabilité de dehors en dedans disparaît en même temps. Si, à ce moment, le pouvoir absorbant s'accentue, le liquide se résorbe rapidement.

Thérapeutique. — D'après les auteurs qui se sont occupés de cette étude, il ne faudrait pas intervenir par la thoracentèse avant que la perméabilité de dehors en dedans ait complètement disparu ; même à ce moment, à moins d'urgence absolue, il ne faudrait agir que si le pouvoir absorbant est nettement diminué.

CHAPITRE II

MÉNINGES

1. — Ponction lombaire.

L'exploration fonctionnelle des méninges exige l'emploi de la ponction lombaire.

1. Instruments. — Ils doivent comprendre :

1° Une *aiguille* : suffisamment longue pour pénétrer dans l'espace arachnoïdien ; assez solide pour ne pas se briser si elle rencontre un os ; à biseau assez court pour que tout l'orifice pénètre dans le sac arachnoïdien. Généralement nous employons l'aiguille de Vallette, qu'il a fait construire dans notre service (fig. 161).

Cette aiguille, longue de 75 millimètres de l'aileron *a* à la pointe P, est munie d'un robinet R qui permet de régler à

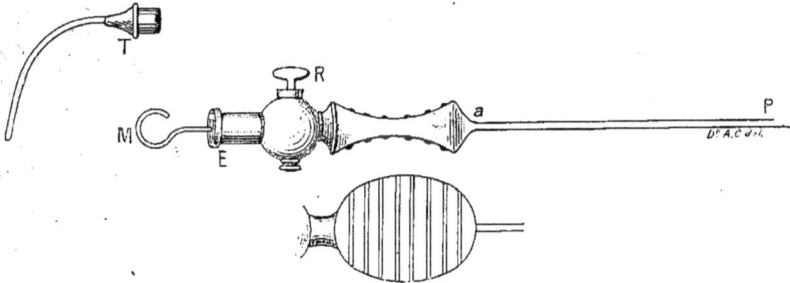

Fɪɢ. 161. — Aiguille à ponction lombaire. (Modèle de Vallette.)

volonté l'écoulement du liquide, et d'un embout recourbé T qui facilite sa récolte.

2° Trois ou quatre tubes à centrifuger à bout effilé (fig. 162), stérilisés, bouchés à l'ouate.

Enfin, il est bon de tenir prêts à l'avance, de façon à les ensemencer séance tenante, des tubes de bouillon, de gélose, etc.

2. **Mode opératoire.** — Le malade est couché sur le côté droit ou sur le côté gauche, suivant l'éclairage, en chien de fusil, la tête légèrement soulevée par un coussin. On lui recommande de faire le « gros dos », de façon à accentuer autant que possible l'écartement des lames vertébrales.

Le *décubitus latéral* est la position de choix pour la ponction lombaire. C'est celle qui expose le moins aux accidents. Elle n'est pas fatiguante pour le malade ; elle rend le maintien des malades agités plus facile. En outre, elle permet de mesurer plus exactement la pression du liquide céphalo-rachidien.

La ponction est toutefois plus facile dans la *position assise*, c'est pourquoi certains auteurs la recommandent. Dans ce cas, on place le patient sur le bord de son lit, les jambes pendantes, ou à califourchon sur une chaise. On lui recommande aussi de se pencher en avant, de faire le « gros dos ».

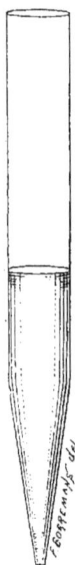

Fig. 162. — Tube à centrifuger à bout effilé.

Le malade en bonne position, on repère l'espace à ponctionner. Le lieu d'élection est le *quatrième espace lombaire*. On le trouve très facilement, car il est situé sur une ligne horizontale passant par les deux crêtes iliaques.

Au besoin, on peut ponctionner sans danger soit dans un espace au-dessus, le troisième, soit dans un espace au-dessous, l'espace lombo-sacré. Dans ces régions, une blessure de la moelle n'est pas à craindre, celle-ci s'arrêtant, comme on le sait, à la hauteur de la deuxième vertèbre lombaire ; au niveau indiqué, il ne se trouve en effet que le sac de l'arachnoïde au milieu duquel flottent les nerfs de la queue de cheval.

Il va sans dire que l'aiguille doit être soigneusement stérilisée, soit à l'autoclave, soit par ébullition pendant dix minutes dans une solution de borax.

L'espace repéré, on procède à la *désinfection* de la région.

On lave d'abord à la brosse et au savon, puis à l'éther et enfin au sublimé. On peut aussi, après le lavage, faire un badigeonnage de teinture d'iode fraîche.

L'opérateur, après s'être désinfecté les mains, saisit de la main droite l'aiguille stérilisée, le robinet ouvert. L'index gauche est placé au-dessus du tubercule de la cinquième lombaire. On enfonce l'aiguille immédiatement au-dessus du doigt, à 1/2 centimètre de la ligne médiane, en la dirigeant légèrement en haut et en dedans. Il faut perforer la peau d'un seul coup, sans hésitation ; on continue ensuite à avancer, mais plus lentement. L'aiguille traverse d'abord la masse musculaire, puis elle est arrêtée par un léger obstacle, le ligament jaune, que l'on traverse en appuyant un peu ; l'extrémité de l'aiguille pénètre ensuite dans la cavité arachnoïdienne et le liquide s'écoule aussitôt au dehors.

Lorsque l'aiguille butte contre un os, il faut la retirer un peu en arrière, puis l'enfoncer de nouveau en rectifiant la direction. Il arrive quelquefois que le liquide ne s'écoule pas, bien que l'aiguille soit en place. C'est que celle-ci a fait emporte-pièce et s'est bouchée, ou bien qu'une des racines de la queue de cheval oblitère l'orifice. Dans les deux cas, il suffit d'introduire dans la lumière de l'aiguille un fil métallique stérilisé, coudé à angle droit à la longueur de l'aiguille.

Lorsque la ponction ne réussit pas du premier coup, il ne faut pas prolonger les tâtonnements ; il est préférable de retirer complètement l'aiguille et de recommencer entièrement l'opération. La ponction est d'autant plus facile à réussir que le liquide a plus de pression et distend davantage le cul-de-sac, ce qui est la règle dans les méningites aiguës.

Une ponction faite comme nous venons de l'indiquer réussit très généralement; elle n'échoue guère que dans le cas d'anomalie anatomique.

Les débutants ont, en général, de la tendance à s'écarter de la ligne médiane ou à diriger l'aiguille trop en bas. Lorsqu'on s'aperçoit qu'on fait fausse route, il faut se hâter de modifier la direction de l'aiguille.

3. **Ecoulement du liquide.** — Lorsqu'il s'écoule par l'aiguille quelques gouttes de *sang* pur, celui-ci provient généralement de la blessure d'une veine rachidienne et il suffit d'enfoncer légèrement l'aiguille pour faire cesser l'hémorragie.

Lorsque le liquide est mélangé de sang, il faut le laisser couler pendant quelques secondes ; souvent la coloration diminue, puis le liquide redevient incolore. Si la teinte rouge persiste intense, mieux vaut retirer l'aiguille et ponctionner un autre espace ou remettre l'intervention au lendemain.

Dès que le liquide limpide apparaît, on ferme le robinet et l'on adapte l'embout métallique. On approche le tube et, par l'ouverture du robinet, on règle à volonté l'écoulement du liquide.

Le robinet a encore l'avantage de permettre de recueillir le liquide sans précipitation et de l'ensemencer sans commettre de faute d'asepsie.

Pour un examen ordinaire, 5 centimètres cubes de liquide suffisent. On peut sans inconvénient en retirer davantage lorsque la pression est forte, mais en évitant tout écoulement trop brusque ; il ne faut, en tout cas, jamais faire d'aspiration.

Lorsque l'opération est terminée, on ferme le robinet, puis on retire brusquement l'aiguille. On déplace un peu la peau au voisinage de la piqûre en appuyant avec l'index, puis on applique sur la petite plaie un morceau d'emplâtre à l'oxyde de zinc ou un peu d'ouate imbibée de collodion.

Lorsqu'on veut prendre la pression, au moyen d'un simple tube ou d'un manomètre approprié, on adapte tout simplement l'extrémité de celui-ci à l'aiguille, à la place de l'embout (voy. p. 174). Le robinet permet d'exécuter ces manœuvres sans précipitation.

4. Accidents. — Au cours de la ponction, les malades accusent quelquefois une douleur ou une sensation de tiraillement dans une jambe. Ce fait n'a aucune gravité ; la douleur provient du tiraillement d'un des filets de la queue de cheval.

Après la ponction, souvent au bout de plusieurs heures, les malades se plaignent parfois de céphalées ou de nausées. Ces accidents s'observent surtout lorsque la quantité de liquide retirée est trop forte, la décompression trop brusque, ou bien lorsque le patient s'est levé trop tôt après l'opération. Il est toujours préférable, en effet, de le laisser au lit pendant les vingt-quatre heures qui suivent l'intervention ; on peut même, s'il en est besoin, le laisser en position déclive pendant quelques heures, la tête maintenue un peu plus basse que le siège.

Contre-indication. — Il n'y a pas de contre-indication formelle à la ponction lombaire lorsqu'on prend les précautions que nous venons d'indiquer : décubitus latéral, écoulement lent du liquide, soustraction d'une quantité modérée.

On sera cependant particulièrement prudent et l'on ne retirera qu'une minime quantité de liquide lorsqu'on soupçonnera l'existence d'une tumeur cérébrale ; c'est en pareil cas en effet qu'ont été observés tous les accidents graves ainsi que les quelques cas mortels qui ont été publiés.

La ponction lombaire est actuellement d'un usage courant en clinique. Les indications qu'on peut en retirer sont multiples.

Elle permet surtout de reconnaître l'existence d'une méningite inflammatoire, de la différencier des troubles fonctionnels du méningisme : par l'étude du cytodiagnostic, la recherche des microbes, le chromodiagnostic, la détermination du point cryoscopique ou celle du pouvoir hémolytique, toutes recherches qui ont été l'objet de descriptions spéciales dans les parties précédentes.

Grâce à ces méthodes, on peut aussi différencier les diverses variétés des méningites aiguës (méningite tuberculeuse, méningites septiques diverses). Par leur emploi, on peut de même reconnaître l'existence des méningites chroniques, de la paralysie générale, du tabès, etc.

La ponction lombaire permet encore de diagnostiquer une hémorragie cérébrale ou méningée, de reconnaître une fracture du crâne, etc.

2. — Perméabilité.

A l'état physiologique, le liquide céphalo-rachidien a une composition chimique toujours identique ; elle varie très peu et échappe à l'état normal à l'influence des changements de composition du sang.

Les méninges ont un grand pouvoir absorbant, mais elles sont imperméables de dehors en dedans à l'état normal ; dans certains cas pathologiques cependant cette imperméabilité peut disparaître.

1. *Perméabilité.* — Le principe de l'épreuve consiste à faire pénétrer dans le sang une substance facilement reconnaissable, et à la rechercher dans le liquide céphalo-rachidien obtenu par la ponction lombaire.

a. *Iodure de potassium.* — On fait ingérer au malade dont on veut étudier la perméabilité méningée une dose un peu forte d'iodure de potassium, 1 à 2 grammes par jour pendant trois ou quatre jours. Puis on pratique la ponction lombaire, et l'on recherche dans le liquide obtenu la présence de l'iode (voir p. 32). Si la première recherche a donné un résultat négatif, il faut refaire une ponction un ou deux jours plus

tard, la quantité d'iode employée pouvant n'avoir pas été
suffisante.

Il est évident que si le liquide est fortement mélangé de
sang, la présence d'iode n'aura pas de valeur, puisque celui-
ci peut provenir alors directement du sérum sanguin.

b. *Bleu de méthylène.* — On fait une injection sous-cutanée
de 10 centigrammes de bleu de méthylène ; cinq à six heures
après on pratique la ponction lombaire, et l'on recherche si
le liquide obtenu contient du bleu ou de son chromogène.

2. *Pouvoir absorbant.* — La recherche du pouvoir
absorbant des méninges n'a pas été utilisée au point de vue du
diagnostic, à cause du danger que présente l'injection de substances étrangères, souvent irritantes, dans le canal rachidien.
Cependant, d'après les résultats thérapeutiques des injections
médicamenteuses (rachicocaïnisation, sérums, etc.), on sait
que l'existence d'un pouvoir absorbant très accusé est la
règle à l'état physiologique. On n'a pas étudié ses modifications
pathologiques.

A l'état normal, la recherche de la perméabilité méningée de dehors
en dedans est toujours négative, après les injections sous-cutanées
jamais on ne trouve d'iode ni de bleu de méthylène dans le liquide
céphalo-rachidien.

On en trouve, par contre, dans les cas de méningite chronique, lorsque les membranes sont altérées depuis un temps assez long et que leur
épithélium est plus ou moins fortement desquamé. C'est surtout dans
les méningites tuberculeuses, ainsi que dans les méningites syphilitiques
chroniques, de vieille date et à évolution lente, que cette perméabilité est
manifeste. Elle n'existe dans aucune des autres affections du névraxe.

La recherche de la perméabilité pourrait donc aider au diagnostic,
mais elle est d'un moins grand secours que la cytologie, qui donne des
résultats à la fois plus rapides et plus exacts.

On a aussi proposé d'utiliser ce procédé de recherche pour la différenciation des *hydrorrhées nasales*, pour distinguer la fausse hydrorrhée
de l'hydrorrhée vraie. On sait que l'hydrorrhée nasale fausse est une
simple hypersécrétion de la muqueuse nasale, tandis que la vraie est due
à un écoulement de liquide céphalo-rachidien d'origine traumatique à
travers la lame criblée de l'ethmoïde. Après une injection sous-cutanée
d'iodure ou de bleu de méthylène, on examine comparativement le liquide
qui s'écoule par le nez et le liquide retiré par ponction lombaire ; si tous
les deux contiennent la substance injectée, on peut affirmer l'hydrorrhée
vraie, on doit la nier au contraire si la recherche dans le liquide nasal
est seule positive.

INDEX ALPHABÉTIQUE

BARD. — Examens de labor.

MASSON ET CIE, ÉDITEURS

LIBRAIRES DE L'ACADÉMIE DE MÉDECINE

120, BOULEVARD SAINT-GERMAIN, PARIS

⊠ COLLECTION HORIZON ⊠
PRÉCIS DE MÉDECINE ET
DE CHIRURGIE DE GUERRE

Les Traités de Médecine et de Chirurgie d'avant guerre conservent encore toute leur valeur, mais ne contiennent pas les notions acquises au cours des récents événements. — Cette *COLLECTION* réunit dans des monographies courtes et pratiques tout ce que la guerre a apporté de connaissances nouvelles. Ces petits *PRÉCIS* sont signés par quelques-uns des spécialistes à qui sont principalement dus les progrès de la Médecine et de la Chirurgie de Guerre.

CHACUN DES VOLUMES DE CETTE COLLECTION EST MIS

EN VENTE AU PRIX DE 4 FRANCS

Volumes parus (janvier 1918) :

Les premières heures du Blessé de guerre. *Du trou d'obus au poste de secours,* — par P. BERTEIN et A. NIMIER.

L'Évolution des Plaies de Guerre. *Mécanismes biologiques fondamentaux,* — par A. POLICARD, Pr. ag. à la Fac. de Lyon.

La Fièvre typhoïde et les Fièvres paratyphoïdes, — par H. VINCENT, Médecin-Inspecteur de l'Armée, Membre de l'Académie de Médecine, et L. MURATET, (2ᵉ *édition.*)

Le Paludisme macédonien, — par les Dʳˢ P. ARMAND-DELILLE, P. ABRAMI, HENRI LEMAIRE, G. PAISSEAU. Préface du Pʳ LAVERAN (1 *planche en couleurs*).

Hystérie-Pithiatisme et Troubles nerveux d'ordre réflexe, — par J. BABINSKI, Membre de l'Académie de Médecine, et J. FROMENT, Pr agrégé (2ᵉ *édition*).

Troubles mentaux de guerre, — par JEAN LÉPINE, Professeur de clinique des Maladies nerveuses à l'Université de Lyon.

Formes cliniques des Lésions des Nerfs, — par Mᵐᵉ ATHANASSIO-BENISTY, Interne des Hôpitaux de Paris, avec Préface du Pr Pierre MARIE, Membre de l'Académie de Médecine (*avec* 81 *figures originales et 7 planches*) (2ᵉ *édition*).

Traitement et Restauration des Lésions des Nerfs, — par Mᵐᵉ ATHANASSIO-BENISTY. Préface du Prof. Pierre MARIE (*avéc* 62 *fig. et 4 planches*).

Blessures de la Moelle et de la Queue de cheval, — par les Drs G. ROUSSY. Prof. agr., et J. LHERMITTE, Anc. chef de Laboratoire.

Blessures du Cerveau. *Formes cliniques* — par CH. CHATELIN, Préface du Pr Pierre MARIE (2ᵉ *édition*).

Le Traitement des Plaies infectées, — par A. CARREL et G. DEHELLY (*avec* 78 *figures et* 4 *planches*) (2ᵉ*édition*).

Les Blessures de l'abdomen, — par J. ABADIE, Correspondant Nat. de la Société de Chirurgie, Préface du Dr J.-L. FAURE. (2ᵉ *édition*.)

Plaies de la Plèvre et du Poumon, — par R. GRÉGOIRE, Professeur agrégé à la Faculté de Paris, Chirurgien des Hôpitaux, et COURCOUX, Médecin des Hôpitaux de Paris.

Traitement des Fractures, — par R. LERICHE, professeur agrégé à la Faculté de Médecine de Lyon (2 *volumes*).

TOME I. — *Fractures articulaires (avec* 97 *fig.*) (2ᵉ *édition*).

TOME II. — *Fractures diaphysaires (avec* 156 *figures*). (*Epuisé.*)

Fractures de l'Orbite — par F. LAGRANGE, Professeur à la Faculté de Bordeaux (*avec* 77 *figures et* 2 *planches*).

Les Fractures de la Mâchoire inférieure, — par L. IMBERT, Correspondant de la Société de Chirurgie, et Pierre RÉAL (*avec* 97 *figures*).

Otites et Surdités de Guerre, — par les Drs H. BOURGEOIS, Oto-rhino-laryngologiste des Hôpitaux de Paris, et SOURDILLE (*avec figures et planches*).

La Prothèse des Amputés *en Chirurgie de guerre*, — par Aug. BROCA, Professeur à la Faculté de Paris, et DUCROQUET, Chirurgien Orthopédiste de l'Hôpital Rothschild (*avec 210 fig.*)

Troubles locomoteurs *consécutifs aux blessures de guerre*, — par Aug. BROCA, Professeur à la Faculté de Paris.

Localisation et extraction des projectiles, — par OMBRÉDANNE, Professeur agr., et R. LEDOUX-LEBARD, (*2° édition.*)

Electro-diagnostic de guerre. — par A. ZIMMERN, Professeur agr. à la Faculté de Paris, et P. PEROL, ancien Interne Pr.

Guide pratique du Médecin dans les expertises médico-légales militaires, — par le Médecin Principal de 1re classe DUCO et le Médecin-Major de 1re classe BLUM.

Blessures du Crâne. Traitement opératoire des Plaies du Crâne, — par T. de MARTEL (2° *édition*).

Paraîtront prochainement :

Suture primitive des plaies de guerre, — par le Dr René LEMAITRE.

Commotions et Émotions de guerre, — par André LÉRI, Professeur agr., et Th. BECK, ancien Interne des Asiles.

Traitement des Psychonévroses de guerre, — par G. ROUSSY, J. BOISSEAU, et M. D'ŒLSNITZ.

Prothèse fonctionnelle *en chirurgie de guerre.* — par DUCROQUET, Chirurgien-orthopédiste de l'Hôpital Rothschild.

La Suspension dans le Traitement des Fractures. *Appareils Anglo-Américains,* — par P. DESFOSSES et CHARLES-ROBERT.

Volumes épuisés :

La Syphilis, — par G. THIBIERGE.

Les formes anormales du Tétanos, — par COURTOIS-SUFFIT et R. GIROUX.

Dysenteries, Choléra, Typhus, — par H. VINCENT.

Psychonévroses, — par les Drs G. ROUSSY et J. LHERMITTE.

Blessures des Vaisseaux, — par L. SENCERT.

Séquelles ostéo-articulaires, — par A. BROCA.

MASSON ET C⁰, ÉDITEURS

F. JAUGEAS

Assistant de radiothérapie à l'Hôpital Saint-Antoine, chef au laboratoire de radiologie
du D⁰ BÉCLÈRE.

Précis de

Radiodiagnostic

Technique et Clinique

Deuxième édition revue et augmentée

Un volume broché de 550 pages. 220 figures et 63 planches hors
texte.. **20 fr.**

L'ouvrage se vend relié au prix de **24** fr.

L a deuxième édition de ce Précis n'est pas seulement une
réédition considérablement augmentée, elle tient compte
de la grande expérience de la guerre qui a permis d'affermir ou
d'étendre le domaine de la radiographie, et comprend plusieurs
chapitres entièrement remaniés.
Un nombre accru de planches hors texte et de schémas démons-
tratifs constituent une *documentation par la vue* unique, indispensable dans un ouvrage de cette nature,

Dʳ A. MARTIN

de l'Ambulance de l'Océan, *La Panne.*

La Prothèse

du Membre Inférieur

Préface du Pʳ DEPAGE

Un vol. de 112 pages avec figures dans le texte. . . . . **5** fr.

Viennent de paraître :

Dr Pierre DUVAL

Plaies de guerre du poumon

Notes sur leur traitement chirurgical dans la zone des armées

1 vol. in-8, de 144 pages avec figures dans le texte, et pl. en noir et en couleurs . . . . **8 fr.**

Ce livre est l'exposé d'une doctrine nouvelle s'appliquant au traitement chirurgical des plaies du poumon suivant les règles générales de la chirurgie des plaies de guerre. — Des planches en noir et et en couleurs mettent en lumière les enseignements du livre.

J. FIOLLE et J. DELMAS

Chirurgiens à l'Automobile chirurgicale 21.

Découverte des Vaisseaux profonds

par des voies d'accès larges

Avec Préface de M. Pierre DUVAL

1 vol. in-8, de 128 pages et figures originales de M. H. Beaufour. Prix . . . . **5 fr.**

Les procédés que Delmas et Fiolle décrivent, sont, par l'exposition large des vaisseaux profonds, à la base de toute la chirurgie vasculaire actuelle. 34 planches inédites, dues à un artiste M. H. Beaufour, illustrent cet ouvrage et sont une démonstration lumineuse et élégante de leur technique nouvelle.

MASSON ET C⁰ˢ, ÉDITEURS

Paul ALQUIER
Ancien interne des Hôpitaux
de Paris.

J. TANTON
Médecin principal,
Professeur agrégé du Val-de-Grâce.

L'Appareillage
dans les Fractures

de Guerre

1 vol. in-8 de 250 pages, avec 182 figures . . . . **7 fr. 50**

Dr ARCELIN
Chef de service de Radiologie à l'Hôpital Saint-Joseph
et à l'Hôpital Saint-Luc.

L'Exploration radiologique
des Voies Urinaires

1 vol. gr. in-8 de 175 pages avec figures et 6 planches hors texte. **6 fr.**

F. BARJON
Médecin des Hôpitaux de Lyon.

Radiodiagnostic
des Affections
Pleuro-pulmonaires

1 vol. gr. in-8 de 192 pages avec figures et 26 planches . . . . **6 fr.**

MASSON ET Cⁱˢ, ÉDITEURS

Vient de paraître :

J. TINEL

Ancien chef de Clinique et de Laboratoire de la Salpêtrière,
Chef du Centre Neurologique de la IV⁰ Région.

Les Blessures des Nerfs

Sémiologie des Lésions nerveuses
périphériques par Blessures de Guerre

Avec Préface du Professeur J. DEJERINE

1 *vol. gr. in-8, de* 320 *p. avec environ* 350 *fig. originales .* **12** fr. **50**

Dʳ *Francis* HECKEL

La Névrose d'Angoisse

et les

États d'émotivité anxieuse

CLINIQUE — PATHOGÉNIE — TRAITEMENT

1 *vol. gr. in-8 de* 535 *pages* . . . . **9** fr.

Dʳˢ *DEVAUX et LOGRE*

Les Anxieux

ÉTUDE CLINIQUE

Avec Préface du Dʳ DUPRÉ

1 *vol. in-8 de* 256 *pages* . . . . **4** fr. **50**

MASSON ET C⁹, ÉDITEURS

COLLECTION DE
PRÉCIS MÉDICAUX

(VOLUMES IN-8, CARTONNÉS TOILE ANGLAISE SOUPLE)

Paraîtront en mars 1918 :

L. BARD
Professeur de clinique médicale à l'Université de Genève.

Précis des Examens de laboratoire
employés en clinique

3ᵉ édition.   *Sous presse.*

J. DARIER
Médecin de l'hôpital Broca.

Précis de Dermatologie

2ᵉ édition.   *Sous presse.*

Précis de Pathologie chirurgicale =

PAR MM.

P. BÉGOUIN, H. BOURGEOIS, P. DUVAL. GOSSET, E. JEANBRAU, LECÈNE, LENORMANT, R. PROUST, TIXIER

Professeurs aux Facultés de Paris, Bordeaux, Lyon et Montpellier.

Tome I. — **Pathologie chir. générale, Tissus, Crâne et Rachis.** — *2ᵉ édition*, 1110 *pages*, 385 *figures* . . . . . **10 fr.**

Tome II. — **Tête, Cou, Thorax.** — *2ᵉ édition*, 1068 *pages*, 320 *figures* . . . . **10 fr.**

Tome III. — **Glandes mammaires, Abdomen, Appareil génital de l'homme.** — *2ᵉ édit.*, 881 *pages*, 352 *figures*. **10 fr.**

Tome IV. — **Organes génito-urinaires** (*suite*), **Affections des Membres.** — *2ᵉ édition*, 1200 *pages*, 420 *figures*. . **10 fr.**

Aug. BROCA
Professeur d'opérations et appareils à la Faculté de Médecine de Paris.

Précis de Médecine Opératoire =

510 figures dans le texte . . . . **9 fr.**

P. POIRIER
Professeur d'anatomie à la Faculté.

Amédée BAUMGARTNER
Ancien prosecteur

Dissection ═

3ᵉ *édition, 360 pages, 241 figures* . . . . **8** fr.

H. ROUVIÈRE
Chef des travaux anatomiques et professeur agrégé à la Faculté de Médecine de Paris

Anatomie et Dissection ═

TOME I. — Tête, Cou, Membre supérieur. **12** fr.

TOME II. — Thorax, Abdomen, Bassin, M. inférieur. **12** fr.

G.-H. ROGER
Professeur à la Faculté de Paris.

Introduction à l'Etude de la Médecine

5ᵉ *édit., 795 p. avec un Index explicatif des termes les plus usités.* **10** fr.

J. COURMONT
Professeur à la Faculté de Lyon.

AVEC LA COLLABORATION DE
Ch. LESIEUR et A. ROCHAIX

Hygiène ═

810 *pages, 227 figures en noir et en couleurs* . . . . **12** fr.

Ét. MARTIN
Professeur à la Faculté de Lyon.

Déontologie ═ et Médecine professionnelle

Un volume de 316 pages . . . . **5** fr.

G. WEISS
Professeur à la Faculté de Paris.

Physique biologique ═

3ᵉ *édition, 566 pages, 575 figures* . . . . **7** fr.

M. LETULLE
Professeur à la Faculté de Paris.

L. NATTAN-LARRIER
Ancien chef de Laboratoire à la Faculté.

Anatomie Pathologique ═

TOME I. — *Histologie générale. App. circulatoire, respiratoire.*
940 *pages, 248 figures originales.* . . . . **16** fr.

MASSON ET C⁰, ÉDITEURS
PRÉCIS MÉDICAUX

Maurice ARTHUS

Professeur à l'Université de Lausanne.

Physiologie =

5ᵉ *édition*, 930 *pages*, 320 *figures* . . . . **12 fr.**

M. ARTHUS

Chimie physiologique =

8ᵉ *édition*, 430 *pages*, 130 *figures*, 5 *planches en couleurs* . . . **8 fr.**

E. BRUMPT

Professeur agrégé à la Faculté de Paris.

Parasitologie =

2ᵉ *édition*, 1011 *pages*, 698 *figures et 4 planches en couleurs.* **14 fr.**

M. LANGERON

Préparateur à la Faculté de Médecine de Paris.

Microscopie =

2ᵉ *édition*, 820 *pages*, 292 *figures* . . . . **12 fr.**

A. RICHAUD

Professeur agrégé à la Faculté de Paris.

Thérapeutique et Pharmacologie =

3ᵉ *édition*, 1000 *pages* . . . . **12 fr.**

P. NOBÉCOURT

Agrégé à la Faculté de Paris.

Médecine infantile =

2ᵉ *édition*, 932 *pages*, 136 *figures*, 2 *planches*. . . . . **14 fr.**

KIRMISSON

Professeur à la Faculté de Paris.

Chirurgie infantile =

2ᵉ *édition*, 796 *pages*, 475 *figures*. . . . . **12 fr.**

V. MORAX

Ophtalmologiste de l'hôpital Lariboisière.

Ophtalmologie =

2ᵉ *édition*, 768 *pages*, 427 *figures* . . . . **14 fr.**

E. JEANSELME
Professeur agrégé.

E. RIST
Médecin des hôpitaux.

Pathologie exotique =

809 pages, 160 figures . . . . **12** fr.

Nouvelles éditions en préparation :

Microbiologie clinique, par F. BEZANÇON. — *Biochimie*, par E. LAM-
BLING. — *Médecine légale*, par LACASSAGNE. — *Diagnostic médical*,
par P. SPILLMANN, P. HAUSHALTER, L. SPILLMANN.

Viennent de paraître :

Shémas pour la Localisation
des Lésions cérébrales

Par *Mme J. DEJERINE* et *J. JUMENTIÉ*

Une fiche 30 × 62 deux couleurs, 5 dessins d'après nature.

La fiche . . . **0** fr. **30** | Les 100 fiches . . . **25** fr.

Schémas d'Observations Cliniques
Médicales et Chirurgicales. — Par *J. DEJERINE*

Sept fiches anatomiques 31×36

La fiche. **0** fr. **10** | 50 fiches assorties. **4** fr. **50** | 100 fiches. **8** fr.

Schéma pour la Localisation des Lésions
du Plexus Brachial. — Par *Henry MEIGE*

1 *fiche format 24×33. La douzaine* . . . . **1** fr.

Schéma pour la Localisation
des Lésions crâniennes

Par *Prof. Pierre MARIE, FOIX et BERTRAND*

1 *fiche (papier calque), format 26×21. La douzaine* . . . . . . **1** fr.

MASSON ET C⁹, ÉDITEURS
PRÉCIS DE TECHNIQUE

Vient de paraître :

G. ROUSSY
Professeur agrégé, Chef des Travaux
d'Anatomie pathologique
a la Faculté de Paris.

I. BERTRAND
Externe des Hôpitaux de Paris,
Moniteur des Travaux pratiques d'anatomie
pathologique.

Travaux pratiques
d'Anatomie Pathologique

EN QUATORZE SÉANCES

— Préface du Professeur Pierre MARIE —

1 vol. in-8 de VI-221 pages, avec 166 planches, relié . . . . . . **6 fr.**

Ce volume présente sous forme d'atlas, avec texte détaillé en regard des figures, toutes les coupes étudiées dans les séances de travaux pratiques par les étudiants. Ce petit précis sera également utile aux spécialistes a qui il rappellera sous une forme concise les principaux types d'histologie pathologique microscopique.

Gustave ROUSSY
Professeur agrégé a la Faculté de Paris.

Jean LHERMITTE
Ancien chef de laboratoire a la Faculté

Les Techniques
anatomo-pathologiques
du Système nerveux

1 vol. petit in-8, de XVI-255 pages, avec figures, cartonné toile. **5 fr.**

H. BULLIARD
Préparateur d'Histologie a la Faculté

Ch. CHAMPY
Prof. agrégé a la Faculté de Paris.

Abrégé d'Histologie

Vingt leçons avec notions de technique

Préface du Professeur A. PRENANT

1 vol. in-8, de 800 pages, 158 figures et 4 planches en couleur, cartonné toile . . . . **6 fr.**

MASSON ET Cⁱᵉ, ÉDITEURS

J. DEJERINE

Professeur de clinique des maladies nerveuses à la Faculté de Médecine de Paris,
Médecin de la Salpêtrière, Membre de l'Académie de Médecine

Sémiologie des Affections du Système nerveux

1 fort vol. grand in-8 de 1212 pages, avec 560 figures en noir et en couleurs et 3 planches hors texte en couleurs. Relié toile . . . **40** fr.
Relié en 2 volumes . . . . **44** fr.

La Pratique Neurologique

PUBLIÉE SOUS LA DIRECTION DE PIERRE MARIE
Professeur à la Faculté de Médecine de Paris, Médecin de la Salpêtrière.

PAR MM.

O. CROUZON, G. DELAMARE, E. DESNOS, G. GUILLAIN, E. HUET,
LANNOIS, A. LÉRI, F. MOUTIER, POULARD, ROUSSY

1 vol. gr. in-8, de 1408 pages, avec 302 fig. Relié toile . . . . **30** fr.

P. RUDAUX

Accoucheur des Hôpitaux de Paris.

Précis élémentaire d'Anatomie, de Physiologie et de Pathologie

TROISIÈME ÉDITION REVUE ET AUGMENTÉE

1 vol. in-8 écu de 828 pages, avec 580 figures dans le texte . . **10** fr.

MASSON ET Cⁱᵉ, ÉDITEURS

Gaston LYON

Ancien chef de clinique médicale à la Faculté de Médecine de Paris.

Traité élémentaire
de Clinique thérapeutique

NEUVIÈME ÉDITION, REVUE ET AUGMENTÉE

fort volume gr. in-8 de XII-1791 *pages, relié toile* . . . . . . **28** fr.

G. LYON

Ancien chef de clinique
à la Faculté de Médecine de Paris.

P. LOISEAU

Ancien préparateur
à l'École supérieure de Pharmacie de Paris.

Formulaire Thérapeutique

CONFORME AU CODEX DE 1908

AVEC LA COLLABORATION DE MM.
L. DELHERM et Paul-Émile LÉVY.

Dixième édition, entièrement revue et augmentée en 1916

1 *volume in-18 sur papier indien* très mince, *relié maroquin.* **9** fr.

Cinquième édition.

Ch. SABOURIN

Traitement rationnel
de la Phtisie

1 *volume in-8 de 472 pages.* . . . . **5** fr.

MASSON ET C¹ᵉ, ÉDITEURS

G.-M. DEBOVE
Doyen honoraire de la Faculté.

G. POUCHET
Prof. de Pharmacologie à la Faculté
de Médecine.

A. SALLARD
Ancien interne des Hôpitaux de Paris

Aide - Mémoire de
Thérapeutique

2ᵉ édition. 1 *vol. in-8 de* 912 *pages, relié toile.* . . . . **18 fr.**

Ch. ACHARD
Professeur à la Faculté.

G.-M. DEBOVE
Doyen de la Fac. de Paris.

J. CASTAIGNE
Professeur ag. à la Faculté.

Manuel des
Maladies du Tube digestif

TOME 1 : *BOUCHE, PHARYNX, ŒSOPHAGE, ESTOMAC*
par **G. PAISSEAU, F. RATHERY, J.-Ch. ROUX**

1 *vol. grand in-8, de* 725 *pages, avec figures dans le texte* . . **14 fr.**

TOME II : *INTESTIN, PÉRITOINE, GLANDES SALIVAIRES,*
PANCRÉAS

par **M. LOEPER, Ch. ESMONET, X. GOURAUD, L.-G. SIMON,**
L. BOIDIN et F. RATHERY

1 *vol. grand in-8, de* 810 *p., avec* 116 *figures dans le texte* . . **14 fr.**

Manuel des
Maladies de la Nutrition
et Intoxications

par **L. BABONNEIX, J. CASTAIGNE, Abel GY, F. RATHERY**

1 *vol. grand in-8,* 1082 *p., avec* 113 *fig. dans le texte* . . . **20 fr.**

MASSON ET C⁰ˢ, ÉDITEURS

BIBLIOTHÈQUE DE THÉRAPEUTIQUE CLINIQUE
à l'usage des Médecins praticiens

P. LE GENDRE
Médecin de l'Hôpital Lariboisière.

A. MARTINET
Ancien interne des Hôpitaux de Paris

Thérapeutique Usuelle
des Maladies de la Nutrition

1 vol. in-8 de 429 pages . . . . **5** fr.

Alfred **MARTINET**

Thérapeutique Usuelle
des Maladies de l'Appareil Respiratoire

1 vol. in-8 de IV-295 pages, avec figures, broché . . . . . . **3** fr. **50**

P. LE GENDRE et **A. MARTINET**

Les Régimes usuels

1 vol. in-8 de IV-434 pages, broché. . . . . **5** fr.

Régimes : à l'état normal ; systématiques ;
dans les maladies. Alimentation artificielle.

Clinique Hydrologique

Par les D⁰ˢ F. BARADUC, Félix BERNARD, M. E. BINET, J. COTTET
L. FURET, A. PIATOT, G. SERSIRON, A. SIMON, E. TARDIF.

1 vol. in-8 de X-636 pages . . . . **7** fr.

MASSON ET C⁰ⁱ, ÉDITEURS

THÉRAPEUTIQUE CLINIQUE

Alfred MARTINET

Les Médicaments usuels

QUATRIÈME ÉDITION, ENTIÈREMENT REVUE

vol. in-8 de 609 pages, avec figures dans le texte . . . . **6** fr.

Alfred MARTINET

Les Aliments usuels

Composition — Préparation

DEUXIÈME ÉDITION, ENTIÈREMENT REVUE

1 vol. in-8 de VIII-352 pages, avec figures . . . . **4** fr.

Les Agents physiques usuels

(Climatothérapie — Hydrothérapie — Crénothérapie
Thermothérapie — Méthode de Bier — Kinésithérapie
Électrothérapie. — Radiumthérapie.)

Par les Dʳˢ **A. MARTINET, A. MOUGEOT, P. DESFOSSES, L. DUREY,**
Ch. DUCROCQUET, L. DELHERM, H. DOMINICI

vol. in-8 de XVI-633 pages, avec 170 fig. et 3 planches hors texte. **8** fr.

J. BROUSSES

Ex-répétiteur de Pathologie chirurgicale a l'École du service de santé militaire.
Lauréat de l'Académie de Médecine, Membre correspondant de la Société de Chirurgie

Manuel technique de Massage

QUATRIÈME ÉDITION, REVUE ET AUGMENTÉE

1 vol. in-10, de 455 pages, avec 72 figures dans le texte, cartonné. **5** fr.

Vient de paraître :

Alfred MARTINET

Eléments de Biométrie

1 vol. grand in-8 de 192 pages, avec 72 figures et nombreux tableaux dans le texte . . . . **4 fr.**

Alfred MARTINET

Clinique et Thérapeutique Circulatoires

1 vol. in-8 de 584 pages, avec 222 figures dans le texte . . . . **12 fr.**

Alfred MARTINET

Pressions artérielles et Viscosité sanguine

CIRCULATION — NUTRITION — DIURÈSE

1 vol. in-8 de 273 pages, avec 102 figures en noir et en couleurs. **7 fr.**

M. LETULLE
Membre de l'Académie de Médecine.
Professeur à la Faculté de Paris. Médecin de l'Hôpital Boucicaut.

Inspection — Palpation
Percussion — Auscultation

DEUXIÈME ÉDITION, REVUE ET CORRIGÉE

1 vol. in-16 de 286 pages (116 fig. expliquées et commentés) . . **4 fr.**

Dʳ *Alb.* **TERSON**
Ancien interne des Hôpitaux.
Ancien Chef de Clinique Ophtalmologique
a l'Hôtel-Dieu.

Ophtalmologie

du Médecin praticien

1 *vol. in-8 relié*, 480 *pages*, **348 figures** *et* 1 *planche* . . . . **12** fr.

Dʳ *G.* **LAURENS**

Oto-Rhino-Laryngologie

du Médecin praticien

DEUXIÈME ÉDITION

1 *vol. in-8 relié*, 448 *pages*, **393 figures** *dans le texte*. . . . **10** fr.

Ces deux ouvrages ne sont pas des livres de spécialistes.
Ils sont écrits pour *tous* les médecins qui, dans la clientèle
ou l'hôpital (maladie, accident ou blessure), sont contraints *tôt
ou tard* de voir *les premiers*, et *seuls*, un œil, une oreille, un nez,
une gorge malades. — Les ouvrages des Dʳˢ Terson et Laurens
disent au praticien ce qu'il faut observer ou entreprendre et
jusqu'où l'intervention lui appartient.

Ces deux livres contiennent un très grand nombre de croquis
et de schémas. Texte et figures se complètent et se commentent.

MASSON ET C⁰. ÉDITEURS

A. CHAUFFARD

Professeur de Clinique médicale à la Faculté de Médecine de Paris

Leçons

sur la

Lithiase Biliaire

1 vol. in-8 de 242 pages avec 20 planches hors texte, relié toile. **9 fr.**

F. BEZANÇON

Professeur agrégé
à la Faculté de Médecine de Paris,
Médecin des Hôpitaux.

S. I. DE JONG

Ancien chef de clinique
a la Faculté de Médecine
Je Paris

Traité

de l'examen des crachats

Etude Histochimique

Cytologique, Bactériologique et Chimique

1 vol. in-8 de 411 pages, avec 8 planches en couleurs. . . . . **10 fr.**

Antoine FLORAND

Médecin
Je l'hôpital Lariboisière.

Max FRANÇOIS

Assistant de consultation
a l'hôpital St-Antoine.

Henri FLURIN

Médecin
des Eaux de Cauterets.

Les Bronchites chroniques

Leur traitement

1 vol. in-8 de VIII-351 pages. . . . . **4 fr.**

MASSON ET C⁽ᵉ⁾, ÉDITEURS

Jules COMBY
Médecin de l'hôpital des Enfants-Malades.

Deux cents
Consultations médicales
Pour les Maladies des Enfants

4ᵉ *édition.* 1 *vol. in-16, cartonné toile.* . . . . **3 fr. 50**

La 4ᵉ édition de ce vade-mecum de poche a été méthodiquement complétée : ce petit livre néglige les curiosités cliniques. Ce qui intéresse le praticien, c'est la maladie commune, banale, et cet aide-mémoire contient, classés par ordre alphabétique, tous les renseignements pratiques nécessaires.

P. NOBÉCOURT
. Professeur agrégé à la Faculté de Médecine de Paris, Médecin des hôpitaux.

Conférences pratiques
sur l'Alimentation
des Nourrissons

2ᵉ *édition.* 1 *vol. in-8 de 3-3 pages, avec 33 fig. dans le texte.* . . **5 fr.**

A. LESAGE
Médecin des hôpitaux de Paris.

Traité
des Maladies du Nourrisson

1 *vol. in-8 de* VI-736 *pages, avec* 68 *figures dans le texte.* . . . . **10 fr.**

Le nourrisson a une vie particulière et une pathologie spéciale. Pour les connaître, il faut comprendre le fonctionnement normal et pathologique de son organisme. L'ouvrage du D⁽ʳ⁾ Lesage se place exclusivement à ce point de vue et éclaire, par les données acquises de la physiologie du nourrisson, la thérapeutique de ses maladies.

E. FORGUE

Professeur de Clinique chirurgicale
à la Faculté de Médecine de Montpellier.

E. JEANBRAU

Professeur agrégé
à la Faculté de Médecine de Montpellier

Guide pratique du Médecin
dans les
Accidents du Travail

TROISIÈME ÉDITION AUGMENTÉE ET MISE AU COURANT DE LA JURISPRUDENCE

Par M. MOURRAL

Conseiller à la Cour de Rouen.

1 vol. in-8 de XXIV-684 pages, avec figures, cartonné toile . . . **9 fr.**

L. IMBERT

Agrégé des Facultés. Professeur
à l'Ecole de Médecine de Marseille.
Médecin expert près les Tribunaux.

C. ODDO

Professeur
à l'Ecole de Médecine de Marseille,
Médecin expert près les Tribunaux.

P. CHAVERNAC

Médecin expert près les Tribunaux.

Guide pour l'Evaluation
des Incapacités
DANS LES ACCIDENTS DU TRAVAIL

Préface de M. René VIVIANI

1 vol. in-8 de 950 pages, avec 88 figures, cartonné toile . . . **12 fr.**

Traité
des Maladies de l'Enfance.

PUBLIÉ SOUS LA DIRECTION DE

J. GRANCHER

Professeur à la Faculté de Médecine de Paris,
Membre de l'Académie de Médecine.
Médecin de l'Hôpital des Enfants-Malades.

J. COMBY

Médecin de l'Hôpital des Enfants-Malades
Médecin du Dispensaire pour les Enfants
de la Société Philanthropique.

DEUXIÈME ÉDITION, ENTIÈREMENT REFONDUE

5 forts volumes gr. in-8 avec figures dans le texte. . . . . . **112 fr.**

Ch. BOUCHARD
Professeur honoraire de pathologie générale
à la Faculté de Paris
Membre de l'Académie des Sciences
et de l'Académie de Médecine.

G.-H. ROGER
Professeur de pathologie expérimentale
à la Faculté de Paris.
Membre de l'Académie de Médecine,
Médecin de l'Hôtel-Dieu.

Nouveau Traité de
Pathologie générale

Quatre volumes grand in-8, avec nombreuses figures dans le texte, reliés toile.

Volumes parus :

TOME I. — 1 *vol. gr. in-8 de 909 pages, relié toile* . . . . . . **22 fr.**

COLLABORATEURS DU TOME I : Ch. ACHARD, J. BERGONIÉ, P. J. CADIOT et H. ROGER, P. COURMONT, M. DUVAL et P. MULON, A. IMBERT, J.-P. LANGLOIS, P. LE GENDRE, F. LEJARS, P. LENOIR, Th. NOGIER, H. ROGER, P. VUILLEMIN.

Matières contenues dans ce volume : *Introduction. — Pathologie comparée de l'homme et des animaux. — Notions de Pathologie végétale. — Étiologie et pathogénie. — Pathogénie générale de l'Embryon; Tératogénie. — L'Hérédité et la Pathologie générale. — Immunités et prédispositions morbides. — De l'Anaphylaxie. — Les Agents mécaniques. — Influence du travail professionnel sur l'organisme. — Les Variations de Pression extérieure. — Actions pathogènes des Agents Physiques. — La lumière. — Les Agents chimiques; Les Caustiques.*

TOME II. — 1 *vol. gr. in-8, de 1174 pages, 201 fig. Relié toile.* **28** fr.

COLLABORATEURS DU TOME II : Fernand BEZANÇON, E. BODIN Jules COURMONT, Jules GUIART, A. ROCHAIX, G.-H. ROGER, Pierre TEISSIER

Matières contenues dans ce volume : *Les Intoxications et les Auto-intoxications. — Parasitisme et Infection : Étiologie générale. — Les Bactéries. — Les Champignons parasites de l'Homme. — Biologie et rôle pathogène des Parasites animaux. — La Maladie Infectieuse; Étude pathogénique.*

L'ouvrage sera complet en 4 volumes. On acceptera des souscriptions jusqu'à l'apparition du tome III, au prix de 105 francs.

A. BESREDKA
Professeur à l'Institut Pasteur.

Anaphylaxie
et Antianaphylaxie

Préface de E. ROUX
Membre de l'Institut, Directeur de l'Institut Pasteur.

1 *vol. in-8, de* 160 *pages* . . . . **4 fr.**

A. PRENANT
Professeur
à la Faculté de Paris.

P. BOUIN
Professeur agrégé
à la Faculté de Nancy.

L. MAILLARD
Chef des travaux de Chimie biologique à la Faculté de Médecine de Paris

Traité d'Histologie

TOME I. — *CYTOLOGIE GÉNÉRALE ET SPÉCIALE*
TOME II. — *HISTOLOGIE ET ANATOMIE*

1 *vol. gr. in-8, de* XI-1199 *p., avec* 572 *fig. dont* 31 *en couleurs.* **50 fr.**

P.-J. MORAT
Professeur
à l'Université de Lyon.

Maurice DOYON
Professeur adjoint à la Faculté
de Médecine de Lyon.

Traité de Physiologie

TOME I. — **Fonctions élémentaires** . . . . **15 fr.**
TOME II. — **Fonctions d'innervation**, avec 263 figures . . **15 fr.**
TOME III. — **Fonctions de nutrition.** — Circul. — Calorif. **12 fr.**
TOME IV. — **Fonctions de nutrition** (*suite et fin*). — Respiration,
excrétion. — Digestion, absorption, avec 167 figures. . . . **12 fr.**

En préparation :
TOME V ET DERNIER. *Fonctions de relation et de reproduction.*

P. ACHALME
Directeur du Laboratoire colonial du Muséum, Ancien chef de clinique
à la Faculté de Médecine de Paris.

Electronique et Biologie

1 *volume gr. in-8 de* 728 *pages* . . . . **18 fr.**

Vient de paraître

Leishmanioses

Kala-Azar, Bouton d'Orient, Leishmaniose américaine

Par A. LAVERAN

Professeur à l'Institut Pasteur,
Membre de l'Institut et de l'Académie de Médecine.

1 vol. in-8 de 515 pages, 40 figures, 6 planches hors texte en noir
et en couleurs . . . . **15 fr.**

A. LAVERAN
Professeur à l'Institut Pasteur
Membre de l'Institut.

F. MESNIL
Professeur
à l'Institut Pasteur.

Trypanosomes

et Trypanosomiases

2ᵉ édition, 1 vol. gr. in-8 de VIII-1000 pages, avec 198 figures dans le
texte et une planche hors texte en couleurs . . . . **25 fr.**

R. SABOURAUD
Directeur du Laboratoire Municipal à l'Hôpital Saint-Louis.

Maladies du Cuir Chevelu

Tome I. — *Maladies Séborrhéiques.* 1 vol. gr. in-8 . . . . . **10 fr.**
Tome II. — *Maladies desquamatives.* 1 vol. gr. in-8 . . . . . **22 fr.**
Tome III. — *Maladies cryptogamiques.* 1 vol. gr. in-8 . . . . **30 fr.**

La Pratique Dermatologique

PUBLIÉE SOUS LA DIRECTION DE MM.

Ernest BESNIER, L. BROCQ, L. JACQUET

4 volumes reliés, avec figures et 89 planches en couleurs . . . **156 fr.**
TOME I : **36** fr. — TOMES II, III, IV, chacun : **40** fr.

P. POIRIER — A. CHARPY

Traité
d'Anatomie Humaine

NOUVELLE ÉDITION, ENTIÈREMENT REFONDUE PAR

A. CHARPY *et* **A. NICOLAS**

Professeur d'Anatomie à la Faculté
de Médecine de Toulouse

Professeur d'Anatomie à la Faculté
de Médecine de Paris.

O. AMOEDO, ARGAUD, A. BRANCA, R. COLLIN, B. CUNÉO, G. DELAMARE, Paul DELBET, DIEULAFÉ, A. DRUAULT, P. FREDET, GLANTENAY, A. GOSSET, M. GUIBÉ, P. JACQUES, Th. JONNESCO, E. LAGUESSE, L. MANOUVRIER, P. NOBÉCOURT, O. PASTEAU, M. PICOU, A. PRENANT, H. RIEFFEL, ROUVIÈRE, Ch. SIMON, A. SOULIÉ, B. de VRIESE, WEBER.

MASSON ET C⁣ᶦᵉ. ÉDITEURS

P. POIRIER
Professeur d'Anatomie à la Faculté
de Médecine de Paris.

A. CHARPY
Professeur d'Anatomie à la Faculté
de Médecine de Toulouse.

B. CUNÉO
Professeur agrégé à la Faculté de Médecine de Paris.

Abrégé d'Anatomie

Tome I. — *Embryologie — Ostéologie — Arthrologie — Myologie.*

Tome II. — *Cœur — Artères — Veines — Lymphatiques — Centres nerveux — Nerfs crâniens — Nerfs rachidiens.*

Tome III. — *Organes des sens — Appareil digestif et annexes — Appareil respiratoire — Capsules surrénales — Appareil urinaire — Appareil génital de l'homme — Appareil.génital de la femme — Périnée — Mamelles — Péritoine.*

3 volumes in-8°, formant ensemble 1620 pages, avec 976 figures en noir et en couleurs dans le texte, richement reliés toile, tête rouge. **50** fr.

Avec reliure spéciale, dos maroquin. **55** fr.

Précis de
Technique Opératoire

PAR LES PROSECTEURS DE LA FACULTÉ DE MÉDECINE DE PARIS

Avec introduction par le Professeur Paul BERGER

Pratique courante et Chirurgie d'urgence, par Victor Veau. 4° *édition.*

Tête et cou, par Ch. Lenormant. 4° *édition.*

Thorax et membre supérieur, par A. Schwartz. 3° *édition.*

Abdomen, par M. Guibé. 3° *édition.*

Appareil urinaire et appareil génital de l'homme, par Pierre Duval. 4° *édition.*

Appareil génital de la femme, par R. Proust. 3° *édition.*

Membre inférieur, par Georges Labey. 3° *édition.*

Chaque. vol. illustré de nombreuses fig., la plupart originales . . **5** fr.

Septième édition

Félix LEJARS

Professeur à la Faculté de Médecine de Paris, Chirurgien de l'Hôpital Saint-Antoine.

Traité de
Chirurgie d'urgence

1 vol. gr. in-8, de 1170 pages, 1086 figures, 20 planches, relié en un volume . . . . **30 fr.**

Se vend également en deux volumes reliés. **35** fr.

Cette fois encore le livre a été remis en chantier. Il n'a pas grossi, bien qu'il comporte cinq chapitres nouveaux sur la *dilatation aiguë de l'estomac*, les *interventions d'urgence dans les pancréatites aiguës*, *l'oblitération des vaisseaux mésentériques*, les *sigmoïdites*, les *luxations du bassin*, de multiples additions de technique et 92 figures nouvelles.

Th. TUFFIER
Professeur agrégé.
Chirurgien de l'Hôpital
Beaujon.

P. DESFOSSES
Chirurgien de la Fondation de Gramont
d'Aster. Chirurgien adjoint de l'Hôpital
Britannique de Paris.

Petite Chirurgie pratique

QUATRIÈME ÉDITION REVUE ET AUGMENTÉE

1 vol. gr. in-8 de XII-670 pages avec 387 figures, relié toile. . **10 fr.**

Les Phagocytes en Chirurgie

Par le Dr Raymond PETIT

Avec une Préface de M. le Professeur METCHNIKOFF

1 vol. in-8, avec 2 planches hors texte en couleurs . . . . **8 fr.**

G. MARION
Professeur agrégé à la Faculté,
Chirurgien de l'hôpital Lariboisière
(service Civiale).

M. HEITZ-BOYER
Chirurgien des hôpitaux,
Ancien chef de Clinique de l'hôpital
Necker.

Traité pratique
de Cystoscopie et de
Cathétérisme urétéral

2 vol. gr. in-8, reliure toile. L'ouvrage complet . . . . **50 fr.**

TOME I. — Cystoscopie d'Exploration

AVEC LA COLLABORATION DE
P. GERMAIN
Ancien assistant du service Civiale, Ancien interne de Necker.

1 vol. très gr. in-8 de 197 pages, avec 38 planches en couleurs hors texte et 88 figures dans le texte.

TOME II. — Cathétérisme urétéral,
intervention cystoscopique, cystophotographie

1 vol. très gr. in-8 de 194 pages, avec 18 planches en noir et en couleurs et 109 figures dans le texte.

Traité
de Gynécologie
Clinique et Opératoire

Par Samuel POZZI

Professeur de Clinique gynécologique
à la Faculté de Médecine de Paris,
Membre de l'Académie de Médecine,
Chirurgien de l'hôpital Broca.

QUATRIÈME ÉDITION, ENTIÈREMENT REFONDUE

Avec la collaboration de F. JAYLE

2 vol. gr. in-8 formant ensemble 1500 pages, avec 894 figures dans le texte. Reliés toile . . . . **40 fr.**

Léon BÉRARD
Professeur de clinique chirurgicale
a la Faculté de Médecine de Lyon..

Paul VIGNARD
Chirurgien de la Charité
(Lyon).

L'Appendicite
Étude clinique et critique

1 vol. gr. in-8 de XII-876 pages, avec 158 figures dans le texte. **18 fr.**

L. OMBRÉDANNE
Professeur agrégé à la Faculté de Médecine de Paris,
Chirurgien de l'Hôpital Bretonneau.

Technique Chirurgicale
Infantile
Indications opératoires, Opérations courantes

1 vol. in-8 de 342 pages, avec 210 figures . . . . **7 fr.**

Traité Médico-Chirurgical
des
Maladies de l'Estomac
et de l'Œsophage

PAR MM.

A. MATHIEU
Médecin
de
l'Hôpital St-Antoine.

L. SENCERT
Professeur agrégé
a la
Faculté de Nancy.

Th. TUFFIER
Professeur agrégé,
Chirurgien
de l'Hôpital Beaujon.

AVEC LA COLLABORATION DE :

J. CH.-ROUX
Ancien interne
des
Hôpitaux de Paris.

ROUX-BERGER
Prosecteur
a l'Amphithéâtre
des Hôpitaux.

F. MOUTTIER
Ancien interne
des
Hôpitaux de Paris

1 vol. gr. in-8 de 934 pages avec 300 figures dans le texte. . . **20 fr.**

================ MASSON ET Cie, ÉDITEURS ================

Vient de paraître : | *Huitième édition*
entièrement refondue

A. RIBEMONT-DESSAIGNES
Professeur de clinique obstétricale
à la Faculté de Médecine de Paris,
Accoucheur de l'Hôpital Beaujon.
Membre de l'Académie de Médecine.

G. LEPAGE
Professeur agrégé à la Faculté
de Médecine de Paris,
Accoucheur de la Maternité
de l'Hôpital Boucicaut.

Traité
d'Obstétrique

*1 vol. gr. in-8, de XIII-1574 pages, avec 587 figures dans le texte,
dont 452 dessinées par* RIBEMONT-DESSAIGNES. *Relié toile.* **32** fr.

Le même ouvrage relié en deux volumes. . . **35** fr.

C'est en 1893 que parut cet ouvrage dont les éditions se sont
succédé avec rapidité. L'édition actuelle a subi de nombreux remaniements nécessités par l'évolution même de la
science obstétricale qui s'éclaire et progresse grâce aux découvertes faites dans les autres branches de la médecine.

M. LERMOYEZ
Membre de l'Académie de Médecine, Médecin des Hôpitaux de Paris.
Chef du Service oto-rhino-laryngologique de l'Hôpital Saint-Antoine.

Notions pratiques
d'Electricité

à l'usage des Médecins, avec renseignements spéciaux pour les oto-rhino-laryngologistes

1 vol. gr. in-8, de XIII-863 p., avec 426 fig., élégant cartonnage. **20** fr.

Ce livre s'adresse aux *praticiens* : il a été spécialement et exclusivement composé pour leur usage. Jusqu'ici un tel ouvrage n'existait pas.
Le besoin existait d'un livre qui fût autre chose qu'un ouvrage
d'électrothérapie, qui éliminât les formules des traités de physique et qui fût plus explicite que les catalogues des fabricants,
bref d'un Manuel d'*Électricité Médicale.*

MASSON ET Cie, ÉDITEURS

*Nouvelle
Publication périodique :*

Vient de paraître :

Fascicule I

AMBULANCE DE L'OCÉAN

LA PANNE

Travaux publiés sous la direction du

Dᵣ A. DEPAGE

SECRÉTAIRES DE LA RÉDACTION :

Dʳ A.-P. DUSTIN   Dʳ G. DEBAISIEUX

Le Professeur Depage et ses collaborateurs ont entrepris la
  publication des travaux cliniques et scientifiques exécutés
    à l'Ambulance de l'Océan à La Panne (Belgique).
  Ces travaux paraissent deux fois par an, par fascicules de
300 pages environ ; la plupart des grandes questions ayant trait
à la chirurgie de guerre y sont étudiées par des praticiens
                spécialisés.
  Grâce à la fondation à La Panne d'un Institut de Recherches
scientifiques, la plupart des problèmes bactériologiques, sérolo-
giques, biochimiques, cytologiques soulevés par l'étude des
plaies de guerre ont pu être abordés avec fruit et feront également l'objet de nombreux articles.

L'ABONNEMENT POUR DEUX FASCICULES 1917 OU 1918
EST DE **30** FR. POUR LA FRANCE ET L'UNION POSTALE

Les fascicules sont vendus séparément 18 fr.

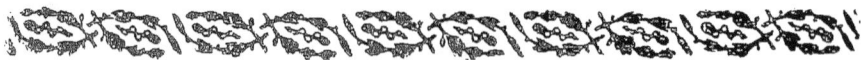

BRUGES. — IMP. LAHURE.